本書由國家古籍整理出版規劃小組
資　助　出　版

一九八二　國家中醫古籍整理出版規劃
中醫古籍整理叢書重刊

鍼灸甲乙經校注（下冊）

主編　張燦玾　徐國仟

編者　張燦玾　徐國仟　劉承才　田代華　張登部

　　　郭君雙　柳長華

審定　郭靄春　史常永　李克光　白永波　邵冠勇

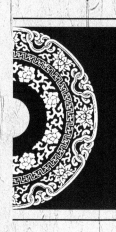

人民衛生出版社

圖書在版編目（CIP）數據

鍼灸甲乙經校注. 下册/張燦玾，徐國仟主編. —北京：
人民衛生出版社，2014

（中醫古籍整理叢書重刊）

ISBN 978-7-117-18172-3

Ⅰ.①鍼… Ⅱ.①張…②徐… Ⅲ.①《鍼灸甲乙經》-
注釋 Ⅳ.①R245

中國版本圖書館 CIP 數據核字(2013)第 237611 號

人衛社官網	**www. pmph. com**	出版物查詢，在綫購書
人衛醫學網	**www. ipmph. com**	醫學考試輔導，醫學數 據庫服務，醫學教育資 源，大衆健康資訊

鍼灸甲乙經校注

（下　册）

主　　編：張燦玾　徐國仟

出版發行：人民衛生出版社（中繼綫 010-59780011）

地　　址：北京市朝陽區潘家園南裏 19 号

郵　　編：100021

E‐mail：pmph @ pmph. com

購書熱綫：010-59787592　010-59787584　010-65264830

印　　刷：北京虎彩文化傳播有限公司

經　　銷：新華書店

开　　本：850×1168　1/32　印張：21

字　　數：527 千字

版　　次：2014 年 6 月第 1 版　2025 年 1 月第 1 版第 8 次印刷

標準書號：ISBN 978-7-117-18172-3/R・18173

定　　價：68.00 元

打擊盜版舉報電話：010-59787491　E-mail：WQ @ pmph. com

（凡屬印裝質量問題請與本社市場營銷中心聯繫退換）

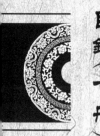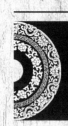

目録（下冊）

鍼灸甲乙經

3

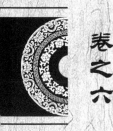
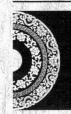

卷之六　鍼灸甲乙經

八正八虛八風大論第一

本篇自"黃帝問曰"至"發腠理者也",見《靈樞·歲露論》、《太素·八正風候》。自"風從其衝後來者"至"則爲擊仆偏枯矣",見《靈樞·九宮八風》、《太素·九宮八風》。自"曰:四時八風之中人也"至"不能傷也",見《靈樞·歲露論》、《太素·三虛三實》。

　　提要:本篇主要論述八正、八虛、八風之致病,故以此名篇。其內容包括:遇歲露的原因和虛風致病;八風的性質及其對臟腑的危害;三虛、三實對人體的影響。

　　黃帝問曰:歲之所以皆同病者,何氣使然[1]?少師對曰:此八正[2]之候也。候此者[3],常以冬至之日[4],風[5]從南方來者,名曰虛風[6],賊傷[7]人者也。其以夜半[8]至者,萬民皆臥而不犯[9]。故其歲萬[10]民少病。其以晝至者,萬民懈墮[11]而皆中於邪風[12],故萬[13]民多病。虛邪入客於骨,而不發於外,至其[14]立春,陽氣大發,腠理開,有[15]因立春之日,風從西方來,萬民[16]皆中於虛風[17],此兩邪相搏[18],經氣結代[19]。故諸逢其風而遇其雨者,名[20]曰遇歲露[21]焉。因歲之和而少賊風者,民少病而少死,歲多賊風邪氣,寒溫不和,則民多病而死[22]矣。

　　〔1〕何氣使然　《靈樞》、《太素》均作"何因而然"。義均通。
　　〔2〕八正　正,原作"症",明抄本作"証",均非。據《靈樞》、《太素》

769

及篇名改。楊上善注："八正候者，八節之正，虛邪候也。"《類經》卷二十七第三十六注："四正、四隅，謂之八正，即八宮也。"四正者，東、南、西、北四方位。四隅者，東南、西南、西北、東北四方位。八宮，即八卦所居上述八方之位也。《靈樞集註》張志聰注："八正者，冬至、夏至、春分、秋分、立春、立夏、立秋、立冬，定八方之正位，以候八方之風雨也。"此即所謂八節也。八節與八方相應，故張介賓與張志聰二注，語雖不同，義則一也。

〔3〕候此者　明抄本無此三字，疑脫。

〔4〕冬至之日　此下《靈樞》原有"太一立於葉蟄之宮，其至也，天必應之以風雨者矣"二十字。《太素》注："《九宮經》曰：太一者，元皇之使，常居北極之傍，汁蟄上下，政天地之常（按此下一字不清）起也。汁蟄，坎宮名也。"按元皇者，玄皇也，此係避宋始祖玄朗諱改字，玄皇亦即玄帝，如《管子·幼官》："令曰：非玄帝之命。"指天帝而言。汁蟄即葉蟄。汁通協、叶。《方言》卷三："協，汁也。自關而東曰協，關西曰汁。"《周禮·春官·大史》："讀禮書而協事。"鄭玄注："故書協作叶。"《靈樞·九宮八風》云："太一常以冬至之日，居叶蟄之宮四十六日，明日居天留四十六日，明日居倉門四十六日，明日居陰洛四十五日，明日居天宮四十六日，明日居玄委四十六日，明日居倉果四十六日、明日居新洛四十五日。明日復居叶蟄之宮，曰冬至矣。太一日遊，以冬至之日，居叶蟄之宮，數所在日從一處，至九日，復反於一。常如是無已，終而復始。"按此即所謂太一遊之八宮日數，以冬至日爲太一遊之起點，故此言候八正之候，常以冬至之日也。冬至位應北方，若風從北方來者，爲從其鄉來，爲實風。若從其對衝之方向來，即從南方來，爲從衝後來，爲虛風。餘同此例。

〔5〕風　此下《靈樞》、《太素》均有"雨"字。若據後文云"故諸逢其風而遇其雨者，名曰遇歲露焉"之義，本經或脫"雨"字。

〔6〕名曰虛風　名曰，《靈樞》、《太素》均作"爲"，並通。冬至日，風從南方來，爲從衝後來，故名曰虛風。

〔7〕賊傷　賊，傷害也。《論語·先進》："賊夫人之子。"何晏注引包咸曰："所以爲賊害。"賊傷，同義複詞。

〔8〕半　《太素》無。

〔9〕不犯　明抄本作"不犯者"。《靈樞》、《太素》作"弗犯也"。弗、不義同。按犯下有"也"，義勝。

〔10〕萬　原脫，據明抄本及前後文例補。

〔11〕愷　與惰通。《太素》正作"惰"。

〔12〕邪風　《靈樞》、《太素》均作"虛風"。詳此前云風從南方來者，名曰虛風，此後立春日風從西方來者亦曰虛風，故此似當以作"虛風"爲是。

〔13〕萬　原脫，據明抄本、《靈樞》、《太素》及前後文例補。

〔14〕其　語助詞。如《詩‧小雅‧節南山》："終其永懷。"

〔15〕有　《靈樞》、《太素》均無。有與又通。

〔16〕民　此下《靈樞》、《太素》均有"又"字。詳本經上文"因立春之日"前，有"有"字，即又也，於上下文義爲順，故疑《靈樞》、《太素》係將上"又"字誤錯於此也。

〔17〕中於虛風　於，原脫。據《靈樞》、《太素》補。補後與前文"中於邪風"句式同。

〔18〕搏　原作"摶"，《太素》作"薄"。按摶爲搏之誤，搏與薄通。如《靈樞‧決氣篇》："兩神相搏。"《素問‧調經論》王冰注引《鍼經》作"兩神相薄"，可証。故據改。

〔19〕經氣結代　《太素》作"經氣絶代"，楊上善注："至立春日，復有虛風從西方衝上而來，是則兩邪相薄，致經脉絶代以爲病也。"《類經》卷二十七第三十六注："立春之日，月建在東，而風從西方來，亦虛風也。冬至中之，立春又中之，此兩邪也。邪留而不去，故曰結。當其令而非其氣，故曰代。"二説小異，今並存之。結、絶二字，義亦互通。均有止盡之義。《文選‧張衡‧東京賦》："結徒營。"李善注："薛曰：結，止也。"《呂氏春秋‧權勳》："嗜酒甘而不能絶於口。"高誘注："絶，止也。"

〔20〕名　《靈樞》、《太素》均作"命"，義同。

〔21〕歲露　《太素》注："露有其二，一曰春露，主生萬物者也。二曰秋露，主衰萬物者也。今歲有賊風暴雨以衰於物，比秋風露，故曰歲露焉。是以實風至也。歲和有吉，虛風至也。歲露致凶也。"《類經》卷二十七第三十六注："歲露，即前章淋露之義。歲則兼乎時也。"此注所謂前章，指《靈樞‧九宮八風》文，本經在本篇後文。《靈樞集註》張志聰注："風者，天之氣。雨者，天之露。故諸逢其風而遇其雨者，命曰遇歲露焉。"按諸家於歲露之説解，似未得其義。詳歲露之義，實與《靈樞》言太一遊有關。觀《九宮八風》云："太一移日，天必應之以風雨，以其日風雨則吉，歲美民安少病。先之則多雨，後之則多汗（按《太素‧九宮八風》作"旱"是）。"又

云："風從其所居之鄉來爲實風，主生，長養萬物。從其衝後來爲虛風，傷人者也，主殺主害者。"故乃出八風之説。《歲露論》中復云候八正之虛實，"常以冬至之日，太一立於叶蟄之宫，其至也，天必應之以風雨者矣。……故諸逢其風而遇其雨者，命曰遇歲露焉。"是《靈樞》兩篇所論，旨在明風雨邪氣賊傷人者。故歲露之義，合當指此。蓋露者，傷敗也。《方言》卷三："露，敗也。"《廣雅·釋詁》露："敗也。"王念孫疏證："露之言落也。《方言》：露，敗也。昭元年《左傳》云：勿使有所壅閉湫底，以露其體。《逸周書·皇門》解云：自露厥家。《管子·四時篇》云：國家乃路。《吕氏春秋·不屈篇》云：士民罷潞。露、路、潞並通。今俗語猶云敗露矣。《莊子·天地篇》：夫子闔行邪，無落吾事。謂無敗吾事也。落與露亦聲近義同。"又《讀書雜志·荀子·都邑露》："露者，敗也。謂都邑敗壞也。《方言》曰：露，敗也。《莊子·漁父篇》曰：田荒室露。《齊策》曰：百姓罷而城郭露。並與此都邑露同義。"是歲露者，與上文諸言體露、家露、都邑露、城郭露等義並用。歲露，歲之敗氣也。

〔22〕死 《太素》作"多死"，與上文"少死"爲對文，於義爲勝。

曰：虛邪之風，其所傷[1]貴賤何如，候之奈何？曰[2]：正月朔日[3]，風從西方來而大[4]，名曰白骨，將[5]國有殃，人多死亡。正月朔日平旦，西[6]北風行，民病多[7]，十有三也[8]。正月朔日日中，北風，夏，民多死者。一作多病。正月朔日平旦，北風，春，民多死者。正月朔日夕時，北風，秋，民多死者[9]。正[10]月朔日，天時和温[11]，不風[12]，民無病，大寒疾風[13]，民多病。二月丑[14]不風，民多心腹病。三月戌[15]不温，民多寒熱病[16]。四月巳[17]不暑，民多癉病[18]。十月申[19]不寒，民多暴死者[20]。諸所謂風者，發屋[21]拔樹[22]，揚沙石[23]，起毫毛，發腠理者也。風從其衝後來者[24]，名曰[25]虛風，賊傷[26]人者也。主殺害[27]。必[28]謹候虛風而[29]避之。避邪之道，如避矢石[30]，然後[31]邪弗能害也[32]。

〔1〕傷 原脱，據明抄本、《靈樞》、《太素》補。

〔2〕曰 此下《靈樞》有"太一居天留之宫，其日西北風，不雨，人多死矣"十八字，《太素》同，惟留作"溜"，無"矣"字。

〔3〕朔日 此下《靈樞》、《太素》均有"風從南方來，命曰旱鄉"九字。

朔日,初一日。朔,初也,始也。《説文・月部》:"朔,月一日始蘇也。"段玉裁注:"日部曰:晦者,月盡也。盡而蘇矣。樂記注曰:更息曰蘇。蘇,止也,生也。"《釋名・釋天》:"朔,蘇也。月死復蘇生也。朔,月初之名也。"

〔4〕而大　《靈樞》、《太素》均無此二字,且此下言諸風,亦無此文例,疑衍。

〔5〕將　此爲副詞,必定、勢必也。

〔6〕西　《靈樞》、《太素》均無。

〔7〕多　明抄本無。《靈樞》作"多者"。《太素》作"死者"。詳《靈樞》、《太素》均有"終日北風,大病死者十有六" 一條,律以此文,似當以《太素》作"死者"義勝。

〔8〕也　明抄本、《太素》均無。

〔9〕死者　者,《靈樞》無。此下《靈樞》、《太素》均有"終日北風,大病死者十有六"十一字。

〔10〕正　此前《靈樞》有"正月朔日,風從東方來,發屋,揚沙石,國有大災。正月朔日,風從東南方行,春有死亡"三十三字,《太素》大抵同,惟東方,作"東南方";災也,無"也"字;東南方,無"方"字。

〔11〕天時和温　明抄本作"天利和温"。《靈樞》作"天利温"。《太素》作"天和温"。按義皆同。利與和通。《廣雅・釋詁三》:"利,和也。"

〔12〕風　此下《靈樞》、《太素》均有"糴賤"二字。與前文言"所傷貴賤"義合,疑本經脱。

〔13〕大寒疾風　《靈樞》、《太素》均作"天寒而風",義勝。又此下《靈樞》、《太素》均有"糴貴"二字,與前文言"所傷貴賤"義合。疑本經脱。

〔14〕〔15〕〔17〕二月丑、三月戌、四月巳　《類經》卷二十七第三十六注:"二、三、四月,以陽王之時,而丑日不風,戌日不温,巳日不暑,陰氣盛而陽不達也。故民多病。"

〔16〕寒熱病　病,《靈樞》、《太素》均無。寒熱一語,在經文中,或爲症狀,或指病名。此當指外邪所致寒熱之病也。

〔18〕癉病　明抄本、《太素》均作"病癉"。癉下明抄本有"音丹,又音疸"五小字音注。

〔19〕十月申　《類經》卷二十七第三十六注:"十月以陰王之時,而申日不寒,陽氣勝而陰不藏也。故民多暴死。"

〔20〕死者　者,原脱,據明抄本及前"民多死者"文例補。補後成

"者"字結構,具有指代作用,於義爲順。

〔21〕發屋 毁壞房屋。發,毁也。如《左傳·襄公二十八年》:"陳無宇濟水,而戕舟發梁。"《史記·項羽本紀》:"於是大風從西北而起,折木、發屋,揚砂石,窈冥晝晦。"

〔22〕拔樹 《靈樞》、《太素》均作"折樹木"。按"樹木"二字義重,詳《史記·項羽本紀》云"折木、發屋",《開元占經》卷九十一風占云"發屋、折木"。疑作"折木"爲是。

〔23〕揚沙石 飛沙走石。揚,飛也。《説文·手部》:"揚,飛舉也。"《周禮·考工記·矢人》:"中强則揚。"鄭玄注:"揚,飛也。"《開元占經》卷九十一風占:"古云:發屋、折木、揚沙走石,今謂之怒風。"

〔24〕風從其衝後來者 此前《靈樞》有"風從其所居之鄉來,爲實風,主生,長養萬物",《太素》同,惟無起首"風"字。《頻經》卷二十七第三十五注:"所居者,太一所居之鄉也。如月建居子,風從北方來,冬氣之正也。月建居卯,風從東方來,春氣之正也。月建居午,風從南方來,夏氣之正也。月建居酉,風從西方來,秋氣之正也。四隅十二建,其氣皆然。……衝者,封衝也。後者,言其來之遠,遠則氣盛也。如太一居子,風從南方來,火反勝也。太一居卯,風從西方來,金勝木也。太一居午,風從北方來,水勝火也。太一居酉,風從東方來,木反勝也。氣失其正者,正氣不足,故曰虛風。"是此所謂"風從其衝後來者",與"風從其所居之鄉來",相對爲文。衝者,相對之位也。如《論衡·調時篇》云:"歲月惡其不避已之衝位。"故冬之衝位在南方,夏之衝位在北方,餘此類推,凡從衝後來之風,乃非其時而有其氣也。

〔25〕名曰 《靈樞》、《太素》均作"爲"。

〔26〕賊傷 賊,《靈樞》、《太素》均無。據前文"名曰虛風,賊傷人者也"句義,當以本經爲是。

〔27〕主殺害 明抄本作"主殺害者"。《靈樞》作"主殺主害者"。《太素》作"主殺主害者也"。若據《靈樞》此上"風從其所居之鄉來,爲實風,主生,長養萬物"文義,則本文連同上文似當作"風從其衝後來者,名曰虛風,主殺,賊傷人者也",於義爲順。

〔28〕必 《靈樞》、《太素》均無。

〔29〕而 此下原有"謹"字,按此上已言"謹候","而"下復言"謹",文義不屬,故據《靈樞》、《太素》删。

〔30〕之道,如避矢石 《太素》無此六字。

〔31〕然後 《靈樞》無"後"字,"然"字連上句讀。《太素》無此二字。

〔32〕也 明抄本作"人"。《靈樞》、《太素》均無。

風從南方來,名曰大弱風[1],其傷人也,內舍於心,外在於脉,其氣主爲熱。

風從西南方來,名曰謀風[2],其傷人也,內舍於脾,外在於肌肉[3],其氣主爲弱[4]。

風從西方來,名曰剛風[5],其傷人也,內舍於肺,外在於皮膚[6],其氣主爲燥[7]。

風從西北方來,名曰折風[8],其傷人也,內舍於小腸[9],外在於手太陽之脉[10]。脉絕則泄[11],脉閉則結不通,善暴死[12]。

風從北方來,名曰大剛風[13],其傷人也,內舍於腎,外在於骨與肩背之膂筋[14],其氣主爲寒。

風從東北方來,名曰凶風[15],其傷人也,內舍於大腸[16],外在於兩脇腋骨下及肢節[17]。

風從東方來,名曰嬰兒風[18],其傷人也,內舍於肝,外在於筋紐[19],其氣主爲濕[20]。

風從東南方來,名曰弱風[21],其傷人也,內舍於胃[22],外在於肌[23],其氣主爲體重。

〔1〕大弱風 《類經》卷二十七第三十五注:"南方離火宮也,凡熱盛之方,風至必微,故曰大弱風。"《五行大義·論八卦八風》引《太公兵書》:"大弱風者,離爲中女,又弱於長女也。"按兩説不同,並存。

〔2〕謀風 《類經》卷二十七第三十五注:"西南方,坤土宮也。陰氣方生,陽氣猶盛,陰陽去就,若有所議,故曰謀風。"《五行大義·論八卦八風》引《太公兵書》:"坤爲地,太陰之本,多陰謀也。"按西南坤宮,當立秋之節,云謀風者,義難解。又詳《説文·風部》、《白虎通·八風》、《淮南子·墜形訓》、《易緯·通卦驗》均作"涼風"。《吕氏春秋·有始》作"淒風"。義頗明。疑或謀爲"漠"之雙聲假借。《説文·水部》:"漠,北方流沙也,一曰清也。"《爾雅·釋言》:"漠察,清也。"郭璞注:"皆清明。"引申

之,亦可爲清涼義。

〔3〕肌肉 肉,《靈樞》、《太素》均無。肌,《素問·移精變氣論》及《素問·脉要精微論》王冰注引《靈樞經》均無。按後文弱風條,言"内舍於胃,外在於肌",是二者當有所別,本條似以作"肉"爲是。

〔4〕主爲弱 《類經》卷二十七第三十五注:"脾惡陰濕,故其氣主爲弱。"按諸風應臟者,南方大弱風,内舍於心,氣主爲熱。西方剛風,内舍於肺,氣主爲燥。北方大剛風,内舍於腎,氣主爲寒。氣與時、臟相應。惟本條脾而云氣弱,後文肝而云氣濕,義難通。疑二者互誤。若本條作"主爲濕",則與心、肺、腎三條例亦同矣。肝云氣弱者,以春時萬物初生,其氣尚弱,義亦通。然否? 待考。

〔5〕剛風 《五行大義·論八卦八風》引《太公兵書》作"小剛風"。又云:"小剛風者,亦金殺故也。"《類經》卷二十七第三十五注:"西方兑金宫也,金氣剛勁,故曰剛風。"

〔6〕皮膚 膚,《素問·移精變氣論》王冰注引《靈樞經》無。按肺主皮毛,似以作"皮"義勝。

〔7〕主爲燥 《太素》作"主爲身燥",非是。

〔8〕折風 《五行大義·論八卦八風》引《太公兵書》云:"折風者,金强能摧折物也。"《類經》卷二十七第三十五注:"西北方,乾金宫也,金主折傷,故曰折風。"

〔9〕内舍於小腸 《類經》卷二十七第三十五注:"凡風氣傷人,南應在上,北應在下。故此小腸手太陽經受病者,以小腸屬丙,爲下焦之火府,而乾亥虚風,其衝在巳也。"

〔10〕外在於手太陽之脉 之,《靈樞》、《太素》均無,非是。此以前文南方大弱風已言"外在於脉",此言"外在於手太陽之脉"者,以手太陽爲小腸脉,與心相表裏,故均言"脉"。

〔11〕泄 《靈樞》、《太素》均作"溢"。並通。

〔12〕善暴死 善上明抄本有"則"字。《類經》卷二十七第三十五注:"然西方之金,其氣蕭殺,北方之水,其氣慘冽,西北合氣,最伐生陽,故令人善暴死。"

〔13〕大剛風 《五行大義·論八卦八風》引《太公兵書》云:"大剛風者,大陰之氣好殺,故剛。"《類經》卷二十七第三十五注:"北方坎水宫也。氣寒則風烈,故曰大剛風。"

〔14〕與肩背之膂筋　膂下明抄本有"音旅"二小字音注。《靈樞》、《太素》同本經，《素問·移精變氣論》及《素問·脉要精微論》王冰注引《靈樞經》均無此六字。

〔15〕凶風　《五行大義·論八卦八風》引《太公兵書》云："凶風者，艮在鬼門，凶害之所也。"按東北艮宮，應立春之節，《說文·風部》作"融風"。《白虎通·八風》、《易緯·通卦驗》均作"條風"。《呂氏春秋·有始》、《淮南子·墜形訓》均作"炎風"。陳奇猷按："炎融雙聲。"以上諸文與"凶風"說，義甚殊，存疑。

〔16〕內舍於大腸　《類經》卷二十七第三十五注："以大腸屬庚，爲下焦之金府，而艮寅虛風，其衝在申也。"

〔17〕外在於兩脇腋骨下及肢節　腋下明抄本有"音亦"二小字音注。《素問·移精變氣論》王冰注引《靈樞經》作"外在腋脇"。

〔18〕嬰兒風　《五行大義·論八卦八風》引《太公兵書》云："嬰兒風者，震爲長男，愛之，故曰兒。"東方艮宮應春分之節，陽氣發生而未盛，象人之未成年者，故爲嬰兒。

〔19〕筋紐　"紐"下明抄本有"音銀，又音近"五小字音注，據音注當作"紉"，《太素》正作"紉"可証。紉，聯結也。如《楚辭·離騷》："紉秋蘭以爲佩。"紐亦聯結也。如《荀子·正名》："交喻異物，名實玄紐。"是紐紉義互通。筋紐，筋脉聯結處。

〔20〕主爲濕　《太素》作"主爲身濕"。按風從東方，應春分之節，內舍於肝，言氣主爲濕，義難解，疑有誤。

〔21〕弱風　《五行大義·論八卦八風》引《太公兵書》作"小弱風"，又云："小弱風者，巽爲長女，故稱弱也。"《類經》卷二十七第三十五注："東南方，巽木宮也，氣煖則風柔，故曰弱風。"

〔22〕內舍於胃　《類經》卷二十七第三十五注："東南濕勝，挾木侮土，故其傷人，則內舍於胃。"

〔23〕肌　《靈樞》作"肌肉"。《太素》作"肉"。《素問·移精變氣論》及《素問·脉要精微論》王冰注引《靈樞經》均同本經。此與內舍於脾者有別，故本經是。

按：八風之說，秦漢古文獻多有記載。如《呂氏春秋·有始》爲炎風、滔風、熏風、巨風、淒風、飂風、厲風、寒風（以下均以東北方爲始），《淮南子·墜形訓》則爲炎風、條風、景風、巨風、涼風、飂風、麗風、寒風，其中滔條疊韻、厲麗疊韻，義均可通，然尚有小異。《白虎通‧八風》、《易緯‧通卦驗》及《五行大義‧論八卦八風》引《淮南子》均作條風、明庶風、清明風、景風、涼風、閶闔風、不周風、廣莫風，《説文‧風部》條風作融風，餘均與《白虎通》等同。詳諸書所載八風之所以有別者，一則學術體係不同，一則屢經傳抄，文或有變也。盡管諸書所言不同，然從宏觀方面看，其言八方之風失常，可致物候及人體有變之理，則歸一也。特如本經及《易緯》等書，言之猶詳，充分體現了"人與天地相參"的觀點。故有關九宮八風的理論，盡管其中難免有唯心成分，但在提示人們避邪如避矢石方面，仍有其現實意義，對預防醫學，也有十分重要的學術價值。

凡此八風者[1]，皆從其虛之鄉來，乃[2]能病人，三虛相薄[3]，則爲暴病卒死；兩實一虛[4]，則[5]爲淋露[6]寒熱；犯其雨濕之地，則爲痿。故聖人避邪[7]，如避矢石[8]。其三虛[9]偏中於邪風，則爲擊仆偏枯[10]矣。

〔1〕者　《靈樞》、《太素》均無。

〔2〕乃　明抄本作"若"。

〔3〕薄　《靈樞》作"搏"，搏與薄通。

〔4〕兩實一虛　原作"兩虛一實"，據明抄本、《靈樞》、《太素》改。

〔5〕則　此上《靈樞》、《太素》均有"病"字。

〔6〕淋露　《太素》作"淋洛"。又《靈樞‧官能》云："寒熱淋露，以輸異處。"《太素‧知官能》注："因於露風、生於寒熱，故曰寒熱淋露。"《類經》卷十九第十注："淋於雨，露於風，邪感異處，當審其經也。"按楊、張二家，訓解如字，非是。《研經言‧釋露》："淋露即羸露，古者以爲疲困之稱。《左‧昭元年傳》：勿使有所壅閉湫底，以露其體。注：露，羸也。《韓非子‧亡徵》：好罷露百姓。《風俗通義》：怪神大用羸露。皆此義也。字亦省作路。《詩‧皇矣》：串夷載路。箋：路，瘠也。侵伐混夷以瘠之。《管子‧四時》：不知四時之故，天下乃路。是也。"此説是。《一切經音義》卷十六："淋，古文澟同。"臨與隆雙聲通用，《説文通訓定聲‧臨部》臨："《詩‧皇矣》：與爾臨衝。傳：臨，臨車也。《韓詩》作隆。臨隆雙聲。……又雙聲連語，《荀子‧強國》：乃在臨慮。注：今屬相州，按《漢書‧地理志》

河內郡作隆慮。臨隆,一聲之轉。後避殤帝諱,改爲林慮,今河南彰德府林縣是也。"是可證淋、癃,亦聲轉而通。癃,疲也《說文‧疒部》:"癃,罷病也。"《廣雅‧釋詁一》:"罷,勞也。"王念孫疏證:"罷與疲同。"露與路同音。《醫心方》卷十四治注病方引僧深方西王母玉壺丸:"辟百鬼病,苦淋路。"義同。《太素》作"淋洛"者,洛路疊韻。如《穀梁傳‧閔公元年》:"盟於洛姑。"釋文:"本作路。"是淋洛即淋路,亦淋露也。又《肘後備急方》卷一治尸注鬼注方云:"寒熱淋瀝。"《病源》卷二十三尸注候亦沿此文,是露瀝雙聲,義亦同。淋露,疲羸也。如《證類本草》木香,引《本經》主淋露,引《日華子》療羸劣,義亦可証。

〔7〕邪 《靈樞》作"風"。《太素》作"邪風"。

〔8〕石 此下《太素》有"焉"字,義勝。

〔9〕其三虛 《靈樞》、《太素》均作"其有三虛而"。

〔10〕擊仆偏枯 仆下明抄本有"音付"二小字音注。擊仆者,如擊撞而仆倒,即猝倒也。擊,相撞或相觸,《戰國策‧齊策》:"車轂擊,人肩摩。"鮑彪注:"擊,相當。"偏枯,亦作瘺枯,徐鍇《說文解字繫傳‧疒部》引《呂氏春秋》:"王孫綽有瘺枯之藥。"今《呂氏春秋‧別類》作"偏枯"。《說文‧疒部》:"瘺,半枯也。"段玉裁注:"《尚書大傳》:禹其跳,湯扁……扁者枯也。注:言湯體半小扁枯。按扁即瘺字之叚借,瘺之言偏也。"偏枯,猶《金匱‧中風歷節病脉證并治》所謂"半身不遂"也。

曰:四時八風之中人也,因[1]有寒暑,寒則皮膚急[2]腠理閉,暑則皮膚緩[3]腠理開。賊風邪氣,因得以入乎[4]?將必須八正風[5]邪,乃能傷人乎?曰[6]:賊風邪氣之中人也,不得以時[7],然必因其開也,其入也[8]深,其內亟[9]一作極。也疾[10],其病人也卒暴。因其閉也,其入也[11]淺以留[12],其病人[13]也徐以遲[14]。

〔1〕因 《靈樞》、《太素》均作"故"。疑本作"固",形近而誤。後文"固有常時",《靈樞》作"故有常時",亦同。固與故義通。

〔2〕〔3〕急、緩 此下《靈樞》、《太素》均有"而"字。

〔4〕乎 明抄本無。

〔5〕風 《靈樞》、《太素》均作"虛",義勝。

〔6〕曰 此下明抄本、《靈樞》、《太素》均有"不然"二字。

〔7〕不得以時 《類經》卷二十七第三十六注:"凡四時乖戾不正之氣,是爲賊風邪氣。非如太一所居,八正虛邪之有常候。此則發無定期,亦無定位,故曰不得以時也。"

〔8〕也 原脱,據《太素》及此下文例補。

〔9〕内亟 《靈樞》、《太素》均作"内極",與原校同。亟,受也。如《列子‧仲尼》:"先亟犇伕。"釋文:"亟,受也。"内亟,内受也。極與亟通。

〔10〕也疾 《靈樞》作"病"非是。疾,速也。

〔11〕也 原脱,據《太素》及前後文例補。

〔12〕淺以留 《類經》卷二十七第三十六注:"若因其閉,雖中必淺,淺而不去,其邪必留。"

〔13〕人 《靈樞》無。

〔14〕徐以遲 《太素》作"徐以持",証之《素問‧六微旨大論》云:"中行令者,其病徐而持。"似當以《太素》爲是。

曰:其[1]有寒温和適,腠理不開,然有卒病者,其故何也?曰:人[2]雖平居[3],其腠理開閉緩急,固[4]常有時也[5]。夫[6]人與天地相參,與日月相應也[7]。故月滿則海水西盛[8],人血氣積[9],肌肉充,皮膚緻[10],毛髮堅,腠理郄[11],煙垢著[12]。當是之時,雖遇賊風,其入淺亦[13]不深,至[14]其月郭空則海水東盛[15],人血氣虛,其衛氣去[16],形獨居,肌肉減,皮膚緩[17],腠理開,毛髮殘,腠理薄[18],煙垢落[19]。當是之時,遇賊風,其[20]入也[21]深,其病人也[21]卒暴。

〔1〕其 《靈樞》無。

〔2〕人 《靈樞》、《太素》均無。

〔3〕平居 《太素》注:"平,和適也。人雖和適而居。"

〔4〕固 《靈樞》作"故",義通。

〔5〕也 此下明抄本有"黃帝問曰:可得聞乎?岐伯對曰"十二字,《靈樞》、《太素》均作"黃帝曰:可得聞乎?少師曰"十字。

〔6〕夫 明抄本、《靈樞》、《太素》均無。

〔7〕人與天地相參,與日月相應也 也,原脱,據明抄本、《靈樞》、《太素》補。楊上善注:"人之身也,與天地形象相參,身盛衰也,與日月相應也。"《類經》卷二十七第三十六注:"人與天地日月相參應,而此獨言月言

水者,正以人身之形質屬陰,故上應於月,下應於水也。"按"人與天地相參",係《内經》一最基本之天人觀,貫串於全部經論中,而諸多具體論述,則各有側重。本文言月言海水言人氣血者,特其一端耳。

〔8〕月滿則海水西盛 《太素》注:"日爲陽也,月爲陰也。東海陽也,西海陰也。月有虧盈,海水之身,隨月虛實也。月爲陰精主水,故月滿西海盛也。"

〔9〕血氣積 《太素》作"血氣精"。《素問·八正神明論》云:"月郭滿則血氣實","《太素·天忌》"實"作"盛"。按積,聚也,多也。引申之,亦盛也、實也。此與後文言"血氣虛"爲對文。

〔10〕緻 此下明抄本有"音致"二小字音注。

〔11〕腠理卻(què 却) 原作"腠理郄"。《太素》作"膲理郄",楊上善注:"膲腠理曲而不通,三焦之氣,發於腠理,故曰膲理郄曲也。"楊注非是。蓋郄爲"卻"之誤。卻爲"卻"之俗體。《正字通·卩部》:"卻,俗卻字。"故改。卻,拒也,吳善述《説文廣義校訂》:"卻,因退卻之義,故引申爲⋯⋯辭而不受,拒而不見之詞。"又《素問·四時刺逆從論》:"血氣内卻。"王冰注:"卻,閉也。"與本文義亦合。據改。

〔12〕煙垢著 《太素》注:"煙塵垢膩,蔽於腠理。"《類經》卷二十七第三十六注:"煙垢,膩垢如煙也。血實則體肥,故膩垢著於肌膚,表之固也。"

〔13〕亦 《靈樞》無。

〔14〕至 原作"到",按經文中無此用語,據《靈樞》、《太素》改。

〔15〕月郭空則海水東盛 《太素》注:"人身衰時法月及與西海,皆悉衰也。月空東海盛者,陰衰陽盛也。"月郭,月之四周也。《漢書·尹賞傳》:"致令辟爲郭。"顏師古注:"郭,謂四周之内也。"

〔16〕衛氣去 《太素》注:"衛氣減少,謂脉外衛氣去而少也。"《靈樞集註》王子律注:"海水初八起汐,十五大潮,念三落汐。是以衛氣應月滿而盛,而念三而去形也。"按念三,陰歷月之二十三日也。

〔17〕緩 《靈樞》作"縱",義同。

〔18〕毛髮殘,腠理薄 原作"毛髮薄"。《靈樞》作"毛髮殘,腠理薄",與前文"毛髮堅,腠理卻"成對文。《太素》作"毛髮淺,膲理薄"。《靈樞》義勝,據補。

〔19〕煙垢落 原作"膕垢澤"。明抄本作"膕垢澤"。《靈樞》、《太

素》均作"煙垢落",與前文"煙垢著"成對文,據改。《類經》卷二十七第三十六注:"血虛則肌瘦,故膩垢剝落,類乎風消,表之虛也。"

〔20〕其 此前《靈樞》、《太素》均有"則"字。

〔21〕也 原脱,據《靈樞》、《太素》及此前文例補。

按:本文所論朔望月對人體生理病理之影响,是《內經》"人與天地相參"説的具體體現,在《素問·八正神明論》中,也有相同內容,二者當合參,唯彼略而此詳耳。另在《繆刺論》中所謂"以月死生爲數"之刺法,也是以朔望月爲理論基礎。此古代醫家在醫學上的重大發現,它體現了月與物象相關的觀點,揭示了人體與月球的關係,實屬難能可貴。文中又特別提及衛氣行之有關機理,詳《靈樞》及《太素》。原在本文前,有論瘧病發之所以"其作日晏"者,乃與衛氣之行於脊膂日下一節行二十一日及內行伏衝脉九日之運行規律有關。張志聰據此而進一步闡明云:"衛氣從風府而下至骶骨,注衝脉而上出缺盆,應一月。……夫衛氣去者,去形身而內入於伏衝之脉也。二十二日入於內,注於伏衝,其行九日,復出於缺盆,其氣上行。是每月朔旦,復出於形身,復會於風府也。"此即本文中所謂"衛氣去,形獨居"之理論基礎。唯本處所言衛氣行,與本經卷一第十一所言"衛氣之行,一日一夜五十周於身"者,殊途耳。此亦説明《內經》言衛氣,並存多説,非一家言也。

曰:其[1]有卒然暴死[2]者,何邪使然[3]?曰:得[4]三虛者,其死疾[5]。得三實者,邪不能傷人[6]也。乘年之衰[7],逢月之空[8],失時之和[9],人氣乏少[10],因爲賊風邪氣[11]所傷,是謂三虛。故論不知三虛,工反爲粗[12]。若[13]逢年之盛[14],遇月之滿,得時之和,雖有賊風邪氣,不能傷也[15]。

〔1〕其 原作"人",據明抄本、《靈樞》、《太素》改。

〔2〕死 此下《靈樞》、《太素》均有"暴病"二字。

〔3〕何邪使然 《太素》及《外臺》卷二十八卒死方引本經均同。明抄本作"何耶"。《靈樞》作"何也"。

〔4〕得 《靈樞》無,証之下文"得三實者",非是。

〔5〕其死疾　《靈樞》作"其死暴疾也"，《太素》同，唯無"也"字。《外臺》卷二十八卒死方引本經作"暴疾而死"。疑本經脫"暴"字。

〔6〕人　原脫，據明抄本、《靈樞》、《太素》及此前文例補。

〔7〕乘年之衰　《太素》注："人年七歲，加於九歲，至十六歲，名曰年衰。如是恒加九歲，至一百六，皆年之衰也。非歲露年，以其人實，邪不傷，故人至此年，名曰乘也。"按楊氏此法，當本於《靈樞·陰陽二十五人》所謂"大忌"之說。《靈樞發微》注："乘年之衰者，即《素問》刺法、本病二篇所謂司天失守也。"《類經》卷二十七第三十六注："乘年之衰，如陰年歲氣不及，邪反勝之，及補遺刺法、本病二論所謂司天失守等義是也。"《靈樞識》："簡案:乘年之虛，諸家並以運氣家之言解之，此恐不然，必別有説。"按丹波氏所見爲是，運氣學說，特別是今存《素問》遺篇本病、刺法二論，特後出也，故以之釋本文，理固不當。詳本文所言"年之衰"及後文所言"年之盛"，似指人體而言，年衰者，年老體衰也，如《魏書·胡叟傳》："見其二妾，並年衰跛眇。"年盛者，年壯也。如《詩·國風·桃夭》："桃之夭夭，灼灼其華。"鄭玄箋云："興者，踰時，婦人皆得以年盛時行也。"孔穎達正義："此言年盛時，謂以年盛二十之時。"

〔8〕逢月之空　《太素》注："月郭空時，人具囗（按此下一字不清）虛，當此虛時，故曰逢也。"《類經》卷二十七第三十六注："逢月之空，如八正神明論曰:月始生，則血氣始精，衛氣始行。及上文月滿則海水西盛，月郭空則海水東盛等義是也。"

〔9〕失時之和　《太素》注："攝養乖於四時和氣，非理受於風寒暑濕。"《類經》卷二十七第三十六注："失時之和，如春不温，夏不熱，秋不凉，冬不寒，客主不和者是也。"

〔10〕人氣乏少　《靈樞》、《太素》、《外臺》卷二十八卒死方引本經均無此四字。疑後人粘注誤入正文。

〔11〕邪氣　《靈樞》、《太素》均無此二字。詳後文三實，亦云"賊風邪氣"，當以本經爲是。

〔12〕故論不知三虛，工反爲粗　《外臺》卷二十八卒死方引本經無此十字。工粗相對爲文·工，上工也。粗，下工也。

〔13〕若　《靈樞》、《太素》均無。《外臺》卷二十八卒死方引本經作"願聞三實，答曰"。

〔14〕逢年之盛　《太素》注："逢年，謂不加年衰也。"參見前"乘年之

衰"注。

〔15〕傷也 《外臺》卷二十八卒死方引本經同。《靈樞》作"危之也"。《太素》作"危之"。均通。

逆順病本末方宜形志大論第二

本篇自"黄帝問曰"至"不致邪僻",見《靈樞·師傳》、《太素·順養》。自"先病而後逆者"至"小大不利而後生他病者,治其本",見《靈樞·病本》、《素問·標本病傳》。自"東方,濱海傍水"至"各得其宜",見《素問·異法方宜論》、《太素·知方地》。自"形樂志苦"至"刺厥陰出血惡氣",見《素問·血氣形志》、《靈樞·九鍼論》、《太素·知形志所宜》。

提要:本篇重在論述逆順便病、本末之治、五方所宜、形志苦樂等,故以此名篇。其主要内容有:臨病人知所便,以求其治;據病先後,以定標本之治,謹察間甚,以用并行、獨行之法;論五方地之所殊,民之所病,故得雜合而治,各得所宜;據形之苦樂,血氣多少,以明刺法之出血出氣等。

黄帝問曰:治民治身,可得聞乎? 岐伯對曰:治民與治身[1],治彼與治此,治小與治大,治國與治家[2],未有逆而能治者[3],夫惟順而已矣。故[4]入國問其俗[5],臨病人問所便[6]。曰:便病人[7]奈何? 曰:夫[8]中熱消癉[9]則便寒[10],寒中之屬[11]則便熱。胃中熱則消穀[12],令人懸心[13]善饑,臍已[14]上皮熱[15],腸中熱則出黄如糜色[16],臍已下皮寒[17]。胃中寒則腹脹[18],腸中寒則腸鳴飧泄。胃中寒、腸中熱則脹且泄;胃中熱、腸中寒則疾饑[19],少腹痛脹[20]。曰:胃欲寒飲,腸欲熱飲[21],兩者相逆,治之奈何? 曰:春夏先治其標,後治其本。秋冬先治其本,後治其標[22]。曰:便其相逆者[23]奈何? 曰:便此者,食飲衣服,欲[24]適寒温。寒無悽愴[25]。暑無出汗[26];食飲者,熱無灼灼[27],寒無滄滄[28]。寒温中適[29],故氣搏持[30],乃不致邪僻。

〔1〕治身 原作"自治",《太素》作"治自"。按此上下文云治民、治

彼、治此、治小、治大、治國、治家者，皆動賓結構詞，若作“自治”，則與上述諸文相悖。又自，詳上文乃黄帝問“治病治身”之道，則自爲“身”之壞文，故據改作“治身”。

〔2〕治國與治家　國，古代王、侯的封地。如《易經·師》：“開國承家。”孔穎達疏：“若其功大，使之開國爲諸侯。”家，古代卿大夫及其家族或封地，然據此後《靈樞》云：“入國問俗，入家問諱。”《禮記·曲禮》有“入國而問俗，入門而問諱”語，則此家字，指家庭也。如《周禮·地官·小司徒》：“上地家七人。”鄭玄注：“有夫有婦，然後爲家。”

〔3〕治者　《靈樞》作“治之也”。《太素》作“治者也”。

〔4〕故　《靈樞》、《太素》均無：按此前原有黄帝問語及岐伯荅曰，本經删之，故增此字以承接上文。

〔5〕俗　風俗、習慣。《説文·人部》：“俗，習也。”《史記·樂書》：“移風易俗。”張守節正義：“上行謂之風，下習謂之俗。”《禮記·曲禮》：“入國而問俗。”鄭玄注：“俗謂常所行與所惡也。”

〔6〕臨病人問所便　《太素》注：“便，宜也。謂問病人寒熱等病，量其所宜，隨順調之，故問所便者也。”《類經》卷十二第二注：“便者，相宜也。有居處之宜否，有動静之宜否，有陰陽之宜否，有寒熱之宜否，有情性之宜否，有氣味之宜否。臨病人而失其宜，施治必相左矣。故必問病人之所便。”

〔7〕病人　人，原脱，詳上文“臨病人”例，當作“病人”爲是，據《靈樞》、《太素》補。

〔8〕夫　原脱，據明抄本補。《太素》作“夫人”，“人”字疑衍。

〔9〕中熱消癉　癉下明抄本有“音丹，又音疸”五小字音注。《太素》注：“中，腸胃中熱，多消飲食，即消癉病也。癉，熱也。”《類經》卷十二第二注：“中熱者，中有熱也。消癉者，内熱爲癉。”消癉，内熱病消也，如《素問·脉要精微論》：“癉成爲消中。”王冰注：“癉，謂濕熱也。”與本文義亦同。

〔10〕便寒　《太素》注：“熱中宜以寒調。”便寒者，宜之以寒也。

〔11〕寒中之屬　内寒之類也。寒中，内寒也。屬，類也。《廣韻·燭韻》：“屬，類也。”此指多種内寒性疾病，因是泛指，故曰“之屬”。

〔12〕胃中熱則消穀　《類經》卷十二第二注：“消穀者，穀食宜消也。”穀者，五穀也，此以爲食物之概稱。熱能殺穀，故胃中熱則消穀，善食

易飢也。《金匱》卷中第十三云："趺陽脉數，胃中有熱，即消穀引食，大便必堅，小便即數。"即本証也。

〔13〕懸心 懸下明抄本有"音玄"二小字音注。《類經》卷十二第二注："懸心者，胃火上炎，心血被爍而懸懸不寧也。"懸心，心中懸虛不安也。如王羲之《雜帖》二："不得還問，懸心。"

〔14〕已 《靈樞》、《太素》均作"以"，義通。

〔15〕皮熱 皮膚熱也。臍以上爲胃之份，胃中有熱則熏蒸於外，故皮熱。

〔16〕出黃如糜色 色，《靈樞》、《太素》均無，疑衍。《類經》卷十二第二注："出黃如糜者，以胃中濕熱之氣，傳於小腸所致也。糜，糜爛也。"按糜者，稠粥也。《説文·米部》："糜，糁也。"段玉裁注："以米和羹謂之糁。"《釋名·釋飲食》："糜，煮米使糜爛也。"此言出黃者，大便之物如糜也。

〔17〕臍已下皮寒 《太素》注："陽上陰下，胃熱腸冷，自是常理。今胃中雖熱，不可過熱，過熱乖常。腸中雖冷，不可不和，不和則多熱出黃，腸冷多熱不通，故齊下皮寒也。"此解義頗迂曲。《類經》卷十二第二以本文與下句"胃中寒"連讀，亦非是。詳本文之所以有此歧義者，以胃中熱與臍以下皮寒不相應也。《素問識》引樓氏云："胃居臍上，故胃熱則臍以上熱。腸居臍下，故腸熱則臍以下熱。如肝膽居脇，肝膽熱則當脇亦熱，肺居胸背，肺熱則當胸背亦熱。腎居腰，腎熱則當腰亦熱。可類推也。"《靈樞》劉衡如校云："詳文義寒字，似應改爲熱。自楊上善以下，歷代注家解釋此句，語多牽强，或以此五字屬下、或改前上爲下，義均未安，如易熱字，則文義豁然矣。"此説於文理醫理均通。可從。

〔18〕填脹 填下明抄本有"音田"二小字音注。《靈樞》作"腹脹"。《太素》作"膜脹"。義均通。填脹，脹滿也。填，滿也。玄應《一切經音義》卷二等引《廣雅》："填，滿也。"《文選·恨賦》："悲來填膺。"李善注："填，滿也。"

〔19〕疾飢 《靈樞發微》注："胃中熱者當速飢。"

〔20〕脹 《太素》無。

〔21〕胃欲寒飲，腸欲熱飲 胃中有熱，故欲飲之以寒，腸中有寒，故欲飲之以熱。兩者並在，是相逆也。

〔22〕春夏先治其標……後治其標 《太素》注："本謂根與本也。標，

末也,方昭反,謂枝與葉也。春夏之時,萬物之氣上升在標。秋冬之時,萬物之氣下流在本。候病所在,以行療法。故春夏取標,秋冬取本也。"《靈樞發微》注:"春夏陽氣在外,病亦在外,故先治其後病之標,而後治其先病之本。秋冬陽氣在內,病亦在內,故先治其先病之本,而後治其後病之標。"《類經》卷十二第二注:"春夏之氣達於外,則病亦在外,外者,內之標,故先治其標,後治其本。秋冬之氣斂於內,則病亦在內,內者,外之本,故先治其本,後治其標。一曰:春夏發生,宜先養氣以治標。秋冬收藏,宜先固精以治本。亦通。"按諸注言春夏秋冬之氣則同,言標本則小有異。蓋標本之義,概言耳。此言先後之治,亦以順乎四時之氣爲是。

〔23〕便其相逆者 《太素》注:"謂適於口則害於身,違其心而利於體者奈何。"《類經》卷十二第二注:"便其相逆者,謂於不可順之中,而復有不得不委曲以便其情者也。"

〔24〕欲 此前《靈樞》、《太素》均有"亦"字。律以此後"食飲者"文例,疑此前脫"衣服者"三字。

〔25〕悽愴 悽下明抄本有"音妻"二小字音注。《靈樞》作"淒愴"。《太素》作"淒淒"。悽愴與淒愴、淒淒,義均通,寒冷也。《漢書·王褒傳》:"襲貂狐之煥者,不憂至寒之悽愴。"顏師古注:"悽愴,寒冷也。"

〔26〕暑無出汗 《類經》卷十二第二注:"法不宜熱而彼欲熱者,但可令其微熱而勿使至於汗出。"暑,熱也,非夏暑之暑。如《素問·骨空論》:"立而暑解。"王冰注:"暑,熱也。"《太素》注:"人立支節解處熱。"

〔27〕灼灼 此下明抄本有"音勺"二小字音注。灼,熱也。《廣韻·薛韻》:"灼,燒也,炙也,熱也。"

〔28〕滄滄 《太素》注:"滄滄,寒也。"又《列子·湯問》:"日初出,滄滄涼涼。"張湛注:"滄,寒也。"

〔29〕寒溫中適 寒熱適中也。

〔30〕故氣搏持 搏,《靈樞》、《太素》均作"將"。《太素》注:"五藏之中和適,則其真氣內守。"《靈樞發微》注:"寒溫中適則正氣自持。"《類經》卷十二第二注:"寒熱適其中和,則元氣得以執持。"按本文"搏",疑爲"摶"之誤,經文中搏摶多相誤。摶,聚也。如本卷第九云:"其大氣之摶而不行者,積於胸中,名曰氣海。"持,楊注訓"內守"爲是。如《呂氏春秋·慎大》:"持之其難者也。"高誘注:"持,猶守也。"摶持,氣聚而守也。故氣者,固氣也,故與固通。固氣,人體固有之氣。是本文似當以作"故氣摶持"

爲是。

按：本文所謂"便病人"，對醫者有重要意義。就一般患者而言，當順其志。以病人之志，原於病情的需要，故順其志則有利於病。然而病情複雜者，禁之則逆其志，順之則加其病。便此兩情相逆者，故當慎重。特別有的病人之志，亦屬病之假象，還應注意到從治、逆治法的合理運用。不僅調護病人，理應如此，在治療學上，也要注意到這一點，勿使過之，傷其正也。有關此類内容，應是護病之濫觴。

先病而後逆者，治其本[1]；先逆而後病者，治其本[2]。先寒而後生病者，治其本[3]，先病而後生寒者，治其本[4]。先熱而後生病者，治其本[5]，先病而後生熱者，治其本[6]。先病而後生中滿者，治其標[7]。先病而後泄者，治其本[8]；先泄而後生他病者，治其本[9]。必先調之，乃治其他病[10]。先病而後生中滿者，治其標[11]；先中滿而後煩心者，治其本[12]。人有客氣、固氣[13]。小大不利治其標[14]；小大便利治其本[15]。病發而有餘，本而標之[16]，先治其本，後治其標；病發而不足，標而本之[17]，先治其標，後治其本。謹察間甚而調之[18]，間者并行，甚者獨行[19]。先小大不利而後生他病者，治其本[20]。

〔1〕先病而後逆者，治其本　《素問發微》注："凡先生病而後病勢逆者，必先治其初病之爲本。"《類經》卷十第五注："有因病而致血氣之逆者……但治其所因之本原，則後生之標病，可不治而自愈矣。"《素問紹識》："此乃言其病本重者，後有治逆，猶宜治其本病。"

〔2〕先逆而後病者，治其本　《素問發微》注："若先病勢之逆而後生他病者，則又以病勢逆之爲本，而先治之也。"《類經》卷十第五注："有因逆而致變生之病者。"《素問吳註》注："此二逆字，皆是嘔逆。"按本文及此上所言"逆"，諸家説解不一，詳本篇列舉諸先治與後治病中，既有渾稱"病"者，又有析言寒、熱、泄、小大不利、中滿者，是經文概念，原已具大小之别，不可强同。此"逆"字若與"病"字相應，似當指病機而言，故張注"血氣之逆者"，或近是。如《素問·四時刺逆從論》言逆四時而生亂氣者，有"春刺

肌肉,血氣還逆"、"夏刺筋骨,血氣上逆"之説,即屬"逆"也。

〔3〕先寒而後生病者,治其本 凡先因於寒而後生其他病者,則寒爲本,故當治其寒之本。此所謂"寒",亦當泛指外寒與内寒而言。

〔4〕先病而後生寒者,治其本 《素問發微》注:"若先生別病而後生寒證者,則又以別病之爲本,而先治之也。"

〔5〕先熱而後生病者,治其本 凡先因於熱而後生其他病者,則熱爲本,故當治其熱之本。此所謂"熱",亦當泛指外熱與内熱而言。

〔6〕先病而後生熱者,治其本 《素問》、《靈樞》均無此十字。按本文與上文,恰成對文,本經是。此言凡先生別病而後生熱証者,則別病爲本,故當治其別病之本。

〔7〕先病而生中滿者,治其標 病,明抄本、《素問》均作"熱"。《靈樞》無此十字。按本文與後文重,疑衍。

〔8〕先病而後泄者,治其本 《靈樞》無此九字,疑脱。《素問識》:"簡按本,疑標誤。泄者,脾胃虚敗所致,故宜治其標。蓋以下文自有先病而後生中滿者,治其標之句矣。此誤無疑。"按先病而後泄者,因病而致泄也,故得先治其致泄之本病。於理亦通。

〔9〕先泄而後生他病者,治其本 凡先泄而後生其他病者,必病因泄而生,故當治其先泄之本。

〔10〕必先調之,乃治其他病 先下明抄本有"而"字。《素問》、《靈樞》先作"且"。且與先通。《莊子・庚桑楚》:"與物且者。"釋文:"且,始也。"《國語・晉語七》:"安始而可。"韋昭注:"始,先也。"調亦治也。此言凡病有先後者,必首治其先病,乃治其他病,以進一步闡明其因果關係。故此文似應在後文"先中滿而後煩心者,治其本"之後。

〔11〕先病而後生中滿者,治其標 生,原脱。《素問》顧本作"先",形近誤,今據金刻本、元刻本等補。《類經》卷十第五注:"諸病皆先治本,而惟中滿者,先治其標。蓋以中滿爲病,其邪在胃,胃者,藏府之本也。胃滿則藥食之氣不能行,而藏府皆失其所稟,故先治此者,亦所以治本也。"

〔12〕先中滿而後煩心者,治其本 此因中滿而致煩心,則中滿爲本。故當先治其中滿之本。

〔13〕人有客氣、固氣 固,原作"同",原校云:"一作固"。《素問》、《靈樞》均作"同"。《素問》新校正云:"按全元起本同作固。"與本經原校同。《素問發微》注:"蓋以人之病氣,有二病本不同,而彼此相傳者,謂之

客氣。有二病之氣,本相同類,而彼此相傳者,謂之同氣。"《素問吳註》注:"風寒暑濕燥火六氣感人,隨經而客,謂之客氣。風入而厥陰受之,寒入而太陽受之……此同氣也。"《類經》卷十第五注:"客氣者,流行之運氣也,往來不常,故曰客氣。同氣者,四時之主氣也,歲歲相同,故曰同氣。氣有不和,則客氣、同氣,皆令人病矣。"按馬氏以二病之同否,釋客氣、同氣,義難合。吳、張二家以運氣説釋之,亦非當,蓋運氣者,後起之説也。詳同氣,本經原校及新校正引全元起本均作"固氣",當是。固氣者,人身固有之氣,即正氣也。客氣者,邪氣也。如《靈樞·小針解》:"客者,邪氣也。"故據改,並删原校。

〔14〕小大不利治其標 小大,《靈樞》作"大小便",義同。《素問吳註》注:"小大二便不利,危急之候也。雖爲標亦先治之。"《類經》卷十第五注:"蓋二便不通,乃危急之候,雖爲標病,必先治之。此所謂急則治其標也。"

〔15〕小大便利治其本 便,明抄本及《素問》均無,律以上句"小大不利",疑"便"字衍。《素問發微》注:"若中滿而小大便利者,則又以中滿之爲本,而先治之也。"《類經》卷十第五注:"凡諸病而小大利者,皆當治本無疑矣。"馬注拘於中滿,且强將二証相聯,義難安。當以張注爲是。

〔16〕病發而有餘,本而標之 《素問》王冰注:"本而標之,謂有先病復有後病也,以其有餘,故先治其本,後治其標也。"《類經》卷十第五注:"如病發之氣有餘,則必侮及他藏他氣,而因本以傳標,故必先治其本。"兩義均通。下文"先治其本,後治其標",即是"本而標之"之解文。

〔17〕病發而不足,標而本之 《素問》王冰注:"標而本之,謂先發輕微緩者,後發重大急者,以其不足,故先治其標,後治其本也。"《類經》卷十第五注:"病發之氣不足,則必受他藏他氣之侮,而因標以傳本,故必先治其標。"兩義均通。下文"先治其標,後治其本",即是"標而本之"之解文。

〔18〕謹察間甚而調之 《素問》王冰注:"間謂多也。甚謂少也。多謂多形證而輕易,少謂少形證而重難也。以意調之,謂審量標本不足有餘,非謂捨法而以意妄爲也。"王注間甚義,非是。《類經》卷十第五注:"間者言病之淺,甚者言病之重也。"張注是。間者,病少愈或輕淺也。間甚,輕重也。《素問·藏氣法時論》:"間甚之時。"義亦同。

〔19〕間者并行,甚者獨行 《類經》卷十第五注:"病淺者,可以兼治,故曰并行。病甚者,難容雜亂,故曰獨行。"按本文亦上句"謹察間甚而調

之"的解文。此前論先後標本之治,或治本,或治標,或本而標之,或標而本之。此則根據病之間甚,進一步闡明,間者并行,謂病輕淺者,可標本兼治,使兩相兼顧也。甚者獨行,謂病深重者,當獨治其本,或獨治其標,使藥有專攻也。

〔20〕先小大不利而後生他病者,治其本　先,原脱,據明抄本、《素問》、《靈樞》補。他,《素問》無。按此十四字,與上文不相屬,疑係錯簡。《素問吳註》將其移於前文"小大利治其本"句下,可參。

按:本文論標本之治甚詳,張景岳曾爲之闡發云:"此篇標本之義,凡治本者,十之八九,治標者,惟中滿及小大不利二者而已。蓋此二者,亦不過因其急而不得不先之也。又如《陰陽應象大論》曰:治病必求於本。觀此必字,即中滿及小大不利二證,亦有急與不急之分,而先後乎其間者。此則聖人治本治標大義,可洞悉矣。"然標本之説,非止乎此。經文有多處言及,且寓義亦廣,有言病之先後者,有言經脉上下者,有言醫病兩家者,等等,凡對立雙方,難以陰陽説分者,常以此説別之。故標本之道,實屬理論概括。《素問·標本病傳論》云:"夫陰陽逆從標本之爲道也,小而大,言一而知百病之害;少而多,淺而博,可以言一而知百也。"正屬此義,不可不知。

東方,濱海傍水[1],其民食魚而嗜鹹[2]。魚者使人熱中[3],鹹者勝血[4]。故[5]其民皆黑色疏理[6],其病多癰腫[7],其治宜砭石[8]。

西方,水土剛强[9],其民華食[10]而脂肥。故邪不能傷其形體,其病生於内[11],其治宜毒藥[12]。

北方,風寒冰冽[13],其民樂野處[14]而乳食[15]。藏寒生病[16],其治宜灸焫[17]。

南方,其地下[18],水土弱[19],霧露之所聚也。其民嗜酸而食胕[20],故其民皆[21]緻理而赤色[22]。其病攣痺[23],其治宜微鍼[24]。

中央,其地平以濕,天地所生物者衆[25]。其民食雜而不勞[26]。故其病多痿厥寒熱[27]，其治宜導引按蹻[28]。

故聖人[29]雜合以治[30]，各得其宜[31]。

〔1〕濱海傍水　濱海，《素問》作"海濱"。《太素》及《醫心方》卷一第一引《太素經》均同本經爲是。濱海，近於海。傍水，亦近於水也。《國語·齊語》："是以濱於死。"韋昭注："濱，近也。"《廣雅·釋詁三》："傍，近也。"

〔2〕食魚而嗜鹹　而，原脫，據《素問》、《太素》、《醫心方》卷一第一補。《太素》作"嗜魚而食鹹"，義同。嗜，喜愛。《説文·口部》："嗜，嗜欲，喜之也。"

〔3〕魚者使人熱中　《太素》注："魚性是熱，故食之令人熱中。"《素問》王冰注："魚發瘡則熱中之信。"中，平聲，内也。

〔4〕鹹者勝血　鹹，《素問》、《太素》、《醫心方》卷一第一引《太素經》均作"鹽"。按此前《素問》等原有"魚鹽之地"文，故當以作"鹽"義勝。楊上善注："鹽，水也。血者，火也。水以尅火，故勝血。"王冰注："鹽發渴則勝血之徵。"又本卷第九云："《素問》曰：鹹走血，血病無多食鹹。又曰：多食鹹則脉凝泣而變色。謂水勝火也。"與本文義亦同。

〔5〕故　原脫，據《素問》、《太素》、《醫心方》卷一第一引《太素經》補。

〔6〕疏理　腠理疏鬆。理，皮膚腠理。

〔7〕多癰腫　腫下明抄本有"音癰"二小字音注。《素問》作"皆爲癰瘍"。《太素》作"皆爲癰瘍"。義均通。《改併四聲篇海·疒部》引《玉篇》："瘍，古文，音癰，義同。"《史記·穰侯列傳》："如以千鈞之弩決潰癰也。"癰爲癰之假。《説文·疒部》："腫，癰也。"段玉裁注："疒部曰：癰，腫也。瘍醫注曰：腫瘍癰而上生創者。按凡膨脹粗大者，謂之癰腫。"

〔8〕砭石　砭下明抄本有"音邊"二小字音注。《太素》作"砭石"。砭與砭同。《玉篇·石部》："砭，刺也。以石刺病也。"《集韻·鹽韻》："砭，或作砭。"《素問》王冰注："砭石，謂以石爲鍼也。《山海經》曰：高氏之山，有石如玉，可以爲鍼。則砭石也。"《後漢書·趙壹傳》："鍼石運乎手爪。"李賢注："古者以砭石爲鍼。"

〔9〕水土剛强　《素問》王冰注："金氣肅殺，故水土剛强也。"

〔10〕華食　《素問》王冰注："華謂鮮美，酥酪骨（按骨當係膏之誤）肉之類也。"《太素》作"竿食"。楊上善注："食物皆壓竿磨碎，不以完粒食

之。"按兩說義殊異，今暫從前者。蓋西方亦遊牧之地，肉食爲主，是王注有所據也。

〔11〕病生於內　《太素》注："風寒暑濕外邪不傷，而爲飲食男女內邪生病。"《素問》王冰注："內謂喜怒悲憂恐及飲食男女之過甚也。"

〔12〕毒藥　《素問》王冰注："能攻其病，則謂之毒藥。以其血氣盛，肌肉堅，飲食華，水土強，故病宜毒藥，方制御之。藥謂草木蟲魚鳥獸之類，皆能除病者也。"《素問集註》張志聰注："毒藥，有毒之藥也。"按張注非是。蓋此言毒藥，乃諸藥之渾稱。《周禮·天官下》："醫師掌醫之政令，聚毒藥以共醫事。"鄭玄注："毒藥，藥之辛苦者。藥之物，恒多毒。"亦同此義。

〔13〕冽　《太素》、《醫心方》卷一第一引《太素經》均作"凍"。《說文·仌部》："冽，凓冽也。"凓冽，寒貌。

〔14〕樂野處　喜居於野外。處，居住、栖息也。《廣雅·釋詁二》："處，凥也。"凥，居本字。《墨子·節用中》："古者，人之始生，未有宮室之時，因陵丘掘穴而處焉。"義與此同。

〔15〕乳食　指牛羊類乳及酥酪等食品。《本草衍義》人乳汁云："人心生血，肝藏血，肝受血則能視。蓋水入於經，則其血乃成。又曰：上則爲乳汁，下則爲月水。故知乳汁則血也。……血爲陰，故其性冷。藏寒人，如乳餅酪之類，不可多食。雖曰牛羊乳，然亦不出乎陰陽造化爾。西戎更以駝馬乳爲酥酪。"《證類本草·獸部上品》："酥，微寒。……酪，甘酸寒。"

〔16〕藏寒生病　生下原有"滿"字，據《太素》、《醫心方》卷一第一引《太素經》、《素問》新校正引本經刪。楊上善注："所樂之處，既於寒。所美之食，非溫。故五藏寒而生病。"《素問經注節解》注："野處則無重垣複壁，風寒易入。而且食酥酪之屬，則又性寒氣賦，凝滯於中，藏欲不寒，其可得乎。"

〔17〕灸焫　焫下明抄本有"音熱"二小字音注。《素問》正作"焫"。王冰注："火艾燒灼，謂之灸焫。"焫又與爇通。《廣雅·釋詁二》："焫，爇也。"王念孫疏證："焫即爇字也。《衆經音義》卷七引《倉頡篇》：爇，燒也；然也。爇、熱焫並通。"

〔18〕下　此上《太素》有"污"字，《醫心方》卷一第一引《太素經》有"洼"字。

〔19〕水土弱　《太素》注："其地漸下，故水土弱。"《素問》王冰注：

"地下則水流歸之,水多故土弱。"弱,柔弱也,以其地濕潤,故曰弱,此乃與西方之水土剛强相對而言。

〔20〕嗜酸而食胕　胕,原作"臊",據《素問》、《太素》及《醫心方》卷一第一引《太素經》改。《素問》新校正云:"按全元起云:食魚也。"按言食魚則與東方同,且魚亦非胕,非是。王冰注:"言其所食不芬香。"《太素》注:"胕,怴付反。義當腐。"《類經》卷十二第九注:"胕,腐也。物之腐者,如豉鮓麴醬之屬是也。"按楊、張注爲是。

〔21〕其民皆　原脱,據《素問》並參之《太素》補。

〔22〕赤色　《太素》作"色赤"。詳東方云"黑色而疏理",則此作"赤色"是。

〔23〕攣痹　《類經》卷十二第九注:"嗜酸者收,食胕者濕。故其民緻理而攣痹。攣痹者,濕熱盛而病在筋骨也。"攣者,筋脉拘急。《素問·皮部論》:"寒多則筋攣骨痛。"王冰注:"攣,急也。"痹,麻痹不用。如《金匱》第五:"夫風之爲病,當半身不遂,或但臂不遂者,此爲痹。"

〔24〕微鍼　《素問》王冰注:"微,細小也。細小之鍼,調脉盛衰也。"按《靈樞·九鍼十二原》云:"欲以微鍼通其經脉。"《太素·九鍼要道》注:"可九種微鍼,通經調氣。"是楊氏以九鍼爲微鍼也。又《靈樞》有"小鍼解篇",《太素》卷二十一作"九鍼要解"。是楊氏又以九鍼爲小鍼也。蓋微鍼、小鍼,均指九鍼言。

〔25〕天地所生物者衆　物者衆,《素問》作"萬物也衆"。《太素》作"物色者衆"。《類經》卷十二第九注:"土體平,十性濕,土王于四方之中,而爲萬物之母,故其生物也衆。"

〔26〕食雜而不勞　《素問》王冰注:"四方輻輳,而萬物交歸,故人食紛雜而不勞也。"輻輳者,歸聚也。是中央者,位通四方,非一隅之偏,故生物也衆,物衆則食雜也。物衆則得食爲易,故不勞也。

〔27〕痿厥寒熱　《素問》王冰注:"濕氣在下,故多病痿弱、氣逆及寒熱也。陰陽應象大論曰:地之濕氣感則害皮肉筋脉。居近於濕故爾。"《類經》卷十二第九注:"土氣通脾而主四肢,故濕滯則爲痿,寒熱則爲厥。中央者,四方之氣交相集,故或寒或熱也。"按痿厥寒熱,當是三病,張注解寒熱,義非是。三病在《內經》,各有專論。如《素問·痿論》、《素問·厥論》《靈樞·寒熱》、《靈樞·寒熱病》等。並見載於本經卷七第三、卷八第一上、卷十第四諸篇。可參。

〔28〕導引按蹻　《素問》王冰注："導引謂搖筋骨,動支節。按謂抑按皮肉。蹻謂提舉手足。"又《素問·金匱真言論》:"冬不按蹻,春不鼽衄。"王冰注:"按謂按摩,蹻謂如蹻捷者之舉動手足。是所謂導引也。"是按蹻亦導引術也。《漢書·藝文志·方技略》著錄有《黃帝岐伯按摩》十卷,蓋此類書也。又《莊子·刻意》:"吹呴呼吸,吐故納新,熊經鳥申,爲壽而已矣,此導引之士,養形之人,彭祖壽考者之所好也。"《後漢書·華佗傳》:"是以古之仙者,爲導引之事。熊經鴟顧,引挽腰體,動諸關節,以求難老。"《抱朴子·內篇·附別旨》:"或屈伸,或俯仰,或倚立,或躑躅,或徐步,或吟,或息,皆導引也。"又導引按蹻,亦稱撟引。《史記·扁鵲倉公列傳》:"上古之時,醫有俞跗,治病不以湯液醴灑,鑱石撟引。"司馬貞索隱:"撟,謂爲按摩之法,夭撟引身,如熊經鳥伸也。"撟,《說文通訓定聲·小部》:"《爾雅·釋獸》:人曰撟。謂人體倦㐁,輒欠伸舉手以自適。"據此則蹻撟或言手或言足,皆舒伸形體,義亦互通。是則導引按蹻者,養生之術也。呼吸吐納,動搖肢體者,運用之法也。

〔29〕聖人　謂聰明才智出於常人者。《白虎通·聖人》:"聖人者何?聖者,通也、道也、聲也。道無所不通,明無所不照,聞聲知情,與天地合德,日月合明,四時合序,鬼神合吉凶。"

〔30〕雜合以治　《素問》王冰注:"隨方而用,各得其宜。"《類經》卷十二第九注:"雜合五方之治,而隨機應變,則各得其宜矣。"

〔31〕其宜　《素問》、《醫心方》卷一第一引《太素經》均作"其所宜",義勝。《太素》作"其所",疑脫"宜"字。

按:上文主要說明由於地理、氣候等自然環境和物質生活條件的差別,可以產生不同疾病。其精神實質,重在指出某些疾病的地區性,並概括地指出古人在長期與疾病斗爭的實踐中,創造出的適應於治療各種疾病的醫療技術。同時又說明,只有熟練地掌握各種醫療技術,根據疾病的需要,"雜合以治",才能做到"得病之情,知治之大體",而各得其所宜。這就是說每種醫療技術也有其特有適應証,只有辨病施術,才可以達到治所以異而病皆愈的目的。體現了古人在運用各種醫療技術時的靈活性。

形樂志苦,病生於脉[1],治之以灸刺[2]。形苦志樂,病生於筋[3],治之以熨引[4]。形樂志樂,病生於肉[5],治之以鍼石[6]。形苦志苦,病生於困竭[7],治之以甘藥[8]。形數驚恐,經絡不通,病生於不仁[9],治之以按摩醪藥[10]。是謂五形志。故[11]曰:刺陽明出血氣[12],刺太陽出血惡氣[13],刺少陽出氣惡血[14],刺太陰出氣惡血[15],刺少陰出氣惡血[16],刺厥陰出血惡氣[17]。

〔1〕形樂志苦,病生於脉 《太素》注:"形,身之皃也。志,心之志也。心以主脉,以其心勞,邪氣傷脉,心之應也。"《素問》王冰注:"形謂身形。志謂心志。細而言之,則七神殊守。通而論之,則約形志以爲中外爾。然形樂,謂不甚勞役。志苦,謂結慮深思。不甚勞役則筋骨平調。結慮深思則榮衛乖否,氣血不順。故病生於脉焉。"

〔2〕治之以灸刺 《素問》于冰注:"夫盛寫虛補,是灸刺之道。猶當去其血絡而後調之。"《類經》卷十二第十注:"脉病者,當治經絡,故當隨其宜而灸刺之。"

〔3〕形苦志樂,病生於筋 《太素》注:"形苦筋勞,邪氣傷筋,肝之應也,筋之病也。"《素問》王冰注:"形苦謂修業就役也。然修業以爲,就役而作,一過其用,則致勞傷,勞用以傷,故病生於筋。"

〔4〕熨引 《太素》注:"藥布熨之、引之,使其調也。"《素問》王冰注:"熨謂藥熨。引謂導引。"《聖濟總錄》卷四治法:"熨引:因藥之性,資火之神,由皮膚而行血脉,使鬱者散,屈者伸,則熨引爲力多矣。引取舒伸之義。"此借藥之力以引之,故名熨引。熨者,亦藥物類熱敷之法也。

〔5〕形樂志樂,病生於肉 《太素》注:"形志俱逸,則邪氣客肉,脾之應也。"《素問》王冰注:"志樂謂悅懌忘憂也。然筋骨不勞,心神悅懌,則肉理相比,氣道滿填,衛氣怫結,故病生於肉也。"

〔6〕治之以鍼石 《太素》注:"多發癰腫,故曰以砭(疑爲砭之誤)鍼及石熨調之也。"按經文不言"熨",石熨之義非當。《素問》王冰注:"夫衛氣留滿,以鍼寫之。結聚膿血,石而破之。石謂石鍼,則砭石也。今亦以鈲鍼代之。"

〔7〕形苦志苦,病生於困竭 困竭,原作"咽竭",此下原校云:"一作困竭。"明抄本作"困竭"。《靈樞》、《太素》均作"咽竭",楊上善注:"形志俱苦,勞氣客邪傷氣,在於咽竭,肺之應也。竭,肺喘聲也。有本作渴。"《素問》作"咽嗌",王冰注:"修業就役,結慮深思,憂則肝氣并於脾。肝與

膽合,嗌爲之使。故病生於嗌也。《宣明五氣篇》曰:精氣并於肝則憂。《奇病論》曰:肝者,中之將也,取決於膽,咽爲之使也。"新校正云:"按《甲乙經》咽嗌作困竭。"按咽嗌、咽嗌,義均難通,楊、王之解,亦迂曲小詳,今據明抄本及新校正引本經改,並刪原校。又據楊注云:"有本作渴。"《說文通訓定聲·泰韻》:"渴,盡也,从水,曷聲。經傳多以竭爲之。"可証楊注言"有本作渴",即竭也。困竭,困惫也。竭與遏通。《淮南子·原道訓》:"凝竭而不流。"王念孫雜志:"竭之言遏也。"困遏猶困厄。如《漢書·王章傳:"今病疾困厄,不自激卬。"

〔8〕甘藥 甘,《太素》及《醫心方》卷一第一引《太素經》均無。楊上善注:"故療之湯液丸散,藥之也。"《素問》作"百藥"。《靈樞》同本經是。又《醫心方》卷一第一引《鍼灸經》云:"十歲小兒,七十老人,不得鍼,宜灸及甘藥。"可証。《類經》卷十二第十注:"因損於藏,故當以甘藥調補之。"按甘猶緩也,非甘味之謂。病生於困竭者,其耗損也甚。此緩病不以急治,故當治之以甘藥。

〔9〕形數驚恐,經絡不通,病生於不仁 經絡,《靈樞》、《太素》及《醫心方》卷一第一引《太素經》均作"筋脉"。《素問》王冰注:"驚則脉氣併,恐則神不收,故經絡不通,而爲不仁之病矣。……不仁謂不應其用,則痛痺矣。"《類經》卷十二第十注:"驚者氣亂,恐者氣下。數有驚恐則氣血散亂,而經絡不通,故病不仁。不仁者,頑痺奚弱也。"張注義切。

〔10〕按摩醪藥 藥,原作"醴",此下明抄本有"音禮。一作藥"五小字校注。《素問》、《靈樞》、《太素》及《醫心方》卷一第一引《太素經》均作"藥"。據改。《素問》王冰注:"夫按摩者,所以開通閉塞,導引陰陽。醪藥者,所以養正祛邪,調中理氣,故方之爲用,宜以此焉。"按摩,古亦稱"案扤"。《史記·扁鵲倉公列傳》:"治病不以湯液醴灑,鑱石撟引,案扤毒熨。"司馬貞索隱:"扤,音玩。謂按摩而玩弄身體使調也。"《聖濟總錄》卷四治法:"按摩:可按可摩,時兼而用。通謂之按摩。按之弗摩,摩之弗按。按止以手,摩或兼以藥。曰按曰摩,適所用也。"又云:"治以醪藥,以此見受邪既深,經脉閉滯,非醪藥散發邪氣,宣通血脉,安能必愈。"

〔11〕志。故 二字原倒,據明抄本,參之《素問》、《太素》等乙正。

〔12〕刺陽明出血氣 《太素》注:"手陽明大腸脉、足陽明胃脉也。二脉上下連注,其氣最強,故此二脉盛者,刺之,血氣俱寫。"按《素問》本篇原云:"陽明常多氣多血。"故刺陽明者,可出血氣。

〔13〕刺太陽出血惡(wù 音物)氣 《太素》注：“手太陽小腸脉也，足太陽膀胱脉也。二脉上下連注，津液最多。故二脉盛者，刺之，寫血；邪客之者，寫去惡氣也。”楊注釋“惡”字誤。惡，忌也。《禮記·王制》：“執簡記奉諱惡。”鄭玄注：“惡，忌日，若子卯。”惡氣，忌出氣也。下同。《素問》本篇原云：“太陽常多血少氣。”故刺太陽者，可出血而惡出氣也。

〔14〕刺少陽出氣惡血 《素問》本篇原云：“少陽常少血多氣。”故刺少陽者，可出氣而惡出血也。

〔15〕刺太陰出氣惡血 出氣惡血，《靈樞》作“出血惡氣”。《太素》作“出血氣”。按《素問》本篇原云：“太陰常多氣少血。”《太素》作“太陰多血氣”。二說亦有別。詳《素問》新校正云：“按《太素》云：刺陽明出血氣，刺太陰出血氣。楊上善注云：陽明太陰雖爲表裏，其血氣俱盛，故並寫血氣。如是則太陰與陽明等，俱爲多血多氣。前文太陰，一云多血少氣，二云多氣少血，莫可的知。詳《太素》血氣並寫之旨，則二說俱未爲得。自與陽明同爾。”此說是。

〔16〕刺少陰出氣惡血 氣，原作“血”，據明抄本、《素問》、《靈樞》、《太素》改。按《素問》本篇原云：“少陰常少血多氣。”故刺少陰可出氣而惡出血也。

〔17〕刺厥陰出血惡氣 按《素問》本篇原云：“厥陰常多血少氣。”故刺厥陰可出血而惡出氣也。

按：有關三陰三陽氣血多少之說，《內經》有多處言及，且文亦別，其中多有傳抄翻刻致誤者，詳見本經卷一第七及第十六注。

五藏六府虛實大論第三　本篇全文見《素問·調經論》。自“黃帝問曰”至“乃能立虛”見《太素·虛實補寫》；自“曰：虛實之形”至“鍼道畢矣”，見《太素·虛實所生》。

提要：本篇重在論述五臟六腑與神、氣、血、形、志、經絡，病因等方面的關係及其虛實變化，故以此名篇。其主要內容有：五臟與神、氣、血、形、志的關係；五有餘、五不足的症狀及治療方法；血氣相并、陰陽相傾導致虛實變化的病機；風雨寒濕、飲食起

居、陰陽喜怒等引起臟腑經絡虛實寒熱變化的病機；補虛瀉實的
鍼刺手法等。

黃帝問曰：刺法言[1]：有餘寫之，不足補之。何謂也？岐
伯對曰：神有有餘[2]，有不足；氣有有餘，有不足；血有有餘，
有不足；形有有餘[2]，有不足；志有有餘，有不足。心藏神，肺
藏氣，肝藏血，脾藏肉，腎藏志[3]。志意通達，内連骨髓，而成
身形[4]。五藏之道[5]，皆出於經渠[6]，以行血氣。血氣不和，
百病乃變化而生，故守經渠[7]焉。

〔1〕刺法言　言，按《内經》文例，凡引用古文獻語，皆云“曰”，如本
經卷五第一上及第二、卷十二第十均作“刺法曰”可証，然《素問》、《太素》
此文亦與本經同，是知古經傳文已如此。因兩義皆同，姑依其舊。刺法，
古醫籍名，詳見卷五第一上。

〔2〕有有餘　有，《素問》、《太素》均不重。疑《素問》、《太素》脱去
“有”字重號，遂變爲一字。下氣、血、形、志各條同此例。

〔3〕志　此下《素問》、《太素》均有“而成此形”四字，按此四字似與
上下文義不相屬，疑涉下而衍。明抄本有“而成”二字，亦無義。

〔4〕而成身形　原作“而成形”，《素問》、《太素》均作“而成身形五
藏”，《素問》新校正云：“按《甲乙經》無五藏二字。”今據補“身”字。王冰
注：“意志者，通言五神之大凡也。骨髓者，通言表裏之成化也。言五神通
泰，骨髓化成，身形既立，乃五藏互相爲有矣。”

〔5〕道　《説文·辵部》：“道，所行道也。”此指運行氣血之通道，亦
即經脉之道，與下文所謂“何道從來”、“何道從去”之道義同，詳所論有風
雨傷人，先客於皮膚，依次傳入孫脉、絡脉、大經脉等。是此氣血運行之
道，亦爲邪傳之道。

〔6〕渠　《素問》、《太素》均作“隧”。《説文·水部》：“渠，水所居。”
《國語·晉語二》：“景霍以爲城，而汾、河、涑、澮以爲渠。”是渠即溝渠也，
血行脉中，故喻之爲渠。《素問》王冰注：“隧，潛道也。”《詩·大雅·桑
柔》：“大風有隧。”毛傳：“隧，道也。”此以脉行通道以喻隧。故兩義皆通。
下同。

〔7〕守經渠　《素問》王冰注：“血氣者，人之神。邪侵之則血氣不正，
血氣不正，故變化而百病乃生矣。然經脉者，所以決死生，處百病，調虛

實,故守經隧焉。"

　　神有餘則笑不休,不足則憂[1]。《素問》作悲。王冰曰:作憂者誤。血氣未并,五藏安定[2],邪[3]客於形,淒厥[4]《素問》作洒淅[5]。起於毫毛,未入於經絡[6],故[7]命曰神之微[8]。神有餘則寫其小絡之血[9],出血勿之深斥[10],無中其大經,神氣乃平。神不足者,補其虛絡[11],切而致之[12],刺而和之[13],無出其血,無泄[14]其氣,以通其經,神氣乃平。曰:刺微奈何?曰:按摩勿釋[15],著鍼勿斥[16],移氣於不足[17],神氣乃得復。

　　〔1〕不足則憂　《太素》同。《素問》作"不足則悲",王冰注:"一作憂,誤也。"新校正云:"按《甲乙經》及《太素》并全元起注本,並作憂。據王冰注文,《素問》古本中,亦有作"憂"者,而王注云誤,未必然也。關於神不足而言憂之義,可參看本經卷一第一"心在聲爲笑,在變動爲憂"之解文及引楊上善語。

　　〔2〕血氣未并,五藏安定　《素問》王冰注:"并謂并合也。未與邪合,故曰未并也。"《類經》十四卷第十八注:"并,偏聚也。邪之中人,久而不散,則或并於氣,或并於血,病乃甚矣。今血氣未并,邪猶不深,故五藏安定。"《醫學綱目》卷七刺虛實注:"五藏之血氣未并爲實,未離爲虛者,安定其所,而陰陽均平。"按并,偏斜相就而不得平衡之狀。《周禮·考工記·輿人》:"大與小無并。"鄭玄注:"并,偏邪相就也。"邪與斜通。

　　〔3〕邪　此上《太素》有"神不定則"四字。

　　〔4〕淒厥　《素問》作"洒淅",《太素》作"㴔泝"。按洒淅,惡寒貌,義存乎聲,故諸書之字,或同或異,於義則一也。如《素問·刺瘧》"洒淅洒淅",本經卷七第五及《太素·十二瘧》均同。《素問·刺瘧》"洒淅然",本經作"悽悽然",《太素》作"洒洒"。《靈樞·百病始生》"洒淅喜驚",本經卷八第二作"洒淅善驚",《太素·邪傳》作"㴔泝喜驚"。《靈樞·刺節真邪》"洒淅動形",義均同。詳本文前曰"邪客於形",後曰"起於毫毛",當是外邪客於皮毛。然經文言外邪所致惡寒貌,除此文外餘均不曾言"淒厥"。據本經卷十第一下云:"虛邪之中人也,悽索動形,起毫毛。"疑本文當作"淒索"爲是。

　　〔5〕淅　此下明抄本有"音音"二小字音注。按"音音"爲"音昔"之誤,本經卷七第五可証。

〔6〕經絡 《素問》、《太素》同。經，明抄本無。

〔7〕故 明抄本無。

〔8〕神之微 《素問》王冰注："始起於毫毛也，尚在於小絡，神之微病，故命曰神之微也。"

〔9〕小絡之血 血，《素問》守山閣本改作"脉"，又王冰注曰："邪入小絡，故可寫其小絡之脉。"是王所據本似亦作"脉"。

〔10〕出血勿之深斥 《太素》楊上善注："斥……推也，勿深推也。神之有餘氣淺，故刺小絡出血也。斥者深，則觸其大經者也。"

〔11〕補其虛絡 原作"視其虛絡"，《素問》、《太素》均同，然此下氣不足均作"補其經渠"，血不足《太素》作"補其虛經"，形不足均作"補其陽絡"，志不足均作"補其復溜"。且作"視"與補寫之法亦不合，是視爲補形近致誤，今改。本經卷一第一曰："心藏脉，脉舍神。"第十一曰："血者，神氣也。"絡亦屬脉，血之府，神之舍，故神不足者，絡亦虛。

〔12〕切而致之 切，《素問》作"按"。切與按義同。《史記·扁鵲倉公列傳》："不待切脉望色聽聲寫形。"張守節正義引楊玄操云："切，按也。"《素問》王冰注："抑按虛絡，令其氣致。"致，至也。

〔13〕刺而和之 和，《素問》、《太素》均作"利"，利，和也。《廣雅·釋詁》："利……和也。"王念孫疏證："《周語》云：人民穌利。表記：有忠利之教。《後漢書·章帝紀》利作和。是利與和同義。和、穌古通用。"《素問》王冰注："但通經脉，令其和利，……以神不足，故不欲出血及泄氣也。"

〔14〕泄 泄在經文中，多爲泄瀉或氣向外泄越之義，與補瀉之瀉不同。故此"泄"字，與上文"無出其血"之"出"字義同。

〔15〕按摩勿釋 釋，去也，捨棄也。《呂氏春秋·論人》："釋智謀。"高誘注："釋，亦去也。"《漢書·文帝紀》："今釋宜建。"顏師古注："釋，捨也。"王冰注"手不釋散"，義不甚確。《太素》楊上善注："釋，停發也。"於義爲是。此當爲按摩病處，不能捨去，即不可間斷，直至氣至爲止。與上文"切而致之"之義相近。

〔16〕著鍼勿斥 著，俗又作着。著鍼者，鍼刺入病處也。《素問》王冰注："著鍼於病處，亦不推之"。

〔17〕不足 原作"足"，此下原校云："《素問》作不足。"言足，義難通，既足何需移氣。《太素》本句作"移氣足神"，文雖不同，亦含不足之義，故據《素問》補"不"字，並刪原校。

氣有餘則喘欬上氣，不足則息利少氣，血氣未并，五藏安定，皮膚微病，名曰白氣微泄[1]。有餘則寫其經渠，無傷其經[2]，無出其血，無泄其氣[3]。不足則補其經渠，無出其氣[4]。曰：刺微奈何？曰：按摩勿釋，出鍼視之，曰：故將深之[5]，適入必革[6]，精氣自伏[7]，邪氣亂散，無所休息[8]，氣泄腠理，真氣乃相得[9]。

〔1〕白氣微泄　《太素》楊上善注："肺藏外主皮膚，內主於氣，今外言其皮膚病，其內言於氣之微病。五色氣中，肺爲白氣。泄者，肺氣泄也。"按神、血、形、志四論中，不曾以色代臟，故楊氏解肺爲白氣，竊有疑焉。白爲迫之假，白氣者，迫氣也。

〔2〕寫其經渠，無傷其經　《太素》楊上善注："經隧者，手太陰之別，從手太陰走手陽明，乃是手太陰向手陽明之道，故曰經隧。隧，道也。欲通藏府陰陽，故補寫之，皆取其正經別走胳之也。寫其陰經別走之胳，不得傷正經者。"楊注指出施鍼具體部位，可供參考。

〔3〕無出其血，無泄其氣　上一"無"字，明抄本作"光"，疑爲無之古字"无"之誤。《素問》王冰注："氣謂榮氣也。鍼寫若傷其經，則血出而榮氣泄脫，故不欲出血泄氣，但寫其衛氣而已。"按下文氣不足之治云"補其經隧，無出其氣"，而此氣有餘之治，亦云"無泄其氣"，理似難通，故王注不得不作出無泄榮氣但寫衛氣之解，雖可自圓其說，終覺疑團未釋，今存疑。

〔4〕無出其氣　《素問》王冰注："鍼補則又宜謹閉穴俞，然其衛氣亦不欲泄之。"

〔5〕故將深之　《素問》、《太素》均作"我將深之。"此後明抄本有"《素問》故作我"五小字校文。《素問》、《太素》作"我"，文簡義明，本經作"故"，亦通。故，今也。《爾雅·釋詁》："故，今也。"郭璞注："今亦爲故，故亦爲今。此義相反而兼通者。"之，語氣詞。故將深之，今將深刺也。

〔6〕適入必革　原作"適人必革"。《太素》楊上善注："革，改也。夫人聞樂氣，身心欣悦，聞痛及體，情必改移。欣悦則百體俱縱，改革，情志必拒，拒則邪精消伏之也。"《素問》王冰注："革，皮也。我將深之，適人必革者，謂其深而淺刺之。"王氏訓革爲皮，在經文中難得此例。楊注切近文義，然未解"人"字之義。《太素》蕭延平按："《甲乙》……適人作適入。"如是則文安理順，無需費解。適，副詞。革，改也，更也。上言"故將深之，"，

然非真欲深,故鍼剛入後,必改而爲淺。蓋"人"爲"入"形近而誤,故據改。

〔7〕精氣自伏 《素問》王冰注:"脇從則人懷懼色,故精氣潛伏也。"按此乃醫者特言"將深之",使病人精神內向,氣得伏匿,然後淺刺,則不至於泄氣。

〔8〕邪氣亂散,無所休息 《素問》王冰注:"以其調適於皮膚,精氣潛伏,邪無所據,故亂散而無所休息。"

〔9〕氣泄腠理,真氣乃相得 氣,指邪氣也。得,各得其宜也。《大學·經一章》:"慮而後能得。"鄭玄注:"得,得事之宜也。"《素問》王冰注:"邪氣既泄,真氣乃與皮腠相得矣。"

血有餘則怒,不足則悲[1],《素問》作恐。血氣未并,五藏安定,孫絡外溢,則絡有留血[2]。有餘則寫[3]其盛經出[4]血。不足則補其虛經[5],內鍼其脉中,久留之,血至《素問》作而視[6]。脉大,疾出其鍼,無令血泄。曰:刺留血[7]奈何?曰:視其血絡,刺出其血,無令惡血[8]得入於經,以成其病[9]。

〔1〕悲 原作"慧",《太素》作"悲",又《素問》新校正云:"按全元起本恐作悲,《甲乙經》及《太素》並同。"今據改。

〔2〕絡有留血 《素問》、《太素》均作"經有留血",按下文刺留血云:"視其血絡,刺出其血,無令惡血得入於經。"是知留血尚未入經,仍在於絡,故當以本經爲是。

〔3〕寫 原作"刺",據《素問》、《太素》及前後諸有餘條文例改。

〔4〕出 此下原有"其"字,於義不妥,故刪。

〔5〕補其虛經 原作"視其虛",《素問》作"視其虛經",《太素》作"補其虛經",義勝,今據改補。

〔6〕而視 《太素》與本經同作"血至",疑《素問》誤。

〔7〕血 原脫,據《素問》、《太素》補。

〔8〕惡血 按上文"經有留血",《太素》楊上善謂"血微邪也",且上文兩言留血,是血尚未至爲惡,故疑惡爲留之誤。

〔9〕病 《太素》同,明抄本及《素問》均作"疾",義同。

形[1]有餘則腹脹,涇溲不利[2],不足則四肢不用。血氣未并,五藏安定,肌肉蠕—作溢[3]。動[4],名曰微風。有餘則寫其陽經,不足則補其陽絡[5],曰:刺微奈何?曰:取分肉間,無中其經,無傷其絡,衛氣得復,邪氣乃索[6]。

〔1〕形　《太素》楊上善注:"形者,非唯身之外狀名形,舉體皆名。"

〔2〕涇溲不利　涇,《太素》無。楊上善注:"溲,四支不隨也。有本經溲者,經即婦人月經也。"楊氏此注與《太素》卷六首篇不同,該篇"經溲注云"女子月經及大小便不利"。是本文訓"溲"疑有脱誤。然訓"經"爲月經,亦非是。《素問》王冰注:"涇,大便。溲,小便也。"王氏訓"涇"爲大便,不詳所據。按巠、涇、經三字,古互通。如金文大克鼎、毛公鼎等,經均作巠。又馬王堆漢墓帛書《戰國縱橫家書·謂燕王章》中之"經陽君",今《戰國策·燕策十三》、《史記·蘇秦列傳》均作"涇陽君"。《説文·川部》:"巠,水脉也。"是此文本作"巠溲不利",應訓小便不利。亦如本經本卷第十一所謂"水泉不止者,是膀胱不藏也",是以小便喻水泉。後世傳抄古醫經時,將"巠"字別加偏旁,義反晦矣。

〔3〕溢　此下明抄本有"音染,又音然"六小字音注。

〔4〕蠕動　《太素》作"濡動",《素問》新校正云:"按全元起本及《甲乙經》蠕作溢,《太素》作濡。"按濡當爲蠕之同音假借,溢爲濡之誤。《類經》卷十四第十八注:"脾主肌肉,故微邪未深者,但肌肉間蠕動,如有蟲之微行也。"此解爲肌肉間蠕動,當是一種感覺,義不甚確。蠕,微動也。《荀子·勸學》:"端而言,蠕而動。"楊倞注:"蠕,微動也。"此當指肌肉微微而動。

〔5〕有餘則寫其陽經,不足則補其陽絡　《素問集注》張志聰注:"陽謂陽明也。陽明與太陰爲表裏。蓋皮膚氣分爲陽,脾所主,在肌肉。故當從陽以補瀉。瀉刺其陽者,從內而出於外也;補刺其絡者,從外而入於內也。"

〔6〕索　盡也,散也。《尚書·牧誓》:"惟家之索。"孔安國傳:"索,盡也。"《禮記·檀弓上》:"吾離羣而索居。"鄭玄注:"索,散也。"《素問》王冰注:"衛氣復舊而邪氣盡。索,散盡也。"

志有餘則腹脹飱泄[1],不足則厥[2]。血氣未并,五藏安定,骨節有傷[3]。有餘則寫然筋血者[4],出其血[5]。不足則補其復溜[6]。曰:刺未并[7]奈何? 曰:即取之[8],無中其經,以去其邪,乃能立虛[9]。

〔1〕飱泄　此下明抄本分別有"音孫"、"音洩"四小字音注。

〔2〕厥 《太素》楊上善注：“足逆冷也。”《素問》王冰注：“厥謂逆氣上衝也。足少陰脉下行，今氣不足，故隨衝脉逆行而上衝也。”按本經卷二第一上云：“腎足少陰之脉，起於小指之下，斜趨足心，出然谷之下，循内踝之後，別入跟中，以上踹内……”是則足少陰本自上行。王注言足少陰脉下行，非是。今從楊注。

〔3〕傷 《素問》、《太素》均作“動”。王冰釋爲“鼓動”，骨節鼓動，義頗費解，仍從本經。傷有傷害之義，言骨節爲邪氣傷害。

〔4〕寫然筋血者 《素問》新校正云：“楊上善云：然筋當是然谷下筋。再詳諸處引然谷者，多云然骨之前血者。疑少骨之二字，前字误作筋字。”此説當是，如本經卷五第三：“邪客於足少陰之絡……無積者，刺然骨之前出血。”“邪客於足陽蹻之脉……刺足内踝之下，然骨之前，血脉出血。”“嗌中腫……繆刺然骨之前，出血立已。”三處文雖稍異，而作“然骨之前”則均同，是知此一稱謂，當是古代鍼刺部位一特有概念。

〔5〕出其血 《太素》同，《素問》無此三字。按上文言“血者”，乃指有留血之絡脉，爲鍼刺之部位，此言“出其血”，乃指刺法要求，不可無，疑《素問》脱誤。

〔6〕復溜 爲足少陰脉之經穴，可治足胻寒，不能自温。故取治志不足之厥。

〔7〕刺未并 《素問》、《太素》同。按上文神、氣、形三者，均言“刺微”，血言“刺留血”，而此則言“刺未并”，“未并”一語，五者均有“血氣未并”之説，故對志無特殊意義，且與“骨節有傷”之病，亦無必然性聯係，疑此處有脱誤。

〔8〕即取之 《素問》王冰注：“不求穴俞，而直取居邪之處，故云即取之。”此即所謂“以痛爲俞”之法。

〔9〕虚 空無也。此指邪氣去後，原爲邪居處則空虚無邪也。

按：以上五節，論神、氣、血、形、志病變，是對前文“五藏之道，皆出於經渠，以行血氣。血氣不和，百病乃變化而生，故守經渠”的進一步闡發，體現了五臟及其所主與經脉在生理、病理方面的有機聯係。列舉五有餘、五不足等病，其中神與血，重在神志病，形與志，重在水穀運化及四肢病，氣重在呼吸氣病。皆舉其要者，例述而已，並非以偏概全。有關“血氣未并，五藏安定”之説，對人體健康，確有特殊意義，故每節必予强調。若欲“血氣未并,五藏安定",猶需以養神爲首務,故楊上善曰:"夫神者,身之主也。故神順理而動,則其神必安,神安則百體和適,和則腠理周密,周密則風寒暑濕,無如之何,故終天年而無不道者也。若忘神任情,則哀樂妄作,妄作則喜怒動形,動則腠理開發,腠理開則邪氣競入,競入爲災,遂成百病,夭喪天年也。"楊氏此論,於守經之道,可謂得其要領。

曰:虛實之形,不知其何以生?曰:血氣已[1]并,陰陽相傾[2],氣亂於衛,血逆於經[3],血氣離居,一實一虛[4]。血并於陰,氣并於陽,故爲驚狂[5]。血并於陽,氣并於陰,乃爲炅中[6]。血并於上,氣并於下,心煩悶善怒[7]。血并於下,氣并於上,亂而喜忘[8]《素》作善忘。

〔1〕已　明抄本作"以",義同。

〔2〕傾　《說文·人部》:"傾,仄也。"《淮南子·說山訓》:"重鉤則衡不傾。"高誘注:"傾,邪也。"傾,偏斜也。偏斜則不平衡。

〔3〕氣亂於衛,血逆於經　《太素》注:"十二經氣亂衛氣也。十二經血留於營經也。或曰血流也。"《素問》王冰注:"衛行脉外,故氣亂於衛。血行經內,故血逆於經。"

〔4〕血氣離居,一實一虛　《太素》注:"血氣相并,離於本居處,故各有虛實也。夫血氣者,異名同類,相得成和。今既相并,一實一虛。虛實所生,是所由者也。"《醫學綱目》卷七刺虛實注:"夫五藏之虛實,皆生於血氣之離并耳。有餘者,血氣并於其募,盛而實。不足者,血氣離去其藏,衰而虛也。"

〔5〕血并於陰,氣并於陽,故爲驚狂　《類經》卷十四第十九注:"血并於陰,是重陰也。氣并於陽,是重陽也。重陰者癲,重陽者狂,故爲驚狂。"

〔6〕血并於陽,氣并於陰,乃爲炅中　《類經》卷十四第十九注:"血并於陽,陰在表也。氣并於陰,陽在裏也。故爲炅中。炅,熱也。"

〔7〕血并於上,氣并於下,心煩悶善怒　悶,《素問》作"惋"。按煩悶一詞,《內經》與《太素》、《甲乙》文常互異,如煩惋、煩悗、煩宛、煩懣等,然其義則同,皆煩悶也。《素問吳註》注:"血爲陰,并於上部,則心火爲陰所蔽,故煩惋。氣爲陽,并於下部,則肝木爲陽所炙,故善怒。"

〔8〕血并於下，氣并於上，亂而喜忘　《類經》卷十四第十九注：“血并於下則陰氣不升，氣并於上則陽氣不降。陰陽離散，故神亂而喜忘。”

曰：血并於陰，氣并於陽，如是，血氣離居，何者爲實，何者爲虚？曰：血氣者，喜温而惡寒，寒則泣不流[1]，温則消而去之[2]。是故氣之所并爲血虚，血之所并爲氣虚[3]。

〔1〕寒則泣不流　不流，《素問》、《太素》均作“不能流”，從本句與下句句式分析，似《素問》與《太素》義勝。流，行也。

〔2〕消而去之　消，《説文通訓定聲》段借爲銷。銷，熔化也。血得寒則滯濇不行，得温則熔化。去，《廣雅·釋詁》：“去，行也。”

〔3〕氣之所并爲血虚，血之所并爲氣虚　《素問》王冰注：“氣并於血則血少，故血虚。血并於氣則氣少，故氣虚。”

曰：人之所有者，血與氣耳。乃言血并爲虚，氣并爲虚，是無實乎？曰：有者爲實，無者爲虚[1]。故氣并則無血，血并則無氣[2]。今[3]血與氣相失，故爲虚焉[4]。絡之與孫脉，俱注[5]一作輸。於經，血與氣并，則爲實焉。血與氣并，走於上則爲大厥[6]，厥則暴死，氣復反則生，不反則死[7]。

〔1〕有者爲實，無者爲虚　《太素》注：“血并則血有氣無，氣并則氣有血無。是以言虚不無其實，論實不廢有虚。故在身未曾無血氣也。”

〔2〕氣并則無血，血并則無氣　《類經》卷十四第十九注：“有血無氣，是血實氣虚也。有氣無血，是氣實血虚也。”

〔3〕今　孫鼎宜曰：“今字衍”。此説可參。

〔4〕血與氣相失，故爲虚焉　《太素》注：“所言虚者，血氣相并。相失爲虚，相得爲實耳也。”《素問》王冰注：“氣并於血，則血失其氣。血并於氣，則氣失其血。故曰血與氣相失。”

〔5〕注　《素問》、《太素》均作“輸”，與此下原校同。有關氣血流注用語，經文中多言“輸”，然亦言“注”，如本經卷一第十論營氣行時，均言注，故兩義皆通。

〔6〕血與氣并，走於上則爲大厥　原作“血之與氣并走於上，則爲大厥”。本篇言并處多矣，如“血并於陰，氣并於陽”、“血并於陽、氣并於陰”、“血并於下，氣并於上”、“血并於上，氣并於下”、“血并爲虚，氣并爲虚”、“氣并則無血，血并則無氣”等，并，均係動詞，乃一病機性動態。故此

文若將"并"作副詞解,則與他文大相徑庭,蓋係衍一"之"字而復誤讀所致。今據明抄本、《太素》删"之"字,並糾正句讀。《太素》注:"大經血氣皆實,走膈以上,以下無氣,故手足逆冷,卒暴死也。"《素問發微》注:"且是氣血也,專并於上,則氣上而不下,故當爲大厥之證。"按此大厥者,猝暴厥死之病也。馬注義勝。

〔7〕氣復反則生,不反則死 《素問集註》王芳侯注:"氣復反則生,謂復歸於下也。蓋陽氣生於下而升於上,血氣並逆,則氣機不轉而暴死,反則旋轉而復生。"

按:本篇根據氣血失調所致病變,提出虛証與實証,重在論述氣血偏傾之機理,故與本經卷七第一中所謂"邪氣盛則實,精氣奪則虛"説,有所別。又本文提出"血與氣并,走於上則爲大厥"一段,對某些卒厥病機,作出了簡要而概括的分析,對指導臨床實踐有重要意義。

曰:實者何道從來[1],虛者何道從去? 曰:夫陰與陽,皆有輸會[2],陽注於陰,陰滿之外[3],陰陽紃音巡。平[4],《素》作均平。以充其形。九候若一,名曰平人。夫邪之所生,或生於陽,或生於陰[5]。其生於陽者,得之風雨寒暑[6];其生於陰者,得之飲食起居[7],陰陽[8]喜怒。

〔1〕何道從來 從何道來也。道,此指經脉運行氣血之道。

〔2〕陰與陽,皆有輸會 《素問發微》注:"陰陽者,陰經陽經也。"《類經》卷十四第十九注:"俞會,經穴有俞有會也。"此指陰經與陽經之脉,皆有俞竅相會通。

〔3〕陽注於陰,陰滿之外 《太素》注:"藏府陰陽之脉,皆有別走,輸會相通。如足陽明,從豐隆之穴,別走足太陰。太陰從公孫之穴,別走足陽明。故曰外也。"《素問發微》注:"手足有六陽經,有六陰經,皆有俞穴所會。陽經注而之內,陰經注而之外也。"

〔4〕紃平 今《素問》作"匀平",《太素》作"旬平",楊上善注:"甲子一日一迎爲旬。旬,迎也。陰陽之脉,五十迎無多少者,名曰旬平。旬平和氣以充其身也。"按楊注非是。紃與旬通,《國語·鄭語》"季紃",《竹書紀年》、《史記·楚世家》均作"季徇"。徇與旬通。旬者均也。《説文通訓定聲·坤部》:"旬,叚借爲均。"《易·豐》:"雖旬無咎。"王弼注:"旬,均

也。"是則旬平即均平,均平猶勻平。

〔5〕或生於陽,或生於陰 《太素》注:"陰,五藏也。陽,六府也。風雨寒暑,外邪從外先至六府,故曰生於陽也。飲食起居,男女喜怒,內邪生於五藏,故曰生於陰也。"《類經》卷十四第十九:"風雨寒暑,生於外也,是爲外感,故曰陽。飲食居處,陰陽喜怒,生於內也,是爲內傷,故曰陰。"二説義可互參。

〔6〕風雨寒暑 《素問識》:"簡按:據下文,宜云風雨寒濕。"此説可參。

〔7〕起居 《素問》作"居處"。

〔8〕陰陽 《太素》注訓爲"男女"。《素問紹識》:"陰陽喜怒之陰陽,蓋指房室。楊釋以男女,其意爲然。"

曰:風雨之傷人奈何?曰:風雨之傷人也,先客於皮膚,傳入於孫脉,孫脉滿則傳入於絡脉,絡脉滿乃注[1]於大經脉[2]。血氣與邪氣并客於分腠之間,其脉堅大,故曰實。實者外堅[3],充滿[4]不可按,按之則痛。曰:寒濕[5]之傷人奈何?曰:寒濕之中人[6]也,皮膚收[7],《素問》作不收。肌肉堅緊,營血濇[8],衛氣去[9],故曰虛。虛者攝辟[10],氣不足,血濇[11],按之則氣足以[12]溫之,故快然而不痛。

〔1〕注 《素問》、《太素》均作"輸",義均通。

〔2〕大經脉 孫鼎宜曰:"大字疑衍。"

〔3〕外堅 孫鼎宜曰:"外堅當作外邪,蒙上文誤。"按此文與後文寒濕傷人所謂"虛者攝辟"之"攝辟"二字爲對文,若作"外邪",則文義不對,故孫説非是。

〔4〕充滿 此文與後文寒濕傷人所謂"氣不足"相對爲文,若以該文例之,疑此前脱"氣"字。

〔5〕寒濕 《太素》注:"次論寒濕之氣也。雨氣上浸,濕氣下入,有斯異也。暑不言暑耳。"按前文言"風雨寒暑之傷人",此只言寒濕而不言暑者,似可証前文有誤。楊注言暑者,疑非是。

〔6〕中人 前文言"傷人",此言"中人",義亦同。中亦傷也。《後漢書·王允傳》:"以事中允。"李賢注:"中,傷也。"

〔7〕皮膚收 《太素》同。《素問》作"皮膚不收"。按不收,鬆弛也,

與寒濕中人及下文肌肉堅緊之義均不合,故《素問》非是。《太素》注:"皮膚收者,皮膚急而聚也。"《素問》新校正云:"按全元起云:不收,不仁也。"當以楊注爲是。

〔8〕瀒 明抄本及《太素》、《素問》均作"泣"。泣,經文通瀒。

〔9〕衛氣去 衛氣減退也。去,減也。《管子·山至數》:"春秋國穀去參之一。"尹知章注:"去,減也。"

〔10〕虛者攝辟 攝辟,《太素》作"懾辟"。《素問》作"聶辟",王冰注:"聶謂聶皺,辟謂辟疊也。"《素問識》:"簡按聶辟,褶襞也。《儀禮》:襪者以褶。《禮記》:衣有襞折曰褶。通作襵。《一切經音義》:襵皺,之涉、知獵二反。褶,猶褶疊也。亦細褶。王注義同。"按《靈樞·根結》:"腸胃儑辟。"本經卷五第六作"懾辟",《太素·刺法》作"攝辟"。是則攝辟、懾辟、儑辟、聶辟者,皆褶襞之假借也。褶襞,言衣之褶疊襞積。此以皮膚鬆弛而皺縮,若衣之皺折焉。本指鬆弛不足狀,與前文"實者外堅"適成對文。

〔11〕血瀒 瀒,明抄本作"泣",音義皆同。《素問》、《太素》均無此二字。

〔12〕以 原脫,據《素問》、《太素》補。

曰:陰之生實奈何?曰:喜怒不節[1],則陰氣上逆[2],上逆則下虛,下虛則陽氣走之[3],故曰實。曰:陰之生虛奈何?曰:喜則氣下[4],悲則氣消,消則脉空虛[5]。因寒飲食,寒氣動藏[6],一作重滿[7]。則[8]血泣氣去,故曰虛。

〔1〕喜怒不節 《素問》新校正云:"按經云:喜怒不節則陰氣上逆,疑剩喜字。"《類經》卷十四第十九注:"按下文以喜則氣下爲虛,而此節所重在怒,故曰實。觀陰氣上逆之意,言怒可知。又《舉痛論》曰:怒則氣上。正此之謂。"按經文(見本經卷一第一)明言,怒則氣上逆,喜則氣緩,本文又云,喜怒不節則陰氣上逆,是知本文之喜,非情志之喜,當係偏義複詞。新校正疑爲剩文者,非是。

〔2〕陰氣上逆 《素問發微》注:"怒氣不節,則肝爲陰經,陰氣上逆,上逆則下虛。"

〔3〕走之 原作"走乏",據明抄本、《素問》、《太素》改。走,趨向也。《漢書·高帝紀》:"步從間道走軍。"顏師古注:"走,謂趨向也。"

〔4〕喜則氣下 按據此上"喜怒不節,則陰氣上逆"與下文"悲則氣

消,消則脉空虛"之文句例之,此下疑有脱文,抑或此句爲錯簡文。

〔5〕空虛　《素問》作"虛空",《太素》無"空"字。按經文言脉虛,少有空虛二字連用之文例,故疑"空"字衍。

〔6〕動藏　《素問》作"熏滿",《太素》作"熏藏"。按熏可訓動。《癸巳存稿》云:"《史記·酷吏列傳》云:舞文巧詆,下户之猾,以焄(同熏)大豪。索隱云:以焄逐大豪也。案《漢書》作以動大豪。注:師古云:諷動也。動與熏形近矣。"又《呂氏春秋·離謂》云:"衆口熏天。"高誘注:"熏,感動也。"此釋熏,亦有動義。是《太素》作"熏藏",與本經"動藏",義亦同。《素問》作"熏滿"者,疑滿爲"藏"之誤。

〔7〕一作重滿　明抄本無此校文。今《素問》作"熏滿",疑重爲"熏"之誤。

〔8〕則　據本段文例,此上疑脱"動藏"二字。

曰:陽虛則外寒,陰虛則内熱;陽盛則外熱,陰盛則内寒。不知所由然? 曰:陽受氣於上焦[1],以溫皮膚分肉之間。今寒氣在外,則上焦不通,不通則寒[2]獨留於外,故寒慄[3]。有所勞倦,形氣衰少,穀氣不盛,上焦不行[4],下焦[5]《素問》作下脘。不通,胃氣熱熏胸中[6],故内熱。上焦不通利[7],皮膚緻密,腠理閉塞《素問》下有玄府二字[8]。不通,衛氣不得泄越,故外熱。厥氣上逆[9],寒氣積於胸中而不寫[10],不寫則溫氣[11]去,寒獨留,則血凝泣,凝[12]則腠理不通[13],其脉盛大以濇[14],故中寒。

〔1〕陽受氣於上焦　《太素》注:"陽,衛氣也。衛出上焦,晝行陽二十五周,以溫皮膚分肉之間。"本經卷一第十二云:"上焦開發,宣五穀味,熏膚充身澤毛,若霧露之溉,是謂氣。"此亦言衛出上焦,以其有熏膚充身之功,是爲陽氣,故云陽受氣於上焦。

〔2〕寒　此下《素問》有"氣"字。

〔3〕寒慄　身寒戰慄。《素問》王冰注:"慄謂振慄也。"慄亦作栗,義同。《素問·瘧論》:"寒栗鼓頷。"王冰注:"栗謂戰栗。"《漢書·楊惲傳》:"不寒而栗。"

〔4〕穀氣不盛,上焦不行　《類經》卷十四第二十注:"上焦之氣,水穀精微之所化也。今勞倦不慎,而形氣衰少,傷脾陰也。故穀氣不盛,則

上焦不行。"上焦不行者,衛氣不得運行,上焦不得開發也。

〔5〕下焦 《太素》亦作"下脘",與《素問》同。若據下文言及"胃",似當以作"下脘"義勝。

〔6〕胃氣熱熏胸中 《素問》"熱"字重,《太素》作"胃熱熏中"。三者文雖異而義則同。

〔7〕上焦不通利 按前文兩言"上焦不通",均無"利"字,故疑"利"字爲剩文。

〔8〕《素問》下有玄府二字 明抄本無此校文。《太素》亦同本經,無"玄府"二字。然從上下文義而論,似以《素問》語氣較順。

〔9〕厥氣上逆 《素問吳註》注:"厥氣,寒厥之氣也。"《素問集註》張志聰注:"厥氣上逆,下焦之陰氣,厥逆於上也。"

〔10〕寫 輸出也。《詩·周南·蓼蕭》:"我心寫兮。"毛亨傳:"輸寫其心也。"

〔11〕温氣 《素問》王冰注:"温氣,謂陽氣也。"

〔12〕凝 據此上文例,疑此下脱"泣"字。

〔13〕腠理不通 《素問》、《太素》均作"脉不通"。按上文言"寒氣積於胸中而不寫",如是則衛氣不得泄越。衛氣者,所以温分肉充皮膚,肥腠理司開闔者也。此所以言腠理不通也。若據上文言血凝澀,作"脉不通"亦通。

〔14〕其脉盛大以澀 《太素》注:"脉大汗澀。"《素問發微》注:"此節脉,若作外診之脉,理宜沈澀。今曰盛大而澀,是在中之脉,非外見者。"《素靈類纂約註·病機》:"昂按:陰盛中寒血澀之人,何以反得盛大之脉。"又《類經》卷十四第二十注:"或寒氣藏,或食飲寒凉,寒留中焦,陽氣乃去,經脉凝滯,故盛大而澀。蓋陽脉流利多滑,不滑則無陽可知,此内傷證也。"按診脉之候,言盛大而復言澀,似難兼見。張介賓注,尚未言明。楊注"脉大汗澀",與本文難合。故馬蒔、汪昂有所疑焉,不無是理。今並存諸説,以供參考。

曰:陰與陽并,血氣已[1]并,病形已成,刺之奈何?曰:刺此者,取之經渠。取血於營,取氣於衛[2]。用形哉[3],因四時多少高下[4]。曰:血氣已并,病形已成,陰陽相傾,補寫奈何?曰:寫實者,氣盛乃内鍼,鍼與氣俱内,以開其門,如利其戶[5];鍼與氣俱出,精氣不傷,邪氣乃下[6],外門不閉,以出其疾,搖大其道,如利其路[7],是謂大寫。必切而出[8],大氣乃屈[9]。曰:補虛奈何?曰:持鍼勿置,以定其意[10],候呼內鍼,氣出鍼入[11],鍼空四塞,精無從去;方[12]實而疾出鍼,氣入鍼出,熱不得還[13],閉塞其門,邪氣布散,精氣乃得存[14],動無後時[15],《素問》作動氣候[16]時。近氣不失,遠氣乃來[17],是謂追之[18]。

〔1〕已　明抄本作"以"。已、以互通。後文"已"字同。

〔2〕取血於營,取氣於衛　《太素》注:"刺於脉中營血……刺於脉外衛氣。"《素問》王冰注:"營主血,陰氣也。衛主氣,陽氣也。"

〔3〕用形哉　《素問吳註》注:"用形哉,言因其形之長短闊狹肥瘦而施刺法也。"《經傳釋詞》卷一:"用,詞之由也。《詩·君子陽陽》傳曰:由,用也。由可訓爲用,用亦可訓爲由,一聲之轉也。《禮記·禮運》:故謀用是作,而兵由此起。用,亦由也,互文耳。"

〔4〕四時多少高下　《太素》注:"須因四時之氣,觀病輕重,發鍼多少,又須量病高下所在,取之令中,不同刺微之易也。"《素問吳註》注:"因四時多少高下者,如曰以月生死爲痏數,多少之謂也;春時俞在頸項,夏時俞在胸脇,秋時俞在肩背,冬時俞在腰股,高下之謂也。"按本文所謂"多少高下",是一個總的原則,如陰陽之多少,經脉氣血之多少,亦多少也;其高者,引而越之,其下者,引而竭之,亦高下也。故當靈活領會其精神,不可拘泥。

〔5〕以開其門,如利其戶　《太素》注:"人之吸氣,身上有孔閉處,皆入聚於腎肝,呼氣之時,有孔開處,氣皆從心肺而出。"《素問》王冰注:"言欲開其穴而泄其氣也。"門、戶,皆指孔穴而言,以孔穴爲脉氣出入之門戶也。如,通而,下文"如利其路"同。

〔6〕下　去也。《周禮·秋官·司民》:"歲登下其死生。"鄭玄注:"每歲更著生去死。"

〔7〕搖大其道,如利其路　《素問吳註》注:"內鍼在肉,左右搖之者,乃大其孔穴之道,如利邪出之路也。"道、路,皆指鍼孔也。

〔8〕切而出　《素問吳註》注:"切,切脉之切。謂以指輕按而親切之,所以散其正氣也。"《類經》卷十四第二十注:"必切中其疾而後出鍼。"《素問集註》張志聰注:"切,急也。"《素問直解》注:"切,按也。必切而出,謂

右手持鍼,左手必切其穴,而使之外出,然後大氣乃屈。"按本經卷五第四云:"寫曰迎之。迎之意,必持而内之,放而出之,排揚出鍼,疾氣得泄,按而引鍼,是謂内温。……"若據此文義,切者,按鍼也。

〔9〕大氣乃屈 《素問》王冰注:"大氣,謂大邪氣也。屈,謂退屈也。"《素問直解》注:"大氣,即相并之盛氣也。"相并之盛氣,亦可謂邪,此與王冰注,義亦不悖。

〔10〕持鍼勿置,以定其意 《太素》注:"持鍼勿置於肉中,先須安神定意,然後下鍼。若醫者志意散亂,鍼下氣之虚實有無,皆不得知,故須定意也。"《素問吴註》注:"言持鍼勿便放置,以定病人之意,意定則真氣亦定而不搖奪。"按本經卷五第四云:"正指直刺,無鍼左右,神在秋毫,屬意病者,審視血脉,刺之無殆,方刺之時,心在懸陽,及與兩衡,神屬勿去,知病存亡。"又云:"凡刺之真,必先治神,……静意視義,觀適之變。"若據此文義,醫者病者,皆需定意,故楊、吴兩説,所言皆是。置,措置也。在此引申爲將鍼刺入之義。

〔11〕氣出鍼入 《太素》注:"呼氣出時,鍼入穴者。"氣,指病者之呼氣。

〔12〕方 《太素》注:"方,正也。候氣正實,疾出鍼。"

〔13〕氣入鍼出,熱不得還 還,《太素》作"環",楊上善注:"夫虚者多寒,得熱爲補。環,轉也。疾出鍼,使鍼下熱氣不得轉也。"按還與環通。《類經》卷十四第二十注:"氣入鍼出,則鍼下所致之氣,聚而不退,故熱不得還也。"按還,楊注爲轉,張注爲退,觀上下文義,訓退義勝。

〔14〕精氣乃得存 律以上下文句式,疑"得"字爲剩文。

〔15〕動無後時 原作"動後時",據《素問》新校正、《太素》改。前云"方實而疾出鍼",此云"動無後時",義相近也。凡出鍼或行鍼,均當應時而動,勿後其時。

〔16〕候 原作"後",據明抄本、今本《素問》改。

〔17〕近氣不失,遠氣乃來 《素問》王冰注:"言但密閉穴俞,勿令其氣散泄也。近氣謂已至之氣,遠氣謂未至之氣也。"

〔18〕追之 《素問》王冰注:"追言補也。《鍼經》曰:追而濟之,安得無實。則此謂也。"

曰:虚實有十[1],生於五藏[2]五脉耳。夫十二經脉者,皆生百《素》作其。病,今獨言五藏。夫十二經脉者,皆絡三百六十五節[3]，節有病，必被[4]經脉。經脉之病者[5]，皆有虛實，何以合[6]之乎？曰：五藏與六府爲表裏，經絡肢節，各生虛實，視其病所居，隨而調之。病在血，調之脉[7]；病在血，調之絡[8]；病在氣，調之衛[9]；病在肉，調之分肉[10]；病在筋，調之筋[11]，病在骨，調之骨[12]；燔鍼劫刺其下[13]，及與急者[14]。病在骨，焠鍼藥熨[15]；病不知所痛，兩蹻爲上[16]；身形有痛[17]，九候莫病，則繆刺之[18]；病在於左而右脉病者，則巨刺之[19]。必謹察其九候[20]，鍼道畢[21]矣[22]。

〔1〕虛實有十　《素問發微》注：“神氣血肉志，各有虛實，是計之有十也。”

〔2〕五藏　《素問》、《太素》此二字均疊。

〔3〕節　《太素》注：“節，即氣穴也。”《素問集註》張志聰注：“乃筋骨之會。”按節雖亦指穴，然稱三百六十五穴有病，於義難安，且下文云“經絡肢節，各生虛實”，正與本文相應。是此節字當指關節，張注“筋骨之會”，於義爲是。

〔4〕被　及也。《尚書·堯典》：“光被四表。”

〔5〕者　《素問》、《太素》均無。疑衍。

〔6〕合　應合也。《史記·樂書》：“合生氣之和。”張守節正義：“合，應也。”《素問·五運行大論》：“在人合之奈何？”王冰注：“合謂中外相應。”

〔7〕病在血，調之脉　原作“病在脉，調之血”，《素問》同，新校正云：“按全元起及《甲乙經》云：病在血，調之脉。”《太素》亦作“病在血，調之脉”，且無下文“病在血，調之絡”六字，適與後文“病在氣，調之衛”爲對文，又明抄本作“病在血，調之也”，“也”字當屬誤文，是原與《太素》等同，故本文誤，今據改。

〔8〕病在血，調之絡　《太素》無此六字，以前文已云“病在血，調之脉”，複云“病在血，調之絡”，義相近矣。今仍依其舊。

〔9〕病在氣，調之衛　《素問》王冰注：“衛主氣，故氣病而調之衛也。”按此與前文“取氣於衛”，義亦同矣。之，原作“諸”，義雖通，然律以上下文例則不一，故據明抄本、《素問》、《太素》改。

〔10〕病在肉，調之分肉　《素問經注節解》注：“按擁護一身者，肉也。

然而前後左右各有部分,故曰分肉。肉之所分,經絡係焉。觀其病在何部,則知其內屬何經,然後或用藥或用鍼也。"

〔11〕病在筋,調之筋 《素問》王冰注:"適緩急而刺燃之。"按緩急者,筋病候也,故筋病者,當據其病候而調之。

〔12〕病在骨,調之骨 《太素》無此六字。按下文"燔鍼劫刺其下,及與急者",當是承此上"病在筋,調之筋"而來,故本文居此,與上下文義均不屬,其必有誤。又後文復云"病在骨,焠鍼藥熨",與本文義亦相重,故《太素》無此文,當是。

〔13〕燔鍼劫刺其下 《類經》卷十七第六十九注:"燔鍼,燒鍼也。劫刺,因火氣而劫散寒邪也。"按燔鍼劫刺,詳見卷二第六注。下,在此引申爲部位或處所也。

〔14〕及與急者 及與,同義複詞。急者,筋急之病也。

〔15〕焠鍼藥熨 焠鍼,《太素》作"卒鍼",注云:"卒,窮也。痛痹在骨,窮鍼深之至骨。"此說疑非是,卒當係焠之壞文。《素問吳註》注:"上文言燔鍼者,內鍼之後,以火燔之暖耳,不必赤也。此言焠鍼者,用火先赤其鍼而後刺,不但暖也,此治寒痹之在骨者也。藥熨者,以藥之辛熱者,熨其處也。"《素問識》:"簡按《玉篇》:火入水謂之焠。《史·天官書》:火與水合爲焠。然則焠鍼,燒鍼而入水者乎?官鍼篇云:焠刺者,刺燔鍼則取痹也。王注燔鍼,則云燒鍼,注焠鍼,則云火鍼,知是燔鍼焠鍼,即火鍼也。《千金方》云:火鍼,亦用鋒鍼,油火燒之,務在猛熱,不熱即於人有損也。"按《說文·火部》:"焠,堅刀刃也。"段玉裁注:"王褒傳:清水焠其鋒。郭樸《三倉》解詁曰:焠,作刀竪也。……師古云:焠謂燒而內水中以堅之也。按火而堅之曰焠,與水部淬義別。"據《說文》與《千金》所云,燔鍼、焠鍼,均以鍼加火也,其別當不在火其赤與不赤,若《千金》所謂油火者,或即焠之義也。

〔16〕兩蹻爲上 《太素》注:"諸骨病不定知於病之所在者,可取足少陰兩陰蹻。兩陰蹻是足少陰別,足少陰脈主骨者也。上者,勝也。"《素問》王冰注:"兩蹻,謂陰陽蹻脉。"按上文所言"病不知所痛",似非指骨病,且陰蹻左右穴稱兩蹻,義亦難安,故楊注非是。

〔17〕身形有痛 此亦指身形有不定之病痛也。

〔18〕繆刺之 《素問》王冰注:"繆刺者,刺絡脉,左痛刺右,右痛刺左。"繆刺,詳見本經卷五第三。

〔19〕巨刺之 《素問》王冰注:"巨刺者,刺經脉,脉左痛刺右,右痛刺左。"巨刺,詳見本經卷五第三。

〔20〕必謹察其九候 此總括諸病証而論,凡病之在血、在氣、在筋、在骨,病不知所痛或知所痛,均必謹察九候,以定其診也。

〔21〕畢 《素問》、《太素》均作"備"。畢,竟也,盡也。畢、備,兩義皆通。

〔22〕矣 此下明抄本有"焠,音卒"三小字音注。

按:本篇詳述了五臟與神氣血形志、經脉的關係;指出了實証與虛証形成的病因、病机及鍼刺治療大法,强調了守經渠的重要意義。故治之大法,要在調經而已。正如高士宗所云:"十二經脉,内通五臟六腑,外絡三百六十五絡。相并爲實,相失爲虛,寒熱陰陽,血氣虛實,隨其病之所在而調之。"

陰陽清濁順治逆亂大論第四 本篇全篇見《靈樞·五亂》、《太素·營衛氣行》。

提要:本篇重在論述陰陽清濁之氣順則治、逆則亂之機理及治則,故以此名篇。其主要内容有:十二經脉陰陽清濁之氣,相順則治,相逆則亂;氣亂於胸中、心、肺、腸胃、臂脛、頭之病形及治法;治亂氣與治有餘不足之别。

黄帝問曰:經脉十二者,别爲五行[1],分爲四時[2],何失而亂,何得而治?岐伯對曰:五行有序[3],四時有分[4],相順而[5]治,相逆而亂。

〔1〕别爲五行 十二經脉,分屬於臟腑,臟腑各合於五行。故曰十二經脉,别爲五行。

〔2〕分爲四時 經脉屬臟腑,臟腑應四時,故曰分爲四時。詳見《靈樞·順氣一日分爲四時》,分見本經卷一第二、卷五第一上、卷六第六。

〔3〕五行有序 五行應時,時行有序,以一歲言之,春、夏、長夏、秋、冬,時之序也。五行者,始於木,終於水,此五行相生之序,故曰五行有序。

〔4〕四時有分 《素問·六節藏象論》云:"天有十日,日六竟而周

甲,甲六復而終歲,三百六十日法也。……五日謂之候,三候謂之氣,六氣謂之時,四時謂之歲,而各從其主治焉。"是則時各主治六氣。此六氣者,時之分。分,份也。

〔5〕而 《靈樞》、《太素》均作"則"。而、則,在此為連詞,義同。下句"而"字同此。

曰:何謂相順而治^[1]?曰:經脉十二者,以應十二月^[2]。十二月者,分為四時。四時者,春夏秋冬^[3]。其氣各異。營衛相隨^[4],陰陽已和^[5],清濁不相干,如是則順而治矣。

〔1〕而治 《靈樞》、《太素》均無此二字。律以後文"何謂相逆而亂"句,本經是。

〔2〕經脉十二者,以應十二月 者,原脱。據《靈樞》、《太素》及此下文例補。《素問·陰陽別論》云:"十二從應十二月,十二月應十二脉。"王冰注:"從謂天氣順行十二辰之分,故應十二月也。十二月謂春建寅卯辰,夏建巳午未,秋建申酉戌,冬建亥子丑之月也。十二脉謂手三陰三陽、足三陰三陽之脉也。以氣數相應,故參合之。"與本文義亦同。又《靈樞·陰陽繫日月》則有"足之十二經脉,以應十二月","手之十指,以應十日"之説,當係此説之具體體現,應合參。

〔3〕春夏秋冬 《靈樞》作"春秋冬夏"。《太素》同本經。

〔4〕營衛相隨 《太素》注:"營在脉中,衛在脉外,内外相順,故曰相隨。非相隨行,相隨和也。"

〔5〕已和 原作"相合",明抄本、《靈樞》、《太素》均作"已和"。嘉靖本作"相和"。據明抄本等改。

曰:何謂相^[1]逆而亂?曰:清氣在陰,濁氣在陽^[2]。營氣順脉,衛氣逆行^[3]。清濁相干^[4]。亂於胸中,是謂大悗^[5]。故氣^[6]亂於心,則煩心密默^[7],俛首静伏^[8]。亂於肺,則俯仰喘喝^[9],按手以呼^[10]。亂於腸胃,則為霍亂^[11]。亂於臂脛,則為四厥^[12]。亂於頭,則為厥逆頭重眩仆^[13]。

〔1〕相 《靈樞》、《太素》均無。

〔2〕清氣在陰,濁氣在陽 《太素》注:"清氣在於脉内,為營為陰也。濁氣在於脉外,為衛為陽也。"《靈樞發微》注:"惟清氣宜升,當在於陽,反在於陰。濁氣宜降,當在於陰,而反在於陽。"《類經》注同此義。詳本經卷

一第十一云:"人受氣於穀,穀入於胃,氣傳於肺,五藏六府,皆以受氣。其清者爲營,濁者爲衛。營行脉中,衛行脉外。"又第十二云:"受穀者濁,受氣者清。清者注陰,濁者注陽。……清濁相干,名曰亂氣。"此後又有"諸陽皆濁","諸陰皆清"之說,皆與本文義同。是可証本文言清氣、濁氣者,營氣、衛氣也。在陰、在陽,亦與注陰、注陽義同,言其常也。據此文義,楊注爲是。

〔3〕營氣順脉,衛氣逆行 順下《太素》有"行"字。楊上善注:"營衛氣順逆十二經而行也。衛之悍氣,上至於目,循足太陽至足指,爲順行;其悍氣散者,復從目循手太陽向手指,是爲逆行也,此其常也。"《靈樞發微》注:"榮氣陰性精專,固順宗氣以行於經隧之中。衛氣陽性,慓悍滑利,宜行於分肉之間,今晝不行於陽經,夜不行於陰經,其氣逆行,乃清濁相干。"按本經卷八第三有云:"營氣循脉,衛氣逆爲脉胀。"循與順通。若律以此義,則本文亦言其病,非言其常也。"

〔4〕清濁相干 清氣濁氣不得循其道,而相互干犯也。此下據前文"清濁不相干,如是則順而治矣"之例,似當有"如是則逆而亂矣"七字,則文順義安,疑脱。

〔5〕大悗 悗,原作"悦",明抄本作"晚",四庫本作"脱",均誤。據嘉靖本、存存軒本、《靈樞》、《太素》改。楊上善注:"悗,音悶。"是悗亦煩悶也。大悗,悶之甚也。

〔6〕故氣 此二字似應在上文"亂於胸中"之上,以貫亂氣諸文之首爲是,疑錯簡。

〔7〕密默 默,《靈樞》、《太素》均作"嘿"。《玉篇·口部》:"嘿,與默同。"《集韻·德韻》:"嘿,靜也。通作默。"密,與謐通。《說文通訓定聲·履部》:"密,叚借又爲謐。《孟子》:四海遏密八音。注:無聲也。"又《書·虞書》:"四海遏密八音。"孔安國傳:"密,靜也。"

〔8〕伏 身前傾而靠在物體之上。《文選·張衡·西京賦》:"伏欞檻而頫聽。"薛綜注:"伏,猶憑也。"本經卷九第三云:"喘喝坐伏。"與此義同。

〔9〕喘喝 喝下明抄本有"音褐"二小字音注。《素問·生氣通天論》:"煩則喘喝。"王冰注:"喝謂大呵出聲也。"《太素·調陰陽》注:"喝,漢曷反,呵也。謂喘呵出氣聲也。"

〔10〕按手以呼 按下明抄本有"一作接"三小字校文。《靈樞》、《太

素》均作“接”。楊上善注：“肺手太陰脉行臂，故肺氣亂，肺及臂手悶，所以接手以呼也。”此説似迂誕。當以本文作“按手”義勝。按手以呼者，以手按物支體喘呼之象也。

〔11〕霍亂 《太素》注：“腸胃之中，營衛之氣相雜爲亂，故爲霍亂。霍亂，卒吐利也。”《傷寒論·辨霍亂病脉證並治》：“嘔吐而利，此名霍亂。”是霍亂者，揮霍撩亂，猝吐利也。霍，迅疾猝急。《玉篇·雨部》：“霍，鳥飛急疾皃也，揮霍也。”《一切經音義》卷十七引《考聲》：“霍，猝急也。”

〔12〕四厥 四肢厥逆。

〔13〕厥逆頭重眩仆 重，原作“痛”，此下原校云：“一作頭重。”《靈樞》、《太素》均作“重”。明抄本作“痛痛重”。按此氣亂於頭爲厥逆，乃暴不知人之厥，非肢寒之厥。故下文言眩仆，即此義也。又如本經卷七第三云：“太陽之厥，則腫首頭重，足不能行，發爲眩仆。”與此義亦同。暴不知人眩仆者當頭重，非頭痛，故據改，並删原校。

氣在於[1]心者，取之手少陰心主之俞[2]。氣在於肺者，取之手太陰滎、足少陰俞[3]。氣在於腸胃者，取之手足太陰陽明[4]；不下者，取之三里[5]。氣在於頭者，取之天柱、大杼[6]，不知[7]，取足《靈樞》作手[8]。太陽之滎俞[9]。氣在於臂足[10]者，先去血脉[11]，後取其陽明少陽之滎俞[12]。

徐入徐出，是謂之導氣[13]。補寫無形，是謂之同精[14]。是非有餘不足也[15]，亂氣之相逆也。

〔1〕於 原脱，據《靈樞》、《太素》及此下文例補。

〔2〕手少陰心主之俞 《太素》注：“氣在於心，取手少陰經者，上經云：心不受邪。今氣在心，若爲不受邪也，若言邪在心之包胳，即應唯療手心主之經，何爲心病二經俱療？故知心者，亦受邪也。輸謂手少陰、手心主二經各第三輸也。”第三輸指本輸穴之第三穴，即手少陰之神門、手厥陰之大陵也。

〔3〕手太陰滎、足少陰俞 《太素》注：“手太陰滎，肺之本輸。足少陰輸，乃是腎脉。以其腎脉，上入於肺，上下氣通，故上取太陰滎，下取足少陰輸。”手太陰滎者魚際，足少陰俞者太谿也。

〔4〕手足太陰陽明 手，《靈樞》、《太素》均無。《靈樞發微》注：“足

太陰脾經之輸穴太白,足陽明胃經之輸穴陷谷。"按取手陽明大腸經,於理似通,然尚有手太陽小腸經,亦腸也,而不取者,大腸、小腸皆屬於胃也。故取足陽明胃,可該腸也。若手太陰者,肺脉也。詳此前諸治例,一經無取手、足二脉者,故疑"手"字衍。又本文不言穴者,按文例,亦當係滎俞也。

〔5〕不下者,取之三里 不,《太素》無。楊上善注:"胃之上輸在背,下輸在三里也。"按據後文"不知,取足太陽之滎俞"之例,當以本文爲是。不下者,《靈樞發微》注:"邪氣不下。"又下,猶減也。三里,胃之下合穴,故病不減者,再取三里也。

〔6〕天柱、大杼 大,原作"太",據明抄本、《靈樞》、《太素》改。天柱、大杼,皆足太陽經穴,以其經上顛入絡腦,故取二穴。

〔7〕不知 不愈也。知與愈,義通。

〔8〕《靈樞》作手 今本《靈樞》作"足"。按作"手"非是。手太陽小腸脉也,不上顛入腦。

〔9〕取足太陽之滎俞 《太素》注:"取前二穴不覺愈者,可取足太陽第二滎穴及第三輸也。"

〔10〕於臂足 於,原脫,據《靈樞》及此前文例補。按前云"亂於臂脛",此言"臂足"者,足該下肢,非但指腳之義也。《説文通訓定聲·需部》:"足,胻下至跖之總名也。从止即趾字,从口象胻形,非口齒字。舉胻與止以賅脛。"按胻同膝,賅同該、晐。

〔11〕先去血脉 去下《太素》有"於"字。楊上善注:"手足四厥,可先刺去手足盛絡之血。"

〔12〕後取其陽明少陽之滎俞 《太素》注:"然後取於手足陽明滎之與輸及手足少陽滎及輸也。"《靈樞發微》注:"在臂則取手陽明大腸經之滎穴二間、輸穴三間;手少陽三焦經之滎穴液門、輸穴中渚。在足則取足陽明滎穴内庭、輸穴陷谷;足少陽膽經之滎穴俠谿、輸穴臨泣。"

〔13〕徐入徐出,是謂之導氣 是,《靈樞》、《太素》均無。楊上善注:"補者徐入疾出,寫音疾入徐出,是謂通導營衛之氣,使之和也。"《靈樞發微》注:"此言治五亂者,惟以導氣,不與補瀉有餘不足者同法也。凡有餘者則行瀉法,不足者則行補法。今治五亂者,則其鍼徐入徐出,導氣復故而已。"《類經》卷二十第二十七注:"凡行鍼補寫,皆貴和緩,故常徐入徐出,在導氣復元而已。"按下文明言"是非有餘不足也",乃治五亂之法,與

虚補實瀉有別,故當以馬注爲是。

〔14〕補寫無形,是謂之同精　是,《靈樞》無。《太素》作"所以"。楊上善注:"補寫雖復無形無狀,所以同欲精於氣之是非有餘不足及亂氣之逆也。故精者,補寫之妙意,使之和也。"《靈樞發微》注:"不必泥定補瀉之形,以其精氣相同。"《類經》卷二十第二十七注:"然補者導其正氣,寫者導其邪氣,總在保其精氣耳。故曰補寫無形,謂之同精。"按諸家説解不同,義似未盡。詳"補寫無形"者,無補瀉之形也。補者因不足,瀉者因有餘。故無補瀉之形,亦即無有餘不足之病形。此因亂氣所致,故非有餘不足也。精,情之假。《荀子·修身》:"術順墨而精雜污。"楊倞注:"精當爲情。"《説文通訓定聲·鼎部》:"精,假借爲情。"合,相應也。《國語·周語下》:"然後可同也。"韋昭注:"同謂神人相應。"是同精者,應乎情也。此言徐入徐出之治,應乎五亂之病情也。

〔15〕是非有餘不足也　是非,《太素》注爲判斷詞是非者,非是。《類經》卷二十第二十七注:"言本篇之法,非爲有餘不足而設。"此説是。是,代詞。非,副詞,表判斷的否定。

按:本篇言清濁相干之亂氣致病,既可發生於胸腹内臟,亦可發生於四肢各部。鍼刺治療氣亂於臟腑者,一般應取本經之本腧穴,充分體現了本腧穴對臟腑之特殊治療作用。氣亂於頭及四肢者,則當循經取穴。在刺法方面,特爲提出"補寫無形""徐入徐出"的原則,不僅適用於鍼刺,於藥物療法,亦頗有參考意義。

四時賊風邪氣大論第五　本篇自"黃帝問曰"至"内外皆然,乃病也",見《靈樞·論勇》。自"曰:賊風邪氣之傷人也"至"可祝由而已也",見《靈樞·賊風》、《太素·諸風雜論》。

提要:本篇重在論述四時賊風邪氣對人體的危害,故以此名篇。其主要内容有:四時賊風邪氣傷人與體質强弱的關係;不遇賊風邪氣卒然而病之故;病之何以得祝由而已等。

黃帝問曰:有人於此[1],並行並立[2],其年之長少等也[3],衣之厚薄均[4]也,卒然遇烈風疾雨[5],或病或不病,或皆死^[6]，其故何也^[7]？岐伯對曰：春溫風^[8]，夏陽風^[9]，秋涼風，冬寒風。凡此四時之風者，其所病各不同形。黃色薄皮弱肉^[10]者，不勝春之虛風^[11]；白色薄皮弱肉者，不勝夏之虛風^[12]；青色薄皮弱肉者，不勝秋之虛風^[13]；赤色薄皮弱肉者，不勝冬之虛風^[14]。

〔1〕此　此時此地也。

〔2〕並行並立　並與竝同。竝，俱也，皆也。《楚辭·九章·懷沙》：“古固有不竝乎。”王逸注：“竝，俱也。行，步趨。立，止也。如白居易《詠懷詩》：“行立與坐臥。”此有作息之義。並行並立者，同坐息也。

〔3〕年之長少等也　年齡之大小相等。

〔4〕均　等同也。《國語·楚語下》：“君王均之。”韋昭注：“均，同也。”《玉篇·土部》：“均，等也。”

〔5〕烈風疾雨　疾，《靈樞》作“暴”。疾，速急也。暴亦猝急也。《史記·平津侯主父列傳》：“故倒行暴施之。”司馬貞索隱：“暴者，卒也，急也。”故疾、暴義通。烈風，暴風也。《方言》卷十三錢繹箋疏引舊本：“烈，暴也。”

〔6〕或皆死　此下明抄本有“《靈樞》有或皆不病一句”九小字校文。《靈樞》今本作“或皆病，或皆不病”。

〔7〕其故何也　明抄本作“少愈”，非是。

〔8〕溫風　《靈樞》作“青風”，律以下文“陽風”、“涼風”、“寒風”等，本經是。

〔9〕陽風　熱風也。夏爲盛陽，其氣主爲熱。

〔10〕薄皮弱肉　《靈樞集註》朱永年注：“蓋皮膚肌腠之間，五藏元真之所通會，是以薄皮弱肉，則藏真之氣虛矣。五藏之氣虛則不能勝四時之虛風矣。”弱，柔軟而不堅。弱肉，與後文“肉堅固”爲對文。

〔11〕不勝春之虛風　《類經》卷四第二十一注：“黃者，土之色，黃色薄皮弱肉者，脾氣不足。故不勝春木之虛風。”虛風，謂風從衝後來者，詳見本卷第一。

〔12〕不勝夏之虛風　《類經》卷四第二十一注：“白者，金之色，白色薄皮弱肉者，肺氣不足也。故不勝夏火之虛風而爲病。”

〔13〕不勝秋之虛風　《類經》卷四第二十一注：“青者，木之色，青色

薄皮弱肉者,肝氣不足也。故不勝秋金之虛風而爲病。"

〔14〕不勝冬之虛風 《類經》卷四第二十一注:"赤者,火之色,赤色薄皮弱肉者,心氣不足也。故不勝冬之虛風而爲病。"

曰:黑色不病乎? 曰:黑色而皮厚肉堅固,不能[1]傷於四時之風,其皮薄而肉不堅色不一者,長夏至而有虛風者病[2]矣[3]。其皮厚而肌肉堅者,長夏至而有虛風者[4],不病矣。其皮厚而肌肉堅者,必重感於寒[5],内外皆然[6],乃病也[7]。

〔1〕能 《靈樞》無。

〔2〕長夏至而有虛風者病 《類經》卷四第二十一注:"黑者,水之色,黑色而皮薄肉不堅,及色時變而不一者,腎氣不足也。故不勝土令之虛風而爲病。"

〔3〕矣 此以下至"不病矣"二十字,明抄本無,另有"《靈樞》有此一段,方是下文"十字。當是原所據本脱落一行,故有抄者加此校語。

〔4〕者 《靈樞》無。非是。

〔5〕重感於寒 《類經》卷四第二十一注:"既感於風,又感於寒,是爲重感。"

〔6〕内外皆然 《類經》卷四第二十一注:"既傷於内,又傷於外,是爲外内俱傷。"

〔7〕也 明抄本、《靈樞》均無。

曰:賊風邪氣之傷人也,令人病焉。今有[1]不離屏蔽[2],不出室内[3]之中[4],卒然而[5]病者,其故何也? 曰:此皆嘗有所傷於濕氣[6],藏於血脉之中,分肉之間[7],久留而不去;若有所墜墮[8],惡血在内而不去;卒然喜怒不節,飲食不適,寒温不時[9],腠理閉[10]不通,《素》下有其開二字[11]。而適遇風寒,則[12]血氣凝[13]結,與故邪相襲[14],則爲寒痺。其有熱則汗出,汗出則受風,雖不遇賊風邪氣,必有因加而發矣[15]。

〔1〕有 此下《靈樞》有"其"字。

〔2〕屏蔽 屏障也,凡諸可爲屏障者,皆可謂屏蔽,析言之,猶屏風也。《宋史·李綱傳》:"三鎮,國之屏蔽。"《新唐書·王及善傳》:"爲朕臥治,爲屏蔽也。"《釋名·釋牀帳》:"屏風,言可以屏障風也。"

〔3〕室内 原作"室穴",《靈樞》作"空孔",均誤。明抄本、《太素》及《靈樞·本藏》、《太素·五藏命分》均作"室内",據改。

〔4〕之中 按上文"不離屏蔽,不出室内",雙文並列,文安義順,今反於"室内"下,贅以"之中"二字,義則復矣。且《靈樞·本藏》有言"不離屏蔽室内"者,與此義亦同。故疑"之中"二字衍。

〔5〕而 《靈樞》、《太素》無。

〔6〕嘗有所傷於濕氣 濕,明抄本作"溫"。《類經》卷十五第三十三注:"嘗有所傷,謂故有所傷也。"嘗,曾經也。《廣韻·陽韻》:"嘗,試也,曾也。"《史記·五帝紀》:"余嘗西至空峒。"亦言曾經也。傷於濕氣,若霧露霖浴濕淖者,皆可傷之。

〔7〕分肉之間 分,原作"外",據《靈樞》、《太素》改。《靈樞集註》張志聰注:"分肉者,三焦通會元真之處。留於分肉之間,則傷其氣矣。"

〔8〕若有所墜墮 墮,明抄本作"隧"。隧與墜通。《論語·子張》:"未墜於地。"《漢石經》墜作"隧"。《集韻·至韻》:"墜……直類切。《爾雅》:落也。或作隧。"墜與墮義同。墜墮,《靈樞》、《太素》作"墮墜",義同。若,或也。若有所墜墮,或有墜跌等外傷病也。

〔9〕寒溫不時 《靈樞發微》注:"寒溫各失其常所。"

〔10〕閉 此下《靈樞》、《太素》均有"而"字,義勝。

〔11〕《素》下有其開二字 按此上正文"通"下,《靈樞》、《太素》均有"其開"二字。是本篇原在《靈樞》,不在《素問》,故言《素》下"者,誤也。

〔12〕則 《太素》作"時",連上句讀。

〔13〕凝 明抄本、《太素》均作"泆"。泆即凝字。詳見本卷第三"凝泣"注。

〔14〕與故邪相襲 《太素》注:"與先寒濕故邪相襲。"按上文言"嘗有所傷於濕氣","若有所墜墮","卒然喜怒不節,飲食不適,寒溫不時"等,皆故邪也,非但寒濕而已也。相襲,楊訓相因,固通。襲猶有合義。《小爾雅·廣言》:"沓襲,合也。"又《淮南子·天文訓》:"而天地襲矣。"高誘注:"襲,合也。"

〔15〕必有因加而發矣 《類經》卷十五第三十三注:"必有因加而發者,謂因於故而加以新也,新故合邪而病發矣。"

曰:今[1]夫子之所言[2],皆病人[3]所自知也[4],其無[5]遇邪風,又無忧惕之志[6],卒然而病者[7],其故何也?唯有因鬼神之事乎[8]？曰：此亦有故邪[9]，留而未發也。因而志有所惡及有所慕[10]，血氣內亂，兩氣相薄[11]。其所從來者微，視之不見，聽之不聞[12]，故似鬼神[13]。

曰：其有[14]祝由[15]而已者，其故何也？曰：先巫者，因知百病之勝[16]，先知百[17]病之所從生[18]者，可祝由而已也。

〔1〕今　原脱，據明抄本、《靈樞》《太素》補。

〔2〕言　此下《靈樞》《太素》均有"者"字。

〔3〕人　此下《靈樞》《太素》均行"之"字。

〔4〕也　明抄本無。

〔5〕無　此下《靈樞》《太素》均有"所"字，義勝。

〔6〕無怵惕之志　怵惕下，明抄本分別有"音黜，又音出，又屈"及"音踢"等九小字音注。《靈樞·本藏》《太素·五藏命分》均作"無怵惕之恐"，楊上善注："閑居無思。"志，心之所至，意之所向，神志之志，非腎所藏之志也。《詩經》毛亨序："詩者，志之所之也，在心爲志。"《儀禮·大射儀》："不以樂志。"鄭玄注："志，意所擬度也。"

〔7〕者　原脱，據《靈樞》《太素》及前文"卒然而病者"文例補。

〔8〕唯有因鬼神之事乎　明抄本無此八字。

〔9〕故邪　亦如上文言"卒然喜怒不節，飲食不適，寒溫不時"等固有之邪，留而未發者。

〔10〕志有所惡及有所慕　慕上《太素》有"夢"字。楊上善注："有所惡即爲怒也。夢有所樂即爲喜也。"按《太素》"夢"字非是。然楊注言爲怒爲喜之義則可。又《類經》卷十五第三十三注："惡者，惡其所憎也。慕者，慕其所好也。"義頗允。

〔11〕薄　《靈樞》作"搏"，義通。

〔12〕視之不見，聽之不聞　聽之，《靈樞》《太素》均作"聽而"。《靈樞發微》注："此其所從來者甚微，非見聞之所能及。"此言故邪之潛而未發者，其機甚微，故視之不見，聽之不聞。

〔13〕故似鬼神　《靈樞發微》注："人不知其故，以鬼神爲疑。乃似鬼神，而非鬼神也。"

〔14〕有　《靈樞》《太素》均無。

〔15〕祝由　由，《靈樞》《太素》均無，下"祝由"同。《素問·移精變

氣論》、《太素·知祝由》均作"祝由"。當是。王冰注："祝説病由,不鍼石而已。"楊上善注："上古之時有疾,但以祝爲去病所由,其病即已。"按祝者,通過特殊人物,以祝禱的形式,祈求神靈,足人之願。蓋巫者,即屬乎此。《説文·示部》："祝,主贊冨者。从示,从儿口。一曰:从兑省。《易》曰:兑爲口,爲巫。褕,祝褕也。"段玉裁注："惠氏士奇曰:《素問》黄帝曰:古之治病,可祝由而已。祝由,即祝褕也。"《玉篇·示部》:"袖,耻雷切,古文褕。"是由爲袖之假,褕與袖,古今字。又《詩·小雅·楚茨》:"工祝致告。"孔穎達正義:"工善之祝以此之故,於是致神之意以告主人。"《楚辭·招魂》:"工祝招君。"王逸注:"男巫曰祝。"後世醫有十三科中之祝由者,義本乎此。

〔16〕先巫者,因知百病之勝　因,《太素》作"固",義均通。《類經》卷十五第三十三注:"祝者,巫呪之屬,即祝也。勝者,凡百病五行之道,必有所以勝之者,然必先知其病所從生之由,而後以勝法勝之,則可移精變氣,袪其邪矣。病有藥石所不及,非此不可者,惟先巫知之,故可祝而已也。"

〔17〕百　《靈樞》、《太素》均作"其"。

〔18〕生　原脱,據《靈樞》、《太素》補。

按:有關"祝由"之事,本篇特提出"先巫者,因知百病之勝,先知百病之所從生者,可祝由而已"之説,與本經卷五第四所謂"道無鬼神"的論點是一致的。它突出反映作者之唯物思想,是對神權的一種挑戰。因而有些病,雖然"其所從來者微,……故似鬼神",而終非鬼神,故可祝由而已。亦如《素問·移精變氣論》所云:"往古人居禽獸之間,動作以避寒,陰居以避暑,内無眷慕之累,外無伸官之形,此恬憺之世,邪不能深入也。故毒藥不能治其内,鍼石不能治其外,故可移精祝由而已。"所謂"移精祝由",實則通過祝由,以轉移其精神。後世之祝由者,亦係利用患者之某種心理作用,通過祝由,使之移精變氣也。此不過一精神療法,實則與"拘於鬼神者"有所別耳。

内外形診老壯肥瘦病旦慧夜甚大論第六　本

篇自"黄帝問曰"至"此外内難易之應也",見《靈樞‧壽夭剛柔》。自"曰:
何以知其皮肉血氣筋骨之病也"至"雖脂不能大",見《靈樞‧衞氣失常》。
自"曰:病者多以旦慧晝安夕加夜甚者"至"逆者爲粗也",見《靈樞‧順氣
一日分爲四時》。

　　提要:本篇重在論述體表内臟有形無形之診,老壯肥瘦之
别,病之所以旦慧夜甚之機,故以此名篇。其主要内容有:臟腑
體表之陰陽屬性、病理特點及治療原則;皮肉血氣筋骨病之診斷
特點及治療原則;老壯少小之年齡區别;人體肥瘦及脂、膏、肉三
種體型之生理病理特點;病者旦慧、晝安、夕加、夜甚與一日四時
陰陽消長之關係。

　　黄帝問曰:人之生也,有柔有剛[1],有弱有强,有短有長,
有陰有陽,願聞其方[2]。岐伯對曰:陰中有陽,陽中有陰[3],
審知[4]陰陽,刺之有方。得病所始[5],刺之有理。謹度病
端[6],與時相應。内合於五藏六府,外合於筋骨皮膚。是故
内有陰陽,外亦[7]有陰陽。在内者,五藏爲陰,六府爲陽。在
外者,筋骨爲陰,皮膚爲陽。故曰:病在陰之陰者,刺陰之滎
俞[8];病在陽之陽者,刺陽之合[9];病在陽之陰者,刺陰之
經[10];病在陰之陽者,刺陽之絡[11]。病在陽者,名曰風[12];
病在陰者,名曰痹[13];陰陽俱病者,名曰風痹[14]。病有形而
不痛者,陽之類[15];無形而痛者,陰之類[16]。無形而痛者,其
陽完《九墟》完[17]作緩。下同。而陰傷[18],急治其陰,無攻其
陽[19]。有形而不痛者,其陰完而陽傷[20],急治其陽,無攻其
陰[21]。陰陽俱動[22],乍有乍無[23],加以煩心,名曰陰勝其
陽。此謂不表不裏,其形不久也[24]。

　　〔1〕有柔有剛　原作"有剛有柔"。按此以下黄帝問數語,皆係韻文。
故若作"有剛有柔"則失之矣,今據明抄本乙正。

〔2〕方　道也。《易·繫辭》：“方以類聚。”孔穎達疏：“方，道也。”《廣韻·陽韻》：“方，道也。”

〔3〕陰中有陽，陽中有陰　《靈樞》作“陰中有陰，陽中有陽”。義雖可通，然據後文言“陽之陰者”、“陰之陽者”等義，不若本經義勝。

〔4〕知　明抄本作“其”。

〔5〕得病所始　《類經》卷二十一第三十一注：“得病所始者，謂知其或始於陰，或始於陽。”

〔6〕謹度病端　謹慎揣度病之端緒。端，緒也。知病之端，則有所適從矣。

〔7〕亦　原脫，據《靈樞》補。

〔8〕病在陰之陰，刺陰之滎俞　《靈樞發微》注：“病在陰之陰者，即五藏有病而在於筋骨，當刺陰經之滎輸。如刺手太陰肺經之魚際爲滎，太淵爲腧之類。”《類經》卷二十一第三十一注：“陰之陰者，當刺其滎輸。以諸經滎輸氣微，亦陰之類。”《靈樞集註》張志聰注：“病在陰之陰者，病內之五藏。”諸說不同，姑作參考。後“病在陽之陽者”等，同此。

〔9〕病在陽之陽者，刺陽之合　《靈樞發微》注：“病有在陽之陽者，即六府有病而在於皮膚，當刺陽經之合，如刺手陽明大腸經曲池爲合之類。”《類經》卷二十一第三十一注：“陽之陽者，陽病在陽分也，當刺其合穴。蓋所入爲合，猶在陽分，刺此以防深入。”《靈樞集註》張志聰注：“病在陽之陽者，病在外之皮膚。”

〔10〕病在陽之陰者，刺陰之經　《靈樞發微》注：“病有在陽之陰者，即六府有病而在於筋骨，當刺陰經之經，如刺手太陰肺經經渠爲經之類。”《類經》卷二十一第三十一注：“陽之陰者，陽病在陰也。當刺陰之經穴。蓋所行爲經，其氣正盛，即陰中之陽。”《靈樞集註》張志聰注：“病在陽之陰者，病在外之筋骨，故當刺陰之經，謂五藏外合於筋骨，故當取陰之經也。”“陽之陰者，陽病在陰也。”

〔11〕病在陰之陽者，刺陽之絡　“刺陽之絡”，《靈樞》作“刺絡脉”，律以此前文例，本經是。《靈樞發微》注：“病有在陰之陽者，即五藏有病而在於皮膚，當刺陽經之絡，如刺手陽明大腸經偏歷爲絡之類。”《類經》卷二十一第三十一注：“陰之陽者，陰病在陽也，當刺諸絡脉。蓋絡脉浮淺，皆在陽分。”《靈樞集註》：“病在陰之陽者，病在內之六府，故當刺絡脉。”

〔12〕病在陽者，名曰風　名，《靈樞》作“命”，名與命通。下同，不復

出。《類經》卷二十一第三十一注："陽受風氣,故在陽者,命曰風。"按病在陽曰風之義,詳見本經卷十"陽受病發風"。

〔13〕病在陰者,各曰痺 《類經》卷二十一第三十一注："邪入於陰則痺,故在陰者,命曰痺。"按病在陰曰痺之義,詳見本經卷十"陰受病發痺"。

〔14〕陰陽俱病者,名曰風痺 陰上明抄本、《靈樞》均有"病"字。按本文與上文"病在陽"、"病在陰"之結構不同,《靈樞》等復有"病"字則與下"病"字義重,文猶欠安,故不從。此邪既傷乎陽爲風,又傷乎陰爲痺,故名風痺。

〔15〕病有形而不痛者,陽之類 類下《靈樞》有"也"字。《類經》卷二十一第三十一注："病淺在外也。"《靈樞集註》張志聰注："有形者,皮肉筋骨之有形……有形而不痛者,病在外之陽也。"

〔16〕無形而痛者,陰之類 類下《靈樞》有"也"字。《類經》卷二十一第三十一注："病深在內也。"《靈樞集註》張志聰注："無形者,五藏六府之氣也……病無形而痛者,氣傷痛也。"

〔17〕完 明抄本無。

〔18〕陽完而陰傷 完,古寬字。《説文・宀部》完："古文以爲寬字。"《集韻・桓韻》："寬,緩也。古作完。"是完者,緩也,與原校引《九墟》作"緩"義合。陽完而陰傷者,陽緩而陰傷也。

〔19〕急治其陰,無攻其陽 原作"急治其陽,無攻其陰",與上文"陽完而陰傷"之義不合,原校云："《九墟》作急治其陰,無攻其陽。"與今《靈樞》同,據改,並刪原校。攻,亦治也。《周禮・天官・瘍醫》："凡瘡瘍以五毒攻之。"鄭玄注："攻,治也。"

〔20〕陰完而陽傷 陰緩而陽傷也,與前文"陽完而陰傷"適爲對文。

〔21〕急治其陽,無攻其陰 原作"急治其陰,無攻其陽"。與上文"陰完而陽傷"之義不合。原校云："《九墟》作急治其陽,無攻其陰。"與今《靈樞》同,據改,並刪原校。

〔22〕陰陽俱動 《類經》卷二十一第三十一注："陰陽俱動,表裏皆病也。"按動,痛也。痛,病也。"《説文通訓定聲・豐部》："恫……段借爲恫,爲動。"又"恫,痛也。從心,同聲。字亦作慟。"《周禮・春官・大祝》："四曰振動。"鄭玄注引杜子春曰："動讀爲哀慟之慟。"是則動與痛義亦互通。

〔23〕乍有乍無 明抄本作"乍有形乍無",疑"無"下脱"形"字。《靈樞》正作"乍有形乍無形"。按此文義勝。

〔24〕不表不裏，其形不久也　也，《靈樞》無。《靈樞發微》注："此乃陰經陽經各受其傷，而陰爲尤甚。欲治其表，陰亦爲病，欲治其裏，陽亦爲病。治之固難，形當不久矣。"

按：本節有謂"病在陰之陰者，刺陰之榮俞；病在陽之陽者，刺陽之合；病在陽之陰者，刺陰之經；病在陰之陽者，刺陽之絡"一段，諸家隨文而釋，説有不同，俱難盡義。詳本文當承其上文而言，故此中陰陽，必切合此上文義方安。上文云："內有陰陽，外亦有陰陽。在內者，五藏爲陰，六府爲陽。在外者，筋骨爲陰，皮膚爲陽。"細推下文之義，當是先言治在裏之陰陽，後言治在外之陰陽。其義則爲"病在陰之陰者，刺陰之榮俞"。此言在裏之臟病。刺榮俞者，陰經之榮穴與俞穴也。如本卷第四云："氣在於心者，取之手少陰心主之俞；氣在於肺者，取之手太陰榮，足少陰俞。"亦以榮俞治臟病之例。"病在陰之陽者，刺陽之合"。此言在裏之腑病。刺陽之合者，六腑之下合穴也。如胃合三里，小腸合巨虛下廉，大腸合巨虛上廉等是也，非本俞之合穴。"病在陽之陰者，刺陰之經"。此言在外之筋骨病也。刺陰之經者，當爲刺陰經之經脉也，非本俞之經穴。"病在陽之陽者，刺陽之絡"。此言在外之皮膚病也。刺陽之絡者，當爲刺陽經皮部之絡也，非經脉之絡穴。若是，似可文安理順。不知然否，待進一步考証。

曰：形氣病[1]之先後內外之應奈何？曰：風寒傷形，憂恐忿怒傷氣[2]。氣傷藏，乃病藏[3]；寒傷形，乃應形；風傷筋脉，筋脉乃應。此形氣內外[4]之相應也。"曰：刺之奈何？"曰：病九日者，三刺而已[5]；病一月者，十刺而已。多少遠近，以此衰之[6]。久痹不去身者，視其血絡，盡去其血[7]。曰：外內之病，難易之治奈何？曰：形先病而未入藏者，刺之半其日[8]；藏先病而形乃應者，刺之倍其日[9]。此外內難易之應也。

〔1〕形氣病　形病與氣病。形病，在外之筋骨皮膚病。氣病，在內之臟氣病。

〔2〕風寒傷形,憂恐忿怒傷氣 《類經》卷二十一第三十一注:"風寒外襲,故傷於形;情欲內勞,故傷於氣。內傷則病在藏府,外傷則應於皮毛。"

〔3〕氣傷藏,乃病藏 按此言形氣病先後內外之應,且下文"乃應形"、"筋脉乃應",亦均作"應",則"病藏",似當作"應藏",又上文"氣傷藏",亦即氣病藏之義。

〔4〕內外 明抄本、《靈樞》均作"外內"。

〔5〕病九日者,三刺而已 此言病若九日而愈者,按三日一刺計之,其唯三刺而已。非九日之病,必當三刺。下"病一月者,十刺而已",義同。

〔6〕多少遠近,以此衰之 《靈樞發微》注:"人之感病不同,各有多少遠近,以此大略,病三日而刺一次者之法,等而殺之。"《類經》卷二十一第三十一注:"凡病之多少遠近,當推此以衰去之,是刺之大法也。"按"衰"之義,二注義似未盡。衰,差別也。《管子·小匡》:"相地而衰其政,則民不移矣。"尹知章注:"衰,差也。"《淮南子·説林訓》"而一頃之陂,可以灌四頃,大小之衰然。"高誘注:"衰,差也。"此言據病之遠近不同,而以刺之多少爲差別也。

〔7〕久痺不去身者,視其血絡,盡去其血 去,明抄本作"法",當爲"去"之誤。《靈樞》作"出",均通。《靈樞發微》注:"惟久痺而其身不能往來者,則視其血絡,盡出其血,不必拘於三日一刺之法也。"

〔8〕形先病而未入藏者,刺之半其日 《靈樞發微》注:"風寒傷形,形先病而未入藏者,其病尚在於表,猶甚淺也。刺之日數,一半而已。如病九日而刺二次,病一月而刺五次之謂也。"

〔9〕藏先病而形乃應者,刺之倍其日 《靈樞發微》注:"憂恐喜怒傷氣,氣傷藏而外形又應者,其病表裏皆然,殊爲深也。刺之日數必加倍之。如病九日而刺三次,病一月而刺十次之謂也。"按馬注刺三次、刺十次之例,似不確。詳"半其日"、"倍其日",均當以前言"病九日者,三刺而已;病一月者,十次而已"之法,亦即三日一刺爲準。故倍其日者,病九日,當倍其三次之數,病一月者,當倍其十次之數。則爲倍其日矣。

曰:何以知其[1]皮肉血氣筋骨之病也?曰:色起兩眉間[2]薄澤[3]者,病在皮[4]。唇色青黃赤白黑者[5],病在肌肉[6]。營氣濡然者[7]病在血氣[8]。《千金方》[9]作脉。目色青黃赤白黑者,病在筋[10]。耳焦枯受塵垢者[11],病在骨[12]。

〔1〕其 《靈樞》無。疑衍。

〔2〕色起兩眉間 間，《靈樞》無。《千金翼》卷二十五第一作"白色起於兩眉間"。本經是。

〔3〕薄澤 少光澤也。《淮南子・要略》："悉索薄賦。"高誘注："薄，少也。"

〔4〕病在皮 皮，《千金翼》卷二十五第一作"皮膚"。若據下文言"肌肉"，則此作"皮膚"，理亦通。《靈樞發微》注："蓋兩眉間即闕中，爲肺之部，而合於皮。"闕中即眉間，應在肺。見本經卷一第十五。

〔5〕唇色青黃赤白黑者 白，《千金翼》卷二十五第一無。此言唇現五色中之某色，非五色並現也。

〔6〕病在肌肉 《靈樞發微》注："蓋唇主於脾，而脾主肌肉。"《素問・六節藏象論》："脾胃大腸小腸三焦膀胱者……其華在唇四白，其充在肌。"又本經卷一第五："揭唇者，脾高；唇下縱者，脾下；唇堅者，脾堅；唇大而不堅者，脾脆；唇上下好者，脾端正；唇偏舉者，脾偏傾。"是唇之應脾，其義明矣。脾主肌肉，故有是病。

〔7〕營氣濡然者 濡，《千金翼》卷二十五第一作"需"。需通濡。《説文通訓定聲・需部》："需……愚謂此字當从雨从耎省。會意，即今所用濡濕字。"又濡："段借爲需濕之需。"《類經》卷二十第二十六注："濡，濕也。營本無形，若膚腠之汗，肌肉之脹，二便之泄利，皆濡然之謂。"按張注以"肌肉之脹，二便之泄利"者，皆屬濡然，似失之矣。詳本經卷一第十一云："營衛者，精氣也。血者，神氣也。故血之與氣，異名同類也。故奪血者無汗，奪汗者無血。"是汗與血氣相關之義甚明，故濡然者，當以汗出爲是。

〔8〕病在血氣 氣，《千金翼》卷二十五第一作"脉"。《靈樞發微》注："營氣無形，濡然多汗，則知病之在血氣也。"

〔9〕《千金方》 據本文出處，《千金方》當爲《千金翼方》之誤。

〔10〕病在筋 《靈樞發微》注："蓋肝主筋，而目爲肝之竅，故觀目色有青黃赤白黑者，則知病之在筋也。"

〔11〕耳焦枯受塵垢者 本經卷一第十二云："骨屬屈伸洩澤，補益腦髓，皮膚潤澤，是謂液。"是骨不能屈伸洩澤，則皮膚失潤，故耳焦枯，且多藏塵垢。受猶收藏也。如《周禮・春官・司干》："既舞則受之。"鄭玄注："受，取藏之。"

〔12〕病在骨 《靈樞發微》注："蓋腎主骨，而耳爲腎之竅，故觀其耳之焦枯受垢者，則知病之在骨也。"

曰：形病[1]何如？取之奈何？曰：皮有部[2]，肉有柱[3]，氣血有俞[4]，筋有結[5]，骨有屬[6]。皮之部俞，在於四末[7]。肉之柱，在臂胻諸陽分肉之間[8]，與足少陰分間[9]。氣血之俞，在於諸絡脉[10]，氣血留居[11]則盛而起[12]。筋部無陰無陽，無左無右[13]，候病所在[14]。骨之屬者，骨空之[15]所以受液[16]而溢腦髓[17]者也。

曰：取之奈何？曰：夫病之變化，浮沈淺深，不可勝窮，各在其處[18]。病間者淺之，甚者深之；間者少之，甚者衆之[19]。隨變而調氣[20]。故曰上工也。

〔1〕形病 《靈樞》作"病形"。《千金翼》卷二十五第一作"病狀"。按此言皮肉血氣筋骨等形之病，非言病之形態或病狀，當以本經爲是。

〔2〕皮有部 皮部也。《素問·皮部論》王冰注："循經脉行止所主，則皮部可知。……部，皆謂本經絡之所部分。"

〔3〕肉有柱 《類經》卷二十第二十六注："柱者，䐃之屬也。"柱，高聳也。《山海經·大荒東經》："上有扶木柱三百里。"郭璞注："柱猶高起也。"是䐃皆高起之肉，故爲肉柱。

〔4〕氣血有俞 氣血，《靈樞》作"血氣"。《靈樞發微》注："蓋血氣之爲輸，在於諸經之絡穴。"

〔5〕筋有結 原脫，上文"俞"下原校云："《千金翼》下有筋有結。"今《千金翼》卷二十五第一同。按本節言形病，皮肉血氣及骨皆具，獨無筋者，其脫也無疑，故據補，並刪原校。詳本經卷一第六載十二經之經筋，每筋均有諸多結處，當屬乎此。

〔6〕骨有屬 《靈樞識》："簡案：屬者，跌屬之屬。兩骨相交之處，十二關節皆是。"又《靈樞·決氣》："骨屬曲伸不利。"楊上善注："骨節相屬之處無液，故屈伸不利。"是骨屬者，骨之連接處也。

〔7〕皮之部俞，在於四末 在，《靈樞》無。《靈樞發微》注："蓋皮之爲部，輸運於四支。"《類經》卷二十一第二十六注："病在皮者，在陽分也。陽受氣於四末，以其皮淺氣浮也。故皮之部，輸於四末。"詳馬、張之注，義恐非是。蓋部俞者，皮部之俞。俞者，俞竅也。此言皮部之俞竅，在於四

肢也。

〔8〕肉之柱,在臂胻諸陽分肉之間　分肉之間,原作“肉分間”據《靈樞》、《千金翼》卷二十五第一改。《類經》卷二十第二十六注:“堅厚之肉,多在手足三陽分肉間。以肉主於脾,而脾主四支也。”

〔9〕與足少陰分間　《千金翼》卷二十五第一作“及少陰分肉之間”。《類經》卷二十第二十六注:“足少陰之經,自足心循內踝後,入足跟,以上腨內,出膕內廉,上股內後廉,會於尻臀貫脊。其肉俱厚,故亦爲肉之柱。”按張注據文爲釋,固當是。然若謂手少陰分肉間無肉柱,則竊有疑焉,故《千金翼》文,亦頗可參。

〔10〕氣血之俞,在於諸絡脉　《靈樞》作“血氣之輸,輸於諸絡”。《千金翼》卷二十五第一作“氣血之輸,在於諸經絡脉”,輸當爲輸之誤。以本經義勝。馬蒔、張介賓等從《靈樞》解“絡”爲絡穴,義欠妥。蓋此言氣血之俞竅,在於諸浮絡之脉,故下文曰“氣血留居,則盛而起”。若作絡穴,則何能盛而起焉。

〔11〕氣血留居　氣血壅滯也。《呂氏春秋·圜道》:“一有所居則八虛。……一不欲留,留運爲敗。”高誘注:“居猶壅閉也。……留,滯。”

〔12〕盛而起　絡脉壅盛,故高起也。

〔13〕筋部無陰無陽,無左無右　《千金翼》卷二十五第一作“筋部無陰陽左右”,義同。《靈樞發微》注:“但以筋爲主,不必分陰經陽經,或左或右,而止候其筋之爲病耳。”

〔14〕候病所在　《千金翼》卷二十五第一作“候疾之所在”,義同。

〔15〕之　此下《千金翼》卷二十五第一有“間”字,義勝。

〔16〕受液　《靈樞》作“受益”,非是。《千金翼》卷二十五第一作“受津液”。

〔17〕溢腦髓　溢,《靈樞》、《千金翼》卷二十五第一均作“益”。益與溢通。《說文通訓定聲·解部》:“溢,器滿也。从水,益聲。按从二水無誼,當爲益之或體。”此爲補益義。又本經卷一第十二:“骨屬屈伸洩澤,補益腦髓,皮膚潤澤,是謂液。”與本文義亦同。

〔18〕曰:取之奈何?……各在其處　《靈樞》同。《千金翼》卷二十五第一作“若取之者,必須候病間甚者也”。疑《千金翼》係約而成文者。

〔19〕病間者淺之,甚者深之;間者少之,甚者衆之　少,《靈樞》作“小”。小與少義亦同,此作多少義,與下“衆”爲對文,衆,多也。《千金

翼》卷二十五第一作"間者,淺之少之;甚者,深之多之",義同,疑亦係約文而書。

〔20〕隨變而調氣 上文云"病之變化,浮沈淺深,不可勝窮"。故治當隨其變化,以調其氣機。

曰:人之肥瘦小大寒温,有老壯少小,別之[1]奈何? 曰:人年五十已上爲老[2],三十已上爲壯[3],十八以上爲少[4],六歲以上爲小[5]。曰:何以度[6]其肥瘦? 曰:人有脂[7]有膏[8]有肉。曰:別此奈何? 曰:䐃肉[9]堅,皮滿[10]者,脂[11]。䐃肉不堅,皮緩者,膏。皮肉不相離[12]者,肉。曰:身之寒温何如?曰:膏者,其肉淖[13],而[14]粗理者身寒,細理者身熱[15]。脂者,其肉堅,細理者熱[16],粗理者寒。少肉者寒温之症,未詳[17]。曰:其肥瘦大小奈何? 曰:膏者,多氣而皮縱緩[18],故能縱腹垂腴[19]。肉者,身體容大[20]。脂者,其身收小[21]。

〔1〕別之 原作"之別",連上句,不合常例,據《靈樞》乙正。

〔2〕五十已上爲老 《説文·老部》:"老,考也。七十曰老。"《禮記·曲禮》:"五十曰艾。……七十曰老而傳。"鄭玄注:"艾,老也。"是五十以上曰老者,自老之下限而言。

〔3〕三十已上爲壯 三十,《靈樞》、《病源》卷四十五養小兒候引經説、《千金》卷五第一及《外臺》卷三十五小兒方等引《小品方》均作"二十"。《禮記·曲禮》、《釋名·釋長幼》均同本經。是三十、二十,古已有此兩説。

〔4〕十八已上爲少 十八,《千金》卷五第一及《外臺》卷三十五小兒方等引《小品方》均作"十六"。《論語·季氏》:"少之時。"邢昺疏:"少謂人年二十九以下。"此當指少之上限。八亦或爲六之殘,待考。

〔5〕六歲已上爲小 《禮記·曲禮》:"人生十年曰幼。"則小亦有幼之義。

〔6〕度 此下《靈樞》有"知"字。

〔7〕脂 《靈樞》作"肥",據此後文例,非是。脂,膏之凝者。《爾雅·釋器》:"冰脂也。"郝懿行疏:"冰者,《説文》以爲凝之本字。故《釋文》冰,孫本作凝。云:膏凝曰脂。按内則注:脂,肥凝者;釋者曰膏。是脂膏,散文則通,對文則別。"《禮記·内則》:"脂、膏以膏之。"孔穎達疏:"凝

者爲脂,釋者爲膏。"詳本文脂膏對舉,義則有別。下文言脂者膕肉堅,膏者膕肉不堅。與此義正合。

〔8〕膏 肉之肥者。《説文·肉部》:"膏,肥也。"《國語·晉語》:"夫膏粱之性難正也。"韋昭注:"膏,肉之肥者。"本又爲脂之稀軟者。詳見上注。

〔9〕膕肉 《靈樞》作"膕内",下膕肉同。非是。

〔10〕皮滿 皮膚充盈而不鬆弛。《廣雅·釋詁》:"滿,充也。"皮滿與下文皮緩爲對文。

〔11〕脂 《靈樞》作"肥"。

〔12〕皮肉不相離 《類經》卷四第十八注:"皮肉連實而上下相應者。"此言皮肉不分也。離,分也。

〔13〕肉淖 淖,柔弱也,肉淖與下文肉堅爲對文。亦與綽通。《荀子·宥坐》:"淖約微達似察。"楊倞注:"淖約,柔弱也。淖,讀爲綽。"

〔14〕而 律以下文文例,疑衍。

〔15〕粗理者身寒,細理者身熱 《靈樞集註》任谷庵注:"粗理者,衞氣外洩,故身寒。細理者,衞氣收藏,故身熱。"按本經卷一第五云:"密理厚皮者,三焦膀胱厚;粗理薄皮者,三焦膀胱薄。"細密義通。蓋三焦與衞氣行相關,衞氣乃温分肉者也。故粗理者,三焦衞氣之氣薄,故身寒。細理者,三焦衞氣之氣盛,故身熱。

〔16〕熱 原作"和",原校云:"《靈樞》作熱。"律之上文文例及"身之寒温何如"之間,作"和"非。據《靈樞》改,並刪原校。

〔17〕少肉者寒温之症,未詳 此説甚是。此前後俱按脂、膏、肉三型分述,此無肉者,其脱也無疑。

〔18〕縱緩 縱與緩義亦同,此言弛緩也。

〔19〕縱腹垂腴 腹肌鬆弛,肥腴下垂。《玉篇·肉部》:"腴,腹下肥。"

〔20〕身體容大 體型大也。容,型式也。《周禮·考工記·函人》:"凡爲甲,必先爲容。"鄭玄注:"服者之形容也。"鄭司農云:"容謂象式。"

〔21〕身收小 體型小也,以其無縱腹垂腴之形,故曰收。收,斂也。《靈樞集註》張志聰注:"此衞氣深沈,不能充於皮肉,以致脂膜相連,而肌肉緊密,故其身收小也。

曰:三者之氣血多少何如? 曰:膏者多氣,多氣者熱,熱者耐寒也[1]。肉者多血,多血者[2]則形充,形充者則平也[3]。脂者其血清氣滑少[4],故不能大[5]。此别於衆人[6]也。曰:衆人如何[7]?曰:衆人之皮肉脂膏不能相加也[8],血與氣不能相多也[9]。故其形不小不大,各自稱其身[10],名曰衆人。曰:治之奈何?曰:必先别其三形[11],血之多少,氣之清濁[12],而後調之。治無失常經[13]。是故膏人者,縱腹垂腴;肉人者,上下容大;脂人者,雖脂不能大[14]。

〔1〕熱者耐寒也　也,《靈樞》無。《類經》卷四第十八注:"膏者多氣,氣爲陽,故質熱而耐寒也。"

〔2〕多血者　《靈樞》無此三字。據上文"多氣者熱"例,本經是。

〔3〕形充者則平也　《靈樞》作"充形則平"。《類經》卷四第十八注:"肉者多血,血養形,故形充而氣質平也。"

〔4〕脂者其血清氣滑少　詳此前言"氣血多少",此後言"血之多少,氣之清濁",不曾涉及滑濇之義,故本文"滑"字疑衍。血清氣少,氣血清少也,非血爲清氣爲少。蓋膏者氣多,肉者血多,脂者血氣清少,是以爲别。

〔5〕不能大　身形不大也。蓋脂者肉堅身收小,血氣清少不能充形。故不能大也。

〔6〕衆人　此下《靈樞》有"者"字。衆同眾。《説文‧㐺部》:"眾,多也。"衆人者,多數人也。

〔7〕如何　《靈樞》作"奈何",合於常例。

〔8〕衆人之皮肉脂膏不能相加也　衆人與膏人脂人肉人有别,故其皮肉膏脂不能增加。

〔9〕血與氣不能相多也　衆人非比膏人之多氣、肉人之多血、脂人之氣血清少,故其血氣不能增多。

〔10〕各自稱其身　衆人者,皮肉脂膏不相加,血氣不相多,其身之大小,皆稱其體,是當爲常人之形也。

〔11〕三形　原作"五形",詳前言惟膏、脂、肉三形,作五者非,據《靈樞》改。

〔12〕氣之清濁　氣有清濁者,化源不同也。蓋受於穀氣者爲濁氣,受於天氣者爲清氣。然清中有濁,濁中有清,亦在轉化而已。詳見本經卷一第十二。

〔13〕治無失常經　《類經》卷四第十八注：“三形既定，血氣既明，則宜補宜瀉，自可無失常經矣。”《靈樞集註》張志聰注：“無失衛氣之常經，斯爲和平之人矣。”按此節義在言治三形之大法，故此上云“必先別其三形”，此下復明三形，義在必據三形而後調之，是之謂“無失常經”。故當以《類經》注爲是。經，道也、法也。《呂氏春秋·有始》：“生之大經也。”高誘注：“經，道也。”《左傳·宣公十二年》：“武之善經。”杜預注：“經，法也。”

〔14〕雖脂不能大　脂爲膏之凝者，故脂人之䐃肉堅，皮膚滿，身收小，是以雖脂不能大也。

按：本文所論膏、脂、肉三形人，及其與衆人別，在醫學上有重要意義。蓋三形之人，本非常形，如膏者之多氣，肉者之多血，脂者之血清氣少，不僅在生理上陰陽失調，其軀體之外形，亦與常人有別。因而在治療時，必先別三形，根據三形之特殊體質，而後調之，是爲“無失常經”。此應視爲治療學上一重要原則，就是要注意體型的差異。同時也説明膏、脂、肉盛者，並非常道，自不如皮肉脂膏不相加、血氣不相多，其形不大不小，自稱其身之衆人爲得。

曰：病者[1]多以旦慧晝安夕加夜甚者[2]何也？曰：春生夏長秋收冬藏[3]，是氣之常也，人亦應之。以一日一夜分爲四時之氣[4]，朝[5]爲春，日中爲夏，日入爲秋，夜半[6]爲冬。朝則人氣始生[7]，病氣衰，故旦慧[8]；日中則人氣長[9]，長則勝邪，故安；夕則人氣始衰[10]，邪氣始生，故加；夜半人氣入藏[11]，邪氣獨居於身，故甚[12]。曰：其時有反者[13]何也？曰：是不應四時之氣，藏獨主其病者[14]。是必以藏氣之所不勝時者甚[15]，以其所勝時者起也[16]。曰：治之奈何？曰：順天之時，而病可與期[17]。順者爲工，逆者爲粗也。

〔1〕病者　《靈樞》作“夫百病者”。

〔2〕旦慧晝安夕加夜甚者　者，《靈樞》無。旦、晝、夕、夜者，以日夜分四時也。據此下文義，約言之，則日出爲旦，日中爲晝，日入爲夕，夜半

爲夜。慧、安、加、甚者，病情之變化也。《廣雅・釋詁》：“慧，愈也。”此有小愈之義，小愈者，減輕也，與夕加者相對也。

〔3〕春生夏長秋收冬藏　四氣之序也。《禮記・樂記》：“春作、夏長，仁也；秋斂、冬藏，義也。”此所言作、長、斂、藏，與本文義亦同。《素問識・四氣調神大論》：“簡按司馬遷云：春生夏長秋收冬藏，此天地之大經也，弗順則無以爲紀綱。故四時之大順不可失。”

〔4〕一日一夜分爲四時之氣　《靈樞》無“一夜”及“之氣”四字。按“之氣”二字疑衍。此以一歲之序，比擬一晝夜之序。《類經》卷十四第二十三注：“天地之交，四時之序，惟陰陽升降而盡之矣。自子之後，太陽從左而升，升則爲陽。自午之後，太陽從右而降，降則爲陰。大而一歲，小而一日，無不皆然。故一日亦分四時也。”

〔5〕朝　此下《靈樞》有“則”字。

〔6〕夜半　原作“夜”，據後文云“夜半人氣入藏”例，此脫“半”字，據《靈樞》補。

〔7〕朝則人氣始生　《靈樞發微》注：“衛氣爲陽。朝則自足太陽經之睛明穴，以行於足、手陽經，其氣始生於朝。”《類經》卷十四第二十三注：“朝時太陽在寅卯，自下而上，在人應之，陽氣正升。”又《素問・生氣通天論》：“平旦人氣生，日中而陽氣隆，日西而陽氣已虛，氣門乃閉。”王冰注：“夫氣之有者，皆自少而之壯，積暖以成炎，炎極又涼，物之理也。故陽氣平曉生，日中盛，日西而已減虛也。氣門謂玄府也。所以發泄經脉營衛之氣，故謂之氣門也。”楊上善注：“夫陽者，生氣也，陰者，死氣也。故陽氣一日而主外，陰氣一夜而主內。一日外者，分爲三時，平旦人氣始生，爲少陽也；日中人氣隆盛，爲太陽也；日西人氣始衰，爲虛陽也。”按《素問》此文與本文義亦同，諸家均以陽氣消長之義解之，固通。然馬蒔則以衛氣出入解人氣，亦有所據。詳《靈樞・衛氣行》，本經在卷一第九，亦稱衛氣爲人氣。且衛氣晝行於陽在外，夜行於陰在臟。與本篇言“夜半人氣入藏”之義亦合。故馬注義亦通。

〔8〕旦慧　律之此下言安、加、甚文例，“旦”字疑衍。

〔9〕日中則人氣長　《靈樞發微》注：“日中則衛氣漸長。”《類經》卷十四第二十三注：“日中太陽在巳午，自東而中，在人應之，陽氣正盛。”

〔10〕夕則人氣始衰　《靈樞發微》注：“夕則衛氣行於陽經者周，而將入於陰經，其氣始衰。”《類經》卷十四第二十三注：“夕時太陽在申酉，由中

而昃,在人應之,陽氣始衰。"

〔11〕夜半人氣入藏 《靈樞發微》注:"夜半則衛氣行於陰經,全入於藏。"《類經》卷十四第二十三注:"夜半太陽在戌亥,自上而降,在人應之,陽氣伏藏。"

〔12〕甚 此下《靈樞》有"也"字。

〔13〕其時有反者 反其前言四時之序者。

〔14〕藏獨主其病者 《類經》卷十四第二十三注:"不應四時之氣者,以藏氣獨主其病,有所勝所不勝也。"

〔15〕以藏氣之所不勝時者甚 《類經》卷十四第二十三注:"所不勝者,如脾病畏木,肺病畏火,腎病畏土,肝病畏金,心病畏水。值其時日,故病必甚也。"按以五行生剋論之,此言"所不勝時者",爲剋我之氣所主時也。

〔16〕以其所勝時者起也 《靈樞發微》注:"若人之藏氣能勝時之氣,如肺氣能勝旦之木,腎氣能勝晝之火,心氣能勝夕之金,脾氣能勝夜之水,故至於慧且安也。"《類經》卷十四第二十三注:"所勝時者,如脾病喜火土,肺病喜土金,腎病喜金水,肝病喜水木,心病喜木火。值其時日,故病當起也。"按以五行生剋論之,此言"所勝時者",爲我剋之氣所主時也。張注言"喜"者,生我、自生之氣,恐非此文之義。

〔17〕順天之時,而病可與期 《靈樞發微》注:"治之者能順其時,如脾病不能勝旦之木,則補脾而瀉肝;肺病不能勝晝之火,則補肺而瀉心;肝病不能勝夕之金,則補肝而瀉肺;心病不能勝夜之水,則補心而瀉腎。斯病可與期也。"

　按:旦慧晝安夕加夜甚,乃將一日夜喻爲一年之春夏秋冬四時也。蓋陰陽之消長,一年分爲四時,一日夜亦分爲四時。此其時雖不同,理則一貫。人與天地相參,故人體陰陽之消長,亦與外氣相通,生者如是,病者亦如是,因其病情變化,遂有旦慧晝安夕加夜甚之別。近年生物鐘説興,有學者對中醫之論進行初步驗証,自有其規律可察。足証《内經》此論,亦非謬説,且其立言,由來尚矣。

陰陽大論第七
本篇自"陰静陽躁"至"氣虛宜掣引之"，見《素問·陰陽應象大論》、《太素·陰陽大論》；自"陽從左"至"綿綿乎屬不滿日"，見《素問·方盛衰論》；自"冬三月之病"至"期在盛水"，見《素問·陰陽類論》、《太素·脉論》。

提要：本篇重在從天地、人體、醫事等具體物象及事理方面，論述陰陽之有關問題，故以此名篇。其主要内容有：論述陰陽之形性逆順，清濁之所出，氣味形精之歸化，氣味厚薄之異用，寒熱所傷，陰陽更勝等機理；自然界之氣與臟氣之通應；邪氣感人爲病及鍼刺一般原則；先別陰陽之診及諸病治療大法；四時發病陰陽氣絶之預後等。

陰静陽躁[1]。陽生陰長，陽殺陰藏[2]。陽化氣，陰成形[3]。寒極生熱，熱極生寒[4]。寒氣生濁，熱氣生清[5]。清氣在下則生飧泄[6]，濁氣在上則生䐜脹[7]。此陰陽反作[8]，病之逆順[9]也。故清陽爲天，濁陰爲地[10]。地氣上爲雲，天氣下爲雨。雨出地氣，雲出天氣[11]。故清陽出上竅，濁陰出下竅[12]。清陽發腠理，濁陰走五藏[13]。清陽實四肢，濁陰歸六府[14]。

〔1〕陰静陽躁　《素問》王冰注："言應物類運用之標格也。"《素問發微》注："地之陰主静而有常，天之陽主躁而不息。"按躁者，動也。動之與静，其大者，固可言天地。其小者，亦可言萬物。故王氏謂"應物類運用之標格"，義甚是。

〔2〕陽生陰長，陽殺陰藏　陽殺陰藏，《太素》作"陰敓陽藏"。楊上善注："少陽春也，生起萬物；少陰秋也，長熟萬物。五月是陽，起一陰爻，敓氣者也。十一月是冬藏，起一陽爻，生氣者也。有本云：陰生陽敓也之。"按此又別傳之説也。敓，煞之別字。煞通殺。王冰注："明前天地殺生之殊用也。神農曰：天以陽生陰長，地以陽殺陰藏。"《素問發微》注："天雖主陽，而陽中有陰，故其於萬物之生長也，陽生之而陰長之；地雖主陰，而陰中有陽，故其於萬物之殺藏也，陽殺之而陰藏之。殺者，肅殺之殺，非

殺戮之謂也。"《類經》卷二第一注："此即四象之義,陽生陰長,言陽中之陰陽也。陽殺陰藏,言陰中之陰陽也。蓋陽不獨立,必得陰而後成。如發生賴於陽和,而長養由乎雨露。是陽生陰長也。陰不自專,必因陽而後行。如閉藏因於寒冽,而肅殺出乎風霜。是陽殺陰藏也。此於對待之中,而復有互藏之道。所謂獨陽不生,獨陰不成也。"《內經知要·陰陽》注："陽之和者,爲發育;陰之和者,爲成實。故曰陽生陰長,此陰陽之治也。陽之亢者,爲焦枯;陰之凝者,爲封閉。故曰陽殺陰藏。此陰陽之亂也。"按本文與《素問·天元紀大論》所謂"天以陰生陰長,地以陽殺陰藏"之義,不盡相同。彼則專指天地言,此則渾指衆物論。蓋乃概言陽既能生,亦能殺,陰既能長,亦能藏之理,且具辯證之義。

〔3〕陽化氣,陰成形 《類經》卷二第一注："陽動而散,故化氣。陰靜而凝,故成形。"

〔4〕寒極生熱,熱極生寒 《類經》卷二第一注："陰寒陽熱,乃陰陽之正氣。寒極生熱,陰變爲陽也;熱極生寒,陽變爲陰也。邵子曰:動之始則陽生,動之極則陰生。靜之始則柔生,靜之極則剛生。此《周易》老變而少不變之義。如人傷於寒,則病爲熱。本寒而變熱也。內熱而極,而反寒慄,本熱而變寒也。故陰陽之理,極則必變。"本文言寒生熱,熱生寒。張注以陰陽互變之義釋之爲得。然或生或變,皆反者也。其所以然有此變生,重要的一點是"極",極則窮盡,物極必反。是以寒之所以生熱,熱之所以生寒,極也。

〔5〕寒氣生濁,熱氣生清 《素問發微》注："寒氣主陰,陰主下凝而不散,故濁氣生焉;熱氣主陽,陽主上升而不凝,故清氣生焉。"《類經》卷二第一注："寒氣凝滯,故生濁陰;熱氣升散,故生清陽。"按本文與卷一第十二所謂"受穀者濁,受氣者清"。理本一貫。蓋受穀者,受穀之味也。本篇下文曰"陽爲氣,陰爲味"。而寒則爲陰,熱則爲陽。實則皆指寒與味,陰也,化生濁氣。熱與氣,陽也,化生清氣。

〔6〕清氣在下則生飧泄 飧泄,《太素》作"喰洩"。按喰爲飧之俗體。《素問發微》注："清氣主陽宜在上,今反在下,則生飧泄。蓋有降而無升也。"《聖濟總錄》卷七十四飧泄:"《內經》曰:清氣在下,則生飧泄。又曰:久風爲飧泄。夫脾胃,土也。其氣沖和,以化爲事。今清濁交錯,風邪之氣,得以干胃,故沖氣不能化,而食物完出。"

〔7〕濁氣在上則生䐜脹 《素問發微》注："濁氣主陰宜在下,今反在

上,則生䐜脹。蓋有升而無降也。"《聖濟總錄》卷五十七䐜脹:"《内經》謂濁氣在上則生䐜脹。此陰陽反作,病之逆從也。夫清陽爲天,濁陰爲地,二者不可相干。今濁氣在上,爲陰氣干擾,清陽之氣,鬱而不散,所以䐜塞而脹滿,常若飽也。"

〔8〕陰陽反作 《素問》王冰注:"反謂反覆,作謂作務。反覆作務,則病如是。"按王注義恐非是。《素問發微》注:"此其陰陽相反,而作此病。"《素問識》:"簡按《千金・腎藏門》云:陰陽飜作,陽氣内伏,陰氣外昇。知是反飜通。"又《太素》作"陰陽之反祚也"。楊上善注:"祚,福也。逆之則爲反,順之爲福也。"楊注難合文義,似失之矣。又《素問校正》:"《千金方》卷十七作陰陽反祚。祚,位也。陰陽反祚,言陰陽反其位也。清氣在下,濁氣在上,正陰陽反其位也。當依《千金》作反祚。"此義或與《太素》文合。按反作者,相反其用。作,用也。《左傳・成公八年》:"退不作人。"杜預注:"作,用也。"清濁各具陰陽之性,各奉上下之位。故清氣在上,則爲正作,今者在下,乃爲反作;濁氣在下,則爲正作,今昔在上,乃爲反作。此"陰陽反作"之義也。至所言飧泄、䐜脹者,舉其一端而已,非反作之病,僅限於此。

〔9〕逆順 《素問發微》注:"此其陰陽相反而作此病,病之所以爲逆也,反是則爲從矣。"《類經》卷二第一注:"順則爲從,反則爲逆。"按馬、張皆未明詞義,順文而釋,失之矣。此爲偏義複詞,是言逆也。《素問吳註》注:"逆從,不順也。"《素問講義》注:"逆從,唯是逆耳。"

〔10〕清陽爲天,濁陰爲地 《素問發微》注:"積陽爲天,則陽氣之至清者爲天也。積陰爲地,則陰氣之至濁者爲地也。"又《列子・天瑞》:"清輕者上爲天,濁重者下爲地。"張湛注:"天地何邪? 直虛實清濁之自分判者耳。"《淮南子・天文訓》:"清陽者,薄靡而爲天。重濁者,凝滯而爲地。"高誘注:"薄靡者,若塵埃飛揚之貌。"按此與本文義亦同。是天地亦陰陽清濁之分判也。

〔11〕雨出地氣,雲出天氣 《太素》作"雨出地,氣也天"。疑有脱誤。《素問》王冰注:"陰凝上結則合以成雲。陽散下流則注而爲雨。雨後雲以施化,故言雨出地。雲憑氣以交合,故言雲出天。"

〔12〕清陽出上竅,濁陰出下竅 《素問》王冰注:"氣本乎天者親上,氣本乎地者親下。各從其類也。上竅謂耳目鼻口。下竅謂前陰後陰。"《素問發微》注:"凡人身之物,有屬清陽者焉,如涕唾氣液之類,則出於上

竅。耳目口鼻之爲七竅者,皆清陽之所出也。有屬濁陰者焉,如污穢溺之類,則出於下竅。前陰後陰之爲二竅者,皆濁陰之所出也。"

〔13〕清陽發腠理,濁陰走五藏 《素問》王冰注:"腠理謂滲泄之門,故清陽可以散發。五藏爲包藏之所,故濁陰可以走之。"《素問集註》張志聰注:"腠者,三焦通會元真之處。理者,皮膚藏府之文理。言清陽之氣,通會於腠理。而濁陰之精血,走於五藏。五藏主藏精者也。"

〔14〕清陽實四肢,濁陰歸六府 歸,《太素》作"實"。楊上善注:"四肢六府,雖別爲陰陽,復分陰陽也。四肢在外,故清氣實之。六府在內,故濁穀實之。"《素問》王冰注:"四肢外動,故清陽實之。六府內化,故濁陰歸之。"《素問發微》注:"凡清陽之物,實於四肢,以四肢爲諸陽之本也。凡濁陰之物,歸於六府,以六府受化物而不藏也。"《素問集註》張志聰注:"四肢爲諸陽之本。六府者,傳化物而不藏。此言飲食所生之清陽,充實於四肢,而渾濁者,歸於六府也。"按馬、張二注義更明。

水爲陰,火爲陽[1]。陽爲氣,陰爲味[2]。味歸形,形歸氣[3]。氣歸精,精歸化[4]。精食氣,形食味[5]。化生精,氣生形[6]。味傷形,氣傷精[7]。精化爲氣[8],氣傷於味[9]。陰味出下竅,陽氣出上竅[10]。味厚者爲陰,薄爲陰之陽[11]。氣厚者爲陽,薄爲陽之陰[12]。味厚則泄,薄則通[13]。氣薄則發泄,厚則發熱[14]。壯火之氣衰,少火之氣壯[15];壯火食氣,氣食少火[16];壯火散氣,少火生氣[17]。氣味辛甘發散爲陽,酸苦涌泄爲陰[18]。

〔1〕水爲陰,火爲陽 《太素》注:"五穀爲食中水冷謂之陰也,食中火熱爲之陽也。"按楊注限於五穀之義,似拘矣。《素問》王冰注:"水寒而靜,故爲陰。火熱而躁,故爲陽。"《素問發微》注:"夫陰陽者,萬物之父母。而水火者,陰陽之徵兆。舉水火而足以盡陰陽矣。故水爲陰,而凡物之成於水者,屬陰;火爲陽,而凡物之成於火者,屬陽。"《類經》卷二第一注:"水潤下而寒,故爲陰;火炎上而熱,故爲陽。水火者,即陰陽之徵兆。陰陽者,即水火之性情。凡天地萬物之氣,無往而非水火之運用。"按此以水火爲陰陽之徵兆,以明具體之物象。故凡物之類於水者,陰也;類於火者,陽也。

〔2〕陽爲氣,陰爲味 《太素》注:"食中火熱,發穀五氣也。食中水

冷,發穀五味也之。"《素問》王冰注:"氣惟散布,故陽爲之。味曰從形,故陰爲之。"《類經》卷二第一注:"氣無形而升,故爲陽;味有質而降,故爲陰。此以藥食氣味言也。"按張注以藥食氣味言此陰陽之義則是。

〔3〕味歸形,形歸氣 《素問》王冰注:"形食味,故味歸形。氣養形,故形歸氣。"《素問發微》注:"凡物之味,所以養吾人之形,故味歸於形,正以形體屬陰,而味亦爲陰也。然吾人之形,必歸於吾人之氣,豈非形必資氣而後生乎。……其曰味歸形,形歸氣。言味歸人身之形,而形又歸於人身之氣。皆根第一味字而言也。"《類經》卷二第一注:"歸,依投也。五味生精血以成形,故味歸於形。形之存亡,由氣之聚散,故形歸於氣。"按歸,本文皆指相反而能歸屬者,實含轉化之義。《國語·越語下》:"贏縮轉化。"韋昭注:"贏縮,進退也。轉化,變易也。"《淮南子·原道訓》:"託小以包大,在中以制外,行柔而剛,用弱而强,轉化推移,得一之道,而以少正多。"又云:"萬物紛糅,與之轉化。"以上所舉如贏縮、小大、中外、柔剛、弱强等,得以互相轉化,與本文言"歸"之義亦同。是歸即轉化也。本文言味歸形,形歸氣者,當即味可以轉化爲形,而形亦可以轉化爲氣也。此言形,亦渾指人體之有形物也。

〔4〕氣歸精,精歸化 精歸化,《太素》無此三字。《素問》王冰注:"精食氣,故氣歸精。化生精,故精歸化。"《素問發微》注:"甚曰氣歸精,精歸化,言氣歸人身之精,而精又歸人身之化。皆根第一氣字而言也。"《類經》卷二第一注:"氣者,真氣也。所受於天,與穀氣并而充身者也。人身精血,由氣而化,故氣歸於精。精者,坎水也。天一生水,爲五行之最先,故物之初生,其形皆水。由精以化氣,由氣以化神,是水爲萬化之源,故精歸於化。"按張注涉於八卦五行之義,似遠之矣。王注言雖簡而義則該。

〔5〕精食氣,形食味 《素問》王冰注:"氣化則精生,味和則形長。故云食之也。"《類經》卷二第一注:"食,如子食母乳之義。氣歸精,故精食氣。味歸形,故形食味。"

〔6〕化生精,氣生形 《太素》無此六字。《素問》王冰注:"精微之液,惟血化而成。形質之有,資ँ行營立。故斯二者,各奉生乎。"《素問發微》注:"所謂精歸化者,以化生此精也。化爲精之母,故精歸於化耳。所謂形歸氣者,以氣生此形也。氣爲形之父,故形歸於氣耳。"

〔7〕味傷形,氣傷精 《太素》注:"五味各走其藏,淫則各傷其藏。精

本從氣化有，氣淫則各傷其精也。"《素問》王冰注："過其節也。"《素問發微》注："此言過者反有所傷，而亦互有所傷也。夫味歸形而形食味。則凡物之味，固可以養形也。然或太過，適所以傷此形耳。氣歸精而精食氣。則凡物之氣，固所以養精也。然氣或太過，適所以傷此精耳。"

〔8〕精化爲氣　爲，《太素》無。《類經》卷二第一注："上文既云氣歸精，是氣生精也。而此又曰精化氣，是精生氣也。二者似乎相反，而正不知此精氣互根之妙，以應上文天地雲雨之義也。"《内經知要·陰陽》："氣本歸精，氣爲精母也。此云精化爲氣者，精亦能生氣也。"

〔9〕氣傷於味　《類經》卷二第一注："上文曰味傷形，則未有形傷而氣不傷者。如云味過於酸，肝氣以津，脾氣乃絶之類，是皆味傷氣也。"

〔10〕陰味出下竅，陽氣出上竅　《太素》注："五味糟粕爲大小便也。穀氣不行經隧者，積於胸中，成於吐納也。"《素問》王冰注："味有質，故下流於便寫之竅。氣無形，故上出於呼吸之門。"

〔11〕味厚者爲陰，薄爲陰之陽　薄，《千金》卷二十六第一作"味薄者"，義同。本文不言味者，省文也。《太素》注："夫陰陽之道，推之可萬也。如五味是陰，味之厚薄，亦是陰陽。故味之厚者，陰中之陰。味薄者，陰中之陽也。"《素問》王冰注："陰爲味，味厚者爲純陰，故味薄者爲陰中之陽。"按味，藥食之味也。

〔12〕氣厚者爲陽，薄爲陽之陰　薄，《千金》卷二十六第一作"氣薄者"。義同，本文不言氣者，亦省文也。《太素》注："五氣是陽，氣之厚薄又是陰陽。故氣之厚者，陽中之陽，氣之薄者，陽中之陰也。"《素問》王冰注："陽爲氣，氣厚者爲純陽。……氣薄者爲陽中之陰。"按氣，藥食之氣也。

〔13〕味厚則泄，薄則通　通下《千金》卷二十六第一有"流"字。《太素》注："味厚氣薄則上下吐洩。"《素問》王冰注："陰氣潤下，故味厚則泄利。……味薄爲陰少，故通泄。"《素問發微》注："惟味之厚者爲純陰，所以用之則泄瀉其物於下。如大黃氣大寒味極厚，爲陰中之陰，主於泄瀉是也。味之薄者爲陰中之陽，所以用之則流通，不至於泄瀉也。如木通、澤瀉爲陰中之陽，主於流通是也。"《素問紹識》："先兄曰：泄謂大便，通謂小便。"此本於馬蒔說。按本文言厚薄，皆指乎味，而薄不言味者，省文也。故楊注似失之矣。王、馬二說義近均通。

〔14〕氣薄則發泄，厚則發熱　《太素》作"氣厚則洩，薄則發"。楊上善注："味薄氣厚則上下通發。"按楊注"厚"作氣厚釋，義非是。又《千金》

卷二十六第一"發熱"作"秘塞",宋刊本亦同,此別傳也。《素問》王冰注："陽氣炎上,故氣厚則發熱。……氣薄爲陽少,故汗出。發泄謂汗出也。"《素問發微》注："氣之薄者爲陽中之陰,所以用之則發其汗於上。如麻黃爲氣之薄者,陽也,升也,故能發表出汗。氣之厚者爲純陽,所以用之則發熱,不止於發汗也。如用附子則太熱之類。"王、馬二注,隨文釋之,義亦可參。

〔15〕壯火之氣衰,少火之氣壯 《太素》注："壯盛火熱之氣,盛必衰也。小微火暖之氣,必爲壯盛。此陰陽之變也。"《素問》王冰注："火之壯者,壯已必衰。火之少者,少已必壯。"

〔16〕壯火食氣,氣食少火 《素問》王冰注："氣生壯火,故云壯火食氣。少火滋氣,故云氣食少火。"

〔17〕壯火散氣,少火生氣 《素問》王冰注："以壯火食氣,故氣得壯火則耗散。以少火益氣,故氣得少火則生長。人之陽氣,壯少亦然。"《類經》卷二第一注："火,天地之陽氣也。天非此火不能生物,人非此火不能有生。故萬物之生,皆由陽氣。但陽和之火則生物,亢烈之火反害物。故火太過則氣反衰,火和平則氣乃壯。壯火散氣,故云食氣,猶言火食此氣也。少火生氣,故云食火,猶言氣食此火也。此雖承氣味而言,然造化之道,少則壯,壯則衰,自是如此,不特專言氣味者。"

〔18〕氣味辛甘發散爲陽,酸苦涌泄爲陰 《素問》王冰注："非惟氣味分正陰陽,然辛甘酸苦之中,復有陰陽之殊氣爾。何者? 辛散甘緩,故發散爲陽。酸收苦泄,故涌泄爲陰。"按此以陰陽可分之理,復明藥食之氣味,又各具陰陽之性也。

陰勝則陽病,陽勝則陰病[1]。陰病則熱,陽病則寒[2]。《素問》作陽勝則熱,陰勝則寒。重寒則熱,重熱則寒[3]。寒傷形,熱傷氣[4]。氣傷痛,形傷腫[5]。故先痛而後腫者,氣傷形也。先腫而後痛者,形傷氣也。風勝則動[6],熱勝則腫[7],燥勝則乾[8],寒勝則浮[9],濕勝則濡泄[10]。天有四時五行,以生長收藏,以生寒暑燥濕風。人[11]有五藏,化爲五氣[12],以生喜怒悲憂恐。故喜怒傷氣,寒暑傷形[13]。暴怒傷陰,暴喜傷陽[14]。厥氣上行,滿脉去形[15]。故曰[16]喜怒不節,寒暑過度,生乃不固。重陰必陽,重陽必陰[17]。此陰陽之變也[18]。

〔1〕陰勝則陽病，陽勝則陰病　《太素》注："夫陰陽和，物生者也。今陽虛者，陰必并之。陰并陽者，是則陰勝，故陽病也。陰虛亦爾。"《類經》卷二第一注："此下言陰陽偏勝之爲病也。陰陽不和則有勝有虧，故皆能爲病。"又《素問發微》注言勝者爲物類氣味大過。病者指人之形氣不敵。理雖可通，然於此文，義則非是。

〔2〕陰病則熱，陽病則寒　病，《太素》同，今本《素問》與此下原校同。此文雖異而義亦同。楊上善注："陰病陽勝，故熱。陽病陰勝，故寒也。"

〔3〕重寒則熱，重熱則寒　《太素》作"重熱則寒，重陰則熱"。楊上善注："謂陰陽極。"《素問》王冰注："物極則反。"《類經》卷二第一注："物極則變也。此即上文寒極生熱，熱極生寒之義。蓋陰陽之氣，水極則似火，火極則似水，陽盛則隔陰，陰盛則隔陽。故有真寒假熱，真熱假寒之辨。此而錯認，則死生反掌。"按張氏釋"物極則變"之義，與楊、王注同，甚是。然所舉真寒假熱，真熱假寒，與本文義當有別。蓋重，平聲，有疊集之義。《玉篇·壬部》："重，疊也。"《廣韻·鍾韻》："重，複也，疊也。"疊集之極，故當變也。

〔4〕寒傷形，熱傷氣　《太素》注："形者，和陰也。氣者，和陽也。寒甚有傷於形，熱甚傷奪其氣。斯之常。"《素問》王冰注："寒則衛氣不利，故傷形。熱則榮氣內消，故傷氣。雖陰成形，陽化氣，一過其節，則形氣被傷。"

〔5〕氣傷痛、形傷腫　《太素》注："衛氣行於膚肉之中，邪氣客於膚肉，壅遏衛氣，迫於分肉，故痛。既迫痛傷形，即便爲腫也。"《素問》王冰注："氣傷則熱結於肉分，故痛。形傷則寒薄於皮腠，故腫。"《類經》卷二第一注："氣欲利，故傷之則痛。形有質，故傷之則腫。"按此承上文對舉之也。言寒易傷形，形傷故腫；熱易傷氣，氣傷故痛。然寒雖傷形，亦何嘗不傷氣而爲痛；熱雖傷氣，亦何嘗不傷形而爲腫。故此中微義，自當活看。

〔6〕風勝則動　動，《太素》作"腫"，非是。《素問》王冰注："風勝則庶物皆搖，故曰動。"新校正云："按《左傳》云：風淫末疾。即此義也。"《素問發微》注："故風氣勝者，吾人之體從之而動，如振掉搖動之類皆是也。"按風之性本爲動。若夫飛砂走石，振拉摧拔者，天地之病風動也；震顫掉眩，抽搐瘈瘲者，人體之病風動也。故曰風勝則動。

〔7〕熱勝則腫　《太素》無"熱勝則"三字，"腫"字連上句讀，當係脫

誤。《素問》王冰注："熱勝則陽氣內鬱，故洪腫暴作，甚則榮氣逆於肉理，聚爲癰膿之腫。"按上文言熱傷氣，氣傷痛，此云熱勝則腫者，立論之重點有所不同。兩者合參，義則完矣。

〔8〕燥勝則乾　《素問》王冰注："燥勝則津液竭涸，故皮膚乾燥。"《類經》卷二第一注："燥勝者，爲津液枯涸，內外乾澀之病。"按張注"內外乾澀"，於義爲勝。

〔9〕寒勝則浮　浮，《太素》作"胕"，楊上善注："怤付反。檢義當腐。寒勝肉熱，肉當腐。"《素問》王冰注："寒勝則陰氣結於玄府，玄府閉密，陽氣內攻，故爲浮。"《素問發微》注："即上文之寒傷形而形傷腫者是也。"《類經》卷二第一注："寒勝者，陽氣不行，爲脹滿浮虛之病。"按諸説義似未盡。蓋浮者胕也，有《太素》爲証。胕者，腫也。詳《內經》浮腫與胕腫並用。如《欬論》云："面浮腫氣逆也。"氣交變大論云："甚則腹滿朜腫。"水熱穴論云："故水腫，下爲胕腫大腹。"至真要大論云："身面胕腫。"等等。可證浮腫與胕腫音同義通。又《山海經·西山經》："可以已胕。"郭璞注："已胕，治胕腫也。"然本文之腫者，乃氣虛不運，水氣泛溢之腫，與上文"熱勝則腫"，爲熱邪結聚，營氣不從之腫，亦自有別耳。

〔10〕濕勝則濡泄　泄，《太素》無。楊上善注："陰濕氣勝則氣污也"。《素問》王冰注："濕勝則內攻於脾胃，脾胃受濕，則水穀不分，水穀相和，故大腸傳道而注寫也。以濕內盛而寫，故謂之濡寫。"又《素問·六元正紀大論》王冰注："濡泄，水利也。"馬蒔、張介賓等，亦同王冰注，從濡泄作解。然詳此上諸文，風言動、熱言腫、燥言乾、寒言浮，則濕當從《太素》作"濡"爲是，與風、熱、燥、寒四句文既同式，與燥亦相對成義。故"泄"字疑衍。濡者，浸漬濕潤也，其病亦非泄之一端。

〔11〕人　此上原衍"人有"二字，據明抄本、《素問》、《太素》刪。

〔12〕五氣　《素問》王冰注："五氣謂喜怒悲憂恐。然是五氣，更傷五藏之和氣也。"《太素》注："五氣，五藏氣也，喜怒等心肺肝脾腎五志者。"按此言五氣，當是五臟所藏五志之氣也。

〔13〕喜怒傷氣，寒暑傷形　《素問》王冰注："喜怒之所生，皆生於氣，故云喜怒傷氣。寒暑之所勝，皆勝於形，故云寒暑傷形。近取舉凡則如斯矣。細而言之，則熱傷於氣，寒傷於形。"《太素》注以"喜怒傷氣"爲"內傷者也"，"寒暑傷形"爲"外傷者也"。《類經》卷二第一注："喜怒傷內故傷氣。寒暑傷外故傷形。舉喜怒言，則悲憂恐同矣；舉寒暑言，則燥濕風同

矣。上文言寒傷形、熱傷氣，與此二句似乎不同。蓋彼以陰陽分形氣，此以內外分形氣也。”按此言氣、形者，實則神志與形體相對焉，故與上文言“寒傷形，熱傷氣”之形、氣有別。舉喜怒者，該悲憂恐；舉寒暑者，該風、燥、濕也。此與上篇言“風寒傷形，憂恐忿怒傷氣”義同。

〔14〕暴怒傷陰，暴喜傷陽 《太素》無此八字。《素問》注：“怒則氣上，喜則氣下。故暴卒氣上則傷陰；暴卒氣下則傷陽。”《素問發微》注：“暴怒者，猝暴而怒也。肝在志爲怒。《舉痛論》言：怒則氣上。則暴怒者，氣皆并於上，而營氣不能下生矣。暴喜者，猝暴而喜也。心在志爲喜。《舉痛論》言：喜則氣緩。則暴喜者，氣爲之緩，無所主持，而衛氣不能外達矣。”《類經》卷二第一注：“氣爲陽，血爲陰。肝藏血，心藏神。暴怒則肝氣逆而血亂，故傷陰。暴喜則心氣緩而神逸，故傷陽。如《行鍼篇》曰：多陽者多喜，多陰者多怒。亦各從其類也。”《醫學綱目》卷一陰陽注：“分而言之，則怒之氣從下上而先發於陰，故曰暴怒傷陰；喜之氣從上下而先發於陽，故曰暴喜傷陽。”按諸家說解，義不盡同，張注於義爲順。又此云陰陽者，以情志所傷分陰陽也。情志所傷，及於五臟。五臟亦別陰陽二氣，與五氣相應，義或本此。

〔15〕厥氣上行，滿脉去形 《太素》無此八字。《素問》王冰注：“厥，氣逆也。逆氣上行，滿於經絡，則神氣浮越，去離形骸矣。”《類經》卷二第一注：“厥，逆也。言寒暑喜怒之氣，暴逆於上，則陽獨實，故滿脉。陽亢則陰離，故去形。此孤陽之象也。《脉經》曰：諸浮脉無根者死，有表無裏者死。其斯之謂。”

〔16〕故曰 《太素》同。《素問》無此二字，疑脫。

〔17〕重陰必陽，重陽必陰 《素問發微》注：“蓋時之屬陰者，而復感於寒則重陰，必陽熱證乃作；時之屬陽者，而復感於熱則重陽，必陰寒病乃生。”《類經》卷二第一注：“重者，重疊之義。謂當陰時而復感寒，陽時而復感熱；或以天之熱氣傷人陽分，天之寒氣傷人陰分。皆謂之重。……此與上文重寒則熱，寒極生熱，義相上下，所當互求。”

〔18〕此陰陽之變也 《素問》、《太素》均無此六字。

夫[1]陰在內，陽之守也；陽在外，陰之使也[2]。陽勝則身熱腠理閉，喘息麤[3]，爲之後悶[4]，《素問》作俛仰。汗不出而熱，齒乾以[5]煩悶[6]，腹脹[7]死。耐[8]冬不耐夏。陰勝則身寒汗出，身常清[9]，數慄而寒，寒則厥，厥則腹滿死。耐夏不耐冬。此陰陽更勝之變,病之形能[10]也。

曰:調此二者[11]奈何?曰:能知七損八益[12],則二者可調也。不知用[13]此,則早衰矣[14]。

〔1〕夫 《素問》作"故曰"。

〔2〕陰在内,陽之守也;陽在外,陰之使也 《太素》無此十四字。《素問》王冰注:"陰静,故爲陽之鎮守;陽動,故爲陰之役使也。"按此與《素問·生氣通天論》所謂"陰者藏精而起亟也,陽者衛外而爲固也",亦相爲發明耳。

〔3〕喘息癙 《素問》作"喘癙"。《太素》作"而癙"。當從本經。喘息氣粗也。癙與粗通。

〔4〕後悶 《素問》、《太素》均作"俛仰"。《素問發微》注:"喘息癙,氣不得平。故身俛仰。"《類經》卷二第二注:"不得卧,故爲俛仰。"按"後悶",義不詳,疑爲:"俛仰"之誤。

〔5〕以 以與"而"通。

〔6〕煩悶 《素問》作"煩冤"。《太素》作"煩悗"。義均同。悶、悗、冤,義互通。

〔7〕腹脹 《素問》、《太素》均作"腹滿"。按腹脹與腹滿義雖近而通,然據下文亦云"腹滿死"者,疑作"腹滿"是。

〔8〕耐 《素問》、《太素》均作"能"。《素問·五常政大論》:"能毒者以厚藥。"與此義同,能與耐通。《漢書·趙充國傳》:"漢馬不能冬。"顏師古注:"能讀曰耐。"

〔9〕清 與清通,寒冷也。《集韻·勁韻》:"清,寒也。或作清。"

〔10〕形能 形態。能,態也。《荀子·天論》:"耳目鼻口形能。"《讀書雜志》:"形態當連讀,能讀爲態。"

〔11〕調此二者 《素問》王冰注:"調謂順天癸性,而治身之血氣精氣也。"按此承上文,當謂調此陰陽更勝之變也。"

〔12〕七損八益 《素問》王冰注:"女子以七七爲天癸之終,丈夫以八八爲天癸之極。然知八可益,知七可損,則各隨氣分,修養天真,終其天年,以度百歲。"《太素》注:"損者,損於身。益者,益於病者。人能修道察同,去損益之病,則陰陽氣和,無諸衰老,壽命無窮,與天地同極也。"《類經》卷二第二注:"上文言陰陽之變病,此言死生之本原也。七爲少陽之數,八爲少陰之數。七損者,言陽消之漸;八益者,言陰長之由也。"《素問

識》:"王註欠詳,諸家亦無確説。本邦前輩所解,因備録於左曰:《天真論》云:女子五七,陽明脉衰;六七三陽脉衰於上;七七任脉衰。此女子有三損也。丈夫五八腎氣衰;六八陰氣衰於上;七八肝氣衰;八八腎氣衰齒落。此丈夫有四損也。三四合爲七損矣。女子七歲腎氣盛;二七天癸至;三七腎氣平均;四七筋骨堅。此女子有四益也。丈夫八歲腎氣實,二八腎氣盛,三八腎氣平均,四八筋骨隆盛。此丈夫有四益也。四四合爲八益矣。"《素問吴註》注:"七損者,女子天癸以七爲紀,二七而天癸至,月事以時下,陰血常虧,故曰七損。八益者,男子以八爲紀,二八而天癸至,精氣溢瀉,陽常有餘,無月事之損,故曰八益。"按上述諸説,大致有三,一者以王冰爲始,以天癸周期變化女子以七爲數、男子以八爲數之説立論,後世注家本於此説者居多。一者楊上善以上文陽勝各証爲八益實証;陰勝各証爲七損虚証。此説似難爲據。三者張介賓以《易》説少陰少陽之數立論,似亦未屬經義。又《醫心方》卷二十八房内引《玉房秘決》云:"素女曰:陰陽有七損八益。"並詳載其法。又馬王堆漢墓帛書《天下至道談》亦有七損八益之術,二者之具體内容雖有所不同,然均屬房中術也。可証"七損八益"説,古已有之,故近解多從此説。

〔13〕用 由也。《經傳釋詞》卷一:"用,詞之由也。《詩·君子陽陽》傳曰:由,用也。由可訓爲用,用亦可訓爲由,一聲之轉也。"

〔14〕早衰矣 《素問》作"早衰之節也"。《太素》作"早衰,衰之節"。

清陽上天,濁陰歸地[1]。天氣通於肺[2],地氣通於咽[3],風氣通於肝[4],雷氣通於心[5],穀氣通於脾[6],雨氣通於腎[7]。六經爲川[8],腸胃爲海[9],九竅爲水注之氣[10]。暴氣象雷[11],逆氣象陽[12]。故治不法天之紀[13],不用地之理[14],則災害至矣。

〔1〕清陽上天,濁陰歸地 《素問》王冰注:"所以能爲萬物之父母者何?以有是之升降也。"《太素》注:"故陰陽和也,雜爲萬物。陰陽離也,號爲天地。"

〔2〕天氣通於肺 《太素》注:"肺爲四藏上蓋,是人之天,故天氣通肺也。"《類經》卷二第四注:"天氣,清氣也,謂呼吸之氣。……清氣通於五藏,由喉而先入肺。"

〔3〕地氣通於咽 《五行大義》卷五第二十三同。咽,《千金》卷十一

第四及《外臺》卷十六六極論引《删繁》均作"嗌"。按嗌與"咽"通。《説文·口部》:"咽,嗌也。"《太素》注:"咽中入食,以生五藏六府,故地氣通咽也。"《類經》卷二第四注:"地氣,濁氣也。謂飲食之氣。……濁氣通於六府,由嗌而先入胃。嗌,咽也。《六節藏象論》曰:天食人以五氣,地食人以五味。五氣入鼻,藏於心肺。五味入口,藏於腸胃。太陰陽明論曰:喉主天氣,咽主地氣。其義皆同。"

〔4〕風氣通於肝 《五行大義》卷五第二十三同。通,《千金》卷十一第六及《外臺》卷十六六極論引《删繁》均作"應"。《太素》注:"東方生風,風生木,木生酸,酸生肝。故風氣通肝也。"《類經》卷二第四注:"風爲木氣,肝爲木藏,同氣相求,故通於肝。上文二句,總言天地陰陽通於人。此下四句,分言五行氣候通於人。"

〔5〕雷氣通於心 《五行大義》卷五第二十三同。通,《千金》卷十一第六及《外臺》卷十六六極論引《删繁》均作"動"。《太素》注:"心能覺動四肢百體,故雷氣通心也。"《聖濟經》卷一第三:"雷氣通心,神者運也。"《類經》卷二第四注:"雷爲火氣,心爲火藏,故相通。"按《聖濟經》與《太素》注義同,不知所本,今從張注。

〔6〕穀氣通於脾 明抄本脾誤作"痹",此下有"《素問》作谷氣"五小字校文。《太素》、《五行大義》卷五第二十三均同。穀,《素問》作"谷"。通,《千金》卷十一第六及《外臺》卷十六六極論引《删繁》均作"感"。王冰注:"谷空虛,脾受納,故。"《聖濟經》卷一第三:"谷氣通脾,虛者受也。"《類經》卷二第四注:"山谷土氣,脾爲土藏,故相通。"又楊上善注:"五穀滋味入脾,故穀氣通脾(按原作"肝",據文義改)也。"按谷與穀固通,從穀作解,義亦順。然此前後文,皆言自然物氣與人氣之相通者,故兩説並存。

〔7〕雨氣通於腎 《五行大義》卷五第二十三同。通,《千金》卷十一第六及《外臺》卷十六六極論引《删繁》均作"潤"。《太素》注:"雨者,水也。故雨氣通腎也。"《類經》卷二第四注:"雨爲水氣,腎爲水藏,故相通。"

〔8〕六經爲川 《太素》注:"三陰三陽六經之脉,流諸血氣,以灌腸胃,故爲川也。"按楊注言"流諸血氣"則是,"以灌腸胃",義欠妥。《素問發微》注:"手有三陽三陰經,足有三陽三陰經,各有六經也。……如川之流,脉絡貫通,此六經之所以爲川也。"

〔9〕腸胃爲海 《太素》注:"夫海者,一則衆川歸之,二則利澤萬物。腸胃爲彼六經所歸,又滋百節,故爲海也。"《類經》卷二第四注:"腸胃者,

盛受水穀,故爲人之海。”

〔10〕九竅爲水注之氣 《太素》作“九竅爲水注,水注之氣”。《五行大義》卷五第二十三作“九竅爲水”。《千金》卷十一第六同經。《外臺》卷十六六極論引《刪繁》作“九竅爲水,注之於氣”。楊上善注:“聲色芳味,如水從外,流於上之竅,注入經川。溲後糟粕之水,從内出下二竅也。有本爲外注,理亦相似。”《類經》卷二第四注:“上七竅下二竅,是爲九竅。水注之氣,言水氣之注也。如目之淚、鼻之涕、口之津、二陰之尿穢,皆是也。雖耳若無水,而耳中津氣濕而成垢,是即水氣所致。氣至水必至,水至氣必至。故言水注之氣。”按本文若律以上文“六經爲川,腸胃爲海”之例,參以《五行大義》及《外臺》、《太素》等之義,似應作“九竅爲水”爲是。餘文疑係粘注之混。水,浸潤流演者也。《太平御覽·地·水》:“《春秋元命苞》曰:水之爲言演也,陰化淖濡流施潛行也。”此以九竅之爲用以象水也。

〔11〕暴氣象雷 《太素》注:“人身中氣,上下有聲,故象雷也。”《素問》王冰注:“暴氣鼓擊,鳴轉有聲,故。”《素問發微》注:“人有暴戾之氣,鼓擊有聲,其可以象天之雷乎?”《正蒙》曰:陽在内者不得出,則奮擊而爲雷霆。”《類經》卷二第四注:“天有雷霆,火鬱之發也。人有剛暴怒氣之逆也。故語曰:雷霆之怒。”按張注義猶切。暴氣,暴怒之氣也。《楚辭·沈江》:“紂暴虐以失位兮。”王逸注:“卒怒曰暴。”象,比擬也。

〔12〕逆氣象陽 《素問》王冰注:“逆氣陵上,陽氣亦然。”《素問發微》注:“人有逆氣,其氣必上。天之陽氣,上積而升,其可以象天之陽乎。”《類經》卷二第四注:“天地之氣,升降和則不逆矣。天不降地不升,則陽亢於上,人之氣逆,亦猶此也。”

〔13〕天之紀 《素問》:“天有八紀。”王冰注:“八風爲變化之網紀。八紀謂八節之紀。”《太素》注:“天有八風之紀,紀主萬物。”按此指治當以天之四時八節之陰陽爲紀。

〔14〕地之理 《素問》:“地有五里。”王冰注:“五行爲生育之井里。……五里謂五行化育之里。”《太素》注:“地有五行之理,理成萬物。”按王注訓里爲井里,義欠妥。里與理通,理,條理、條貫之義,與上文紀爲對文。《易經·繫辭傳上》:“俯以察於地理。”孔穎達正義:“地有山川原隰,各有條理,故稱理也。”此言治當以地之五方陰陽爲理。

邪風^[1]之至,疾^[2]如風雨。故善治者治皮毛,其次治肌膚,其次治筋脉,其次治六府,其次治五藏。治五藏者[3],半生半死矣[4]。

故天之邪氣,感則害五藏[5];水穀之寒熱,感則害六府[6];地之濕氣,感則害皮肉筋脉[7]。故善[8]用鍼者,從陰引陽,從陽引陰[9]。以右治左,以左治右[10]。以我知彼[11],以表知裏[12]。以觀過與不及之理[13],見微則過[14],用之不殆。

〔1〕邪風 《素問》作"故邪風"。《太素》作"故風"。

〔2〕疾 《太素》作"傍",疑非是。

〔3〕治五藏者 《太素》作"五藏"。

〔4〕半生半死矣 《素問》作"半死半生也"。《太素》作"半死半生"。

〔5〕天之邪氣,感則害五藏 害下《素問》有"人"字。王冰注:"四時之氣,八正之風,皆天邪也。《金匱真言論》曰:八風發邪,以爲經風,觸五藏,邪氣發病。故天之邪氣,感則害人五藏。"《類經》卷十二第八注:"天之邪氣即風寒暑濕火燥,受於無形者也。喉主天氣而通於藏,故感則害人五藏。"

〔6〕水穀之寒熱,感則害六府 害下《素問》有"於"字。王冰注:"熱傷胃及膀胱;寒傷腸及膽氣。"热,《太素》作"温"。楊上善注:"味謂水穀也。六府貯於水穀,節之失和,次害六府也。"《類經》卷十二第八注:"水穀之寒熱,即穀食之氣味,受有形者也。咽主地氣而通於府,故感則害於六府。"按此舉寒熱以該水穀之性也,非僅寒熱二氣能傷六府。且寒熱二氣,過則徧傷六府,亦非熱只傷胃等,寒只傷腸等,故王注似失之矣。

〔7〕地之濕氣,感則害皮肉筋脉 《素問》王冰注:"濕氣傷則榮衛之氣不行,故感則害於皮肉筋脉。"

〔8〕善 《太素》無。按律以下文"善診者"例,本經是。

〔9〕從陰引陽,從陽引陰 《太素》注:"肝藏足厥陰脉實,肝府膽足少陽脉虛,須寫厥陰以補少陽,即從陰引陽也。若少陽實,厥陰虛,須寫少陽以補厥陰,即從陽引陰也。餘例唯此。"《素問發微》注:"上文言由皮毛而漸入藏府,則在外爲表,在內爲裏,在表爲陽,在裏爲陰。善用鍼者,知陽病必行於陰也,故從陰以引之而出於陽;知陰病必行於陽也,故從陽以引之而入於陰。《難經·六十七難》曰:五藏募皆在陰而俞在陽者何謂也?然陰病行陽,陽病行陰,故令募在陰俞在陽。此乃指背腹爲陰陽,特一端

耳。然鍼法之從陰引陽，從陽引陰，不止於此。《靈樞》終始、禁服、四時氣篇：人迎脉盛爲陽經病，則瀉陽補陰；氣口脉盛爲陰經病，則瀉陰補陽。補瀉施而陰陽和，亦從陰引陽、從陽引陰法也。"《類經》卷十二第八注："善用鍼者，必察陰陽，陰陽之義，不止一端。如表裏也，氣血也，經絡也，藏府也，上下左右有分也，時日衰旺有辨也。從陰引陽者，病在陽而治其陰也。從陽引陰者，病在陰而治其陽也。"按上注或例述、或泛論，義皆可參。蓋引者，導也。凡病之從陽入陰，從陰入陽，導而使之出，引也。陰陽失衡，導而使之平，引也。故從陰引陽，從陽引陰，當爲施治之重要原則。

〔10〕以右治左，以左治右　《太素》注："謂以繆刺刺諸胳脉；謂以巨刺刺諸經脉。"此指繆刺、巨刺之法，詳見本經卷五第三。

〔11〕以我知彼　《太素》注："謂醫不病，能知病人。"《類經》卷十二第八注："以我知彼者，推己及人也。"

〔12〕以表知裏　《太素》注："或瞻六府表脉，以知五藏裏脉；或瞻聲色之表，能知藏府之裏也。"

〔13〕過與不及之理　《内經要旨》注："過與不及，總結上文，觀夫陰陽左右表裏之過與不及也。"

〔14〕見微則過　則，明抄本、《素問》、《太素》均作"得"。《素問》元刻本、道藏本、朝鮮刻本均同本經。《太素》注："見微過而救人者，謂未病之病。"《素問發微》注："當觀過與不及之理，所見精微，而知其病在何經。"《類經》卷十二第八注："能因此以觀過與不及之理，則幾微可見，過失可則。"今從張注。

善診者，察色[1]按脉，先別陰陽[2]，審清濁[3]而知部分[4]；視喘息，聽聲音[5]而知病[6]所苦；觀權衡視規矩[7]而知病所生[8]，按尺寸觀浮沈滑濇而知病所在[9]。以治則[10]無過，以診則無[11]失矣。故曰：病之始起也[12]，可刺而已。其盛也，可待衰而已[13]。故[14]因其輕而揚之[15]，因其重而減之[16]，因其衰而彰之[17]。形不足者，溫之以氣[18]；精不足者，補之以味[19]。其高者，因而越之[20]；其下者，引而竭之[21]；中滿者，寫之於內[22]；其有邪者，漬形以爲汗[23]；其在皮者，汗而發之[24]；其慓悍者，按而收之[25]；其實者，散而寫之[26]。審其陰陽，以別柔剛[27]。陽病治陰，陰病治陽[28]。定其血氣，各守其鄉[29]。血實宜決之[30]，氣虛宜掣之引之[31]。

〔1〕察色　《太素》無此二字。

〔2〕先別陰陽　《素問》王冰注："別於陽者，則知病處。別於陰者，則知死生之期。"《類經》卷十二第八注："此言脉色之陰陽，皆醫家之最要者，故曰先別陰陽，以見其不可緩也。"

〔3〕審清濁　《類經》卷十二第八注："色者，神之華。故可望顏察色審清濁。"《素問吳註》注："色清而明，病在陽分。色濁而暗，病在陰分。"

〔4〕部分　《素問》王冰注："謂察色之青赤黃白黑也。部分謂藏府之位可占候處。"《太素》注："兩手各有寸關尺三部之別也。"按《內經》無寸關尺三部之診，楊注非是。此言診候之部分，如《靈樞·五色》曰："五色之見也，各出其色部。"詳見本經卷一第十五。

〔5〕聽聲音　明抄本、《太素》均作"聽音聲"。楊上善注："聽病人五行音聲。"《素問》王冰注："謂聽聲之宮商角徵羽也。"按楊、王二注均以"聲合五音"爲説，理似可通，實則難辨。詳聞聲診病之法古已有之。如《素問·脉要精微論》云："中盛藏滿，氣勝傷恐者，聲如從室中言，是中氣之濕也。言而微，終日乃復言者，此奪氣也。"此即聽聲音也。又《金匱》卷上第一云："病人語聲寂然，喜驚呼者，骨節間病。語聲暗暗然不徹者，心膈間病。語聲啾啾然細而長者，頭中病。"此即聽聲音診病之例也。若以此義爲解，則更切於用。

〔6〕病　《素問》、《太素》均無。

〔7〕觀權衡視規矩　《素問》王冰注："權謂秤權，衡謂星衡，規謂圓形，矩謂方象。然權也者，所以察中外；衡也者，所以定高卑；規也者，所以表柔虛；矩也者，所以明強盛。《脉要精微論》曰：以春應中規，言陽氣柔軟。以夏應中矩，言陽氣盛強。以秋應中衡，言陰升陽降，氣有高下。以冬應中權，言陽氣居下也。故善診之用，必備見焉。"

〔8〕病所生　生，《素問》作"主"。《太素》作"在"。

〔9〕按尺寸觀浮沈滑濇而知病所在　在，原作"生"，《素問》、《太素》同。新校正云："按《甲乙經》作知病所在。"據改。王冰注："浮沈滑濇，皆脉象也。……故審尺寸觀浮沈以知病之所生，以治之也。"楊上善亦從寸口脉分寸關尺三部之尺寸作解。《素問發微》注："經如《平人氣象論》言，欲知寸口太過與不及，以診諸病。《靈樞·論疾診尺篇》可以診尺知病之類。"《素問識》："謂按尺膚而觀滑濇，按寸口而觀浮沈也。尺，非寸關尺之

尺,古義爲然。"當以後説是。

〔10〕則 《素問》、《太素》均無。

〔11〕無 《素問》、《太素》均作"不"。無與不通。《書·洪範》:"無偏無黨。"《史記·張釋之馮唐列傳》、《漢書·東方朔傳》、《説苑·至公》、《新序·雜事一》引均作"不"。

〔12〕也 原脱,律之下文"其盛也"例,當有"也"字是。據《素問》、《太素》補。

〔13〕可待衰而已 《太素》作"可待而衰也"。楊上善注:"病盛不可療者,如堂堂之陣,不可即擊。待其衰時,然後療者,易得去之。如瘧病等也"。《素問》王冰注:"病盛取之,毀傷真氣,故其盛者,必可待衰。"

〔14〕故 此下《太素》有"曰"字。按經文"故曰",皆引别書或别篇語。言"故"者,上下文相承接也。本文上下,似非承接義,故當以《太素》作"故曰"爲是。

〔15〕因其輕而揚之 《太素》注:"謂風痺等,因其輕動,道引微鍼,揚而散之。"《素問》王冰注:"輕者發揚則邪去。"《内經要旨》:"因,從其所因也。因其邪氣輕浮於表,而用氣輕薄之劑而發揚之。如傷寒一二日用葛根之類是也。"

〔16〕因其重而減之 《太素》注:"謂濕痺等,因其沈重,燔鍼按熨,漸減損也。"《素問》王冰注:"重者即減去之。"《類經》卷十二第八注:"重者,實於内,故宜減之。減者,寫也。"按此與上文"因其輕而揚之"相對成義。輕者,病勢浮輕而向上向外,故當順其勢而發揚之;重者,病勢沈重而向下向内,故當順其勢而減利之也。

〔17〕因其衰而彰之 《太素》注:"謂癲狂等,取其衰時,彰寫去之也。"《素問》王冰注:"因病氣衰,攻令邪去,則真氣堅固,血色彰明。"《類經》卷十二第八注:"衰者,氣血虛,故宜彰之。彰者,補之益之,而使氣血復彰也。"按張注義勝。彰有盛義。《淮南子·主術》:"智詐萌興,盜賊滋彰。"即屬盛義。此言正氣衰微者,當使之盛也。

〔18〕形不足者,温之以氣 《太素》注:"謂寒瘦少氣之徒,補其陽氣也。"《素問發微》注:"此言用藥者之不偏也。上文曰:味歸形,形食味。則形不足者,當温之以味也。而兹曰温之以氣。……正以上文又曰:味傷於形。則傷於味者,亦能傷形也。而味不可以無氣,故戒之曰:形不足者,當温之以氣。毋專用味焉可也,所謂獨陰不生者是也。如用陰味之藥,必兼

859

以陽氣之藥。"《類經》卷十二第二注:"以形精言,則形爲陽精爲陰。以氣味言,則氣爲陽味爲陰。……故形不足者,陽之衰也。非氣不足以達表而溫之。"按此與前注義別,可參。

〔19〕精不足者,補之以味 《太素》注:"五藏精液少者,以藥以食五種滋味而補養之。"《素問發微》注:"上文曰:氣歸精,精食氣。則精不足者,當補之以氣也。而茲曰補之以味。……上文又曰:氣傷精。則偏於氣者,亦能傷精也。而氣不可以無味。故戒之曰:精不足者,當補之以味。毋專用氣焉可也。所謂孤陽不成者是也。如用陽氣之藥,必兼以陰味之藥。"《類經》卷十二第一注:"精不足者,陰之衰也,非味不足以實中而補之。"此注與前注義別,可參。按本文與上文言形不足溫以氣,精不足補以味,從陰陽轉化之理論之,義則通。然與前文"味歸形""氣歸精"者,似相左,故柯逢時《素問》校本,以氣味二字互易。然否,待考。

〔20〕其高者,因而越之 《太素》注:"風熱實於頭胸,因寫越之。"《類經》卷十二第八注:"越,發揚也。謂升散之,吐湧之,可以治其上之表裏也。"

〔21〕其下者,引而竭之 《太素》注:"寒濕實於腰足,引寫竭之。"《類經》卷十二第八注:"竭,祛除也。謂滌蕩之、疏利之,可以治其下之前後也。"按竭又與遏通。遏,止也。如《淮南子·原道訓》:"凝竭而不流。"王念孫《雜志》:"竭之言遏也。《爾雅》曰:遏,止也。"《鹽鐵論·疾貪》:"貨賂下流,猶水之赴下,不竭不止。"竭亦遏也。又本經卷十第二上:"卒然逢之,早遏其路。……方其來也,必按而止之。"此皆言按止邪氣,早遏其路。故此亦或以導引而止之,以早遏邪路也。

〔22〕中滿者,寫之於內 《太素》注:"氣脹腸胃之中,可以寫之。"《類經》卷十二第八注:"中滿二字,最宜詳察。即痞滿大實堅之謂,故當寫之於內。若外見浮腫而脹不在內者,非中滿也,妄行攻寫,必至爲害。此節之要,最在一中字。"

〔23〕其有邪者,漬形以爲汗 邪,原作"形",據《素問》、《太素》改。漬形以爲汗,《太素》作"清以爲汗",疑"清"爲"漬"之誤。《類經》卷十二第八注:"邪在肌表,故當漬形以爲汗。漬,浸也。言令其汗出如漬也。……或用藥煎湯浴洗之,皆漬形之法也。"按張注"汗出如漬"之義恐非當。蓋漬形亦漬浴者也。《病源》卷七《傷寒候》:"夫傷寒病者,起自風寒,入於腠理……病一日至二日,氣在孔竅皮膚之間。故病者頭痛惡寒,

腰背强重,此邪氣在表,洗浴發汗即愈。"此漬形之法也。又《聖濟總録》卷
四治法:"漬浴法,所以宣通形表,散發邪氣。蓋邪之傷人,初在肌表,當以
汗解,若人肌肉堅厚,腠理致密,有難取汗者,則服藥不能外發,須借湯浴,
疏其汗孔,宣導外邪,乃可以汗。《内經》所謂其有邪者,漬形以爲汗是
也。"此亦漬形之法也。

〔24〕其在皮者,汗而發之 《類經》卷十二第八注:"前言有邪者,兼
經絡而言,言其深也;此言在皮者,言其淺也。均爲表證,故皆宜汗。"

〔25〕其慓悍者,按而收之 收,《太素》作"投"。楊上善注:"慓,芳
照反。急疾也。悍,胡旦反。禁其氣急不散,以手按取,然後投鍼也。"《素
問》王冰注:"慓,疾也。悍,利也。氣候疾利,則按之以收斂也。"《素問發
微》注:"謂邪氣慓悍疾利,既按摩以散之,而復有以收之,使正氣不散也。"
《素問吳註》注:"慓悍,卒暴也。按謂按摩也。言卒然暴痛慓悍之疾,則按
摩而收之。收,謂定其慓悍也。"按慓悍者,病氣之急疾卒暴者。按,按撟,
亦導引法也。收,止也。如《禮記·月令》:"雷始收聲。"雷止聲也。此言
病氣之急疾卒暴,有鍼藥之不善者,則以按撟導引之法以止之。

〔26〕其實者,散而寫之 《素問》王冰注:"陽實則發散,陰實則宣
寫。"《素問發微》注:"其有實者,謂有形如積塊之類,當散而瀉之。"《素問
吳註》注:"表實則散,裏實則瀉。又散亦瀉也。"按實者,邪氣盛也,或散或
瀉,利在祛邪。

〔27〕審其陰陽,以別柔剛 《太素》注:"夫物柔弱者,陽之徒也;剛强
者,陰之徒也。"《類經》卷十二第八注:"形證有柔剛,脉色有柔剛,氣味尤
有柔剛。柔者屬陰,剛者屬陽。知柔剛之化者,知陰陽之妙用矣。故必審
而別之。"《内經知要·治則》:"審病之陰陽,施藥之柔剛。"《素問識》:"簡
按柔劑剛劑,見《史·倉公傳》。此說爲是。按《史記·倉公列傳》:"《熱
論》曰:中熱不溲者,不可服五石,石之爲藥精悍。……扁鵲曰:陰石以治
陰病,陽石以治陽病。夫藥石者,有陰陽水火之齊。故中熱即爲陰石柔齊
治之;中寒即爲陽石剛齊治之。"是此言柔劑剛劑,乃石藥之劑,其論石藥
之性,與《素問·腹中論》所謂"石藥之氣悍"亦同。又經文中言剛柔,多指
人體、氣象等,不及藥食,故以本文訓柔劑剛劑,似非是。實則所謂"審其
陰陽,以別柔剛",亦即別柔剛,審陰陽。以陰陽爲治之本也。

〔28〕陽病治陰,陰病治陽 《太素》注:"陰經受邪,流入陽經爲病,是
爲陰經爲本,陽經爲標。療其本者,療其陰經,即陽病療陰也;陽經受邪,

准陰療陽也,即陰病療陽也。又陰陽二經,陰經若實,陽經必虛,陽經若實,陰經定虛。故陽虛病者,宜寫陰;陰實病者,宜補陽也。《素問》王冰注:"所謂從陰引陽,從陽引陰;以右治左,以左治右者也。"《素問吳註》注:"刺法有從陰引陽,從陽引陰;湯液有陽盛養陰,陰盛養陽。皆謂之陽病治陰,陰病治陽。"按陽病治陰,陰病治陽。治病之總綱也,注家說解者,舉其一二爲例也。

〔29〕定其血氣,各守其鄉 《太素》注:"須定所病,在氣在血,各守血氣,病之別鄉。"《素問》王冰注:"鄉謂本經之氣位。"

〔30〕血實宜決之 《素問》王冰注:"決謂決破其血。"《素問發微》注:"血實者,宜疏決之,謂破去其血,如決水之義。"《類經》卷十二第八注:"決謂泄去其血。"

〔31〕氣虛宜掣之引之 虛,原作"實",據明抄本、《素問》、《太素》改,此下明抄本並有"音徹"二小字音注。掣之引之,《素問》作"掣引之"。王冰注:"掣讀爲導。導引則氣行條暢。"《太素》作"掣引之"。楊上善注:"補乃用鍼引氣引皮,補已縱皮閉門,使氣不洩。掣,死曳反,引也。"《類經》卷十二第八:"掣,《甲乙經》作掣。挽也。氣虛者,無氣之漸,無氣則死矣。故當挽回其氣而引之使復也。如上氣虛者,升而舉之;下氣虛者,納而歸之;中氣虛者,溫而補之。是皆掣引之義。"按掣與掣亦通。《集韻·祭韻》:"掣摩摯,尺制切。"《爾雅》:"粤羍,掣曳。或作摩摯。觺掣,《說文》:一角仰也。引《易》其牛觺。或從手,通作掣。"觺爲掣之正體。掣與引義通,疑本經"掣"下衍"之"字。掣引,亦導引按摩之術也。張介賓訓挽回之義,似失之也。

陽從右,陰從左[1]。《素問》作陽從左,陰從右。老從上,少從下[2]。是以春夏歸陽爲生,歸秋冬爲死[3],反之則歸秋冬爲生[4]。是以氣之多少,逆皆爲厥[5]。有餘者,厥也[6],一上不下,寒厥到膝,少者秋冬死,老者秋冬生[7]。氣上不下,頭痛巔疾[8],求陽不得,求之於陰[9]。《素問》作求陰不審。五部隔無徵[10],若居曠野,若伏空室,綿綿乎屬不滿目[11]。

〔1〕陽從右,陰從左 《素問》作"陽從左,陰從右",與原校同。王冰注:"陽氣之多少皆從左,陰氣之多少皆從右。從者爲順,反者爲逆。陰陽應象大論曰:左右者,陰陽之道路也。"按《素問》此前原有"氣之多少,何者

爲逆，何者爲從"之問。而答云"陽從左，陰從右"者，義則爲從。本經作
"陽從右，陰從左"者，義當屬逆。義亦兩通，今並存之。

〔2〕老從上，少從下　《素問》王冰注："老者穀衰，故從上爲順。少者
欲甚，故從下爲順。"《類經》卷十八第八十四注："老人之氣，先衰於下，故
從上者順。少壯之氣，先盛於下，故從下者爲順。蓋天之生氣，必自下而
升，而人氣亦然也。故凡老人而衰於上者，其終可知。少壯而衰於下者，
其始可知。皆逆候也。"

〔3〕春夏歸陽爲生，歸秋冬爲死　《香草續校書·內經素問》："邕
案：春夏歸陽，疑當作陽歸春夏。故下句云：歸秋冬爲死，正與歸春夏爲生
語偶。蓋以是以陽三字領句，陽歸春夏爲生，陽歸秋冬爲死也。下文云：
反之則歸秋冬爲生。反之者，反陽爲陰也。此句一倒誤，而下文亦不可通
矣。"此說可參。《素問》王冰注："歸秋冬爲反歸陰也。歸陰則順殺伐之氣
故也。"《類經》卷十八第八十四注："春夏以陽盛之時，或證或脉，皆當歸陽
爲生。若得陰候如秋冬者，爲逆爲死。"

〔4〕歸秋冬爲生　《素問講義》注："不言歸春夏爲死，蓋省文也。"

〔5〕逆皆爲厥　逆下原有"順"字。按厥不當言順，故據《素問》删。

〔6〕也　《素問》作"耶"。

〔7〕少者秋冬死，老者秋冬生　《素問》王冰注："少者以陽氣用事，
故秋冬死。老者以陰氣用事，故秋冬生。"《類經》卷十八第八十四注："陽
逆於上而不下，則寒厥到膝。老人陽氣從上，膝寒猶可。少年陽氣從下，
膝寒爲逆。少年之陽不當衰而衰者，故最畏陰勝之時。老人陽氣本衰，是
其常也，故於秋冬無慮焉。"

〔8〕巔疾　原作"癲疾"，癲者，狂癲之癲。明抄本及《素問》均作
"巔"，頭巔也，於本義相合，故據改。

〔9〕求陽不得，求之於陰　求之於陰，《素問》作"求陰不審"。王冰
注："謂之陽乃脉似陰盛；謂之陰又脉似陽盛。故曰：求陽不得，求陰不
審。"按本文義謂若求陽不得，則求之於陰。與《素問》義雖不同，然亦得兩
通，今並存之。

〔10〕五部隔無徵　《素問》王冰注："五部謂五藏之部。隔謂隔遠。
無徵，（按此二字原重，爲衍）猶无可信驗也。"按後世注家雖多從王注，然
終疑經文有脫誤。詳上下文皆四字爲句，則本文或脫三字。

〔11〕五部隔……綿綿乎屬不滿目　明抄本無此二十字。目，《素問》

作"日"。新校正云："按《太素》云：若伏空室，爲陰陽之一。有此五字，疑此脫漏。"王冰注："緜緜乎謂動息微也。身雖緜緜乎且存，然其心所屬望，將不得其終日也。故曰緜緜乎屬不滿日也。"《類經》卷十八第八十四注："酒病則緜緜不解，勢甚凋敝，若弗能終其日者。豈真陰陽之有餘者耶。"按本文義不甚明，諸家說解，亦不相同，作"日"作"目"，是難定論，疑誤待考。

冬[1]三月之病，在理已盡[2]，草與柳葉皆殺[3]，春陰陽皆絕[4]，期在孟春[5]。

冬三月之病，病合陽者[6]，至[7]春正月，脉有死徵[8]，皆歸於春[9]。《素問》作始春[10]。

春三月之病，曰陽殺[11]，陰陽皆絕，期在草乾[12]。

夏三月之病，至陰不過十日[13]，陰陽交[14]，期在溓水[15]。

秋三月之病，三陽俱起，不治自已[16]。陰陽交合者[17]，立不能坐，坐不能起[18]。三陽獨至，期在石水[19]；二陰獨至，期在盛水[20]。

〔1〕冬　原作"春"，據明抄本、《素問》、《太素》改。

〔2〕在理已盡　《太素》注："理，中也。冬時陽氣在肉（按疑爲"内"之誤），冬之陰氣爲陽所傷，已盡。"《素問》王冰注："裏謂二陰腎之氣也。……理，裏也。已，以也。古用同。"《類經》卷十八第九十六注："在理已盡，謂察其脉證之理，已無生意也。"按理，楊、王均訓"裏"，義爲通借。

〔3〕草與柳葉皆殺　《太素》注："在草柳葉大時死。"《素問》王冰注："以枯草盡青柳葉生出而皆死也。"

〔4〕春陰陽皆絕　春，《太素》無。楊上善注："陰陽隔絕。"王冰注："立春之後而脉陰陽皆懸絕者。"按下文已云"期在孟春"，故此似當以無"春"字是。陰陽之義，楊從病機釋，王從脉訓，若據下文諸言陰陽之義，似當從病機釋爲勝。

〔5〕期在孟春　期，死也。《廣雅·釋言》："期，卒也。"王念孫疏證："期之言極也。"此與《素問》此前言"短期"之義亦同。孟春，正月。孟，始也。以正月爲春之始，故曰孟春。按自上文"冬三月之病"至此，《素問》、《太素》均在"皆歸於春"之後。

〔6〕病合陽者　合下《素問》有“於”字;《太素》有“立”字,疑非是。楊上善注:“冬,陰也,時有病,有陽氣來乘。”王冰注:“病合於陽,謂前陰合陽而爲病者也。”《類經》卷十八第九十六注:“冬三月者,陰盛時也。病合於陽者,陽證陽脉也。……以水王之時而病合於陽者,時氣不足,病氣有餘也。”張注當是。

〔7〕至　明抄本作“到”。

〔8〕脉有死徵　此言雖病無死象,然脉有死徵如真臟脉見、但石無胃或發如奪索、辟辟如彈石者,其不免於死也。

〔9〕皆歸於春　於,《素問》、《太素》均作“出”。王冰注:“出春三月而至夏初也。”按“於春”、“出春”,義亦兩通。歸,死也。《列子·天瑞》:“古者,謂死人爲歸人。”

〔10〕始春　今《素問》及王冰注均作“出春”,疑本文誤。

〔11〕曰陽殺　《太素》作“陽病曰殺”。楊上善注:“春爲陽也,春陽氣王。今陽病者,是陽衰,故死也。”按《太素》文及楊注義勝。

〔12〕期在草乾　草乾,《太素》作“乾草”。楊上善注:“至立季秋,金氣王時,被剋而死之也。”《素問》王冰注:“死在於霜降草乾之時也。”二注雖小異,而時皆當秋則同。《素問發微》注:“若使其脉陰陽俱絕,則不能滿此三月而始死也,期在舊草尚乾之時。即應無望其草生柳葉之日也。”《素問識》:“簡按王以降,並爲深秋之節,然陰陽皆絕者,安有從春至深秋而始死之理乎？雖舊草尚乾之解未允當,姑從馬說,以俟後攷。”按丹波氏說甚是,故馬氏早見於此,强作“舊草尚乾”之解。

〔13〕至陰不過十日　至,明抄本作“到”,此前《太素》有“病”字。楊上善注:“夏,陽也。至陰,脾也。夏陽脾病,爲陽所優(按缺卷覆刻本作“優”。優與夏同,在此義不通,疑誤),故不過脾之成數十日而死。”《素問》王冰注:“脾熱病則五藏危。土成數十,故不過十日也。”《類經》卷十八第九十六注:“脾腎皆爲至陰,夏三月以陽盛之時,而脾腎傷極,則真陰敗絕,天干易氣,不能堪矣,故不過十日也。”按餘者皆不言五行生成數,而此獨以土成數作解,義恐未允。十日者,言不久也。

〔14〕陰陽交　《太素》注:“陰陽交擊。”《素問》王冰注以評熱病論之“陰陽交”爲解。《素問發微》注:“若其脉陽中有陰,是謂陰陽交也。”《素問吳註》注:“陰脉見於陽,陽脉見於陰,陰陽交易其位,謂之陰陽交。”按《素問·評熱病論》“陰陽交”,似與本文有別。餘說可參。

〔15〕濂水 《素問》王冰注:"乃死於立秋之候也。"新校正云:"按全元起本云:濂水者,七月也。建申,水生於申,陰陽逆也。"《太素》注:"水静也。七月水生時之也。"又《素問吳註》注:"濂水,仲秋水寒之時也。"《素問直解》注:"濂,濂同。……濂猶清也。中秋,水天一色之時也。"《素問識》:"簡按濂,薄冰也。潘岳寡婦賦:水濂濂以微凝。乃言冬初之時也。"按薄冰之義當是。又如《廣韻·琰韻》:"濂,薄冰也。"《集韻·琰韻》:"濂,冰,其薄者濂。"

〔16〕三陽俱起,不治自已 三陽,明抄本無,疑脱。《太素》注:"三陽,太陽陽明少陽也。秋三月病,診得三陽之脉同時而起,是陽向衰,少陰罷病,不療自已。"《素問發微》注:"三陽者,足太陽膀胱經也。膀胱病脉俱起,則膀胱屬水,秋氣屬金,金能生水,當不治自已也。"《素問吳註》注:"三陽,太陽膀胱也。俱起,兩手俱起也。"按三陽者,楊、馬所指不同。詳《素問》本篇原有"所謂三陽者,太陽爲經","所謂二陽者,陽明也","一陽者,少陽也"之説。故當以馬注爲是。又《素問釋義》注三陽當爲"三陰"之誤,待考。

〔17〕陰陽交合者 者下《太素》有"立"字。《素問發微》注:"若膀胱有陽病而見陰脉,有陰病而見陽脉,是陰陽相合。"《素問吳註》注:"陰陽交合,謂陰陽之氣交至,合而爲病也。"按吳注義勝。

〔18〕立不能坐,坐不能起 不能起,《太素》作"不得起",義亦同。楊上善注:"若陰陽交爭一上下,故立不能坐坐不能起也。"《素問發微》注:"其證當行立坐臥俱不寧也。"《素問吳註》注:"陰陽兩傷,血氣俱損,衰弱已甚,故令動止艱難,立則不能坐,坐則不能起也。"按吳注於義爲順。

〔19〕三陽獨至,期在石水 《太素》注:"若三陽之脉,各別獨至者,陽不勝陰,故至十月水凍時死也。寒甚水凍如石,故曰石水也。"《素問》王冰注:"有陽無陰,故云獨也。著至教論曰:三陽獨至者,是三陽并至。由此則但有陽而無陰也。石水者,謂冬月水冰如石之時,故云石水也。"按石水之解甚是。"三陽獨至",衆説不一,又《素問吳註》注:"三陽,太陽也。獨至,惟見太陽脉至,更無他脉也。"《類經》卷十八第九十六注:"三陽獨至,即二陽并至,陽亢陰竭之候也。"若據《素問》本篇所謂三陽、二陽、一陽之義,似當指太陽爲是。又《內經知要·病能》注:"陽當作陰。陰病而當陰盛,則孤陰不生矣。冰堅如石之候,不能再生。即上文三陽俱起,不治自愈。下文二陰,期在盛水。則此爲三陰無疑。"此説尚難爲據,待考。

〔20〕二陰獨至,期在盛水 《素問》新校正云:"按全元起本二陰作三陰。"《太素》"水"下有"也"字,有此語末助詞,義勝。楊上善注:"二陰,少陰也。少陰獨至,則陰不勝陽,故至春月冰解水盛時死之也。"王冰注:"亦所謂并至而無陽也。盛水,謂雨雪皆解爲水之時,則止謂正月中氣也。"《素問發微》注:"若有腎脉來見,有陰而無陽,是二陰之脉獨至也。當不死於冬而死於春,期在盛水而已。盛水者,正月雨水之候也。"《類經》卷十八第九十六注:"二陰,全元起本作三陰,即所謂三陰并至,有陰無陽也。正月雨水之候,孤陰難以獨立,故遇陽勝之時,則不能保其存也。"《素問吳註》"二陰"逕改爲"三陰",注:"三陰,太陰也。盛水,五月濕土主氣之時也。"按馬注與楊注義近,張注與王注義同。若吳注然否,尚待考。詳《素問》此前文云:"二陰至肺,其氣歸膀胱,外連脾胃。"又云:"二陰爲裹。"楊上善、王冰注,均以二陰爲少陰腎。故此言"二陰",亦當與前文同。若之,似楊上善注爲得。

按:此上言四時死期,文簡意該,較爲費解,且兩言"冬三月之病",理則難明,注家説解,歧義亦多,暫難定論。姑廣引諸注,供讀者參考。詳其基本精神,在於説明疾病因受四時氣候陰陽消長的影響,爲預言死期,具有一定道理。至其具體時限,尚待進一步觀察研究之。

正邪襲内生夢大論第八　本篇全文見《靈樞·淫邪發夢》。其中自"陰盛則夢涉大水而恐懼"至"肺氣盛則夢哭泣",又見《素問·脉要精微論》、《太素·四時脉診》。

提要:本篇重在論述由於正邪從外襲内所致各種夢境,故以此名篇。其主要内容有:以虛實爲綱,揭示各種夢境與臟腑屬性、功能及邪客部位等關係的十二實證與十五虛證;指出鍼刺治療的原則。

黄帝問曰:淫邪泮衍[1]奈何?岐伯對曰:正邪從外襲内[2],未有定舍[3],反淫於藏[4],不得定處[5],與榮[6]衛俱行,而與魂魄飛揚[7],使人臥不得[8]安,而喜夢[9]。凡氣淫於府[10]，則有餘於外，不足於內[11]。氣淫於藏，則有餘於內，不足於外[12]。

〔1〕淫邪泮衍　淫上《靈樞》有"願聞"二字。《類經》卷十八第八十五注："淫邪泮衍，言奇邪爲夢，變幻無窮也。"按淫邪，氣之太過則致病爲邪。《左傳·昭公元年》："淫生六疾。"杜預注："淫，過也。"泮衍與判渙、泮奐等義亦同。泮通判。衍與渙，均散也。《小爾雅·廣言》："延、衍，散也。"《詩·周頌·訪落》："繼猶判渙。"《漢書·司馬相如傳》："放散畔岸。"《後漢書·仲長統傳》："判散五經。"是泮衍者，猶散漫、渙散、分散也。張注"變幻無窮"，義未得。

〔2〕正邪從外襲內　《病源》卷四虛勞善夢候作"邪從外集內"。從，《太平御覽》卷三百九十七敍夢引《黃帝鍼經》無。《類經》卷十八第八十五注："正邪者，非正風之謂，凡陰陽勞逸之感於外，聲色嗜欲之動於內，但有干於身心者，皆謂之正邪，亦無非從外襲內者也。"

〔3〕未有定舍　舍下明抄本《太平御覽》卷三百九十七敍夢引《黃帝鍼經》均有"也"字。此言正邪之襲內，並無固定處所也。

〔4〕反淫於藏　反，《千金》卷一第四、《靈樞畧》均作"及"。淫，動詞，進也，侵也。枚乘《七發》："侵淫而上。"此與上文"淫邪"之淫，義別。藏，泛指內臟而言，與下文"氣淫於藏"及"氣淫於府"對舉之專指五臟而言者不同。

〔5〕不得定處　《太平御覽》卷三百九十七敍夢引《黃帝鍼經》無此四字。按此四字與上文"未有定舍"義重，疑爲"未有定舍"之注語，誤混於此。

〔6〕榮　原作"荣"，據明抄本改。《靈樞》作"營"，義同。

〔7〕與魂魄飛揚　人之臥也，神雖歸舍，魂魄猶動。故正邪從外襲內，而擾於魂魄，縱放無序，則爲夢也。飛揚，縱放無序也。如《莊子·天地》："趣舍滑心，使性飛揚。"

〔8〕得　《靈樞畧》無。

〔9〕喜夢　善爲夢也。《太素·四時脉診》注："凡夢有三種，人有吉凶，先見於夢，此爲徵夢也；思想情深，因之見夢，爲想夢也；因其所病，見之於夢，此爲病夢也。"按楊氏所謂"人有吉凶，先見於夢"者，涉於唯心，餘義甚是。蓋言夢者，皆有所感也。

〔10〕凡氣淫於府　凡，《千金》卷一第四同。《靈樞》、《病源》卷四虛

勞喜夢候、《太平御覽》卷三百九十七斂夢引《黃帝鍼經》均無。氣,正邪之氣也。此言正邪之氣,侵淫於六府。

〔11〕則有餘於外,不足於內　則下原有“夢”字,據《靈樞》、《病源》卷四虛勞喜夢候、《千金》卷一第四、《太平御覽》卷三百九十七斂夢引《黃帝鍼經》刪。《靈樞發微》注:“此邪淫之干府,則府主外,其外爲有餘,而內則不足。”

〔12〕則有餘於內,不足於外　則下原有“夢”字,據《靈樞》、《病源》卷四虛勞喜夢候、《千金》卷一第四、《太平御覽》卷三百九十七斂夢引《黃帝鍼經》刪。《靈樞發微》注:“此淫邪之干藏,則藏主內,其內當有餘,而外則不足。”

曰:有餘不足[1],有形乎? 曰:陰盛則夢涉大水而恐懼[2],陽盛則夢大火而燔焫[3],陰陽俱盛則夢相殺毀傷[4]。上盛則夢飛[5],下盛則夢墮[6]。甚飽則夢予[7],甚饑則夢取[8]。肝氣盛則夢怒[9],肺氣盛則夢哭泣恐懼[10],心氣盛則夢喜笑及恐怖[11],脾氣盛則夢歌樂體重手足不舉[12],腎氣盛則夢腰脊兩解而不屬[13]。凡此十二盛者[14],至而寫之[15]立已。

〔1〕不足　明抄本作“不及”,據後文言“十五不足”,當作“不足”爲是。

〔2〕陰盛則夢涉大水而恐懼　陰下《靈樞》、《太平御覽》卷三百九十七斂夢引《黃帝鍼經》均有“氣”字。而,《素問》、《太素》均無。王冰注:“陰爲水,故夢涉水而恐懼也。”《類經》卷十八第八十五注:“以陰勝陽,故夢多陰象。”

〔3〕陽盛則夢大火而燔焫　陽下《靈樞》、《太平御覽》卷三百九十七斂夢引《黃帝鍼經》均有“氣”字。夢下《千金》卷一第四有“蹈”字,“蹈大火”與上“涉大水”成對文,當是。焫,明抄本、《病源》卷四虛勞喜夢候均作“爇”,《素問》、《太素》、《千金》、《太平御覽》均作“灼”,義均通。王冰注:“陽爲火,故夢大火而燔灼也。”《類經》卷十八第八十五注:“以陽勝陰,故夢多陽象。”

〔4〕陰陽俱盛則夢相殺毀傷　毀傷,《靈樞》、《病源》卷四虛勞喜夢候均無。又《列子·周穆王篇》云:“陰陽俱壯,則夢生殺。”義亦同。王冰注:“亦類交爭之氣象也。”

〔5〕上盛則夢飛　飛下《千金》卷一第四有"揚"字。《素問》王冰注："氣上則夢上,故飛。"

〔6〕下盛則夢墮　墮下《千金》卷一第四有"墜"字。《素問》王冰注："氣下則夢下,故墮。"

〔7〕甚飽則夢予　《靈樞》在下文"甚饑則夢取"下。予,《病源》卷四虛勞喜夢候作"行。"《素問》王冰注："內有餘故。"

〔8〕甚饑則夢取　饑,明抄本作"飢",義通。取,《病源》卷四虛勞喜夢候作"臥"。《素問》王冰注："內不足故。"

〔9〕肝氣盛則夢怒　《素問》王冰注："肝在志爲怒。"

〔10〕肺氣盛則夢哭泣恐懼　懼下原有"飛揚"二字,與後文"客於肺則夢飛揚"義重,據明抄本、《脉經》卷六第七、《千金》卷一第四、《太平御覽》卷三百九十七敘夢引《黃帝鍼經》刪。盛則夢哭泣,《素問》作"甚則哭",《太素》作"甚則哀"。哭泣恐懼,《靈樞》、《千金》、《病源》卷四虛勞喜夢候均作"恐懼哭泣"。《太平御覽》無"哭泣"二字,明抄本無"恐懼"二字。《類經》卷十八第八十五注："肺在志爲憂,故夢恐懼哭泣。"按本文諸書異文較多,詳哭泣者,悲也,經文言精氣并於肺則悲,故明抄本僅作"哭泣",似是。

〔11〕及恐怖　及,《靈樞》無,怖作"畏",《脉經》卷六第三、《中藏經》卷上第二十四、《病源》卷四虛勞喜夢候、《千金》卷一第四同。《太平御覽》卷三百九十七敘夢引《黃帝鍼經》無此三字。按此與上文肺言"恐懼",義亦重出,疑有誤。

〔12〕手足不舉　《太平御覽》卷三百九十七敘夢引《黃帝鍼經》、《病源》卷四虛勞喜夢候均作"身不舉"。按"身不舉",義不安,疑非是。手足,《靈樞》無。

〔13〕腰脊兩解而不屬　而不屬,《靈樞》、《病源》卷四虛勞喜夢候、《太平御覽》卷三百九十七敘夢引《黃帝鍼經》均無"而"字,《脈經》卷六第九、《中藏經》卷中第三十均作"不相屬"。按腰爲腎之腑,故夢若腰與脊兩相分離而不連屬。

〔14〕十二盛者　指上文氣盛所致十二夢。

〔15〕至而寫之　《靈樞發微》注："凡有夢至時,即知其邪之在何藏府,遂用鍼以瀉之。"《類經》卷十八第八十五注："但察其邪之所在,而以鍼寫之則已。"按張注義勝。

厥[1]氣客於心,則夢見[2]丘山煙火[3]。客[4]於肺則夢飛揚[5],見金鐵之器及奇物[6]。客於肝則夢見山林樹木[7]。客於脾則夢見丘陵大澤,壞屋風雨[8]。客於腎則夢臨淵,沒居水中[9]。客於膀胱則夢遊行[10]。客於胃則夢飲食[11]。客於大腸則夢見田野[12]。客於小腸則夢見聚邑行街[13]。一作衝衢。客於膽則夢見鬭訟自刳[14]。客於陰器[15]則夢接內[16]。客於項則夢斬首[17]。客於胻[18]則夢行走不能前[19],及居深地窌苑中[20]。客於股肱[21]則夢禮節拜跪[22]。客於胞䐡[23]則夢溲便利[24]。凡此十五不足者[25],至而補之立已矣[26]。

〔1〕厥 《中藏經》卷上第二十四作"邪"。《太平御覽》卷三百九十七敍夢引《黃帝鍼經》作"其"。按厥、其義同。此非厥逆義,故《中藏》作"邪",義亦不悖。

〔2〕見 同現。下同。

〔3〕丘山煙火 《病源》卷四虛勞喜夢候作"山嶽熛火"。煙,《太平御覽》卷三百九十七敍夢引《黃帝鍼經》作"爝"。按"丘山"似與下文"丘陵"義近。《病源》作"山嶽"似是。或山嶽先作山岳,又將岳誤作丘山二字,而奪上"山"字。若作"山岳",則與下文"丘陵"義不相復。

〔4〕客 此下明抄本有"氣"字,下"客於肝"、"客於脾"、"客於腎"同。

〔5〕飛揚 《靈樞集註》張志聰注:"肺主氣而肺氣虛也。"

〔6〕金鐵之器及奇物 及,明抄本、《脈經》卷六第七、《千金》卷一第四、《病源》卷四虛勞喜夢候均無。器及,《靈樞》、《太平御覽》卷三百九十七敍夢引《黃帝鍼經》均無。按本文諸書不一,疑有誤。或作"金鐵之器物",器亦物也,《左傳·僖公二十二年》:"戎事不邇女器。"杜預注:"器,物也。"蓋肺屬金,故夢現金鐵之物焉。此與《素問·方盛衰論》所謂"肺氣虛則使人夢見白物,見人斬血藉藉,得其時則夢見兵戰。"義亦相近。

〔7〕夢見山林樹木 此與《素問·方盛衰論》所謂"肝氣虛則夢見菌香生草,得其時則夢伏樹下不敢起。"義亦近。若析言之,則曰山林樹木,曰菌香生草。渾言之,皆草木焉。蓋肝屬木也。

〔8〕夢見丘陵大澤,壞屋風雨 《中藏經》卷上第二十六作"夢大澤丘陵,風雨壞屋",義亦同,此亦水犯土之象,蓋脾屬土而惡水也。又《素問·方盛衰論》云:"脾氣虛則夢餘食不足,得其時則夢築垣蓋屋。"與此義有別,蓋別出一家言也。

〔9〕夢臨淵,沒居水中 《中藏經》卷中第三十作"夢深投水中"。義亦同。"沒居水中",沈沒於水中。《說文·水部》:"沒,沈也。"居,助詞,無義。此與《素問·方盛衰論》所謂"腎氣虛則使人夢見舟船溺人,得其時則夢伏水中,若有畏恐"。義亦相近,蓋腎屬水也。

〔10〕夢遊行 夢下《千金》卷一第四有"見"字,下"客於胃"、"客於項"、"客於股肱"、"客於胞腫"等亦同。詳此諸文,凡自當其事者,皆不言見,現於外物者,則皆言見,故本經當是。《靈樞發微》注:"邪氣客於膀胱,則夢出遊行,以膀胱經偏行頭項腰胻足也。"詳膀胱與三焦,氣相通焉,故二者常並論,如《靈樞·本藏》云:"腎合三焦膀胱,三焦膀胱者,腠理毫毛其應。"蓋三焦之氣常合營衛,融貫於一身,內而臟腑募原,外而皮膚腠理,此亦夢遊行之理也。故本文言夢,有膀胱而無三焦,義當屬此。

〔11〕夢飲食 《靈樞發微》注:"邪氣客於胃則夢飲食,以胃主納食也。"按此亦胃虛而自求得助也。

〔12〕夢見田野 見,《靈樞》無。《靈樞發微》注:"以大腸為傳道之官,其曲折廣大似田野也。"按田野,空曠廣遠之處。《廣韻·語韻》:"野,田野。"《易·同人》:"同人於野。"孔穎達正義:"野是廣遠之處。"大腸又為廣腸,其氣不充,故夢田野空曠廣遠處也。

〔13〕夢見聚邑行街 見,《病源》卷四虛勞喜夢候作"遊"。行街,《靈樞》、《病源》、《太平御覽》卷三百九十七引《黃帝鍼經》均作"街衢",與原校同,於義為勝。《千金》卷一第四、《脈經》卷六第四均作"街衢",與"街衢"義亦同。《中藏經》卷上第二十五則云:"夢聚井邑中。"亦通。邑,人聚會處。《釋名·釋州國》:"邑,猶偪也。邑,人聚會之稱也。"街衢、街衢、行街等,皆往來之要地。以小腸為受盛之官,水穀聚會之處,亦為水穀過往之處,故夢若是。

〔14〕夢見鬥訟自刳 自刳,《脉經》卷六第二、《中藏經》卷上第二十三均無。刳,《病源》卷四虛勞喜夢候作"割",亦通。自刳者,自殺也。刳,屠殺。《廣雅·釋詁三》:"刳,屠也。"此以膽為中正之官,主決斷,故有是夢。

〔15〕器 《病源》卷四虚勞喜夢候、《太平御覽》卷三百九十七引《黃帝鍼經》均無，亦通。

〔16〕夢接內 《千金》卷一第四作"夢交接鬭內"。內，房事也。

〔17〕夢斬首 《千金》卷一第四作"夢見斬首"，義則有別。邪客於項者，當自感也。以本經"夢斬首"爲是。

〔18〕胻 此下明抄本有"音行"二小字音注。《靈樞》、《病源》卷四虚勞喜夢候均作"脛"，義同。《千金》卷一第四作"跨"，跨同胯。《太平御覽》卷三百九十七敘夢引《黃帝鍼經》作"足"，足亦下肢之總名，義亦同。

〔19〕行走不能前 《千金》卷一第四作"行走而不能前進"。此欲舉步向前而不能也。

〔20〕居深地窌苑中 中下明抄本有"音了"二小字音注。《病源》卷四虚勞喜夢候作"又居深地中"。《千金》卷一第四作"池渠窌窐中居"。《太平御覽》卷三百九十七引《黃帝鍼經》作"居深窌內"。按"苑"義與"深地"難合，或誤。此疑本作"居深地中"，餘皆深地之粘注，誤爲正文，故諸書多異。詳此亦係誤入陷窌等深地之中而不能自拔也，與上文"行走不能前"，文異義近，皆言脛難爲用。

〔21〕肱 《病源》卷四虚勞喜夢候、《千金》卷一第四均無。

〔22〕夢禮節拜跪 跪，此下明抄本有"音癸"二小字音注，《靈樞》、《病源》卷四虚勞喜夢候均作"起"。拜跪，皆禮容也。拜，古作捧，《説文·手部》："捧，首至手也。"段玉裁注："各本作首至地也，今正。……拜之名生於空首，故許言首至手，《周禮》之空首，他經謂之拜手。鄭注：空首，拜頭至手，所謂拜手也。"《釋名·釋姿容》："跪，危也，兩膝隱地，體危倪也。"是則拜爲勞臂手，跪爲勞膝股，故邪客於股肱，則有是夢。

〔23〕胞腫 腫，《病源》卷四虚勞喜夢候無，以下文"溲便"証之，非是。胞，脬之假借。《説文·肉部》："脬，旁光也。"旁光，即膀胱，是脬爲溺胞。腫，直腸也。《類經》卷十八第八十五注："胞，溲脬也。腫，大腸也。"

〔24〕夢溲便利 利，《靈樞》、《病源》卷四虚勞喜夢候均無，義勝。按單言"溲"，可該大小便，此言溲便，則溲爲小便，便爲大便。邪客於胞者，前爲小便，邪客於腫者，後爲大便也。又《類經》卷十八第八十五作"夢

洩便",注:"在前則夢洩,在後則夢便。"

〔25〕十五不足者　指上文氣虛所致十五夢。

〔26〕矣　原脫,據明抄本補。《靈樞》作"也"。作爲語末助詞,均通。

按:本篇專題論夢,頗具卓見。另外,有《素問·脉要精微論》言夢數條,疑係別篇錯入。又《素問·方盛衰論》亦有言五臟夢文,本篇未收。蓋人當眠時,陰陽相合,營衛大會,精神內藏,人則安睡。若爲外邪所襲,或人有所感,則神爲之擾而不得寧,故夢生焉。經文所謂"正邪從外襲內,未有定舍,反淫於藏,不得定處,與營衛俱行,而與魂魄飛揚,使人臥不得安而喜夢"。誠如是也。

本篇言夢,有十二盛十五不足之別,此以虛實而論。若析諸夢境,概言之約有四焉。一者與臟腑之功能有關,如肝夢怒、心夢喜、肺夢哭等;一者與臟腑之屬性有關,如心夢火,脾夢土,腎夢水,肺夢金,肝夢林木等;一者與部位之感覺有關,如客於項夢斬首,客於脛夢行走不能前等;一者與病理反應有關,如陰盛夢大水,陽盛夢大火,上盛夢飛,下盛夢墮等。凡此種種,有的雖難免乎類推,然大都符合實際。

對於夢的理解與認識,向有兩義。一則以夢占吉凶,以夢爲禍福之徵,涉於唯心,義不足取;一則立論於自體感受,或爲精神,或爲事物,皆可感而生夢。如《列子·周穆王篇》所謂覺有八徵,形所接也,夢有六候,神所交也。"不識感變之所起者,事至則惑其所由烈;識感變之所起者,事至則知其所由然。知其所由者,則無所怛。一體之盈虛消息,皆通乎天地,應於物類。"又云:"故神遇爲夢,形接爲事。故畫想夜夢,神形所遇。"所見甚是,合乎唯物之論。本篇論夢,自屬後者,這在神權統治的時代,具有此等認識,實屬難能可貴。

五味所宜五藏生病大論第九

本篇自"黄帝問曰"
至"穀味酸先走肝"、"苦先走心"、"甘先走脾"、"辛先走肺"、"鹹先走腎"，
自"穀氣營衛俱行"至"腎病禁甘"，見《靈樞·五味》、《太素·調食》。自
"《九卷》又曰：酸入胃"至"故酸入胃而走筋"、自"《九卷》又曰：苦入胃"至
"是知苦走骨也"、自"《九卷》又曰：甘入胃"至"故曰甘走皮"、自"《九卷》
又曰：辛入胃"至"則與汗俱出矣"、自"《九卷》又曰：鹹入胃"至"故鹹入而
走血矣"，見《靈樞·五味論》、《太素·調食》。"《素問》曰：酸走筋，筋病
無多食酸"、"《素問》曰：苦走骨，骨病無多食苦"、"《素問》曰：甘走肉，肉
病無多食甘"、"《素問》曰：辛走氣，氣病無多食辛"、"《素問》曰：鹹走血，
血病無多食鹹"，見《素問·宣明五氣》。"又曰：肝欲辛，多食酸則肉胝䐢
而唇揭"、"又曰：心欲酸，多食苦則皮槁而毛拔"、"又曰：多食甘則骨痛而
髮落"、"又曰：肺欲辛則筋急而爪枯"、"又曰：多食鹹則脉凝泣而變色"，
自"又曰：狗蒙招尤"至"甚則入肝"、自"又曰：胸中痛"至"過在手太陰太
陽"、自"又曰：腹滿䐜脹"至"過在足太陰陽明"、自"又曰：咳嗽上氣"至
"過在手陽明太陰"、自"又曰：頭痛巔疾"至"甚則入腎"，見《素問·五藏
生成》。自"毒藥攻邪"至"苦堅鹹耎"，見《太素·調食》。自"肝足厥陰少
陽主治"至"取血者"、自"心病者"至"刺郄中血者"、自"脾病者"至"太陰
陽明少陰血者"、自"肺病者"至"少陰血者"、自"腎病者"至"太陽血者"，
見《素問·藏氣法時論》。

提要：本篇重在論述五味對五臟在營養、治療等方面的作用
與宜忌，以及五臟發病的証候與治療，故以此名篇。其主要内容
有：五味對五臟的作用；五味多食對筋、肉、血、皮、骨的不良影
響；五穀、五果、五畜、五菜之氣味及五臟生病之宜忌；五臟病証
候及治法。

黄帝問曰：穀[1]氣有五味，其入五[2]藏，分別奈何？ 岐
伯[3]對曰：胃者，五藏六府之海[4]。水穀[5]皆入於胃，五藏六
府皆稟於胃[6]，五味各走其所喜[7]。穀[8]味酸，先走肝[9]。
《九卷》又曰：酸入胃[10]，其氣濇以收[11]，不[12]能出入[13]，不
出則留於胃中，胃中和温則下注於膀胱[14]，膀胱之胞薄以

奊[15],得酸則縮綣[16],約[17]而不通,水道不行[18],故癃[19]。
陰者[20],積筋之所終聚也[21]。故酸入胃而走於筋[22]。《素
問》曰:酸走筋,筋病無多食酸。其義相順[23]。又曰:肝欲
辛[24],多食酸則肉胝膜而脣揭[25]。謂木勝土也[26]。木辛與
《九卷》義錯[27]。《素問》[28]:肝欲辛作欲酸[29]。

〔1〕穀　此前《靈樞》、《太素》均有"願聞"二字。

〔2〕五　原脱,據《靈樞》、《太素》補。

〔3〕岐伯　《靈樞》、《太素》均作"伯高"。

〔4〕胃者,五藏六府之海　海下《靈樞》、《太素》均有"也"字,義勝。
本經卷五第一下云:"人之所受氣者,穀也。穀之所注者,胃也。胃者水穀
氣血之海也。"即所以明海之爲義。

〔5〕水穀　原脱,據明抄本、《靈樞》、《太素》補。

〔6〕五藏六府皆稟於胃　"稟"下《靈樞》有"氣"字。《類經》卷十一
第二注:"氣味之正者,莫如水穀,水穀入胃,以養五藏。故藏府者,皆稟氣
於胃,而胃爲五藏六府之本。"

〔7〕五味各走其所喜　喜,明抄本作"善攻"。《太素》注:"五味所
喜,謂津液變爲五味,則五性有殊,性有五行,故各喜走同性之藏。"走,歸
屬也。《呂氏春秋·審己》:"水出於山,而走於海。"高誘注:"走,歸。"

〔8〕穀　此前原有"故"字,據明抄本、《靈樞》、《太素》刪。

〔9〕先走肝　《類經》卷十一第二注:"五藏嗜欲不同,各有所喜,故
五味之走,亦各有先。然既有所先,必有所後,而生克佐使,五藏皆有相涉
矣。至真要大論言,五味各有先入,義與此同。"

〔10〕酸入胃　《靈樞》作"酸入於胃"。《千金》卷二十六第一作"酸
入胃也"。

〔11〕濇以收　原作"濇",原校云:"一作濇以收。"《靈樞》、《太素》與
原校同。《千金》卷二十六第一作"濇以收也"。今據《靈樞》等補"以收"
二字,並刪原校。

〔12〕不　此前《靈樞》、《太素》有"上之兩焦"四字。《千金》卷二十
六第一有"上走兩膲,兩膲之氣"八字,疑本經有脱文。

〔13〕入　此下《靈樞》、《太素》有"也"字。

〔14〕胱　此下原有"之胞"二字,據《靈樞》、《太素》、《千金》卷二十
六第一刪。

〔15〕膀胱之胞薄以㐡　㐡下明抄本有"音芮，又軟"四小字音注，《靈樞》作"懦"，《太素》作"濡"。㐡、懦、濡互通，㐡弱也。蓋古㐡聲與需聲字，經傳多混，於義亦通。《説文·心部》："愞，駑弱也。"段玉裁注："凡經傳愞字皆譌作懦，不可勝正。懦通作㐡，亦或作輭。"又大部㐡字注："古凡㐡聲字皆在十四部，需聲字皆在四部，後人多亂之。"又《千金》卷二十六第一作"膀胱走胞，胞薄以㐡"。《太素》注："膀胱皮薄而又㐡。"《靈樞發微》注："膀胱爲胞之室，胞在其中，其體薄，其氣懦。"《類經》卷十一第三注："此節言膀胱之胞者，其音抛，以溲脬爲言也。……奈何後人不解其意，俱讀爲包，反因經語，遂認膀胱與胞爲二物。故在《類纂》則曰：膀胱者，胞之室。王安道則曰：膀胱爲津液之府。又有胞居膀胱之室之説。甚屬不經。夫脬即膀胱，膀胱即脬也。"按諸家對胞之釋，義則有别。又《素問·刺禁論》云："刺少腹中膀胱溺出，令人少腹滿。"王冰注："胞氣外泄，穀氣歸之，故少腹滿也。"《素問·痹論》："胞痹者，少腹膀胱按之内痛。"顧觀光校勘記："此胞即膀胱。《靈樞·五味論》云：膀胱之胞薄以濡是也。注不分明，後人遂謂膀胱者，胞之室。或謂胞居膀胱之中，並誤。"據《内經》有關經文所述，膀胱與胞，爲一或二焉，義不甚詳。又《中藏經》、《病源》、《千金》等有關内容所述膀胱與胞，顯係二臟，究係古義或後起義，亦難定論，存疑待考。

〔16〕綣　《太素》、《千金》卷二十六第一作"卷"，義互通。綣，屈曲也。《淮南子·人間》："兵横行天下而無所綣。"高誘注："綣，屈也。"《説文·卩部》："卷，厀曲也。"段玉裁注："卷之本義也。引伸爲凡曲之稱。"

〔17〕約　束也。此言胞體緊束而不舒展。

〔18〕不行　《太素》作"不通"，《千金》卷二十六第一作"不利"，義均通。

〔19〕癃　此下《千金》卷二十六第一有"也"字。癃，淋病也。《病源》卷十四氣淋候："其狀膀胱小便皆滿，尿澀常有餘瀝也，亦曰氣癃。"

〔20〕陰者　陰器也。

〔21〕積筋之所終聚也　聚，《千金》卷二十六第一同。《靈樞》、《太素》均無。楊上善注："人陰器，一身諸筋終聚之處。"本經卷二第一上云："肝者，筋之合也。筋者，聚於陰器。"第六云："足厥陰之筋……結於陰器。"均同此義。

〔22〕酸入胃而走於筋　《靈樞》作"酸入而走筋矣"。《太素》作"酸

入走筋"。《千金》卷二十六第一作"酸入胃走於筋也"。

〔23〕其義相順 "順"下明抄本有"也"字。按此原作大字,因係注文,據注文體例改作小字。

〔24〕肝欲辛 《素問》、《外臺》卷二十二舌論引《删繁》均作"肝欲酸"。今作"肝欲辛",理難通。疑本經古本有誤,待考。

〔25〕多食酸則肉胝膹而脣揭 胝膹下明抄本分別有"音氐""音皺"四小字音注。《千金》卷二十六第一無"膹"字酸作"辛",揭作"褰"。《素問》王冰注:"脾合肉,其榮脣。酸益肝,勝於脾,脾不勝,故肉胝膹而脣皮揭舉也。"《素問吳註》注:"肉粗疏胝膹而脣掀揭也。"《素問識》:"簡按:《巢源》有四支發胝候。《廣韻》:胼胝,皮上堅也。膹《集韻》:匹遇切,皺也。蓋胝膹者,斂縮之義,肉在皮裏,肉之斂縮,不可得而見,脣爲肉之外候,以其掀揭,而知肉之斂縮,故言肉胝膹而脣揭。若爲胼胝之類,則不通。"按彧,反揭也。脣肉皺縮肥厚,則脣必反揭。《戰國策·韓策二》一:"脣揭者其齒寒。"鮑彪注:"揭,猶反。"《千金》作"褰"者,亦縐縮也,義亦通。如《史記·司馬相如列傳》:"襞積褰縐。"裴駰集解:"《漢書音義》曰……褰,縮也。"司馬貞索隱引蘇林曰:"褰縐,縮蹙之。"

〔26〕謂木勝土也 醫經諸書無此文,當爲注。

〔27〕錯 此下明抄本有"矣"字。

〔28〕《素問》 此下明抄本有"曰"字。

〔29〕木辛與《九卷》……作欲酸 作下明抄本有"肝"字。此十五字明抄本亦作大字。

苦[1]先走心。《九卷》又曰:苦入胃[2],其氣燥而湧泄[3],五穀之氣皆不能勝苦[4],苦入下脘[5]。下脘者,三焦之路[6],皆閉而不通,故變嘔[7]。齒者,骨之所終也[8]。故苦入胃[9]而走骨。入而復出[10],齒必黧疏[11],是知其走骨也[12]。水火既濟[13],骨氣通於心也[14]。《素問》曰:苦走骨,骨病無多食苦。其義相順[15]。又曰:心欲酸[16],多[17]食苦則皮槁而毛拔[18]。謂火勝金也[19]。火酸與《九卷》義錯[20]。

〔1〕苦 此前《靈樞》、《太素》均有"穀味"二字,後甘先走脾、辛先走肺、鹹先走腎同此。

〔2〕入胃 明抄本作"入胃也"。《靈樞》、《太素》均作"入於胃"。

〔３〕其氣燥而湧泄　原脱，據《千金》卷二十六第一及此後酸入胃、甘入胃、辛入胃、鹹入胃等文例補。

〔４〕五穀之氣皆不能勝苦　《類經》卷十一第三注：“味過於苦，則抑遏胃中陽氣，不能運化，故五穀之氣不能勝之。”

〔５〕脘　明抄本、《太素》、《千金》卷二十六第一均作“管”。義同。下“脘”字同。

〔６〕下脘者，三焦之路　下脘者，《靈樞》、《太素》均無，疑非是。路，《靈樞》、《太素》、《千金》卷二十六第一均作“道”。義同。按三焦之氣，亦自胃出，故云下脘者，三焦之路。詳見本經卷一第十一。

〔７〕變嘔　原作“氣變嘔也”。據《靈樞》、《太素》及前後文例刪氣、也二字。

〔８〕齒者，骨之所終也　終，原作“絡”，據《靈樞》、《太素》、《千金》卷二十六第一改。齒爲骨之餘氣之所充。終，充也。《儀禮·士冠禮》：“緇纚廣終幅。”鄭玄注：“終，充也。”

〔９〕入胃　明抄本作“入胃也”。《靈樞》、《太素》作“入於胃”。

〔１０〕入而復出　《太素》注：“人食苦味，入咽還出，故知走骨而出歐也。”《靈樞識》：“入而復出，未詳。據《甲乙乃似苦味之氣，入而復出，爲齒黧黑疏豁之義。”按《靈樞》、《太素》均無此下“齒必黧疏”之文，故楊上善從歐吐義訓，疑非是。《素問識》説，可參。

〔１１〕齒必黧疏　齒，原脱，據《千金》卷二十六第一，參之《素問識》引《甲乙》文義補。黧疏者，牙齒色黑而疏鬆也。《病源》卷二十九齒黃黑候云：“齒者，骨之所終，髓之所養。手陽明足陽明之脉，皆入於齒，風邪冷氣，客於經絡，髓虛血弱，不能榮養於骨，枯燥無潤，故令齒黃黑也。”此經言過食苦而致此者，亦燥而不潤，腎氣不養，骨氣不充也。

〔１２〕是知其走骨也　走，明抄本作“出”，非是。《靈樞》、《太素》均作“知其走骨”。

〔１３〕水火既濟　水前《素問·宣明五氣》新校正引皇甫士安語有“苦走心，此云走骨者”八字，詳《千金》卷二十六第一林億等校文引皇甫士安語則無，故暫不補。既，《素問》及《千金》等林億校文引本文均作“相”。義均通。

〔１４〕也　原脱，據《素問·宣明五氣》新校正及《千金》卷二十六第一林億校文引本文補。

〔15〕其義相順　原作大字，詳文義當爲注文，故據改小字。順下明抄本有“也”字。

〔16〕心欲酸　《素問》、《外臺》卷二十二舌論引《删繁》均作“心欲苦”，疑本經古本有誤，待考。

〔17〕多　原脱，據《素問》及前後文例補。

〔18〕皮槁而毛拔　拔，《千金》卷二十六第一作“夭”。毛拔者，毛髮脱落也。拔，本有脱離之義，如《晉書·周虓傳》：“未及拔身。”此引申爲脱落。《千金》作“夭”者，夭然不澤也，亦通。

〔19〕謂火勝金也　經文無，此亦注文也。

〔20〕火酸與《九卷》義錯　錯下明抄本有“矣”字。此七字明抄本並作大字。

甘先走脾。《九卷》又曰：甘入胃〔1〕，其氣弱少〔2〕，不能上至上焦〔3〕，而與穀俱〔4〕留於胃中，甘者令人柔潤也〔5〕。胃柔則緩〔6〕，緩則蟲動〔7〕，蟲動則令人心悶〔8〕。其氣通於皮〔9〕，故曰甘走皮〔10〕。皮者，肉之餘，蓋皮雖屬肺，與肉連體。故甘潤肌肉并皮也〔11〕。《素問》曰：甘走肉，肉病無多食甘。其義相順〔12〕。又曰〔13〕：多食甘則骨痛而髮落〔14〕。謂土勝水也〔15〕。與《九卷》不錯〔16〕。

〔1〕入胃　原作“入脾”。明抄本、《千金》卷二十六第一均作“入胃也”，《靈樞》、《太素》均作“入於胃”，據諸書及文例改。

〔2〕其氣弱少　少，《靈樞》作“小”，義通。《千金》卷二十六第二作“劣”，劣與弱少並通。《説文·力部》：“劣，弱也。”《廣韻·薛韻》：“劣，少也。”按甘之氣柔弱和緩，不似别味之氣剛烈也，故曰弱少。

〔3〕不能上至上焦　上至上焦，明抄本、《太素》均作“上於上焦”。《靈樞》作“上至於上焦”。《千金》卷二十六第一作“上進於上焦”。諸文雖異，義則並通。詳辛辣等慓悍之氣，常循衛氣之道，而至上焦，如下文言辛味之氣，並舉薑韭之氣爲例者屬此。而甘味之氣弱以緩，不得循衛氣之道而行，故曰不能上至上焦。此就其乍入胃時而言，非其氣絶不至上焦也。

〔4〕俱　《靈樞》、《太素》均無。《千金》卷二十六第一同本經。

〔5〕甘者令人柔潤也　潤下《靈樞》、《太素》均有“者”字。《千金》卷

二十六第一無此七字。

〔6〕胃柔則緩　《千金》卷二十六第一作“甘入則柔緩”，義較勝。蓋甘者柔潤，故其氣緩。

〔7〕緩則蟲動　《千金》卷二十六作“柔緩則蚘動”。《太素》注：“甘味氣弱，不能上於上焦，又令柔潤，胃氣緩而蟲動。蟲動者，穀蟲動也。”《類經》卷十一第二注：“味過於甘，則與穀氣留於胃中，令人柔潤而緩，久則甘從濕化，致生諸蟲，蟲動於胃。”按甘之柔潤，與穀氣久留胃中，則胃氣弛緩，柔潤化濕，濕鬱爲熱，濕熱之處，蟲善居焉，故由腸而上動於胃。蟲，蚘蟲也。

〔8〕蟲動則令人心悶　心悶，《靈樞》、《太素》均作“悗心”，義同。《千金》卷二十六第一作“惡心”，義亦通。楊上善注：“穀蟲動以撓心，故令心悗。悗，音悶。”

〔9〕通於皮　《靈樞》、《太素》、《千金》卷二十六第一均作“外通於肉”。

〔10〕故曰甘走皮　《太素》作“故曰甘入走肉矣”。《靈樞》作“故甘走肉”，《千金》卷二十六第一同《靈樞》，惟肉下更有“肉多粟起而胝”六字。詳甘走皮者，諸書作“甘走肉”，於義爲順，以甘入脾，脾主肌肉也。本經甘走皮者，或係古本如此，故有此下“皮者，肉之餘”一段釋文。又《五行大義·論配五味》引《養生經》亦作“甘走皮”，今姑依其舊。

〔11〕皮者，肉之餘……并皮也　《靈樞》、《太素》均無是文。《千金》卷二十六第一校文引作皇甫士安云，無“餘”字，并下有“於”字。

〔12〕其義相順　此原作大字，詳文義當爲注文，故改作小字。順下明抄本有“也”字。

〔13〕又曰　此下據酸、苦、辛諸條，似應有脾欲之文，又據此後校文云“與《九卷》不錯”，疑爲“脾欲甘”三字。

〔14〕多食甘則骨痛而髮落　《素問》王冰注：“腎合骨，其榮髮。甘益脾，勝於腎，腎不勝，故骨痛而髮墮落。”

〔15〕謂土勝水也　經文無，疑爲注文。

〔16〕與《九卷》不錯　錯下明抄本有“矣”字，並作大字。

辛先走肺。《九卷》又曰：辛入胃[1]，其氣走於上焦[2]，上焦者，受諸氣而營諸陽者也[3]。薑韭之氣[4]，熏至營衛[5]，營衛不時受之[6]，久留於心下[7]，故洞一作煴[8]。心[9]。辛者，與氣俱行[10]，故辛入胃則與汗俱出矣[11]。《千金》云：辛入胃而走氣，與氣俱出，故氣盛[12]。《素問》曰：辛走氣，氣病無多食辛。其義相順[13]。又曰：肺欲苦[14]，多食辛則筋急而爪枯[15]。謂金勝木也[16]。肺欲苦，與《九卷》義錯[17]。

〔1〕入胃　明抄本作"入胃也"。《靈樞》、《太素》均作"入於胃"。

〔2〕其氣走於上焦　《太素》注："辛氣慓悍，走於上焦。"

〔3〕受諸氣而營諸陽者也　諸氣，《靈樞》、《太素》均無"諸"字。受下《千金》卷二十六第一有"使"字。楊上善注："上焦衛氣，行於脉外，營腠理諸陽。"按本經卷一第十二云："上焦開發，宣五穀味，熏膚充身澤毛，若霧露之溉，是謂氣。"是上焦者，接受諸水穀所化之氣，而營諸陽分，以熏膚充身澤毛也。

〔4〕薑韭之氣　薑韭之氣，辛者也，辛香走竄之力較盛。此舉薑韭爲例，以明辛氣之走上焦也。

〔5〕熏至營衛　《千金》卷二十六第一同。至，《靈樞》、《太素》均作"之"，無"營衛"二字，義勝。按之與至義通。

〔6〕營衛不時受之　衛下《靈樞》、《太素》均有"之氣"二字。《素問集註》任谷庵注："夫營衛之氣，生於中焦，皆從上而出，故薑韭之氣上熏，則營衛之氣不時受之。""不時"，楊上善訓"非時"，義似難安，不時者，隨時也。

〔7〕久留於心下　久，《千金》卷二十六第一作"却"。於，《靈樞》、《太素》均無。《靈樞發微》注："物在心下，而氣熏於上焦。"按馬注"物在心下"釋此，似未爲得，舍氣而言物，與本文義悖。詳留與溜流義通，《千金》卷二十六第一作"溜"可証。此言薑韭之氣，隨營衛而久留於心下也。

〔8〕熅　慍之假。《詩·大雅·雲漢》："蘊隆蟲蟲。"釋文："蘊，本又作熅。"《說文通訓定聲·屯部》："慍，叚借爲蘊。"《集韻·迄韻》："慍，……心所鬱積也。"《千金》卷二十六第一云："慍慍痛也。"可証爲慍義。

〔9〕洞心　《千金》卷二十六第一作"慍慍痛也"，與原校別本作"熅心"之義同。《太素》注："故令心氣洞洩也。"《類經》卷十一第三注："洞心，透心若空也。……辛味屬陽，故走上焦之氣分，過於辛則開竅而散，故爲洞心。"按洞有疾流、通達之義，從洞訓，義難解，疑洞爲恫之假，洞恫，古韻皆東韻定紐去聲。如《楚辭·招隱士》："心淹留兮恫慌忽。"《考異》：

"恫慌忽一作洞荒忽。"《說文·心部》:"恫,痛也。"《爾雅·釋言》:"恫,痛也。"郝懿行義疏:"痛,《說文》云:病也。《廣雅》云:愓也。愓與傷同。《方言》注:痛,怨痛也。……《史記·燕世家》云:百姓怨痛。皆以恫爲痛也。"慍,怨也,蘊積也。若作恫心,與別本作慍心及《千金》慍慍痛也之義近矣。或言薑韭之氣,久留心下,蘊積不散,故慍慍痛也。

〔10〕辛者,與氣俱行 者,《靈樞》無。《太素》注:"辛走衛氣,即與衛氣俱行。"

〔11〕辛入胃則與汗俱出矣 胃則,《靈樞》、《太素》均無。矣,《靈樞》無。《靈樞集註》任谷庵注:"辛與上焦之氣俱行於表陽,則開發皮腠而汗出。"按辛與衛氣俱行,其氣慓悍滑疾,不循常道,見開而出,故腠理發泄,與汗俱出矣。本經卷一第十論熱飲食下胃,其氣未定則汗出之理,與此義同。

〔12〕《千金》云……故氣盛 《千金》,明抄本作"《千金方》"。今《千金》與此文同,唯"盛"下有"也"字。

〔13〕其義相順 此原作大字,詳文義當爲注文,故改作小字。順下明抄本有"也"字。

〔14〕肺欲苦 《素問》、《外臺》卷二十二舌論引《刪繁》均作"肺欲辛",疑本經古本有誤,待考。

〔15〕多食辛則筋急而爪枯 爪,明抄本作"甲"。辛,《千金》卷二十六第一作"苦"。《素問》王冰注:"肝合筋,其榮爪。辛益肺,勝於肝,肝不勝,故筋急而爪乾枯也。"

〔16〕謂金勝木也 經文無,疑爲注文也。

〔17〕肺欲苦,與《九卷》義錯 錯下明抄本有"矣"字,並作大字。

鹹先走腎。《九卷》又曰:鹹入胃[1],其氣上走中焦[2],注於諸脉[3],脉者,血之所走也[4]。血[5]與鹹相得,則血涘[6],一作凝,下同。涘則胃中汁注之,注之則胃中竭[7],竭則咽路焦,故舌乾而善渴[8]。血脉者,中焦之道[9],故鹹入胃而走血矣[10]。鹹先走腎,此云走血者[11],腎合三焦,血脉雖屬肝心,而爲中焦之道,故鹹入而走血矣[12]。《素問》曰:鹹走血,血病無多食鹹。其義相順[13]。又曰[14]:多食鹹則脉涘泣而變色[15]。謂水勝火也[16]。雖俱言血脉,其義不同[17]。穀氣營衛俱行[18]，津液已行，營衛大通，乃化[19]糟粕[20]，以次傳下。

〔1〕入胃　明抄本作"入胃也"。《靈樞》、《太素》均作"入於胃"。

〔2〕上走中焦　《靈樞》、《太素》同。上，《千金》卷二十六第一無。按胃亦在中焦，且本經卷一第十一云："中焦亦並於胃口，出上焦之後。"故此云"上走中焦"，似非是，疑本經及《靈樞》等並衍"上"字。

〔3〕注於諸脉　《千金》卷二十六第一同。諸，《靈樞》、《太素》均無。按此言鹹味入胃之後，由中焦而注於脉中之路，似不必言"諸"，疑衍。

〔4〕脉者，血之所走也　《千金》卷二十六第一同。《靈樞》、《太素》均作"則血氣走之。脉爲血之府，亦氣血循行之道，故爲血之所走。

〔5〕血　《千金》卷二十六第一無。

〔6〕血湊　《太素》同，《千金》卷二十六第一作"血凝"。《靈樞》無"血"字，湊作"凝"。按湊即凝字。下同。

〔7〕湊則胃中汁注之，注之則胃中竭　原作"血湊則胃中竭"，據《千金》卷二十六第一校文引本經及《靈樞》、《太素》改。又《千金》則作"凝則胃中汁泣，汁泣則胃中乾渴"，宋刊本卷二十二第一同，唯"渴"作"竭"。渴與竭通。"汁注"作"汁泣"則義別。泣，《內經》借作凝澀字，若作汁濇之義亦通。

〔8〕舌乾而善渴　而，明抄本，《太素》、《千金》卷二十六第一均無。《靈樞》作"舌本乾而善渴"，不若"舌乾"之義勝。

〔9〕血脉者，中焦之道　道下《靈樞》、《太素》、《千金》卷二十六第一均有"也"字，義勝。詳本經卷一第十一云："中焦亦並於胃口，出上焦之後，此所以受氣，泌糟粕，蒸津液，化其精微，上注於肺，乃化而爲血……故獨得行於經隧，命曰營。"又第十二云："中焦受氣取汁，變化而赤，是謂血。"此正可以明血脉之所以爲中焦之道之義也。

〔10〕鹹入胃而走血矣　胃，原脱，據《千金》卷二十六第一及前"酸入胃"、"苦入胃"、"辛入胃"等文例補。走下《千金》有"於"字。

〔11〕鹹先走腎，此云走血者　原脱，據《素問·宣明五氣》新校正引皇甫士安云補。

〔12〕腎合三焦……而走血矣　《靈樞》、《太素》均無是文，《素問·宣明五氣》新校正及《千金》卷二十六第一校文引均作皇甫士安云，矣，均作"也"。

〔13〕其義相順　明抄本作"於義相順也"，此作"於"字，與別條不

同，疑非是。按此係注文，今將大字改作小字。

〔14〕又曰　此下據酸、苦、辛諸條，似應有腎欲之文，據此前諸條文義，當爲"腎欲鹹"。

〔15〕多食鹹則脉涘泣而變色　涘，《千金》卷二十六第一作"凝"，變色作"色變"。《素問》王冰注："心合脉，其榮色。鹹益腎，勝於心。心不勝，故脉凝泣而顏色變易也。"按《千金》作"色變"，義同，且與前文唇揭、毛拔、髮落、爪枯等文式亦同，義勝。

〔16〕謂水勝火也　經文無，此亦注文也。

〔17〕雖俱言血脉，其義不同　此九字明抄本作大字。

〔18〕穀氣營衛俱行　營衛俱行，《靈樞》、《太素》無，穀氣二字連下句讀。按"營衛俱行"四字，與下文"營衛大通"義近矣，疑衍。

〔19〕化　原脱，據《靈樞》、《太素》補。

〔20〕粕　此下明抄本有"音迫"二小字音注。

按：以上五節，主要論述五味與五藏、五體（皮、肉、脉、筋、骨）的關係；同時説明五味有過，不僅可傷於先走之本臟，亦可累及其相剋之臟。又按，五味分別歸於五臟，養於五臟，此生化之常也，然用之失當，過則爲害。《素問·至真要大論》云："久而增氣，物化之常也；氣增而久，夭之由也。"此之謂也。上文所舉五味之多食者所致諸病，亦特舉其要者，例而論之。至其發病，亦泮衍多端，如《五行大義·論配氣味》引《河圖》云："人食無極鹹，使腎氣盛心氣衰，令人發狂喜衄吐血，心神不定。無極辛，使肺氣盛肝氣衰，令人懦怯悲愁，目盲髮白。無極甘，使脾氣盛腎氣衰，令人癡淫泄精，腰背痛，利膿血。無極苦，使心氣盛肺氣衰，令人果敢輕死，欬逆胸滿。無極酸，使肝氣盛脾氣衰，令人穀不消化，喑聾癥固。此五臟相制剋之義。"此所論，其病雖與本經所舉有別，而其理則與《內經》相通。

詳本篇諸論，其基本精神，約有三焉：一者凡養生之道，應以臟氣需要爲本，保持五味均衡，以維持正常生理活動；一者病人飲食之攝取，應以病情爲本，對五味適當調節，有助於愈疾；一者治病時，應以五味對五臟之不同作用爲本，確定藥物五味之配合,以爲方藥之大法。五味與人生之重要意義,亦若是也。

又按以上五節五味所走内容之大字正文,雜有較多非醫經原文,而屬於釋文及校、按性内容。

然另有一部分校、按性内容,則作小字注文。從而説明,本篇大小字互混的情況較爲嚴重。由於此類情況比較複雜,缺乏早期文獻依據,暫難判定。故以上校注,僅將其中校、按性文字,如"苦先走心"至"謂火勝金也"一段中"其義相順"四字,仿段末小字注文"火酸與《九卷》義錯"例,改作小字注文,餘者如"水火既濟,骨氣通於心"及"謂火勝金也"等,屬釋文性内容,因其究竟是否爲《甲乙》舊文,學術界看法不一,故仍依其舊,以大字保留,僅出注説明非經文而已。

曰:營衛俱[1]行奈何?曰:穀始入於胃,其精微者,先出於胃之兩焦[2],以漑五藏,別出兩焦行於營衛之道[3]。其大氣之搏而不行者[4],積於胸中,名曰氣海[5],出於肺,循於喉嚨[6],故呼則出,吸則入,天地之精氣[7]。其大數常出三入一[8]。故穀不入,半日則氣衰,一日則氣少矣[9]。

〔1〕俱 《靈樞》、《太素》均作"之"。

〔2〕之兩焦 《靈樞發微》注:"胃納穀氣,脾乃化之,其精微之氣,先出於中焦,升則行於上焦。"《類經》卷十一第二注:"穀之精氣,先出於胃,即中焦也。而後至上下兩焦,以漑五藏。之,至也。"《靈樞集註》任谷菴注:"兩焦,上焦中焦也。上焦出胃上口,中焦亦並胃中,故曰胃之兩焦。"按馬、任兩注言兩焦之義是,與下文"別出兩焦,行於營衛之道"及"營出中焦,衛出上焦"之義合。按之,作至是。

〔3〕別出兩焦行於營衛之道 焦,《靈樞》、《太素》均無。於,《靈樞》無。楊上善注:"衛氣出胃上口,營氣出於中焦之後,故曰兩行道也。"《類經》卷十一第二注:"兩行,言清者入營,營行脉中;濁者入衛,衛行脉外。故營主血而濡於内,衛主氣而布於外,以分營衛之道。"按此承上言"兩焦"之文,以明營衛俱行之義。別,分也。

〔4〕大氣之搏而不行者 搏,原作"搏",明抄本作"搞",校曰:"一作搏。"搞,假借爲揣,揣與搏通。《説文通訓定聲·履部》:"搞,叚借爲揣,一

曰度也。”《文選·馬融·長笛賦》:“冬雪揣封乎其枝。”李善注:“揣與摶古字通。”《太素》作“摶”,楊上善注:“傍各反,聚也。”按摶與摶通。《楚辭·九章·橘頌》:“圓果摶兮。”舊注:“摶,一作摶。”《老子·道經·十章》:“專氣至柔。”馬王堆漢墓帛書本作“摶氣至柔”。朱謙之校釋:《老子》之專氣,即《管子·內業》之摶氣。”又銀雀山漢墓竹簡《孫臏兵法·十陣》:“圓陣者,所以摶也。”摶亦摶之假。摶與摶形近,經文常互誤,今據改作摶。《類經》卷十一第二注:“大氣,宗氣也。摶,聚也。”不行者,與上文“別出兩焦,行於營衛之道”相對而言,彼則隨營衛而行於身,此則不行而聚於胸。

〔5〕名曰氣海　名,《靈樞》、《太素》均作“命”,義同。《太素》注:“穀化爲氣,計有四道,精微營衛,以爲二道;化爲糟粕及濁氣并尿,其與精下傳,復爲一道;摶而不行,積於胸中,名氣海,以爲呼吸,復爲一道,合爲四道也。”《類經》卷十一第二注:“氣海,即上氣海,一名膻中,居於膈上。……宗氣積於上焦,出於肺,由喉嚨而爲呼吸出入,故曰氣海。”按《靈樞·邪客》云:“宗氣積於胸中,出於喉嚨,以貫心脉,而行呼吸焉。”與本文言氣海之義亦同。是則此言積於胸中,名曰氣海者,該肺而言,胸中而能積大氣司呼吸者,舍肺而何。

〔6〕喉嚨　《靈樞》作“喉咽”。義亦通。《釋名·釋形體》:“咽,咽物也。……又謂之嗌,氣所流通阨要之處也。”

〔7〕天地之精氣　地,《太素》無。《類經》卷十一第二注:“人之呼吸,通天地之精氣,以爲吾身之真氣。故真氣者,所受於天,與穀氣并而充身也。”

〔8〕其大數常出三而入一　而,《靈樞》、《太素》均無。楊上善注:“氣海之中,穀之精氣,隨呼吸出入也。人之呼也,穀之精氣三分出已,及其吸也,一分還入,即需資食,充其腸胃之虛,以接不還之氣。”《靈樞發微》注:“穀化之精氣,呼則出之。天地之精氣,吸則入之。其大數,穀化之精氣,出之者三分;則天地之精氣,入之者一分。”《類經》卷十一第二注義同。《靈樞集註》任谷菴注:“五穀入於胃也,其糟粕津液宗氣,分爲三隧。故其大數常出三入一。蓋所入者穀,而所出者,乃化糟粕,以次傳下,其津液溉五藏而生營衛,其宗氣積於胸中,以司呼吸。其所出有三者之隧道。”《素問識》:“簡案:張義與馬同。今考經文,任氏所解,似得其旨。《子華子》曰:天之精氣大數,常出三而入一,其在人呼出也吸入也。一之謂尊,二之

謂耦,三之謂化,精氣以三成。與本節文稍同而義異。"按出三入一之義,諸家説解不同,然細玩本節内容,似當於文中求之。詳此文前言"穀始入於胃",後云"穀不入,半日則氣衰,一日則氣少",是言一入者,穀入胃也。穀之精微,"別出兩焦,行營衛之道",此兩出也;"其大氣之搏而不行者……出於肺",此又一出也。計爲三出。是出三入一者,亦概言穀之自入而出之生化道路也,若《子華子》之説,近乎玄矣。

〔9〕半日則氣衰,一日則氣少矣 衰,逐漸減弱也。《集韻·支韻》:"衰,寖微也。"此言半日與一日不食氣減之差等有别。

曰:穀之五味,可得聞乎?曰:五穀,粳米[1]甘,麻[2]《素問》作小豆[3]。酸,大豆[4]鹹,小麥[5]苦,黄黍[6]辛。五果[7]:棗甘,李酸,栗鹹,杏苦,桃辛。五畜:牛肉[8]甘,犬[9]肉酸,豕[10]肉鹹,羊[11]肉苦,雞[12]肉辛。五菜:葵[13]甘,韭酸,藿[14]鹹,薤[15]苦,葱辛。五色[16]:黄[17]宜甘,青宜酸,黑宜鹹,赤宜苦,白宜辛。

〔1〕粳米 《五行大義》卷三論配五味引本經無"粳"字。《素問·金匱真言論》、《素問·五常政大論》、《太素·陰陽雜説》、《千金》卷二十九第一等均作"稷"。《靈樞》作"秔米"。秔與粳義同。《説文·禾部》:"秔,稻屬。"段玉裁注:"稻有至黏者,稬是也;有次黏者,稉是也……陸德明曰:稉與粳皆俗秔字。"

〔2〕麻 《素問·金匱真言論》、《太素·陰陽雜説》均作"麥"。

〔3〕《素問》作小豆 此指《素問·藏氣法時論》。

〔4〕大豆 大,《素問·金匱真言論》、《素問·五常政大論》、《太素·陰陽雜説》均無。《千金》卷二十六第一引《靈樞·五味》作"大豆黄卷"。

〔5〕小麥 小,《五行大義》卷三論配五味引本經、《素問·金匱真言論》、《素問·五常政大論》、《素問·藏氣法時論》、《太素·陰陽雜説》、《太素·調食》、《靈樞》、《千金》卷二十六第一及卷二十九第四均無。按麥者,始無大小之分,《孟子·告子》:"今夫麰麥。"趙岐注:"麰麥,大麥。"《廣雅·釋草》:"大麥,麰也。小麥,麳也。"蓋大麥、小麥之分,亦後起者也。本文諸書均無"小"字,疑本經衍。

〔6〕黄黍 《五行大義》卷三論配五味引本經作"黍,一云稻米。"又《五行大義》引《黄帝養生經》亦作"黍"。《素問·金匱真言論》、《素問·

五常政大論》、《太素・陰陽雜説》、《千金》卷二十九第四均作"稻"。《説
文・黍部》:"黍,禾屬而黏者也。以大暑而種,故謂之黍。"《類經》卷十一
第二注:"黍,糯小米也,可以釀酒,北人呼爲黄米,又曰黍子。"按此説當本
於蘇頌。而李時珍則非之。《本草綱目・黍》:"正誤:頌曰:粘者爲秫,可
以釀酒,北人稱爲黄米,亦曰黄糯;不黏者爲黍,可食。如稻之有粳、糯也。
時珍曰:此誤以黍爲稷,以秫爲黍也。蓋稷之黏者爲黍,粟之黏者爲秫,粳
之黏者爲糯。《别録》本文著黍、秫、糯、稻之性味功用甚明,而注者不諳,
往往謬誤如此。今俗不知分别,通呼秫與黍爲黄米矣。"蓋黍者,古似無
黄、白、黑之分,故本文似當以作"黍",義勝。或作稻或稻米者,疑係種屬
之亂名物之混所致。

〔7〕果 《説文・木部》:"果,木實也。象果形在木之上。"徐鍇繫
傳:"樹生曰果,故在上也。指事。"

〔8〕牛肉 肉,《五行大義》卷三論配五味引本經及《黄帝養生經》、
《素問・金匱真言論》、《素問・五常政大論》、《太素・陰陽雜説》、《太
素・調食》、《靈樞》、《千金》卷二十九第四等均無。下犬肉、豕肉、羊肉、
雞肉同。

〔9〕犬 《素問・金匱真言論》、《太素・陰陽雜説》、《千金》卷二十
九第四均作"雞"。

〔10〕豕 《五行大義》卷三論配五味引本經、《素問・金匱真言論》、
《素問・五常政大論》均作"彘"。《靈樞》、《太素》均作"豬"。義均同。

〔11〕羊 《素問・五常政大論》作"馬"。

〔12〕雞 《素問・金匱真言論》、《太素・陰陽雜説》均作"馬"。《千
金》卷二十九第四作"犬"。

〔13〕葵 《説文・艸部》:"葵,菜也。"王禎《農書》卷八:"葵爲百菜
之主,備四時之饌,本豐而耐旱,味甘而無毒。"《本草綱目・葵》:"時珍曰:
葵菜古人種爲常食,今之種者頗鮮。有紫莖、白莖二種,以白莖爲
勝。……四五月種者可留子。六七月種者爲秋葵,八九月種者爲冬葵,經
年收采。正月復種者爲春葵。然宿根至春亦生。"

〔14〕藿 《説文・艸部》:"藿,尗之少也。"段玉裁注:"《毛詩傳》曰:
藿猶苗也。是也。李善引《説文》作豆之葉。與士喪禮注合。"《廣雅・
釋草》:"豆角謂之莢,其葉謂之藿。"

〔15〕薤 《玉篇・韭部》:"韰,葷菜也。俗作薤。"《本草綱目・薤》:

"本文作韱,韭類也。故字從韭……今人因其根白,呼爲蒲子,江南人訛爲
茷子。其葉類蔥而根如蒜。"

〔16〕五色　明抄本無此二字。

〔17〕黃　此下《靈樞》、《太素》均有"色"字。下青、黑、赤、白同。

按:本文言五穀、五果、五畜、五菜之具體內容,惟五果、五
菜,諸書皆同。而五穀、五畜,則異者頗多。就《內經》諸篇所記
而言,亦不一致。而《內經》與《甲乙》、《太素》及《千金》、《外
臺》等之間,又有差異。今已難考。又《禮記·月令》又有春食
麥羊、夏食菽雞、中央(長夏)食稷牛、秋食麻犬、冬食黍彘之説,
鄭玄注又小有異者,與醫籍所記,差異猶多。是有關五穀、五畜
之具體內容,古已不同。亦或由於時代與地域之差,而各有所
選。故今者,自當領會其精神,至其具體名物之差別,暫難定論。

脾病者,宜食粳米[1]、牛肉、棗、葵。甘者入脾用之[2]。
心病者,宜食麥、羊肉、杏、薤。苦者入心用之。腎病者,宜食
大豆[3]、豕肉[4]、栗、藿。鹹者入腎用之。肺病者,宜食黍[5]、
雞肉、桃、蔥。辛者入肺用之。肝病者,宜食麻、犬肉、李、韭。
酸者入肝用之。肝病[6]禁辛,心病禁鹹,脾病禁酸,肺病禁
苦,腎病禁甘。

〔1〕粳米　粳,《靈樞》作"秔"。《千金》卷二十六第一作"稉"。米下
明抄本、《靈樞》、《太素》均有"飯"字。

〔2〕甘者入脾用之　《靈樞》、《太素》等均無此六字。疑係注語也。
後苦者、鹹者、辛者、酸者同此。不復出。

〔3〕大豆　《靈樞》、《太素》、《千金》卷二十六第一均作"大豆黃卷"。

〔4〕豕肉　《靈樞》、《太素》均作"豬肉"。

〔5〕黍　《靈樞》、《太素》、《千金》卷二十六第一均作"黃黍"。

〔6〕病　此下明抄本有"者"字。下心病、脾病等同此。

按:以上言五味對五臟病宜及病禁,凡五臟所欲者,則五臟
病宜;五臟所惡者,則五臟病禁。此中亦寓五行生克理論。又
《五行大義》卷三論配五味引《黃帝養生經》中脾肺兩臟病宜,與
本文互移,故有文云:"此五宜食者,肝心腎三藏實,故各以其本

味補之;脾肺虛,故以其子母相養者也。"此雖《黃帝養生經》別出新義,然以五行生克說觀之,亦不悖經旨。故五臟之病,均可酌情,以定五味之宜、禁。

肝,足厥陰少陽主治。肝苦急,急食甘以緩之[1]。心,手少陰太陽主治。心苦緩,急食酸以收之[2]。脾,足太陰陽明主治。脾苦濕,急食苦以燥之[3]。肺,手太陰陽明主治。肺苦氣上逆,急食苦以泄之[4]。腎,足少陰太陰主治。腎苦燥,急食辛以潤之[5]。開腠理,致津液,通氣墜也[6]。

〔1〕肝苦急,急食甘以緩之 急食之"急"原脱,明抄本"苦急"下校云:"一作又急,下同。"今並據《素問》、《千金》卷二十六第一補。《素問》新校正引全元起云:"肝苦急,是其氣有餘。"王冰注:"甘性和緩。"《素問吳註》注:"肝爲將軍之官,志怒而急,急則自傷而苦之矣。宜食甘以緩之,則急者可平也。"

〔2〕心苦緩,急食酸以收之 急食酸,原作"鹹",據《素問》、《千金》卷二十六第一補改。《素問》新校正引全元起云:"心苦緩是心氣虛。"王冰注:"酸性收斂。"《素問吳註》注:"心以長養爲令,志喜而緩,緩則心氣散逸,自傷其神矣,故急食酸以收之。"

〔3〕脾苦濕,急食苦以燥之 《素問吳註》注:"脾以制水爲事,喜燥惡濕,濕勝則傷脾土,宜食苦以燥之。"

〔4〕肺苦氣上逆,急食苦以泄之 逆下《千金》卷二十六第一有"息者"二字,與前後文式有異,疑係後人增字爲釋。《素問》新校正引全元起云:"肺氣上逆,是其氣有餘。"《素問吳註》注:"肺爲清虛之藏,行降下之令,若氣上逆,則肺苦之,急宜食苦以泄肺氣。"

〔5〕腎苦燥,急食辛以潤之 《素問吳註》注:"腎者,水藏,喜潤而惡燥,若燥,則失潤澤之體而苦之矣,急食辛以潤之。"

〔6〕開腠理,致津液,通氣墜也 墜,《素問》、《千金》卷二十六第一均無。按"通氣墜"與"開腠理,致津液"文式同,當是。氣墜,氣道。墜與隧通。隧,隧道也。王冰注:"辛性津潤也,然腠理開,津液達,則肺氣下流,腎與肺通,故云通氣也。"《素問發微》注:"急食辛以潤之,庶乎腠理自開,津液自致,五藏之氣自相通也。"後世注家多本乎王、馬注義,以此文乃繼言辛以潤之之理。《讀素問鈔》注:"此一句九字,疑原是注文。"又《素

問講義》注："按：開腠理三句，蓋總結上文之辭，五味治五藏，皆是所以開腠理致津液而通其氣也。前注以爲於腎一病發之，殆欠妥。"按此説可參。

按：本文原《素問·藏氣法時論》尚有五藏所欲諸文，如"肝欲散，急食辛以散之"等，本經未收。後世醫家將五臟所苦與五臟所欲合稱"五臟苦欲補瀉"。李中梓《醫宗必讀》中專有是論，汪昂於《本草備要》中，亦將本文列入藥性總義，視爲用藥之法則。足証其在中藥理論方面之重要意義。故學習本文，當參之《素問》，以求完璧。

毒藥攻邪[1]，五穀爲養[2]，五果爲助[3]，五畜爲益[4]，五菜爲充[5]，氣味合而服之，以補精益氣[6]。此五味者，各有所利，辛散[7]、酸收、甘緩、苦堅、鹹㑊[8]。

〔1〕毒藥攻邪　《素問》王冰注："藥謂金玉土石草木菜果蟲魚鳥獸之類，皆可以祛邪養正者也。然辟邪安正，惟毒乃能，以其能然，故通謂之毒藥也。"新校正云："按《本草》云：下藥爲佐使，主治病，以應地，多毒不可久服，欲除寒熱邪氣，破積聚愈疾者，本下經，故云毒藥攻邪。"《類經》卷十四第二十四注："藥以治病，因毒爲能。所謂毒者，以氣味之有偏也。蓋氣味之正者，穀食之屬是也，所以養人之正氣；氣味之偏者，藥餌之屬是也，所以去人之邪氣。其爲故也，正以人之爲病，病在陰陽偏勝耳。欲救其偏，則唯氣味之偏者能之，正者不及也。如《五常政大論》曰：大毒治病，十去其六，常毒治病，十去其七，小毒治病，十去其八，無毒治病，十去其九。是凡可辟邪安正者，均可稱爲毒藥，故曰毒藥攻邪也。"按新校正舉《本草》之説，是就上中下三品析言之謂，而此則渾稱毒藥，故當以王注所謂"辟邪安正，惟毒是能"之義爲是，非指如烏頭、砒石等毒品之毒也。而張注以氣味之正者爲穀食之屬，氣味之偏者爲藥餌之屬者，似亦未得。蓋本經五穀、五畜、五菜、五果之特具氣味者，亦有所偏也。

〔2〕五穀爲養　《太素》注："五穀五味，爲養生之主也。"養，長養也。人之長養，以五穀爲本。

〔3〕五果爲助　果，《太素》作"菓"。菓與果同。楊上善注："五菓五味，助穀之資。"

〔4〕五畜爲益　《太素》注："五畜五味，益穀之資。"《類經》卷十四第二十四注："益精血也。"按益精血説，義有所限，五畜豈僅益精血而已，此

亦於人之長養,有增益之用。

〔5〕五菜爲充　充,《太素》作"坤"。《說文·土部》:"坤,增也。"義亦通。《素問吳註》注:"充實於藏府。"

〔6〕氣味合而服之,以補精益氣　補,《太素》作"養"。《素問》王冰注:"氣爲陽化,味曰陰施。氣味合和,則補益精氣矣。"新校正云:"按孫思邈云:精以食氣,氣養精以榮色。形以食味,味養形以生力。精順五氣以爲靈也,若食氣相惡則傷精也。形受味以成也,若食味不調則損形也。是以聖人先用食禁以存性,後制藥以防命,氣味温補以存精。此之謂氣味合而服之,以補精益氣也。"《素問紹識》:"堅按:此二句,據應象大論,即兼藥食而言之。蓋毒藥攻邪,而調以穀肉果菜,實爲療病之大法。然徒如是立説,則似他無藥補者,故承以此二句,以示有藥食相濟,能爲補益之理。下文所謂各有所利者,亦寓藥之五味,又有補益,不止攻邪一端之意。"

〔7〕辛散　《素問》、《太素》均作"或散",下"酸收、甘緩、苦堅、鹹耎",均同此例,不復出。

〔8〕耎　《太素》作"濡",濡與耎通。

肝病者,兩[1]脇下痛引少腹,令人善怒[2];虛則目䀮䀮[3]無所見,耳無所聞,善恐,如人將捕之。取其經[4],厥陰與少陽血者[5];氣逆則頭痛[6],耳聾不聰[7],頰腫,取血者[8]。又曰:狗蒙招尤[9],目瞑[10]耳聾,下實上虛[11],過[12]在足少陽厥陰,甚則入肝。

〔1〕兩　此前《脈經》卷六第一、《千金》卷十一第一均有"必"字。

〔2〕令人善怒　《素問》王冰注:"其氣實則善怒。《靈樞經》曰:肝氣實則怒。"按此前諸症,均當爲實,與下言虛証相對爲文。

〔3〕䀮䀮　明抄本作"瞒瞒"。䀮,䀮之俗體。䀮䀮,目不明也。

〔4〕取其經　此前《脈經》卷六第一、《千金》卷十一第一均有"若欲治之,當"五字。《素問》王冰注:"經謂經脉也。非其絡病,故取其經也。"《素問發微》注:"當取足厥陰之經穴中封……足少陽之經穴陽輔。"按本文渾言取其經,當以王注爲是。且虛實諸証,若獨取本腧之經穴而治,理亦難通。

〔5〕厥陰與少陽血者　血者,《素問》、《脈經》卷六第一、《千金》卷十

一第一均無此二字。按律以後文心病、脾病、肺病、腎病諸條文例,當以本經爲是。厥陰肝與少陽膽相爲表裏,故肝病取此二經有血者刺之。

〔6〕頭痛 《脈經》卷六第一、《千金》卷十一第一均作"頭目痛"。按目爲肝之竅,義亦通。

〔7〕聰 明抄本作"聽"。

〔8〕取血者 《素問》王冰注:"脉中血滿,獨異於常,乃氣逆之診,隨其左右,有則刺之。"按此不言於何處取血,是當在患處,亦與上文言"取其經"有别。

〔9〕狥蒙招尤 狥下明抄本有"音旬"二小字音注,《素問》、《太素》均作"徇"。尤,《本事方》卷二、《婦人良方》卷四第四均作"搖"。楊上善注:"徇蒙,謂眩冒也。招尤,謂目招搖、頭動戰尤也。"王冰注:"徇,疾也。蒙,不明也。言目暴疾而不明。招謂掉也。搖掉不定也。尤,甚也。目疾不明,首掉尤甚,謂暴病也。"《讀素問鈔》滑伯仁注:"徇蒙招尤,當作眴蒙招搖。眴蒙謂目瞬動而蒙昧,下文目瞑是也。招搖,謂頭振掉而不定也。"《內經辨言》:"樾謹按:王氏説招尤之義,甚爲迂曲,殆失其旨。……今按徇者,眴之叚字。蒙者,矇之叚字。《説文·目部》:旬,目搖也。或作眴。矇,童蒙也,一曰不明也。是眴矇並爲目疾,於義甚顯。注家泥徇之本義而訓爲疾,斯多曲説矣。"《香草續校書·素問》:"邕竊謂招尤即招搖也。搖尤,一聲之轉。此類連語字,本主聲不主義。招尤,招搖,一也。《漢書·禮樂志》顏注云:招搖,申動之貌。《文選·甘泉賦》李注云:招搖猶彷徨也。然則王注謂,招謂掉也,搖掉不定也。義實未失,特專解招字,致尤字不可解,而云尤,甚也。宜俞氏斥爲迂矣。"《素問紹識》:"考《説文》:招,樹榣貌,搖樹動也。……按此招搖與招榣同。……蓋上虛下實,故眩暈昏冒,身體振掉,不能自持,此恒見之証也。"按狥蒙招尤,諸家辨之甚詳。狥蒙者,目視不明也。狥與眴通。招尤者,體動失衡也。尤與搖通。

〔10〕瞑 此下明抄本有"音冥"二小字音注。

〔11〕下實上虛 此足少陽膽與足厥陰肝二經之脉氣盛於下而虛於上也,如是則清陽不升,耳目不精,故目瞑耳聾之証發矣。

〔12〕過 《素問發微》注:"過者,病也。凡《內經》以人之有病,如人之有過誤,故稱之曰過。《脉要精微論》曰:故乃可診有過之脉。此非過與不及之過,亦非經過之過。"

心病者,胸中[1]痛,脇支滿,兩肤下[2]痛,膺背肩胛間[3]

痛，兩臂内[4]痛。虚則胸腹大，脇下與腰[5]相引而痛。取其經，少[6]陰太陽[7]血者。《素問》云：舌下血者。其變病[8]，刺郄中血者[9]。又曰：胸中痛，支滿，腰脊相引而痛。過在手少陰太陽。《素問》云：心煩頭痛[10]，病在鬲中，過在手巨陽少陰[11]。

〔1〕中　《脈經》卷六第三、《千金》卷十三第一均作“内”。義同。

〔2〕兩胠下　兩，《素問》無。胠下明抄本有“音祛”二小字音注。《脈經》卷六第三、《千金》卷十三第一均作“脇”。按胠與脇，部位相近，《説文・肉部》：“胠，亦下也。”亦與腋通。《廣雅・釋親》：“胠，脅也。”《素問》王冰注：“胠謂腋下脇也。”故經文胠下與腋下兩用之，義均通。

〔3〕肩胛間　間，《靈樞》無。肩胛間者，兩肩髆之間也。

〔4〕臂内　臂，《素問》、《脈經》卷六第三、《千金》卷十三第一均作“臂”。按臂與臂通。《禮記・内則》：“馬黑脊而般臂漏。”陸德明釋文：“臂，本又作臂。”臂内，臂陰也。手少陰脉，行臂之陰也。

〔5〕腰　此下《脈經》卷六第三、《千金》卷十三第一均有“背”字。

〔6〕少　此下《脈經》卷六第三、《千金》卷十三第一均有“手”字。律之前後文皆不言手足脉，本經是。

〔7〕太陽　此下《素問》、《脈經》卷六第三、《千金》卷十三第一均有“舌下”二字。詳此前後言肝脾肺腎諸病者，均止言取某經血者，故當以本經爲是。

〔8〕變病　《素問》王冰注：“其或嘔變。”《素問發微》注：“及有變病，則又不止前證而已。”《素問吴註》注：“變病，如笑不休之類，凡心經實邪發病皆是。”《類經》卷十四第十七注：“變病，謂病屬少陰，而證有異於前説者。”《素問集註》張志聰注：“設有變病，而邪不在經絡者。”按諸説各異，王注猶似未允。既言變病，則非指前言諸証。然下文獨云“刺郄中血者”，是所變之病，必在郄中可治範圍。詳《外臺》卷三十九委中主治之，多係足太陽脉經腑發病。則此變病亦或係由太陽手經而變爲足經之病。其變病者，兩經變易之謂也。

〔9〕刺郄中血者　郄中，委中也。《素問・刺腰痛》：“刺足太陽郄中出血。”王冰注：“郄中，委中也。”此指郄中之血絡有血結者，刺而治之。

〔10〕痛　明抄本無，疑脱。

〔11〕《素問》云……手巨陽少陰　今《素問》、《太素》與此校同。蓋古經傳本已自不同，今已難考。

脾病者,身[1]重善饑[2],肌肉萎,足不收[3],行善瘈瘲[4],脚下痛[5]。虛則腹脹[6]腸鳴,飧泄[7],食不化。取其經,太[8]陰陽明少陰[9]血者。又曰:腹滿䐜脹,支滿胠脇[10],下厥上冒[11],過在足太陰陽明。

〔1〕身　此前《脈經》卷六第五、《千金》卷十五第一均有"必"字。

〔2〕善饑　饑,《素問》無,"善"字連下句讀。《脈經》卷六第五、《千金》卷十五第一均作"苦飢",義通。

〔3〕肌肉萎,足不收　萎,《素問》及新校正引本經等均作"痿",義通。《脈經》卷六第五、《千金》卷十五第一均作"足痿不收"。

〔4〕瘈瘲　此下明抄本分別有"音契"、"音從"四小字音注。"瘲",《素問》、《脈經》卷六第五、《千金》卷十五第一均無,疑衍。

〔5〕脚下痛　脚,明抄本作"腳",其下有"音脚"二小字音注。脚,腳之俗體。《說文·肉部》:"腳,脛也。"按足太陰之脈、足陽明之脈等,皆起於足經脛上行。此言脚下痛,脛以下痛。脚,脛也。

〔6〕腹脹　《素問》、《脈經》卷六第五、《千金》卷十五第一均作"腹滿",義均通。

〔7〕飧泄　《脈經》卷六第五作"溏泄"。

〔8〕太　此前《脈經》卷六第五、《千金》卷十五第一均有"足"字。

〔9〕少陰　《素問》王冰注:"少陰,腎脉也。以前病行善瘈脚下痛,故取之而出血。血滿者出之。"《素問發微》注、《素問吳註》注,皆本於此義。《類經》卷十四第十四注:"少陰,腎脉也。脾主濕,腎主水,水能助濕傷脾,故當取少陰之血,以泄其寒實。如《厥病篇》治脾心痛者,亦取腎經之然谷太谿,義猶此也。"按本文別出"少陰"脈,與前肝病、心病之只取臟腑表裏二經之脉者不同,故或疑有脫文。若取治少陰之義,姑從王注。

〔10〕支滿胠脇　胠下明抄本有"音袪"二小字音注。《素問》作"支鬲胠脇"。《太素》作"支鬲脇"。

〔11〕下厥上冒　冒,原作"胃",據嘉靖本、京師醫局本、《素問》、《太素》改。王冰注:"下厥上冒者,謂氣從下逆上,而冒於目也。"《素問吳註》注:"下厥謂氣從下逆上也。上冒,頭目如蒙冒也。"《類經》卷十四第十四注:"而四支厥逆於下,胸腹冒悶於上。"按下厥上冒,言病証,非病機也。《說文·曰部》:"冒,冡而前也。"《玉篇·曰部》:"冒,覆也。"是冒本古帽字,引申為蒙覆。上冒者,頭目不清,如被物蒙覆狀。下厥者,下肢逆冷

也。諸從病機解者,未爲允。

　　肺[1]病者,喘欬逆氣[2],肩[3]背痛,汗出,尻陰股膝[4]髀腨[5]胻足皆痛[6]。虛則少氣不能報息[7],耳聾,喉嚨[8]乾。取其經,手太陰足太陽、外厥陰內少陰血者[9]。又曰:欬嗽上氣,病[10]《素問》作厥。在胸中,過在手陽明太陰。

　　〔1〕肺　原作"肝",據明抄本、四庫本、《素問》、《脈經》卷六第七、《千金》卷十七第一改。

　　〔2〕喘欬逆氣　原作"喘逆欬氣",義不安。據《素問》、《脈經》卷六第七、《千金》卷十七第一及《素問・氣交變大論》歲金太過文改。喘上《脈經》、《千金》均有"必"字。

　　〔3〕肩　此下《脈經》卷六第七、《千金》卷十七第一均有"息"字。

　　〔4〕膝　此下原有"攣"字,《素問》、《脈經》卷六第七、《千金》卷十七第一及《素問・氣交變大論》歲金太過文均無,於義爲順,據删。

　　〔5〕腨　此下明抄本有"音喘"二小字音注。

　　〔6〕痛　《素問・氣交變大論》歲金太過文作"病",義通。

　　〔7〕不能報息　《類經》卷十四第十四注:"報,復也。不能報息,謂呼吸氣短,難於接續也。"又森立之云:"蓋謂有呼無吸,報息謂吸息也。張注非。"按氣之息也,豈能有呼無吸。此説未允。報訓復爲是。如《廣雅・釋詁》:"償報,復也。"《淮南子・天文訓》:"東北爲報德之維也。"高誘注:"報,復也。陰氣極於北方,陽氣發於東方,自陰復陽,故曰報德之維。"

　　〔8〕喉嚨　《素問》、《脈經》卷六第七、《千金》卷十七第一均作"嗌",義通。

　　〔9〕手太陰足太陽、外厥陰內少陰血者　《素問》作"太陰足太陽之外厥陰內者"。王冰注:"足太陽之外,厥陰內者,正謂腨內側,內踝後之直上,則少陰脉也。視左右足脉少陰部分有血滿異於常者,即而取之。"詳王注,似《素問》原亦有"少陰"二字。按前言"尻陰股膝髀腨胻足皆痛"諸症,係足少陰過處爲病,與本文"少陰血者"之義亦合。又《脈經》卷六第七、《千金》卷十七第一文唯"太陽"下多一"之"字,餘與本經皆同。若是,則"足太陽外厥陰內"七字,不合體例,疑係黏注之混入正文者。又據肝、心、脾、腎諸病所取之脉,無言手足者,且均有與其相合之腑脉,故疑本文脱"陽明"二字,"手"字或衍。

〔10〕病 《素問》、《太素》均作"厥"。按據《素問》、《太素》心病文言"病在鬲中"之義,似本經是。此正言心、肺兩臟病位之別者,一在鬲中,一在胸中也。

腎病者,腹[1]大脛腫痛[2],喘欬[3]身重,寢汗出[4],憎風[5]。虛則胸中痛,大腹小腹[6]痛,清厥[7],意不樂。取其經,少[8]陰太陽血者。又曰:頭痛癲[9]疾,下虛上實[10],過在足少陰太陽[11],甚則入腎。

〔1〕腹 此上《脈經》卷六第九、《千金》卷十九第一均有"必"字。

〔2〕痛 《脈經》卷六第九、《千金》卷十九第一均同。《素問》無。

〔3〕喘欬 原作"欬喘",《素問》、《脈經》卷六第九、《千金》卷十九第一均作"喘欬"。按病在腎,當是由喘而欬,故據《素問》等乙正。

〔4〕寢汗出 睡而汗出,後世稱盗汗者也。

〔5〕憎風 惡風也。

〔6〕大腹小腹 原作"大腸小腸",此下有"《素》作大腹小腸"六字校文。今《素問》、《脈經》卷六第九、《千金》卷十九第一均作"大腹小腹"。按《內經》諸篇無大腸痛、小腸痛等說,當係"腹"之誤,故據改,並刪原校。

〔7〕清厥 《素問·氣交變大論》王冰注:"清厥謂足逆冷也。"清與清通,冷也。

〔8〕少 此上《脈經》卷六第九、《千金》卷十九第一均有"足"字。

〔9〕癲 《太素》同。《素問》作"巔"。按此當從巔訓,頭巔病也,與下文上實之義亦合。

〔10〕下虛上實 原作"下實上虛",據明抄本、《素問》、《太素》改。《素問吳註》注:"下虛,少陰腎虛。上實,巨陽膀胱經實也。"

〔11〕太陽 《素問》、《太素》均作"巨陽",義同。

按:以上五節,主要根據肝心脾肺腎五臟的生理特點及其經脈所過處,論述其病變之臨床證候,並指出治療之原則。由於臟與腑相爲表裏,故文中特別指出過在兩經;取治原則,亦在兩經。這是中醫臟象經絡學說及由此而產生的治療原則之重要特點,對指導臨床有重要意義。

五藏傳病大論第十

本篇自"病在肝,愈於夏"至"自得其位而起",見《素問·藏氣法時論》。自"腎移寒於脾"至"故得之厥也",見《素問·氣厥論》、《太素·寒熱相移》。自"五藏受氣於其所生"至"占死者之早暮也",見《素問·玉機真藏論》。自"黄帝問曰"至"不可以致生",見《靈樞·病傳》。自"曰:大氣入藏奈何"至"不可刺也",見《靈樞·病傳》、《素問·標本病傳論》。

提要:本篇係以五臟五行之生克關係,説明五臟病傳及預後,故以此名篇。其主要内容有:據一年四時、一旬十日、一日十二辰與五臟的關係,説明五臟病變之愈、甚、持、起等的時間;寒熱邪氣在臟腑間移傳所致病証;五臟病氣受、傳、舍、死之一般程序;大邪之氣入臟的演變及預後。

病在肝,愈於夏[1],夏不愈,甚於秋[2],秋不死,持於冬[3],起於春[4]。病在肝[5],愈於丙丁[6],丙丁不愈,加於庚辛[7],庚辛不加[8],《素問》作不死。下同。持於壬癸[9],起於甲乙[10]。禁當風[11]。病在肝[12],平旦慧[13],下晡甚[14],夜半静[15]。

〔1〕病在肝,愈於夏 《素問》王冰注:"子制其鬼也。餘愈同。"《素問發微》注:"病在肝者,以肝性屬木,其病從春始也。至於夏屬火,則火能尅金,而金不能尅木,故肝病當愈於夏。所謂子制其鬼是也。"按此以五行生尅之理推論之,所謂鬼者,賊害人之邪氣也。後病在心、脾、肺、腎者,義同。

〔2〕夏不愈,甚於秋 《素問》王冰注:"子休,鬼復王也。餘甚同。"《素問發微》:"但夏不愈,當甚於秋時,其則淪於死矣。乃金來尅木,子休而鬼旺也。"後病在心、脾、肺、腎者,義同。

〔3〕秋不死,持於冬 持,《病源》卷十五肝病候作"待"。義通。《説文通訓定聲·頤部》:"待,叚借爲持。"《儀禮·公食大夫禮》:"左人待載。"鄭玄注:"古文待爲持。"《素問》王冰注:"鬼休而母養,故氣執持於父母之鄉。餘持同。"按持,勢力相當,互爲抗衡也。如《左傳·昭公元年》:

"子與子家持之。"孔穎達疏:"持其兩端,無所取與,是持之也。"此言臟氣
與病氣相持也。王注訓執持,欠妥。後病在心、脾、肺、腎者,義同。

〔4〕起於春 《素問》王冰注:"自得其位,故復起。餘起同。"按起亦
愈也。如《呂氏春秋·察賢》:"治十人而起九人。"《後漢書·韋彪傳》:
"醫療數年乃起。"又下文曰:"平旦慧。"平旦於一日之內,亦肝之自得其
位。是慧與起義通。慧亦愈也。然則臟病有兩次得愈之機,一者我生之
時,得子氣之助也。一者自得其位,得臟氣之興也。以上言一歲中,病之
情狀也。《素問發微》注:"斯則一歲之中,可以計其所愈、所甚、所持、所起
者。"後諸病義同。

〔5〕病在肝 《素問》作"肝病者"。後諸病例同。

〔6〕愈於丙丁 於,《素問》、《病源》卷十五肝病候均作"在"。按於、
在,皆介詞,義同。王冰注:"丙丁應夏。"《素問發微》注:"以日而計之,肝
病者,愈於丙丁之日,以丙丁火旺,所制者金,而金不剋木,木病自愈也。"
按此就十日之中,天干配五行之日而論之。丙丁者,丙日丁日也。後諸病
義同。

〔7〕加於庚辛 《素問》王冰注:"庚辛應秋。"《素問發微》注:"設丙
丁不愈,加甚於庚辛之日,以庚辛金旺,必來剋木,而木病必甚也。"按加亦
甚也。庚辛屬金,故應於秋。後諸病義同。

〔8〕加 《病源》卷十五肝病候作"死",與原校《素問》同。後諸病例
同。按此承接上文,作"加"義勝,然加者,寓死於中,故作"死"亦通。

〔9〕持於壬癸 持,《病源》卷十五肝病候作"待",後諸病例同。《素
問》王冰注:"壬癸應冬。"《素問發微》注:"設壬癸不死,持於壬癸之日。
以壬癸水旺,必母來助子,而木病可支也。"後諸病義同。

〔10〕起於甲乙 《素問》王冰注:"應春木也。"按甲乙屬木,故應於
春,此亦自得其位也。後諸病義同。

〔11〕禁當風 《素問》王冰注:"以風氣通於肝,故禁而勿犯。"

〔12〕病在肝 《素問》、《病源》卷十五肝病候均作"肝病者"。後諸
病同此例。

〔13〕平旦慧 《素問》王冰注:"木王之時,故爽慧也。"《素問發微》
注:"以時而計之,肝病者,平旦慧,以平旦應甲乙木,故病主慧。時旺木亦
旺也。"按此乃就一日之中十二時言之,平旦亦木旺之時,肝病自得其位
也,故當愈。慧,愈也。《方言》卷三:"差、間、知,愈也。……或謂之慧,或

謂之憭。錢繹箋疏：“《藏氣法時篇》云：肝病者，平旦慧，下晡甚，夜半靜。是聞、知、慧，皆愈也。憭之言了也。卷二云：了，快也。秦曰了。《説文》：憭，慧也。……凡人病甚，則昏亂無知，既差則明了快意，故愈謂之慧，知亦謂之慧，愈謂憭，快亦謂之憭，義並相通也。”

〔14〕下晡甚　《素問》王冰注：“金王之時，故加甚也。”又《標本病傳論》王冰注：“下晡謂日下於晡時，申之後五刻也。”《素問發微》注：“下晡者，申酉時也。應在庚辛，故病主甚，金來剋木也。”按下晡者，一日中之金旺時也。如《史記·天官書》：“旦至食爲麥，食至日昳爲稷，昳至餔爲黍，餔至下餔爲菽，下餔至日入爲麻。”又《淮南子·天文訓》：“至於悲谷，是謂餔時。”高誘注：“悲谷，西南方之大壑。言其深峻，臨其上令人悲思，故曰悲谷。”餔與晡通。《内經》又有晏晡、早晡等稱謂，是凡言晡者，皆在日偏西南方至日入前也。然皆就午後約略以言其時間段，並無絶對時值，大凡金當位時也。

〔15〕夜半靜　《素問》王冰注：“水王之時，故靜退也。”《素問發微》注：“夜半者，亥子時也。應在壬癸，故病主靜，水來生木也。”按此與前言“持於冬”、“持於壬癸”，義亦同。蓋水旺之時，子得母助也。然臟氣欲勝而不能，病氣欲進而不得，故安靜也。

按：以上所論，爲肝病在一歲之中，一旬之内，一日之間，臟氣與病氣消長之勢。凡言愈、甚、持、起及慧、甚、靜等之時，皆以五行所屬時位之衰旺爲據，推而得之。反映臟氣在時間上與自然界之應合。另外，亦在説明正邪雙方互爭之演變過程。凡此等文，重在領會其精神實質，不可拘於時日，以待其變也。此下心、脾、肺、腎等病，亦同此例。

病在心，愈於長夏，長夏不愈，甚於冬，冬不死，持於春，起於夏。病在心，愈於戊己，戊己不愈，加於壬癸，壬癸不加，持於甲乙，起於丙丁。禁衣溫食熱[1]。病在心，日中[2]慧，夜半甚，平旦靜。

〔1〕禁衣溫食熱　《素問》作“禁溫食熱衣”。《病源》卷十五心病候作“禁溫衣熱食”。文雖異，義均同。王冰注：“熱則心躁，故禁止之。”《素問吳註》注：“溫熱則助病邪，故禁止之。”

〔2〕日中　正午也。《左傳·昭公元年》：“旦及日中不出。”楊伯峻

注謂中午。《淮南子·天文訓》又謂之正中。皆指日至正南方之時也。

　病在脾,愈於秋,秋不愈,甚於春,春不死,持於夏,起於長夏。病在脾,愈於庚辛,庚辛不愈,加於甲乙,甲乙不加,持於丙丁,起於戊己。禁温衣濕地[1]。《素問》云:禁温衣[2]飽食,濕地濡衣。病在脾,日昳[3]慧,平旦甚,《素》作日出。下晡静[4]。

　〔1〕禁温衣濕地　《病源》卷十五脾病候作“禁温食飽食,濕地濡衣”,與《素問》同。《雲笈七籤》卷五十七第九引本文及《素問吳註》均作“禁濕食飽食濕地濡衣”。吳崑注:“濕食,水果之類。飽食過其分量,適足以傷脾也。濕能病脾,故濕地濡衣,皆在所禁。”詳諸書文義,疑本經有脱文。然温衣或温食之義,王冰以爲“温濕及飽,並傷脾氣”。張介賓以爲“温言非熱,防滯也”。均未爲允,疑有誤。

　〔2〕衣　今《素問》作“食”。

　〔3〕日昳(dié 蝶)　日偏側也。《説文新附·日部》:“昳,日昃也。”徐灝箋:“昳跌古通,言日蹉跌而下也。”《漢書·天文志》正作“跌”。又《説文·日部》:“昃,日在西方時側也。”《尚書·無逸》:“自朝至於日中昃。”孔穎達正義:“昃,亦名昳,言日蹉跌而下,謂未時也。”是日昳者,相當於未時。

　〔4〕下晡静　《素問》王冰注:“一本或云日中持者,繆也。”此上《千金》卷十五第一有“日中持”三字。《素問識》:“簡按:據前後文例,當是云日中静。王註一本或云之説,却似有理。然經文其例不一,往往有如此者,姑仍舊註。”按五臟病之静時,前肝病言夜半者,水生木時;心病言平旦者,木生火時;後腎病言下晡者,金生水時。以五行論之,皆生我之時。而此言下晡者,土生金時,爲我生之時,與前例不一,故疑有誤。然經文於五行生剋,取例不一者,前篇《五味所宜五臟生病大論》中,即有此例,今仍依其舊。又王註及《千金》中一作“日中持”者,不合體例,似非是。

　病在肺,愈於冬,冬不愈,甚於夏,夏不死,持於長夏,起於秋。病在肺,愈於壬癸,壬癸不愈,加於丙丁,丙丁不加,持於戊己,起於庚辛。禁寒衣冷飲食[1]。病在肺,下晡慧,日中甚,夜半静[2]。

　〔1〕禁寒衣冷飲食　《素問》、《病源》卷十五肺病候均作“禁寒飲食寒衣”。王冰注:“肺惡寒氣,故衣食禁之。《靈樞經》曰:形寒寒飲則傷肺。

飮尚傷肺,其食甚焉。」

〔2〕夜半靜 《素問識》:「簡按:據前後文例,當是云日昳靜。」按肝、心、腎病之靜時,皆係生我之時。獨肺與脾病之靜時,爲我生之時。姑仍依其舊。參脾病「下晡靜」注。

病在腎,愈於春,春不愈,甚於長夏,長夏不死,持於秋,起於冬。病在腎,愈於甲乙,甲乙不愈,加於戊己,戊己不加[1],持於庚辛,起於壬癸。禁犯焠𤊄,無食熱,無溫衣[2]。《素問》作犯焠𤊄熱食溫炙衣。病在腎,夜半慧,日乘四季[3]甚,下晡靜。

〔1〕加 原作「死」,據此前餘臟文例改。

〔2〕禁犯焠𤊄(āi 哀),無食熱,無溫衣 《病源》卷十五腎病候作「無犯塵垢,無衣炙衣」。《素問》新校正云:「按別本焠作焠。」按焠,今字書無,疑爲淬之誤,焠與淬通。《玉篇·火部》:「焠,火入水也。」蓋先以火製而後入水中也。𤊄,熱製也。《玉篇·火部》:「𤊄,熱也。」王冰注:「腎性惡燥,故此禁之。」《素問發微》注:「腎性惡燥,故凡焠𤊄之熱食,溫炙之衣,宜弗犯之。」

〔3〕日乘四季 日乘,《病源》卷十五腎病候、《千金》卷十九第一均同。《素問》無此二字。《素問·三部九候論》:「病水者……日乘四季死。」王冰注:「辰戌丑未,土寄王之。脾氣內絶,故日乘四季而死也。」律以此文,本經是。蓋日乘四季者,日趁於四季時也。若以歲言之,辰(三月)、未(六月)、戌(九月)、丑(十二月),爲四季時。若以日言之,則辰、未、戌、丑爲四季時也。

邪氣之客於身也,以勝相加[1]。至其所生而愈[2],至其所不勝而甚[3],至於所生而持[4],自得其位而起[5]。

〔1〕以勝相加 《類經》卷十四第二十四注:「凡內傷外感之加於人者,皆曰邪氣,外感六氣,盛衰有時,內傷五情,間甚隨藏,必因勝以侮不勝,故曰以勝相加也。」加,欺侮之義,與前文五臟病言加,義有別。《廣韻·麻韻》:「加,陵也。」《論語·公冶長》:「我不欲人之加諸我也。」何晏集解:「馬曰:加,陵也。」

〔2〕至其所生而愈 《素問》王冰注:「謂至己所生也。」《素問發微》注:「至其所生而愈,如肝病愈於夏,心病愈於長夏,脾病愈於秋,肺病愈於

冬,腎病愈於春者,皆我之所生也。”

〔3〕至其所不勝而甚 《素問》王冰注:“謂至剋己之氣也。”《素問發微》注:“至其所不勝而甚,如肝病甚於秋,心病甚於冬,脾病甚於春,肺病甚於夏,腎病甚於長夏者,皆我之所不勝,而能剋我也。”

〔4〕至於所生而持 於,原作“其”,若之,則與前文“至其所生而愈”無别矣,故據《素問》改。王冰注:“謂至生己之氣也。”《素問發微》注:“至其所生而持,如肝病持於冬,心病持於春,脾病持於夏,肺病持於長夏,腎病持於秋者,皆彼能生我也。”

〔5〕自得其位而起 《素問》王冰注:“居所王處,謂自得其位也。”《素問發微》注:“自得其位而起,如肝病起於春,心病起於夏、脾病起於長夏,肺病起於秋,腎病起於冬者,皆得其自旺之時,而病復起也。”

按:本文是以五行生剋説爲本,對前文五臟病之愈、甚、持、起之理論性概括。唯五臟發病,固有此演變之機,然病之演化,因受多種因素影响,其進退也,有常有變,故不得以定式求之。

腎移寒於脾,癰腫少氣[1]。脾移寒於肝,癰腫筋攣[2]。肝移寒於心,狂鬲中[3]。心移寒於肺,爲肺消[4],肺消者,飲一溲二,死不治[5]。肺移寒於腎,爲涌水[6],涌水者,按其腹不堅[7],水氣客於大腸,疾行腸鳴濯濯[8],如囊裹漿[9],治主肺者[10]。《素問》作水之病也。

〔1〕腎移寒於脾,癰腫少氣 脾,《素問》作“肝”。新校正引全元起本及《太素》均同本經,可証《素問》作“肝”非。全元起注:“腎傷於寒,而傳於脾,脾主肉,寒生於肉,則結爲堅,堅化爲膿,故爲癰。血傷氣少,故曰少氣。”楊上善注:“謂脾藏得寒,傳與脾藏,致令脾氣不行於身,故發爲癰腫。寒傷穀,故爲少氣也。”《類經》卷十五第四十六注:“一曰癰者壅也。腎以寒水之氣,反傳所勝,侵侮脾土,故壅爲浮腫,其義尤通。”按癰與雍、壅互通,經文常混用,故癰腫、壅腫,義得兩通。移,轉移也。《廣雅·釋詁四》:“移,轉也。”

〔2〕脾移寒於肝,癰腫筋攣 《素問》王冰注:“脾藏主肉,肝藏主筋,肉温則筋舒,肉冷則筋急,故筋攣也。肉寒則衛氣結聚,故發癰腫。”

〔3〕肝移寒於心,狂鬲中 鬲,《素問》作“隔”。鬲與隔通。王冰注:“心爲陽藏,神處其中,寒薄之則神亂離,故狂也。陽氣與寒相薄,故隔塞

而中不通也。"《太素》注："肝得寒氣與心,心得寒氣,熱盛神亂,故狂鬲也。心氣不通也。"按楊注"狂鬲"説,似未當,《靈樞·邪氣藏府病形》云："脾脉……微急爲鬲中,食飲入而還出,後沃沫。"是狂與鬲中非指一病。鬲與膈亦通。

〔4〕心移寒於肺,爲肺消 《素問》王冰注："心爲陽藏,反受諸寒,寒氣不消,乃移於肺,寒隨心火,内鑠金精,金受火邪,故中消也。"《類經》卷十五第四十六注："心與肺,二陽藏也。心移寒於肺者,君火之衰耳。心火不足則不能温養肺金,肺氣不温則不能行化津液,故飲雖一而溲則倍之。夫肺者,水之母也,水去多則肺氣從而索矣,故曰肺消。"按心移寒於肺,王注云"金受火邪",似失之矣,張注當是。

〔5〕死不治 《類經》卷十五第四十六注："門户失守,本元日竭,故死不能治。"

〔6〕肺移寒於腎,爲湧水 《素問》王冰注："肺藏氣,腎主水,夫肺寒入腎,腎氣有餘,腎氣有餘則上奔於肺,故云湧水也。"《類經》卷十五第四十六注："湧水者,水自下而上,如泉之湧也。"按王注腎氣有餘,當指寒水之氣有餘也。

〔7〕其腹不堅 《素問》作"腹不堅",《太素》作"腹下堅"。按本經卷八第四言水病者,"按其腹,隨手而起",膚脹者,其腹"殼殼然不堅",腸覃者,其腹"按之則堅"。而此病乃寒水之氣爲病,非若腸覃之"瘕而内著"者,故當以"不堅"爲是。

〔8〕水氣客於大腸,疾行腸鳴濯濯 腸鳴,《素問》、《太素》均作"則鳴"。按本經卷八第三云："大腸脹者,腸鳴而痛濯濯。"卷九第七云："大腸病者,腸中切痛而鳴濯濯。"是則言"腸鳴"、"則鳴"均通。王冰注："大腸爲肺之府,然肺腎俱爲寒薄,上下皆無所之,故水氣客於大腸也。腎受凝寒,不能化液,大腸積水而不流通,故其疾行則腸鳴而濯濯有聲。"《類經》卷十五第四十六注："水者,陰氣也,其本在腎,其末在肺,肺移寒於腎,則陽氣不化於下,陽氣不化,則水泛爲邪,而客於大腸,以大腸爲肺之合也。但按腹不堅,而腸中濯濯有聲者,即是其候。"

〔9〕囊裹漿 《太素》作"裹囊"。

〔10〕治主肺者 《太素》同。按本篇移寒、移熱諸病,不言治法,唯本病言"治主肺者",與餘例不合,或《素問》之作"水之病也"爲是。

脾移熱於肝,則爲驚衄[1]。肝移熱於心,則死[2]。心移熱於肺,傳爲膈消[3]。肺移熱於腎,傳爲柔痓[4]。腎移熱於脾,傳爲虛腸澼,死不可治[5]。胞移熱於膀胱[6],則癃溺血。膀胱移熱於小腸、膈腸不便[7],上爲口糜[8]。小腸移熱於大腸,爲虙瘕[9],爲沈[10]。大腸移熱於胃,善食而瘦,名曰食㑊[11]。又[12]胃移熱於膽,亦名食㑊[13]。膽移熱於腦,辛頞鼻淵[14]。鼻淵者,濁涕下不止也[15]。傳爲衄衊瞑目[16]。故得之厥也[17]。

〔1〕脾移熱於肝,則爲驚衄 《素問吳註》注:"蓋肝主風,熱爲火,風火交作則生驚。肝脉與督脉會於巔,巔通於鼻,肝得移熱,經脉皆爲邪實,故血從巔出於鼻而爲衄也。"

〔2〕肝移熱於心,則死 《素問》王冰注:"兩陽和合,火木相燔,故肝熱入心,則當死也。"《類經》卷十五第四十六注:"心本屬火,而肝以風熱移之,木火相燔,犯及君主,故當死也。"

〔3〕膈消 膈,《素問》、《太素》均作"鬲",鬲與膈通。楊上善:"心將熱氣與肺,肺得熱氣,鬲熱消飲多渴,故曰鬲消也。"王冰注:"心肺兩間中有斜鬲膜,鬲膜下際,内連於横鬲膜,故心熱入肺,久久傳化,爲鬲熱消渴而多飲也。"《聖濟總錄》卷四十九鬲消:"夫心肺二臟,皆居鬲上,心火既熾,移以爍金,二臟俱熱,熏蒸鬲間,而血氣消爍也。心主血,肺主氣,俱受熱邪,宜不息而消,故久則引飲爲消渴之疾。"又《素問發微》注以爲"肺消難免"。《蘭室秘藏》以爲上消。按肺消、上消、膈消者,名雖異,義則近矣,皆言病係高位而致消者。蓋消之爲病,渾言之則曰消渴,析言之則肺消、膈消、消中等是也。

〔4〕柔痓 原作"柔痓",《太素》作"素痓"。楊上善注:"素痓,强直不能迴轉。"《素問》王冰注:"柔謂筋柔而無力,痓謂骨痓而不隨。"按楊注"强直"者,痙也。而"素"之義,不通,王注則非是。詳"痓",《說文》無。《廣雅·釋詁三》:"痓,惡也。"《說文·疒部》:"痙,彊急也。"是"痓"本無不隨或强急之義。《註解傷寒論·辨痓濕暍脉證第四》注:"痓,當作痙,傳寫之誤也。痓者,惡也,非强也。"又《靈樞·熱病》云"熱而痙者死"、"風痙身反折"等,均可証作"痙"非是,故據改。詳見卷七第四注。

〔5〕傳爲虛腸澼,死不可治 澼,《太素》作"辟"。楊上善注:"腎將熱氣與脾,脾主水穀,故脾得熱氣,令腸中水穀消竭,所以腸虛,辟疊不通

而死。"《素問》王冰注:"脾土不能制水而受病,故久久傳爲虛損也。……精氣內消,下焦無主以守持,故腸澼除而氣不禁止。"《素問發微》注:"太陰濕土主氣,不能制水,而反受濕熱相乘,脾氣虛傷則不能磨運水穀,而爲腸澼下利。穀氣已絕,故爲不治之死證。"按腸澼之義,馬注爲是,澼與澼通。經文言腸澼處多焉,如本經卷十一第五云"腸澼下白沫"、"腸澼下膿血"者是,蓋利病也。虛字,注家多本虛損爲訓,唯《素問釋義》以爲"虛字衍",可參。

〔6〕胞移熱於膀胱 《太素》注:"胞,女子胞也。女子胞中有熱,傳與膀胱尿胞。"《素問》王冰注:"膀胱爲津液之府,胞爲受納之司,故熱入膀胱,胞中外熱。"《素問發微》注:"王安道曰:膀胱固爲津液之腑,又有胞居膀胱之中。《靈樞·五味篇》曰:膀胱之胞薄以懦。《類纂》曰:膀胱者,胞之室。今胞中熱極,乃移熱於膀胱。"《素問吳註》注:"胞,陰胞也,在男則爲精室,在女則爲血室。膀胱者,便溺所注之胞也。言陰胞移熱於膀胱。"《素問經注節解》注:"按膀胱者,水道也。胞者,盛溺之所,俗名尿胞是也。胞與膀胱,相連而近,亦言移者,沿前文也。"按膀胱與胞之義,由於經文界說不詳,故諸注各異。而《中藏經》、《病源》、《千金》等,均詳言胞與膀胱爲相連之二者。如《病源》卷十四氣淋候云:"膀胱合與腎爲表裏,膀胱熱,熱氣流入於胞。"尿牀候云:"水液之餘也,從膀胱入於胞爲小便。"《千金》卷二十第一云:"膀胱者,津液之腑也。……上下縱廣玖寸,受津液玖升玖合,兩邊等。"此明言膀胱爲縱長體,且兩邊等。又引扁鵲云:"膀胱總通於五藏,所以五藏有疾,即應膀胱,膀胱有疾,即應胞囊。"是胞與膀胱爲二物,其義明矣。故《千金》卷二十另列胞囊論第三一篇,亦由乎此。又《素問·示從容論》亦云:"膽胃大小腸脾胞膀胱……水所從行。"亦列胞、膀胱爲二。若以此說釋本文,則理通義順。然《千金》等之說及《內經》本文之義,是否古醫經所納另一家言,暫難定論,今備衆說,以供參考。

〔7〕膈腸不便 膈,《素問》作"鬲",《太素》作"隔"。按此當從隔塞不通之義。楊上善注:"隔,塞也。膀胱,水也。小腸,火也。是賊邪來乘,故小腸中塞,不得大便。"王冰注:"腸膈塞而不便。"

〔8〕上爲口糜 糜,《素問》作"糜",《太素》作"靡"。糜、靡與糜通。均有碎爛之義。《禮記·月令》:"行糜粥飲食。"《呂氏春秋·仲秋季》作"糜"。又《易經·中孚》:"吾與爾靡之。"陸德明釋文:"本又作糜。"糜又與糜通。《說文·火部》:"糜,爛也。"楊上善注:"熱上衝,口中爛,名曰口

靡,爛也。"王冰注:"上則口生瘡而糜爛也。糜謂爛也。"

〔9〕慮瘕 《太素》作"密疝",楊上善注:"小腸將熱氣與大腸爲病,名曰密疝。"按此與本文不同,疑係別傳。《素問》王冰注:"小腸熱已移入大腸,兩熱相薄,則血溢而爲伏瘕也。……慮與伏同。瘕一爲疝。"《類經》卷十五第四十六注:"小腸之熱下行則移於大腸,熱結不散,則或氣或血,留聚於曲折之處,是謂慮瘕。慮瘕者,謂其隱伏秘匿。"

〔10〕沈 《太素》注:"大腸得熱,密瀋沈而不通,故得密沈之名也。"《素問》王冰注:"血瀋不利,則月事沈滯而不行。"《素問吳註》注:"爲患深沈不易求也。"《素問識》:"志(張志聰)云,沈痔也。《邪氣藏府篇》曰:腎脉微瀋爲沈痔。曰沈者,抑上古之省文,或脱簡耶。諸家註釋,皆以沈爲伏瘕沈滯。按經文用二爲字,是係二證,不可併作一證論。"《素問講義》引稻葉良仙云:"按沈字下,恐有脱文,沈厥、沈痔之例。"《素問考註》注:"爲沈者,瘕聚一旦雖愈,其宿飲瘀血不盡,作沈疴者,謂之沈也。《廣韻·二十一侵》:癃,腹内故病,疣,上同。《方言》:秦晉之間,謂病曰癃,或從尢。癃、疣與湛、沈同。《素問》作沈,乃古字。今男子宿飲,婦人瘀血所爲之病,時時發痛,忽然如失,總名之曰積聚者,蓋古單曰沈也。"按本篇移寒、移熱諸條,皆言所致之病或証,而不言病機,是本文爲慮瘕、爲沈,亦當言病,非言病機,故沈滯、深沈等之訓,恐未爲允。沈下有脱文之説,義可參。森立之考沈與疣、癃通,義猶可取,然作沈疴釋,似不盡然。《玉篇·疒部》:"癃,腹病也。"則本條似言小腸移熱於大腸,既可爲慮瘕之病,亦可爲腹中病。於理亦通。

〔11〕善食而瘦,名曰食㑊 瘦,原作"溲",《素問》、《太素》均作"瘦"。若"善食而溲",當是消渴,非食㑊也,故據改。名曰食㑊,《素問》作"人謂之食亦",《太素》作"入胃之食亦",是胃、亦爲謂,㑊之假,義則同。然"人"字不通,疑係下文"又"字,誤錯於此,又訛爲"人"。楊上善注:"大腸將熱與胃,胃得熱氣,實盛消食,故喜飢多食。以其熱盛,食入於胃,不作肌肉,故瘦。亦,義當易也,言胃中熱,故入胃之食,變易消無,不爲肌肉,故瘦。"王冰注:"食亦者,謂食入移易而過,不生肌膚也。亦,易也。"按食㑊之"㑊",與解㑊之"㑊"亦同,詳見卷四第一上解㑊注。

〔12〕又 《素問》、《太素》均無。

〔13〕亦名食㑊 《素問》作"亦曰食亦",《太素》作"名曰食亦"。

〔14〕辛頞鼻淵 《太素》作"辛煩鼻洟",下同。按"辛煩"欠通,

“洳”，避唐高祖李淵諱改字，《素問》王冰注：“腦液下滲，則爲濁涕，下不止，如彼水泉，故曰鼻淵也。頌謂鼻頌也。……今腦熱則足太陽逆，與足陽明之脉俱盛，薄於頌中，故鼻頌辛也。辛謂酸痛。”

〔15〕鼻淵者，濁涕下不止也　按此前後諸文，無爲病名作釋者，此獨釋鼻淵，疑係後人注文。

〔16〕衄衊(miè 滅)瞑目　衊，《太素》同，《素問》作“衊”。瞑爲衊之假。《說文·血部》：“衊，污血也。”瞑，《太素》作“瞑”。瞑與瞑亦通。《廣韻·徑韻》：“瞑，夕也。”宋本作“瞑”。是“瞑目”即“瞑目”，目不明也。王冰注：“以足陽明脉交頌中，傍約太陽之脉故耳。熱盛則陽絡溢，陽絡溢則衄出污（原誤作汗，據六元正紀大論王冰注改。下同）血也。衊謂污血也。血出甚，陽明太陽脉衰，不能榮養於目，故目瞑。瞑，暗也。”

〔17〕厥也　《素問》作“氣厥也”，《太素》作“厥氣”。義並通。疑本經脫“氣”字。

按：以上兩節，言五臟之氣，互爲移寒移熱，爲臟氣之厥逆所致。文中言五臟之氣相移爲：腎移寒、熱於脾，脾移寒、熱於肝，肝移寒、熱於心，心移寒、熱於肺，肺移寒、熱於腎。皆據証以言傳，與前文“邪氣之客於身也，以勝相加”及後文五臟病傳者，皆“傳之於其所勝”之義，以五行生剋爲理論基礎者不同。是此雖言傳，而在理論上又當別論，似非出於一家之言。又本文言腑病相移，有胞而無三焦，是胞與三焦，亦相關者也。又只言移熱而不言移寒，則六腑之病，豈無寒者乎？故義似未盡，疑有脫文。

五藏受氣於其所生[1]，傳之於其所勝[2]，氣舍於其所生[3]，死於其所不勝[4]。病之且[5]死，必先傳行至其所不勝[6]乃死[7]。此言氣之逆行也，故死[8]。

肝受氣於心[9]，傳之於脾[10]，氣舍於腎[11]，至肺而死[12]。心受氣於脾，傳之於肺，氣舍於肝，至腎而死。脾受氣於肺，傳之於腎，氣舍於心，至肝而死。肺受氣於腎，傳之於肝，氣舍於脾，至心而死。腎受氣於肝，傳之於心，氣舍於肺，至脾而死。此皆逆死[13]也。一日一夜五分之[14]，此所以占死者之早暮也[15]。

〔1〕受氣於其所生 《素問》王冰注:"受氣所生者,謂受病氣於己之所生者也。"此指受氣與我所生之臟,如肝病受之於心。受同授,授予也。

〔2〕傳之於其所勝 《素問》王冰注:"傳所勝者,謂傳於己之所剋者也。"此指傳與我剋之臟,如肝病傳脾。

〔3〕氣舍於其所生 《素問》王冰注:"氣舍所生者,謂舍於生己者也。"此指氣留止於生我之臟。如肝病舍於腎。舍,留止也。

〔4〕死於其所不勝 《内經辨言》:"樾謹按:兩言其所生則無別矣。疑下句衍其字。其所生者,其子也。所生者,其母也。《藏氣法時論》:……至其所生而愈,至其所不勝而甚,至於所生而持。王注解其所生曰:謂至己所生也。解所生曰:謂至生己之氣也。一曰其所生,一曰所生,分別言之,此亦當同矣。"按此説可參。《素問》王冰注:"死所不勝者,謂死於剋己者分位也。"此指死於剋我之臟,如肝病死於肺。

〔5〕且 副詞,將要也。

〔6〕傳行至其所不勝 原作"傳其所行至不勝",文義不屬,據《素問》改正。

〔7〕乃死 此前《素問》有"病"字。王冰注:"所傳不順,故必死焉。"

〔8〕此言氣之逆行也,故死 按此是上文"病之且死,必先傳行至其所不勝乃死"的釋文。據下文言"五藏相通,移皆有次,五藏有病,則各傳其所勝。……是順傳所勝之次。"是傳其所勝爲順傳,則傳其所不勝者,逆行也,亦爲逆傳,故當死。

〔9〕肝受氣於心 《類經》卷四第二十四注:"此詳言一藏之氣,皆能徧及諸藏也。肝受氣於心,心者,肝之子,受氣於其生也。"此後餘臟同此理。

〔10〕傳之於脾 《類經》卷四第二十四注:"脾者,肝之剋,傳其所勝也。"餘臟仿此。

〔11〕氣舍於腎 《類經》卷四第二十四注:"腎者,肝之母,氣舍所生也。"餘臟仿此。

〔12〕至肺而死 《類經》卷四第二十四注:"肺者,肝之畏,死所不勝也。"餘臟仿此。

〔13〕此皆逆死 《素問吴註》注:"逆則神機不得運轉,故死。"《類經》卷四第二十四注:"不勝則逆,故曰逆行,逆則當死。"此指五臟病諸傳至其不勝之臟者,爲逆行而當死,故曰此皆逆死。

〔14〕一日一夜五分之 《素問》王冰注：“朝主甲乙，晝主丙丁，四季上主戊己，晡主庚辛，夜主壬癸。”

〔15〕此所以占死者之早暮也 死者，《素問》作“死生”，王冰注：“由此則死生之早暮可知也。”新校正云：“按《甲乙經》生作者字，云：占死者之早暮。詳此經文專爲言氣之逆行也，故死。即不言生之早暮。王氏改者作生，義不若《甲乙經》中《素問》本文。”《素問紹識》：“先兄曰：按新校正説誤。”按此經言氣之逆行者，指傳病至其所不勝者而言，非諸傳病皆爲逆行，而盡屬死証，故當占死又占生也。如《素問·陰陽別論》曰：“別於陰者，知死生之期。”《靈樞·經脉》曰：“經脉者，所以能決死生。”皆既占死亦占生也。又新校正只以《甲乙》爲校，不言全元起與《太素》者，當是與《素問》同，可証此非王氏所改，故新校正説失之矣。是此文似當以《素問》作“死生”義勝。

按：本文是根據五臟的生剋關係，説明五臟病變受、傳、舍、死之病機，並測知其病死時間，乃從五臟之間的相互關係及人與自然的關係兩個方面分析病變過程的各種機轉的理論推斷，非百病一式也。

黄帝問曰：余受九鍼[1]於夫子，而私覽[2]於諸方[3]，或有導引行氣[4]，按摩[5]灸熨，刺㶾[6]飲藥[7]，一[8]者可獨守耶，將盡行之乎[9]？岐伯對曰：諸方[10]者，衆人之方[11]也，非一人之所盡行也。

〔1〕九鍼 古代論九鍼之術。

〔2〕私覽 明抄本作“知賢”，校云：“《靈樞》作私覽。”知賢者，私覽之形近誤。

〔3〕諸方 用於多人多病之方也。

〔4〕行氣 導氣、引氣也，即以意導引使氣行之。如《病源·中風候》養生方導引法云：“以背正倚，展兩足及指，瞑心，從頭上引氣，想以達足之十趾及足掌心，可三七引，候掌心似受氣止，蓋謂上引泥丸，下達湧泉是也。”又云：“正坐倚壁，不息行氣，從口趨令氣至頭始止，治疸痺，大風偏枯。”此具體行氣法也。

〔5〕按摩 《靈樞》作“喬摩”。喬，撟、矯之假，喬摩、按摩義同。

〔6〕㶾 《靈樞》作“焫”，義同。

〔7〕飲藥　飲本飲咽水液也,此引申爲湯液之劑,故爲飲藥。

〔8〕一　此前《靈樞》有"之"字。義均通。

〔9〕將盡行之乎　將,表反詰語氣。此云諸方可以盡都用之嗎?

〔10〕方　原作"人",據明抄本、《靈樞》改。

〔11〕衆人之方　《類經》卷十八第九十四注:"謂當因人所宜以施治,是衆人各有其方也。"

曰:此乃所謂守一勿失萬物畢[1]者也。余[2]已聞陰陽之要,虛實之理,傾移之過[3],可治之屬[4],願聞病之變化,淫傳絕敗[5]而不可治者,可得聞乎?曰:要乎哉問道,昭乎其如旦醒[6],窘乎其如夜瞑,能被而服之[7],神與[8]俱成,畢將服之[9],神自得之,生神[10]之理,可著於竹帛[11],不可傳之於子孫也[12]。

〔1〕守一勿失萬物畢　守一者,守道一者。如《莊子·天地》:"通於一而萬事畢。"成玄英疏:"一,道也。"《抱朴子·內篇·地真》:"人能知一萬事畢……若知守一之道,則一切除棄此輩,故能知一則萬事畢者也。"此言能守一而勿失其道,則萬物之理亦盡矣。

〔2〕余　此前《靈樞》有"今"字。

〔3〕傾移之過　偏傾不平之爲病。《說文·禾部》:"移,禾相倚移也。"段玉裁注:"相倚移者,猶言虛而與之委蛇也。"是傾移猶傾倚也。傾倚,傾斜也。如《後漢書·楊震傳》:"宮殿垣屋傾倚。"過猶病也。

〔4〕可治之屬　言病歸可治之類。《廣韻·燭韻》:"屬,附也,類也。"

〔5〕淫傳絕敗　《靈樞發微》注:"浸淫相傳,以至於絕敗而不可治者。"

〔6〕旦醒　《靈樞》作"日醒",義得兩通。後同。

〔7〕被而服之　此以被服之覆體以喻身受之義,如《漢書·河間王傳》:"被服儒術,造次必於儒者。"是被而服之,猶受而用也。

〔8〕與　此下明抄本有"之"字。

〔9〕畢將服之　畢者,終也。此言始終當服用之。將猶當也。

〔10〕生神　養神也。生,養也。《周禮·天官·冢宰》:"以生萬民。"鄭玄注:"生猶養也。"

〔11〕竹帛　謂簡策與縑素,古以爲文字之載體,引申爲書籍之稱。《史記·文帝紀》:"祖宗之功德,著於竹帛。"

〔12〕不可傳之於子孫也　《靈樞》無之、也二字。《類經》卷十八第九十四注:"著之竹帛,則澤及於人;傳之子孫,則道私於己,故不可也。"

曰:何謂旦醒?曰:明於陰陽,如惑之解,如醉之醒。曰:何謂夜暝?曰:瘖乎其無聲,漠乎其無形[1]。折毛發理[2],正氣橫傾[3],淫邪泮衍[4],血脉傳留[5],大氣[6]入藏,腹痛下淫[7],可以致死,不可以致生。

〔1〕漠乎其無形　此下明抄本有"令疑不盡當問耳"七字,當是後人增文,非是正文。又此下自"折毛發理"至"大氣入藏奈何?曰"一段無,疑脱。漠,幽深也,此引伸爲幽暗,言幽暗而不見形迹。

〔2〕折毛發理　《靈樞發微》注:"毫毛折腠理開。"

〔3〕橫傾　違逆偏傾也。橫,逆也。《史記·管晏列傳》:"國有道,即順命;無道,即衡命。"李笠訂補:"衡,古通橫,橫訓逆。故衡命即逆命,與順命對。"

〔4〕淫邪泮衍　淫泆之邪渙散也。泮衍與泮渙、判渙義通,渙散也。詳見本卷第八注。

〔5〕留　《靈樞》作"溜",留與溜通。

〔6〕大氣　《素問》新校正引《靈樞》作"夫氣"。按《內經》有多處言"大氣",皆指邪氣,今仍從舊文。《類經》卷十八第九十四注:"大氣,大邪之氣也。"

〔7〕下淫　《靈樞發微》釋爲"下傳"。按《素問·痿論》云:"發爲筋痿,及爲白淫。"王冰注:"白淫,謂白物淫衍如精之狀,男子因溲而下,女子陰器中縣縣而下也。"《素問吳註》注:"白淫,今之所謂濁帶也。"此説是。據此義,則"下淫"者,下出濁淫也。馬注"下傳",疑非是。

曰:大氣入藏奈何?曰:病先發於心,心痛;一日[1]之[2]肺而欬[3];三[4]日之肝,肋支滿[5];五日之脾,閉塞不通,身痛[6]體重。三日不已死,冬夜半,夏日中[7]

〔1〕一日　日下《靈樞》有"而"字。此後"三日之肝"及"五日之脾"同,後各臟腑亦同此例,不復出。按一日及此後言三日、五日者,皆指病傳後復經日數也。諸臟腑病均仿此。

〔2〕之 至也。

〔3〕而欬 《脈經》卷六第三、《千金》卷十三第一均作"喘欬"。按若據後文"病先發於肺,喘欬"之例,似以作"喘欬"爲是。

〔4〕三 《素問》新校正引本經作"五"。

〔5〕肋支滿 《素問》作"脇支痛",新校正引本經作"肋支痛"。《脈經》卷六第三、《千金》卷十三第一均作"脇痛支滿"。按作"脇痛支滿",於義爲勝。

〔6〕痛 原脱,據《素問》、《脈經》卷六第三、《千金》卷十三第一及後文"病先發於脾"補。《素問》新校正引本經作"病",爲"痛"之誤。

〔7〕冬夜半,夏日中 《素問》王冰注:"謂正子午之時也。"《靈樞發微》注:"冬屬水,而冬之夜半,其水尤勝,惟水剋火,故冬死於夜半。夏屬火,而夏之日中,其火尤勝,今心火已絶,火不能持,故夏死於日中也。"

病先發於肺,喘欬;三日之肝,脇支滿[1],一日之脾而身重體痛[2];五日之胃而脹[3]。十日不已死,冬日入,夏日出[4]。

〔1〕脇支滿 《素問》作"脇支滿痛"。《脈經》卷六第七、《千金》卷十七第一均作"脇痛支滿",義勝。

〔2〕身重體痛 原作"身體痛"。《素問》作"身重體痛",《脈經》卷六第七、《千金》卷十七第一均作"身痛體重",與後文"病先發於脾"文同,義均通,今據補"重"字。

〔3〕而脹 《脈經》卷六第七、《千金》卷十七第一均作"腹脹",義同。

〔4〕冬日入,夏日出 《素問》王冰注:"孟冬之中,日入於申之八刻八分;仲冬之中,日入於申之七刻三分;季冬之中,日入於申,與孟月等。孟夏之中,日出於寅之八刻一分;仲夏之中,日出寅十刻三分;季夏之中,日出於寅,與孟月等也。"《靈樞發微》注:"冬之日入在申時,雖屬金,金衰不能扶也,故冬死於日入。夏之日出在寅,木旺火生,肺氣已絶,非火盛而死,故夏死於日出也。"《靈樞集註》張志聰注:"按止言冬夏而不言春秋者,四時之氣,總屬寒暑之往來,夜半日中,陰陽之分於子午也,日出日入,陰陽之離於卯酉也。"按張注言冬、夏死期之義爲是。蓋明乎此陰陽消長之理,則不言春、秋者,亦該其義也。又本篇諸言死時,皆約言其時,非比十二辰有嚴格之時間定位者,故不必核準。

病先發於肝,頭痛[1]目眩,脇支滿[2];一日[3]之脾而身重體痛[4]；五日[5]之胃而脹[6]；三日之腎，腰脊少腹痛[7]，胻痠；三日[8]不已死，冬日入，夏早食[9]。

〔1〕痛　《素問》、《脈經》卷六第一、《千金》卷十一第一均無。

〔2〕脇支滿　原作"肋多滿"，義不安，據《素問》改。又《脈經》卷六第一、《千金》卷十一第一均作"脇痛支滿"，故疑本經將此"痛"字誤竄於上文"頭"字下。

〔3〕一日　《素問》作"三日"。

〔4〕身重體痛　原作"身體痛"，據《素問》補"重"字。《脈經》卷六第一、《千金》卷十一第一均作"身痛體重"，義同，又"身"前并有"閉塞不通"四字，與前文心病之脾之文同，故疑此或有脫文。

〔5〕五日　《脈經》卷六第一、《千金》卷十一第一均作"二日"。

〔6〕脹　原作"腹脹"，《脈經》卷六第一、《千金》卷十一第一均同，律諸病先發於肺及脾之文例，當無"腹"字，據《素問》刪。

〔7〕腰脊少腹痛　《脈經》卷六第一、《千金》卷十一第一均作"少腹腰脊痛"，與後文"病先發於腎"文同，"腰脊痛"與下文"胻痠"相連，於義爲順。

〔8〕三日　《脈經》卷六第一、《千金》卷十一第一均作"十日"。

〔9〕冬日入，夏早食　日入，原作"日中"，原校云："《素問》作日入。"按日中者，心火主令之時也，木火相生，例難合，據《素問》、《靈樞》、《脈經》卷六第一、《千金》卷十一第一改，并刪原校。王冰注："日入早晏如冬法也。早食謂早於食時，則卯正之時也。"《靈樞發微》注："冬之日入在申，以金旺木衰，故冬死於日入。夏之蚤食在卯，以木旺亦不能扶，故夏死於蚤食也。"按蚤與早通。蚤食，乃時間概念。《淮南子·天文訓》云："（日）至於曾泉，是謂蚤食。"《初學記》卷一引《淮南子》注："曾，重也。早食在東方多水之地，故曰曾泉。"是早食之時，日在東方也。王注"謂早於食時"，欠妥。

　　病先發於脾，身[1]痛體重，一日之胃而脹[2]；二日之腎，少腹腰脊痛，胻痠；三日之[3]膀胱，背膂[4]筋痛，小便閉。十日不已死，冬人定，夏晏食[5]。

〔1〕身　此前《脈經》卷六第五、《千金》卷十五第一均有"閉塞不通"四字，與心病之脾文同。詳本篇病傳所列諸病，皆証也，而"閉塞不通"者，

病機也,與體例不合,疑係後人對"身痛體重"的釋文。

〔2〕脹 《脈經》卷六第五、《千金》卷十五第一均作"腹脹"。

〔3〕之 此下《靈樞》有"膂"字。後"病先發於胃"、"病先發於腎"同,不復出。

〔4〕膂 《素問》、《脈經》卷六第五均作"胂"。膂與胂同,脊也。《說文·吕部》:"吕,脊骨也。膂,篆文吕。"《龍龕手鏡·肉部》:"膂,音吕,脊膂。胂,舊藏作,同上。"後同。

〔5〕冬人定,夏晏食 此下明抄本有"瘛,音酸。胕,音行"六小字注文。《素問》王冰注:"人定謂申後二十五刻。晏食謂寅後二十五刻。"《靈樞發微》注:"冬之人定在亥,以土不勝水,故冬死於人定。夏之晏食在寅,以木來剋土,故夏死於晏食也。"《素問吳註》注:"冬人定,亥也。夏晏食,已也。"《素問直解》則謂冬之人定與夏之晏食皆在戌。按本文諸家說解不一。詳《左傳·昭公五年》:"日之數十,故有十時,亦當十位。"杜預注:"日中當王,食時當公,平旦爲卿,雞鳴爲士,夜半爲早,人定爲輿,黃昏爲隸,日入爲僚,晡時爲僕,日昳爲臺。"孔穎達正義:"位以王、公、卿爲三,日以中、食、旦爲三,日上其中,知從中而右旋配之也。"是知杜注時位,是按逆時鐘方向排列,則人定位當黃昏與夜半之間。又《淮南子·天文訓》黃昏之後爲定昏,概與人定義同,合當水主令時也。《淮南子》又云:"(日)至於曾泉,是謂蚤食。至於桑野,是謂晏食。"《淮南子·墜形訓》云:"東方曰棘林,曰桑野。"是晏食乃在東方時位。蓋古之常食在日中之前,謂辰時也,此當晚於常食之時,故曰晏食,非晚飯時也。

病先發於胃,脹滿;五日之腎,少腹腰脊痛,胻痠;三日之膀胱,背膂筋痛,小便閉;五日而[1]上之心,身重[2]。六日[3]不已死,冬夜半,夏日昳[4]。

〔1〕而 明抄本無,律以前後文例,疑衍。

〔2〕上之心,身重 《素問》"身重"作"身體重"。王冰注:"膀胱水府傳於脾體。"新校正云:"按《靈樞經》及《甲乙經》各云:五日上之心。是膀胱傳心爲相勝。而身體重,今王氏言傳脾者,誤也。"又《脈經》卷六第六作"五日上之脾,閉塞不通,身痛體重"。《千金》卷十六第一作"五日上之心脾,心痛,閉塞不通,身痛體重"。按本文身重而言"上之心",律以前後文例,臟與証固不合。而王冰據身重釋以傳脾之義,雖與《脈經》文合,然諸傳病者,皆傳其所勝,而本病自膀胱而來,若言脾,則傳非所勝,故非是。

《千金》合心脾爲一，不合體例，亦非。是本文之心則是，疑身重爲"心痛"之誤。

〔3〕六日 《千金》卷十六第一作"三日"。

〔4〕冬夜半，夏日昳 昳下明抄本有"音跌"二小字音注。《素問》、《脈經》卷六第六、《千金》卷十六第一"夜半"均作"夜半後"。王冰注："夜半後謂子後八刻丑正時也。日昳謂午後八刻未正時也。"《靈樞發微》注："冬之半夜屬子，土不勝水，故冬死於夜半。夏之日昃在未，土氣正衰，故夏死於日昳。昳，日昃也。"按夜半、夜半後，皆水主令時，故義得兩通。

病先發於腎，少腹腰脊痛，胻痠；三日[1]之膀胱，背膂筋痛，小便閉；三日[2]而[3]上之心，心脹[4]；三日之小腸，兩脇支痛[5]。三日[6]不已死，冬大晨，夏晏晡[7]。按《靈樞》、《素問》云：三日而上之小腸。此云[8]三日而上之心[9]，乃皇甫士安合[10]二書爲此篇文也[11]。

〔1〕三日 《千金》卷十九第一作"一日"。

〔2〕三日 《脈經》卷六第九、《千金》卷十九第一均作"二日"。按腎病傳日，本經與《素問》、《靈樞》均作"三日"，與餘臟、腑之傳有差，疑有誤。《脈經》、《千金》所記日數可參。

〔3〕而 明抄本無，律之前後文例，疑衍。

〔4〕上之心，心脹 心脹，明抄本作"必脹"，形近誤也。《脈經》卷六第九、《千金》卷十九第一均作"心痛"。《素問》作"腹脹"，王冰注："膀胱傳於小腸。"按王注與傳之心義不合，若《脈經》、《千金》作"心痛"，與前文"病先發於心、心痛"之証合，當是。

〔5〕兩脇支痛 《脈經》卷六第九、《千金卷十九第一均作"脹"。按兩脇支痛或脇支滿等，律之前文諸傳病，當屬於肝，而此傳至小腸言兩脇支痛，義難通。當以作"脹"爲是。

〔6〕三日 《脈經》卷六第九、《千金》卷十九第一均作"四日"。

〔7〕冬大晨，夏晏晡 晡下明抄本有"痿，音酸"三小字音注。大晨，《脈經》作"大食"。晏晡，《靈樞》作"早晡"。《素問》王冰注："大晨謂寅後九刻，大明之時也。晏晡謂申後九刻，向昏之時也。"《靈樞發微》注："冬之天明在寅末，夏之晏晡以向昏。土能剋水，故冬死於大晨而夏死於晏晡也。"《類經》卷十八第九十四注："大晨，辰刻也，爲水之庫。晏晡，戌時也。

土能伐水，故病發於腎者，不能出乎此也。"按王注冬大晨謂寅後九刻，似尚未大明，夏晏晡謂申後九刻，似亦未至向昏。張注以辰、戌二時，乃土主令時，於義似是。

〔8〕此云　明抄本無此二字。

〔9〕心　此下明抄本有"詳此傳病之文"六字。

〔10〕合　此下明抄本有"《靈樞》、《素問》"四字。

〔11〕按《靈樞》……爲此篇文也　文，明抄本無，餘均作大字。

病先發於膀胱[1]，小便閉；五日之腎，少腹[2]腰脊痛，胻痠；一日之小腸而腹脹[3]；一日[4]之脾[5]而身體痛[6]。二日[7]不已死，冬雞鳴，夏下晡[8]。

諸病以次相傳[9]，如是者，皆有死期，不可刺也[10]。間一藏及至三四藏者[11]，乃可刺也[12]。

〔1〕胱　此下《脈經》卷六第十、《千金》卷二十第一均有"背膂筋痛"四字。律之此前膀胱病之証，似當有此四字。

〔2〕腹　此下原有"脹"字。據《脈經》卷六第十、《千金》卷二十第一及此前腎病諸文例刪。

〔3〕腹脹　原作"腸脹"。據《素問》改。《脈經》卷六第十、《千金》卷二十第一均作"脹"。

〔4〕一日　原作"二日"，據《素問》、《靈樞》、《脈經》卷六第十、《千金》卷二十第一改。

〔5〕之脾　《靈樞》作"之心"。《素問》新校正云："按《靈樞經》云：一日上之心。是府傳於藏也。《甲乙經》作之脾，與王注同。"按王注以本病爲"小腸傳於脾"，與傳所不勝之義不合。不若《靈樞》作"之心"，爲腑傳於臟之義勝。

〔6〕身體痛　《脈經》卷六第十、《千金》卷二十第一均作"身痛體重"。按本病若爲傳脾，固當作"身痛體重"爲是。若在心，則此証非是。疑誤。

〔7〕二日　《千金》卷二十第一作"三日"。

〔8〕冬雞鳴，夏下晡　《素問》王冰注："雞鳴謂早雞鳴，丑正之分也。下晡謂日下於晡時，申之後五刻也。"《靈樞發微》注："冬之雞鳴在丑，土剋水，故冬死於雞鳴。下晡在申，金衰不能生水，故夏死於下晡也。"又吳崑、

張景岳以下晡在未時非。蓋下晡，金主令時，如前文言病在肝者，下晡甚，乃金剋木也。亦可証下晡當申金爲是。

〔9〕諸病以次相傳　次下《素問》有"是"字，疑非是。以次相傳，即前文諸病相傳之次也。究其所次，即本經卷八第一所云"五藏相通，移皆有次，五藏有病，則各傳其所勝"之義。

〔10〕皆有死期，不可刺也　《素問》王冰注："五藏相移皆如此，有緩傳者，有急傳者。緩者或一歲二歲三歲而死，其次或三月若六月而死。急者一日二日三日四日或五六日而死。則此類也。"《靈樞發微》注："此結言相傳而爲甚者死，不可刺。……諸經之病，皆有相剋之次，是相傳爲病之甚，甚者獨行，故有死期，不可刺。"

〔11〕間一藏及至三四藏者　《素問》"一"下有"止"字。王冰注："間一藏止者，謂隔過前一藏而不更傳也。則謂木傳土、土傳水、水傳火、火傳金、金傳木而止，皆間隔一藏也。及至三四藏者，皆謂至前第三第四藏也。諸至三藏者，皆是其己不勝之氣。至四藏者，皆至己所生之父母也。不勝則不能爲害於彼，所生則父子無剋伐之期，氣順以行，故刺之可矣。"《靈樞集註》張志聰注："如間一藏者，乃心傳之肝，肺傳之脾，子行乘母也。間二藏者，心傳之脾，肺傳之腎，乃母行乘子。子母之氣，互相資生者也。間三藏者，心傳之腎，肺傳之心，從所不勝來者，爲微邪也。按五藏間傳，止有間三而無間四，所謂間四藏者，以藏傳之府，而府復傳之於他藏，蓋府亦可以名藏也。"按《難經・五十三難》云："七傳者，傳其所勝也。間藏者，傳其子也。"與《內經》義稍有別。此言間傳者，凡非傳於己所勝者，皆屬之。至於同傳之具體解釋，由於經文無明訓，諸注僅供參。

〔12〕諸病以次相傳……乃可刺也　原脱，據《素問》新校正引本經文意及《靈樞》補。

按：此前諸臟腑傳病之傳次，是以五行說爲理論基礎所作之推斷，如病先發於心，一日至肺者，火剋金也；經三日再至肝者，金剋木也；復經五日再至脾者，木剋土也。餘臟仿此。至其傳日及死日之數，諸家說解不一。王冰云："尋此病傳之法，皆五行之氣，考其日數，理不相應。夫以五行爲紀，以不勝之數傳於所勝者，謂火傳於金，當云一日；金傳於木，當云二日；木傳於土，當云四日；土傳於水，當云三日；水傳於火，當云五日也。若以己勝之數傳於不勝者，則木三日傳於土，土五日傳於水，水一日傳於火，火二日傳於金，金四日傳於木。經之傳日，似法三陰三陽之氣。《玉機真藏論》曰：五藏相通，移皆有次，不治三月，若六月；若三日，若六日。傳而當死。此與同也。雖爾，猶當臨病詳視日數，方悉是非爾。"吴崑云："上文相傳，期有遠近，或文有差誤，或藏有虛實，不敢强爲之説。倉公曰：能榖者過期，不能榖者不及期。是又不可以刻期矣。"是則傳日及死日之數，尚無定律可循，且諸書所載，亦小有差異，故暫難定論。又所用諸死時之稱謂，當是古代紀時名也。詳《左傳·昭公五年》杜預注中有日夜十二時名曰：日出、食時、隅中、日中、日昳、晡時、日入、黄昏、人定、夜半、雞鳴、平旦，其各居時位，似與十二辰基本相等，均有明確的時限。《淮南子·天文訓》亦有日夜紀時名曰：晨明、朏明、旦明、蚤食、晏食、隅中、正中、小還、餔時、大還、高舂、下舂、懸車、黄昏、定昏等名稱。其時間節段，與十二辰並不對應，當係另一説。詳高誘注云："自暘谷至虞淵凡十六所，爲九州七舍也。"按高注言《淮南子》該篇諸名稱爲日行十六所，與王充《論衡·日説》言"歲日行天十六道"之義正合，與一九七五年湖北省雲夢縣睡虎地出土秦墓竹簡《日書》記日行諸文亦合。足可証明，此皆古代記載日行出入之計時名稱也。而本篇所用諸名，與上述二書，亦不盡同，或亦別有所本，故其準確時限，尚待進一步考定，諸注所言，僅供參考。

壽天形診病候耐痛不耐痛大論第十一 本篇

自"黄帝問曰"至"形勝氣者危也"，見《靈樞·壽天剛柔》。自"凡五藏者，中之府"至"名曰關格"，見《素問·脉要精微論》、《太素·雜診》。自"人之骨强"至"皆不勝毒也"，見《靈樞·論痛》。

提要：本篇主要闡述形與氣、皮與肉、血氣經絡與形等與壽天的關係；觀五臟有餘不足、六腑強弱在診斷方面的重要意義；筋骨皮肉強弱與耐痛力的關係等。故以此名篇。

黄帝問曰：形有緩急，氣有盛衰，骨有大小，肉有堅脆，皮有厚薄，其以立[1]壽夭奈何？伯高對[2]曰：形與氣相任則壽，不相任則夭[3]。皮與肉相裹則壽，不相裹則夭[4]。血氣經絡勝形則壽，不勝形則夭[5]。

〔1〕立　確定也。《後漢書・郎顗傳》："主名未立。"李賢注："立猶定也。"

〔2〕對　《靈樞》作"答"，義同。

〔3〕形與氣相任則壽，不相任則夭　《類經》卷三第十五注："任，相當也。蓋形以寓氣，氣以充形，有是形當有是氣，有是氣當有是形。故表裏相稱者壽。一強一弱而不相勝（按勝，疑爲稱之誤）者夭。"任，亦相稱也。如《史記・扁鵲倉公列傳》："骨肉不相任。"形，形質也。氣，功能也，與後文"血氣"之氣有別。

〔4〕皮與肉相裹則壽，不相裹則夭　裹，《靈樞》作"果"，果與裹通。《類經》卷三第十五注："肉居皮之裏，皮爲肉之表，肉堅皮固者，是爲相果。肉脆皮疏者，是爲不相果。相果者，氣必畜，故壽。不相果者，氣易失，故夭。"

〔5〕血氣經絡勝形則壽，不勝形則夭　《類經》卷三第十五注："血氣經絡者，内之根本也。形體者，外之枝葉也。根本勝者壽，枝葉勝者夭也。"《靈樞集註》張志聰注："形謂皮肉筋骨，血氣經絡應經水，氣脉通貫於地中，故勝形則壽，不勝形則夭。"勝，過也。《禮記・樂記》："樂勝則流。"孔穎達正義："勝猶過也。"

曰：何謂形緩急[1]？曰形充而皮膚緩者則壽[2]，形充而皮膚急者則夭[3]。形充而脉堅大者順也[4]，形充而脉小以弱者氣衰也[5]，衰則危矣。形充而顴不起者骨小也[6]，小[7]則夭矣。形充而大肉䐃堅而有分者肉堅[8]，堅[9]則壽矣；形充而大肉無分理不堅者[10]肉脆，脆[11]則夭矣。此天之生命[12]，所以立形定氣[13]而視壽夭者也。必明於[14]此，以[15]立形定氣，而後可[16]以臨病人決死生也[17]。

曰：形氣之相勝以立壽夭奈何？曰：平人而氣勝形者

壽^[18]，病而形肉脱，氣勝形者死^[19]，形勝氣者危也^[20]。

〔1〕形緩急　形下《靈樞》有"之"字。形者，形體也，凡筋骨皮肉之屬，皆形也。緩，縱緩也。如本卷第六云："膏者多氣而皮縱緩。"急，緊也。如《三國志·魏志·吕布傳》："縛太急，小緩之。"急即緊也。急亦堅也。

〔2〕形充而皮膚緩者則壽　《類經》卷三第十五注："形充而皮膚和緩者，氣脉從容，故當壽。"

〔3〕形充而皮膚急者則夭　《類經》卷三第十五注："形充而皮膚緊急者，氣脉迫促，故當夭。"

〔4〕形充而脉堅大者順也　《類經》卷三第十五注："形充脉大者，表裏如一，故曰順。"

〔5〕形充而脉小以弱者氣衰也　也，《靈樞》無。據此後文例，疑衍。《類經》卷三第十五注："形充脉弱者，外實内虛。"

〔6〕形充而顴不起者骨小也　顴下明抄本有"音權"二小字音注。骨，原作"腎"，據明抄本、《靈樞》改。也，《靈樞》無，據此後文例，疑衍。《類經》卷三第十五注："顴者，骨之本也。故形充而顴不起者，其骨必小。"《靈樞集註》張志聰注："腎秉先天之陰陽而主骨，顴乃腎之外候，故顴不起者骨小。"起，高也。

〔7〕小　此上《靈樞》有"骨"字。本經無者，承上省文也。

〔8〕形充而大肉䐃堅而有分者肉堅　䐃下明抄本有"音窘，又郡"四小字音注。《類經》卷三第十五注："大肉，臀肉也。䐃者，筋肉結聚之處，堅而厚者是也。有分者，肉中分理明顯。此言形體雖充，又必以肉之堅脆分壽夭。其必驗於大肉者，以大肉爲諸肉之宗也。"按《素問·玉機真藏論》云："大肉陷下。"馬蒔注云："大肉者，臀肉也。"張介賓注："大骨大肉，皆以通身而言……尺膚臀肉，皆大肉也。"大肉，當以此注"通身而言"義勝。若專指臀肉，過限。分者，分肉也。《素問·長刺節論》："刺分間。"王冰注："分謂肉分間，有筋維絡處也。"

〔9〕堅　此下《靈樞》有"肉"字，本經省文。

〔10〕大肉無分理不堅者　大下原有"皮"字，義不安，據《靈樞》及此前文例刪。理，明抄本無，若據上句文義，理字疑衍。不前，據上句文義，疑脱"䐃"字。

〔11〕脆　此前《靈樞》有"肉"字，本經省文。

〔12〕天之生命　《靈樞發微》注："此天造命於有生之初。"天，天然、天生也。如《素問·上古天真論》之"天年"，《莊子·秋水》："牛馬四足，

天也。"

〔13〕立形定氣　此言天之生命者,所以成其形而定其氣也。立,成也。《廣雅·釋詁》:"立,成也。"

〔14〕於　《靈樞》作"乎"。於、乎均爲介詞,義同。

〔15〕以　《靈樞》無。

〔16〕可　《靈樞》無。

〔17〕也　《靈樞》無。

〔18〕平人而氣勝形者壽　《類經》卷三第十五注:"人之生由乎氣,氣勝則神全,故人以氣勝形者壽。設外貌雖充而中氣不足者,必非壽器。"

〔19〕病而形肉脱,氣勝形者死　病,明抄本作"平",疑涉上誤。《類經》卷三第十五注:"若病而至於肉脱,雖其氣尚勝形,亦所必死。蓋氣爲陽,形爲陰,陰以配陽,形以寓氣,陰脱則陽無所附,形脱則氣難獨留,故不免於死。"

〔20〕形勝氣者危也　也,《靈樞》作"矣"。《類經》卷三第十五注:"或形肉未脱而元氣衰竭者,形雖勝氣,不過陰多於陽,病必危矣。"

凡[1]五藏者,中之守也[2],中盛藏滿,氣勝傷恐者[3],聲如從室中言[4],是中氣之濕也[5]。言而微,終日乃復言者[6],此奪氣也。衣被不斂,言語善惡不避親疏者[7],此神明之亂也。倉廩不藏者,是門户不要也[8]。水泉不止者[9],是膀胱不藏也。得守者生,失守者死[10]。

〔1〕凡　《素問》、《太素》均無。

〔2〕五藏者,中之守也　守也,原作"府"。按後文言"五藏者,身之强也",故"得强則生,失强則死",是"强"字前後相應之例。而此下言"得守者生,失守者死",此言"府",則不相應矣,故據《素問》改。王冰注:"身形之中,五神安守之所也。此則明觀五藏也。"《類經》卷十八第九十一注:"五藏者,各有所藏,藏而勿失,則精神完固,故爲中之守也。"

〔3〕中盛藏滿,氣勝傷恐者　《太素》作"中盛滿,氣傷恐",者作"音",連下句讀。《素問釋義》注:"氣勝五字衍。"《素問識》:"簡按:推下文例,者字當在言下。"此説是,《太素》無,可証。王冰注:"中謂腹中。盛謂氣盛。藏謂肺藏。氣勝謂勝於呼吸而喘息變易也。夫腹中氣盛,肺藏充滿,氣勝息變,善傷於恐。"《類經》卷十八第九十一注:"中,胸腹也。藏,藏府也。盛滿,脹急也。氣勝,喘息也。傷恐者,腎受傷也。"按"氣勝傷恐"四字,於上下文義均欠安,疑有誤。

〔4〕聲如從室中言 《太素》注:"中氣得濕,上衝胸嗌,故使聲重如室中言也。"《素問》王冰注:"言聲不發,如在室中者,皆腹中有濕氣乃爾也。"《素問發微》注:"其聲如從室中所言,混濁難聞。"吳崑謂"吐氣難而聲不顯也"。張介賓謂"混濁不清也"。按"室中言"者,諸家說解雖異,其於聲之有變,義則同。《說文·宀部》:"室,實也。"段玉裁注:"以疊韻爲訓,古者前堂後室。《釋名》曰:室,實也。人物實滿其中也,引伸之則凡所居皆曰室。釋宮曰:宮謂之室,室謂之宮也。"

〔5〕是中氣之濕也 《類經》卷十八第九十一注:"是皆水氣上逆之候,故爲中氣之濕證,此脾肺腎三藏之失守也。"

〔6〕終日乃復言者 《太素》注:"言聲微小,又不用言者。"《素問》王冰注:"若言音微細,聲斷不續者。"《香草續校書·内經素問》:"岜案:日字當衍。言而微,終日乃復言,終者,一言一語之終,非終日也。終日乃復言,決無之事。王注云……亦不及終日之義,是王本或尚未衍矣。顧觀光校據王懷祖說,謂終日猶良久,究爲牽强。"按終日者,諸說不同,楊、王二注未及此義,馬蒔從久爲訓。或謂"日"爲"曰"之誤,從虛詞釋,無義。于岜以爲衍文。詳王念孫《讀書雜志·史記·扁鵲倉公列傳》"終日,扁鵲仰天歎曰"文,據《淮南子·貴卒篇》及《素問·脉要精微論》二書文"終日"之義,均以"良久"爲訓,文自可通,今從是説。

〔7〕言語善惡不避親疏者 《太素》注:"是其陽明之氣熱盛爲病。心亂,故其身不知所爲,其言不識善惡,以其五神失守故也。"按心亂,五神失守之義則是,然陽明氣熱盛者,義則太限。避者,諱避也。神亂之病,言則不避善惡,人則不避親疏也。

〔8〕倉廩不藏者,是門户不要也 《太素》注:"脾胃之氣失守,則倉廩不藏,以其咽口門户不自要約。"《素問》王冰注:"倉廩謂脾胃,門户謂魄門。《靈蘭秘典論》曰:脾胃者,倉廩之官也。《五藏別論》曰:魄門亦爲五藏使,水穀不得久藏也。魄門則肛門也。要謂禁約。"《類經》卷十八第九十一注:"要,約束也。幽門、闌門、魄門,皆倉廩之門户。門户不能固,則腸胃不能藏,所以泄利不禁,脾藏之失守也。"按本文不言脾胃而言倉廩者。廣而論之也。詳《素問·六節藏象論》云:"脾胃大腸小腸三焦膀胱者,倉廩之本。"而此下有專言膀胱病條,則此言倉廩,該脾胃大小腸也。門户之義,楊注指咽口,於不藏義不合,王注專指肛門,於倉廩義難洽,當以張注爲是。

〔9〕水泉不止者 《太素》注:"水泉,小便也。人之小便不能自禁者。"

〔10〕得守者生，失守者死　此與前文"五藏者，中之守也"相應。凡五臟各得其守則生，失其守則死。

夫五藏者，身之强也[1]。頭者，精明之府[2]，頭傾視深[3]，神[4]將奪矣。背者，胸中之府[5]，背曲肩隨[6]，府[7]將壞矣。腰者，腎之府，轉搖不能[8]，腎將憊矣。膝者，筋之府[9]，屈伸不能，行則僂附[10]，筋將憊矣。骨者，髓之府[11]，不能久立，行則掉慄[12]，骨將憊矣。得强則生，失强則死[13]。

〔1〕五藏者，身之强也　《素問》王冰注："藏安則神守，神守則身强，故曰身之强也。"《類經》卷十八第九十一注："此下言形氣之不守，而内應乎五藏也。藏氣充則形體强，故五藏爲身之强。"又《素問吴註》改藏爲"府"，注："下文所言五府者，乃人身恃之以强健。"此説亦可參。

〔2〕頭者，精明之府　《類説》卷三十七引"精明"作"精神"。《太素》注："頭爲一身之天，天有日月，人之頭有二目，五藏之精，皆成於目，故人之頭爲精明府。"《素問吴註》注："六陽清氣上升於頭，故頭爲精明之府。蓋七竅皆以神用，故同謂之精明。"按《春秋元命包》曰："頭者，神所居。"《金匱玉函經·證治總例》："頭者，身之元首，人神之所注。"《顱顖經·序》："太乙元真在頭曰泥丸，總衆神也。"《本草綱目·辛夷》："腦爲元神之府，而鼻爲命門之竅，人之中氣不足，清陽不升，則頭爲之傾，九竅爲之不利。"又律以後文之例，此文上曰"精明之府"，下曰"神將奪"，義不相應。且証之《春秋元命包》及《類説》引文，"精明"作"精神"義勝，府亦居處也。

〔3〕頭傾視深　傾，《太素》、《雲笈七籤》卷五十七第九均作"僗"。《類經》卷十八第九十一注："頭傾者，低垂不能舉也。視深者，目陷無光也。"

〔4〕神　《素問》作"精神"。《太素》、《雲笈七籤》卷五十七第九均作"精"。按《素問》義勝。

〔5〕背者，胸中之府　《太素》及《雲笈七籤》卷五十七第九、《類説》卷三十七、《天中記》卷二十一《形體》引均無"中"字，義勝。《類經》卷十八第九十一注："背乃藏俞所繫，故爲胸中之府。"

〔6〕肩隨　《醫學綱目》卷二引作"肩垂"。肩隨，肩垂也。隨與隋通，隋，垂也。《史記·天官書》："延蕃西有隋星五。"司馬貞索隱："宋均云：南北爲隋。隋爲垂下。"

〔7〕府　《雲笈七籤》卷五十七第九、《類説》卷三十七引均作"胸"。

〔8〕轉搖不能　搖，明抄本及《類説》卷三十七引均作"腰"。據此上云"腰者，腎之府"文義，似當作"腰"爲是。如此則與下文"腎將憊矣"相協。不，明抄本作"下"，非是。

〔9〕膝者，筋之府　《類經》卷十八第九十一注："筋雖主於肝，而維絡關節以立此身者，惟膝膕之筋爲最，故膝爲筋之府。"

〔10〕行則僂附　附，《素問》新校正云："按别本附一作俯。"《太素》、《雲笈七籤》卷五十七第九作"跗"。楊上善注："曲腰向跗。"義難安，疑非是。《素問吳註》注："僂，曲其身也。附，不能自步，附物而行也。"按附與俯通。《禮記·月令》："蟄蟲咸俯在内。"《逸周書》俯作附。又《素問》别本作"俯"可証。俯亦屈身也。《太素》作"跗"，爲"附"之假。如《史記·扁鵲倉公列傳》："醫有俞跗。"《太平御覽》卷七百二十八引作"俞附"。又《類説》卷三十七引無"則僂附"三字，"行"字連上句，非是。

〔11〕骨者，髓之府　明抄本、《太素》、《雲笈七籤》卷五十七第九引均作"髓者，骨之府"。按髓藏於骨中，故以骨爲府，若言髓爲骨府，義則不通。

〔12〕掉慄　明抄本作"掉慄"。《素問》作"振掉"。《太素》作"掉標"。《雲笈七籤》卷五十七第九引同本經。按掉慄與振掉，義並通。搖動振慄也。《説文·手部》："掉，搖也。"作慄、標者，疑爲慄之形近誤。

〔13〕得强則生，失强則死　死下明抄本有"掉，音窕。慄，音票"六小字音注。《類經》卷十八第九十一注："藏强則氣强，故生。失强則氣竭，故死。"

按：以上兩節所述，主要是根據某些症狀，以判斷臟腑形體之病況，在診斷方面有一定意義。文中特别提出"得守""得强"者，以臟腑爲根本，形體如枝葉。臟腑得守於内，則形體得强於外。如形體失强於外，則臟腑亦必失守於内。有諸内必形諸外，故可由外而知内。若根本不固，則生命垂危，故得守者生，失守者死；得强則生，失强則死。

岐伯曰[1]：反四時者，有餘爲精，不足爲消[2]。應太過，不足爲精，應不足，有餘爲消[3]。陰陽不相應，病名曰關格[4]。

〔1〕岐伯曰　《素問》新校正云："詳此岐伯曰前無問。"按此前疑有脱文。

〔2〕反四時者，有餘爲精，不足爲消　餘下原有"者"字，據明抄本、四庫本、《素問》、《太素》删。王冰注："夫反四時者，諸不足，皆爲血氣消損。

諸有餘,皆爲邪氣勝精也。"《内經辨言》:"樾謹按:邪氣勝精,豈得但謂之精? 王注非也。精之言甚也。《吕氏春秋·勿躬篇》:自敝之精者也。至忠篇:乃自伐之精者。高誘注,并訓精爲甚。有餘爲精,言諸有餘者,皆爲過甚耳。"《類經》卷六第二十二注:"此言四時陰陽,脉之相反者,亦爲關格也。《禁服篇》曰:春夏人迎微大,秋冬寸口微大,如是者,命曰平人。以人迎爲陽脉而主春夏;寸口爲陰脉而主秋冬也。若其反者,春夏氣口當不足而反有餘,秋冬人迎當不足而反有餘,此邪氣之有餘。有餘者,反爲精也。春夏人迎當有餘而反不足,秋冬寸口當有餘而反不足,此血氣之不足。不足者,日爲消也。"按張注於有餘、不足則是,若精之義,亦未明訓。俞樾訓甚爲得。下同。

〔3〕應太過,不足爲精,應不足,有餘爲消　應不足,《太素》無。《類經》卷六第二十二注:"如春夏人迎應太過,而寸口之應不足者,反有餘而爲精。秋冬寸口應太過,而人迎之應不足者,反有餘而爲精,是不足者爲精也。春夏寸口應不足,而人迎應有餘者,反不足而爲消。秋冬人迎應不足,而寸口應有餘者,反不足而爲消,是有餘者爲消也。應不足而有餘者,邪之日盛;應有餘而不足者,正必日消。"

〔4〕陰陽不相應,病名曰關格　《太素》注:"不相應者,陽氣外格陰氣内關之病也。"《素問吴註》注:"陰陽之氣不相應合,名曰關格。關格者,陰陽相絶,不得交通之名。"按關格之義,應參見本經卷一第四及卷五第五。此所謂關格者,陰陽不得交通而爲脉變也,與大小便不通之關格有别。

人之骨强筋勁[1]肉緩[2]皮膚厚者,耐痛,其於鍼石之痛,火㷊[3]亦然。加以黑色而善—本作美。骨[4]者,耐火㷊。堅肉薄皮者,不耐鍼石之痛,於火㷊亦然。同時而傷,其身多熱者易已,多寒者難已[5]。胃厚色黑大骨肉肥者,皆勝毒[6],其瘦而胃薄者,皆不勝毒也[7]。

〔1〕勁　《靈樞》作"弱"。

〔2〕緩　柔和也。《吕氏春秋·任地》:"使地肥而土緩。"高誘注:"緩,柔也。"

〔3〕㷊　《靈樞》作"焫",義同。下"㷊"字同。

〔4〕善骨　《靈樞》作"美骨",與原校同。善亦美也。《吕氏春秋·古樂》:"以見其善。"高誘注:"善,美也。"《類經》卷四第二十二注:"美骨者,骨强之謂也。"

〔5〕多熱者易已,多寒者難已　《類經》卷四第二十二注:"此皆指外邪致病爲言也。多熱者,病在陽分,故易已。多寒者,病在陰分,故難已。"

〔6〕胃厚色黑大骨肉肥者,皆勝毒　肉,《靈樞》作"及"。《類經》卷四第二十二注:"胃厚者藏堅,色黑者表固,骨大者體強,肉肥者血盛,故能勝峻毒之物。"

〔7〕其瘦而胃薄者,皆不勝毒也　其前《靈樞》有"故"字。胃薄,原無"胃"字,《靈樞》作"薄胃"。《病源》卷二十六解諸毒候作"胃薄",律以上句"胃厚"文例,據補改。《類經》卷四第二十二注:"若肉瘦而胃薄者,氣血本屬不足,安能勝毒也。"

形氣盛衰大論第十二　本篇自"黄帝問曰"至"形骸獨居而終矣",見《靈樞‧天年》、《太素‧壽限》。自"女子七歲腎氣盛"至"行步不正而無子耳",見《素問‧上古天真論》、《太素‧壽限》。

提要:本篇重在論述人體形與氣兩個方面的盛衰情況,説明生長過程各年齡段在生理和形態方面的變化特點及男女生育過程各自不同年齡段的發育情況。故以此名篇。

黄帝問曰:氣[1]之盛衰[2],可得聞乎? 岐伯對曰:人年[3]十歲[4],一作十六。五藏始定[5],血氣已通,其氣在下,故好走[6]。二十歲,血氣始盛,肌肉方長[7],故好趨[8]。三十歲,五藏大定[9],肌肉堅固,血脉盛滿[10],故好步[11]。四十歲,五藏六府,十二經脉,皆大盛以平定[12],腠理始疏[13],榮華剥落[14],鬢髪頒白[15],平盛不搖[16],故好坐[17]。五十歲,肝氣始衰,肝葉始薄,膽汁始減[18],目始不明[19]。六十歲,心氣始[20]衰,乃善憂悲[21],血氣懈惰[22],故好臥[23]。七十歲,脾氣衰[24],皮膚始枯,故四肢不舉[25]。八十歲,肺氣衰,魂魄離散[26],故言善悞[27]。九十歲,腎氣焦[28],藏乃萎枯[29],經脉空虛[30]。百[31]歲,五藏皆虛[32],神氣皆去[33],形骸獨居而終[34]矣。

〔1〕氣　此前《靈樞》、《太素》均有"其"字。

〔2〕衰　此後《靈樞》、《太素》均有"以至其死"四字。

〔3〕年　《靈樞》、《太素》、《聖惠方》卷一論形氣盛衰法均作"生",義

並通。

〔4〕十歲　明抄本作"十六歲"，與原校同。詳後文皆以十年爲期，當以十歲爲是。

〔5〕五藏始定　五臟之氣始成。定，成也。

〔6〕其氣在下，故好走　《類經》卷三第十四注："天地之氣，陽主乎升，升則向生。陰主乎降，降主乎死。故幼年之氣在下者，亦自下而升也。"《説文・走部》："走，趨也。"《釋名・釋姿容》："疾趨曰走。"好走者，喜跑也。

〔7〕肌肉方長　明抄本作"肥身長"。肉，《聖惠方》卷一論形氣盛衰法作"骨"。

〔8〕好趨　趨下明抄本有"音趣"二小字音注。《釋名・釋姿容》："疾行曰趨。"好趨者，喜快行也。

〔9〕五藏大定　五藏之氣，其成也已極。大，極也。

〔10〕血脉盛滿　《聖惠方》卷一論形氣盛衰法作"氣血盛溢"。

〔11〕好步　《釋名・釋姿容》："徐行曰步。"好步者，喜慢行也。《類經》卷三第十四注："盛滿則不輕提，故好步矣。"

〔12〕皆大盛以平定　以，原脱，據《靈樞》、《太素》補，明抄本作"已"，已通以。以，而也。《聖惠方》卷一論形氣盛衰法作"其盛已平"。

〔13〕疏　原作"開"，義不安，據《靈樞》、《太素》改。《聖惠方》卷一論形氣盛衰法作"薄"，非。

〔14〕榮華剥落　剥，《靈樞》、《太素》均作"頽"。《素問・陰陽應象大論》王冰注引《靈樞經》作"稍"。《聖惠方》卷一論形氣盛衰法作"漸"，義勝。詳《素問・六節藏象論》謂心之華在面，肺之華在毛，腎之華在髮，肝之華在爪，脾之華在脣。是爲五臟之華也。《素問・五藏生成》謂心榮色，肺榮毛，肝榮爪，脾榮脣，腎榮髮。是爲五臟之所榮。是則面（色）、脣、毛、髮、爪，爲五臟之榮華。剥落者，失其榮潤之象而逐漸脱落也。

〔15〕鬢髮頒白　《靈樞》作"髮頗斑白"。《太素》作"髮鬢頒白"。《聖惠方》卷一論形氣盛衰法作"髮鬢斑白"。頒爲斑之假，明抄本作"須"，爲頒之草書分旁形誤。

〔16〕平盛不搖　《聖惠方》卷一論形氣盛衰法"氣血平減而不動搖。"

〔17〕好坐　《類經》卷三第十四注："天地消長之道，物極必變，盛極

必衰,日中則昃,月盈則虧。人當四十,陰氣已半,故髮頗斑白,而平盛不搖好坐者,衰之漸也。"

〔18〕始減 《靈樞》作"始滅"非。《聖惠方》卷一論形氣盛衰法作"減少"。

〔19〕目始不明 始,《聖惠方》卷三第十四作"則"。肝在竅爲目,年五十,肝氣始衰,故目始不明。《素問·陰陽應象大論》云:"年五十,體重,耳目不聰明矣。"與本文義同。

〔20〕始 《聖惠方》卷一論形氣盛衰法無。

〔21〕乃善憂悲 《靈樞》作"苦憂悲"。《太素》作"喜憂悲"。《聖惠方》卷一論形氣盛衰法作"喜多悲憂"。

〔22〕憛 《靈樞》、《太素》等均作"惰",憛與惰通。

〔23〕好臥 心主血,神明出焉。心始衰則血氣懈惰,神明不爽,故善憂悲而喜臥。

〔24〕哀 原作"虛",據前後文例及《聖惠方》卷一論形氣盛衰法改。

〔25〕皮膚始枯,故四肢不舉 《靈樞》、《太素》均無"始"及"故四肢不舉"六字。《聖惠方》卷一論形氣盛衰法作"膚肉枯槁,飲食減少"。按脾主四肢,故脾衰則四肢不舉。

〔26〕魂魄離散 《靈樞》、《太素》均作"魄離",《太素》此二字並重。《聖惠方》卷一論形氣盛衰法作"魂魄始離"。按肺藏魄,此當以言魄爲是。

〔27〕故言善悮 《太素》作"故言喜誤"。《聖惠方》卷一論形氣盛衰法作"其言多誤"。明抄本"善"作"差"。按悮與誤通。心肝脾肺四臟俱衰,神失主矣,故言喜誤矣。

〔28〕腎氣焦 焦,《太素》作"燋",義同。焦下《聖惠方》卷一論形氣盛衰法有"竭"字。按焦者,乾焦也。義不甚得,且前言各臟,均謂之"衰",故疑焦爲衰之誤。又《太素》注:"肝爲木,心爲火,脾爲土,肺爲金,腎爲水,此爲五行相生次第,故先肝衰,次第至腎也。"是楊上善亦言五臟之衰,或《太素》原作"衰"。

〔29〕藏乃萎枯 《靈樞》作"四藏"二字,連下句。《太素》作"藏枯"。《聖惠方》卷一論形氣盛衰法作"根本萎枯"。詳此節文體少有二字爲句者,本經文順。

〔30〕虛 此下《聖惠方》卷一論形氣盛衰法有"是以不聽"四字。詳此前肝衰言"目始不明",心衰言"好臥",脾衰言"四肢不舉",肺衰言"言

善悮",皆有徵可見,惟腎衰無者,當係脫也,《聖惠方》作"是以不聽",甚可參,以腎在竅爲耳也。

〔31〕百 此前原有"至"字,據明抄本、《靈樞》、《太素》、《聖惠方》卷一形氣盛衰法刪。

〔32〕皆虛 《聖惠方》卷一論形氣盛衰法作"俱絶"。

〔33〕神氣皆去 《聖惠方》卷一論形氣盛衰法作"神氣不守,魂魄皆去"。

〔34〕終 此下原有"盡"字,疑係"終"之傍注,混入正文。據《靈樞》、《太素》、《聖惠方》卷一論形氣盛衰法刪。終,老死也。《釋名·釋喪制》:"老死曰壽終,壽久也。"

女子七歲[1],腎氣盛,齒更髮長[2]。二七,天水[3]至,《素問》作天癸至。任脉通,伏衝[4]脉盛,月事以時下[5],故有子[6]。三七,腎氣平均[7],故真牙[8]生而長極[9]。四七,筋骨堅,髮長極,身體盛壯[10]。五七,陽明脉衰,面始焦,髮始墮[11]。六七,三陽脉衰於上[12],面皆焦[13],髮始白。七七,任脉虛,伏衝脉[14]衰少,天水竭,地道不通[15],故形壞[16]而無子耳[17]。

丈夫[18]八歲[19],腎氣實[20],髮長[21]齒更。二八,腎氣盛[22],天水至[23],精氣溢瀉,陰陽和[24],故能有子[25]。三八,腎氣平均,筋骨勁強,故真牙生而長極。四八,筋骨隆盛[26],肌肉滿壯[27]。五八,腎氣衰,髮墮[28]齒槁[29]。六八,陽氣衰於上[30],面焦,鬢髮頒白[31]。七八,肝氣衰,筋不能動[32]。八八,天水竭,精少,腎藏衰,形體皆極[33],則齒髮去。腎者主水[34],受五藏六府之精而藏之[35],故五藏盛乃能瀉[36]。今五藏[37]皆衰[38],筋骨懈憜[39],天水盡矣[40]。故髮鬢白,身[41]體重,行步不正而無子耳。

〔1〕七歲 《素問》王冰注:"老陽之數極於九,少陽之數次於七。女子爲少陰之氣,故以少陽數偶之。明陰陽氣和,乃能生成其形體。"《類經》卷三第十三注:"愚按:男子屬陽,當合陽數;女子屬陰,當合陰數。而今女反合七,男反合八何也?蓋天地萬物之道,惟陰陽二氣而已。陰陽作合,原不相離,所以陽中必有陰,陰中必有陽,儒家謂之互根,道家謂之顛倒,

皆所以發明此理也。"

〔2〕齒更髮長　齒更，明抄本、《太素》、《聖惠方》卷一論女子盛衰法均作"更齒"。詳後文男子八歲亦稱"齒更"者，本經是。

〔3〕天水　《素問》、《太素》、《聖惠方》卷一論女子盛衰法"天"前均有"而"字，"水"，均作"癸"。王冰注："癸謂壬癸，北方水干名也。任脉衝脉，皆奇經脉也。腎氣全盛，衝任流通，經血漸盈，應時而下，天真之氣降，輿之從事，故云天癸也。"楊上善注："天癸，精氣也。"《素問發微》注："天癸者，陰精。蓋腎屬水，癸亦屬水，由先天之氣蓄極而生，故謂陰精爲天癸也。"《素問吳註》注："癸，腎水也。是爲男精女血，天真所降也，故曰天癸。"《類經》卷三第十三注："天癸者，言天一之陰氣耳，氣化爲水，因名天癸。"《醫經原旨·藏象》注："天癸者，非精非血，乃天一之真。"按天癸之義，諸注雖小有別，然稱癸者，均從干名癸水爲訓，本經作"水"者，亦當由此而得名。詳天癸或天水之實，既非男子"精氣溢瀉"之精，亦非女子"月事以時下"之血，張介賓辨之甚詳。故注者稱之爲天真之氣、先天之氣、天一之陰氣、天一之真者，蓋爲受之於先天之真精也，《素問》取篇名爲"上古天真論"，所謂"天真"二字，義或指此。又《説苑·辨物》云男子二八十六而精通，女子二七十四而精化小通。亦從天地合德，陰陽窮變而得義，與本論所指實同。

〔4〕伏衝　"伏"，原作"太"，據明抄本、《太素》、《素問》新校正引全元起本與本經及此後原校改，後同，並删原校。《類經》卷十三第二注："伏衝之脉，即衝脉之在脊者，以其最深，故曰伏衝。"又《內經辨言》："樾謹按：漢人書太字，或作伏……然則全本及《太素》、《甲乙經》當作伏衝，即太衝也，後人不識伏字，加點作伏，遂成異字。"然今《靈樞》之百病始生及歲露論文仍作伏衝，《太素》、《甲乙》載該文亦同。是古經當作伏衝。又《素問·瘧論》言衝氣行文，與《靈樞·歲露論》同，又作"伏膂之脉"。義亦可証。故俞氏之説，謹作參考。

〔5〕月事以時下　《素問》王冰注："所以謂之月事者，平和之氣，當以三旬而一見也。故愆期者，謂之有病。"月事，《脈經》卷九集張仲景書中又稱月水、月經、經水，或單稱經。經者，常也。以其每月必常至，信而有期，故後世又名月信。言信者，以其與月之周期朔望有關。故《睡虎地秦墓竹簡·出子》謂之"朔事"，馬王堆漢墓帛書《胎產書》謂之月朔，義亦本乎此。

〔6〕故有子 《素問》王冰注:"衝爲血海,任主胞胎,二者相資,故能有子。按後文男子二八言"陰陽和,故能有子",本文不言,疑此前有脱文。

〔7〕腎氣平均 《類經》卷三第十三注:"平均,充滿之謂。"按平均,同義複詞,均亦平也。平均者平穩之準度。如《淮南子·時則訓》:"準之爲度也,平而不險,均而不阿。"此當言腎氣已達其相應準度也。

〔8〕真牙 《素問》王冰注:"真牙謂牙之最後生者。腎氣平而真牙生者,表牙齒爲骨之餘也。"《素問識》:"簡按:真與齻通。《儀禮·既夕禮》:"右齻左齻。疏:齻謂牙兩畔最長者也。釋文:齻,丁千反。《後魏書·徐之才傳》:武成生齻牙,之才拜賀曰:此是智牙,生智牙者,聰明長壽。"又《六書故·人四》:"齻,真牙也。男子二十四,女子二十一,真牙生。"是真牙者,智齒也。

〔9〕長極 生長發育已達極點。

〔10〕盛壯 旺盛健壯也。壯猶盛也,健也。《廣雅·釋詁》:"壯,健也。"

〔11〕面始焦,髮始墮 原脱,據明抄本、《素問》、《太素》補。焦與顦、憔通,憔悴也。《楚詞·漁父》:"顔色憔悴。"《説文·頁部》:"顦,顦顟也。"《漢書·叙傳》:"朝爲榮華,夕爲焦悴。"墮,《太素》作"隋",義通。又與"髿"通,落也。《説文·髟部》:"髿,髮墮也。"《廣韻·支韻》:"髿,髮落。直垂切,又大果切。"

〔12〕六七,三陽脉衰於上 原脱,據《素問》、《太素》補,明抄本同《素問》等,惟"脉"誤作"朕"。

〔13〕面皆焦 明抄本作"而皆焦",非是。《聖惠方》卷一論女子盛衰法作"面焦"。

〔14〕脉 《太素》無。

〔15〕地道不通 《素問》王冰注:"經水絶止,是爲地道不通。"按地屬陰,女子亦屬陰。月事,女子之特徵。故月事絶止爲地道不通。

〔16〕形壞 《素問經註節解》注:"形壞謂髮墮、齒落、面焦而老弱不堪也。"

〔17〕耳 《素問》、《聖惠方》卷一論女子盛衰法均作"也"。《太素》無。

〔18〕丈夫 男子也。如《國語·越語上》:"生丈夫二壺酒,一犬;生女子二壺酒,一豚。"是丈夫與女子對舉。《大戴禮記·本命》:"故謂之丈

夫,丈者長也,夫者扶也,言長萬物也。"

〔19〕八歲　《素問》王冰注:"老陰之數極於十,少陰之數次於八。男子爲少陽之氣,故以少陰數合之。"

〔20〕實　《聖濟總録》卷一百二十一牙齒不生引作"盛"。按前女子七歲曰腎氣盛,此文似當同。

〔21〕長　此下明抄本有"而"字。

〔22〕腎氣盛　此與上文八歲"腎氣實"義亦同,疑涉上衍,並誤"實"爲"盛"。

〔23〕至　此下原有"而"字,據《素問》、《太素》、《聖惠方》卷一論丈夫盛衰法删。

〔24〕陰陽和　《素問講義》注:"陰陽和,蓋謂男子二八,而陰陽氣血調和耳。王注爲男女搆精之義,恐非也。"按此説失之矣。陰陽,此指男女,和與合通。《禮記·郊特牲》:"陰陽和而萬物得。"孔穎達正義:"和,合也。"陰陽和者,男女媾合也。如馬王堆漢墓帛書有《合陰陽》者,亦言男女交媾之事也。

〔25〕故能有子　能,《聖惠方》卷一論丈夫盛衰法及《類説》卷三十七引均無。律之前文言女子者,疑衍。《素問》王冰注:"陰静海滿而去血,陽動應合而泄精。二者通和,故能有子。《易·繫辭》曰:男女搆精,萬物化生。此之謂也。"

〔26〕隆盛　盛也。《一切經音義》卷二十八引《爾雅》:"隆,盛也。"

〔27〕滿壯　壯,《太素》無。《聖惠方》卷一論丈夫盛衰法作"充滿"。

〔28〕墮　明抄本、《太素》均作"隋",義通。

〔29〕槁　《太素》作"藁",義同,枯槁也。

〔30〕陽氣衰於上　衰下《素問》、《聖惠方》卷一論丈夫盛衰法均有"竭"字。王冰注;"陽氣,亦陽明之氣也。"《類經》卷三第十三注:"陽氣,亦三陽氣也。"按前文女子言"三陽脉衰於上",此云"陽氣衰於上"者,亦合當指三陽。

〔31〕鬢髮頒白　鬢髮,《素問》作"髮鬢"。頒,《聖惠方》卷一論丈夫盛衰法無。

〔32〕筋不能動　筋脉運轉不靈便也。動,運轉。《禮記·禮運》:"五行之動。"孔穎達正義:"動謂運轉。"

〔33〕天水竭,精少,腎藏衰,形體皆極　此十二字原在前文"筋不能

動"下。《素問紹識》:"推上下文,天癸竭云云四句,似宜移於八八下,恐是錯出。"按此説是。詳《素問》此後本有論年已老而有子者,"男不過盡八八,女不過盡七七,而天地之精氣皆竭矣"之説,若七八而曰天癸竭,則與此説相悖,且腎藏衰又與八八言"齒髮去"之義相合,故將此十二字移此。王冰注:"腎氣養骨,腎衰故形體疲極。"

〔34〕腎者主水 主,《太素》作"生",非是。詳本經卷八第五有論腎主水文,可參。

〔35〕受五藏六府之精而藏之 《素問》王冰注:"五藏六府精氣,淫溢而滲灌於腎,腎藏乃受而藏之。何以明之?《靈樞經》曰:五藏主藏精。藏精者,不可傷。由是則五藏各有精,隨用而灌注於腎,此乃腎爲都會關司之所,非腎一藏而獨有精。"

〔36〕五藏盛乃能瀉 能,《太素》、《聖惠方》卷一論丈夫盛衰法均無。按乃能瀉者,精氣溢瀉之精,此精需受五臟六腑之精藏而養之。故五臟衰則此精衰,五臟盛則此精盛,盛乃能瀉也。

〔37〕五藏 《聖惠方》卷一論丈夫盛衰法作"藏府"。

〔38〕衰 此下《聖惠方》卷一論丈夫盛衰法有"精髓津液已竭"六字。

〔39〕懈墮 懈,《素問》、《太素》均作"解"。墮,《聖惠方》卷一論丈夫盛衰法作"惰",義均同。

〔40〕矣 此下明抄本有"墮音惰"三小字音注。

〔41〕身 原脱,據《素問》、《太素》、《聖惠方》卷一論丈夫盛衰法補。

按:上文主要説明人體之生育機能情况,并結合論述人體少、長、壯、老之生理發展過程。在生育機能方面,特別指出"天水(天癸)"的重要作用。由於天水是促成生殖機能的重要物質,故天水至則能有子,竭則無子。同時説明象徵生殖機能之成熟,女子需"任脉通,太衝脉盛,月事以時下",男子需"腎氣盛,精氣溢瀉"。然腎受五臟六腑之精而藏之,故腎精之得瀉,需賴五臟六腑之精充而養之。是則腎之盛衰及人之生殖機能,與其他臟腑亦有密切關係。本文對生殖機能疾病的診治,提供了重要的理論根據。

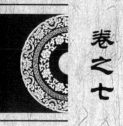
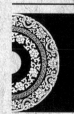

六經受病發傷寒熱病第一上　　本篇自"黃帝問曰"

至"三日其氣乃盡故死",見《素問·熱論》、《太素·熱病決》。自"肝熱病者"至"煩上者鬲上也",見《素問·刺熱篇》、《太素·五藏熱病》。自"冬傷於寒"至"秋必病瘧",見《素問》生氣通天論及陰陽應象大論、《太素·陰陽大論》。自"凡病傷寒而成温者"至"暑與汗皆出勿止",見《素問·熱論》、《太素·温暑病》。"所謂玄府者汗孔也",見《素問·水熱穴論》、《太素·温暑病》。自"曰:刺節言徹衣者"至"疾於徹衣",見《靈樞·刺節真邪》、《太素·五節刺》。自"八十一難曰"至"下之即愈",見《難經·五十八難》。自"曰:人有四肢熱"至"故熱而煩滿",見《素問·逆調論》、《太素》肉爍及煩熱篇。自"曰:足太陰陽明爲表裏"至"傷於濕者,下先受之",見《素問·太陰陽明論》、《太素·藏府氣液》。

提要:本篇主要論述邪氣客於六經而病發傷寒熱病的証候、治則及預後,故以此名篇。全文分上、中、下三篇,上篇的主要内容有:六經熱病發病、病衰的証候、治則及預後;五臟熱病的証候、色診、刺治及預後;刺五節中之徹衣刺法的適應証及鍼刺方法;由於陰陽水火逆調而發的肉爍;足太陰陽明雖爲表裏,由於陰陽異位、虛實、逆從及從内從外等原因,故發病亦異。

黄帝問曰:夫[1]熱病者,皆傷寒之類[2]也,或愈或死,其死[3]皆以[4]六七日之[5]間,其愈皆以十日已[6]上者[7],何也?岐伯對曰:太陽者,諸陽之屬也,其脉連於風府,故爲諸陽主氣[8]。人之傷於寒也,則爲病熱[9],熱[10]雖甚不死。其兩感於寒而病者,必不免於死矣[11]。

〔1〕夫　此上《素問》、《太素》均有"今"字。

〔2〕類　種類。《國語‧周語》:"其類維何。"韋昭注:"類,祖類也。"

〔3〕其死　《太素》、《病源》卷七傷寒候均無此二字。

〔4〕以　此下《太素》有"病"字。

〔5〕之　《太素》、《病源》卷七傷寒候、《外臺》卷一論傷寒日數病源均無。

〔6〕已　《素問》、《太素》均作"以"。已與以通。

〔7〕者　《太素》無。此下《素問》、《太素》均有"不知其解,願聞其故"八字。

〔8〕太陽者……故爲諸陽主氣　太陽,《素問》、《太素》均作"巨陽",下同。巨陽即太陽。《素問集註》張志聰注:"巨,大也。屬,會也。謂太陽爲諸陽之會。風府乃督脉、陽維之會。督脉者,總督一身之陽,與太陽之脉俠脊下行。言太陽之氣,生於膀胱,出於胸脇,升於頭項,主於膚表;太陽之脉,起於睛明,會於風府,俠督脉循行於背,經氣皆陽,故爲諸陽主氣。爲者,謂太陽之氣爲之也。"

〔9〕人之傷於寒也,則爲病熱　《素問》王冰注:"寒毒薄於肌膚,陽氣不得散發而内怫結,故傷寒者反爲病熱。"

〔10〕熱　《病源》卷七傷寒候無。

〔11〕必不免於死矣　矣,明抄本、《素問》、《太素》均無。《病源》卷七傷寒候、《外臺》卷一傷寒日數病源均作"必死"。

傷寒一日,太陽受之,故頭項痛腰脊強[1]。《素問》無背字。二日陽明受之,陽明主肉,其脉俠鼻絡於目,故身熱[2]目疼[3]而鼻乾不得臥[4]。三日少陽受之,少陽主骨[5],《素問》作膽[6]。其脉循脇絡於耳,故胸脇痛而[7]耳聾。三陽[8]《素》下有經絡二字。皆受[9]病而未入[10]於府[11]《素問》作藏。者,故可汗而已。四日太陰受之,太陰脉布胃中,絡於嗌,故腹滿而嗌[12]乾。五日少陰受之,少陰脉貫腎,絡肺繫舌本,故口燥[13]舌乾而渴。六日厥陰受之[14],厥陰脉循陰器而絡於肝,故煩滿而囊縮。三陰三陽五藏六府皆受[15]病,營[16]衛不行,五藏[17]不通,則死矣。

〔1〕故頭項痛腰脊强　原作"故頭項痛腰脊背强",明抄本作"故頭痛項腰脊背强",《素問》無"背"字。新校正云:"按《甲乙經》及《太素》作頭項與腰脊皆痛。"今本《太素》作"故頭項腰脊皆痛"。《傷寒論·傷寒例》、《病源》卷七傷寒候、《外臺》卷一論傷寒日數病源均無"背"字,據删。

〔2〕身熱　《類經》卷十五第三十九注:"傷寒多發熱,而獨此云身熱者,蓋陽明主肌肉,身熱尤甚也。"

〔3〕目疼　《太素》無此二字。

〔4〕臥　此下《素問》有"也"字。

〔5〕少陽主骨　《素問》作"少陽主膽",新校正云:"按全元起本膽作骨。元起注云:少陽者肝之表,肝候筋,筋會於骨,是少陽之氣所榮,故言主於骨。《甲乙經》、《太素》等并作骨。"按上文云陽明主肉而不云主胃,《靈樞·經脉》亦云足少陽脉主骨所生病,則以本經爲是。

〔6〕《素問》作膽　作,明抄本作"於",非是。

〔7〕而　《太素》無。

〔8〕三陽　此下《素問》有"經絡"二字。《太素》作"三經",楊上善注:"三經,三陽經。"當以本經爲是,下文亦云"三陰三陽五藏六府皆病"。

〔9〕受　此下《素問》有"其"字。

〔10〕入　此下《太素》有"通"字。

〔11〕府　《素問》作"藏"。新校正云:"按全元起本藏作府。元起注云:傷寒之病始入於皮膚之腠理,漸勝於諸陽而未入府,故須汗發其寒熱而散之。《太素》亦作府。"

〔12〕嗌　此下明抄本有"音益"二小字音注。

〔13〕口燥　《太素》、《病源》卷七傷寒候均作"口熱"。

〔14〕受之　《太素》作"受病"。

〔15〕受　《太素》無。

〔16〕營　明抄本、《素問》均作"榮",義同。

〔17〕五藏　《太素》作"府藏"。

　　其不兩感於寒者,七日太陽病衰,頭痛少愈;八日陽明病衰,身熱少愈;九日少陽病衰,耳聾微聞;十日太陰病衰,腹減[1]如故,則思飲食[2];十一日少陰病衰,渴止[3],《素問》下有不滿二字。舌乾乃已[4];十二日厥陰病衰[5],囊縱少腹微下[6],大氣皆去[7],其[8]病日已矣。治之各通其藏脉,病日衰已矣[9]。

其未滿三日者,可汗而已;其滿三日者,可泄[10]而已。

〔1〕減 《太素》無,楊上善注:"故病愈腹減思飲食也。"據楊注似亦
有"減"字。

〔2〕則思飲食 《太素》作"則思食飲欲食"。

〔3〕止 此下《素問》、《太素》均有"不滿"二字。如據下文太陽與少
陰俱病有"煩滿"一証,則本經似脱"不滿"二字。

〔4〕舌乾乃已 乃,《素問》、《太素》均無。此下《素問》、《傷寒論·
傷寒例》、《外臺》卷一論傷寒日數病源均有"而嚏"二字。《太素》、《病源》
卷七傷寒候均有"而欬"二字。

〔5〕衰 《太素》作"愈"。

〔6〕囊縱少腹微下 縱,《太素》作"從"。從與縱通,《説文通訓定
聲·豐部》:"縱段借爲從。"楊上善注:"大氣已去,故囊漸下也。"楊注似
誤,上文云"煩滿而囊縮",今邪氣已去,則當囊不縮而縱緩,煩滿亦減。按
下有"減"義,《戰國策·西周策》:"温囷不下。"高誘注:"下,猶減也。"

〔7〕大氣皆去 原作"大氣皆下",據明抄本、《素問》、《太素》、《病
源》卷七傷寒候、《外臺》卷一論傷寒日數病源改。大氣,《素問》王冰注:
"大氣,謂大邪之氣也。"

〔8〕其 《太素》、《病源》卷七傷寒候、《外臺》卷一論傷寒日數病源
均無。

〔9〕矣 《太素》無。

〔10〕泄 《太素》作"寫",義同。

曰:熱病已愈,時有所遺[1]者,何也? 曰:諸遺者,熱甚而
強食[2],故有所遺[3]。若[4]此者,皆病已衰而熱有所藏,因其
穀氣相薄,兩[5]熱相合,故有所遺。治遺者,視其虛實,調[6]
其逆順,可使立已[7]。病熱少愈,食肉則復,多食則遺[8],此
其禁也。

〔1〕遺 《素問》王冰注:"邪氣不盡,如遺之在人也。"《太素》注:
"遺,餘也。大氣雖去,猶有殘熱在藏府之内外。"

〔2〕食 此下《素問》、《太素》均有"之"字。

〔3〕遺 此下《素問》有"也"字。

〔4〕若 《太素》無。

〔5〕兩 《太素》作"而"。

〔6〕調 明抄本作"謂",非是。

〔7〕立已 《素問》作"必已矣",《太素》作"必已"。

〔8〕食肉則復,多食則遺 《素問》王冰注:"是所謂戒食勞也。熱雖少愈,猶未盡除,脾胃氣虛,故未能消化,肉堅食駐,故熱復生。復,謂復舊病也。"

其[1]兩感[2]於寒者,一日太陽[3]與少陰俱病,則頭痛口乾[4],煩滿[5];二日[6]陽明與太陰俱病,則腹[7]滿身熱,不欲食譫語[8];三日[9]少陽與厥陰俱病,則耳聾囊縮而厥[10],水漿不入,不知人者[11],故六日而死矣[12]。

〔1〕其 《素問》無。

〔2〕兩感 《太素》作"兩傷"。

〔3〕一日太陽 日下明抄本有"則"字。《素問》、《太素》均作"病一日則巨陽"。

〔4〕乾 此下《素問》有"而"字。

〔5〕煩滿 此下《外臺》卷一論傷寒日數病源有"而渴也"三字。《素問》新校正云:"按《傷寒論》云:煩滿而渴。"與《外臺》合。滿,與懣通。

〔6〕二日 此上《太素》有"病"字。此下明抄本、《素問》、《太素》均有"則"字。

〔7〕腹 《太素》作"腸"。

〔8〕不欲食譫語 語,《素問》作"言"。《傷寒總病論》卷一兩感証、《傷寒補亡論》卷十三兩感証引《素問》均作"語"。《太素》、《病源》卷七傷寒候均作"不食譫語"。

〔9〕三日 此上《太素》有"病"字。此下明抄本、《素問》、《太素》均有"則"字。

〔10〕而厥 而,《太素》無。《病源》卷七傷寒候、《外臺》卷一論傷寒日數病源均作"厥逆"。

〔11〕不知人者 不上《太素》有"則"字。者,《素問》、《太素》均無。

〔12〕故六日而死矣 《素問》作"六日死"。《太素》、《病源》卷七傷寒候均作"六日而死"。《外臺》卷一論傷寒日數病源作"則六日而死"。

曰:五藏已傷,六府不通,營衛不行,如是[1]後三日乃死,何也？曰：陽明者，十二經脉[2]之長[3]，其血氣[4]盛，故不知人，三日其氣乃盡，故死[5]。

〔1〕是 此下《素問》、《太素》、《病源》卷七傷寒候、《外臺》卷一論傷寒日數病源均有“之”字。

〔2〕脉 《太素》無。

〔3〕長 此下《素問》、《太素》均有“也”字。

〔4〕血氣 《太素》互倒。

〔5〕三日其氣乃盡，故死 《太素》注：“胃脉足陽明主穀，血氣强盛，十二經脉之主，餘經雖極，此氣未窮，雖不知人，其氣未盡，故更得三日方死也。”

肝熱病者，小便先黄[1]，腹痛多臥，身熱。熱爭[2]則狂言及驚[3]，胸中[4]《素問》無胸中二字。脇滿[5]痛，手足躁[6]，不得[7]安臥。庚辛甚，甲乙大汗。氣逆[8]則庚辛死。刺足厥陰少陽[9]。其逆則頭疼[10]員員[11]。脉引衝頭痛也[12]。

〔1〕小便先黄 《聖惠方》卷十七熱病論作“小便赤黄”。《傷寒總病論》卷四《素問》載五種暑病作“先小便黄”，與下經文“心熱病者，先不樂”等文例相合。

〔2〕熱爭 《聖惠方》卷十七熱病論作“熱盛”，下四臟同。《素問》王冰注：“經絡雖已受熱，而神藏猶未納邪，故云爭也。餘爭同之。”

〔3〕及驚 《聖惠方》卷十七熱病論作“多驚”。

〔4〕胸中 《素問》、《太素》、《病源》卷九熱病候，《聖惠方》卷十七熱病論均無此二字。

〔5〕脇滿 滿，《太素》無。此上《聖惠方》卷十七熱病論有“兩”字。

〔6〕躁 原誤作“燥”，據《素問》、《太素》改。

〔7〕得 《太素》、《病源》卷九熱病候均無。

〔8〕氣逆 謂正氣逆亂。《素問經註節解》注：“謂病甚而氣潰亂也。”

〔9〕刺足厥陰少陽 足上《太素》有“手”字。楊上善注：“足厥陰、足少陽表裏行藏府之氣，故刺之也。”據楊注似亦無“手”字。

〔10〕其逆則頭疼 《太素》作“其頭痛”。

〔11〕員員 原作“貢貢”，此下原校云：“《素》作員字。”據《素問》及

此後腎熱病文例改,並刪原校。員員,王冰注:"謂似急也。"《太素》亦作"貢貢",楊上善注:"貢,都耕反,頭切痛也。"按員與運通,《莊子·天運》陸德明釋文:"運,司馬本作員。"運與暈通,《史記·天官書》:"兩軍相當曰暈。"裴駰集解引如淳曰:"暈讀曰運。"頭疼員員者,頭暈痛也。

〔12〕脉引衝頭痛也 痛,《太素》無。《素問》無"痛"字。《素問紹識》:"此五字《太素》亦有之,然竊疑古注文所錯入,宜刪去,方與下文例相合。"

心熱病者,先不樂,數日乃熱。熱爭則心[1]煩悶[2]《素》又有卒心痛三字。善[3]嘔,頭痛面赤無汗,壬[4]癸甚,丙丁大汗。氣逆則壬癸死。刺手少陰太陽。

〔1〕心 《素問》、《太素》均作"卒心痛"。

〔2〕悶 《太素》作"悗",義同。

〔3〕善 《太素》作"喜",義同。

〔4〕壬 此上《太素》有"至"字。

脾熱病者,先頭重頰痛,煩心[1]《素》下有顏青二字。欲嘔,身熱。熱爭則腰痛不可用俛仰[2],腹滿泄,兩頷[3]一本作額[4]。痛,甲乙甚,戊己大汗。氣逆則甲乙死。刺足太陰陽明。

〔1〕頰痛煩心 《素問》作"煩痛煩心顏青"。新校正云:"按《甲乙經》、《太素》云:脾熱病者,先頭重顏痛。無顏青二字也。"今本《太素》作"顏痛心煩"。楊上善注:"顏痛一曰煩,足陽明亦循煩也。"《病源》卷九熱病候文與今本本經同。《聖濟總錄》卷一百九十一足太陰脾經、《聖惠方》卷十七熱病論、《傷寒總病論》卷四《素問》載五種暑病均文與今本《素問》同。可知經文互異已久,今併存。

〔2〕不可用俛仰 《太素》作"不用"。

〔3〕頷 《太素》作"頜",義同。

〔4〕一本作額 明抄本作"一作額。又音撼。"

肺熱病者,先悽悽然[1]厥[2],起皮[3]毛,惡風寒[4],舌上黃,身熱。熱爭則喘欬,痛[5]走胸膺背,不得大息[6],頭痛不甚[7],《素》作堪。汗出而寒,丙丁甚,庚辛大汗。氣逆則丙丁死。刺手太陰陽明,出血如大豆,立已。

〔1〕悽悽然 《素問》、《太素》均作"淅然",義同。均爲惡寒貌。《素

問》王冰注：“肺主皮膚，外養於毛，故熱中之，則先淅然，惡風寒。”

〔2〕厥　《太素》、《病源》卷九熱病候均無。《素問紹識》：“堅按王（按指王冰）不注厥字，恐原本亦無之。”

〔3〕皮　《太素》、《病源》卷九熱病候均無。《素問》作“毫”。

〔4〕寒　《太素》、《病源》卷九熱病候均無。

〔5〕痛　《太素》、《病源》卷九熱病候均作“痹”。《太素》注：“痹走胸膺，此爲熱痹，痛行胸中，不得太息也。”

〔6〕大息　明抄本、《素問》、《太素》均作“太息”，義同。

〔7〕頭痛不甚　甚，《素問》作“堪”，當以本經爲是。《太素》注：“肺熱衝頭，以肺脉不至，故頭痛不甚也。有本作堪，言氣衝甚，故頭痛甚也。”

腎熱病者，先腰痛䯒痠，苦渴數飲[1]，身熱。熱爭則項痛而强，䯒寒且痠，足下熱，不欲言，其逆則項痛員員《素問》下有澹澹二字[2]。然[3]，戊己甚，壬癸大汗。氣逆則戊己死。刺足少陰太陽。諸當汗者，至其所勝日汗甚[4]。

〔1〕苦渴數飲　此下《太素》有“食”字。楊上善注：“腎足少陰脉上腨内，出膕内廉，貫脊屬腎絡膀胱，上貫肝膈入肺中，循喉嚨俠舌本，故熱病先腰痛䯒痠，苦渴數飲也。”據楊注似亦無“食”字。

〔2〕《素問》下有澹澹二字　明抄本作“《素問》有語語二字”，非是。

〔3〕其逆則項痛員員然　員員，明抄本作“貢貢”。《素問》“員員”下有“澹澹”二字。《太素》作“其項痛貢貢澹澹”。疑本經脱“澹澹”二字。

〔4〕諸當汗者至其所勝日汗甚　此下明抄本有“痠音酸，䯒音行”六小字音注。當，《素問》無，甚，作“出也”。《太素》無此十一字。

肝熱病者，左頰先赤。心熱病者，顏[1]先赤。脾熱病者，鼻先赤。肺熱病者，右頰先赤。腎熱病者，頤先赤。病雖未發[2]，見[3]赤色者刺之，名曰治未病[4]。熱病從部所[5]起者，至[6]期[7]而已，其刺之反者，三周而已[8]，重逆則死[9]。

〔1〕顏　此下原有“領”字，明抄本作“頤”。據《素問》、《太素》并律以其他四藏文例删。

〔2〕發　此下原有“者”字，據明抄本、《素問》、《太素》删。

〔3〕見　此下《太素》有“其”字。

〔4〕治未病　《太素》注：“次言熱病色候也。五藏部中赤色見者，即

五藏熱病之徵,熱病已有,未成未發,斯乃名爲未病之病,宜急取之。"

〔5〕部所 《太素》注:"部所者,色部所也。"

〔6〕至 此下《太素》有"其"字。

〔7〕期 《素問》王冰注:"期,爲大汗日也。如肝甲乙,心丙丁,脾戊己,肺庚辛,腎壬癸,是爲期日也。"

〔8〕三周而已 《素問》王冰注:"三周,謂三周於三陰三陽之脉狀也。"《類經》卷十五第四十四注:"三周者,謂三遇所勝之日而後已。"《素問經註節解》注:"三周,言重覆也。"諸説不一,姑從《類經》注。

〔9〕重逆則死 此下明抄本有"頤音怗,又音移"六小字音注。《素問》王冰注:"先刺已反,病氣流傳,又反刺之,是爲重逆。一逆刺之,尚至三周乃已,況其重逆而得生邪。"

諸治熱病,先[1]飲之寒水,乃刺之,必寒衣之,居止寒處[2],身寒而止[3],病甚者爲五十九刺[4]。熱病先胸[5]脇痛滿[6],手足躁,刺足少陽[7],補手太陰[8],病甚者爲五十九刺。熱病先身重骨痛,耳聾好瞑,刺足少陰,病甚者[9]爲五十九刺。熱病先眩冒而熱[10],胸脇滿,刺足少陰少陽。

〔1〕先 明抄本、《太素》均作"已",《素問》作"以"。

〔2〕居止寒處 明抄本作"居上寒居",《太素》作"居寒多"。

〔3〕身寒而止 此下《素問》有"也"字,王冰注:"寒水在胃,陽氣外盛,故飲寒乃刺。熱退則涼生,故身寒而止鍼。"

〔4〕病甚者爲五十九刺 《素問》、《太素》均無此八字。

〔5〕胸 明抄本作"青",非是。

〔6〕滿 《素問》、《太素》均無。

〔7〕足少陽 明抄本作"足少陰"。

〔8〕手太陰 原作"足太陰"。足下,明抄本有"太素"二字。《太素》作"手太陰"。《素問》新校正云:"詳足太陰全元起本及《太素》作手太陰,楊上善云:手太陰上屬肺,從肺出腋下,故胸脇痛。又按《靈樞經》云:熱病而胸脇痛,手足躁,取之筋間,以第四鍼,索筋於肝,不得索之金。金,肺也。以此決知作手太陰者爲是。"按此証本"手足躁",若均取足經之脉,則非當,故據改。

〔9〕者 《素問》、《太素》均無。

〔10〕先眩冒而熱　冒，《太素》作“胃”，連下讀，無“而”字，疑非是。

太陽之脉，色榮顴[1]，骨熱病也，榮未夭[2]。《素問》作未交，下同。曰今[3]且得汗，待時自已[4]。與厥陰脉爭見者死[5]，其死[6]不過三日[7]。熱[8]病氣[9]内連腎[10]。少陽之脉，色榮頰，筋[11]熱病也，榮未夭，曰今且得汗，待時自已。與少陰脉爭見者死[12]，其死不過三日[13]。

〔1〕色榮觀　《素問》王冰注：“榮，飾也，謂赤色見於顴骨如榮飾也。”

〔2〕榮未夭　明抄本作“榮本夭”。《素問》作“榮未交”，下同。《香草續校書·内經素問二》：“榮未夭即色未夭也。《玉機真藏論》云：色夭不澤，謂之難已。然則色夭者難已，色未夭者不至難已也，故下文云，曰今且得汗，待時而已。夭誤爲交，實無義。”

〔3〕曰今　《太素》作“日令”，下文“曰今且得汗”句之曰今同。

〔4〕待時自已　明抄本、《素問》均作“待時而已”，下文本句亦同。王冰注：“待時者，謂肝病待甲乙，心病待丙丁，脾病待戊己，肺病待庚辛，腎病待壬癸，是謂待時而已。”

〔5〕與厥陰脉爭見者死　《太素》注：“足太陽，水也。足厥陰，木也。水以生木，木盛水衰，故太陽水色見時，有木爭見者，水死。”

〔6〕其死　《素問》、《太素》均作“期”，下文“其死”同。按期猶死也。《廣雅·釋言》，“期，卒也。”王念孫疏證：“期之言極也。”又《素問·玉機真藏論》：“真藏見，乃予之期日。”故《素問》、《太素》作“期”，亦通。

〔7〕三日　此下明抄本有“顴音權，眩音玄”六小字音注。

〔8〕熱　此上《素問》有“其”字。

〔9〕氣　《素問》無。

〔10〕腎　此下《素問》有“少陽之脉色也”六字。新校正云：“舊無少陽之脉色也六字，乃王氏所添。”

〔11〕筋　原作“前”，《素問》同。新校正云：“按《甲乙經》、《太素》前字作筋。楊上善云：足少陽部在頰，赤色榮之，即知筋熱病也。”據改。

〔12〕與少陰脉爭見者死　少陰，原作“手少陰”，據《素問》、《太素》改。楊上善注：“少陽爲木，少陰爲水，少陽脉見之時，少陰爭見者，是母勝子，故肝木死也。”

〔13〕其死不過三日　《太素》無此六字。此下明抄本有"煩音刼"三小字音注。《素問》新校正云："舊本及《甲乙經》、《太素》并無期不過三日五字,此是王氏足成此文也。"疑衍。

其熱病氣穴[1]:三椎下間主胸中熱,四椎下間主胃中[2]熱,五椎下間主肝熱,六椎下間主脾熱,七椎下間主腎熱,榮在骶也[3]。項上三椎骨[4]陷者中也。頰下逆顴爲大瘕[5],下牙車爲腹滿,顴[6]後爲脇痛,頰上者鬲上[7]也。

〔1〕其熱病氣穴　其,《素問》無。《太素》無此五字。

〔2〕胃中　《素問》作"鬲中"。《太素》作"鬲"。楊上善注:"四椎下間,計次當心,心不受邪,故乘言膈也。"按當以作"鬲中"義勝。

〔3〕榮在骶也　骶也,《太素》無。此文注家之釋不一,《素問》王冰注:"脊節之謂椎,脊窮之謂骶,言腎熱之氣,外通尾骶也。"《類經》卷十五第四十四注:"榮,陰氣也。骶,尾骶也,即督脉之長强穴。……蓋既取陽邪於上,仍當補陰於下,故曰榮在骶也。"《素問吳註》注:"脊凡二十一椎,此獨刺上之七椎,而不及其下者,蓋以上之七椎陽分也,故主熱病,下之七椎陰分也,所以主榮血,刺之則虛,故曰榮在骶也。"《素問集註》張志聰注:"此言五藏之熱入於經榮者,當取之骨穴也。"以上之注文,多將"榮"釋爲榮陰榮血,言熱在榮陰者應取之下。《太素》無"骶也"二字,"榮在"二字連下讀,"榮"作"色榮"解,楊上善注:"第三椎以上與頰相當,候色。"姑存諸説,以供參考。

〔4〕骨　《素問》、《太素》均無。

〔5〕頰下逆顴爲大瘕　《太素》作"頰下逆椎爲大瘦"。《素問經註節解》注:"逆,自下而上也。頰在顴下,逆顴謂由上至於顴。瘕,氣塊也。"

〔6〕顴　《太素》作"椎"。

〔7〕頰上者鬲上　此下《太素》有"者也"二字。《素問》王冰注:"此所以候面部之色發,明腹中之病診。"

按:本節經文,理頗難明,尤其各椎下間取穴,與《靈樞經》異,故注家早已認爲可疑,如王冰云:"尋此文椎間所主神藏之熱,又不正當其藏俞,而云主療,在理未詳。"楊上善云:"《明堂》及《九卷》背五藏輸,並以第三椎爲肺輸,第五椎爲心輸,第七椎爲鬲輸,第九椎爲肝輸,第十一椎爲脾輸,第十四椎爲腎輸,皆兩箱取之……次第推之，下間各主一藏之熱，不同《明堂》通取五藏之輸者也。"按此當係古代鍼刺取穴另一學術體係，故與《明堂》等異。

　　冬傷於寒，春必病溫[1]；夏傷於暑，秋必病瘧[2]。凡病傷寒而成溫者，先夏至日者爲病溫，後夏至日者爲病暑，暑[3]當與汗皆出，勿止。所謂玄府者，汗孔也。

　　〔1〕病溫　原作"溫病"。《太素》作"病溫"。《素問校義》：冬傷於寒，春必溫病，於文不順，寫者誤倒也。當從陰陽應象大論作春必病溫。《金匱真言論》曰：故藏於精者，春不病溫。《玉版論要》曰：病溫虛甚死。《平人氣象論》曰：尺熱曰病溫。《熱論》曰：先夏至日者爲病溫。《評熱論》曰：有病溫者汗出輒復熱。皆作"病溫"。"又據下文"先夏至日者爲病溫"例，亦可証當作"病溫"，故據爲乙正。

　　〔2〕秋必病瘧　《素問》作"秋必痎瘧"，《太素》作"秋生痎瘧"。

　　〔3〕暑　《太素》作"病者"。

　　曰：刺節言徹衣者[1]，盡[2]刺諸陽之奇俞，未有常處[3]，願卒聞之[4]。

　　曰：是陽氣有餘[5]而陰氣不足，陰氣不足則内熱，陽氣有餘則外熱，兩[6]熱相薄[7]，熱於懷炭，衣熱[8]不可近身，身熱[9]不可[10]近席[11]，腠理閉塞而不汗[12]，舌焦脣槁腊[13]嗌乾[14]欲飲[15]。取天府[16]大杼三痏[17]，刺[18]中膂以去其熱，補手足[19]太陰以去[20]其汗，熱去汗晞[21]，疾於徹衣[22]。

　　〔1〕者　《靈樞》無。

　　〔2〕盡　此上《靈樞》、《太素》均有"夫子乃言"四字。

　　〔3〕處　此下《靈樞》、《太素》均有"也"字。

　　〔4〕之　此下明抄本有"輸音舒"三小字音注。

　　〔5〕有餘　明抄本作"太盛"。

　　〔6〕兩　《靈樞》作"内"。《太素》作"與"。

　　〔7〕薄　《靈樞》作"搏"。《太素》與本經同。按薄，搏也，經文薄、搏二字常混用，《靈樞》作"搏"者，形近誤。

　　〔8〕衣熱　《靈樞》作"外畏綿帛近"。《太素》作"外重絲帛衣"。似不如本經義順。

〔9〕身熱　《靈樞》、《太素》均作"又"。

〔10〕可　此下明抄本有"以"字。

〔11〕席　明抄本作"蓆",蓆與席通。

〔12〕而不汗　《靈樞》作"則汗不出"。《太素》作"不汗"。

〔13〕槁腊　原作"稿臈",原校云:"《黄帝古鍼經》作槁腊。"明抄本作"按《黄帝古鍼經》席延實者養作槁腊。"按實爲"賞"之誤。《靈樞》、《太素》均作"槁腊",與本經原校合。按臈,《集韻·薛部》:"明也。"於此義不安,疑爲"臘"之誤。臘與腊通。故據《靈樞》、《太素》及原校改,並删原校。槁,《説文·木部》:"木枯也。"腊,亦作昔,《説文·日部》:"昔,乾肉也。"段玉裁注:"今隸作腊。"槁腊,言口唇乾枯如腊肉。

〔14〕嗌乾　《靈樞》作"乾嗌燥"。

〔15〕欲飲　《靈樞》作"飲食不讓美惡"。《太素》作"欲飲不讓美惡也"。楊上善注:"内熱甚渴,故飲不擇美惡也。"

〔16〕取天府　《靈樞》作"取之於其天府"。《太素》作"取之其府"。明抄本"取"下有"其"字。

〔17〕痏　此下明抄本有"音悔又育"四小字音注。

〔18〕刺　此上《靈樞》有"又"字。《太素》有"有"字。

〔19〕手足　《靈樞》互倒。

〔20〕去　《太素》作"出",義長。

〔21〕晞　《靈樞》作"稀"。《太素》作"希"。稀與希同,稀與晞通。《説文通訓定聲·履部》:"晞,叚借爲稀。"《説文·日部》:"晞,乾也。"

〔22〕衣　此下明抄本有"腊音昔,臈音仙,蘇子切,嗌音益,槁音考"十五小字音注。

《八十一難》曰:陽虛陰盛,汗出而愈,下之即死;陽盛陰虛,汗出而死,下之即[1]愈。與經乖錯,於義反倒,不可用也。

〔1〕即　明抄本、《難經集註·五十八難》均作"而"。

曰:人有四肢熱,逢風寒[1]如炙如火[2]者何也? 曰:是人[3]陰氣虛,陽氣盛,四肢熱[4]者陽也。兩陽相得而[5]陰氣虛少,少[6]水不能滅[7]盛火,而陽氣[8]獨治[9],獨治者不能生長也[10],獨盛[11]而止耳,故逢風如炙如火者[12],是人當[13]肉爍[14]也。曰:人身非常[15]溫也,非常熱也,爲之熱[16]而煩滿者何也？曰：陰氣少[17]陽氣勝，故熱而煩滿[18]。

〔1〕寒 《香草續校書・內經素問二》：“邕按，寒字當衍，下文云：逢風而如炙如火者，無寒字，可證。且云：四肢者陽也，兩陽相得。惟止言風，故四肢陽，風亦陽，是爲兩陽，若寒，則雜陰矣。《瘧論》云：夫寒者陰氣也，風者陽氣也。是也。或依下文，謂寒字即而字之誤，亦未可知。”

〔2〕如炙如火 明抄本作“如炭人”。《太素》作“如炙於火”。《素問》同本經，新校正云：“按全元起本無如火二字，《太素》云：如炙於火。當從《太素》之文。”按於與于同，于與如通。《易經・豫》：“介于石。”《白虎通・諫諍》引作“如”。如炙如火者，如炙于火也。

〔3〕是人 此下《素問》有“者”字。《太素》作“此人者”。

〔4〕熱 《素問》、《太素》均無。

〔5〕而 《太素》作“也”。

〔6〕少 《太素》無。

〔7〕滅 《太素》作“減”，形近誤也。

〔8〕氣 《素問》、《太素》均無。

〔9〕治 明抄本作“用”。《素問》王冰注：“治者，王也。”

〔10〕獨治者不能生長也 獨治，明抄本無。《素問經註節解》注：“按內陽已盛，又逢外熱，故云兩陽相得。相得者，以火濟火也，純陽無陰，豈能生長。”

〔11〕盛 《素問》、《太素》均作“勝”，並通。王冰注：“勝者，盛也。”

〔12〕故逢風如炙如火者 明抄本作“故逢風如火者”。《素問》作“逢風而如炙如火者”。《太素》作“逢風如炙火者”。

〔13〕當 明抄本無。

〔14〕肉爍 《素問》王冰注：“爍，言消也，言久久此人當肉消削也。”

〔15〕常 《香草續校書・內經素問二》：“邕按，常本裳字，《說文・巾部》云：常，下帬也，或體作裳。是常裳一字，書傳多以常爲恒常義，而下帬之義乃習用作裳，鮮作常，致王注於此誤謂異於常候，故曰非常，而不知下文云，人身非衣寒也（按此段文字，本經在卷十陰受病發痹下），以彼衣寒例此常溫常熱，則其即裳溫裳熱明矣。裳，猶衣也。《詩・斯干篇》鄭箋云：裳，晝日衣也。《小戴曲禮記》孔義云：衣，謂裳也。是裳衣本可通稱。裳溫裳熱，猶衣溫衣熱也。此言裳，下文言衣，變文耳。”按此說當是。

〔16〕爲之熱 原脫，《素問》新校正云：“按《甲乙經》無爲之熱三

字。"按若無此三字,則下文答語無着落矣,故據《素問》、《太素》補。

〔17〕少　此下《素問》、《太素》均有"而"字。

〔18〕滿　此下《素問》、《太素》均有"也"字。

曰:足[1]太陰陽明爲表裏[2],脾胃脉也,生病[3]異者[4]何也?曰:陰陽異位[5],更實更虛[6],更逆更順[7],或從内,或從外,所從不同,故病異名[8]。陽者,天氣也,主外;陰者,地氣也,主内。陽[9]道實,陰道虛。故犯賊風虛邪者,陽受之,則入府[10];食飲不節,起居不時者,陰受之,則入藏[11]。入六府則身熱不得眠[12],上爲喘呼;入五藏則䐜滿閉塞,下爲飧泄,久爲腸澼。故喉主天氣,咽主地氣。故陽受風氣,陰受濕氣。故陰氣從足上行至頭,而下行[13]循臂至指端;陽氣從手上行至頭,而下行[14]至足。故曰陽病者,上行極而下[15];陰病者,下行極而上[16]。故傷於風者,上先受之[17];傷於濕者,下先受之也[18]。

〔1〕足　《素問》、《太素》均無。

〔2〕爲表裏　《太素》作"表裏也"。

〔3〕病　此下《素問》有"而"字。

〔4〕者　《太素》無。

〔5〕陰陽異位　《太素》注:"太陽爲陰,陽明爲陽,即異位也。"

〔6〕更實更虛　《素問》作"更虛更實",義同。《太素》注:"春夏陽明爲實,太陰爲虛;秋冬太陰爲實,陽明爲虛,即更虛實也。"

〔7〕更逆更順　《太素》注:"春夏太陰爲逆,陽明爲順;秋冬陽明爲逆,太陰爲順也。"

〔8〕故病異名　此下《素問》有"也"字。王冰注:"脾藏爲陰,胃府爲陽,陽脉下行,陰脉上行,陽脉從外,陰脉從内,故言所從不同,病異名也。"

〔9〕陽　此上《素問》、《太素》均有"故"字。

〔10〕則入府　《素問》、《太素》均無此三字。

〔11〕則入藏　《素問》、《太素》均無此三字。此下有"陽受之則入六府,陰受之則入五藏"十四字。

〔12〕不得眠　明抄本作"不時眠"。《素問》、《太素》均作"不時臥"。《雲笈七籤》卷五十七第九引作"不臥"。《香草續校書・内經素問二》:

"邕按,此時字疑誤,或當作得,得與時形近,故誤得爲時。不得臥,始爲病,若不時臥,今之養病者有之,非所謂病也。且既云身熱,又上爲喘呼,則其病正合不得臥,豈尚能不時臥乎。"今從本經。

〔13〕行 《太素》無。

〔14〕行 《太素》無。

〔15〕下 此下《太素》、《雲笈七籤》卷五十七第九引均有"行"字。

〔16〕上 此下《太素》、《雲笈七籤》卷五十七第九引均有"行"字。

〔17〕之 此下明抄本有"也"字。

〔18〕也 《素問》、《太素》均無。

六經受病發傷寒熱病第一中

本篇自"黃帝問曰"至"乃䐜脹而頭痛也",見《素問·腹中論》、《太素·熱病》。自"病身熱汗出而煩滿不解者何也"至"雖愈必死",見《素問·評熱病論》、《太素·熱病説》。自"病風且寒且熱"至"百日而已",見《素問·長刺節論》、《太素·雜刺》。自"曰何謂虛實"至"濇而身有熱者死",見《素問·通評虛實論》、《太素·虛實脉診》。自"絡氣不足"至"刺陰灸陽",見《素問·通評虛實論》、《太素·經絡虛實》。自"曰秋冬無極陰"至"太陰虛則死",見《太素·禁極虛》。自"春亟治經絡"至"非癰疽之謂也",見《素問·通評虛實論》、《太素·順時》。自"熱病始手臂者"至"先取足陽明而汗出",見《素問·刺熱》。自"熱病始手臂者"至"取手太陰",見《靈樞·寒熱病》、《太素·寒熱雜説》。自"熱病三日"至"脉靜者生",見《靈樞·熱病》、《太素·熱病説》。自"厥俠脊而痛"至"取足少陰",見《素問·刺腰痛》、《靈樞·雜病》、《太素·厥頭痛》。自"熱病死候有九"至"天柱二",見《靈樞·熱病》、《太素·熱病説》。自"素問曰五十九者"至"皆熱之左右也",見《素問·水熱穴論》、《太素·氣穴》。

提要:本篇主要論述了病熱有所痛、風厥、陰陽交、病之虛、實、重虛、重實的發病機理、脉証和預後。説明熱病始發於手臂、頭首、足脛等部位的刺治法,熱病九種死候,熱病五十九刺,以及各種不同証候熱病的腧穴主治。

黃帝問曰:病熱[1]有所痛者何也? 岐伯對曰:病熱[2]者,陽脉也,以三陽之動[3]也,人迎一盛在[4]少陽,二盛在[5]太陽,三盛在[6]陽明[7]。夫陽[8]入於陰,故病[9]在頭與腹,乃䐜脹而頭痛也[10]。

〔1〕熱　此下《素問》有"而"字。《太素》有"者而"二字。

〔2〕病熱　《太素》互倒。

〔3〕動　原作"盛",涉下而誤,據明抄本、《素問》、《太素》改。《類經》卷十五第四十五注:"陽脉者,火邪也。凡病熱者,必因於陽,故三陽之脉,其動甚也。"

〔4〕在　《素問》、《太素》均無。

〔5〕在　《素問》、《太素》均無。

〔6〕在　《素問》、《太素》均無。

〔7〕明　此下《素問》有"入陰也"三字。新校正云:"按《甲乙經》三盛陽明,無入陰也三字。"

〔8〕夫陽　《太素》作"在太陽□太陽"。

〔9〕故病　《太素》作"故痛也"。

〔10〕乃䐜脹而頭痛也　《類經》卷十五第四十五注:"頭主陽,腹主陰,陽邪在頭,則頭痛,及其入於陰分,則腹爲䐜脹也。"

曰:病[1]身熱汗出而煩滿不解者何也[2]? 曰:汗出而身熱者風也,汗出而煩滿不解者厥也,病名曰風厥[3]。太陽爲諸陽主氣[4],《素問》作巨陽主氣。故先受邪,少陰其[5]表裏也,得熱則上從[6],上從[7]則厥,治之表裏刺之,飲之服湯[8]。

〔1〕病　此上《素問》、《太素》均有"有"字。

〔2〕不解者何也　《素問》、《太素》均作"煩滿不爲汗解此爲何病"。

〔3〕病名曰風厥　《太素》注:"風熱開於腠理爲汗,非精氣爲汗,故身熱不解名爲風也。煩心滿悶不解,名厥病也。有風有厥,名曰風厥也。"

〔4〕太陽爲諸陽主氣　《素問》、《太素》均作"巨陽主氣",與本經原校同。

〔5〕其　《素問》、《太素》均作"與其爲"三字。

〔6〕上從　此下《素問》、《太素》均有"之"字。《素問》王冰注:"上從之,謂少陰隨從於太陽而上也。"

〔7〕上從　《素問》、《太素》均作"從之"。

〔8〕飲之服湯　服,《太素》無。《素問》與本經同。王冰注:"飲之湯

者,謂止逆上之腎氣也。"據王注似亦無"服"字,故疑衍。

曰:溫病[1]汗出輒復熱,而脉躁疾者[2],不爲汗衰,狂言不能食,病名曰[3]何[4]?曰:名曰[5]陰陽交[6],交[7]者死。人所以汗出者,皆生於穀,穀生於精[8],今邪氣交爭於骨肉[9]而得汗者,是邪退[10]精勝,精勝則當能食[11]而不復熱,復[12]熱者邪氣也,汗者精氣也,今汗出而輒復熱者,是邪勝也,不能食者,精無裨也[13],熱而留者[14],壽可立而傾也[15]。夫[16]汗出而脉[17]躁盛者死。今脉不與汗相應,此不勝其病[18],其死明矣。狂言者是失志,失志者死[19]。此有三死[20],不見一生,雖愈必死[21]。

〔1〕溫病 《素問》、《太素》均作"有病溫者"。

〔2〕疾者 者,《素問》、《太素》均無。《病源》卷十溫病候作"病"字,連下句讀。

〔3〕曰 《素問》、《太素》均作"爲"。

〔4〕何 此下明抄本有"躁音造"三小字音注。

〔5〕名曰 《素問》作"病名"。《太素》作"病名曰"。

〔6〕陰陽交 《太素》注:"汗者,陰液也。熱者,陽盛氣也。陽盛則無汗,汗出則熱衰,今出而熱不衰者,是陽邪盛其復陰起,兩者相交,故名陰陽交也。"

〔7〕交 《病源》卷十溫病候作"陰陽交"。

〔8〕穀生於精 《素問》王冰注:"言穀氣化爲精,精氣勝乃爲汗。"《香草續校書·內經素問二》:"鼂按,此於字但作語辭,與上句於字不同,上句云,人所以汗出者,皆生於穀,謂穀生汗也。此言穀生於精,非謂精生穀也。故王注云,言穀氣化爲精,精氣勝乃爲汗。然則止是穀生精耳,穀生精,而云穀生於精,則於字非語辭而何。"

〔9〕骨肉 此下《病源》卷十溫病候、《外臺》卷四溫病論均有"之間"二字。

〔10〕退 《素問》、《太素》均作"郤",此下并有"而"字。按退、郤同義,《廣韻·藥韻》:"郤,退也。"

〔11〕精勝則當能食 《太素》作"精勝也則當食"。

〔12〕復 《太素》、《脉經》卷七第十八均無。

〔13〕精無裨也　裨，《素問》、《脈經》卷七第十八均作"俾"。俾與裨通。《説文·人部》："俾，益也。"段玉裁注："俾與埤、裨、裨音義皆同，今裨行而埤、裨、俾皆廢矣。"《太素》作"精毋，精毋，癉也"。楊上善注："熱邪既勝則精液無，精液無者唯有熱也。癉，熱也。"

〔14〕熱而留者　《素問》、《外臺》卷四温病論均作"病而留者"。《脈經》卷七第十八作"汗而熱留者"。《太素》作"而留者"。《素問》新校正云："《甲乙經》作而熱留者。"於文義較勝。

〔15〕壽可立而傾也　壽上《素問》有"其"字。《太素》作"其盡可立而傷也"。楊上善注："五藏六府盡可傷之。"

〔16〕夫　《素問》作"且夫《熱論》曰"。《太素》作"是夫《熱論》曰"。

〔17〕脉　此下《素問》、《太素》均有"尚"字。

〔18〕病　此下《素問》、《太素》有"也"字。

〔19〕失志者死　《素問》王冰注："志舍於精，今精無可使，是志無所居，志不留居則失志也。"

〔20〕此有三死　《素問》作"今見三死"。《太素》作"命見三死"。《素問》王冰注："汗出脉躁盛，一死；不勝其病，二死；狂言失志者，三死也。"

〔21〕死　此下《素問》有"也"字。

病風且寒且熱[1]，炅[2]汗出，一日數欠[3]，先刺諸分理絡脉，汗出且寒且熱，三日一刺，百日而已[4]。

〔1〕熱　《太素》無。

〔2〕炅　此下明抄本有"音取"二小字音注。

〔3〕欠　《素問》、《太素》均作"過"。《太素》注："一日數度寒熱並汗。"《素問吴註》注："數過，數次也。"欠，與此義不合，疑當作"次"，"欠"爲"次"之壞字。

〔4〕百日而已　《素問吴註》注："刺諸分理絡脉者，貴乎多刺也。汗既出而猶寒熱，則邪盛而患深，非可以旦夕除者，必三日一刺，百日始已。"

曰：何謂虛實？曰：邪氣盛則實，精氣奪[1]則虛。重實者，内[2]《素問》作言。大熱病[3]，氣熱脉滿，是謂重實。曰：經絡俱實何如？曰：經絡皆實，是寸脉急而尺緩[4]也，皆當俱治[5]。故曰：滑則順，濇則逆。夫虛實者，皆從其物類治[6]，

《素問》作始。故[7]五藏骨肉滑利，可以久長[8]。寒氣暴上[9]，脉滿而[10]實[11]，實而滑順則生[12]，實而逆則死[13]。盡滿者[14]，脉急大堅，尺濇[15]而不應也。如是者，順則生，逆則死，所謂順者手足溫，所謂逆者手足寒也。

〔1〕奪　《素問》王冰注：“奪，謂精氣減少，如奪去也。”

〔2〕內　《素問》、《太素》均作“言”，義勝。

〔3〕大熱病　《素問經註節解》注：“大熱病者，傷寒之三陽實熱，雜病之痰火食積是也。”

〔4〕寸脉急而尺緩　寸脉急，《太素》作“胳急”。《素問識》：“尺緩，即尺膚緩縱之謂。此節以脉口診經，以尺膚診絡，蓋經爲陰爲裏，乃脉道也，故以脉口診之；絡爲陽爲浮而淺，故以尺膚診之。”

〔5〕俱治　《素問》作“治之”。《太素》作“俱治之”。

〔6〕治　《素問》作“始”。《太素》作“始終”。始通治，《說文通訓定聲·頤部》：“始，叚借爲治，實爲理。《史記·夏紀》來始滑。《漢書·律曆志》七始詠。《古文尚書》正作在治忽。”又《孟子·萬章》：“始條理也。”《音義》：“始，本亦作治。”

〔7〕故　明抄本、《太素》均無。

〔8〕五藏骨肉滑利可以久長　久長，《素問》、《太素》互倒。《素問》王冰注：“物之生則滑利，物之死則枯濇，故濇爲逆，滑爲從。”

〔9〕暴上　《脈經》卷四第七作“上攻”。

〔10〕而　《太素》無。

〔11〕實　此下《素問》有“何如”二字。

〔12〕實而滑順則生　順，《素問》無。《太素》作“實如滑則生”。如與而通。

〔13〕實而逆則死　《太素》作“實如逆則死矣”。《脈經》卷四第七作“實而逆濇者死”。

〔14〕盡滿者　明抄本、《素問》均作“其形盡滿者”。《太素》作“舉形盡滿者”。《素問經註節解》注：“形滿謂虛浮腫脹之類，盡滿則遍於周身內外矣。”

〔15〕濇　原作“滿”，原校云：“一作濇。”《素問》作“濇”，新校正云：“按《甲乙經》、《太素》濇作滿。”可知此異文古已有之。《素問經註節解》注：“按《甲乙經》、《太素》濇作滿，非也。夫滿者，盛也。如形既盡滿，上中

二部之脉又急大堅,若尺復盛滿,是脉已上下相應,爲實熱之脈,不當言不應矣。"今據《素問》及原校等改,並刪原校。

曰:何謂重虛?曰:脉虛氣虛尺虛[1],是謂重虛也。所謂氣虛者,言無常[2]也;尺虛者,行步怳[3]然也;脉虛者,不象陰也[4]。如此者,滑則生,濇則死。氣虛者肺虛也,氣逆者足寒也[5],非其時則生,當其時則死。餘藏皆如此也[6]。脉實滿,手足寒,頭熱[7]—作痛。者,春秋則生,冬夏則死[8]。脉浮而濇,濇而身有熱者死[9]。絡氣不足,經氣有餘者,脉口[10]熱而尺寒,秋冬爲逆,春夏爲順,治主病者[11]。經虛絡滿者,尺熱滿脉口[12]寒濇,春夏死秋冬生[13]。絡滿經虛,灸陰刺陽,經滿絡虛,刺陰灸陽[14]。

〔1〕脉虛氣虛尺虛 《素問》作"脉氣上虛尺虛"。《太素》作"脉氣虛尺虛"。按《素問》、《太素》是指尺寸脉虛爲重虛,詳下文答語爲氣虛尺虛脉虛,正與本經文合,故當以本經爲是。

〔2〕言無常 語言不能連續,即本經卷六第十一所云:"言而微,終日乃復言者,此奪氣也。"之義。

〔3〕怳 此下明抄本有"音匡"二小字音注。《說文·心部》:"怳,怯也。"《素問識》:"謂尺膚脆弱。《論疾診尺篇》云:尺肉弱者,解㑊安臥。乃與步行怳然同義。"

〔4〕不象陰也 《香草續校書·內經素問二》:"邲按:陰下疑脫陽字,陽與上文常字怳字同韻,脫陽字,則失韻矣。且脉不能有陰無陽,脉虛而第謂不象,亦太偏舉矣……。《素問》有《陰陽應象論》篇,然則不象陰陽者,謂陰陽失其所應象耳。"按此說可參。

〔5〕氣逆者足寒也 《太素》作"氣逆足寒"。

〔6〕此也 也,《素問》無。《太素》作"是也"二字。

〔7〕頭熱 明抄本作"頭痛"。

〔8〕春秋則生,冬夏則死 《太素》注:"下則陽虛陰盛,故手足冷也;上則陰虛陽盛,故頭熱也。春之時陽氣未大,秋時陰氣未盛,各處其和,故病者遇之則生。夏日陽盛陰格,則頭熱加病也;冬時陰盛陽閉,手足冷者益甚也,故病遇此時即死也。"

〔9〕濇而身有熱者死 《素問經註節解》注:"脉浮身熱,病爲在表,

若見洪滑之脈,則屬輕淺之證矣。乃外浮內濇,陰血已虧,欲解其身之熱,慮損其陰,欲補其陰,又恐表邪未去,治之最難,故亦曰死也。"

〔10〕口 《太素》、《脈經》卷七第十九均無。

〔11〕治主病者 《脈經》卷七第十九無此四字。《素問》王冰注:"春夏陽氣高,故脈口熱尺中寒爲順也。十二經十五絡,各隨左右而有太過不及,工當尋其至應以施鍼艾,故云治主其病者也。"

〔12〕脈口 口,《太素》無。《脈經》卷七第十九作"而"字。

〔13〕春夏死秋冬生 春上《素問》有"此"字。《太素》作"此春夏則死,秋冬則生"。

〔14〕刺陰灸陽 《素問》王冰注:"以陰主絡,陽分主經故爾。"

曰:秋冬無極陰,春夏無極陽者,何謂也? 曰:無極陽者,春夏無數虛陽明[1],陽明虛則狂。無極陰者,秋冬無數虛太陰[2],太陰虛則死。

〔1〕陽明 《太素》作"陽",下"陽明"同。

〔2〕太陰 《太素》作"陰",下"太陰"同。

按:極,盡也,窮也。秋冬無極陰,春夏無極陽,是言秋冬無使陰氣窮竭,春夏無使陽氣窮竭。因秋冬是陰用事,春夏是陽用事,故不可損傷其氣。虛陽明虛太陰,《太素》作虛陽虛陰,兩者文異義同,陽明爲盛陽,太陰爲盛陰,故亦可概陽概陰。陽明虛則狂,太陰虛則死,義與本經卷五第四所云:"奪陰者厥(《靈樞》厥作死),奪陽者狂。"同。

春亟治[1]經絡,夏亟治經俞,秋亟治六府,冬則閉塞[2],治[3]用藥而少鍼石[4]。所謂少[5]鍼石者,非癰疽之謂也[6]。

〔1〕亟治 亟,《太素》作"極",楊上善注:"春夏秋三時,極意行鍼。"《素問》同本經,王冰注:"亟,猶急也。"按極與亟通,《說文通訓定聲・頤部》:"極,叚借又爲亟。"楊、王二注均從急意爲訓,詳前文"無數虛"及後文"少鍼石"等文義,似未爲允。亟:數也,屢也。《孟子・萬章下》:"亟問,亟餽鼎肉。"趙岐注:"數問,數餽鼎肉。"是亟治者,數治之也。

〔2〕閉塞 此下《素問》有"閉塞者"三字。《太素》有"者"字。

〔3〕治 《素問》、《太素》均無。

〔4〕用藥而少鍼石 此下《太素》有"處"字。楊上善注:"冬氣在於

骨髓,腠理閉塞,血脉凝濇,不可行於鍼與砭石,但得飲湯服藥。"

〔5〕少　此下《太素》有"用"字。

〔6〕非癰疽之謂也　此下《素問》有"癰疽不得頃時回"七字。《太素》有"癰疽不得須時"六字。《素問》王冰注:"冬月雖氣門閉塞,然癰疽氣烈,内作大膿,不急瀉之,則爛筋腐肉,故雖冬月,亦宜鍼石以開除之。"

熱[1]病始手臂[2]者,先取[3]手陽明太陰[4]而汗出[5]。始[6]頭首者,先取[7]項太陽[8]而汗出[9]。始[10]足脛[11]者,先取[12]足陽明[13]而汗出[14]。臂太陰,《靈樞》作陽[15]。可出汗[16],足陽明可出汗[17]。取[18]陰而汗出甚者,止[19]之[20]陽,取陽而汗出甚者,止之[21]陰[22],振寒慄慄[23],鼓頷,不得汗出,腹脹煩悶[24],取手太陰。

〔1〕熱　《靈樞》、《太素》均無。

〔2〕臂　此下《素問》有"痛"字。

〔3〕先取　《素問》作"刺"。

〔4〕手陽明太陰　《太素》注:"可取手陽明井商陽……及手太陰郄孔最。"

〔5〕出　此下《素問》有"止"字。

〔6〕始　此上《靈樞》、《太素》均有"病"字。《素問》作"熱病始於"四字。

〔7〕先取　《素問》作"刺"。

〔8〕項太陽　《太素》注:"可取於項足太陽脉天柱之穴。"

〔9〕出　此下《素問》有"止"字。

〔10〕始　《素問》作"熱病始於"。《太素》作"病始"。

〔11〕脛　《太素》作"胻"。《廣雅·釋親》:"胻,脛也。"

〔12〕先取　《素問》作"刺"。

〔13〕足陽明　《太素》注:"可取陽明合三里穴。"

〔14〕出　此下《素問》有"止"字。按"始足脛者,先取足陽明而汗出"十二字,《素問》新校正云:"按此條《素問》本無,《太素》亦無,今按《甲乙經》添入。"但今本《太素》有此文,文字略異。

〔15〕《靈樞》作陽　今本《靈樞》仍作"陰"。

〔16〕出汗　《靈樞》互倒。《太素》注:"手太陰脉主氣,故出汗取

之也。”

〔17〕出汗　《靈樞》互倒。

〔18〕取　此上《靈樞》有“故”字。

〔19〕止　此下明抄本有“《靈樞》作上下同之”七小字校文。按今本《靈樞》無此四字。

〔20〕之　此下《靈樞》、《太素》均有“於”字。

〔21〕之　此下《靈樞》、《太素》均有“於”字。

〔22〕陰　此下明抄本有“也”字。《太素》注：“取陰脉出汗不止，可取陽脉之穴止，若取陽脉出汗不止，可取陰脉所主之穴止之也。”

〔23〕悽悽　《靈樞》、《太素》均作“洒洒”。悽悽、洒洒均爲寒貌。

〔24〕悶　《靈樞》、《太素》均作“悗”。悶、悗音義同。

熱病三日，氣[1]口静，人迎躁者，取之諸陽，五十九刺，以寫其熱，而出其汗，實其陰以補其不足[2]。身熱甚，陰陽皆静者，勿刺之[3]，其可刺者，急取之，不汗[4]則泄。所謂勿刺[5]，皆[6]有死徵也。

〔1〕氣　此上《靈樞》、《太素》均有“而”字。

〔2〕實其陰以補其不足　足下《靈樞》、《太素》均有“者”字。《太素》注：“以諸陽受病，故取諸陽五十九刺寫其熱氣，以陽并陰虚，故補陰也。”

〔3〕勿刺之　之，《靈樞》、《太素》均作“也”。《類經》卷二十一第四十注：“身熱甚而陰陽之脉皆静者，陽證得陰脉也，故不宜刺。”

〔4〕汗　此下《靈樞》有“出”字。

〔5〕刺　此下《靈樞》、《太素》均有“者”字。

〔6〕皆　《靈樞》、《太素》均無。

熱病七日八日[1]，脉口動，喘而眩[2]者，急刺之，汗且自出，淺刺手大[3]指間。熱病七日八日，脉微小，病者溲血，口中乾，一日半而死，脉代者，一日死。熱病已得汗，而脉尚躁，一本作盛。喘且復熱，勿庸一本膚刺[4]，喘盛者必死[5]。熱病七日八日，脉不躁，不散數[6]，後[7]三日中有汗，三日不汗，四日死，未汗[8]，勿庸刺[9]。

〔1〕七日八日　《太素》作“七八日”，下文“七日八日”同。

〔2〕喘而眩　《靈樞》作“喘而短”，注云：“一本作弦”。《太素》同本

經。按《靈樞》所言爲脉象,本經所言爲証狀,據下文"喘且復熱","喘盛者必死",當以本經爲是。

〔3〕大 《太素》無。

〔4〕勿庸刺 《靈樞》作"勿刺膚"。《脉經》卷七第十七、《傷寒補亡論》卷十三陰陽交引《靈樞》均作"勿膚刺"。《太素》、《病源》卷九熱病候同本經。據上下文義,作"勿庸刺"爲是,庸、膚形近,爲傳抄致誤。《太素》注:"此陰陽交,不可刺也,刺之者危。喘甚熱盛者死,不須刺也。"庸,《説文・用部》:"用也。"

〔5〕喘盛者必死 《靈樞》、《太素》、《脉經》卷七第十七均作"喘甚者死"。

〔6〕不散數 《靈樞》作"躁不散數"。《太素》作"躁不數"。《脉經》卷七第二十作"喘不數"。《外臺》卷一諸論傷寒八家作"不數"。此言熱病已七八日,脉不躁,亦不散不數,是邪尚未退,而正氣未傷,故可三日中汗出而愈。

〔7〕後 此上《太素》重"數"字。

〔8〕未汗 《靈樞》作"未曾汗者"。《太素》作"未曾刺者"。

〔9〕勿庸刺 庸下明抄本有"一作膚"三小字校文。"刺"下《太素》有"之"字,楊上善注:"庸,有本爲膚。"《靈樞》作"勿腠刺之"。《脉經》卷七第二十作"勿膚刺",注云:"膚,一作庸。"據此上文例,本經是。

熱病先膚痛窒鼻充面[1],取之皮,以第一鍼[2],五十九刺[3]。苛鼻乾[4],《靈樞》作診鼻乾[5]。索皮於肺[6],不得,索之於火[7],火者,心也。

〔1〕膚痛窒鼻充面 《太素》注:"窒鼻,鼻塞也。充面,面皮起也。膚痛鼻塞面皮起,皆是肺合皮毛熱病者也。"

〔2〕第一鍼 指九鍼中的第一鍼,即鑱鍼。

〔3〕刺 《靈樞》、《太素》均無。

〔4〕苛鼻乾 《靈樞》、《太素》均作"苛軫鼻"。《脉經》卷七第十三作"苛菌爲軫鼻",注云:"一云苛軫。"《太素》注:"苛,賀多反,鼻病。有本作苛。"《靈樞識》釋"苛"爲"疥","軫"爲"疹"。指鼻部生疹。按苛與痾通,《禮記・内則》:"疾病苛痛。"《孝經》邢昺疏引作"痾"。痾,病也。苛鼻乾,即病鼻乾,舉本經原校"《靈樞》作診鼻乾"義近,亦與肺主皮毛開竅於鼻之義合。

〔5〕《靈樞》作診鼻乾　今本《靈樞》作"苟軫鼻"。

〔6〕索皮於肺　原作"索於皮肺",據《靈樞》、《太素》及下文文例改。

〔7〕不得索之於火　《太素》注:"皮毛病求於肺輸,不得,求之心輸,以其心火剋肺金也。"《靈樞發微》注:"如刺之而病不得退,當求之於火,所謂火者,心也。補其心經,以致火王則金衰,肺熱自可退耳。"張介賓、張志聰均從此義。兩說相左。按此文義不甚明,故兩說並存。後"不得索之於"諸文,同此例。

熱病先身澀煩而熱[1],煩悶唇嗌乾[2],取之[3]皮[4],以[5]第一[6]鍼,五十九刺[7]。熱病[8]膚脹口乾,寒汗出,索脉於心,不得,索之於[9]水,水者,腎也[10]。

〔1〕煩而熱　明抄本作"傍而熱",下有"《靈樞》作煩而熱"六小字校文。《靈樞》作"倚而熱"。《太素》作"倚",連下讀。楊上善注:"傾倚不安煩悶。"《脈經》卷七第十三作"傍教",注云:"傍教,《太素》作倚。"《傷寒補亡論》卷十二病可刺引《靈樞》同《脈經》。按諸文甚晦,不若本經義明。

〔2〕唇嗌乾　《靈樞》作"乾唇口嗌"。《太素》、《脈經》卷七第十三均作"乾唇嗌"。

〔3〕之　明抄本無。

〔4〕皮　《靈樞》同。《太素》、《脈經》卷七第十三均無此字。《靈樞發微》、《類經》卷二十一第四十、《傷寒補亡論》卷十二病可刺引《靈樞》均作"脉"。據前後文義,作"脉"義長。

〔5〕以　明抄本無。

〔6〕一　明抄本無。

〔7〕刺　《靈樞》無。

〔8〕熱病　《靈樞》、《太素》均無,據前後文例,此二字似衍。

〔9〕於　《靈樞》無。

〔10〕出,索脉於心,不得,索之於水,水者,腎也　《太素》、《脈經》卷七第十三均無此十五字。

熱病嗌乾多飲,善驚,臥不能安[1],取之膚肉,以第六鍼[2],五十九刺[3]。目眥赤[4]。《靈樞》作青。索肉於脾,不得,索之於[5]木,木者[6],肝也[7]。

〔1〕安　《靈樞》作"起"。《太素》作"定"。

〔2〕第六鍼　指九鍼中的第六鍼,即員利鍼。

〔3〕刺　《靈樞》、《太素》均無。

〔4〕目眥赤　《靈樞》作"目眥青",與原校同。《太素》無此三字。

〔5〕於　《靈樞》、《太素》、《脈經》卷七第十三均無。

〔6〕者　《太素》、《脈經》卷七第十三均無。

〔7〕也　此下明抄本有"眥音除《考韻》音劑又音潰,目際也"十三小字音注。

熱病而胸脇痛[1],《靈樞》作面青胸[2]痛。手足躁,取之筋間,以第四鍼[3],鍼於四逆[4]。筋躄目浸[5],索筋於肝,不得,索之於[6]金,金者,肺也。

〔1〕而胸脇痛　《靈樞》作"面青腦痛"。《太素》、《脈經》卷七第十三、《素問·刺熱》新校正引《靈樞》均同本經。

〔2〕胸　今本《靈樞》作"腦"。

〔3〕第四鍼　指九鍼中的第四鍼,即鋒鍼。

〔4〕鍼於四逆　鍼《靈樞》、《太素》無。《脈經》卷七第十三作"於四達",注云:"一作逆。"《素問·刺熱》新校正引《靈樞》文無此四字。《太素》注:"故於筋間鍼於四逆。"《靈樞發微》注:"以刺四肢之厥逆。"張介賓、張志聰均從此義。按此似指四末而言。

〔5〕筋躄目浸　躄,《太素》、《脈經》卷七第十三均作"辟"。辟同躄。《荀子·正論》:"不能以辟馬毀輿致遠。"楊倞注:"辟與躄同。""筋躄目浸",《太素》注:"辟,筋攣也。目浸,目眥淚出也。""躄"下明抄本有"音陛。按一作臂"六小字音注與校文。

〔6〕於　《靈樞》、《太素》均無。

熱病數驚,瘈[1]瘲[2]而狂,取之脉[3],以第四鍼,急寫有餘者,癲疾毛髮[4]去,索血[5]於心,不得,索之於水,水者,腎也[6]。

〔1〕瘈　明抄本作"瘛",此下有"音契"二小字音注。按瘈與瘛通。此下明抄本有"音契"二小字音注。

〔2〕瘲　此下明抄本有"音從"二小字音注。

〔3〕瘈瘲而狂取之脉　《太素》注:"驚瘛瘲狂,此爲血病,故取之脉。"

〔4〕髪 《太素》作"髦"。《説文・髟部》："髦,髪也。"

〔5〕血 《脈經》卷七第十三、《傷寒補亡論》卷十二病可刺此下均有"一作脉"三字校文。

〔6〕索之於水,水者,腎也 原作"索之於腎,腎者,水也",據《靈樞》、《太素》改。

熱病[1]身重骨痛,耳聾[2]好瞑[3],取之骨[4],以第四鍼,五十九刺[5]。骨病不[6]食,齧[7]齒耳青[8],索骨於腎,不得,索之於[9]土,土者[10],脾也[11]。

〔1〕病 此下《脈經》卷七第十三、《素問・刺熱》新校正及《傷寒補亡論》卷十二病可刺引《靈樞》均有"而"字。

〔2〕聾 此下《靈樞》、《太素》均有"而"字。

〔3〕瞑 原作"暝",據明抄本、《靈樞》、《太素》、《脈經》卷七第十三改。

〔4〕取之骨 《太素》注："身重骨痛,耳聾好瞑,皆腎之合骨熱病,故取骨。"

〔5〕刺 明抄本、《太素》、《脈經》卷七第十三均無。此下明抄本有"《靈樞》作五十九刺"七小字校文。

〔6〕不 《太素》、《脈經》卷七第十三均無。

〔7〕齧 此下明抄本有"音葉"二小字音注。《脈經》卷七第十三、《傷寒補亡論》卷十二病可刺引《靈樞》均有"身"字。

〔8〕青 此下原有"赤"字,據《靈樞》、《太素》、《脈經》卷七第十三删。

〔9〕於 《靈樞》、《太素》均無。

〔10〕者 《太素》無。

〔11〕也 此下《太素》有"一云脊强"四字。

熱病不知所病[1],耳聾[2]不能自收,口乾,陽熱甚,陰頗有寒者,熱在髓也[3],死不[4]治。

〔1〕病 《靈樞》、《太素》均作"痛"。按"痛",《説文・疒部》："病也。"

〔2〕耳聾 《太素》無此二字。

〔3〕熱在髓也 也,《靈樞》、《太素》均無。《類經》卷二十一第四十

注：“值陽勝之時則熱甚，陰勝之時頗有寒者，此以邪居陰分，熱深在髓，乃死證也。”

〔4〕不　此下《靈樞》有“可”字。

熱病頭痛，顳[1] 顬[2] 目脉緊[3]，一本作瘲。善衄，厥熱病[4]也，取之[5]以第三鍼[6]，視有餘不足。寒熱痔[7]。一作痛。

〔1〕顳　此下明抄本有“音熱”二小字音注。

〔2〕顬　此下明抄本有“音儒”二小字音注。

〔3〕目脉緊　《靈樞》作“目瘲脉痛”。《太素》作“目瘲脉”。瘲與瘲通。《集韻·祭韻》：“瘲，或從制，亦作瘲。”瘲、瘲均有抽掣義，目瘲脉，即目側之脉有抽掣拘急感，與目脉緊義相類。

〔4〕病　《太素》無。

〔5〕之　《太素》無。

〔6〕第三鍼　指九鍼中的第三鍼，即鍉鍼。

〔7〕寒熱痔　《類經》卷二十一第四十注：“寒熱痔三字，於上下文義不相續，似爲衍文。”“痔”，《脉經》卷七第十三作“病”。《太素》注：“第三鍼，鍉鍼也。……主按脉取氣，令邪氣獨出，故并用療厥熱寒熱痔病。”按本篇似與“痔”病無涉，故不若作“病”或“病”義勝。

熱病體重，腸中熱，取之以第四鍼，於其俞及下諸指間[1]，索氣於胃絡[2]，得氣也。

〔1〕於其俞及下諸指間　《太素》注：“取胃輸及手足指間八處。”《靈樞發微》注：“以刺胃經之俞穴陷谷及下諸指間即厲兑、内庭等穴也。”《類經》卷二十一第四十注：“取脾胃二經之腧，曰太白，曰陷谷也。及下諸指間者，謂在足諸腧也。下文曰五指間各一，凡八痏，足亦如是者，其義即此。”按據此後言及“胃絡”，似不必取脾經穴”，當以楊、馬二注義勝。

〔2〕胃絡　指陽明之絡豐隆穴。

熱病俠臍急痛[1]，胸脇滿[2]，取之湧泉與陰陵泉[3]，以[4]第四鍼，鍼嗌裏[5]。

〔1〕急痛　《太素》、《脉經》卷七第十三互倒。

〔2〕胸脇滿　《太素》作“脇胸滿”。“滿”上《脉經》卷七第十三及

《傷寒補亡論》卷十二病可刺引《靈樞》均有"支"字。

〔3〕陰陵泉　《脈經》卷七第十三作"太陰陽明"。注云："一云陰陵泉。"《傷寒補亡論》卷十二病可刺引《靈樞》同《脈經》。

〔4〕以　此上《靈樞》有"取"字。

〔5〕嗌裏　裏，《太素》無。《類經》卷二十一第四十注："鍼嗌者，以少陰太陰之脉俱上絡咽嗌，即下文所謂廉泉也。"

　　熱病而[1]汗且出，及[2]脉順可汗者，取[3]魚際、太淵[4]、大都、太白，寫之則熱去，補之則汗出，汗出太甚[5]，取內踝上横脉[6]以止之。

〔1〕而　《太素》無。

〔2〕及　《脈經》卷七第十三作"反"。《傷寒補亡論》卷十二病可刺引《靈樞》作"之"，連上讀，注云："經作及。"

〔3〕取　此下《靈樞》、《太素》、《脈經》卷七第十三均有"之"字。

〔4〕太淵　《太素》作"太泉"，系避唐高祖李淵諱改字。

〔5〕甚　此下《脈經》卷七第十三有"者"字。

〔6〕內踝上横脉　內，《太素》無。脉，《脈經》卷七第十三、《傷寒補亡論》卷十二病可刺引《靈樞》均作"文"。內踝上横脉，指足太陰脾經的三陰交穴。

　　熱病已得汗而脉尚[1]躁盛者[2]，此陰[3]脉之極也，死；其得汗而脉静者，生。熱病[4]脉常躁盛[5]而不得汗者，此陽[6]脉之極也，死；其脉躁盛[7]得汗而脉静者[8]，生。

〔1〕尚　《太素》作"常"。尚與常通。《吕氏春秋·勿躬》："尚儀作占月。"高誘注："尚儀即常儀。"尚，猶也。

〔2〕者　《靈樞》、《太素》、《脈經》卷七第十八均無。

〔3〕陰　《脈經》卷七第十八作"陽"，疑誤。

〔4〕病　此下《靈樞》、《太素》均有"者"字。

〔5〕脉常躁盛　《靈樞》、《脈經》卷七第十八均作"脉尚盛躁"。《太素》作"脉常盛躁"。

〔6〕陽　明抄本作"陰"，誤。

〔7〕其脉躁盛　其，明抄本、《脈經》卷七第十八均無。《靈樞》、《太素》均作"脉盛躁"。

〔8〕而脉静者　明抄本、《靈樞》、《太素》均作"静者"。《脈經》卷七第十八、《病源》卷九熱病候均無"而静者"三字。

按:本節之"陰脉之極"與"陽脉之極"二句,注家之釋不一,馬蒔認爲是"陰經之脉衰弱之極"與"陽經之脉衰弱之極";張志聰認爲是"内熱之極"與"外熱之極";張介賓認爲是"孤陽不斂,此以陰脉之虚極"與"陽脉之亢極,而陰虚不能外達"。如以病情推之,熱病已汗出而脉仍躁盛,是陽隨汗出而外亡,裏無陽,致陰極盛於内,熱病脉躁盛而不得汗,是熱盛而陰液不足,無以作汗,裏無陰,致陽熱極盛,一爲陽亡,一爲陰竭,故均爲死証。

厥俠脊而痛[1],主頭項几几[2],目䀮䀮[3]然,腰脊强,取足太陽膕[4]中血絡。嗌乾,口[5]熱如膠,取足少陰[6]。此條出《素問·刺腰痛篇》,宜在後刺腰痛内。

〔1〕痛　此下《靈樞》有"者"字。

〔2〕主頭項几几　《靈樞》作"至頂,頭沈沈然"。《太素》作"至項,頭沈沈然"。按几几,拘緊不舒也。如《傷寒論·辨太陽病脉證并治上》"太陽病,項背强几几",與此義同。《詩經·豳風·狼拔》:"赤舄几几"毛亨傳:"几,絇皃。"絇,拘也。《儀禮·士冠禮》:"有絇繶純。"鄭玄注:"絇之言拘也。"

〔3〕䀮䀮　此下明抄本有"音荒"二小字音注。《太素》作"䀮䀮"。䀮同䀮。

〔4〕膕　此下明抄本有"音䁗"二小字音注。

〔5〕口　此下《靈樞》、《太素》均有"中"字。

〔6〕少陰　原作"少陽",《靈樞》、《太素》均作"少陰"。足少陽經脉不循行於口嗌,足少陰經脉循喉嚨俠舌本,可取以治嗌乾口熱,故據改。

按:本節自"厥俠脊而痛"至"取足太陽膕中血絡",重出於本經卷九第八,文與此稍異。

熱病死候[1]有九:一曰汗不出,大顴發赤者[2]死;《太素》云:汗不出,大顴發赤者,必不反而死[3]。二曰泄而腹滿甚者死;三曰目不明,熱不已者死;四曰老人嬰兒,熱而腹滿者死;五曰汗不出,嘔血[4]《靈樞》作嘔下血[5]。者死;六曰舌本爛,熱不已者死；七曰欬^[6]而衄，汗不^[7]出，出不至足者死，八曰髓熱者死；九曰熱而痙^[8]者死。熱而痙者^[9]，腰反^[10]折，瘛^[11]瘲^[12]，齒噤齘^[13]也。凡此九者，不可刺也。

〔1〕死候　《靈樞》、《太素》均作"不可刺者"。《外臺》卷一諸論傷寒引《九卷》作"死候"，與本經合。

〔2〕大顴發赤者　顴下明抄本有"音權"二小字音注。赤下《靈樞》、《太素》均有"䐜"字。《病源》卷九熱病候、《傷寒補亡論》卷十二病不可刺引《靈樞》均與《靈樞》同，疑本經脫。

〔3〕《太素》云：汗不出，大顴發赤，必不反而死　今《太素》作"汗不出，大顴發赤䐜者死"。

〔4〕嘔血　嘔下《靈樞》、《太素》均有"下"字。《病源》卷九熱病候、《聖惠方》卷十七熱病論均同本經。

〔5〕作嘔下血　明抄本作"有下字"。

〔6〕欬　此下明抄本有"音凱"二小字音注。

〔7〕不　原脫，據《靈樞》、《太素》補。

〔8〕痙　原作"瘈"，此下明抄本有"音翅"二小字音注。《靈樞》作"瘈"，據改。

〔9〕熱而痙者　痙，原作"瘈"，據上句文例改。《靈樞》無此四字。

〔10〕反　《靈樞》、《太素》均無。

〔11〕瘛　此下明抄本有"又音孫"三小字音注。《靈樞》作"瘲"。

〔12〕瘲　此下明抄本有"音從"二小字音注。

〔13〕齘　原作"齗"，《靈樞》、《太素》均作"齘"。《說文·齒部》："齗，齒本也。"於此義不安。《說文·齒部》："齘，齒相切也。"與文義合，故據改。

所謂五十九刺者，兩手內外^[1]側各三，凡十二痏；五指間各一，凡八痏，足亦如是；頭入髮際^[2]一寸傍三分《靈樞》無分字^[3]。各三，凡六痏；更入髮際^[4]三寸邊五，凡十痏；耳前後口下《靈樞》作已下^[5]。者各一，項中一，凡六痏；顛^[6]上一，顖會一，髮際一，廉泉一，風池二，天柱二^[7]。《甲乙經》原缺此穴，今按《靈樞》經文補之。

〔1〕內外　《靈樞》、《太素》互倒。《注解傷寒論·傷寒例》注引《針

經》與本經文同。

〔2〕際　《靈樞》、《太素》均無。

〔3〕《靈樞》無分字　今本《靈樞》有分字。《靈樞發微》注："此分字作去聲，猶言三處也，若平聲，則三分旁無穴。"

〔4〕際　《靈樞》、《太素》均無。

〔5〕《靈樞》作已下　今本《靈樞》作"口下"，與本經文同。

〔6〕顛　《靈樞》作"巔"。顛與巔通。

〔7〕顖會一、髮際一、廉泉一、風池二、天柱二　《太素》無此十五字。從本經原校推之，則似本經原與《太素》文同。

按：本節所云五十九穴，兩手內側爲少商、中衝、少衝；兩手外側爲少澤、關衝、商陽，共十二穴。五指間各一爲兩手之後谿、中渚、三間、少府，兩足之束骨、臨泣、陷谷、太白，共十六穴。頭入髮際一寸傍三分，爲五處、承光、通天，共六穴。更入髮際三寸邊五，爲臨泣、目窗、正營、承靈、腦空，共十穴。耳前後口下者各一，爲聽會、完骨、承漿，共五穴。項中一穴爲瘂門，顛上一穴爲百會，顖會一穴爲顖會，髮際爲前髮際之神庭與後髮際之風府，廉泉一穴，風池二穴，天柱二穴，合爲五十九穴。

《素問》曰：五十九者，頭上五行行五者[1]，以越諸陽之熱逆也[2]，大杼、膺俞、缺盆、背俞[3]。此八者以寫胸中之熱；《素》作陽[4]。氣衝[5]、三里、巨虛上、下廉，此八者以寫胃中之熱；雲門、髃骨[6]、委中、髓空[7]，此八者以寫四肢之熱；五藏俞傍五[8]，此十者以寫五藏之熱，凡此五十九[9]者，皆熱之左右[10]也。按二經雖不同，皆寫熱之要穴也[11]。

〔1〕頭上五行行五者　行五，原作"五行"，據《素問》乙正。者，《太素》無。明抄本無下"五"字，疑脫。《素問》王冰注："頭上五行者，當中行謂上星、顖會、前頂、百會、後頂，次兩傍謂五處、承光、通天、絡却、玉枕，又次兩傍謂臨泣、目窗、正營、承靈、腦空也。"

〔2〕也　《太素》作"者"。

〔3〕背俞　原作"背椎"，明抄本作"背權"，經中無此兩穴名，《素問》作"背俞"，《太素》作"背輪"。背俞與背輪同。《類經》等《素問》注本及《注解傷寒論·傷寒例》注引《內經》文均與《素問》同，故據改。背俞，王

冰以下注家均認爲指風門穴,惟楊上善注爲肺輸穴,今從王説。

〔4〕《素》作陽　今本《素問》作"熱"。

〔5〕氣衝　明抄本、《素問》、《太素》均作"氣街",義同。《素問·氣府論》王冰注:"氣街,穴名也。在歸來下鼠蹊上同身寸之一寸,動脉應手,足陽明脉氣所發。"文與本經卷三第二十一氣衝穴同。

〔6〕髃骨　《素問》王冰注:"驗今《中誥孔穴圖經》無髃骨穴,有肩髃穴,穴在肩端兩骨間,手陽明蹻脉之會。"

〔7〕髓空　《素問》王冰注:"按今《中誥孔穴圖經》云:腰俞穴一名髓空,在脊中第二十一椎節下,主汗不出,足清不仁,督脉氣所發也。"楊上善、張介賓等注與此同。考腰俞只一穴,經文所述爲雙穴,若爲腰俞,則與八者之數不合。《素問集註》張志聰注:"髓空即橫骨穴,所謂股際骨空,在陰上曲骨旁,屬足少陰腎經。"亦不悉所據,姑存疑。

〔8〕五藏俞傍五　《素問》王冰注:"俞傍五者,謂魄户、神堂、魂門、意舍、志室五穴。"

〔9〕九　此下《素問》、《太素》均有"穴"字。

〔10〕左右　明抄本作"要穴"。左右,《史記·夏紀》:"左準繩,右規矩。"裴駰集解:"左右,言常用也。"

〔11〕也　此下明抄本有"髖音翰,音隅、舒"六小字音注。

按:本節與上節各指出刺熱病五十九穴,兩者除百會、顖會、五處、承光、通天、臨泣、目窗、正營、承靈、腦空等十八穴相同外,其餘者皆異。張介賓認爲:"然觀本篇(指上節)所言者,多在四肢,蓋以瀉熱之本;《水熱穴論》(指本節)所言者,多隨邪之所在,蓋以瀉熱之標也。義自不同,各有取用。"此説可作參考。又本節與上節所言的穴位,除重復者外,計有一百個穴位,如再加上本篇前幾節所提出的胃絡(豐隆)、湧泉、陰陵泉、魚際、太淵、大都、内踝上橫脉(三陰交)等十四穴,共爲一百十四穴,這些穴位都是治療熱病的要穴,臨牀上可隨証選用。

　頭腦中寒,鼻衄[1],目泣出,神庭主之。《千金》作寒熱頭痛。頭痛身熱,鼻[2]窒[3],喘[4]息不利,煩滿汗不出,曲差主之。頭痛目眩[5],頸項强急,胸脇相引不得傾側,本神主之。熱病[6]《千金》下有煩滿二字。汗不出,上星主之,先取譩譆,後取天牖、風池。

〔1〕衄　《外臺》卷三十九神庭作"鼽"。明抄本與《外臺》同，下有"音求"二小字音注。

〔2〕鼻　明抄本作"病"，下有"一作鼻"三小字校文。

〔3〕窒　此下明抄本有"音翅"二小字音注。

〔4〕喘　《外臺》卷三十九曲差作"而"。

〔5〕頭痛目眩　《外臺》卷三十九本神作"頭目眩痛"。

〔6〕病　此下《千金》卷三十第五有"煩滿"二字，與本經原校同。

熱病汗不出，而苦嘔煩心，承光主之。頭項痛重，暫起僵仆，鼻窒[1]鼽[2]衄，喘息不得通，通天主之。頭項[3]惡風，汗不出，悽厥惡寒，嘔吐，目[4]系急，痛引頷[5]，頭重項痛，玉枕主之。煩清[6]《千金》作妄嚙視[7]。不得視，口沫泣出，兩目眉頭痛，臨泣主之。腦風頭痛，惡見風寒，鼽[8]衄鼻窒，喘息不通，承靈主之。頭痛身熱，引兩頷急，一作痛。腦空主之。

〔1〕窒　此下明抄本有"音翅"二小字音注。

〔2〕鼽　此下明抄本有"音求"二小字音注。

〔3〕項　此下《外臺》卷三十九玉枕有"痛"字。

〔4〕目　此下《外臺》卷三十九玉枕有"内"字。

〔5〕頷　《醫學綱目》卷六治惡寒引本經作"額"。

〔6〕清　《外臺》卷三十九臨泣作"青"。

〔7〕《千金》作妄嚙視　今本《千金》卷三十第一作"臨泣喜齧頰"。

〔8〕鼽　此下明抄本有"音求"二小字音注。

醉酒風熱[1]發，兩角[2]一作兩目。眩痛，不能飲食，煩滿嘔吐[3]，率谷主之。《千金》以此條置風門。項強刺瘖門。熱病汗不出，天柱及風池、商陽、關衝、掖門主之。頸痛，項[4]不得顧，目泣出，多眵矘[5]，鼻鼽衄，目内[6]眥赤痛，氣厥耳目不明[7]，喉痺傴僂[8]，引項筋攣不收，風池主之。

〔1〕熱　《外臺》卷三十九率谷無。

〔2〕兩角　即兩頭角，在耳尖之上高起處。

〔3〕眩痛，不能飲食，煩滿嘔吐　《外臺》卷三十九率谷作"弦痛。一云兩目眩，不能飲，煩滿嘔吐"。說明此條原文，唐以前古傳本有異文。

〔4〕頸痛項　《外臺》卷三十九風池作“頸項痛”。

〔5〕多眵(chī 吃)䁾(miè 滅)　《外臺》卷三十九風池作“多氣多”。《千金》卷三十第一與本經同。明抄本“眵”下有“音差，目汁也”五小字音注與注文。“䁾”下有“音葉”二小字音注。眵，《集韻·支韻》：“目汁凝。”䁾，《說文·目部》：“目眵也。”

〔6〕内　原作“肉”，據明抄本改。

〔7〕氣厥耳目不明　《外臺》卷三十九風池作“氣發耳寒目不明”。又宋刊本作“氣竄耳目不明”。

〔8〕喉痺傴僂　原作“咽喉僂”，據《外臺》卷三十九風池改。

傷寒熱盛煩嘔，大椎主之。頭重目瞑，悽厥寒熱[1]，汗不出，陶道主之。身熱頭痛，進退往來[2]，神道主之。頭痛如破，身熱如火，汗不出瘛瘲[3]，《千金》作頭痛。寒熱，汗不出[4]惡寒，裏急，腰腹相引痛，命門主之。頸項痛不可以俛仰，頭痛，振寒，瘛瘲，氣實則脅滿，俠脊有并氣，熱[5]，汗不出，腰背痛，大杼主之。風眩頭痛[6]，鼻[7]不利，時嚏，清涕自出，風門主之。悽悽振寒，數欠伸，鬲腧主之。熱病汗不出，上窌及孔最主之。《千金》作臂厥熱病[8]汗不出，皆灸刺之，此穴可以出汗。

〔1〕熱　此下《外臺》卷三十九陶道有“項强難以反顧”六字。

〔2〕進退往來　謂病時輕時重，重復發作。進退，《周禮·小司寇》：“以圖國用而進退之。”鄭玄注：“進退猶損益也。”往來，復也。《說文·彳部》：“復，往來也。”

〔3〕瘛瘲　《外臺》卷三十九命門作“癲瘲”。《千金》卷三十第一作“頭痛”，與本經原校合。

〔4〕汗不出　《千金》卷三十第一作“汗出”。

〔5〕俠脊有并氣熱　《外臺》卷三十九大杼明刊本作“傷寒汗不出”，義勝，宋刊本與本經同。

〔6〕風眩頭痛　《外臺》卷三十九風門作“風頭眩痛”。

〔7〕鼻　此下《外臺》卷三十九風門有“鼽”字。

〔8〕病　今本《千金》卷三十第五作“痛”。

肩髆[1]間急，悽厥惡寒，魄户主之。項背痛引頸，魄户主之。肩痛，胸腹滿，悽厥，脊背急强，神堂主之。喘逆，鼽衄，肩胛内廉痛,不可俛仰,胂[2]季脇引少腹而痛脹[3],噫嘻主之。

〔1〕髆　明抄本作"髇",此下有"音橋"二小字音注。字書無"髇"字,據音注疑爲"臂"字之變體。髇,在此義不通,當爲"髆"之誤。《外臺》卷三十九魄户作"髆"。髆與髆通。

〔2〕胂　此下明抄本有"音停"二小字音注。

〔3〕痛脹　《外臺》卷三十九噫嘻互倒。

背痛惡寒,脊强俯仰難,食不下,嘔吐多涎,鬲關[1]主之。《千金》作陽關。熱病頭痛身重,懸顱主之[2]。胸脇脹滿,背痛,惡風寒,飲食不下,嘔吐不留住,魂門主之。善嚏,頭痛身熱,頷厭主之。熱病頭痛引目外眥而急,煩滿汗不出,引頷齒,面赤皮痛,懸顱[3]主之。熱病偏頭痛,引目外眥[4],懸[5]釐[6]主之。頭目[7]瞳子痛[8],不可以視,挾項[9]强急,不可以顧,陽白主之。

〔1〕鬲關　原作"鬲俞",《外臺》卷三十九膈關作"膈關"。《醫學綱目》卷二十二翻胃引本經作"鬲關",據改。《千金》卷三十第二作"陽關",與本經原校合。

〔2〕熱病頭身重,懸顱主之　此條與後條穴重,詳《千金》卷三十第五有"懸顱主熱病頭痛身熱"一條,則本條當係校文,誤錯於此。

〔3〕懸顱　原作"懸釐",據《外臺》卷三十九、《醫心方》卷二第一、《聖濟總録》卷一百九十二改。

〔4〕眥　此下明抄本有"音際"二小字音注。

〔5〕懸　此下明抄本有"音玄"二小字音注。

〔6〕釐　此下明抄本有"音貍"二小字音注。

〔7〕目　原作"自",據明抄本、《外臺》卷三十九陽白改。

〔8〕痛　《外臺》卷三十九陽白無。

〔9〕挾項　《外臺》卷三十九陽白作"頸項"。項,明抄本作"頭",誤。

頭風痛[1],鼻鼽衄[2],眉頭痛,善嚏[3],目如欲脱,汗出寒熱[4],面赤,頰[5]中痛,項椎不可左右顧,目系急,瘈[6]瘲[7],攢竹主之。寒熱,悽厥鼓頷,承漿主之。身熱痛,胸脇痛[8]不可反側,顑息主之。肩背痛,寒熱,瘰癧遶頸[9],有大氣暴聾氣蒙瞀[10],耳目不明[11],頭頷痛,淚出,鼻衄不得息[12],不知香臭,風眩喉痺,天牖主之。

〔1〕頭風痛 《外臺》卷三十九攢竹作"風頭痛"。《千金》卷三十第一同本經。

〔2〕衄 此下明抄本有"音朒"二小字音注。

〔3〕嚏 此下明抄本有"音帝,又音替"五小字音注。

〔4〕寒熱 《外臺》卷三十九攢竹作"惡寒"。

〔5〕煩 《外臺》卷三十九攢竹作"顒"。《千金》卷三十第一與本經同。

〔6〕瘈 此下明抄本有"音契"二小字音注。

〔7〕瘲 此下明抄本有"音從"二小字音注。

〔8〕身熱痛,胸脇痛 《外臺》卷三十九顒息作"身熱頭重脇痛"。

〔9〕瘰癧遶頸 《外臺》卷三十九天牖作"歷適頸"。明抄本"遶"亦作"適",疑遶爲"適"之誤。

〔10〕有大氣暴聾氣蒙瞀 手少陽經脉支者從耳後入耳中,走出耳前至目銳眥。今有大邪之氣循少陽經脉暴厥於上,致經脉被蒙蔽而不通,故暴聾及目視物不明。"瞀",《靈樞》、《太素》均無。

〔11〕明 原作"開",據《醫心方》卷二第一及《靈樞》、《太素》改。《外臺》卷三十九天牖作"用",疑爲"明"之誤。

〔12〕鼻衄不得息 《外臺》卷三十九天牖作"鼻洞"。

熱病胸中澹澹,腹滿暴痛,恍惚不知人,手清,少腹[1]滿,《千金》作心腹。瘈瘲,心痛氣滿[2]不得息,巨闕主之。頭眩病[3],身熱[4],汗不出,《千金》作煩滿汗不出。上脘主之。身寒熱,陰都主之。熱[5]病象瘧,振慄鼓頷,腹脹,睥睨[6],喉中鳴,少商主之。寒厥及熱,煩心,少氣不足以息,陰濕癢,腹痛不可以[7]食飲,肘攣支滿,喉中焦乾渴,魚際主之。熱病振慄鼓頷,腹滿陰萎[8],欬引尻[9]溺出,虛也。鬲中虛,食飲嘔,身熱汗不出,數唾,血下[10],肩背寒熱,脫色,目泣出,皆虛也,刺魚際補之。

〔1〕少腹 《千金》卷三十第二作"心腹",與本經原校合。

〔2〕心痛氣滿 《外臺》卷三十九巨闕作“病心疝滿”。

〔3〕頭眩病 明抄本作“頭眩痛”。《外臺》卷三十九上管作“頭懸眩痛”。

〔4〕身熱 《千金》卷三十第五作“煩滿”，與本經原校合。

〔5〕熱 《外臺》卷三十九少商無。

〔6〕睥(bì 必)睨(nì 逆) 此下明抄本有“音慓音兒票，領音撼”八小字音注。《外臺》卷三十九少商無此二字。睥，原作“脾”，形近而誤，今改。睥睨，邪視也。《史記·魏其武安侯列傳》：“睥睨兩宮間。”司馬貞索隱：“《埤倉》云：睥睨，邪視也。”

〔7〕不可以 《外臺》卷三十九魚際作“不下”。

〔8〕萎 《外臺》卷三十九魚際作“痿”。萎與痿通。

〔9〕尻 此下明抄本有“音敲”二小字音注。尻，《外臺》卷三十九魚際作“丸”。

〔10〕數唾，血下 《外臺》卷三十九魚際作“數唾涎嘔吐血下”。

病溫身熱，五日已上汗不出，刺太淵，留鍼一時，取之。若未滿五日，禁不可刺也。熱病先手臂[1]瘓瘢，唇口聚鼻張，目下[2]汗出如轉珠[3]，兩乳下二寸[4]堅，脇滿，悸[5]，列缺主之。

〔1〕臂 此下《外臺》卷三十九列缺有“痛身熱”三字。《千金》卷三十第五有“身熱”二字。

〔2〕目下 《外臺》卷三十九列缺作“咽下”。《千金》卷三十第五同本經。

〔3〕轉珠 《外臺》卷三十九列缺作“連珠”，此下有“小便白熱痛”五字。《千金》卷三十第五無“轉”字。按汗出如轉珠，義不安，疑“轉”字衍。

〔4〕兩乳下二寸 《外臺》卷三十九列缺作“兩乳下三寸”。《千金》卷三十第五注文作“《甲乙》云：兩項下三寸”。

〔5〕脇滿，悸 《外臺》卷三十九列缺作“脇下滿悸”。《千金》卷三十第五注文作“《甲乙》云：脇下疼痛”。

六經受病發傷寒熱病第一下

提要：本篇主要說明傷寒熱病的各種証候及腧穴主治。

振寒[1]瘈瘲,手不伸[2],咳嗽唾[3]濁,氣鬲[4]善嘔,鼓頷不得汗,煩滿[5]《千金》作身心痛。困爲縱衄[6],尺澤主之。左窒[7]刺右,右窒刺左[8]。

〔1〕寒 《外臺》卷三十九尺澤作"慄"。

〔2〕手不伸 《外臺》卷三十九尺澤無此三字。

〔3〕唾 《外臺》卷三十九尺澤作"吐"。

〔4〕鬲 《外臺》卷三十九尺澤作"膈"。《千金》卷三十第五作"隔"。鬲、膈、隔古通。

〔5〕煩滿 此下《外臺》卷三十九尺澤、《醫學綱目》卷六治身寒引本經均有"身痛"二字,疑本經脱。《千金》卷三十第五作"煩心身痛"。

〔6〕困爲縱衄 原作"因爲瘲衄"。明抄本"因"作"困",《外臺》卷三十九尺澤"瘲"作"縱"。《醫學綱目》卷六治惡寒引本經作"因爲瘈瘲"。因爲瘲衄,義費解。因、困形近,瘲、縱聲同,因而致誤。困,《廣韻·恩韻》:"病之甚也。"縱,放縱、放任。如《漢書·項籍傳》:"莫敢縱兵。"困爲縱衄,爲病甚則鼻出血不止,系熱病易見之候,故據改。

〔7〕窒 此下明抄本有"音塞"二小字音注。

〔8〕左窒刺右,右窒刺左 《外臺》卷三十九尺澤、《醫學綱目》卷六治惡寒引本經均無此八字。明抄本此八字連下節文字,另作一節。

兩脇下痛,嘔泄上下出,胸滿短氣,不得汗,補手太陰以出之,熱病煩心,心悶而汗不出,掌中熱,心痛,身熱如火,浸淫煩滿,舌本痛,中衝主之。《千金》作天窌[1]。熱病發熱,煩[2]滿而欲嘔噦,三日以往不得汗,怵惕,胸脇痛,不可反側,欬[3]滿溺赤,大便[4]《千金》作小便。血,衄不止,嘔吐血,氣逆,噦不止,嗌中痛,食不下,善渴,舌[5]中爛,掌中熱,飲嘔[6],勞宫主之。熱病煩心而汗不止[7],肘攣腋腫,善笑不休,心中痛,目赤黄,小便如血,欲嘔,胸中熱,苦[8]不樂,太息,喉痺嗌乾,喘逆,身熱如火,頭痛如破,短氣胸痛,太陵主之。熱病煩心,善噦[9],胸中澹澹善動而熱,間使主之[10]。面赤皮熱,熱病汗不出,中風熱,目赤黄,肘攣腋腫,實則心暴痛,虛則煩心[11],心惕惕不能動,失智[12],內關主之。心澹澹然[13]善驚,身熱,煩心,口乾,手清,逆氣,嘔《千金》作噪。血[14],時瘻[15],善搖頭,顔青[16],汗出不過肩[17],傷寒温病,曲澤主之。

〔1〕《千金》作天窌　今本《千金》卷三十第五中衝、天窌俱主治本証。又此下明抄本有"音人音撩了"五小字音注。

〔2〕煩　《外臺》卷三十九勞宮無。

〔3〕欬　此下明抄本有"音凱"二小字音注。

〔4〕大便　《千金》卷三十第五注引本經作"小便",與本經原校同。

〔5〕舌　《外臺》卷三十九勞宮、《千金》卷三十第五注引本經均作"口",義勝。

〔6〕飲嘔　《外臺》卷三十九勞宮無此二字,《千金》卷三十第五注引本經作"欲嘔"。欲嘔,與上文重。

〔7〕汗不止　《外臺》卷三十九太陵、《千金》卷三十第五均作"汗不出",義勝。

〔8〕苦　明抄本作"言"。《外臺》卷三十九太陵作"狂言"。

〔9〕噦　原作"嘔",據《外臺》卷三十九間使、《醫心方》卷二第一、《千金》卷三十第五改。

〔10〕間使主之　據本經排穴序例,本條應在"内關"條下。

〔11〕心　《外臺》卷三十九内關無。

〔12〕失智　失去識別事物的能力。智,《釋名·釋言語》:"知也,無所不知也。"

〔13〕心澹澹然　《外臺》卷三十九曲澤作"心下澹然"。《千金》卷三十第五注引本經澹字不疊。

〔14〕嘔血　《千金》卷三十第五注引本經作"嘔唾"。

〔15〕時瘻　《外臺》卷三十九曲澤、《千金》卷三十第五注引本經均作"肘瘻"。瘻下明抄本有"音契又音孫"五小字音注。

〔16〕顔青　《千金》卷三十第五注引本經作"顔清"。《外臺》卷三十九曲澤作"清"。詳《素問·刺熱》"脾熱病者,先頭重煩痛,煩心顔青"文例,當以本經爲是。

〔17〕肩　《千金》卷三十第五注引本經作"眉",義勝。

多臥善唾,肩[1]髃[2]痛寒[3],鼻衂赤多血,浸淫起面[4],身熱,喉痺如哽[5],目[6]眥傷,忽[7]振寒,肩[8]疼,二間主之。鼻衂衄,熱病汗不出,瞳[9]音迷。目,目痛瞑,頭痛,齲齒[10],

合谷主之[11]。熱病煩心，瞋目，目[12]痛泣出，厥逆頭痛，胸滿不得息，熱病腸澼，臑肘臂痛，虛則氣鬲滿，肩[13]一作手。不舉，陽谿主之[14]。傷寒，寒熱頭痛，噦衄，肩不舉[15]，溫溜主之。傷寒餘熱不盡，曲池主之。頭痛振寒，清冷淵主之。頭痛，項背急，消濼主之。

〔1〕肩　原作"鼻"，據明抄本、《外臺》卷三十九二間改。

〔2〕髃　此下明抄本有"音隅"二小字音注。

〔3〕寒　《外臺》卷三十九二間作"塞"。

〔4〕浸淫起面　浸淫瘡起於面部。《病源》卷五十浸淫瘡候："其瘡初出甚小，後有濃汁，浸淫漸大，故謂之浸淫瘡也。"

〔5〕哽（gěng 梗）　塞也。《莊子·外物》："凡道不欲壅，壅則哽。"郭象注："當通而塞則理有不泄而相騰踐也。"陸德明釋文："哽，塞也。"

〔6〕目　《外臺》卷三十九二間無。

〔7〕忽　明抄本作"渴"，下有"一作忽"三小字校文。

〔8〕肩　《外臺》卷三十九二間作"背"。

〔9〕瞋（yí 遺）　原作"膸"。《外臺》卷三十九合谷作"瞋"。按膸《玉篇·肉部》："弋佳切，肥也。"《集韻·至韻》："以醉切，肉病也。"於此義均不安。瞋，《集韻·真韻》："目疾。"於義爲合，故據改。

〔10〕齲齒　《外臺》卷三十九合谷作"齒齲"。

〔11〕合谷主之　原無，據《外臺》卷三十九合谷補。按本條原與下條混爲一條，并脱"合谷主之"四字，今據《外臺》分出。

〔12〕熱病煩心瞋目目　此七字原無，據《外臺》卷三十九陽谿補。

〔13〕肩　原作"有"，據《外臺》卷三十九陽谿改。

〔14〕陽谿主之　此四字原在"胸滿不得息"句下，據《外臺》卷三十九陽谿移此。

〔15〕傷寒……肩不舉　此十一字原無，據《外臺》卷三十九溫留、《千金》卷三十第五并參《聖濟總錄》卷一百九十二手陽明大腸經、《醫心方》卷二第一補。

振寒，小指不用，寒熱汗不出，頭痛，喉痺，舌急[1]卷，小指之間熱，口中熱，煩心，心痛，臂內[2]廉及[3]脇痛，聾[4]，咳[5]，瘈[6]瘲[7]，口乾，頭[8]痛不可顧，少澤主之。振寒寒熱，肩臑肘臂痛,頭[9]不可顧,煩滿,身熱惡寒,目赤痛,眥爛[10],生翳膜[11],暴痛[12],衄衊,發聾,臂重痛[13],肘攣,痂疥,胸滿[14]引臑,泣出而驚,頸項强,身寒[15],後谿主之。熱病汗不出,胸痛[16]不得[17]息,頷腫[18],寒熱,耳鳴聾無所聞[19],陽谷主之。泄風汗出至[20]腰,項急不可以左右顧及俛仰,肩弛[21]肘廢,目痛,痂疥,生疣[22],瘈瘲,頭眩目痛,陽谷主之[23]。振寒寒[24]熱,頸項腫,實則肘攣頭眩痛[25],狂易[26],虛則生疣,小者痂疥,支正主之。風眩頭痛,小海[27]主之。

〔1〕急　原無,據《外臺》卷三十九少澤、《醫心方》卷二第一、《醫學綱目》卷六治往來寒熱引本經補。

〔2〕内　原作"肉",據明抄本、《外臺》卷三十九少澤、《醫學綱目》卷六治往來寒熱引本經改。

〔3〕及　明抄本、《外臺》卷三十九少澤均無。

〔4〕聾　《外臺》卷三十九少澤無。

〔5〕咳　此下明抄本有"音凱"二小字音注。

〔6〕瘈　此下明抄本有"音係"二小字音注。

〔7〕瘲　此下明抄本有"音從"二小字音注。

〔8〕頭　《外臺》卷三十九少澤作"項"。作"項"似是,因上文已言"頭痛",《千金》卷三十第一亦云:"少澤主項强急痛不可以顧。"

〔9〕頭　此下《外臺》卷三十九後谿有"眩痛"二字。

〔10〕眥爛　《外臺》卷三十九後谿互倒。

〔11〕膜　《外臺》卷三十九後谿無。

〔12〕暴痛　《外臺》卷三十九後谿無此二字。

〔13〕痛　《外臺》卷三十九後谿作"腫"。

〔14〕滿　原作"中",據文義及《外臺》卷三十九後谿改。

〔15〕身寒　此下原有"頭不可以顧"五字,文與上文重,據《外臺》卷三十九後谿删。

〔16〕胸痛　《外臺》卷三十九陽谷作"脇痛"。《醫心方》卷二第一作"胸脇痛"。

〔17〕得　原作"可",據明抄本、《外臺》卷三十九陽谷改。

〔18〕頷腫　《外臺》卷三十九陽谷作"頸頷腫"。

〔19〕無所聞　《外臺》卷三十九陽谷無此三字。

〔20〕至　原無，據本經卷十第二、《外臺》卷三十九陽谷補。

〔21〕弛　明抄本作"虒"，弛與虒同，《集韻·紙韻》："弛或作虒。"

〔22〕生疣　《外臺》卷三十九陽谷作"胏"。《聖濟總錄》卷一百九十該六亦無此二字，疑涉下支正衍。疣，生在皮膚上的贅生物，亦名贅疣。《玉篇·疒部》："疣，結病也。今疣贅之腫也。"

〔23〕陽谷主之　此下明抄本有"虒音承，又音始"六小字音注。

〔24〕寒　原無，據《外臺》卷三十九支正補。

〔25〕頭眩痛　原作"頭項痛"，據明抄本、《外臺》卷三十九支正、《千金》卷三十第五注引本經、《醫學綱目》卷六治往來寒熱引本經改。

〔26〕狂易　証候名，狂病也。易與瘍通。《廣雅·釋詁二》："瘍，癡也。"王念孫疏證："《說文》：瘍，脉瘍也。脉瘍，猶辟易也。《吳語》：稱疾辟易。韋昭注：辟易，狂疾。"

〔27〕小海　原作"少海"，《外臺》卷三十九小海、《醫心方》卷二第一、《聖濟總錄》卷一百九十二手太陽小腸經均作"小海"。小、少義雖通，然名物則不可混，故據改。

　　氣喘，熱病衄[1]不止，煩心，善悲，腹脹，逆息熱氣[2]，足脛中寒，不得臥，氣滿胸中熱，暴泄，仰息，足下寒，膈[3]中悶，嘔吐，不欲食飲[4]，隱白主之。熱病汗不出，且厥，手足清，暴泄，心[5]痛，腹脹[6]，心尤痛甚，此[7]胃心痛也，大都主之，并取太白[8]。腹滿善嘔煩悶，此皆主之[9]。熱[10]病先頭重，顏[11]痛，煩悶[12]身熱，熱爭則[13]腰痛不可以[14]俛仰，腹[15]滿，兩頷痛，暴[16]泄，善[17]饑而[18]不欲食，善噫，熱中，足清，腹脹食不化，善嘔泄有膿血，苦[19]嘔無所出，先取三里，後取太白、章門主之[20]。熱病滿悶不得臥，《千金》云：不得臥，身重骨痛不相知[21]。太白主之。

〔1〕衄　此下《外臺》卷三十九隱白有"血"字。

〔2〕逆息熱氣　氣息上逆而覺有熱氣。

〔3〕膈　原脫，據《外臺》卷三十九隱白補。

〔4〕食飲　《外臺》卷三十九隱白互倒。

〔5〕心　此上《外臺》卷三十九大都有"厥"字，與本經卷九第二及

《靈樞·厥病》同，疑本經脫。

〔6〕脹　此下《外臺》卷三十九大都有"滿"字。

〔7〕此　《外臺》卷三十九大都作"者"，連上讀。

〔8〕太白　原作"隱白"，詳此上主治之証，并見於《靈樞·厥病》，本經亦重出於卷九第二，《外臺》亦重於太白穴條中，文均與此稍異。《靈樞》、本經卷九第二及《千金》卷三十第二其取治腧穴，均云取大都、太白，而非大都、隱白，結合本經取穴體例，故據改。

〔9〕腹滿善嘔煩悶，此皆主之　《外臺》卷三十九大都無此十字。

〔10〕熱　《外臺》卷三十九太白、《素問·刺熱》新校正引本經均無。

〔11〕顏　原作"額"，據明抄本、《素問·刺熱》新校正引本經、《千金》卷三十第五改。《外臺》卷三十九太白、《醫心方》卷二第一均作"煩"。

〔12〕悶　明抄本、《千金》卷三十第五均作"悶心"。《素問·刺熱》新校正引本經作"心"。《外臺》卷三十九太白作"冤"。

〔13〕熱爭則　《外臺》卷三十九太白無此三字。

〔14〕以　《素問·刺熱》新校正引本經作"用"。

〔15〕腹　原作"胸"，據《外臺》卷三十九太白、《素問·刺熱》新校正引本經、《醫心方》卷二第一改。

〔16〕暴　原作"善"，據《外臺》卷三十九太白、《素問·刺熱》新校正引本經改。

〔17〕善　原無，據《外臺》卷三十九太白、《素問·刺熱》新校正引本經補。

〔18〕而　原無，據明抄本、《外臺》卷三十九太白、《素問·刺熱》新校正引本經補。

〔19〕苦　原作"若"，形近而誤，據《外臺》卷三十九太白、《素問·刺熱》新校正引本經改。

〔20〕章門主之　此下明抄本有"噫音愛，領音撼"六小字音注。

〔21〕《千金》云不得臥，身重骨痛不相知　此証見於本經卷九第六，校文不應置此。

熱中少氣，厥[1]寒，灸之熱去，《千金》作灸湧泉[2]。煩心不嗜食[3]，欬而短氣，善喘[4]，喉痺，身熱[5]，脊脇相引，忽忽[6]善忘，湧泉主之。熱病[7]煩心，足寒清，多汗，先取然谷，後取太谿,大指間動脈^[8],皆先補之。目痛引眥^[9],少腹偏痛,背一作脊。傴^[10]瘻攣,視昏嗜臥,照海主之,寫左陰蹻^[11],取左右少陰俞^[12],先刺陰蹻,後刺少陰,氣^[13]在橫骨上^[14]。熱病汗不出,默默嗜臥,溺黃,少腹熱,嗌中痛,腹脹内腫^[15]、潗^[16]音涎。下^[17],心痛如錐鍼刺^[18],太谿主之^[19]。手足寒至節,喘息者死^[20]。熱病刺陷谷^[21],足先寒,寒上至膝乃出鍼。

〔1〕厥　此下原有"陽"字,據《外臺》卷三十九湧泉、《千金》卷三十第五删。

〔2〕《千金》作灸湧泉　今本《千金》卷三十第五作"灸湧泉三壯"。

〔3〕煩心不嗜食　《外臺》卷三十九湧泉作"頭痛煩心心痛不嗜食"。

〔4〕善喘　《外臺》卷三十九湧泉無此二字。

〔5〕身熱　《外臺》卷三十九湧泉作"熱痛"。

〔6〕忽忽　忽,《説文·心部》:"忘也。"忽忽,善忘貌。《漢書·王襃傳》:"苦忽忽善忘,不樂。"

〔7〕病　原作"痛",《外臺》卷三十九照海同。據《千金》卷三十第五、《醫心方》卷二第一并律以前後文例改。

〔8〕大指間動脈　間,《外臺》卷三十九照海作"上"。按此指在足大趾本節後足厥陰肝經之太衝穴。

〔9〕眥　《外臺》卷三十九照海作"脊"。

〔10〕背傴　《外臺》卷三十九照海作"嘔"。

〔11〕寫左陰蹻　陰蹻,指照海穴。照海爲陰蹻脉所生。

〔12〕俞　原作"前",據本經卷十第二改。

〔13〕氣　本經卷十第二無。

〔14〕橫骨上　指足少陰經的橫骨。按自上文"熱病煩心……皆先補之"至本文"照海主之",明抄本及《外臺》卷三十九照海併爲一節。自"寫左陰蹻"至"在橫骨上",明抄本單獨爲一節,《外臺》及《千金》無此二十二字。

〔15〕腹脹内腫　《千金》卷三十第二作"腹中脹腫"。

〔16〕潗(xián 涎)　《外臺》卷三十九太谿作"涎"。潗,口液。《説文》作"次"。《集韻·僊韻》:"《説文》:慕欲口液也。或作涎。"

〔17〕下　原無,據明抄本、《外臺》卷三十九太谿補。

〔18〕心痛如錐鍼刺　《外臺》卷三十九太谿作“心痛如錐刺其心”。

〔19〕太谿主之　此下明抄本有“錐音追”三小字音注。按本經取穴體例，本條應在“照海”條前。

〔20〕手足寒至節，喘息者死　此上《千金》卷三十第二有“甚者”二字，“喘”作“不”。《外臺》卷三十九太谿作“心痛甚者，脾心痛也”。

〔21〕陷谷　原作“然谷”，此下原校云：“《千金》作陷谷。”詳《外臺》卷三十九然谷無此主治，而《千金》卷三十第五與本文同，惟“然谷”作“陷谷”，與本經原校合。作“然谷”與本經排穴序例不合，故據《千金》改，並刪原校。

　　善齧唇，善噫，腹痛脹滿，腸鳴，熱病汗不出，陷谷主之[1]。熱病汗不出，口中熱痛，衝陽主之，胃脘痛，時寒熱，皆主之。熱病汗不出，善[2]噫，腹脹滿，胃熱譫語，解谿主之。厥頭痛[3]，面浮腫，煩心，狂見鬼，善笑不休，發於外有所大喜，喉痹不能言，豐隆主之[4]。陽厥[5]悽悽而寒，少腹堅，頭痛，脛股腹痛，消中[6]，小便不利，善嘔[7]，三里主之。

〔1〕善齧（niè 聶）唇，善噫，腹痛脹滿，腸鳴，熱病汗不出，陷谷主之　原作“善齧煩齒唇”，與衝陽主治相連，詳《外臺》卷三十九衝陽無此五字，在陷谷穴下有“善齧唇，善噫，腹痛脹滿，腸鳴，熱病汗不出”等文，《醫心方》卷二第一亦無此五字。是本經誤而又脫，今據《外臺》改補。齧下明抄本有“音業”二小字音注。齧，咬也。《說文·齒部》：“齧，噬也。”

〔2〕善　《外臺》卷三十九解谿作“者”，連上讀。

〔3〕厥頭痛　厥，氣逆也。《素問·五常政大論》：“其病厥。”王冰注：“厥，氣逆也，凌上也，倒行不順也。”厥頭痛，指邪氣循經上逆於頭而致的頭痛。

〔4〕豐隆主之　本條主治自“厥頭痛”至“煩心”，重出於本經卷九第一，亦見於《靈樞·厥病》；自“狂見鬼”至“有所大喜”，重出於本經卷十一第二，亦見於《靈樞·顛狂》，但文稍異。

〔5〕陽厥　即熱厥。

〔6〕消中　即中消。《素問·脉要精微論》：“癉成為消中。”王冰注：“熱積於內，故變為消中也。”新校正云：“善食而溲數。”

〔7〕嘔 《外臺》卷三十九三里作"噦"。

脇痛欬逆不得息，竅陰主之，及[1]爪甲與肉交者，左取右，右取左，立已，不已復取。手足清，煩一作脉。熱汗不出，手肢[2]轉筋，頭痛如錐刺之，循循然[3]不可以動，動益[4]煩心，喉痺，舌卷口[5]乾，臂內廉痛[6]不可及頭，耳聾鳴，竅陰皆主之。

〔1〕及 《經詞衍釋》卷五："及，猶於也。《史記·張耳傳》：少時及魏公子無忌爲客。言少時於無忌家作客也。"

〔2〕手肢 《外臺》卷三十九竅陰無此二字。《千金》卷三十第五作"四肢"，義勝。

〔3〕循循然 原作"循熱"，《千金》卷三十第一無此二字，《外臺》卷三十九竅陰作"循循然"，於義爲勝，故據改。循循然，隨順也，此言頭痛不可以動，需隨順其勢。

〔4〕益 明抄本作"以"，疑誤。按行文常例，此下疑脫"甚"字。

〔5〕口 原脫，據《外臺》卷三十九竅陰、《醫心方》卷二第一補。

〔6〕痛 原脫，據《外臺》卷三十九竅陰補。

膝外廉痛[1]，熱[2]病汗不出，目外眥赤痛，頭眩，兩頷痛，逆寒[3]泣出，耳鳴聾，多汗，目癢，胸中痛，不可反側，痛無常處，俠谿主之。厥四逆，喘，氣滿，風，身汗出而清，髀[4]髀中痛，不可[5]得行，足外皮痛，臨泣主之。目視不明，振寒，目翳，瞳子不見，腰兩[6]脇痛，脚[7]痠轉筋，丘墟主之。身懈寒少氣，熱甚惡人，心惕惕然，取飛揚及絕骨[8]，跗上[9]臨泣，立已。淫濼脛痠，熱病汗不出，皆主之。

〔1〕膝外廉痛 《外臺》卷三十九俠谿無此四字，《千金》卷三十第三同本經。

〔2〕熱 明抄本在上文"痛"字前。

〔3〕逆寒 原作"寒逆"，據明抄本、《千金》卷三十第一乙正。逆，《外臺》卷三十九俠谿無。

〔4〕髀 此下明抄本有"音寬"二小字音注。

〔5〕可 《外臺》卷三十九臨泣、《千金》卷三十第三均無，疑本經衍。

〔6〕兩 《外臺》卷三十九丘墟無。

〔7〕腳　此下明抄本有"音腳"二小字音注。

〔8〕取飛揚及絶骨　絶骨,陽輔穴別名,《素問·刺瘧》:"齗瘕痛甚,按之不可,名曰胕髓病,以鑱鍼鍼絶骨出血,立已。"王冰注:"陽輔穴也。"詳《外臺》卷三十九陽輔穴無此主治,飛揚穴主治與本經同,又光明穴主治云:"身體寒,少熱甚惡,心惕然,此與絶骨穴療病同功。"據此,按本經排穴序例,飛揚似當作"光明"爲是。

〔9〕上　原作"下",《外臺》卷三十九飛揚作"上",臨泣穴在足背,當作跗上,故據改。

頭重鼻衄[1]及瘈瘲[2],汗不出,煩心[3],足下熱,不欲近衣,項痛,目翳,鼻[4]及小便皆不利,至陰主之。身疼痛,善驚,互引[5],鼻衄[6],通谷主之。暴病頭痛,身熱痛,肌肉動,耳聾,惡風,目眥爛赤,項不可以[7]顧,髀[8]樞痛,泄,腸澼[9],束骨主之。鼽衄血不止,淫濼[10]頭痛,目白翳,跟[11]尻[12]瘈瘲[13],頭頂[14]腫痛,泄注,上搶心,目赤眥爛無所見,痛從內眥始,《千金》作翳從內眥始。腹滿,頸項強,腰脊[15]不可俛仰,眩,心痛,肩背相引,如從後觸之狀,身寒從脛起[16],京骨主之[17]。

〔1〕衄　《外臺》卷三十九至陰作"鼽"。

〔2〕瘲　《外臺》卷三十九至陰無。

〔3〕煩心　《外臺》卷三十九至陰互倒。

〔4〕鼻　《外臺》卷三十九至陰無。

〔5〕互引　指筋脈抽搐牽引。

〔6〕鼻衄　《外臺》卷三十九通谷作"鼻鼽"。《醫心方》卷二第一作"鼻鼽衄"。

〔7〕以　《外臺》卷三十九束骨無。

〔8〕髀　此下明抄本有"音箪波"三小字音注。

〔9〕泄,腸澼　《外臺》卷三十九束骨同,《千金》卷三十第二作"腸澼,泄"。

〔10〕血不止淫濼　《外臺》卷三十九京骨無此五字。

〔11〕跟　此下明抄本有"音根"二小字音注。

〔12〕尻　此下明抄本有"音敲"二小字音注。

〔13〕瘓　原脱,據《外臺》卷三十九京骨補。

〔14〕頂　《外臺》卷三十九京骨無,疑衍。

〔15〕脊　《外臺》卷三十九京骨作"背"。

〔16〕起　明抄本作"起",下有"音起"二小字音注。按走旁之字,有作"歪"旁者,俗作"歪",是起當作"起",爲起之別字。

〔17〕京骨主之　按本條亦見於本經卷九第二、《靈樞·厥病》,而文稍異,作"臂心痛"。《外臺》卷三十九京骨同。

下部寒,熱病汗不出,體重,逆氣,頭眩痛[1],飛揚主之。衄,腰脊[2]痛[3],脚[4]腨[5]痠重,戰慄不能久立,腨如裂,脚急跟痛[6],足攣引[7]少腹痛,喉咽痛[8],大便難,膜脹[9],承山主之。熱病俠脊痛,委中主之。

〔1〕痛　原脱,據明抄本、《外臺》卷三十九飛揚、《醫心方》卷二第一補。

〔2〕脊　《外臺》卷三十九承山、《醫心方》卷二第一均作"背"。

〔3〕痛　原脱,據《外臺》卷三十九承山、《醫心方》卷二第一補。

〔4〕脚　明抄本作"腳",下有"音脚"二小字音注。

〔5〕腨　《外臺》卷三十九承山作"踹",下同。踹與腨通,《龍龕手鏡·足部》:"踹,脛腸也。"

〔6〕脚急跟痛　原作"脚跟急痛",據明抄本、《千金》卷三十第三改。《外臺》卷三十九承山作"脚急腫痛"。

〔7〕引　《外臺》卷三十九承山無。

〔8〕少腹痛喉咽痛　《外臺》卷三十九承山作"少腹痛引喉咽"。

〔9〕膜脹　《外臺》卷三十九承山作"腹痛"。

足陽明脉病發熱狂走第二　本篇自"黃帝問曰"至"陽盛故駡詈不避親疏",見《素問·陽明脉解》、《太素·陽明脉病》。自"大熱遍身"至"此所謂推而散之者也",見《靈樞·刺節真邪》、《太素·五邪刺》。

提要:本篇主要論述足陽明之脉病所引起的發熱狂走等病証之病機,說明狂病諸証之腧穴主治,故以此名篇。

黄帝問曰:足[1]陽明之脉病,惡人與火,聞木音則惕然而驚,欲獨閉户牖而處[2],願聞其故?岐伯對曰:陽明者,胃[3]脉也;胃者[4],土也;聞[5]木音而驚者,土惡木也[6]。陽明主肌[7]肉,其肌[8]血氣[9]盛,邪客之則熱,熱甚則惡火[10];陽明厥則喘悶[11],悶則惡人;陰陽相薄,陽盡陰盛,故欲[12]獨閉户牖而處。按陰陽相薄至此,本《素問·脉解篇》[13],士安移續於此。

〔1〕足 《太素》無。

〔2〕欲獨閉户牖而處 《素問》、《太素》作"鐘鼓不爲動,聞木音而驚何也",惟《太素》"何也"作"者"。

〔3〕胃 此下《太素》有"之"字。

〔4〕者 原脱,據《素問》、《太素》補。

〔5〕聞 此上《素問》、《太素》均有"故"字。

〔6〕也 此下《素問》、《太素》均有"其惡火何也"五字。

〔7〕肌 《素問》、《太素》均無。

〔8〕肌 原脱,《太素》同。《素問》作"脉"字,新校正云:"按《甲乙經》脉作肌。"本經明抄本亦有"肌"字,故據補。

〔9〕氣 《太素》無。

〔10〕火 此下《素問》、《太素》均有"其惡人何也"五字。

〔11〕喘悶 《素問》作"喘而悗",《太素》作"喘如悗"。而與如通。悶、悗、悗義同,均有煩滿之義。《太素》注:"悗,武榬切,此經中爲悶字。"

〔12〕欲 明抄本無。

〔13〕篇 此下明抄本有"文"字。

曰:或喘而死者,或喘而生者[1],何也?曰:厥逆連藏則死,連經則生[2]。

〔1〕或喘而死者,或喘而生者 此二句原互倒,據明抄本、《素問》、《太素》乙正。

〔2〕厥逆連藏則死,連經則生 《太素》注:"連藏病深故死,連經病淺故生。"

曰:病甚[1]則棄衣而走,登高而歌,或至不食數日,踰垣上屋[2],非其素所能[3],病反能者,何也?曰:陰陽爭而外并於陽[4]。此八字亦《素問·脉解篇[5]》文。

邪盛[6]則四肢實,實則能登高而歌[7];熱盛於身,故棄衣而欲[8]走;陽盛故妄言駡詈不避親疏[9]。大熱遍身,故狂言而妄見妄聞[10],視足陽明及大絡取之[11],虛者補之,血如[12]實者寫之,因令[13]偃臥,居其頭前,以兩手四指按其[14]頸動脉,久持[15]之,卷而切推之[16],下至缺盆中,復止[17]如前,熱去乃已[18],此所謂推而散之者也。

〔1〕病甚　此上《太素》有"陽明"二字。

〔2〕上屋　此下《素問》有"所上之處"四字。《太素》有"所上"二字。

〔3〕非其素所能　《素問》作"皆非其素所能也"。《太素》作"非其素時所能也"。王冰注:"素,本也。踰垣,謂驀牆也。怪其稍異於常。"

〔4〕陰陽爭而外并於陽　《素問》、《太素》均作"四肢者,諸陽之本也"。此八字分別見於《素問·脉解》、《太素·經脉病解》,本經明抄本則此十六字並存,後八字疑爲後人所增。

〔5〕篇　明抄本無。

〔6〕邪盛　《素問》作"陽盛"。《太素》同本經。

〔7〕而歌　《素問》、《太素》均無此二字。疑本經蒙上問語而衍。

〔8〕欲　《太素》無。

〔9〕陽盛故妄言駡詈不避親疏　《素問》作"陽盛則使人妄言駡詈不避親疏而不欲食"。《太素》作"陽盛則使人不欲食,故妄言"。據上問語,本文下似當有"而不欲食"四字。

〔10〕故狂言而妄見妄聞　《靈樞》、《太素》均作"狂而妄見妄聞妄言"。

〔11〕視足陽明及大絡取之　《太素》注:"足陽明主氣,其氣强盛,狂妄見聞及妄言多因此脉,故取陽明正經及絡以去之也。"

〔12〕如　《靈樞》作"而"。《太素》無此字。如與而通。

〔13〕令　《靈樞》作"其"。

〔14〕按其　《靈樞》作"挾按"。《太素》作"使按"。作"挾按"義長,與下文"久持之"之義合。

〔15〕持　明抄本作"按"。

〔16〕卷而切推之　之,明抄本、《靈樞》、《太素》均無。卷與捲通。

〔17〕止　明抄本、《太素》均作"上"。《靈樞》同本經。作"上"義長。

〔18〕已 《靈樞》、《太素》均作"止",義同。

身熱狂走,譫語見鬼,瘈瘲,身柱主之。狂,妄言,怒恐[1]惡火,善罵詈,巨闕主之。熱病汗不出,衄衊,眩,時[2]仆,面[3]浮腫,足脛寒,不得臥[4],振寒,惡人與木音,喉痹,齲齒,惡風,鼻不利[5],多臥[6]善驚,厲兌主之。四厥[7],手足悶[8]者,使人久持之,厥熱[9]一本作逆冷。脛痛,腹脹[10]皮痛[11],善伸數欠,惡人與木音,振寒,嗌中引外[12]痛,熱病汗不出,下齒痛,惡寒,目急,喘滿寒慄,齗[13]口噤僻[14],不嗜食,內庭主之。狂歌妄言,怒[15],惡人與火,罵詈,三里主之。

〔1〕恐 原脱,據《外臺》卷三十九巨闕、《醫學綱目》卷二十五狂引本經補。

〔2〕時 《外臺》卷三十九厲兌作"前"。

〔3〕面 原作"而",據《外臺》卷三十九厲兌改。

〔4〕不得臥 《外臺》卷三十九厲兌無此三字。

〔5〕鼻不利 《外臺》卷三十九厲兌作"鼻不聞"。

〔6〕臥 原脱,據《外臺》卷三十九厲兌、《千金》卷三十第四、《醫學綱目》卷二十五欲獨閉戶牖而處引本經補。

〔7〕四厥 《外臺》卷三十九內庭作"四肢厥逆"。

〔8〕悶(mèn 懣) 《說文·心部》:"懣也。"《素問·風論》:"閉則熱而悶。"王冰注:"悶,不爽貌。"又按悶猶煩也,煩者擾動不寧。《史記·樂書》:"水煩則魚鱉不大。"張守節正義:"煩猶數攪動也。"

〔9〕厥熱 《外臺》卷三十九內庭作"逆冷",與原校同。

〔10〕腹脹 《外臺》卷三十九內庭作"腹脹滿"。

〔11〕皮痛 《外臺》卷三十九內庭作"皮膚痛"。

〔12〕外 《外臺》卷三十九內庭無。

〔13〕齗 原作"斷",形近而誤,據明抄本、《外臺》卷三十九內庭改。

〔14〕僻 《廣韻·昔韻》:"邪也。"

〔15〕怒 此下《外臺》卷三十九三里有"恐"字。

陰衰發熱厥陽衰發寒厥第三

本篇自"黃帝問曰"至"陽氣亂則不知人矣",見《素問·厥論》、《太素·寒熱厥》。自"太陽之厥則腫首"至"不盛不虛以經取之",見《素問·厥論》、《太素·經脉厥》。自"請言解論與天地相應"至"所謂引而下之者也",見《靈樞·刺節真邪》、《太素·五邪刺》。自"刺熱厥者留鍼反爲熱"至"二刺陽",見《靈樞·終始》、《太素·三刺》。自"熱厥取太陰少陽"至"寒厥取陽明少陰於足留之",見《靈樞·寒熱病》、《太素·寒熱雜説》。自"厥胸滿面腫者"至"便溲難取足少陰",見《靈樞·雜病》、《太素·厥頭痛》。自"厥逆爲病"至"以指按之立快",見《靈樞·癲狂》、《太素·厥逆》。

提要:本篇主要論述各種厥証的病機、証狀與治則,因開始便指出"陽氣衰於下則爲寒厥,陰氣衰於下則爲熱厥",故以此名篇。其主要內容有:寒厥、熱厥的發病原因及病理機制;三陰三陽經脉之厥的証狀與治則;治寒厥必先熨火以調其經的機理;用鍼解結與調氣的具體方法;不同厥証的証狀與刺法。

黃帝問曰:厥之[1]寒熱者,何也?岐伯對曰:陽氣衰於下,則爲寒厥;陰氣衰於下,則爲熱厥。曰:熱厥[2]必起於足下者,何也?曰:陽氣走[3]於足[4]五指之表[5],陰脉者[6],集於足下而聚[7]於足心,故陽[8]勝則足下熱。曰:寒厥[9]必起於五指[10]而[11]上於膝者,何也?曰:陰氣起於五指之裏,集於膝下而聚於膝上,故陰氣盛[12]則從五指至膝上寒。其寒也,不從外,皆從內[13]。

〔1〕之 《經詞衍釋》卷九:"之,猶有也。之與有,互爲訓。《論語》:人之言曰。謂人有言也。"

〔2〕熱厥 此下《素問》、《太素》、《病源》卷十二寒熱厥候均有"之爲熱也"四字。

〔3〕走 原作"起",《素問》、《太素》同。《素問》新校正云:"按《甲乙經》陽氣起於足作走於足,起當作走。"本經明抄本亦作"走",據改。

〔4〕足 《太素》、《病源》卷十二寒熱厥候均無。

989

〔5〕五指之表　表,外也。《素問》王冰注:"大約而言之,足太陽脉出於足小指之端外側,足少陽脉出於足小指次指之端,足陽明脉出於足中指及大指之端。"

〔6〕陰脉者　《太素》、《病源》卷十二寒熱厥、《千金》卷十五第四均無此三字。

〔7〕聚　《太素》作"熱"。

〔8〕陽　此下《素問》有"氣"字,如按下文"故陰氣盛"文例,則當有氣字。

〔9〕寒厥　此下《素問》、《太素》、《病源》卷十二寒熱厥候均有"之爲寒也"四字。

〔10〕必起於五指　《素問》作"必從五指",《太素》、《病源》卷十二寒熱厥候均作"必從五指始"。

〔11〕而　《太素》、《病源》卷十二寒熱厥候均無。

〔12〕盛　《素問》、《太素》均作"勝"。盛、勝義同。《素問·逆調論》:"獨勝而止耳。"王冰注:"勝者,盛也。"

〔13〕其寒也,不從外,皆從内　内下《太素》、《病源》卷十二寒熱厥候均有"寒"字。《類經》卷十五第三十四注:"若陰氣勝則陽氣虚,陽不勝陰,故寒厥必起於五指而上寒至膝。然其寒也,非從外入,皆由内而生也。"

曰:寒厥何失而然也? 曰:厥陰者,衆筋之所聚[1]。《素問》作前陰者,宗筋之所聚也。太陰陽明之所合[2]。春夏則陽氣多而陰氣少[3],秋冬則陰氣盛而陽氣衰。此人[4]質壯,以秋冬奪於所用,下氣上爭不能復[5],精氣溢下,邪氣從而上之[6]。所中[7]《素問》所中二字作氣因於中。陽氣衰,不能滲營其經絡,陽氣日損,陰氣獨在,故手足爲之寒。

〔1〕厥陰者,衆筋之所聚　《素問》、《太素》均作"前陰者,宗筋之所聚也",與本經原校同。《病源》卷十二寒熱厥候作"陰者宗筋之所聚也"。《素問》新校正云:"按《甲乙經》前陰者宗筋之所聚作厥陰者衆筋之所聚。全元起云:前陰者,厥陰也。"足厥陰肝之經脉環陰器,故此處之厥陰,實指前陰而言。"衆"與"宗"義通,《爾雅·釋詁》:"宗,衆也。"由於足之三陰、陽明、少陽及衝、任、督、蹻之筋脉皆聚於前陰,故云前陰者,衆筋之所

聚也。

〔2〕太陰陽明之所合　《素問》王冰注：“太陰者，脾脉。陽明者，胃脉。脾胃之脉，皆輔近宗筋，故云太陰陽明之所合。”

〔3〕少　《病源》卷十二寒熱厥候無，《太素》作“衰”。

〔4〕人　此下《素問》、《太素》、《病源》卷十二寒熱厥候均有“者”字。

〔5〕此人質壯……下氣上争不能復　不能復，《太素》作“未能復”。《素問》王冰注：“質，謂形質也。奪於所用，謂多欲而奪其精氣也。”《類經》卷十五第三十四注：“質壯者有所恃，當秋冬陰盛之時，必多情欲之用，以奪腎中之精氣，精虚於下則取足於上，故下氣上争也。去者太過，生者不及，故不能復也。”争，《說文·受部》：“争，引也。”段玉裁注：“凡言争者，皆謂引之使歸於己。”

〔6〕邪氣從而上之　明抄本作“邪氣固從而上之”。《素問》、《病源》卷十二寒熱厥候均作“邪氣因從之而上也”。《太素》作“邪氣且從而上”。據文義本經“邪氣”下似脱“因”字，明抄本固爲“因”之誤字。

〔7〕所中　《素問》作“氣因於中”，與本經原校同。新校正云：“按《甲乙經》氣因於中作所中。”《太素》作“氣居於中”。所，指事之詞。中，傷也。此指邪氣所傷。

曰：熱厥何如[1]？曰：酒入於胃，則絡脉滿而經脉虚[2]，脾主爲胃行其津液者也，陰氣虚則陽氣入，陽氣入則胃不和，胃不和則精氣竭，精氣竭則不榮其四肢。此人必數醉若飽以[3]入房，氣聚於脾中不[4]得散，酒氣與谷氣相薄[5]，熱遍於身，内熱而溺赤。夫酒氣盛而慓悍，腎氣日[6]衰，陽氣獨盛[7]，故手足爲之熱[8]。

〔1〕熱厥何如　此下《素問》有“而然也”三字。

〔2〕酒入於胃，則絡脉滿而經脉虚　《太素》注：“酒爲熱液，故人之醉，酒先入并胳脉之中，故經脉虚也。”

〔3〕以　《太素》、《病源》卷十二寒熱厥候均作“已”。以與已通。

〔4〕不　《太素》、《病源》卷十二寒熱厥候均作“未”。不與未義通。

〔5〕薄　《太素》作“搏”。薄與搏通。此下《素問》有“熱盛於中故”五字。《太素》有“熱於中故”四字，故字均連下讀。據文義，疑本經脱“熱盛於中故”五字。

〔6〕曰 《素問》、《太素》、《病源》卷十二寒熱厥候均作"有"。作"日"義勝。

〔7〕盛 明抄本、《素問》、《太素》、《病源》卷十二寒熱厥候均作"勝"，義同。

〔8〕故手足爲之熱 《素問》王冰注："醉飽入房，內亡精氣，中虛熱入，由是腎衰，陽盛陰虛，故熱生於手足也。"

曰：厥或令人腹滿，或令人暴不知人，或至半日遠至一日乃知人者，何謂也？曰：陰氣盛於上則下虛，下虛則腹滿[1]，腹滿[2]《素問》腹滿二字作陽氣盛於上。則下氣重上而邪氣逆，逆則陽氣亂，陽氣亂則不知人矣。

〔1〕腹滿 《素問》、《太素》均作"腹脹滿"。

〔2〕腹滿 《素問》、《太素》均作"陽氣盛於上"，與本經原校同。《素問》新校正云："按《甲乙經》陽氣盛於上五字作腹滿二字，當從《甲乙經》之說，何以言之？別按《甲乙經》云：陽脉下墜，陰脉上爭，發尸厥。焉有陰氣盛於上而又言陽氣盛於上。又按張仲景云：少陰脉不至，腎氣微，少精血，奔氣促迫，上入胸鬲，宗氣反聚，血結心下，陽氣退下，熱歸陰股，與陰相動，令身不仁，此爲尸厥。仲景言陽氣退下，則是陽氣不得盛於上，故當從《甲乙經》也。"《醫學讀書記》卷上《甲乙》之誤："《素問》曰：陰氣盛於上則下虛，下虛則腹脹滿。又曰：陽氣盛於上，則下氣重上，而邪氣逆，逆則陽氣亂，陽氣亂則不知人。此二段乃岐伯分答黃帝問厥或令人腹滿，或令人昏不知人二語之辭。所謂陰氣者，下氣也。下氣而盛於上，則下反無氣矣，無氣則不化，故腹脹滿也。所謂下氣者，即陰氣也。陽氣上盛，則陰氣上奔，陰從陽之義也。邪氣亦即陰氣，以其失正而上奔，即爲邪氣。邪氣既逆，陽氣乃亂。氣治則明，亂則昏，故不知人也。《甲乙經》削陽氣盛於上五字，而增腹滿二字於下虛則腹脹滿之下，則下氣重上之上。林氏云：當從《甲乙》，謂未有陰氣盛於上，而又陽氣盛於上者。二公並未體認分答語辭，故其言如此，殆所謂習而弗察者耶！"此說可參。

太陽[1]之厥，則腫[2]首頭重，足不能行，發爲眩[3]仆[4]。陽明之厥，則癲疾，欲走呼，腹滿不得臥，面赤而熱，妄見妄言。少陽之厥，則暴聾頰腫而熱，脇痛，䯏[5]不可以運。太陰之厥，則腹滿䐜脹，後不利，不欲食，食則嘔不得臥。

少陰之厥，則舌[6]乾溺赤，腹滿心痛。厥陰之厥，則少腹腫痛，䐜脹，涇溲不利[7]，好臥屈膝，陰縮[8]，骭[9]內熱。熱盛則寫之，虛則補之，不盛不虛，以經取之。

〔1〕太陽　《素問》、《太素》均作"巨陽"。

〔2〕則腫　則，《太素》無，腫作"踵"。《素問》王冰注："腫，或作踵，非。"按踵與腫通。《莊子·庚桑楚》："擁腫之與居。"陸德明釋文："腫，本亦作踵。"

〔3〕眩　《素問》、《太素》、《病源》卷十二寒熱厥候均作"眴"。眴通眩。《莊子·田子方》："今汝怵然有恂目之志。"陸德明釋文："恂，又作眴，謂眩也。"

〔4〕仆　此下明抄本有"音付"二小字音注。

〔5〕骭　《太素》作"骬"。骬、骭義同。《玉篇·骨部》："骬，脛也。"骭與骬同。

〔6〕舌　《素問》作"口"。但王冰注似亦作"舌"。

〔7〕䐜脹，涇溲不利　《素問》作"腹脹涇溲不利"。《太素》作"䐜溲不利"。《病源》卷十二寒熱厥候作"䐜脹不利"。以本經義勝。

〔8〕縮　此下《素問》、《太素》、《病源》卷十二寒熱厥候、《千金》卷十四第五均有"腫"字，疑本經脫。

〔9〕骭　《太素》作"脛"。

請言解論[1]，與天地相應，四時相副[2]，人參天地，故可爲解[3]。下有漸洳[4]，上生蒲葦[5]，此所以知氣形之多少也[6]。陰陽者，寒暑也，熱則滋雨[7]而在上，根莖[8]《靈樞》作荄。少汁。人氣在外，皮膚緩，腠理開，血氣減[9]，汗[10]大泄，皮[11]淖澤[12]。寒則地動水冰，人氣在中，皮膚緻[13]，腠理閉，汗不泄[14]，血氣強，皮[15]堅濇。當是之時，善行水者，不能往冰[16]；善穿[17]地者，不能鑿凍；夫善用鍼者，亦不能取四逆[18]；血[19]脉凝[20]結，堅搏[21]不往來，亦不[22]可即柔。故行水者，必待天溫冰釋[23]；穿地者，必待凍解，而後地可穿[24]。人脉猶是，治厥者，必先熨火以[25]調和其經，掌[26]與腋，肘與脚[27]，項與脊，以調其氣[28]，大道[29]已通，血脉乃行,後[30]視其病,脉淖澤者[31],刺而平之,堅緊者[32],破而決[33]之,氣下乃止,此所謂[34]解結。

〔1〕解論 《靈樞》、《太素》同,據下文"此所謂解結",似爲"解結"之誤。

〔2〕副 《説文・刀部》:"副,判也。"段玉裁注:"凡分而合者,皆謂之副。"是副有副合之義。

〔3〕故可爲解 《太素》注:"人法天地,故可爲解。人應天地,故請言之。"

〔4〕漸洳 猶浸濕也。《漢書・東方朔傳》:"塗者,漸洳徑也。"師古曰:"漸洳,浸濕也。"《太素》注:"漸洳,潤濕之氣也。見葦蒲之茂悴,知漸洳之多少。"

〔5〕蒲葦 《太素》此二字互倒。

〔6〕此所以知氣形之多少也 《太素》注:"觀人形之强弱,識血氣之盛衰。"

〔7〕雨 《太素》無。《靈樞》同本經。

〔8〕根莖 《靈樞》、《太素》作"根荄",與本經原校同。《太素》注:"春夏,陽而暑也,草木陽氣,滋其枝葉,根莖少汁也。荄,莖也。"按莖,《説文・艸部》:"枝柱也。"段玉裁注:"依《玉篇》所引,此言艸而兼言木。今本作枝柱,考《字林》作枝主,謂衆枝之主也。"指草木之幹而言。荄,《説文・艸部》:"艸根也。"根,《説文・木部》:"木株也。"《徐鍇繫傳》:"入土曰根,在上曰株。"根莖,指草木之幹而言;根荄,指草木之根而言。故作"根荄"義勝。楊注訓荄爲莖,似非是。

〔9〕血氣減 原作"血氣盛",《靈樞》、《太素》均作"血氣減"。按作"血氣減"是,此言汗大泄,當血氣減,與下文"汗不泄,血氣强"對應,故據改。

〔10〕汗 《靈樞》作"汁",《太素》同本經。按作"汗"是,與下文"汗不泄"相對。

〔11〕皮 《靈樞》同,《太素》作"肉",義勝。

〔12〕淖澤 濕潤也。《素問・經絡論》:"熱多則淖澤。"王冰注:"淖,濕也。澤,潤液也。謂微濕濕潤也。"

〔13〕緻 此下明抄本有"音致"二小字音注。

〔14〕泄 《靈樞》、《太素》作"出"。

〔15〕皮 《靈樞》、《太素》作“肉”，義勝。

〔16〕善行水者，不能往冰 《太素》注：“水之性流，故謂之往，言水可往而冰不可流。”

〔17〕穿 原作“窮”，《靈樞》、《太素》均作“穿”。按“窮”，《説文·穴部》：“極也。”是窮有“極盡”之義。“穿”，《説文·穴部》：“通也。”穿有“開通”義。此言天寒地凍，人難以將凍地鑿開，故以作“穿”爲是，據改，下同。

〔18〕四逆 《靈樞》、《太素》均作“四厥”，義同。

〔19〕血 《靈樞》同，《太素》作“而”。

〔20〕凝 《靈樞》同，《太素》作“淒”。

〔21〕搏 原作“搏”，《靈樞》、《太素》同。明抄本作“揣”，下有“音搏”二小字音注。按揣、搏古通。如《史記·屈原賈生列傳》：“何足控搏。”司馬貞索隱：“又本作控揣。”搏，結聚。《管子·内業》：“搏氣如神，萬物備存。”房玄齡注：“搏，謂結聚也。”搏，《廣雅·釋詁》：“擊也。”此言因天寒而血脉凝結堅搏，當以作搏爲是，搏爲搏形近而譌，故據改。

〔22〕不 《靈樞》、《太素》均作“未”。

〔23〕釋 此下《靈樞》、《太素》均有“凍解”二字，律以下文句例，此下似脱“而後水可行”五字。

〔24〕穿地者，必待凍解而後地可穿 《靈樞》、《太素》均作“而水可行，地可穿也”。

〔25〕火以 《靈樞》、《太素》均無此二字。

〔26〕掌 《靈樞》同，《太素》作“常”。常與尚通，尚與掌通。《吕氏春秋·驕恣》：“遽召掌書曰。”《新序·刺奢》作“尚”。

〔27〕脚 此下明抄本有“音脚”二小字音注。

〔28〕以調其氣 《靈樞》、《太素》均作“以調之”。《類經》卷二十一第三十五注：“凡掌、腋、肘、脚、項、脊之間，皆谿谷大節之交會，故當熨之溫之。”

〔29〕大道 《靈樞》、《太素》均作“火氣”。按“大道”是指經脉而言，當以本經爲是。

〔30〕後 此上《靈樞》、《太素》均有“然”字。

〔31〕脉淖澤者 《類經》卷二十一第三十五注：“脉淖澤者，衛氣浮也。”

〔32〕堅緊者　《類經》卷二十一第三十五注:"堅緊者,邪氣實也。"

〔33〕決　《靈樞》、《太素》均作"散"。決,分泄也。《漢書·溝洫志》:"治水有決河深川。"師古曰:"決,分泄也。"是作"決"義勝。

〔34〕所謂　《靈樞》作"所謂以",《太素》作"所以"。

用鍼之類[1],在於調氣[2],氣積於胃,以通營衛,各行其道[3]。宗氣留積在海[4],其下者注於氣街[5],上行者注於息道[6]。故厥在[7]足,宗氣不下[8],脉中之血,凝而留止[9],弗之火調,鍼弗能取[10]。用鍼者,必先察其經絡之虛實,切而[11]循之,按而彈之,視其應[12]動者,乃後取[13]而下之。六經調者,謂之不病[14],雖[15]病,謂之自已。一經上實下虛而不通者,此必有橫絡盛加於大經[16],令之[17]不通,視而寫之,通而決之[18],是所謂解結者也[19]。上寒下熱,先刺其項太陽,久留之[20],已刺[21]則火[22]熨項與肩胛[23],令熱下合[24]一本作冷。乃止[25],所[26]謂推而上之者也。上熱下寒,視其虛脉而陷下[27]於經絡者取之,氣下而[28]止,所[29]謂引而下之者也[30]。

〔1〕類　法也。《方言》卷七:"類,法也。"

〔2〕在於調氣　《太素》注:"氣之不調則病,故療病者在於調氣也。"

〔3〕氣積於胃,以通營衛,各行其道　《太素》注:"胃受水穀,以生於氣,故水穀之氣積於此也。衛氣起於胃之▢▢(按當是上口二字),營氣起於胃之内口,營行脉中,衛行脉外,今用鍼調於胃氣,通於營衛,使各行其道也。"

〔4〕宗氣留積在海　《靈樞》、《太素》均作"宗氣留於海"。詳"在",於義雖通,然據《靈樞》、《太素》及此下文例,當以作"於"爲勝。楊上善注:"穀入於胃,其氣清者上注於肺,濁者下流於胃,胃之氣上出於口,以爲噫氣,肺之宗氣留氣海,乃胸間動氣也。"

〔5〕其下者注於氣街　《太素》注:"動氣下者,注於氣街,生肺脉者也。"

〔6〕上行者注於息道　《靈樞》、《太素》均作"其上者走於息道"。楊上善注:"肺之清氣積於海者,走於息道,以爲呼吸也。"按一呼一吸,謂之一息,是息道者,呼吸之道路也。

〔7〕在　此下《靈樞》、《太素》均有"於"字。疑衍。

〔8〕宗氣不下　《太素》注:"胸之動氣,不循脉行下至於足。"

〔9〕凝而留止　《靈樞》同,《太素》作"淚而止"。

〔10〕鍼弗能取　《靈樞》、《太素》均作"弗能取之"。

〔11〕而　《靈樞》同。《太素》作"如"。如與而通。

〔12〕應　《靈樞》同。《太素》作"變"。應,言脉應乎而動;變,言脉之變動,兩義均通。

〔13〕取　此下《靈樞》有"之"字,疑衍。

〔14〕六經調者,謂之不病　《太素》注:"三陽三陰六經相得,不可有病。"

〔15〕雖　此下明抄本有"已"字。

〔16〕此必有橫絡盛加於大經　《太素》注:"大經隨身上下,故爲從也;胳脉傍引,故爲橫也。正經上實下虛者,必是橫胳受邪,盛加大經以爲病者。"

〔17〕之　明抄本作"人"。

〔18〕通而決之　《靈樞》、《太素》均無此四字。

〔19〕是所謂解結者也　《靈樞》作"此所謂解結也"。《太素》作"此所謂解結者也"。

〔20〕久留之　《太素》注:"久留鍼者,推別熱而使之上也。"

〔21〕刺　《太素》無。

〔22〕火　《靈樞》、《太素》均無。

〔23〕胛　原作"脾",形近而誤,據明抄本、《靈樞》、《太素》改。

〔24〕合　《靈樞》、《太素》同。《千金》卷十四第五作"冷",與本經原校同。

〔25〕令熱下合乃止　《太素》注:"熱既聚於肩項,須令和之,故熨使下也。"

〔26〕所　此上《靈樞》有"此"字。

〔27〕下　《靈樞》作"之"。《太素》同本經。

〔28〕而　《靈樞》、《太素》均作"乃"。

〔29〕所　此上《靈樞》、《太素》均有"此"字。

〔30〕引而下之者也　《太素》注:"腰以上熱,腰以下冷,視腰以下有虛脉陷於餘經及胳者,久留鍼使氣下乃止,故曰引而下之者也。"

刺熱厥者,留鍼反爲寒;刺寒厥者[1],留鍼反爲熱。刺熱厥者,二陰一陽;刺寒厥者,二陽一陰[2]。所謂二陰者,二刺陰[3];所謂[4]二[5]陽者,二刺陽[6]。

〔1〕留鍼反爲寒,刺寒厥者 此九字原脱,據《靈樞》、《太素》補。《類經》卷二十二第五十注:"《厥論》曰:陽氣衰於下,則爲寒厥;陰氣衰於下,則爲熱厥。凡刺熱厥者,久留其鍼則熱氣去,故可反爲寒。刺寒厥者,久留其鍼則寒氣去,故可反爲熱。"

〔2〕二陽一陰 原作"一陰二陽",據《靈樞》、《太素》、《千金》卷十四第五及文義改。《類經》卷二十二第五十注:"二刺陰一刺陽者,謂補其陰經二次,寫其陽經一次,則陰氣盛而陽邪退,故可以治熱厥。其二陽一陰者,亦猶是也,故可以治寒厥。"

〔3〕陰 此下《靈樞》、《太素》均有"也"字。

〔4〕所謂 《靈樞》、《太素》均無此二字。

〔5〕二 《靈樞》、《太素》均作"一"。《千金》卷十四第五同本經。據上文"刺寒厥者,二陽一陰",則以本經爲是。下"二"字同此例。

〔6〕陽 此下《靈樞》、《太素》均有"也"字。

熱厥取太陰、少陽[1];寒厥取陽明、少陰於足,留之[2]。

〔1〕熱厥取太陰、少陽 《靈樞》作"熱厥取足太陰、少陽,皆留之"。《太素》作"熱厥取足太陰、少陽"。《類經》卷二十二第五十注:"熱厥者,陽邪有餘,陰氣不足也,故當取足太陰而補之,足少陽而寫之。"

〔2〕寒厥取陽明、少陰於足,留之 《太素》同。《靈樞》作"寒厥取足陽明、少陰於足,皆留之"。《類經》卷二十二第五十注:"寒厥者,陰邪有餘,陽氣不足也,故當取足陽明而補之,足少陰而寫之。補者,補脾胃二經以實四肢;寫者,寫水火二經以泄邪氣。然必皆久留其鍼,則寫者可去,補者乃至矣。"

厥,胸滿面腫者,唇漯漯然[1],暴言難,甚則不能言,取足陽明。

〔1〕唇漯漯然 原作"肩中熱",《靈樞》作"唇漯漯然",《太素》作"唇思思然"。按足陽明胃脉挾口環唇,不循行於肩胛,故當以《靈樞》爲是,據改。漯,取聲於累,亦義存乎聲也,累有積聚之義。《文選·木華海賦》:"㵎濆淪而滀漯。"李善注:"滀漯,攢聚貌。"攢聚猶聚集,故《類經》卷

二十二第五十注："脣漯漯，腫起貌。"此言脣腫若積聚貌。

厥氣走喉而不能[1]言，手足微滿[2]清，大便不利，取足少陰[3]。

〔1〕能　原脫，據《靈樞》、《太素》補。

〔2〕微滿　《靈樞》、《太素》均無此二字。

〔3〕取足少陰　《太素》注："手足清者，手少陰與足少陰通，故手足冷，取足少陰輸療主病者也。"

厥而腹膨膨[1]多寒氣，腹中㽲㽲[2]音最，《九墟》作榮[3]。便溲難，取足太陰[4]。

〔1〕膨膨　《靈樞》、《太素》均作"嚮嚮"。按嚮，聲也，嚮嚮，爲腹膨脹有聲。膨，《廣韻·庚韻》："脹貌。"膨膨，指腹部脹滿。兩義並通。

〔2〕㽲㽲　原作"㽲㽲"，《靈樞》作"㲉㲉"，《太素》作"榮榮"。按字書有"㽲"而無"㽲"字。㽲，《改併四聲篇海》引《併了部頭》："子芮切"，與原校"音最"相近，故據改。《太素》與本經原校引《九墟》作"榮"音近。㲉，水聲也。《玉篇·水部》："㲉，水聲也。"《廣韻·屋韻》作胡谷切。詳該文作㽲、作榮或榮、作㲉，皆取義於聲。本作何字，難詳，而其狀腹中聲嚮則當是。

〔3〕《九墟》作榮　今本《靈樞》作"㲉"。

〔4〕取足太陰　《太素》注："腹脹多寒，便溲不利，皆是足太陰脉所爲，故取之也。"

厥逆爲病，足暴清[1]，胸中若將裂[2]，腹腸若以刀切之[3]，膜而不食[4]，脉大小[5]皆濇[6]，暖[7]取足少陰，清取足陽明，清則補之，溫則寫之。

〔1〕清　《靈樞》同，《太素》作"清"，下同。清與清通。

〔2〕胸中若將裂　《靈樞》作"胸若將裂"，《太素》作"胸若將別"。按裂、別義近。裂，《莊子·天下》："道術將爲天下裂。"郭象注："裂，分離也。"別，《説文·冎部》："分解也。"

〔3〕腹腸若以刀切之　以，明抄本作"似"。《靈樞》作"腸若以刀切之"。《太素》作"腹若將以刃切之。"切，《廣雅·釋詁》："割也。"

〔4〕膜而不食　《靈樞》、《太素》均作"煩而不能食"。《靈樞識》："簡按：胸若將裂，腸若以刀切之，乃䐜脹之甚故也，《甲乙》爲是。"

〔5〕小 原無,據《靈樞》、《太素》補。

〔6〕灂 《靈樞》同,《太素》作"清",非是。

〔7〕暖 原作"緩",《太素》同,《靈樞》作"暖"。作"暖"是,始與下文言"温"義合,故據改。

厥逆腹滿脹[1],腸鳴,胸滿不得息,取之下胸二肋間[2],欬[3]而動應[4]手者,與背俞以指[5]按之立快。

〔1〕滿脹 《太素》同,《靈樞》作"脹滿"。

〔2〕二肋間 原作"三肋間"。明抄本作"二肋間",《靈樞》作"二脇間",《太素》作"二肋"。據明抄本改。《類經》卷二十二第五十注:"蓋即足厥陰之章門、期門。"

〔3〕欬 此下明抄本有"音凱"二小字音注。

〔4〕應 《靈樞》、《太素》均無。

〔5〕指 《太素》同,《靈樞》作"手"。

足厥喘逆,足下清至膝,湧泉主之。

太陽中風感於寒濕發痙第四(按:"痙",原作"痓",據正文改)

本篇自"熱病而痙者"至"齒噤齘",見《靈樞·熱病》、《太素·熱病説》。自"張仲景曰"至"欲作剛痙",見《金匱要略方論·痙濕暍病脉證第二》。自"風痙身反折"至"三毛上及血絡出血",見《靈樞·熱病》、《太素》卷二十風痙、癲洩。

提要:本篇主要論述了痙病的病因、辨証與治療原則;痙病不同兼證的腧穴主治。故以此名篇。

熱病[1]而痙[2]者[3],腰反[4]折,瘛瘲,齒噤齘[5]。

〔1〕病 《靈樞》、《太素》均無。

〔2〕痙 原作"痓",此下明抄本有"音翅"二小字音注。《太素》同,《靈樞》作"痙"。按痓爲痙之别字致誤,故據改。

〔3〕者 此下《靈樞》有"死"字,《太素》有"死,熱而痙者"五字。

〔4〕反 《靈樞》、《太素》均無。

〔5〕齘 原作"斷"。據《靈樞》、《太素》改。《説文·齒部》:"齘,齒相切也。"

　　張仲景曰：太陽病，其證備，其[1]身體强，几几然[2]，脉反沈遲者，此爲痙[3]。夫[4]痙脉來[5]，按之築築而弦[6]，直上下行。剛[7]痙爲病，胸滿口噤，臥不著席，脚攣急，其人必齘齒。病[8]發熱，脉沈細[9]爲痙[10]。痙家其脉伏堅，直上下。太陽病，發熱無汗，惡寒[11]，此爲[12]剛痙。太陽病，發熱汗出，不惡寒[13]，此爲[14]柔痙。太陽中濕病痙，其脉沈與筋平。太陽病，無汗，小便少[15]，氣上衝胸，口噤不能[16]語，欲作剛痙[17]。然剛痙太陽中風感於寒濕者也，其脉往來進退，以沈遲細異於傷寒熱病，其治不宜發汗，鍼灸爲嘉，治之以藥者，可服葛根湯。

　　〔1〕其　《金匱》第二、《脈經》卷八第二均無，疑衍。

　　〔2〕几几然　《傷寒明理論》第十二："几，音殊。几，引頸之貌。几，短羽鳥也。短羽之鳥，不能飛騰，動則先引其頭爾，項背强者，動亦如之。"按成注不知何據，且亦難証象，疑非是。几几然，拘緊貌，詳見卷七第一中注。

　　〔3〕痙　原作"痓"，此下明抄本有"音翅"二小字音注。據《金匱》第二原校及《金匱玉函經》第一、《脈經》卷八第二原校改。後諸"痓"字，均仿此例，逕改。

　　〔4〕夫　《脈經》卷八第二、《金匱玉函經》第二均無，《金匱》第二與本經同。

　　〔5〕來　《金匱》第二無，《脈經》卷八第二、《金匱玉函經》第二均與本經同。

　　〔6〕築築而弦　《脈經》卷八第二、《金匱玉函經》第二均與本經同。《金匱》第二作"緊如弦"。校云："一作築築而弦。"按"築"，堅實也。《釋名·釋言語》："築，堅實稱也。"蘇輿曰："《説文》：築，檮也。凡擣築務堅實，故云。""緊"，亦有堅彊義。如《管子·問》："戈戟之緊。"尹知章注："緊，謂其堅彊者。"而與如通。故兩文異而義同。

　　〔7〕剛　《脈經》卷八第二、《金匱玉函經》第二均同。《金匱》第二無。校云："一本痙字上有剛字。"據文義當有剛字。

　　〔8〕病　此上《金匱》第二、《脈經》卷八第二均有"太陽"二字。又明抄本自此以下各條均冠有"又曰"二字。

〔9〕脉沈細 《金匱》第二作"脉沈而細者"。《脈經》卷八第二作"其脉沈而細者"。

〔10〕爲痓 《金匱》第二作"名曰痓,爲難治"。

〔11〕惡寒 此上《金匱》第二有"反"字,《脈經》卷八第二、《千金翼》卷九第一、《注解傷寒論·辨痓濕暍脉証第四》、《金匱玉函經》第二均有"而反"二字,疑本經脱。

〔12〕此爲 《金匱》第二、《注解傷寒論·辨痓濕暍脉証第四》均作"名曰"。《脈經》卷八第二作"名"。《千金翼》卷九第一、《金匱玉函經》第二均作"是爲",義同。

〔13〕不惡寒 《金匱》第二、《金匱玉函經》第二、《千金翼》卷九第一均作"而不惡寒"。《脈經》卷八第二作"而不惡寒者"。《注解傷寒論·辨痓濕暍脉証第四》作"不惡寒者"。又《脈經》、《千金翼》此條下均有"一云惡寒"四小字注文。

〔14〕此爲 《金匱》第二、《注解傷寒論·辨痓濕暍脉証第四》均作"名曰"。《脈經》卷八第二作"名"。《千金翼》卷九第一、《金匱玉函經》第二均作"是爲",義同。

〔15〕小便少 《金匱》第二、《金匱玉函經》第二、《脈經》卷八第二均作"而小便反少"。

〔16〕能 《金匱》第二、《金匱玉函經》第二、《脈經》卷八第二均作"得"。

〔17〕剛痓 此下《金匱》第二、《金匱玉函經》第二、《脈經》卷八第二均有"葛根湯主之"五字。

按:本節摘録了《金匱要略方論》中有關痓病之脉証,剛痓、柔痓之鑒別,及剛痓的成因與治療等條文。在仲景書中,内容與本經有關者甚多,如瘧疾、欬嗽、婦人病、小兒病等。由於皇甫謐自序明言本經内容係取自《素問》、《鍼經》及《明堂孔穴鍼灸治要》三書,故在本經其他篇中,對仲景書的有關文字,概未摘録,獨此引仲景治痓方証,於體例不合,疑爲後人所加。

風痓[1]身反折,先取足[2]太陽及膕中[3]及血絡出血[4]。痓[5]中有寒,取三里。痓[6],取之陰蹻及三毛上,及血絡出血。

〔1〕痙　原作“痓”，《太素》同，據《靈樞》改。

〔2〕足　原脫。據《靈樞》、《太素》補。

〔3〕及膕中　《太素》注：“取其脉所生輸穴及膕中正經。”

〔4〕出血　此下明抄本有“《靈樞》云連下文者爲一條，無出血痙字”十五小字校語。今本《太素》與此校語文同。《靈樞》與本經同。

〔5〕痙　《靈樞》、《太素》均無。

〔6〕痙　《靈樞》、《太素》均作“癃”。按陰蹻脉之所生爲照海，三毛上爲大敦，詳《外臺》卷三十九此穴主治，既言癃淋，亦言痙（痓）。然《靈樞》本文，此前爲“風痙”病，則此亦當爲痙病，故作爲主治之主証，當以本經爲是。

痙取顖會、百會及天柱、鬲俞、上關、光明主之。痙，目不眴[1]，刺腦户。痙，脊强反折，瘈瘲、癲疾，頭重[2]，五處主之。痙，互引善驚，天衝[3]主之。痙，反折，心痛，形[4]氣短，尻脽清[5]，小便黄閉，長强主之。痙，脊强互引，惡風，時振慄[6]，喉痺，大氣滿，喘，胸中鬱鬱，身[7]熱，目眮眮[8]，項强[9]，寒熱，僵仆，不能久立，煩滿裏急，身不安席，大杼[10]主之。痙，筋痛急，互引[11]，肝俞主之。熱痙，脾俞[12]及腎俞主之。

〔1〕眴（shùn 舜）　動目。《漢書·項籍傳》：“梁眴項籍曰：可行矣。”顔師古注：“眴，動目也。”

〔2〕重　此下《外臺》卷三十九五處有“寒熱”二字。

〔3〕天衝　原作“太衝”，據《外臺》卷三十九天衝、《醫學綱目》卷十一痙引本經及本經取穴體例改。

〔4〕形　《外臺》卷三十九長强無，疑衍。

〔5〕尻脽（zhuí 直）清　原作“尻膞澔”，《外臺》卷三十九長强無此三字。案尻膞澔義費解，《醫心方》卷二第一作“尻脽清”，脽，《廣韻·職韻》：“肥腸。”肥腸即腓腸。《太素·經脉》楊上善注：“肛謂白脽。”督脉“繞篹後，別繞臀”，不下行於腨部，當以楊注爲是。脽、膞形近而誤。尻脽清，是謂尻至肛部清冷，與上下文義合，故據改。

〔6〕互引，惡風，時振慄　《外臺》卷三十九長强無此七字。

〔7〕身　原作“氣”，據明抄本、《外臺》卷三十九大杼改。

〔8〕目眮眮　目，原脫，據《外臺》卷三十九大杼補。眮下明抄本有

"音荒"二小字音注。

〔9〕强　此下《外臺》卷三十九長强有"急"字。

〔10〕大杼　原作"大椎",《外臺》卷三十九大杼、《醫心方》卷二第一均作"大杼",與本經取穴體例合,故據改。

〔11〕筋痛急,互引　此下明抄本有"《千金》作手字"五小字校文。今本《千金》卷三十第三作"筋急手相引",《外臺》卷三十九肝俞作"筋痛急互相引"。當以本經義勝。

〔12〕俞　此下明抄本有"音舒"二小字音注。

熱痙互引,汗不出,反折,尻臀[1]內痛,似癉[2]瘧狀,膀胱俞主之。痙,反折互引,腹脹腋攣,背中怏怏[3],引脇痛,內引心,中膂俞[4]主之。又[5]從項而[6]數脊[7]椎,俠脊膂而痛[8],按之應手者,刺之[9]三痏[10]立已。痙,互引身熱,譩譆[11]主之。痙,反目憎風[12],刺絲竹空[13]。痙,互引,唇吻强,兌端主之。痙,煩滿,齗[14]交主之。痙,口噤,互引,口乾,小便赤黃,或時不禁,承漿主之。痙[15],口噤,大迎主之。痙,不能言,翳風主之。痙,先取太谿,後取太倉之原[16]主之。

〔1〕臀　原作"臂",形近而誤,據《外臺》卷三十九膀胱俞改。

〔2〕癉　原作"痹",形近而誤,據《外臺》卷三十九膀胱俞改。

〔3〕怏怏(yàng yàng 樣樣)　《說文·心部》:"怏,不服,懟也。"怏怏,因不平或不滿而鬱鬱不樂。如《史記·絳侯周勃世家》:"此怏怏者非少主臣也。"此可引申爲背部有鬱閉不舒感。

〔4〕中膂俞　原作"中膂內肺俞",明抄本同。《外臺》卷三十九中膂內俞、《醫心方》卷二第一均作"中膂內輸"。按本條証治與肺俞無關,肺字顯屬衍文。膂,或寫作膟,抄寫又誤析爲旅肉二字,肉又訛爲內,因成中膂內俞。但本經卷三第八、《千金》卷二十九第一及卷三十第四均名中膂俞。故此處之"內肺"二字,當爲衍文,因刪。

〔5〕又　此下原有"刺陽明"三字,與上下文義不屬,據《外臺》卷三十九中膂內俞刪。

〔6〕而　《外臺》卷三十九中膂內俞作"始"。

〔7〕脊　原作"背",據《外臺》卷三十九中膂內俞改。

〔8〕俠脊膂而痛　《外臺》卷三十九中膂內俞作"俠脊如痛",義同。

〔9〕者刺之　《外臺》卷三十九中膂内俞作"灸"。又此下原有"尺澤"二字，此証主治與尺澤無涉，且《外臺》卷三十九中膂内俞亦無此二字，故删。

〔10〕三痏　此下明抄本有"音悔，又有"四小字音注。《外臺》卷三十九中膂内俞無此二字。

〔11〕噫讀　此上原有"然谷"二字，詳《外臺》卷三十九然谷穴無此主治，據删。

〔12〕風　此下《千金》卷三十第一、《醫心方》卷二第一均有"寒"字。

〔13〕刺絲竹空　此下原有"主之"二字，與本經取穴體例不合，故删。

〔14〕齗　此下明抄本有"音銀"二小字音注。

〔15〕痙　此下《外臺》卷三十九大迎有"悸"字。

〔16〕太倉之原　指足陽明胃經之原穴衝陽。

痙，脊强裏急[1]，腹中拘[2]痛，水分主之。痙，脊强，口不[3]開，多唾，大便難，石關主之。痙，脊强[4]反折，京門主之。痙，腹大堅，不得息，期門主之。痙，上氣，魚際主之。痙，互引，腕骨主之。熱病汗不出，善嘔苦。痙，身反折，口噤，善鼓頷，腰痛不可以顧，顧而有似拔者，善悲。上下取之出血，見血立已。痙，身反折，口噤，喉痺不能言，三里主之。痙，驚，互引，脚如結，腨[5]如裂，束骨主之。痙，目反白多，鼻不通利，涕黄，便血[6]，京骨主之。痙，脊强，頭眩痛[7]，脚如結，腨如裂，崑崙主之。痙，反[8]折，飛揚主之。

〔1〕急　原作"緊"，據《外臺》卷三十九水分、《醫心方》卷二第一改。

〔2〕拘　此下《外臺》卷三十九水分、《千金》卷三十第二均有"急"字。

〔3〕不　此下《外臺》卷三十九石關有"可"字。

〔4〕强　《外臺》卷三十九京門無。

〔5〕腨　此下明抄本有"音喘，又音善"五小字音注。

〔6〕便血　原作"更衣"，原校云："一本作便去血"，按行文常例，"去"字衍。《外臺》卷三十九京骨作"便血"，與原校合，故據改，並删原校。

〔7〕頭眩痛　原作"項眩通"，義難通，據《外臺》卷三十九崑崙改。

〔8〕反　原作"互"，據《外臺》卷三十九飛揚改。

按：本篇所論瘈病，原篇名及正文均作"痓"，今據有關文獻均改作"痙"。詳痓、痙二字古醫籍如《內經》、《傷寒》、《金匱》等不同傳本及傳文，混用已久，有此作痓而彼作痙，彼作痓而此作痙者，或一篇之中前後互異者，不勝枚舉。因而，關於痓、痙二字的正誤問題，歷來爲學者所關注，且所見不一。如金人成無己《注解傷寒論》第四注云："痓，當作痙，傳寫之誤也。痓者，惡也，非强也。《內經》曰：肺移熱於腎，傳爲柔痓，柔爲筋柔而無力，痙爲骨痙而不隨。（按上文見《素問·氣厥論》並王冰注。今均作"痓"。）痙者，强也。《千金》以强直爲痙。經曰：頸項强急，口噤，背反張者，痙。即是觀之，痓爲痙字明矣。"南宋郭雍《傷寒補亡論》卷十七則稱："蓋二字之誤，固多有之，在漢晉之書中，有當爲痓者，亦有當爲痙者，方知痓痙必竟二事。蓋痓者病名，如曰中風、傷寒之類也；痙者証名，如曰結胸、痞氣之類也。如此言痓濕暍三病，則痓是病名，不可作痙也。倉公當歸湯方云：主賊風口噤角弓反張（按見《千金》卷八第七）。痙者則是痓病中之一証之名，不可作痓也。"清人莫枚士《研經言·釋痓痙》則云："《玉篇》痓，充至切，惡也。痙，渠并切，風强病。二字義別。《素問》氣厥、五常政等篇，及《傷寒》舊本痙皆作痓。許叔微《百証歌》以爲名異實同，而字仍作痓，不改。成無己注《傷寒》，則直云痓字誤，亦不改。今本作痙，傳寫者之故。近代但知痙，無有能知痓者。泉案作痓爲是。古人列病，恒重乎証。痓乃痙之總號，痙乃痓之一端。"若郭、莫二公之論，言似公允，然失之於考，難以爲據。詳《素問·厥論》之"痓"，林億等已言"全元起本痓作痙，"而《傷寒論》、《金匱要略》及《脈經》中"痙"字，林億等亦指出別本有作"痓"者，有《金匱玉函經》文全作"痙"亦可証。痙字《說文·疒部》釋爲"彊急"，痓字，《說文》無，亦不見於經史別書，在南北朝時成書之《廣雅》與《玉篇》始收此字，均訓"惡也"。此似可說明，此字爲後出者，且二書之釋，亦不言爲病名或証名。又有近年出土古醫書，如馬王堆古醫書《五十二病方》中有"傷痙"一類病，條文中雖有以"頸"、"脛"二字相假之不同，然均取"巠"聲之字則同。另有"嬰兒索痙"一病，亦作"痙"，其証候與今存古醫籍所言亦同，又《武威漢代醫簡》中亦有痙(痓)字，是亦可証古以是類病爲痙不爲痓。又詳在未有印刷之前，古醫籍盡爲傳抄存世，傳抄書寫，多行別字，見於古碑字如經、涇等字之巠旁，可寫成𢀖、圣、𡉵等，甚至如唐武懷亮墓誌，竟將涇寫成泩，則巠竟成爲至，全似至字。是亦可証，痙之作痓，乃書寫別字。據上述諸証，病証之當作痙字爲是。故本篇中諸痓字，爲避免別生岐義，盡改作痙。

陰陽相移發三瘧第五

本篇自"黃帝問曰"至"衛氣應乃作"，見《素問·瘧論》、《太素·瘧解》。自"瘧先寒而後熱"至"故名曰癉瘧"，見《素問·瘧論》、《太素·三瘧》。自"瘧脉滿大急"至"《素問》刺足少陽"，見《素問·刺瘧》、《太素·刺瘧節度》。自"溫瘧汗不出"至"刺諸陰之井無出血間日一刺"，見《素問·刺瘧》、《太素·十二瘧》。

提要：本篇主要論述由陰陽上下交争，虛實更作，陰陽相移，所發之瘧疾，故以此名篇。其主要內容有：瘧疾的日作、時發及日晏、日早的病機；寒瘧、溫瘧、癉瘧的病因、病機及辨証；六經瘧、五臟瘧的証狀及刺法，各種瘧疾之腧穴主治。

黃帝問曰：夫瘧疾[1]皆生於風，其以日作，以時發者[2]，何也？岐伯對曰：瘧之始發[3]，先起於毫[4]毛，欠伸[5]乃作，寒慄鼓頷[6]，腰脊俱[7]痛，寒去則內外[8]俱[9]熱，頭痛如破，渴欲飲水[10]。

〔1〕瘧疾 《素問》作"痎瘧"，《太素》作"瘖瘧"。瘖與痎同，《左傳·昭二十年》："齊候疥遂痁。"杜預注："痁，瘧疾。"孔穎達疏："痎，二日一發瘧。今人瘧有二日一發，亦有頻日發者，俗人仍呼二日一發久不差者爲痎瘧。"陸德明釋文："痎或作瘖。"《太素》注："痎者，有云二日一發名瘧

瘧,此經但夏傷於暑至秋爲病,或云痎瘧,或但云瘧,不必日發間日以定瘧也。"是痎瘧與瘧疾義同,故馬蒔注云:"痎瘧者,瘧之總稱也。"

〔2〕其以日作,以時發者 者,明抄本無。《素問》作"其蓄作有時者",《太素》同《素問》,惟無"者"字。

〔3〕發 此下《素問》有"也"字。

〔4〕毫 《太素》作"豪"。豪與毫通。

〔5〕欠伸 《素問》、《太素》均作"伸欠",義同。《類經》卷十六第四十八注:"伸者,伸其四體,邪動於經也;欠,呵欠也,陰陽爭引而然。"

〔6〕寒慄鼓頷 寒慄,《太素》二字重,頷作"頜"。《素問》王冰注:"慄謂戰慄,鼓謂掀動。"

〔7〕俱 《太素》無。

〔8〕内外 《太素》互倒。

〔9〕俱 《素問》、《太素》均作"皆"。

〔10〕頭痛如破,渴欲飲水 《素問》作"頭痛如破,渴欲冷飲"。《太素》作"頭如破,渴欲飲"。若據楊注,似仍有"水"字。《病源》卷十一痎瘧候作"頭痛而渴欲飲"。

曰:何氣使然[1]? 曰:陰陽上下交爭[2],虛實更作,陰陽相移也。陽并於陰,則陰實而陽明虛[3];陽明虛則寒慄鼓頷也,太陽[4]虛則腰背[5]頭項痛,三陽俱虛則[6]陰氣勝,一作二陰。陰氣勝則骨寒而痛[7],寒生於内,故中外皆寒。陽勝則外熱,陰虛則内熱,内外[8]皆熱,則喘渴[9],故欲冷飲[10]。此皆[11]得之夏傷於暑,熱氣盛,藏[12]於皮膚之内,腸胃之外,此營[13]氣之所舍也[14],令人汗出空疏[15],腠理開,因得秋氣,汗出遇風,得浴[16],水氣舍於皮膚之内,與衛氣并居,衛氣者,晝行於陽[17],夜行於陰[18],此氣得陽而外[19]出,得陰而内[20]薄,内外相薄[21],是以日作[22]。

〔1〕然 此下《素問》、《太素》均有"願聞其道"四字。

〔2〕陰陽上下交爭 《素問》王冰注:"陽氣者下行極而上,陰氣者上行極而下,故曰陰陽上下交爭也。"

〔3〕陽并於陰,則陰實而陽明虛 原作"陽并於陰,則陽實而陰虛",明抄本、《太素》均作"陽并於陰,則陰實而陽明虛",《素問》同《太素》,惟

"陽明虛"作"陽虛"。按作"陰實而陽明虛"是,始與下文"陽明虛"對應,故據改。

〔4〕太陽　《素問》、《太素》均作"巨陽",義同。

〔5〕背　《素問》同,《太素》作"脊"。

〔6〕則　《太素》無,《素問》與本經同。

〔7〕陰氣勝則骨寒而痛　《類經》卷十六第四十八注:"陰盛則陽氣不行,血脉凝滯,故骨寒而痛。《終始篇》曰:病痛者陰也。"

〔8〕内外　《素問》、《太素》均互倒。

〔9〕喘渴　《素問》、《太素》、《病源》卷十一痎瘧候均作"喘而渴"。

〔10〕故欲冷飲　此下《素問》有"也"字。《太素》、《病源》卷十一痎瘧候均作"欲飲"二字,連上句讀。

〔11〕皆　《素問》與本經同。《太素》、《病源》卷十一痎瘧候無。

〔12〕藏　此下明抄本有"之"字,疑衍。

〔13〕營　《太素》同,《素問》作"榮",營、榮互通。

〔14〕此營氣之所舍也　《素問》王冰注:"腸胃之外,榮氣所主,故云榮氣所舍也。舍,猶居也。"《太素》注:"皮膚之内,腸胃之外,脉中營氣,是邪之舍也。"楊注似是。

〔15〕令人汗出空疏　《素問》作"此令人汗空疏",新校正云:"全元起本作汗出空疏。《甲乙》、《太素》并同。"今本《太素》與本經同,惟"令"前有"此"字。《病源》卷十一瘧病候作"此令汗出空疏"。當以本經爲是。

〔16〕得浴　《素問》作"及得之以浴",《太素》與《素問》同,惟"及"作"乃"。《病源》卷十一瘧病候作"乃得之及以浴"。據上下文義,似《素問》義勝。

〔17〕晝行於陽　明抄本、《素問》均作"晝日行於陽"。《太素》、《病源》卷十一瘧病候均作"晝日行陽"。

〔18〕夜行於陰　《素問》同。《太素》、《病源》卷十一瘧病候均無此四字,當以本經爲是。

〔19〕外　《太素》無。

〔20〕内　原作"外",明抄本、《素問》、《太素》均作"内",與上下文義合,故據改。

〔21〕内外相薄　《素問》同,《太素》、《病源》卷十一瘧病候均無此四字。

〔22〕是以日作　《太素》注:"邪舍營氣之中,令人汗出,開其腠理,因得秋氣,復藏皮膚之內,與衛氣居。衛晝行於陽,夜行於陰,邪氣與衛俱行,以日日而作也。"

曰:其間日[1]而作者,何也? 曰:其氣之舍深[2],內薄於陰,陽氣獨發,陰邪內著,陰與陽爭不得出,是以間日而作[3]。

〔1〕間日　《素問》王冰注:"間日,謂隔日。"

〔2〕深　《素問》同,《太素》作"寫"。

〔3〕是以間日而作　《太素》注:"其邪氣因衛入內,內薄於陰,共陽交爭,不得日日與衛外出之陽,故間日而作也。"

曰:其作日晏,與其日早[1],何氣使然? 曰:邪氣客於風府,循脊[2]而下,衛氣一日一夜大[3]會於風府,其明日日[4]下一節[5],故其作也晏[6]。此先[7]客於脊背[8],每至於風府[9]則腠理開,腠理開則邪氣入,邪氣入則病作[10],以此[11]日作稍益晏也。其出於風府[12],日下一節[13],二十一日[14],下至骶骨[15],二十二日[16],入於脊內,注於太衝之脉[17]。《素問》二十一作二十五,二十二作二十六,太衝作伏膂。其氣上行[18]九日,出於缺盆之中[19],其氣日高,故作日益早[20]。其間日發者[21],由邪氣[22]內薄於[23]五藏,橫連募原[24],其道遠,其[25]氣深,其行遲,不能與衛[26]氣俱行,不能偕出[27],故間日乃作[28]。

〔1〕早　此下《素問》有"者"字。《太素》作"蚤",蚤與早通。《漢書‧文帝紀》:"有司請蚤建太子。"顏師古注:"蚤,古以爲早晚字也。"

〔2〕脊　《素問》同,《太素》作"胆"。按脊古作吕,《說文‧吕部》:"吕,脊骨也。膂,篆文吕。"

〔3〕大　此上《病源》卷十一瘧病候有"常"字。

〔4〕日　《病源》卷十一瘧病候無。

〔5〕節　《素問》王冰注:"節,謂脊骨之節。"

〔6〕故其作也晏　《類經》卷四十六第四十八注:"若邪氣客於風府,必循脊而下,其氣漸深則日下一節,自陽就陰,其會漸遲,故其作漸晏也。"晏,晚也。《論語‧子路》:"何晏也。"邢昺疏:"晏,晚也。"

〔7〕先　原作"皆",據《素問》、《太素》改。

〔8〕背　此下《素問》、《太素》均有"也"字。

〔9〕也晏，此先客於脊背，每至於風府 《病源》卷十一瘧病候無此十三字。

〔10〕腠理開則邪氣入，邪氣入則病作 《太素》作"開則邪入，邪入則病作"。

〔11〕以此 《太素》互倒，《病源》卷十一瘧病候作"此所以"。

〔12〕其出於風府 《病源》卷十一瘧病候作"衛氣之行風府"。

〔13〕節 《素問》同，《太素》作"椎"。

〔14〕二十一日 《太素》同，《素問》作"二十五日"。

〔15〕骶骨 《病源》卷十一瘧病候作"尾骶"。義同。

〔16〕二十二日 《太素》同，《素問》作"二十六日"。新校正云："按全元起本二十五日作二十一日，二十六日作二十二日，《甲乙經》、《太素》并同。《素問經註節解》注："脊骨本二十一節，日下一節，止應二十二日，下至骶骨止應二十三日，而王本各多三日者，蓋連項骨三節而言也。全元起及《甲乙》、《太素》并作二十一、二十二日，是止照脊骨本數而言，其實初非有異也。"以脊骨二十一節計，當以本經爲是。

〔17〕注於太衝之脉 《素問》作"注於伏膂之脉"，《靈樞·歲露論》作"注於伏衝之脉"，《太素》作"注胆之脉"，《病源》卷十一瘧病候作"注於伏衝"。按伏衝、太衝在古醫籍中常互用，如《素問·上古天真論》："太衝脉盛。"新校正云："按全元起注本及《太素》、《甲乙經》俱作伏衝。"但今本本經卷六第二仍作太衝、注云："一作伏衝。"伏膂之脉，《素問吳註》注："伏膂之脉，伏行夾脊膂間之脉，蓋衝脉之上行者也。"故此之"太衝之脉"、"伏膂之脉"、"伏衝之脉"、"注胆之脉"，文雖異所指則同，均言衝脉之循脊裏上行之脉。

〔18〕其氣上行 《病源》卷十一瘧病候作"伏衝脉其行"。

〔19〕出於缺盆之中 《素問識》："簡按缺盆，非陽明胃經之缺盆。《骨度篇》云：結喉以下，至缺盆中，長四寸，缺盆以下，至䯏骬，長九寸。《骨空論》云：治其喉中央，在缺盆中者。《本輸篇》云：缺盆之中任脉也，名曰天突。俱非胃經之缺盆，乃指任脉天突穴而言耳。"

〔20〕故作日益早 此下《素問》有"也"字。作，《太素》無。《病源》卷十一瘧病候作"故其病稍早發"。

〔21〕其間日發者 《素問》同，《太素》無此五字。《素問直解》將此以下四十二字移前"其間日而作者何也"句下，置"其氣之舍深"之上。

《素問識》:"簡按此一節,乃前節答語,其爲錯簡明矣。"可參。

〔22〕由邪氣 《素問》同,《太素》作"其"。

〔23〕於 《病源》卷十一瘧病候無。

〔24〕募原 《素問》、《太素》均同。《素問》新校正云:"按全元起本募作膜,《太素》、巢元方并同,《舉痛論》亦作膜原。"按募原亦稱膜原,如《素問·瘧論》稱募原,《舉痛論》則謂之膜原。募與膜通。《說文通訓定聲·豫部》:"募,叚借爲膜。"可証。《素問識》云:"蓋膜本取義於帷幕之幕,膜間薄皮,遮蓋濁氣者,猶幕之在上,故謂之幕,因從肉作膜。"《素問》王冰注:"募原,謂鬲募之原系。"

〔25〕遠,其 明抄本作"其遠",非是。

〔26〕衛 原作"營",據明抄本、《素問》、《太素》改。

〔27〕不能偕出 《素問》作"不得皆出",《太素》作"偕出",《病源》卷十一瘧病候作"不能日作"。

〔28〕故間日乃作 《病源》卷十一瘧病候作"故間日蓄積乃作"。《外臺》卷五療瘧方同。《太素》注:"其邪氣內著五藏之中,橫連五藏募原之輸,不能與衛氣日夜俱行陰陽,隔日一至,故間日作也。"

按:以上兩節說明瘧疾的間日而作和日早日晏的道理。據經文所述,間日發作是由於邪氣舍深內迫五藏募原,不能和衛氣每日相會,故隔日發作;日早日晏是由於邪氣循脊骨和太衝脉移行時有向下向上的不同,故其發作時間有日早日晏之別。臨床証明,瘧疾病人,在脊椎間確有一定的壓痛點,在其處施鍼治療,也有一定的療效。至於經文中"日下一節"之說,尚待作進一步探討。

曰:衛氣[1]每至於風府,腠理乃發,發則邪[2]入,入則病作[3]。今衛氣日下一節,其氣之發,不當[4]風府,其日作[5]奈何?曰[6]:《素問》此[7]下有八十八字,《甲乙經》無本,故[8]不抄入。風無常府[9],衛氣之所發[10],必開其腠理,邪氣之所合[11],則其病作[12]。《素問》作則其府也。曰:風之與瘧[13],相似同類[14],而風獨[15]常在,瘧得有時休者[16]何也?曰:風氣常留其處,故常在[17],瘧氣隨經絡次以內傳[18],《素問》作沈而內薄。故衛氣應乃作[19]。

〔1〕衛氣　此上《素問》、《太素》均有"夫子言"三字。

〔2〕邪　此下《素問》有"氣"字。

〔3〕腠理乃發,發則邪入,入則病作　《素問》、《太素》同,《靈樞·歲露篇》作"腠理乃發,發則邪入焉",《病源》卷十一瘧病候作"腠理而開,開則邪入焉"。

〔4〕當　值也,逢也。《說文·田部》:"當,田相值也。"

〔5〕作　此下《素問》有"者"字。

〔6〕曰　此下《素問》有"此邪氣客於頭項循膂而下者也,故虛實不同,邪中異所,則不得當其風府也,故邪中於頭項者,氣至頭項而病,中於背者,氣至背而病,中於腰脊者,氣至腰脊而病,中於手足者,氣至手足而病,衛氣之所在,與邪氣相合,則病作,故"八十八字。新校正云:"按全元起本及《甲乙經》、《太素》,自此邪氣客於頭項至下則病作故,八十八字並無。"疑此八十八字爲古注文誤混爲正文。

〔7〕此　此上明抄本有"於"字。

〔8〕故　明抄本作"今"。

〔9〕風無常府　《靈樞·歲露論》、《病源》卷十一瘧病候均作"風府無常"。《太素》注:"無常府者,言衛氣發於腠理,邪氣舍之,即高(按高,疑爲當之誤)同風府,不必常以項髮際上以爲府也。"

〔10〕發　《靈樞·歲露論》、《病源》卷十一瘧病候均作"應"。此下《太素》有"也"字。

〔11〕邪氣之所合　《素問》同。《太素》、《病源》卷十一瘧病候均作"氣之所舍"。《靈樞·歲露論》作"氣之所舍節",節字疑衍。據文義作舍似是,舍有居止義,如《素問》:"舍於何藏。"王冰注:"舍,居止也。"

〔12〕則其病作　《素問》、《靈樞·歲露論》均作"則其府也"。《太素》作"即其府高已"。按此系上文"不當風府"之答語,作"則其府也"義勝。

〔13〕風之與瘧　《素問》、《太素》均作"夫風之與瘧也"。

〔14〕相似同類　似,明抄本、《靈樞·歲露論》均作"與"。似與以通,如《漢書·高帝紀》:"鄉者夫人兒子,皆以君。"顏師古注:"以,或作似。"以與與通,《詩經·召南·江有汜》:"江有汜,子之歸,不我以。"鄭玄箋:"以猶與也。"《素問》王冰注:"風瘧皆有盛衰,故云相似同類。"

〔15〕獨　《靈樞·歲露論》無。

〔16〕瘧得有時休者　《素問》作"瘧得有時而休者",《太素》作"而瘧得有休者",《靈樞·歲露論》、《病源》卷十一瘧病候均作"而瘧特以時休"。

〔17〕風氣常留其處,故常在　氣下《素問》無"常"字。《太素》作"經留其處"。《靈樞·歲露論》作"風氣留其處"。《素問》王冰注:"留,謂留止。"

〔18〕瘧氣隨經絡次以內傳　《素問》、《病源》卷十一瘧病候均作"瘧氣隨經絡沈以內薄",《靈樞·歲露論》同《素問》,惟"薄"作"搏"。《太素》作"衛氣相順,經胳沈以內薄"。《素問》新校正云:"按《甲乙經》作次以內傳。"據前文"邪氣客於風府,循脊而下"及"其出於風府日下一節"言之,則"次以內傳"、"沈以內薄",兩義均通。

〔19〕故衛氣應乃作　《素問》同,《太素》作"故衛留乃作"。

曰:瘧先寒而後熱者[1],何也?曰:夏傷於大[2]暑[3],汗大出,腠理開發,因遇[4]夏氣[5]悽滄[6]小寒迫之[7],藏於腠理及[8]皮膚之中,秋傷於風,則病成矣[9]。夫寒者,陰氣也,風者,陽氣也,先傷於寒而後傷於風,故先寒而後熱[10],病以時作,名曰寒瘧也[11]。曰:先熱而後寒者[12],何也?曰:此先傷於風,後[13]傷於寒,故先熱而後寒[14],亦以時作,名曰溫瘧也[15]。其但熱而不寒者[16],陰氣先絕[17],陽氣獨發,則熱而[18]少氣煩冤[19],手足熱而欲嘔者[20],名曰癉瘧[21]。

〔1〕瘧先寒而後熱者　《素問》同,《太素》無"而"、"者"兩字。

〔2〕大　《病源》卷十一溫瘧候無,疑衍。

〔3〕暑　明抄本作"者",誤。此下《素問》有"者"字。

〔4〕遇　此下原有"風"字,據《素問》、《太素》、《病源》卷十二溫瘧候删。

〔5〕氣　《太素》無。

〔6〕悽滄　《素問》、《太素》、《病源》卷十一溫瘧候均作"淒滄"。悽與淒通。《素問·五常政大論》:"淒滄數至。"王冰注:"淒滄,大涼也。"

〔7〕小寒迫之　原作"水寒迫之",明抄本作"小寒迫之",《素問》、《病源》卷十一溫瘧候均作"水寒",無"迫之"二字,《太素》作"小寒,寒迫

之"。《素問》新校正云:"按《甲乙經》、《太素》水寒作小寒迫之。"《香草續校書·內經素問二》:"邕按,此水字爲小字之誤,無疑,不特林校正引《甲乙經》、《太素》作小寒迫之,可證。迫之二字或不必依補。而水寒之作小寒,則如《氣交變大論》王注云:淒滄,薄寒也。薄寒即小寒。以薄寒釋淒滄,正本此淒滄之小寒立說。又,《五常政大論》注云,淒滄,大涼也。大涼亦即小寒之義,蓋在寒猶爲小,在涼已爲大矣。然則王本於此亦作小寒而不作水寒,可據訂正。"今據改"水寒"爲"小寒"。

〔8〕及 明抄本、《素問》、《太素》、《病源》卷十一溫瘧候均無,疑衍。

〔9〕則病成矣 《素問》同,《太素》作"病盛矣"。

〔10〕故先寒而後熱 此下《素問》有"也"字。《太素》注:"夏遇小寒,藏於腠理皮膚之中,至秋復傷於風,先遇於寒,故先寒也,後傷於風,故後熱,此爲寒瘧也。"

〔11〕病以時作,名曰寒瘧也 也,《素問》無。《太素》無此九字。

〔12〕者 《太素》無。

〔13〕後 此上《素問》、《太素》、《病源》卷十一溫瘧候均有"而"字,據前文例,似當有"而"字。

〔14〕寒 此下《素問》有"也"字。

〔15〕也 《素問》、《太素》均無。

〔16〕者 《太素》無。

〔17〕陰氣先絕 《素問》同。先,《太素》無。《素問經註節解》注:"先絕,非謂陰氣敗絕也,言火邪熾盛,純陽獨盛,若無陰然,如陽明之瘧,宜用白虎之類是也。"

〔18〕熱而 《金匱》第四同。《素問》、《太素》均無此二字。據文義本經爲是。

〔19〕煩冤 《素問》同,《太素》作"痹悗",《病源》卷十一痹瘧候作"煩悗"。冤與悗通,《說文·兔部》段玉裁注:"古亦假宛爲冤。"《說文通訓定聲·乾部》:"按宛下或體宛,疑當爲此字之重文,即今悗惜字。"煩冤,煩懣也。《楚辭·哀時命》:"心煩冤之惶惶。"王逸注:"獨馳心煩懣。"悗亦有煩懣義,如《靈樞·五亂》:"清濁相干,亂於胸中,是謂大悗。"

〔20〕者 《素問》、《太素》均無。

〔21〕癉瘧 《素問》王冰注:"癉,熱也,極熱爲之也。"

曰:夫[1]經言有餘者寫之,不足者補之。今熱爲有餘,寒爲不足。夫瘧之寒[2]，湯火不能溫[3]，及其熱[4]，冰水不能[5]寒[6]。此皆有餘不足之類[7]。當此之時[8]，良工不能止[9]，必須[10]其[11]自衰乃刺之，何也[12]？曰：經言無刺熇熇[13]之熱[14]，無刺渾渾[15]之脉，無刺漉漉[16]之汗，爲其病逆[17]，未可治也[18]。夫瘧之始發也，陽氣[19]并於陰，當是之時，陽虛[20]陰盛而[21]外無氣，故先寒慄[22]也[23]。陰氣逆極，則復出之陽，陽與陰[24]并於外，則陰虛而陽實，故先熱而渴[25]。夫瘧[26]并於陽，則[27]陽勝，并於陰，則陰勝。陰勝者[28]則寒，陽勝者[29]則熱。瘧者，風寒之暴氣不常，病極則復至[30]。病之發也，如火之[31]熱，如[32]風雨不可當也。故經言[33]曰：方其盛[34]必毀[35]，因其衰也，事必大昌[36]。此之謂也。夫瘧之未發也，陰未并陽，陽未并陰，因而調之，真氣乃[37]安，邪氣乃亡[38]。故工不能治[39]已發，爲其氣逆也[40]。

〔1〕夫　原脫，據明抄本、《素問》、《太素》補。

〔2〕夫瘧之寒　《素問》作"夫瘧者之寒"，《太素》作"夫瘧之寒也"。

〔3〕溫　此下《素問》、《太素》均有"也"字。

〔4〕熱　此下《素問》、《太素》均有"也"字。

〔5〕能　明抄本無，疑脫。

〔6〕寒　此下《素問》、《太素》均有"也"字。

〔7〕類　此下《太素》有"也"字。

〔8〕當此之時　《素問》同，《太素》作"當是時"。

〔9〕止　此下《太素》有"也"字。

〔10〕須　原作"待"，據明抄本、《素問》、《太素》改。按須與待義通，如《儀禮·上喪禮》："擯者出告須以賓入。"鄭玄注："須亦待也。"

〔11〕其　此下《太素》有"時"字。

〔12〕何也　《素問》、《太素》均作"其故何也"。

〔13〕熇熇　此下明抄本有"音斛"二小字音注。熇熇，熱熾狀。

〔14〕熱　《素問》同，《太素》作"氣"。新校正云："按全元起本及《太素》作氣。"作熱是。

〔15〕渾渾　此下明抄本有"音混"二小字音注。渾渾，大也。

〔16〕漉瘱 漉漉,言大汗出。

〔17〕爲其病逆 此上《素問》有"故"字。《太素》作"故其爲病逆"。

〔18〕未可治也 《素問》同。治,明抄本作"知",疑誤。《太素》作"不可治"。楊上善注:"此言病發盛時,不可取也。"

〔19〕陽氣 明抄本作"氣陽",疑誤倒。

〔20〕虛 此下《素問》、《太素》均有"而"字。

〔21〕而 《素問》、《太素》均無。

〔22〕慄 明抄本作"慓",誤。

〔23〕也 《太素》無。

〔24〕陰 此下《素問》、《太素》均有"復"字。

〔25〕故先熱而渴 《素問》同,先,《太素》無。《素問》王冰注:"陰盛則胃寒,故先寒戰慄;陽盛則胃熱,故先熱欲飲也。"

〔26〕瘧 此下《素問》、《太素》均有"氣者"二字,於義爲勝。

〔27〕則 《素問》同,《太素》作"而"。

〔28〕者 《素問》、《太素》均無。

〔29〕者 《素問》、《太素》均無。

〔30〕瘧者,風寒之暴氣不常,病極則復至 原作"熱瘧者,風寒氣不常也,病極則復至"。《素問》作"瘧者,風寒之氣不常也,病極則復",王冰注:"復,謂復舊也。言其氣發至極,還復如舊。""至"字連下讀。《太素》作"瘧,風寒氣也,不常,病極則復至"。《素問》新校正云:"按《甲乙經》作瘧者,風寒之暴氣不常,病極則復至。全元起本及《太素》作瘧,風寒氣也,不常,病極則復至。至字連上句,與王氏之意異。"今據改。

〔31〕之 《太素》無。

〔32〕如 《太素》無。

〔33〕言 原脱,據明抄本、《素問》、《太素》補。

〔34〕盛 此下《素問》、《太素》均有"時"字。

〔35〕必毀 《素問》同,新校正云:"按《太素》云:勿敢必毀。"與今本《太素》合。《靈樞·逆順》及本經卷五第一上亦與《太素》文同。

〔36〕方其盛時必毀,因其衰也,事必大昌 《素問》王冰注:"方,正也。正盛寫之,或傷真氣,故必毀。病氣衰已,補其經氣,則邪氣乃退,正氣安平,故必大昌也。"

〔37〕乃 《素問》、《太素》均作"得"。並通。

〔38〕亡 《素問》同，《太素》作"已"。

〔39〕治 此下《素問》、《太素》均有"其"字。

〔40〕爲其氣逆也 《素問》王冰注："真氣浸息，邪氣大行，真不勝邪，是爲逆也。"

瘧之且[1]發也[2]，陰陽之且移也，必從四末始[3]陽已[4]。傷，陰從之，故氣未并[5]，先其時堅束其處[6]，令邪氣不得入，陰氣不得出，審候[7]見之，在孫絡者[8]，盛堅而血者，皆取之，此其往而未得并者也[9]。

〔1〕且 將也。《戰國策·秦策》："城且拔矣。"姚宏注："且，將也。"

〔2〕也 《太素》無。

〔3〕必從四末始 《太素》注："夫瘧之作也，必內陰外陽，相入相并相移乃作。四支爲陽，藏府爲陰。瘧之將作，陽從四支而入，陰從藏府而出，二氣交爭，陰勝爲寒，陽盛爲熱。"《素問發微》注："方瘧之將發，陰陽將移，必從四末而移。四末者，手足之指也。四末爲十二經井榮俞經合之所行，故陰陽相移，必從此始。"

〔4〕已 《素問》同，《太素》作"以"。已與以通。

〔5〕氣未并 《素問》、《太素》均無此三字。《千金》卷十第七有此三字，據文義本經似是。

〔6〕先其時堅束其處 《太素》注："療之二氣未并之前，以繩堅束四支病所來處，使二氣不得相通，必邪見孫胳，皆刺去血，此爲要道也。"《千金》卷十第六："故氣未并，先其時一食頃，用細左索緊束其手足十指，令邪氣不得入，陰氣不得出，過時乃解。"

〔7〕審候 《素問》同，《太素》作"後"字。

〔8〕者 《素問》、《太素》均無。疑本經衍。

〔9〕此其往而未得并者也 其，《素問》作"真"。《太素》作"此直往而取，未得并者也"。《素問》新校正云："按《甲乙經》真往作其往，《太素》作直往。"《素問紹識》："《太素》真作直，而下有取字，是。琦曰，所謂迎而奪之。"

曰：瘧[1]不發，其應何也[2]？曰：瘧[3]者，必更盛更虛，隨氣之所在[4]，病在陽，則熱而[5]脉躁；在陰，則寒而[6]脉靜[7]；極則陰陽俱衰，衛氣相離，故病得休[8]；衛氣集，則復病[9]。

曰：時有間二日或至數[10]日發，或[11]渴或不渴，其故何也？曰：其間日[12]，邪氣與衛氣客於六府[13]而時[14]相失，不相得[15]，故休數日乃發[16]也[17]。陰陽更盛[18]，或甚或不甚，故[19]或渴或不渴。

〔1〕瘧 《素問》同，《太素》作"病"。

〔2〕何也 《素問》、《太素》均作"何如"。

〔3〕瘧 《素問》、《太素》均作"瘧氣"。

〔4〕隨氣之所在 《素問》作"當氣之所在也"，《太素》作"隨氣所在"。

〔5〕而 《太素》無。

〔6〕而 《太素》無。

〔7〕病在陽，則熱而脉躁，在陰，則寒而脉靜 《素問》王冰注："陰靜陽躁，故脉亦隨之。"

〔8〕故病得休 故，《太素》作"則"，楊上善注："瘧氣不與衛聚，故得休止。"

〔9〕病 此下《素問》、《太素》均有"也"字。

〔10〕數 明抄本作"類"，誤。

〔11〕或 明抄本作"成"，誤。

〔12〕日 此下《素問》、《太素》均有"者"字。

〔13〕客於六府 《太素》注："瘧氣與衛氣俱行，行至六府，穀氣有時盛衰，致令二氣相失，數日乃得一集，集時即發，故至數日乃作也。"《素問集註》張志聰注："六府者，謂六府之募原也。六府之募原者，連於腸胃之脂膜也。"《素問識》："簡按，考上文，并無客於六府之說，疑是風府之訛。"據上文"內薄於五藏，橫連募原"推之，則張說似是。

〔14〕時 原在"失"字下，據《太素》并參《素問》移此。此上《素問》有"有"字。

〔15〕不相得 《素問》、《太素》均作"不能相得"。

〔16〕發 《素問》、《太素》均作"作"。

〔17〕也 《太素》無。此下《素問》、《太素》均有"瘧者"二字，於義爲勝。

〔18〕陰陽更盛 《素問》王冰注："陽勝陰甚則渴，陽勝陰不甚則不渴也。勝，謂强盛於彼之氣也。"

〔19〕故 《太素》無。

曰:夏[1]傷於暑,秋必病瘧[2],今[3]不應者,何也?曰:此應四時也[4]。其病異形者,反四時也[5]。其[6]以秋病者寒甚[7],以冬病者寒不甚[8],以春病者惡[9]風,以夏病者多汗[10]。

〔1〕夏 此上《素問》、《太素》均有"論言"二字。

〔2〕病瘧 《太素》作"瘖瘧"。《素問》同本經,新校正云:"按《生氣通天論》并《陰陽應象大論》二論俱云:夏傷於暑,秋必痎瘧。"

〔3〕今 此下《素問》、《太素》均有"瘧"字。

〔4〕也 此上《素問》、《太素》均有"者"字。

〔5〕也 明抄本無,疑脱。此上《素問》、《太素》均有"者"字。

〔6〕其 此下《太素》均有"俱"字。

〔7〕甚 明抄本作"其",疑誤。

〔8〕以冬病者寒不甚 明抄本作"以冬寒病者不甚",疑誤。

〔9〕惡 《素問》同,《太素》作"詎",楊上善注:"詎,於路反。畏詎也。"按詎爲惡的通假字,如《説文通訓定聲·豫部》:"詎,叚借爲惡。"

〔10〕其以秋病者寒甚……以夏病者多汗 《素問》王冰注:"秋氣清涼,陽氣下降,熱藏肌肉,故寒甚也。冬氣嚴冽,陽氣伏藏,不與寒爭,故寒不甚。春氣温和,陽氣外泄,肉腠開發,故惡於風。夏氣暑熱,津液充盈,外泄皮膚,故多汗也。"

曰:温[1]瘧與寒瘧者[2],皆[3]安舍?其在[4]何藏?曰:温瘧者,得之[5]冬中於風寒[6],寒氣藏於骨髓之中,至春則陽氣大發,邪氣[7]不能出[8],因遇大暑,腦髓鑠,肌肉消[9],腠理發泄,因[10]有所用力,邪氣與汗皆[11]出。此病藏在腎[12],其氣先從内出之於外[13]。如是者[14],陰虛而陽盛,陽盛則熱矣[15],衰則氣反復入[16],復[17]入則陽虛,陽虛則寒矣,故先熱而後寒,名曰温瘧。曰:癉瘧[18]何如?曰:癉瘧者[19],肺[20]素有熱,氣盛於身,厥氣逆上[21],中氣實而不外泄,因有所用力,腠理開,風寒舍於皮膚之内,分肉之間而發,發則陽氣盛,陽[22]氣盛而不衰則病矣。其氣不反之陰[23],故但熱而[24]不寒,氣[25]内藏於心而外舍[26]分肉之間,令人消爍[27]脫[28]肉,故名[29]曰癉[30]瘧。

〔1〕溫　此上明抄本、《太素》有"夫"字,《素問》有"夫病"二字。似當有"夫"字是。

〔2〕者　《素問》、《太素》均無。

〔3〕皆　《太素》作"各",此上《素問》有"而"字。

〔4〕其在　《素問》作"舍於",《太素》作"舍"字。

〔5〕之　此下原有"於"字,據《素問》、《太素》、《外臺》卷五溫瘧引本經删。

〔6〕冬中於風寒　《外臺》卷五溫瘧引本經同。《素問》作"冬中於風",《太素》作"冬中風"。

〔7〕邪氣　原作"寒氣",據《素問》、《太素》、《外臺》卷五溫瘧引本經改,與下文"邪氣與汗皆出"句合。

〔8〕不能出　《外臺》卷五溫瘧引本經同。《素問》作"不能自出",《太素》作"不得出"。

〔9〕肌肉消　《素問》同。《外臺》卷五溫瘧引本經作"肌肉消釋",《太素》作"脈肉銷澤"。消與銷通。在此指肌肉消削。消釋有消解義,如《禮記·月令》:"時雪不降,冰凍消釋。"亦通。《太素》作"澤",當是釋之誤字。

〔10〕因　原作"或",《素問》同。據《外臺》卷五溫瘧引本經、《太素》及下文"因有所用力"文例改。

〔11〕皆　《素問》同。《外臺》卷五溫瘧引本經,《太素》均作"偕"。皆與偕通。

〔12〕此病藏在腎　在,《素問》、《太素》均作"於"。《外臺》卷五溫瘧引本經作"邪氣先藏於腎"。

〔13〕外　此下《素問》、《太素》均有"也"字。

〔14〕者　《素問》同。《太素》作"則",連下讀。

〔15〕陽盛則熱矣　熱下原有"衰"字,據明抄本、《素問》删。《外台》卷五溫瘧引本經作"盛則病矣"。《太素》作"則病矣",楊上善注:"有因用力汗出,其寒氣從内與汗俱出,是則陰虛,陰虛陽乘,内盛爲熱,故先熱也。"

〔16〕衰則氣反復入　《素問》、《太素》均作"衰則氣復反入"。《外

臺》卷五温瘧引本經,文與《素問》同,惟"衰"上有"陽"字。據下文"復入"例,似本經文妥義順。《太素》注:"熱極復衰,反入於内,外陽復虚,陽虚陰乘爲寒,所以後寒。"《素問經註節解》注:"衰者,盛極而變也,與前病極逆極同意。"

〔17〕復 《素問》、《太素》均無。《外臺》卷五温瘧引本經在下句"則"字下。

〔18〕瘧 此下《太素》有"者"字。

〔19〕瘅瘧者 原脱,據《外臺》卷五温瘧引本經及《素問》、《太素》補。

〔20〕肺 此下《太素》有"之"字。

〔21〕厥氣逆上 《外臺》卷五温瘧引本經文同。《素問》作"厥逆上衝"。《太素》作"厥逆上"。

〔22〕陽 《太素》無。

〔23〕不反之陰 《外臺》卷五温瘧引本經、《素問》均作"不及於陰",新校正云:"按全元起本及《太素》作不反之陰,巢元方作不及之陰。"與今本《太素》、《病源》合。據前文"衰則氣反復入,復入則陽虚,陽虚則寒矣"之義,當以本經義勝。

〔24〕而 《外臺》卷五温瘧引本經、《太素》均無。

〔25〕氣 《素問》、《外臺》卷五温瘧引本經均作"熱氣",《太素》、《病源》卷十一瘅瘧候均作"寒氣",《金匱》第四作"邪氣"。據上文例作邪氣義長。

〔26〕舍 此下《素問》有"於"字。

〔27〕消爍 《外臺》卷五温瘧引本經、《太素》均作"銷鑠"。消爍與銷鑠義同。在此指肌肉消瘦。

〔28〕脱 《病源》卷十一瘅瘧候作"肌"。

〔29〕名 《素問》、《太素》均作"命"。名與命通。

〔30〕瘅 此下明抄本有"音丹,又音胆"五小字音注。

瘧[1]脉滿大急,刺背俞,用中針,傍五胠俞[2]各一,適[3]肥瘦出血[4]。瘧脉小[5]實急,灸脛少陰,刺指井[6]。瘧脉緩大虚,便宜用藥[7],不宜用鍼[8]。凡治瘧[9],先發如食頃,乃[10]可以治,過之則失時[11]。

〔1〕瘧 此下《太素》有"者"字。

〔2〕傍五胠俞　胠下明抄本有“音祛”二小字音注。此文諸説不一，如《素問發微》注：“譩譆去中行開三寸，自附分、魄户、膏肓、神堂數至譩譆爲第五，故曰五胠俞。”《素問吳註》注：“謂魄户、神堂、譩譆、鬲關、魄門也。”《類經》卷十六第五十注：“胠者，脇也，一曰旁開也。《水熱穴論》曰：五藏俞傍五，以寫五藏之熱。即此謂也。蓋此五者，乃五藏俞傍之穴，以其傍開近脇，故曰傍五胠俞，即魄户、神堂、魂門、意舍、志室也，皆足太陽經穴。”按胠，《廣雅·釋親》：“胠，脇也。”傍五胠俞，是指近脇五藏俞傍之穴，故《類經》之説似是。《素問考註》：“蓋刺背俞，用中鍼，適肥瘦出其血，是爲本文傍五胠俞各一者，背俞之注脚也，古文往往有此例，自相爲經傳也。”

〔3〕適　原作“遍”，明抄本同。《素問》、《太素》均作“適”。此言應據病者形體肥瘦確定刺之深淺及出血多少，故作適爲是，據改。

〔4〕出血　《素問》作“出其血也”，《太素》作“出其血”。

〔5〕小　此下《太素》有“而”字。

〔6〕灸脛少陰，刺指井　《素問》王冰注：“灸脛少陰，是謂復溜……刺指井，謂刺至陰。”按：此條下《素問》有“瘧脉滿大急刺背俞用五胠俞背俞各一適行至於血也”二十二字。《太素》同，惟“五胠俞背俞各一”作“用第五鍼胠俞各一”。《素問》新校正云：“詳此條從瘧脉滿大至此注終，文注共五十五字(實爲五十七字)，當從删削，經文與次前經文重復，王氏隨而注之，別無義例，不若士安之精審不復出也。”按新校正説是。

〔7〕便宜用藥　原作“便用藥”，《素問》作“便宜用藥”，《太素》作“便用藥所宜”。詳下句言“不宜用鍼”，則此當作“便宜用藥”，據《素問》補“宜”字。

〔8〕不宜用鍼　《類經》卷十六第五十注：“鍼有寫而無補，故脉虚者不宜用鍼。脉度篇曰：盛者寫之，虚者飲藥以補之。即此之謂。”

〔9〕瘧　此下《太素》有“者”字。

〔10〕乃　此下《太素》有“前”字。

〔11〕過之則失時　此下《素問》有“也”字。王冰注：“先其發時，真邪異居，波隴不起，故可治。過時則真邪相合，攻之則反傷真氣，故曰失時。”

一，瘧不渴，間日而作，《九卷》曰：取足陽明；《素問》刺足太陽[1]。渴而間日[2]作，《九卷》曰：取手少陽[3]，《素問》刺足少陽。一，温^[4]瘧汗不出，爲五十九刺。解在熱病部^[5]。

〔1〕足太陽　原作"太陰"，據明抄本、《素問》改。《太素》作"足陽明"。

〔2〕間日　此下明抄本有"而"字，疑衍。《靈樞·雜病》無"間"字，疑脱。

〔3〕《九卷》曰:取手少陽　今本《靈樞·雜病》作"取手陽明"。《素問》新校正云:"按《九卷》:手少陽。《太素》同。"與本經引《九卷》合。但今本《太素》作"足少陽"。

〔4〕温　原作"瘟"，據明抄本、《素問》、《太素》改。

〔5〕解在熱病部　詳今《靈樞·熱病》有熱病五十九刺之解，故部，或當作篇。

一^[1]，足太陽^[2]瘧，令人腰痛頭重，寒從背起，先寒後熱渴^[3]，渴止汗乃出^[4]，難已，間日作^[5]，刺膕中^[6]出血。《素問》先寒後熱下有熇熇^[7]喝喝^[8]然五字。一，足少陽^[9]瘧，令人身體解㑊^[10]，寒不甚^[11]，惡見人^[12]，心惕惕^[13]然，熱多汗^[14]出甚，刺足少陽。一，足陽明^[15]瘧，令人先寒，洒淅^[16]洒淅，寒甚久乃熱，熱去汗出，喜見日月光火氣乃快然，刺陽明^[17]跗上，及調衝陽^[18]。一，足太陰^[19]瘧，令人不樂，好太息，不嗜食，多寒少熱^[20]，汗出，病至則善嘔，嘔已乃衰，即取之足太陰^[21]。一，足少陰^[22]瘧，令人嘔吐^[23]甚，多寒少熱^[24]，欲閉户牖而處，其病難已，取太谿^[25]。一，足厥陰^[26]瘧，令人腰痛，少腹滿，小便不利如癃^[27]狀，非癃也^[28]，數噫^[29]恐懼，氣不足，腹中悒悒^[30]，刺足厥陰。

〔1〕一　《素問》、《太素》均無，以下各條同。

〔2〕陽　此下《素問》有"之"字。

〔3〕渴　《素問》無，此下有"熇熇喝喝然"五字。《太素》、《病源》卷十一瘧病候同本經。

〔4〕渴止汗乃出　乃，《太素》作"而"。《素問》作"熱止汗出"。新校正云:"按全元起本并《甲乙經》、《太素》、巢元方並作先寒後熱渴，渴止汗出，與此文異。"今本《病源》卷十一瘧病候"渴止汗出"作"渴然後熱止汗

而出”,與新校正所引文異,而《外臺》卷五五藏及胃瘧所引之《病源》文與今本《素問》同,并不與新校正所引合。《外臺》卷三十九委中引本經文與今本略同,故當以本經文爲是。

〔5〕間日作 《素問》無此三字,《太素》作“日”字,連下句讀。

〔6〕膕中 《素問》、《太素》均作“郄中”。《素問》王冰注:“太陽之郄,是謂金門……《黃帝中誥圖經》云:委中主之。則古法以委中爲郄中。委中在膕中央約文中動脉,足太陽脉之所入也。”新校正云:“詳刺郄中《甲乙經》作膕中,今王氏兩注之,當以膕中爲正。”

〔7〕熇 此下明抄本有“音斛”二小字音注。

〔8〕喝 此下明抄本有“音合,又音喝”五小字音注。

〔9〕陽 此下《素問》有“之”字。

〔10〕解㑊 此下明抄本有“音亦”二小字音注。《病源》卷十一瘧病候作“解倦”。《太素·四時脉形》注:“解音懈,㑊相傳音亦,謂怠惰運動難也。”

〔11〕寒不甚 此下《素問》、《太素》、《病源》卷十一瘧病候均有“熱不甚”三字,於義爲勝。

〔12〕見人 《素問》、《太素》重,連下句讀。

〔13〕惕惕 此下明抄本有“音錫”二小字音注。

〔14〕汗 《太素》重,連下句讀。

〔15〕明 此下《素問》有“之”字。

〔16〕淅 原作“浙”,形近而誤,據《素問》、《太素》改,下同此例。此下明抄本有“音昔”二小字音注。

〔17〕陽明 《太素》同,《素問》作“足陽明”。據文義似當有“足”字。

〔18〕及調衝陽 《素問》、《太素》、《病源》卷十一瘧病候均無此四字。據前後各經之瘧治例,多言經而不及俞穴,亦無經與俞穴并提者,且王冰等注家多認爲刺陽明跗上,即指衝陽穴,故疑此四字爲注文誤混爲正文。

〔19〕陰 此下《素問》有“之”字。

〔20〕多寒少熱 《素問》、《太素》、《病源》卷十一瘧病候均作“多寒熱”,《外臺》卷三十九公孫引亦無“少”字,而《素問》新校正云:“按《甲乙經》云:多寒少熱”疑本經“少”字衍。

〔21〕足太陰 《素問》、《太素》、《病源》卷十一瘧病候均無此三字。

《素問識》"《甲乙經》此下有足太陰三字,依上文例,當有此三字。"

〔22〕陰　此下《素問》有"之"字。

〔23〕嘔吐　《素問》同,《太素》二字互倒。

〔24〕多寒少熱　《素問》、《太素》均作"多寒熱,熱多寒少"。新校正云:"按《甲乙經》云:嘔吐甚,多寒少熱。"與本經文合。

〔25〕取太谿　《素問》、《太素》、《病源》卷十一癙病候均無此三字。新校正云:"按《甲乙經》云:其病難已取太谿。"《素問識》:《甲乙》此下有取太谿三字,依上文例,當有此三字。"

〔26〕陰　此下《素問》有"之"字。

〔27〕癙　《素問》作"瘧",下同。瘧與癙同。

〔28〕非癙也　《素問》同,《太素》作"作癙已",《病源》卷十一癙病候作"非癙狀也"。

〔29〕數噫　原作"數便意",原校云:"一作噫。"《素問》同。明抄本作"數更意",原校作"數意"。《太素》、《病源》卷十一癙病作"數小便意"。《素問》新校正云:"按《甲乙經》數便意三字作數噫二字。"與本經原校同,據改。並刪原校。

〔30〕腹中悒悒　《素問》同,《太素》作"腸中邑邑",《病源》卷十一癙病候作"腸中悒悒"。邑與悒通,《說文通訓定聲·臨部》:"邑,叚借爲悒。"悒悒,不舒暢。《素問》王冰注:"悒悒,不暢之貌。"

按:以上六節經文,論述了三陰三陽之癙的見証與刺法。文中所言之証候,均與各自的經脉循行部位及所連屬的臟腑有關。此六節的文字,與《素問》、《太素》、《病源》諸書,間有出入,據新校正所引,知文已早異。至對所述証候的釋義,歷代注家言之甚詳,然其中足陽明癙與足少陰癙頗費解,如"令人嘔吐甚,多寒少熱,欲閉戶牖而處"等証,頗似陽明病;而"令人先寒洒淅洒淅,寒甚久乃熱,熱去汗出,喜見日月光火氣乃快然"等証,頗似少陰病。故《素問釋義》認爲是兩節文字互爲錯簡,可作參考。

一、肺癙[1],令人心寒,甚熱[2],熱間善驚,如有所[3]見者,刺手太陰、陽明。一、心癙[4],令人煩心[5]甚,欲得見[6]清水[7],寒多[8]《素問》作反寒多。《太素》作及寒多。不甚熱[9],刺手少陰,是謂神門[10]。一、肝癙[11],令人色蒼蒼然[12],《素問》

下[13]有大息二字[14]。其[15]狀若死者,刺足厥陰見血。一,脾瘧[16],令人病[17]寒,腹中痛,熱則腸中鳴,鳴[18]已汗出,刺足太陰。一,腎瘧[19],令人悽悽[20]然,《素問》作洒洒然。腰脊痛,宛轉[21],大便難,目眴眴[22]然,手足寒,刺足太陽、少陰。一,胃瘧[23],令人且病寒[24],善饑而不能食,食而支滿腹大,刺足陽明、太陰橫脉出血。

〔1〕瘧 此下《素問》、《太素》均有"者"字。

〔2〕甚熱 《素問》作"寒甚熱",《太素》作"寒甚"。《外臺》卷五五藏及胃瘧引《病源》作"寒甚發熱"。按此言肺寒乘心而心寒,寒極而發熱,熱甚則心氣受傷而善驚,故《素問》作"寒甚熱",於義爲勝。

〔3〕所 《太素》無。

〔4〕瘧 此下《素問》、《太素》均有"者"字。

〔5〕煩心 此下明抄本有"一作心煩"四小字校文。

〔6〕見 《素問》、《太素》、《病源》卷十一瘧病候均無,疑本經衍。

〔7〕清水 清與清通,清水,即冷水。

〔8〕寒多 《素問》作"反寒多",《太素》作"及寒多",與本經原校同。據文義似當有"反"字。

〔9〕不甚熱 《素問》同,《太素》作"寒不甚,熱甚"。此言陽并於裏,陰出之表而致裏熱外寒,故當以本經爲是。

〔10〕是謂神門 《素問》、《太素》均無此四字,據前後文例,似爲注文誤混爲正文。

〔11〕瘧 此下《素問》有"者"字。

〔12〕蒼蒼然 此下《素問》、《太素》、《病源》卷十一瘧病候均有"太息"二字,《外臺》卷三十九中封引本經亦有此二字,疑本經脫。蒼,《太素》作"倉",倉與蒼通,《詩·王風·黍離》:"悠悠蒼天。"陸德明釋文:"蒼,本亦作倉。"蒼,青色。《廣雅·釋器》:"蒼,青也。"

〔13〕下 明抄本無。

〔14〕二字 明抄本無此二字。

〔15〕其 《病源》卷十一瘧病候作"甚",連上句讀。

〔16〕瘧 此下《素問》有"者"字。

〔17〕病 《素問》無,《太素》、《病源》卷十一瘧病候均作"疾"。

〔18〕鳴 《素問》同，《太素》、《病源》卷十一瘧病候均作"疾"。

〔19〕瘧 此下《素問》有"者"字。

〔20〕悽悽 《素問》、《太素》、《病源》卷十一瘧病候均作"洒洒"，義同。均爲寒冷貌。

〔21〕宛轉 展轉也，如《楚辭·哀時命》："愁修夜而宛轉兮。"此謂因腰脊痛而肢節不得自由屈伸，故作宛轉之貌。

〔22〕目眴眴 《素問》同，《太素》作"目詢詢"。《病源》卷十一瘧病候作"目眩眴眴"。眴眴，目眩眼花貌。《說苑·善說》："夫登高臨危而目不眴。"此重言之，義亦同。

〔23〕瘧 此下《素問》有"者"字。

〔24〕且病寒 明抄本作"旦病寒"，《素問》作"且病也"。《千金》卷十六第二作"旦病也"。《太素》作"疸病也"。據上文脾瘧"令人病寒"文例，當以本經爲是，"且"字疑衍。

一、瘧發[1]身[2]熱，刺跗上動脉[3]，開其空，出血[4]立寒。一、瘧方欲寒，刺手陽明，太陰，足陽明、太陰。一、諸瘧如脉不見者[5]，刺十指間出[6]血，血去必已。先視身之赤如小豆者[7]，盡取之。一、十二瘧[8]者，其[9]發各不同時，察其病形，以知其何脉之病[10]。先其[11]發時如一[12]食頃而刺之，一刺則衰，二刺則知[13]，三刺則[14]已；不已，刺舌下兩脉出血，不已，刺郄中盛經出血，又[15]刺項已下俠脊者[16]，必已。舌下兩脉者，廉泉穴[17]也。一，刺瘧者，必先問其病之所先發者，先刺之。先頭痛及重者[18]，先刺頭上及兩額[19]兩眉[20]間出血。先項背痛者，先刺之。先腰脊痛者，先[21]刺郄中出血。先手臂痛者，先刺手少陰、陽明[22]十指間。先足脛[23]痠痛者，先刺足陽明[24]十指間出血。風瘧[25]，發則汗出惡風，刺足三陽[26]經背俞之血者[27]，脛[28]痠痛[29]，按之不可，名曰胕髓病[30]，以鑱鍼鍼絕骨[31]出其[32]血，立已。身體小痛，刺[33]諸陰之井[34]無[35]出血，間日一刺[36]。

〔1〕瘧發 《素問》同。明抄本作"瘧發已"，《太素》作"瘧以發"。

〔2〕身 此下《素問》、《太素》均有"方"字，與下文"方欲寒"對應，於

義爲勝。

〔3〕刺跗上動脉　《太素》注："動脉即衝脉,爲五藏六府之海,故刺之以療十二瘧也。"《素問發微》注："凡瘧發身方熱,則刺跗上之動脉,當是衝陽穴也。蓋足陽明胃經者,乃五藏六府之長也,故取其穴以刺之。"張介賓、張志聰均同此說。《素問·刺禁論》云:"刺跗上,中大脉,血出不止,死。"《素問》本篇前文云:"足陽明之瘧……刺足陽明跗上。"《素問·繆刺論》云:"人有所墮墜……刺足跗上動脉。"王冰均注云謂衝陽穴。據此可知"刺跗上動脉",當是刺衝陽穴,而非刺動脉。

〔4〕出血　《素問》作"出其血",《太素》無此二字。

〔5〕諸瘧如脉不見者　如,《素問》、《太素》均作"而",者,《素問》無。如與而通。《集韻·魚韻》:"如,一曰而也。"《類經》卷十六第五十注:"脉不見者,邪盛氣逆而脉伏也。"

〔6〕出　《素問》同。明抄本、《太素》均作"見"。

〔7〕先視身之赤如小豆者　之下《太素》有"熱"字。《素問集注》張志聰注:"邪在膚表氣分有傷,澹滲皮膚之血,故赤如小豆。"

〔8〕十二瘧　指前文六經瘧、五藏瘧及胃瘧。

〔9〕其　明抄本作"甚",誤。

〔10〕病　此下《素問》、《太素》均有"也"字。

〔11〕其　此下《太素》有"病"字。

〔12〕一　《素問》、《太素》均無。

〔13〕二刺則知　《香草續校書·内經素問二》:"知當訓愈。《方言·陳楚篇》云:知,愈也。南楚病愈者或謂之知。知,通語也。……上文云,一刺則衰,謂瘧衰也。下文云,三刺則已,謂瘧已也。則愈者,謂瘧愈也。愈在衰已之間,則愈於瘧衰,而瘧猶未能已之謂也,故知與已有別。"

〔14〕則　此下明抄本有"刺"字,疑衍。

〔15〕又　《素問》同,《太素》作"有",又與有通。

〔16〕俠脊者　《素問》王冰注:"俠脊者,謂大杼、風門、熱府穴也。"

〔17〕廉泉穴　穴,《素問》、《太素》均無。《素問識》:"簡按:諸家爲任脉之廉泉,非也。任脉廉泉只一穴,不宜言兩脉,此言足少陰廉泉也。《氣府論》云:足少陰舌下各一。王注:足少陰舌下二穴,在人迎前陷中動脉前,是曰舌本左右二也。《根結篇》云:少陰根於湧泉,結於廉泉。可以互證。"

〔18〕先頭痛及重者 《素問》同，《太素》作“頭先痛及重”。

〔19〕額 《素問》同，《太素》作“頷”。以本經爲是。

〔20〕眉 原作“肩”，形近而誤，據《素問》、《太素》改。

〔21〕先 《太素》無。

〔22〕手少陰陽明 《素問》同，《太素》作“陰陽”二字。新校正云：“按別本作手陰陽，全本亦作手陰陽。”《太素》注：“手表裏陰陽之脉，十指之間也。”據文義，似作手陰陽爲是。

〔23〕脛 《素問》同，《太素》作“胻”。

〔24〕先刺足陽明 《太素》注：“足陽明爲三陽之長，故刺足十指間出血，皆稱足陽明也。”

〔25〕瘧 《素問》此字重，《太素》此下有“之”字

〔26〕足三陽 足，《素問》、《太素》均無。新校正云：“按《甲乙經》云足三陽。”是經文早異。王冰注：“三陽，太陽也。”

〔27〕者 《太素》無。

〔28〕脛 明抄本、《太素》均作“胻”，《素問》作“骱”。脛、胻、骱義同。明抄本“胻”下有“音行，又杭”四小字音注。

〔29〕痛 此下《素問》、《太素》均有“甚”字。

〔30〕肘髓病 肘，《素問》、《太素》作“胻”，《素問吳注》、《素問直解》均作附髓病。《素問直解·刺瘧篇》高士宗注：“骱痠痛甚，因風而痠痛也。按之不可，痛在骨也。髓藏於骨，故名曰附髓病。”疑肘或作胕，胕與附通。

〔31〕以鑱鍼鍼絕骨 《素問》同，《太素》作“以鑱鑱絕骨”。《素問識》：“簡按：王以爲陽輔，張以爲懸鍾。考《甲乙》陽輔，在足外踝上四寸，輔骨前，絕骨端，如前二分。懸鍾，在足踝上三寸，而按經中無懸鐘穴，如陽輔，則見《本輸篇》，當從王注。又考《四十五難》，髓會絕骨。今邪伏而附於髓，故鍼髓會之絕骨，以祛其邪也。”

〔32〕其 《太素》無。

〔33〕刺 此下明抄本、《太素》均有“之”字，《素問》有“至陰”二字。新校正云：“按《甲乙經》無至陰二字。”

〔34〕井 原作“并”，形近而誤，據明抄本、《素問》、《太素》改。

〔35〕無 《太素》作“毋”，毋通無，《說文通訓定聲·豫部》：“毋叚借又爲無。”

〔36〕刺 此下明抄本有“鑱音讒。輸音舒。”六小字音注。

瘧[1]瘧,神庭及百會主之。瘧瘧,上星主之,先取譩譆,後取天牖、風池[2]。瘧瘧,取完骨及風池、大杼、心俞、上窌、譩譆、陰都、太淵、三間、合谷、陽池、少澤、前谷、後谿、腕骨、陽谷、俠谿、至陰、通谷、京骨主之。瘧,振寒,熱盛[3]狂言,天樞主之。瘧,熱盛[4],列缺主之。瘧,寒厥及熱厥[5],煩心善噦,心滿而[6]汗出,刺少商出血立已。熱瘧口乾,商陽主之。瘧,寒甚[7],《千金》下云欲嘔沫。陽谿主之。風瘧,汗不出,偏歷主之。瘧,面赤腫,溫溜主之。痎瘧,心下脹滿痛,上氣,灸手五里[8],左取右,右取左。

〔1〕瘧(jiē 皆) 瘧與痎同。

〔2〕風池 此下原有"大杼"二字,《外臺》卷三十九上星、《千金》卷十第六均無此二字。按本經各卷諸上星主治條,亦均無大杼,此涉下衍,故據刪。

〔3〕熱盛 原作"熱甚",據明抄本、《外臺》卷三十九天樞、《千金》卷三十第五改。

〔4〕熱盛 明抄本作"盛熱",《外臺》卷三十九列缺、《千金》卷三十第五均作"甚熱",《醫心方》卷二第一作"寒甚熱。"

〔5〕寒厥及熱厥 《外臺》卷三十九少商作"寒熱"二字,《醫心方》卷二第一作"寒厥及熱"。

〔6〕而 《外臺》卷三十九少商無。

〔7〕瘧寒甚 《千金》卷三十第五作"瘧甚苦寒欬歐沫",與本經原校文異。

〔8〕手五里 據本經體例,凡手足同名俞穴單列時,均不冠手或足字,惟此作手五里,疑爲後人添加。

瘧,項痛,因忽暴逆[1],腋門主之。瘧,發有四時[2],面上赤[3],晥晥[4]無所見,中渚主之。瘧,食時發,心痛,悲傷不樂,天井主之。風瘧,支正主之。瘧,背膂振寒,項痛引肘腋,腰痛引少腹中[5],四肢不舉,小海[6]主之。瘧,不知所苦,大都主之。瘧,多寒少熱,大鐘主之。瘧[7],欬逆心悶不得臥,嘔甚,熱多寒少,欲閉戶牖[8]而處,寒厥足熱,太谿主之。瘧,熱少氣,足胻[9]寒,不能自溫,腹脹[10]切痛引心,復留主之。

瘧,不嗜食,屬兑主之。

〔1〕項痛,因忽暴逆　逆,明抄本作"變",《外臺》卷三十九腋門作"頭痛,目瞷暴變",《千金》卷三十第一作"目瞷暴變",《醫心方》卷二第一作"頭痛目瞷"。《外臺》義長。

〔2〕發有四時　《外臺》卷三十九中渚作"項痛"。

〔3〕面上赤　《外臺》卷三十九中渚無此三字。

〔4〕瞴瞴　此下明抄本有"音荒"二小字音注。

〔5〕中　原脱,據明抄本、《外臺》卷三十九小海、《千金》卷三十第五注語引本經補。

〔6〕小海　原作"少海",據《外臺》卷三十九、《醫心方》卷二第一改。

〔7〕瘧　《外臺》卷三十九太谿作"久瘧"。

〔8〕瘖　《外臺》卷三十九太谿、《千金》卷三十第五注語引本經均無此字。據本篇前文,當有此字。

〔9〕氣,足胻　原作"間",據《外臺》卷三十九復溜改。

〔10〕朡脈　《外臺》卷三十九復溜作"腹脹"。

瘧,瘈瘲,驚,股《千金》作轉[1]。膝重,胻轉筋,頭眩痛,解𧿹主之。瘧,日西發,臨泣主之。瘧,振寒,腋下腫,丘墟主之。瘧,從胻[2]起,束骨主之。瘧,多汗,腰痛不能俛仰,目如脱,項如拔,崑崙主之。瘧,實則[3]腰背痛,虚則鼽衄,不渴,間日作[4],飛揚主之。瘧,頭重,寒從[5]背起,先寒後熱,渴不止,汗乃出,委中主之。

〔1〕《千金》作轉　今本《千金》卷三十第五作"膝股腫",與原校文異。

〔2〕胻　《外臺》卷三十九束骨作"䯒"。

〔3〕則　原無,據《外臺》卷三十九飛揚及文例補。

〔4〕不渴,間日作　此五字原在後條"委中主之"下,作"瘧,不渴,間日作,崑崙主之",詳《外臺》卷三十九崑崙主治無此文,而爲飛揚穴主治。且此作崑崙主之,既與前崑崙條穴名重,又不合排穴序例,其誤可知,故將此五字移此。並刪"崑崙主之"四字

〔5〕從　原無,據《外臺》卷三十九委中及文義補。

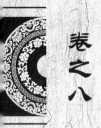
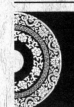

卷之八　　鍼灸甲乙經

五藏傳病發寒熱第一上

本篇自"黄帝問曰"至"皆死不治",見《素問·玉機真藏論》,其中自"大骨枯槁"至"皆死不治",見《太素·真藏脉形》。自"曰:寒熱瘰癧"至"赤脉不貫瞳子者可治",見《靈樞·寒熱》、《太素·寒熱瘰癧》。自"人有善病寒熱者"至"故善病寒熱",見《靈樞·五變》。"風成則爲寒熱",見《素問·脉要精微論》、《太素·雜診》。自"皮寒熱"至"骨厥亦然",見《靈樞·寒熱病》、《太素·寒熱雜説》。自"男子如蠱"至"盡出血",見《靈樞·熱病》、《太素·如蠱如妲病》。自"灸寒熱之法"至"凡當灸二十九處",見《素問·骨空論》、《太素·灸寒熱法》。

提要:本篇主要論述五臟受病之傳化與諸寒熱病變之証治,故以此名篇。上篇主要論述五臟受病,各傳其所勝,以及治與弗治之大數,提出了"風者,百病之長也"的重要論點,並論述了真臟脉的脉象與預後,以及寒熱瘰癧等病的証候與灸刺方法。下篇主要論述病發寒熱的証候與主治腧穴。

黄帝問曰:五藏相通,移皆有次[1],五藏有病,則各傳其所勝[2],不治,法三月,若六月,若三日,若六日[3],傳五藏而當死[4]。《素問》下有順傳所勝之次。故曰:别於陽者,知病從來;别於陰者,知死生之期[5]。言[6]至其所困而死[7]者也。

〔1〕五藏相通,移皆有次　次,次第之義。《素問考注》森立之曰:"五

藏相通,猶云五行相尅也。"以五臟配五行,而有相生相尅,故病氣的轉移,有次第也。

〔2〕各傳其所勝　《類經》卷四第二十四注:"傳其所勝者,如本篇下文云:風入於肺爲肺痹,弗治,則肺傳之肝爲肝痹,弗治,則肝傳之脾爲脾風,弗治,則脾傳之腎爲曰疝瘕,弗治,則腎傳之心曰瘈。弗治,則心復反傳而行之肺,法當死者是也。"

〔3〕法三月,若六月,若三日,若六日　明抄本作"法六月,若三月,若六日,若三日"。乃別有所本。按法字義晦。《素問》王冰注:"三月者,謂一歲氣之遷移,六月者,謂至其所勝之位;三日者,三陽之數以合日也,六日者,謂兼三陰以數之爾。熱論曰:傷寒一日,巨陽受,二日,陽明受,三日,少陽受,四日,太陰受,五日,太陰受,六日,厥陰受,則義也。"此注迂曲難通。《素問·標本病傳論》曰:"諸病以次是相傳,如是者,皆有死期。"王冰注:"五藏相移,皆如此,有緩傳者,有急傳者。緩者或一歲二歲三歲而死,其次或三月、若六月而死,急者一日、二日、三日、四日或五六日而死,則此類也。尋此病傳之法,皆五行之氣,考其日數,理不相應。夫以五行爲紀,以不勝之數傳於所勝者,謂火傳於金,當云一日,金傳於木,當云二日,木傳於土,當云四日,土傳於水,當云三日,水傳於火,當云五日也。若以己勝之數傳於不勝者,則木三日傳於土,土五日傳於水,水一日傳於火,火二日傳於金,金四日傳於水,經之傳日,似法三陰三陽之氣。《玉機真藏論》曰:五藏相通,移皆有次,不治,三月若六月,若三日,若六日,傳而當死。此與同也。雖爾,猶當臨病詳視日數,方悉是非爾。"引本篇無法字,王注作"或三月,若六月"。若亦或也。法字當涉上"治"字衍而又誤之也。《類經》卷四第二十四注:"病不早治,必至相傳,遠則三月六月,近則三日六日,五藏傳變,若三月而傳遍,一氣一藏也;六月而傳遍,一月一藏也;三日者,晝夜各一藏也;六日者,一日一藏也。"此亦泥於日數者也。按三、六乃虛數,不宜實指。猶今稱三五月、三五日也。

〔4〕傳五藏而當死　《素問·標本病傳論》王冰注引本篇文無"五藏"二字。此下《素問》有"是順傳所勝之次"七字。新校正云:"詳上文是順傳所勝之次七字,乃是次前注誤在此經文之下,不惟無義,兼校之全元起本《素問》及《甲乙經》,並無此七字。直去之慮未達者致疑,今存於注。"此說可從。

〔5〕別於陽者,知病從來;別於陰者,知死生之期　《素問》新校正云:

"按《陰陽別論》云：別於陽者，知病處也；別於陰者，知死生之期。又云：別於陽者，知病忌時，別於陰者，知死生之期，義同此。"《類經》卷四第二十四注："陽者言表，謂外候也；陰者言裏，謂藏氣也。凡邪中於身，必證形於外，察其外證，即可知病在何經，故別於陽者，知病從來。病傷藏氣，必敗真陰，察其根本，即可知危在何日，故別於陰者，知死生之期，此以表裏言陰陽也。如《陰陽別論》曰：所謂陰者，真藏也，見則爲敗，敗必死也；所謂陽者，胃脘之陽也。別於陽者，知病處也；別於陰者，知死生之期，乃以脉言陰陽也。"

〔6〕言　此下《素問》有"知"字。

〔7〕至其所困而死　《素問》王冰注："困謂至所不勝也。上文曰：死於其所不勝。"

　　是故風者，百病之長也[1]今風寒客於人，使人毫毛畢直[2]，皮膚閉而爲熱，當是之時，可汗而發[3]。或痹、不仁、腫痛，當是之時，可湯熨[4]及一本作足字[5]。火灸刺而去[6]。弗治，病入舍於肺[7]，名曰肺痹[8]。發欬上氣。弗治[9]，肺即傳而行至肝，病名曰肝痹，一名曰厥[10]。脇痛出食[11]。當是之時，可按[12]可刺[13]。弗治，肝傳至脾，病名曰脾風[14]。發癉[15]，腹中熱，煩心汗出黃癉[16]。《素問》無汗癉二字[17]。當此之時，可汗[18]、可藥、可浴[19]。弗治，脾傳至腎，病名曰疝瘕[20]。少腹煩冤[21]而痛，汗出[22]，《素問》作出白。一名曰蠱[23]。當此之時，可按[24]、可藥。弗治，腎傳至心，病筋脉相引而急，名之曰瘛[25]。當此之時，可灸、可藥。弗治，十[26]日法當死。腎傳至心，心即復反傳而之[27]肺，發寒熱，法當三歲死[28]，此病之次也[29]。然其卒發者，不必治[30]，其傳化有不以次[31]者。憂恐悲喜怒，令不得以其次，故令人大[32]病矣。因而喜，大虛，則腎氣乘矣[33]；怒則肝氣乘矣；悲則肺氣乘矣[34]，恐則腎氣乘矣；憂則心氣乘矣，此其道也[35]。故病有五，五五二十五變，及其傳化[36]。傳，乘之名也[37]。

〔1〕風者，百病之長也　《素問識》丹波元簡曰："《風論》、《骨空論》、《靈·五色篇》、《通天篇》，亦有此語。"按此語《素問》、《靈樞》凡五見。

《素問·生氣通天論》:"風者,百病之始也。"《素問·骨空論》、《靈樞·五色篇》同。《素問·風論》與本篇同。《太素·諸風數類》注:"百病因風而生,故爲長也。以因於風,變爲萬病,非唯一途,故風氣以爲病長也。"又《太素·骨空》注:"風爲百病之源。"百病,言病之多也。

〔2〕毫毛畢直 《類經》卷二十五第二十九注:"畢,盡也。風寒客於皮膚,則腠理閉密,故毫毛盡直。"《素問考注》森立之曰:"今案毫毛畢直者,即謂玄府粟起也,是謂惡寒之候也。"按直,或謂之立。《靈樞·百病始生》:"是故虛邪之中人也,始於皮膚,皮膚緩則腠理開,開則邪從毛髮入,入則抵深,深則毛髮立,立則淅然。"

〔3〕可汗而發 發下,《素問》有"也"字。王冰注:"邪在皮毛,故可汗泄也。《陰陽應象大論》曰:善治者治皮毛。此之謂也。"

〔4〕湯熨 謂以熱湯熨痛所、及洗浴發汗之類。《素問》王冰注:"皆謂釋散寒邪,宣揚正氣。"《史記·扁鵲倉公傳》:"疾之居腠理也,湯熨之所及也。"

〔5〕一本作足字 明抄本作"一作足"。按足字義晦。

〔6〕去 此下《素問》有"之"字。

〔7〕入舍於肺 明抄本作"入於舍肺"。

〔8〕肺痺 《素問》王冰注:"邪入諸陰則病而爲痺,故入於肺名曰痺也。宣明五氣論曰:邪入於陽則狂,邪入於陰則痺。"

〔9〕弗治 《素問釋義》張琦曰:"上脱治法一節,疑上或痺不仁二十字,當在此上也。"此說可從。

〔10〕一名曰厥 曰,明抄本無。《素問》王冰注:"肝氣通膽,膽善爲怒,怒者氣逆,故一名厥也。"

〔11〕脇痛出食 《類經》卷十五第二十九注:"厥在肝經,故脇痛;厥而犯胃,故出食。"出食,即吐食。《靈樞·邪氣藏府病形》:"微急爲膈中,食飲入而還出。"

〔12〕按 明抄本作"接",此下有"一作按"三小字校文,當從。《素問·陰陽應象大論》:"其慓悍者,按而收之。"

〔13〕可刺 《素問》作"若刺耳"三字。按作若亦通。《書·召誥》:"旅王若公。"《周禮·罪隸》:"凡封國若家。"《經傳釋詞》王引之曰:"若,猶及也。"

〔14〕脾風 《素問》王冰注:"肝氣應風,木勝脾土,土受風氣,故曰

脾風。"

〔15〕發癉　《素問》王冰注："脾之爲病，善發黃癉，故發癉也。"

〔16〕汗出黃癉　《素問》作"出黃"二字。按此上云"出食"，此下"汗出"二字，《素問》作"出白"。又此上言"發癉"，此重出"黃癉"，似以《素問》之義勝。亦或別有所本。王冰注："出黃色於便寫之所也。"

〔17〕《素問》無汗癉二字　明抄本作大字，誤。

〔18〕汗　《素問》作"按"。

〔19〕浴　原作"烙"。原校云："一本作浴"。《素問》亦作"浴"，據改並删原校。

〔20〕疝瘕　按下文云"一名曰蠱"，是一病而有二名，其證爲"少腹煩冤而痛，汗出"是也。《病源》卷二十疝瘕候："疝者，痛也；瘕者，假也。其病雖有結瘕，而虛假可推移，故謂之疝瘕也。由寒邪與藏府相搏所成。其病腹內急痛，腰背相引痛，亦引小腹痛，脉沉細而滑者，曰疝瘕。緊急而滑者，曰疝瘕。"又《素問・平人氣象論》："脉急者，曰疝瘕，少腹痛。"

〔21〕煩冤　明抄本、《素問》作"冤熱"，乃別有所本。

〔22〕汗出　《素問》作"出白"。乃別有所本。

〔23〕一名曰蠱　此下明抄本有"音古"二小字音注。《素問》王冰注："冤熱內結，消爍脂肉，如蟲之食，日內損削，故一名曰蠱。"按《說文・虫部》："蠱，腹中蟲也。"慧琳《一切經音義》卷二引《韻詮》："蠱，蟲物病害人。"此一名曰蠱之蠱，乃病邪傳化而成，似與蠱毒義有不同，故王注"如蟲之食"。《靈樞・熱病》："男子如蠱，女子如怚，身體腰脊如解，不欲飲食。"蓋有如蠱毒之証者，統名曰蠱。瘕亦有爲蟲病者，《山海經・南山經》："其中多育沛，佩之無瘕疾。"郭璞注："瘕，蟲病也。"《史記・扁鵲倉公傳》："臨菑汜里女子薄吾病甚，衆醫皆以爲寒熱篤，當死不治。臣意診其脉，曰：蟯瘕。蟯瘕爲病，腹大上膚黃麤，循之戚戚然。臣意飲以芫華一撮，即出蟯可數升病已。"又蠱、瘕古音同，或可以互稱之。

〔24〕按　明抄本作"接"，誤。

〔25〕名之曰瘕　之，明抄本無。《素問》作"病名曰瘕"。按瘕與瘕通。

〔26〕十　此上《素問》有"滿"字。

〔27〕之　此上《素問》有"行"字。

〔28〕法當三歲死　法，明抄本作"發"，誤。《素問》王冰注："因腎傳

心,心不受病,即而復反傳與肺金,肺已再傷,故寒熱也。三歲者,肺至腎一歲,腎至肝一歲,肝至心一歲,火又乘肺,故云三歲死。"按三歲者,言時日之長,不可實言。

〔29〕也　明抄本無。

〔30〕治　此下《素問》有"於傳,或"三字。或別有所本。

〔31〕次　此下《素問》重出"不以次入"四字。

〔32〕大　此上《素問》有"有"字。

〔33〕因而喜,大虛,則腎氣乘矣　《素問》王冰注:"喜則心氣移於肺,心氣不守,故腎氣乘矣。《宣明五氣篇》曰:精氣並於心則喜。"

〔34〕怒則肝氣乘矣,悲則肺氣乘矣　《素問集注》張志聰注:"肝當作肺,肺當作肝,悲當作思。怒則肝傷而肺氣乘於肝矣,思則脾氣傷而肝氣乘於脾矣。"此說可從。《素問識》丹波元簡按:"悲不必改。"按怒與悲及下文恐與憂四句,均蒙上省"大虛"二字,虛則所不勝乘之。

〔35〕此其道也　《素問》王冰注:"此其不次之常道。"

〔36〕五五二十五變,及其傳化　《素問》王冰注:"五藏相並而各五之,五而乘之,則二十五變也。然其變化,以勝相傳,傳而不次,變化多端。"新校正云:"按《陰陽別論》云:凡陽有五,五五二十五陽,義與此通。"

〔37〕傳,乘之名也　《素問》王冰注:"言傳者何? 相乘之異名爾。"

大骨枯槁,大肉陷下[1],胸中氣滿,喘息不便,其氣動形[2],期六月死,真藏[3]脉[4]見,乃予之期日[5]。大骨枯槁,大肉陷下,胸中氣滿,喘息不便,內痛[6]引肩項,期一月死,真藏脉[7]見,乃予之期日。大骨枯槁,大肉陷下,胸中氣滿,喘息不便,內痛引肩項,身熱[8],脫肉破䐃[9],真藏脉見,十月之內死[10]。大骨枯槁,大肉陷下,肩髓內消[11],動作益衰,真藏未見[12],期一歲死,見其真藏,乃予之期日[13]。大骨枯槁,大肉陷下,胸中氣滿,腹內痛,心中不便[14],肩項[15]身熱,破䐃[16]脫肉,目眶[17]陷,真藏脉[18]見,目不見人,立死,其見人者,至其所不勝之時而[19]死。急虛中身[20],卒至[21]五藏閉絕[22],脉道不通,氣不往來,譬之墮溺[23],不可爲期。其脉絕不來,若一息五六至[24],其形肉不脫,真藏雖不見,猶死[25]。

〔1〕大骨枯槁,大肉陷下　《太素》注:"骨爲身幹,人之將死,肉不附

骨，遂至大骨亦無潤澤，故曰枯槁，即骨先死也；身之小肉皆脫，乃至大肉亦陷，即肉先死也。"

〔2〕其氣動形　《太素》注："喘息氣急，肩膺皆動，故曰動形也。"

〔3〕真藏　《太素》注："古本有作正藏，當是秦皇名正，故改爲真耳，真、正義同也。"

〔4〕脉　《太素》無。

〔5〕予之期日　《素問》王冰注："見真藏之脉，乃與死日之期。"《太素》注："真藏脉見，即與死期。"

〔6〕内痛　《太素》注："内痛，謂是心内痛也。"

〔7〕脉　《素問》、《太素》均無。

〔8〕身熱　原作"痛熱"，義晦，痛字則涉上文而誤。據《素問》、《太素》改。

〔9〕䐃　此下明抄本有"音窘，又郡"四小字音注。

〔10〕真藏脉見，十月之内死　《太素》注："前之病狀，真藏未見，十月以上而死，真藏脉見，十月内死，良以脾胃受於穀氣，故至十月而死也。"《素問識》："滑云：真藏見，恐當作未見。若見，則十月之内，當作十日之内。馬吳諸家並云：月，當作日。"按此真臟脉見，十月之内死，與前後所云真臟脉見，乃予之期日之義相去甚遠，諸家改月爲日，似爲相得，然今《素問》、《太素》、《甲乙》並同，僅存疑焉。

〔11〕肩髓内消　内，明抄本作"肉"。髓，《太素》作"隨"。楊上善注："腎府足太陽脉循肩髆内，故腎病肩隨内藏消瘦也。又兩肩垂下曰隨。"按《太素》作"肩隨"，當是。《素問·脉要精微論》："背曲肩隨，府將壞矣。"可以徵矣。此作髓者，古髓、隨音同而或假借之。又内消，似當以明抄作"肉消"義順。肉消，肌肉消瘦，亦破䐃脫肉之義也。

〔12〕真藏末見　未，明抄本、《素問》均作"來"。新校正云："按全元起本及《甲乙經》真藏來見作未見，來當作未，字之誤也。"是知全元起本《素問》及《甲乙經》原作未見。按作真藏來見，與下"見其真藏"義重出。《類經》卷六第二十七注："來見誤，當作未見。"《太素》與本經同。楊上善注："腎間動氣强大，故真藏脉未見者，腎氣未是甚衰，所以期至一年。"

〔13〕大骨枯槁……乃予之期日　此三十三字原脫，據明抄本、《素問》、《太素》、新校正引全元起本及本經補。

〔14〕腹内痛，心中不便　《太素》作"肉痛中不便"五字。

〔15〕肩項 按"肩項"二字屬下讀，義晦難通。詳此上有"内痛引肩項"一句，此或脱"引"字，作"引肩項"爲是。《素問直解》："肩項，所痛引肩項也。"可參。

〔16〕破䐃 原作"䐃破"，據《太素》及此前文例乙正。

〔17〕眶 此下明抄本有"音雇，又音擴"五小字音注。《素問》、《太素》作"匡"。按匡與眶通。《素問·刺禁》；"刺匡上陷骨中脉。"王冰注："匡，目匡也。"

〔18〕脉 《素問》、《太素》均無。

〔19〕而 《素問》、《太素》作"則"。

〔20〕急虚中身 《素問》作"急虚身中"，義同。王冰注："卒急虚邪中於身内。"楊上善注："四時虚邪，名曰經虚，八風從其虚之鄉來，令人暴病卒死，名急虚身（當脱"中"字）。"《靈樞·邪氣藏府病形》："虚邪之中身也，灑淅動形。"

〔21〕卒至 至，同致。《墨子·明鬼下》："天下乃使湯至明罰焉。"畢沅校注："至，同致。"又《禮記·禮器》："有於而不致也。"陸德明釋文："不致，或本作不至。"以其卒致五臟閉絶，故不可爲期。

〔22〕閉絶 明抄本、《素問》、《太素》作"絶閉"。並通。《素問吴註》注："絶，氣絶也；閉，九竅塞也。"《素問·通評虚實論》："隔塞閉絶，上下不通，則暴憂之病也。"亦同此義。

〔23〕譬之墮溺 譬，《太素》作"辟"，墮，作"隨"。之，《素問》、《太素》均作"於"。按辟與譬通。隨與墮通。蓋譬猶喻也。此以墮溺爲喻，以明"卒至五藏閉絶"之義。

〔24〕一息五六至 一上《素問》、《太素》均有"人"字。楊上善注："中於急虚，其脉絶而不來，有來一息脉五六至，不待肉脱及真脉見，必當有死也。"《素問》新校正云："按人一息脉五六至，何得爲死，必息字誤，息當作呼乃是。"此説或是。《類經》卷六第二十七注："息字誤，當作呼。"然呼與息，無緣致誤。或當作吸，聲之誤也。亦或古人行文疏略，謂一呼五六至，一吸五六至也。如《難經·十四難》："呼五至，一吸五至，其人當困；一呼六至，一吸六至，爲死脉也。"可以徵矣。又《太素》蕭延平按："一息五六至，乃連上文脉絶不來而言，以脉絶不來，或來而一息五六至，復絶不來，此即經所謂不滿十動而一代者，五藏無氣，予之短期，故真藏雖不見猶死。"此説亦可參。

〔25〕死　此下《素問》、《太素》有"也"字。

真肝脉[1]至，中外急[2]，如循刀刃責責然[3]，如按琴瑟弦[4]，色青白不澤，毛折乃死[5]。

真心脉至，緊[6]一本[7]作堅。而搏[8]，如循薏苡子[9]累累然[10]，色[11]赤黑不澤，毛折乃死。

真肺脉至，大而虛，如以毛羽中人膚[12]，色赤白[13]不澤，毛折乃死。

真脾脉至，弱而乍疏乍數[14]，色青黃[15]不澤，毛折乃死。

真腎脉至，搏[16]而絶，如指彈石辟辟然[17]，色黑黃[18]不澤，毛折乃死[19]。諸真藏脉[20]見者，皆死不治[21]。

〔1〕真肝脉　《素問》新校正云："按楊上善云：無餘物和雜，故名真也。五藏之氣皆胃氣和之，不得獨用，如至剛不得獨用，獨用則折，和柔用之即固也。五藏之氣和於胃氣，即得長生，若真獨見，必死。欲知五藏真見爲死，和胃爲生者，於寸口診即可知。見者如弦，是肝脉也，微弦爲平和。微弦謂二分胃氣，一分弦氣，俱動爲微弦。三分並是弦而無胃氣，爲見真藏。餘四藏準此。"按此注文，今《太素》本未見，或在缺卷中。

〔2〕中外急　中，《千金》卷十一第一作"内"。中亦内也。《太素》注："如以衣帶盛繩，引帶不引繩，即外急也；引繩不引帶，即内急也；繩帶俱引，即内外急也。"

〔3〕責責然　《太素》作"清清然"。《病源》卷十五肝病候、《千金》卷十一第一、《脉經》卷三第一林億校引《病源》作"蹟蹟然"。《聖惠·肝藏論》作"嘖嘖然"。按"清清"，當是"漬漬"之誤。責責、蹟蹟、嘖嘖、漬漬，皆義存於聲。此言脉來銳勁貌。

〔4〕如按琴瑟弦　琴，《太素》無。《病源》卷十五肝病候、《千金》卷十一第一注引《病源》作"如新張弓弦"。《素問·平人氣象論》："死肝脉來急益勁，如新張弓弦，曰肝死。"與此義相合。此言脉之緊張貌，如剛剛安張之弓弦。新，副詞，剛也。

〔5〕毛折乃死　《太素》注："肺主於氣，氣爲身本，身之氣衰，即皮毛不榮，故毛折當死也。"《類經》卷六第二十七注："五藏率以毛折死者，皮毛得血氣而充，毛折則精氣敗矣，故皆死。"按毛折即毛悴之義。《靈樞·本神》："心，怵惕思慮則傷神，神傷則恐懼自失，破䐃脱肉，毛悴色夭，死於

冬。"以下言四臟,皆以毛悴色夭,而死於其所不勝之時也。

〔6〕緊 《素問》、《太素》、《脈經》卷三第二、《千金》卷十三第一均作"堅",與此下原校同。《病源》卷十五心病候作"牢"。按緊與牢,皆堅實之義。疑此本作"堅",作"緊"、作"牢"者,或避隋文帝楊堅諱改字。《靈樞·終始》:"邪氣來也緊而疾。"

〔7〕本 明抄本無。

〔8〕搏 原作"搏"。明抄本、《脈經》卷三第二均作"搏",《千金》卷十三第一作"搏",爲搏之別字。《太素》作"揣"。按揣與搏通。或作團。詳下文曰:"如循薏苡子累累然。"作"搏"是。搏者,圓也。故據改。

〔9〕薏苡子 《太素》作"薏苢"二字。按苢與苡通。楊上善注:"薏,於極反;苢,義當苡,即干珠也。堅而揣者,譬人以手循摩薏苡之珠累累然,堅鉤無胃氣之柔,即真心脉也。"《證類本草·草部上品》引陶隱居云:"交阯者子最大,彼土呼爲薛珠。實重累者爲良。"

〔10〕累累然 連綴不絶之貌。《素問·平人氣象論》:"平心脉來,累累如連珠。"義同此。

〔11〕色 此上《太素》有"其"字。下諸色字同此。

〔12〕如以毛羽中人膚 《太素》作"如毛羽中人膚然"。按然,狀貌之詞。楊上善注:"其真肺脉如毛羽擲來,中人皮膚,大而浮虛者,毛無胃氣,即真肺脉也。"《素問·平人氣象論》:"死肺脉來,如物之浮,如風吹毛,曰肺死。"

〔13〕赤白 《素問》、《千金》卷十七第一互倒。

〔14〕乍疏乍數 《素問》作"乍數乍疏"。數,《脈經》卷三第三、《千金》卷十五第一均作"散"。《脈經》原校"一作數"。《千金》原校"正作數"。按疏與數相對爲文,作散者,字之誤也。數下《太素》有"然"字。楊上善注:"疏謂動稀也,數謂連動,此無胃氣,即真脾脉也。"《素問·平人氣象論》:"死脾脉來,銳堅如鳥之喙,如鳥之距,如屋之漏,如水之流,曰脾死。"

〔15〕青黃 《素問》、《千金》卷十五第一互倒。

〔16〕搏 原作"搏"。據明抄本、《素問》、《脈經》卷三第五改。《太素》作"揣"。搏與揣通。

〔17〕如指彈石辟辟然 《脈經》卷三第五作"如以石投諸水",原校引《千金》作"如以指彈石然"。今《千金》卷十九第一作"如以指彈石辟辟

然"。《太素》"指"作"循"。楊上善注:"真腎脉至,如石彈指辟打指者,營無胃氣,即真腎脉也。"此注辟辟爲辟打之義,失之。《素問·平人氣象論》:"死腎脉來,發如奪索,辟辟如彈石,曰腎死。"王冰注:"辟辟如彈石,言促又堅也。"

〔18〕黑黃 《太素》、《千金》卷十九第一互倒。

〔19〕真腎脉至搏而絕……毛折乃死 此段文,《素問》、《太素》在"真脾脉至……"文前。

〔20〕脉 《太素》無。

〔21〕治 此下《素問》有"也"字。

曰:寒熱,瘰癧在於頸腋者,何[1]氣所[2]生?曰:此皆鼠瘻寒熱之毒[3]氣[4],稽[5]於脉[6]而不去者也[7]。《靈樞》稽作隄字[8]。鼠瘻之本,皆在[9]於藏,其末上出[10]頸腋之間,其浮於脉[11]中,未[12]著於肌肉而外爲膿血者,易去[13]也[14]。曰:去之奈何?曰:請從其本引其末[15],可使衰去而絕其寒熱。審按[16]其道[17]以予之,徐往徐來[18]以去之。其小如麥者,一刺知,三刺已[19]。決其死生[20],反其目視之[21],其中有赤脉從[22]上下貫瞳[23]子者[24],見[25]一脉,一歲死,見[26]一脉半,一歲半死,見二脉,二歲死,見二脉半,二歲半死,見三脉,三歲死[27]。赤脉[28]不下貫瞳子者可治[29]。

〔1〕何 此上《靈樞》、《太素》、《外臺》卷二十三寒熱瘰癧方引本經、《鍼經》均有"皆"字。

〔2〕所 《靈樞》、《太素》、《千金》卷二十三第一作"使"。

〔3〕毒 《外臺》卷二十三寒熱瘰癧方引本經、《鍼經》均無。

〔4〕氣 此下《靈樞》、《太素》、《外臺》卷二十三寒熱瘰癧方引本經及《鍼經》、《千金》卷二十三第一均有"也"字。

〔5〕稽 《靈樞》作"留"。《太素》、《千金》卷二十三第一均作"隄留"。《外臺》卷二十三寒熱瘰癧方引本經及《鍼經》均作"稽留"。按稽、留、隄留,皆稽留、滯留之義。《説文·土部》:"隄,滯也。"

〔6〕脉 此上明抄本有"肺"字,當衍,肺脉不上於頸也。

〔7〕者也 者,《太素》無。也,《外臺》卷二十三寒熱瘰癧方引本經及《鍼經》均無。

〔8〕《靈樞》稽作隄字　明抄本作"《靈樞》曰稽作隄",曰字衍。隄與堤通。《禮記·月令》:"完堤防。"陸德明釋文:"隄,本又作堤。"

〔9〕在　此上《千金》卷二十三第一有"根"字。

〔10〕出　《太素》作"於"。《靈樞》、《外臺》卷二十三寒熱瘰癧方引本經及《鍼經》、《千金》卷二十三第一均作"出於"二字。

〔11〕脉　原作"胸",明抄本作"肺"。詳此上云"稽於脉而不去",當作脉。據《靈樞》、《太素》、《外臺》卷二十三寒熱瘰癧方引本經及《鍼經》、《千金》卷二十三第一改。

〔12〕未　《靈樞》、《太素》作"而未內"三字。《千金》卷二十三第一作"而未"二字。

〔13〕易去　《外臺》卷二十三寒熱瘰癧方引本經及《鍼經》互倒。

〔14〕也　此下明抄本有"瘰,音累。癧,音歷。"六小字音注。《外臺》卷二十三寒熱瘰癧方引本經及《鍼經》、《千金》卷二十三第一均無。

〔15〕請從其本引其末　《外臺》卷二十三寒熱瘰癧方引本經及《鍼經》、《千金》卷二十三第一均作"請從其末引其本"。《太素》注:"本謂藏也,末謂瘰處也。"

〔16〕按　《外臺》卷二十三寒熱瘰癧方引本經及《鍼經》均作"安"。安與按通。《戰國策·趙策一》:"秦禍安移於梁矣。"《荀子·勸學》楊倞注引作按。

〔17〕道　《太素》注:"道,謂藏府脉行所發穴路也。"

〔18〕徐往徐來　《太素》注:"徐往來者,動鍼法也。"

〔19〕已　此上《靈樞》、《太素》、《外臺》卷二十三寒熱瘰癧方引本經及《鍼經》均有"而"字。

〔20〕死生　《靈樞》、《外臺》卷二十三寒熱瘰癧方引本經及《鍼經》均互倒。

〔21〕之　《千金》卷二十三第一無。

〔22〕從　《靈樞》無。

〔23〕瞳　《千金》卷二十三第一作"童"。童與瞳通。此下"瞳"字,《千金》亦作"童"。

〔24〕者　《靈樞》、《太素》、《外臺》卷二十三寒熱瘰癧方引本經及《鍼經》、《千金》卷二十三第一均無。

〔25〕見　此下明抄本有"其"字。

〔26〕見　此下明抄本有"其"字。

〔27〕赤脉從上下貫瞳子者……三歲死　死上,《靈樞》、《太素》有"而"字。按此一段,又見於《靈樞·論疾診尺》、《太素·雜診》,文小異。

〔28〕赤脉　脉,明抄本無。赤上,《靈樞》、《太素》均有"見"字。《外臺》卷二十三寒熱瘰癧方引本經及《鍼經》均有"此"字。脉下《太素》有"而"字。

〔29〕治　此下《靈樞》有"也"字。

　　曰:人有[1]善病寒熱者,何以候之? 曰:小骨弱肉者,善病寒熱。顴骨者,骨之本也[2]。顴大則骨大,顴小則骨小。皮[3]薄而肉[4]弱[5]無䐃[6],其臂懦懦然[7],其地色[8]炲然[9],不與天[10]同,色污然獨異,此其候也。然[11]臂薄者,其髓不滿,故善病寒熱[12]。

〔1〕有　《靈樞》作"之"。

〔2〕顴骨者,骨之本也　《類經》卷十七第七十六注:"目下頄骨曰顴,周身骨骼大小,可驗於此也。"

〔3〕皮　此下《靈樞》、《明堂》卷一楊上善注引有"膚"字。

〔4〕肉　此上《靈樞》有"其"字。

〔5〕弱　《靈樞》、《明堂》楊上善注引無。

〔6〕䐃　原作"膕"。據明抄本、《靈樞》、《明堂》卷一楊上善注引作"䐃"改。

〔7〕懦懦然　明抄本作"需需然"。《明堂》卷一楊上善注引作"奭然"。按懦、需,皆音奭,義存於聲也。《靈樞·五味論》:"膀胱之胞薄以懦。"本經卷六第九懦作奭。《太素·調食》作濡。楊上善注:"膀胱皮薄而又奭。"

〔8〕地色　《靈樞集註》張志聰注:"地色,地閣之色。"

〔9〕炲然　炲下明抄本有"音胎"二小字音注。《靈樞》炲作殆,誤。《說文·火部》:"炱,灰炱煤也。"《素問·風論》:"其色炲。"王冰注:"炲,黑色也。"

〔10〕天　此上《靈樞》有"其"字。此下原有"地"字,義晦,據《靈樞》、《明堂》卷一楊上善注引刪。天,天庭也。

〔11〕然　此下明抄本、《靈樞》、《明堂》卷一楊上善注引有"後"字。

按後字義未詳。

〔12〕熱　此下《靈樞》有"也"字。

風成則爲寒熱[1]。皮寒熱[2],皮[3]不可附[4]席,毛髮焦,鼻槁腊[5],不得汗,取三陽之絡,補手太陰[6]。肌寒熱,病肌痛[7],毛髮焦[8],脣槁腊[9],不得汗[10],取三陽於下,以去其血者,補太陰[11]以去[12]其汗[13]。骨寒熱[14],痛[15]無所安,汗注不休,齒本槁痛[16],取其少陰於陰股之絡,齒色[17]槁,死不治。骨厥亦然。

〔1〕風成則爲寒熱　成,原作"感"。據《素問》、《太素》改。成,通作盛。《荀子·五霸》:"以觀其盛者也。"楊倞注:"盛,讀爲成。"《漢書·武帝紀》:"禮日成山。"顏師古注:"《郊祀志》成山作盛山。"《素問·脉要精微論》:"脉風成爲癘。"《素問·風論》王冰注引作"脉風盛爲癘"。又《素問·風論》云:"風寒客於脉而不去,名曰癘風,或名曰寒熱。"王冰注:"始爲寒熱,熱成曰癘風。"新校正云:"按別本成一作盛。"《太素》注:"風病在中,成極變爲諸寒熱病也。"成極,即盛極也。

〔2〕熱　此下《靈樞》、《難經·五十八難》有"者"字。下"肌寒熱"、"骨寒熱"同。

〔3〕皮　《靈樞》無。

〔4〕附　《難經·五十八難》作"近"。

〔5〕槁腊　腊,《難經·五十八難》無。《説文·肉部》:"腊,乾肉也。"槁腊,如枯槁之乾肉。

〔6〕補手太陰　此上《靈樞》有"以"字。陰,原作"陽",據《靈樞》、《太素》改。楊上善注:"三陽胳在手上大支脉,三陽有餘,可寫之,太陰氣之不足,補之也。"

〔7〕病肌痛　病,《靈樞》、《太素》均無。《難經·五十八難》作"皮膚痛"。

〔8〕毛髮焦　《難經·五十八難》無此三字。

〔9〕脣槁腊　脣上《靈樞》、《太素》均有"而"字。《難經·五十八難》作"脣舌槁"。

〔10〕不得汗　《難經·五十八難》作"無汗"二字。

〔11〕太陰　此上《靈樞》有"足"字。

〔12〕去　《靈樞》、《太素》作"出"。

〔13〕汗　此下明抄本有"腊,音昔"三小字音注。

〔14〕骨寒熱　原作"骨寒骨熱"。下骨字衍,據《靈樞》、《太素》、《難經·五十八難》删。

〔15〕痛　《靈樞》、《太素》、《難經·五十八難》均作"病"。

〔16〕齒本槁痛　《靈樞》、《太素》作"齒未槁",與下"齒已槁"三字相對。《難經·五十八難》與本經同,當別有所本。

〔17〕色　《靈樞》、《太素》作"已"。

男子如蠱,女子如阻[1],身體腰脊如解,不欲食[2],先取涌泉見血,視跗上盛者,盡出[3]血[4]。

〔1〕男子如蠱,女子如阻　阻,《靈樞》作"怚",《太素》作"姐"。按阻、怚、姐,古因音同而通用,本作阻。楊上善注:"蠱,音古;姐,音阻。女惑男爲病,男病名蠱,其狀狂妄,失其正理,不識是非,醉於所惑;男惑女爲病,女病爲姐,其狀痿黃羸瘦,醉於所惑。"阻,即阻病。《千金》卷二第二:"阻病者,患心中憒憒,頭重眼眩,四肢沉重,懈墮不欲執作,惡聞食氣,欲噉鹹酸果實,多臥少起,世謂惡食,其至三四月日以上,皆大劇吐逆,不能自勝舉也。此由經血既閉,水漬於藏,藏氣不宣通,故心煩憒悶,氣逆而嘔吐也。血脉不通,經絡否濇,則四肢沉重,挾風則頭目眩也。"《靈樞識》:"簡按:《玉機真藏論》云:脾傳之腎,病名曰疝瘕,少腹冤熱而痛出白,一名曰蠱。蓋男子如蠱,謂如疝瘕而非疝瘕也。怚,作阻爲是,阻即妊娠阻病,謂其證如惡阻而非惡阻也。"

〔2〕食　此上《靈樞》有"飮"字。

〔3〕出　明抄本、《靈樞》、《太素》均作"見"。

〔4〕血　此下《靈樞》有"也"字。

灸寒熱之法,先取[1]項大椎,以年爲壯數,次灸撅骨[2],以年爲壯數,視背俞陷者[3]灸之,舉臂肩上陷者[4]灸之,兩季脇之間[5]灸之,外踝上絶骨之端[6]灸之,足小指次指之間[7]灸之,腨上陷脉[8]灸之,外踝後[9]灸之,缺盆骨上切之堅痛如筋者[10]灸之,膺中陷骨間[11]灸之,掌束骨下[12]灸之,臍下關元三寸[13]灸之,毛際動脉[14]灸之,臍下二寸分間[15]灸之,足陽明跗上動脉[16]灸之,巔上一[17]灸之,取[18]犬所嚙[19]處灸之[20]，即以犬傷病法三炷灸之[21]。凡當灸二十九[22]處。

〔1〕取　《靈樞》作"灸"。

〔2〕橛骨　《靈樞》作"橛骨"。《太素》作"厥骨"。按厥、橛、橛三字通。《莊子·達生》:吾處身也,若橛株拘。"陸德明釋文作厥。云:"本或作橛。"《韓詩外傳》二:"未必橛也。"《説苑·建本》橛作橛。楊上善注:"厥骨,脊骶骨也。有本厥與骨通爲一字,巨月反。"是別本有作臋者。王冰注:"尾窮謂之橛骨。"尾骶骨,字本作骶。《説文·骨部》:"骶,屍骨也。"即尾骨。

〔3〕背俞陷者　《類經》卷二十一第四十二注:"背俞,皆足太陽經穴,陷下之處,即經氣之不足者,故當灸之。"

〔4〕舉臂肩上陷者　舉,《太素》作"與"。按與通作舉。《周禮·地官·師氏》:"王舉則從。"故書舉爲與。杜子春云:"當爲與。"《楚辭·七諫》:"舉世皆然兮。"《考異》:"舉,一作與。"《素問》王冰注:"肩髃穴也。"

〔5〕兩季脇之間　《素問》王冰注:"京門穴,腎募也。"

〔6〕外踝上絶骨之端　踝下,《太素》有"之"字。明抄本有"音魯,又音俅"五小字音注。《素問》王冰注:"陽輔穴也。"

〔7〕足小指次指之間　之,《素問》、《太素》均無。王冰注:"俠谿穴也。"

〔8〕腨上陷脉　上,《素問》、《太素》均作"下"。楊上善注:"承山等穴。"

〔9〕外踝後　踝下,明抄本、《太素》均有"之"字。《素問》王冰注:"崑崙穴也。"

〔10〕缺盆骨上切之堅痛如筋者　痛,原作"動",義晦。明抄本、《素問》、《太素》均作"痛",據改。王冰注:"經闕其名,當隨其所有而灸之。"《類經》卷二十一第四十二注:"此結聚也,但隨其所有而灸之,不必拘於俞穴。"

〔11〕膺中陷骨間　《素問》王冰注:"天突穴也。"

〔12〕掌束骨下　《太素》作"去骭骨下"。蕭延平本作"髑骭骨下"。恐別有所本。《素問》王冰注:"陽池穴也。"楊上善注:"骭,音干,髑骭,穴也,衝陽等穴也。"按肝當作骭。

〔13〕臍下關元三寸　《素問》王冰注:"正在臍下同身寸之三寸也,足三陰任脉之會。"

〔14〕毛際動脉 《素問》王冰注：“以動脉應手爲處，即氣街穴也。”

〔15〕臍下二寸分間 《素問》、《太素》作“膝下三寸分間”。王冰注：“三里穴也。”臍，當作膝。

〔16〕足陽明跗上動脉 明下，《太素》有“灸之”二字。《素問》新校正云：“按《甲乙經》及全元起本，足陽明下有灸之二字，並跗上動脉是二穴，今王氏去灸之二字。”

〔17〕巓上一 《太素》作“巓上動脉”四字。《素問》王冰注：“百會穴也。”巓上一者，巓上一穴也。

〔18〕取 《素問》、《太素》均無。

〔19〕齘 《素問》作“噤”，《太素》作“齧”。按齘、噤，義與齧同。《説文·齒部》：“齧，噬也。”《正字通·口部》：“噤，俗齧字。”《篇海類編·身體類·口部》：“噤，噬也。與齧同。”

〔20〕之 明抄本作“三壯”二字。此下《素問》、《太素》均有“三壯”二字。

〔21〕即以犬傷病法三炷灸之 病，明抄本作“痛”。三炷，《素問》無。《太素》作“即以犬傷痛壯數灸之”九字。王冰注：“犬傷而發寒熱者，即以犬傷法三壯灸之。”

〔22〕二十九 《太素》作“二十七”。《素問》新校正云：“詳足陽明不別灸，則有二十八處，疑王氏去上文灸之二字者非。”楊上善注：“題云灸寒熱法，此總數之二十七處中，有依其輸穴，亦取氣指而灸之，不可爲定，可量取也。”按此灸處，皆古之灸法，今難以詳。

寒熱頭痛，喘喝[1]，目不能[2]視，神庭主之。其目泣出，頭痛[3]者，聽會[4]主[5]之。寒熱[6]，頭痛如破，目痛如脱，喘逆煩滿，嘔吐[7]流汗，難言[8]，頭維主之。寒熱，刺腦户。

〔1〕喝 此下明抄本有“音褐”二小字音注。《千金》卷三十第一作“渴”。《醫心方》卷二第一作“鳴”。

〔2〕能 《外臺》卷三十九神庭同。《千金》卷三十第一作“可”。

〔3〕頭痛 原作“頭不痛”。詳此前後均言頭痛，此言頭不痛，難合，故據《外臺》卷三十九聽會删“不”字。

〔4〕聽會 《外臺》卷三十九聽會同。《醫心方》卷二第一作“顑會”。據本經排穴序例，似當作“顑會”爲是。

〔5〕主 明抄本作“取”，非是。

〔6〕寒熱 《千金》卷三十第一無。

〔7〕吐 《醫心方》卷二第一作"沫"。

〔8〕言 此上《醫心方》卷二第一有"語"字。

五藏傳病發寒熱第一下

提要:本篇主要論述五藏受病而傳化,病發寒的証候與主治腧穴。

寒熱,取五處及天柱[1]、風池、腰俞[2]、長强、大杼、中膂[3]内俞、上窌[4]、齗[5]交、上關、關元[6]、天牖、天容、合谷、陽谿、關衝、中渚、陽池、消濼、少澤、前谷、腕骨、陽谷、小海[7]、然谷、至陰、崑崙主之。寒熱骨痛,玉枕主之。寒熱懈爛[8],一本作懶[9]。淫濼脛痠,四肢重痛,少氣難言,至陽主之[10]。肺寒[11]熱[12],呼吸不得卧,上[13]氣嘔沫,喘氣相追逐,胸滿脇[14]膺[15]急,息難,振慄,脉鼓氣膈[16],胸中有熱,支滿不嗜食,汗不出,腰脊痛,肺俞主之。

〔1〕天柱 原作"天池"。據明抄本、《外臺》卷三十九天柱、《醫學綱目》卷六治往來寒熱引本經改。

〔2〕俞 明抄本作"輸",下有"音舒"二小字音注。

〔3〕膂 此下明抄本有"音旅"二小字音注。

〔4〕窌 此下明抄本有"音獠"二小字音注。

〔5〕齗 此下明抄本有"音銀"二小字音注。

〔6〕關元 《醫心方》卷二第一此穴不主寒熱。又《外臺》卷三十九關元雖亦有寒熱,然與本文排穴序例不合。別有兌端穴主寒熱,且與齗交相鄰,故疑當作齗交。

〔7〕小海 原作"少海"。按《外臺》卷三十九少海、小海雖皆主寒熱,然此前所列諸穴,皆手太陽小腸經穴,故此當作小海,據改。

〔8〕懈爛 爛下明抄本有"一作爛"三小字校文。《外臺》卷三十九肺俞無此二字。《醫心方》卷二第一作"解爛"。按解與懈通。《漢書·元帝紀》:"匪敢解怠。"顏師古注:"解,讀曰懈。"爛與爛同。《廣韻·翰部》:"爛,火熱也。……爛,上同。"按此下原校別本一作"懶",則爛、爛,乃

懶之假借,是懈爛者,懈懶也。

〔9〕一本作懶 明抄本有"一作懶"三小字校文。

〔10〕之 此下明抄本有"疲,音酸"三小字音注。

〔11〕寒 原作"氣"。據《外臺》卷三十九肺俞、《醫心方》卷二第一、《醫學綱目》卷六治往來寒熱引本經改。

〔12〕熱 此下明抄本有"《千金》作魄戶"五小字校文。《千金》卷三十第二"魄戶,主肺寒熱,呼吸不得臥,欬逆上氣,嘔沫,喘氣相追逐。"

〔13〕上 此上《外臺》卷三十九肺俞、《醫心方》卷二第一均有"欬"字。

〔14〕脇 《外臺》卷三十九肺俞、《醫心方》卷二第一均作"背"。

〔15〕膚 《醫心方》卷二第一無。

〔16〕膈 明抄本作"鬲"。《外臺》卷三十九肺俞作"隔"。按膈、鬲、隔三字通。

寒熱心痛,循循然與背相引而痛,胸中悒悒不得息,咳唾血,多涎煩中,善饐[1]食不下,欬[2]逆,汗不出,如瘧狀,目䀮䀮,淚出悲傷,心俞主之。欬而嘔,鬲寒食[3]不下,寒熱,皮肉骨[4]痛,少氣不得臥,胸滿支兩脇,膈上兢兢[5],脇痛腹䐜,胃脘[6]暴痛,上氣,肩背寒痛,汗不出,喉痺,腹中痛,積聚,默然[7]嗜臥,怠惰[8]不欲動[9],身常濕[10],心痛無可搖者,膈俞[11]主之。

〔1〕饐 《外臺》卷三十九心俞作"噎"。按噎與饐通。《集韻·屑韻》:"噎,《説文》:飯窒也;或作饐。"

〔2〕欬 《外臺》卷三十九心俞、《醫心方》卷二第一均作"嘔"。

〔3〕食 此下《外臺》卷三十九膈俞、《醫心方》卷二第一均有"飲"字。

〔4〕骨 原作"膚",據《千金》卷三十第五、《外臺》卷三十九膈俞改。

〔5〕兢兢 支滿強硬貌。《詩經·小雅·無羊》:"爾羊來思,矜矜兢兢,不騫不崩。"毛傳:"矜矜兢兢,以言堅彊也。"《集韻·蒸韻》:"兢,兢兢,堅彊貌。"

〔6〕胃脘 胃,原作"智",誤。據《外臺》卷三十九膈俞、《醫學綱目》卷六治往來寒熱引本經改。脘,明抄本、《外臺》卷三十九膈俞作"管"。按

管與脘通。

〔7〕默然 《外臺》卷三十九膈俞作"嘿嘿然"。按嘿與默通。

〔8〕惰 明抄本作"墮"。按墮與惰通。

〔9〕動 此下《千金》卷三十第五有"搖"字。

〔10〕身常濕 濕，原重，明抄本作"溫濕"，下有"一作慍"三小字校文，並誤。《外臺》卷三十九膈俞作"身常濕"三字。《千金》卷三十第五作"身當濕"。當乃常字之誤。按此乃衍一濕字，今删。

〔11〕膈俞 原作"脾俞"。據《外臺》卷三十九膈俞、《千金》卷三十第五、《醫心方》卷二第一改。

欬而脇滿急，不得息，不得[1]反側，腋[2]脇下與臍相引，筋急而痛，反折目上視，眩，目中循循然[3]，眉頭痛[4]，驚狂，衄，少腹滿，目䀮䀮[5]，生白翳[6]，欬引胸痛，筋寒熱，唾[7]血，短氣，鼻酸，肝俞主之[8]。寒熱，食多身羸瘦，兩脇引痛，心下賁痛[9]，心[10]如懸，下引臍，少腹急痛，面黑[11]，目䀮䀮，久[12]喘欬，少氣，溺濁[13]赤，腎俞主之。骨寒熱，溲[14]難，腎俞主之。

〔1〕得 《外臺》卷三十九肝俞作"可"。

〔2〕腋 《外臺》卷三十九肝俞作"撅"，疑誤。

〔3〕目中循循然 目，《外臺》卷三十九肝俞無。《醫學綱目》卷六治往來寒熱引本經作"耳中脩然"。《廣韻·蕭韻》："脩，脩脩，飛羽聲。"按《綱目》引文與此不同，姑並存之。

〔4〕眉頭痛 原作"肩項痛"。《外臺》卷三十九肝俞作"眉頭痛"。《醫心方》卷二第一作"頭痛"。按作"肩項痛"，與此上諸証不合。故據《外臺》改。

〔5〕䀮䀮 《外臺》卷三十九肝俞作"䀭䀭"。

〔6〕翳 《外臺》卷三十九肝俞作"瞖"。按瞖，目生白翳，同翳。慧琳《一切經音義》卷二引郭璞云："瞖，奄覆也。"又卷八引《字書》："目障膜也。"

〔7〕唾 明抄本作"嘔"。

〔8〕之 此下明抄本有"欬，音凱，又音咳"六小字音注。

〔9〕賁痛 《外臺》卷三十九腎俞作"焦痛"。《醫心方》卷二第一作

"膜痛"。按焦字義晦,疑誤。膜與賁,皆脈也。《靈樞·邪氣藏府病形》:"脉大者,尺之皮膚亦賁而起。"《靈樞·刺節真邪》:"陽氣大逆,上滿於胸中,憤膜肩息。"憤與賁通。"憤膜"乃復語,脈滿也。

〔10〕心　此下《千金》卷三十第二有"痛"字。

〔11〕黑　原作"急"。此下原校云"一本作黑",明抄本作"一作黑"。《外臺》卷三十九腎俞作"黑"。據改,並删原校。

〔12〕久　《外臺》卷三十九腎俞無。疑衍。

〔13〕濁　《外臺》卷三十九腎俞作"滑"。

〔14〕溲　《外臺》卷三十九腎俞作"便"。

寒熱頭痛,水溝主之。寒熱頸瘰癧,大迎主之。肩痛引項[1],寒熱,缺盆中痛[2],身熱[3]汗不出,胸中熱滿,天窌主之。寒熱肩腫,引胛中痛,肩臂酸[4],臑俞主之。寒熱項瘰癧[5],耳[6]無聞,引缺盆肩中熱痛,麻痹不舉[7],一本作手臂不舉[8]。肩貞主之。寒熱厥[9],目不明,欬上氣,唾血,肩中俞主之。寒熱瘰癧,胸中滿,有大氣[10],缺盆中滿痛者死,外潰不死,肩[11]引項[12]不舉,缺盆中痛,汗不[13]出,喉痹,欬嗽[14]血,缺盆主之。欬[15]上氣,喘,暴瘖不能言,及舌下挾縫青脉[16],頸有大氣,喉痹,咽中乾急[17],不得[18]息,喉中鳴,翕翕[19]寒熱,項[20]腫肩痛,胸滿,腹皮熱,衄,氣短[21],哽[22]心痛,隱疹[23],頭痛,面皮赤熱,身肉盡不仁,天突主之。肺系急[24],胸中痛[25],惡寒[26],胸[27]滿悒悒然[28],善嘔膽[29],胸中熱,喘逆氣[30],氣相追逐,多濁唾,不得息,肩背風,汗出,面[31]腹腫[32],鬲中[33]食饐[34]不下食[35],喉痹,肩息肺脹,皮膚骨痛,寒熱煩滿,中府主之。

〔1〕肩痛引項　《外臺》卷三十九天窌穴作"肩肘中痛引項"。

〔2〕缺盆中痛　原作"缺盆主之"。《外臺》卷三十九天窌、《醫心方》卷二第一均作"缺盆中痛"。並此前後諸証,均爲天窌穴所主治,如是則與本經排穴序例亦合,故據改。

〔3〕身熱　《外臺》卷三十九天窌、《醫心方》卷二第一均無。

〔4〕引胛中痛,肩臂酸　《外臺》卷三十九臑俞作"引胛中,臂酸"。

《醫學綱目》卷六治往來寒熱引本經作"引胛中,肩臂酸痛"。

〔5〕瘰適 《外臺》卷三十九肩貞、《醫心方》卷二第一均作"歷適"。按瘰適亦即瘰癧也,音轉故也。《千金》卷二十三第四又作"瘰易",皆義存於聲也。

〔6〕耳 此下《外臺》卷三十九肩貞、《醫心方》卷二第一、《千金》卷三十第五引本經、《醫學綱目》卷六治往來寒熱引本經均有"鳴"字。

〔7〕麻痹不舉 《外臺》卷三十九肩貞作"手臂小不舉"。《千金》卷三十第五注引本經作"麻小不舉"。疑誤。《醫學綱目》卷六治往來寒熱引本經作"手臂不舉"。

〔8〕一本作手臂不舉 明抄本作"一云手臂不舉"。

〔9〕厥 原作"瘲"。據明抄本、《外臺》卷三十九肩中俞、《醫心方》卷二第一改。

〔10〕大氣 邪氣壅盛之謂。《靈樞·五色》:"大氣入於藏府者,不病而卒死矣。"《素問·調經論》:"必切而出,大氣乃屈。"王冰注:"大氣,謂大邪氣也。"

〔11〕肩 此下《醫心方》卷二第一有"痛"字。

〔12〕項 此下《外臺》卷三十九缺盆有"臂"字。《醫心方》卷二第一有"臂背"二字。

〔13〕不 《外臺》卷三十九缺盆無。

〔14〕嗽 《千金》卷三十第二、《醫心方》卷二第一均作"唾"。

〔15〕欬 此下《千金》卷三十第二、《醫心方》卷二第一有"逆"字。

〔16〕挾縫青脉 《外臺》卷三十九天突作"挾青縫脉"。

〔17〕咽中乾急 中,《千金》卷三十第一無。《醫心方》卷二第一作"咽中急乾"。

〔18〕得 《外臺》卷三十九天突作"能"。

〔19〕翕翕 此下明抄本有"音吸"二小字音注。

〔20〕項 《外臺》卷三十九天突、《醫心方》卷二第一均作"頸"。

〔21〕短 《外臺》卷三十九天突無。

〔22〕哽 《外臺》卷三十九天突作"鯁"。義同。

〔23〕隱疹 《外臺》卷三十九天突作"癮疹"。

〔24〕急 《醫心方》卷二第一作"欬"。此下《明堂》卷一、《千金》卷三十第二均有"欬"字。

〔25〕胸中痛 《千金》卷三十第二作"欬輒胸痛"。

〔26〕寒 《明堂》卷一、《外臺》卷三十九中府、《千金》卷三十第二、《醫心方》卷二第一均作"清"。《說文·仌部》："清,寒也。"

〔27〕胸 此下《明堂》卷一、《千金》卷三十第二有"中"字。

〔28〕悒悒然 《明堂》卷一作"色色然"。楊上善注："有本作邑邑。"按色字誤。邑與悒通。

〔29〕善嘔膽 膽,《明堂》卷一作"食"。《外臺》卷三十九中府作"膽熱嘔逆"。義勝。《醫學綱目》卷六治往來寒熱引本經作"善嘔膽汁"。

〔30〕胸中熱,喘逆氣 《外臺》卷三十九中府無此六字。

〔31〕面 《外臺》卷三十九中府無。

〔32〕腫 《外臺》卷三十九中府作"脤"。

〔33〕鬲中 《外臺》卷三十九中府無。

〔34〕食饐 《明堂》卷一無。

〔35〕食 《外臺》卷三十九中府、《醫學綱目》卷六治往來寒熱引本經無。

寒熱,胸滿頸痛[1],四肢不舉,掖下腫,上氣,胸中有聲,喉中鳴,天池主之。欬,脇下積聚,喘逆[2],臥不安席,時寒熱,期門主之。寒熱腹脹膜[3],怏怏然[4]不得息,京門主之。寒濯濯[5],舌煩[6],手臂不仁[7],唾沫,唇乾引飲,手腕攣,指肢痛[8],肺脹上氣,耳中生風,欬喘逆,痹[9],臂痛,嘔吐,飲食[10]不下,膨膨然[11],少商主之。唾血,時寒[12]時熱,寫魚際,補尺澤。臂厥,肩膺胸滿[13]痛,目中[14]白翳[15],眼青,轉筋[16],掌中熱,乍寒乍熱,缺盆中相引痛,數欠[17],喘不得息,臂內[18]廉痛,上鬲,飲已[19]煩滿,太淵主之。寒熱,胸背急痛[20],喉痹[21],欬上氣喘,掌中熱,數欠[22],汗出,善忘,四肢逆厥[23],善笑,溺白[24],列缺主之。胸中彭彭然[25],甚則交兩手而瞀[26],暴癉[27]喘[28]逆,刺經渠及天府,此謂之大俞[29]。寒熱,欬嘔[30]沫,掌中熱,虛則肩臂[31]寒慄,少氣不足以息,寒厥,交兩手而[32]瞀[33],口沫出[34],實則肩背熱痛,汗出,四肢暴腫[35],身濕[36]一本作溫[37]。搖,時寒熱,饑則煩,飽則善[38]面色[39]變[40]，口噤不開，惡風泣出，列缺主之。

〔1〕頸痛　原作"頭痛"。《外臺》卷三十九天池、《千金》卷二十三第一均作"頸痛"，今據改。《醫心方》卷二第一作"瘻頸"。

〔2〕逆　明抄本作"迎"。按迎亦逆也。《說文·辵部》："逆，迎也。"

〔3〕脹膜　脹，《外臺》卷三十九京門無。《千金》卷三十第二、《醫心方》卷二第一均作"膜脹"。義勝。

〔4〕快快然　明抄本、《外臺》卷三十九京門均作"央央然"。按央與快通。《靈樞·脹論》："腎脹者，腹滿引背央央然。"《太素·脹論》作"快然"。楊上善注："快，不暢也。"

〔5〕寒濯濯　《外臺》卷三十九少商無。此下《明堂》卷一有"寒熱"二字。詳本篇總論寒熱諸病，故當有"寒熱"二字爲是。楊上善注："濯，洗也。言寒如水洗之甚，故重言之。"按濯濯，寒貌，此亦義存於聲者。

〔6〕舌煩　《明堂》卷一、《外臺》卷三十九少商、《醫心方》卷二第一均無。按舌煩二字義晦。詳此前《外臺》本有"煩心"、"心滿"等文，已見於本經卷七第五，故疑此文原涉上而衍，又誤作"舌煩"。

〔7〕手臂不仁　《外臺》卷三十九少商無此四字。

〔8〕指肢痛　肢，《明堂》卷一、《外臺卷》三十九少商均作"支"。痛，《明堂》卷一無。楊上善注："指强難展伸曰支也。"

〔9〕痺　此上《明堂》卷一有"指"字。

〔10〕飲食　《外臺》卷三十九少商互倒。

〔11〕膨膨然　明抄本作"彭彭然"。《明堂》卷一作"彭彭"。按彭彭與膨膨同，脹貌。

〔12〕時寒　《明堂》卷一無。

〔13〕滿　《明堂》卷一無。疑衍。

〔14〕中　《外臺》卷三十九太淵作"生"。

〔15〕臀　《明堂》卷一無。

〔16〕青，轉筋　《外臺》卷三十九太淵作"皆赤筋"，疑誤。

〔17〕欠　原作"欬"。據《明堂》卷一、《外臺》卷三十九太淵改。

〔18〕內　原作"肉"。據明抄本、《明堂》卷一、《外臺》卷三十九太淵改。

〔19〕上鬲飲已　《外臺》卷三十九太淵作"膈飲"。

〔20〕急痛　痛，原無。據明抄本、《明堂》卷一、《外臺》卷三十九經

渠、《醫心方》卷二第一補。

〔21〕喉痺　《明堂》卷一作"喉中鳴"。

〔22〕欠　此下原有"伸"字。據《外臺》卷三十九列缺、《明堂》卷一刪。

〔23〕四肢逆厥　肢，原無。據《明堂》卷一、《外臺》卷三十九列缺、《千金》卷三十第三補。逆厥，《外臺》卷三十九列缺、《醫學綱目》卷六治往來寒熱引本經均作"厥逆"。逆，《千金》卷三十第三無。

〔24〕溺白　此以上十字，《明堂》卷一、《外臺》卷三十九列缺、《千金》卷三十第三均爲列缺穴所主之証，此下"列缺主之"四字當是衍文。此十字當移在此後"惡風泣出"一句後。"汗出"以上十九字，接"胸中膨膨然"一句，並爲經渠穴所主治。

〔25〕然　《明堂》卷一無。

〔26〕瞀　《明堂》卷一作"務"。按務與瞀通。《莊子·讓王》："湯又因瞀光而謀。"陸德明釋文："瞀，本或作務。"

〔27〕癉　原作"痺"，義晦。《明堂》卷一作"癉"。《靈樞·寒熱病》："暴癉内逆，肝肺相搏，血溢鼻口，取天府。"《太素·寒熱雜説》亦作"癉"，據改。

〔28〕喘　《明堂》卷一作"内"。

〔29〕刺經渠及天府，此謂之大俞　《明堂》卷一作"先取天府，此府，此胃之大輸"。楊上善注："天府，胃府大輸。胃爲水穀之海，穀氣强盛，故暴癉者，先取天府，後取經渠也。"按胃，本亦作謂，古因音同而借用之也。《靈樞·寒熱病》："頸側之動脉人迎，人迎，足陽明也……此爲天牖五部。"五部，即人迎、扶突、天牖、天柱、天府五俞穴。《太素·寒熱雜説》作"此爲大輸五部"。本經卷十二第七作"此爲胃之大腧五部也"。楊上善注："此爲頸項之間藏府五部大輸。"

〔30〕嘔　《明堂》卷一作"唾"。

〔31〕肩臂　《明堂》卷一作"肘臂肩背"四字。明抄本、《外臺》卷三十九列缺臂作背。

〔32〕而　《外臺》卷三十九列缺作"如"。

〔33〕瞀　《明堂》卷一作"務"。

〔34〕出　《明堂》卷一無。

〔35〕四肢暴腫　《明堂》卷一作"暴四肢腫"。《外臺》卷三十九列缺

無"暴"字。

〔36〕濕　《明堂》卷一注："濕,沾潤也。"按沾恐是沾字之誤。

〔37〕一本作温　明抄本無。

〔38〕善　《明堂》卷一、《外臺》卷三十九列缺無。

〔39〕色　《明堂》卷一無。

〔40〕變　此下明抄本有"一作癥"三小字校文。

煩心,欬,寒熱善噦,勞宮主之。寒熱,唇[1]口乾,身熱[2],喘息,目[3]急痛,善驚,三間主之。胸中滿,耳前痛,齒痛,目赤痛,頸腫寒熱,渴飲輒汗出,不飲則皮乾熱,曲池主之。寒熱頸癧適,欬[4],呼吸難,灸五里,左取右,右取左。寒熱頸癧適,肩痛[5]不可舉臂[6],臑俞主之[7]。風寒熱,腋門主之。寒熱頸頷腫,後谿主之。寒熱善嘔,商丘主之。嘔,厥寒,時有微熱,脇下支滿,喉痛[8]嗌乾,膝外廉痛,淫濼脛痠,腋下腫,馬刀瘻[9],唇[10]腫吻傷痛,太衝主之。

〔1〕唇　《千金》卷三十第五引本經無。

〔2〕身熱　原無。據《外臺》卷三十九三間、《千金》卷三十第五引本經、《醫心方》卷二第一補。明抄本但有"身"字。

〔3〕目　此上《千金》卷三十第五引本經有"眼"字。此下《外臺》卷三十九三間有"眥"字。

〔4〕欬　此下《外臺》卷三十九五里有"嗽"字。

〔5〕痛　原作"臂"。據《外臺》卷三十九臑俞、《醫心方》卷二第一改。

〔6〕臂　《外臺》卷三十九臑俞、《醫心方》卷二第一無。

〔7〕臑俞主之　按此上臑俞所主之証,在《醫心方》卷二第一臂臑穴下。

〔8〕痛　此上《外臺》卷三十九太衝有"痺"字。

〔9〕瘻　此上《外臺》卷三十九太衝、《銅人》卷五有"瘍"字。

〔10〕唇　原作"肩"。據《外臺》卷三十九太衝、《銅人》卷五改。

心如懸[1],《千金》作心痛。陰厥,脚[2]腨[3]後廉急,不可前却,血癥[4],腸澼便膿血,足跗[5]上痛,舌卷不能言,善笑,足痿不收履[6],溺[7]青赤白黃黑[8]。青取井,赤取榮,黃取輸,白取經，黑取合。血痔，泄[9]《千金》下有利字[10]。後重，腹痛如癃[11]狀，狂仆必有所扶持，及大[12]氣涎出，鼻孔中痛，腹中常[13]鳴，骨寒熱無所安，汗出不休，復溜主之。男子如蠱，女子如阻，寒熱，少[14]腹偏[15]腫，陰谷主之。少腹痛，泄[16]出糜，次指間熱，若脉陷寒熱，身痛，唇乾[17]，不得[18]汗出，毛髮焦，脫肉少氣，內有熱，不欲動搖，泄膿血，腰引少腹痛，暴驚狂言非常，巨虛下廉主之。胸中滿，腋下腫，馬刀瘻[19]，善[20]自齧舌[21]頰，天牖中腫，淫濼脛痠[22]，頭眩，枕骨頷[23]腮[24]腫，目澀，身痺，洒淅[25]振寒，季脇[26]支滿，寒熱，脇[27]腰腹膝外廉痛，臨泣主之。

〔1〕心如懸 《千金》卷三十第二作"心痛如懸"。

〔2〕脚 明抄本作"腳"。下有"音脚"二小字音注。

〔3〕膊 此下明抄本有"音喘，又音善"五小字音注。

〔4〕血癃 《外臺》卷三十九復溜無。

〔5〕跗 《外臺》卷三十九復溜作"趺"。按趺與跗通。

〔6〕足痿不收履 履，《外臺》卷三十九復溜無。《醫學綱目》卷六治往來寒熱引本經作"心下痞，四肢倦"。

〔7〕溺 此上《外臺》卷三十九復溜有"病"字。

〔8〕青赤白黃黑 此謂五淋。《千金》卷三十第二："復溜主淋。"

〔9〕泄 此下《千金》卷三十第二有"痢"字。

〔10〕《千金》下有利字 明抄本無"下"字，並作大字。

〔11〕癃 《外臺》卷三十九復溜作"淋"。《千金》卷三十第二作"痠"，誤。淋與癃通。《太素·經脉》："遺溺閉癃。"楊上善注："癃，篆文麻字，此經淋病也。音隆。"元·吕復校本《難經本義·十六難》："淋溲便難。"《難經集注·十六難》淋作癃。

〔12〕大 《外臺》卷三十九復溜作"水"。《醫學綱目》卷六治往來寒熱引本經作"失"。

〔13〕常 《外臺》卷三十九復溜作"雷"。

〔14〕少 《千金》卷三十第二無。

〔15〕偏 《外臺》卷三十九陰谷、《千金》卷三十第二均作"徧"。

〔16〕泄 此上《外臺》卷三十九巨虛下廉、《醫心方》卷二第一均有

"飧"字。

〔17〕乾　此上原有"渴不"二字，據明抄本、《外臺》卷三十九巨虛下廉、《醫心方》卷二第一刪。

〔18〕不得　原脱，據《外臺》卷三十九巨虛下廉、《醫心方》卷二第一補。明抄本作"不渴"。

〔19〕瘦　此上《外臺》卷三十九臨泣有"瘍"字。

〔20〕善　《外臺》卷三十九臨泣作"喜"。

〔21〕齧舌　齧下明抄本有"音業"二小字音注。《外臺》卷三十九臨泣無"舌"字。

〔22〕痠　此下明抄本有"音戰"二小字音注。

〔23〕頷　此下明抄本有"音撼"二小字音注。

〔24〕腮　《外臺》卷三十九臨泣作"顲"。

〔25〕淅　此下明抄本有"音昔"二小字音注。

〔26〕脇　此下《外臺》卷三十九臨泣有"下"字。

〔27〕脇　此上《外臺》卷三十九臨泣有"胸"字。

寒熱頸腫，丘墟主之。寒熱，頸腋下腫，申脉主之。寒熱痠痟[1]，四肢不舉，腋下腫，馬刀瘦，喉痹，髀膝脛[2]骨搖，酸痹不仁，陽輔主之。寒熱，髀脛[3]不收[4]，陽交主之。寒熱，腰痛如折，束骨主之。寒熱，目䀮䀮，善[5]欠，喘逆，通谷主之。寒熱善唏[6]，頭重足寒，不欲食，脚攣，京骨主之。寒熱，篡[7]反出，承山主之。寒熱，篡後出，瘈瘲[8]，脚腨[9]痠重，戰慄[10]不能久立，脚急腫痛，跗[11]筋足攣，少腹痛[12]，引喉嗌[13]，大便難，承筋主之。跟厥，膝急[14]，腰脊痛引腹篡，陰股熱，陰暴痛，寒熱，膝痠重，合陽主之。

〔1〕痟　《外臺》卷三十九陽輔、《千金》卷二十三第一均作"痟"。痟下《千金》有"痛"字。按《素問·陰陽別論》："及爲瘈厥腨痟。"王冰注："痟，痠痛也。"是痠痟乃復語。痟亦痠也。《説文·疒部》："痟，痠痟，頭痛也。"段玉裁注："《周禮·疾醫》："春時有痟首疾。注云：痟，痠削也。首疾，頭痛也。"

〔2〕脛　原作"頸"，據《外臺》卷三十九陽輔、《千金》卷二十三第一改。

〔3〕髀脛　原作"痺頸"，據《外臺》卷三十九陽交、《醫心方》卷二第一改。

〔4〕收　《醫心方》卷二第一作"仁"。

〔5〕善　《外臺》卷三十九通谷作"喜"。

〔6〕唏　此下明抄本有"音喜"二小字音注。

〔7〕篡　前後二陰之間。《素問·骨空論》："督脈者……其絡循陰器，合篡間，繞篡後。"王冰注："督脈別絡，自溺孔之端，分而各行，下循陰器，乃合篡間也。所謂間者，謂在前陰後陰之兩間也。"

〔8〕瘈瘲　瘈下明抄本有"音契"二小字音注。瘲下明抄本有"音從"二小字音注。

〔9〕腨　《外臺》卷三十九承筋、《醫心方》卷二第一均作"踹"。按踹與腨通。《靈樞·經脈》："上內踝前廉，上踹內。"《類經》卷七第二注："踹，足肚也。亦名腓腸。本經與腨通用。"

〔10〕慄　此下明抄本有"音栗"二小字音注。

〔11〕痛，跗　原作"跗痛"，據明抄本、《外臺》卷三十九承筋改。

〔12〕痛　原無，據《外臺》卷三十九承筋補。

〔13〕嗌　此下明抄本有"音益"二小字音注。

〔14〕急　《外臺》卷三十九合陽作"重"。

經絡受病入腸胃五藏積發伏梁息賁肥氣痞氣賁肫第二(按："賁肫"，原作"奔肫"，據目錄與正文改)　本篇自"黃帝問曰"至"是謂至治"，見《靈樞·百病始生》、《太素·邪傳》。自"人之善病腸中積者"至"大聚乃起"，見《靈樞·五變》。自"病有身體腰股胻皆腫"至"故環臍而痛也"，見《素問·腹中論》、《素問·奇病論》、《太素·伏梁病》。自"病脇下滿"至"藥不能獨治也"，見《素問·奇病論》、《太素·息積病》。"《難經》曰"五條，均見《難經·五十六難》。

　　提要：本篇主要論述虛邪中人，傳舍於經絡、臟腑，結聚成積，發爲伏梁、息賁、肥氣、痞氣、賁肫等病，故以此名篇。其主要內容有：虛邪中人，從外而內，從上而下的傳變過程，邪氣在不同階段的表現，積聚生成的病因病機，五臟積發伏梁、息賁、肥氣、痞氣、賁肫的不同表現，各種積聚的証候與腧穴主治。

　　黃帝問曰：百病始生，三部之氣，所傷各異[1]，願聞其會[2]。岐伯對曰：喜怒不節則傷於[3]藏，藏傷則病起於陰[4]；清[5]濕襲虛，則病起於下；風雨襲虛，則病起於上，是謂三部。至其淫泆[6]，不可勝數。

　　〔1〕各異　《靈樞》、《太素》均作"異類"。義同。

　　〔2〕會　會通也。《太素》注："風雨從頭背而下，故爲上部之氣，清濕從尻脚而上，故爲下部之氣，所傷之類不同，望請會通之也。"

　　〔3〕於　《靈樞》無。

　　〔4〕陰　此下《靈樞》有"也"字。《太素》注："陰謂内也。"

　　〔5〕清　清與清通。寒也。

　　〔6〕至其淫泆　至下《靈樞》有"於"字。淫泆，浸淫、蔓延也。《太素》注："是謂三部之氣，生病不同，更隨所因變而生病，漫衍過多，不可量度也。"《靈樞・終始》："邪僻妄合，陰陽易居，逆順相反，沉浮異處，四時不得，稽留淫泆。"

　　風雨寒熱，不得虛邪[1]，不能獨傷人。卒然逢疾風暴雨而不病者，蓋[2]無虛邪[3]，不能獨傷人[4]。此[5]必因虛邪之風，與其身形，兩虛相搏[6]，乃客其形。兩實[7]相逢，衆人肉堅[8]。其中於虛邪也，因其[9]天時，與其躬身[10]，參以虛實[11]，大病乃成。氣有定舍，因處爲名[12]，上下内外[13]，分爲三真[14]。

　　〔1〕虛邪　《太素》注："虛邪即風從虛鄉來，故曰虛邪。"《靈樞・九宮八風》："風從其所居之鄉來，爲實風，主生，長養萬物；從其衝後來，爲虛風，傷人者也，主殺、主害者。謹候虛風而避之，故聖人曰避虛邪之道，如避矢石然。"《素問・上古天真論》："虛邪賊風，避之有時。"《素問直解》注："四時不正之氣，皆謂之虛邪賊風。"

　　〔2〕蓋　《太素》作"亦"。

　　〔3〕邪　此上《靈樞》有"故"字，連下句讀。

　　〔4〕人　原無。據《靈樞》、《太素》補。

　　〔5〕此　《太素》無。

　　〔6〕兩虛相搏　搏，《靈樞》、《太素》均作"得"。得，值也。亦通。兩虛，虛邪之風及身形之虛。

〔7〕兩實　與上兩虛相對,即四時正氣之實風,與下衆人肉堅之形實也。《太素》注:"風雨寒暑,四時正氣爲實風也。衆人肉堅,爲實形也。"《靈樞·九宮八風》:"風從其所居之鄉來,爲實風,主生,長養萬物。"

〔8〕衆人肉堅　原作"中人肉間",明抄本作"衆人肉間"。均誤。今據《靈樞》、《太素》改。衆人,即俗稱一般人,亦即無病無虛之常人。《靈樞·衛氣失常》:"衆人皮肉脂膏不能相加也,血與氣不能相多,故其形不小不大,各自稱其身,命曰衆人。"

〔9〕其　《靈樞》、《太素》作"於"。

〔10〕躬身　《靈樞》作"身形",義同。躬,本作軀。《說文·呂部》:"軀,身也。從呂,從身。躬,俗從弓身。"又《身部》:"身,軀也。"若據前文言"身形"例,則此似亦當作"身形"爲是。

〔11〕參以虛實　《太素》注:"參,合也。虛者,形虛也;實者,邪氣盛實也。"

〔12〕因處爲名　《太素》注:"邪氣舍定之處,即因處以施病名。如邪舍形頭,即爲頭眩等頭病也;若舍於腹,即爲腹痛洩利等病也;若舍於足,則爲足悗不仁之病也。"

〔13〕上下內外　內,《靈樞》、《太素》作"中"。中亦內也。楊上善注:"上謂頭面也,下謂尻足也,中謂腹,三部各有其外也。"按楊注上、下、中則是,然云"三部各有其外也",似失之矣。上下內外,言病之位也,如後文云"此內外三部之所生病也",義亦屬此。

〔14〕三真　《靈樞》作"三員",《太素》作"三貞"。真與貞通。楊上善曰:"貞,正也。三部各有分別,故名三貞也。"以上下內外爲三正,猶以天地人爲三正焉。《書經·甘誓》:"有扈氏威侮五行,怠棄三正。"孔安國傳:"怠惰廢棄天地人之正道。"《靈樞》作"員",疑"貞"字之誤。

是故虛邪之中人也,始於皮膚,皮膚緩[1]則腠理開,腠理開則邪[2]從毛髮入,毛髮[3]入則稍[4]深,稍[5]深則毛髮立,洒然[6],皮[7]膚痛;留而不去,則傳舍於絡[8],在絡之時,痛於肌肉[9],其病時痛時息[10],大經乃代[11];留而不去,傳舍於經,在經之時,洒淅善驚[12];留而不去,傳舍於俞,在俞之時,六經不通,四節即痛[13],腰脊乃強;留而不去,傳[14]舍於伏衝之脉[15],在伏衝之脉[16]時,身體重痛[17];留而不去,傳舍於腸胃，在^[18]腸胃之時，賁嚮^[19]腹脹，多寒則腸鳴飧泄，食^[20]不化，多熱則溏出糜^[21]；留而不去，傳舍於腸胃之外，募原^[22]之間。留著於脉，稽留而不去，息而成積^[23]。

〔1〕皮膚緩 《太素》注："皮膚緩者，皮膚爲邪所中，無力不能收，故緩也。"

〔2〕腠理開則邪 腠理，《靈樞》無。《太素》無此五字。

〔3〕毛髮 《靈樞》、《太素》均無。

〔4〕稍 《靈樞》作"抵"。《太素》作"樞"。楊上善注："人毛髮中虛，故邪從虛中入也。樞，久也。邪氣逆入久深腠理之時。振寒也。"按楊注似與上下文義難合，疑非是。當以本經義勝。

〔5〕稍 《靈樞》、《太素》無。

〔6〕洒然 明抄本、《靈樞》作"淅然"，《太素》作"沂然"。皆義存於聲。惡寒貌。

〔7〕皮 此上《靈樞》有"故"字。

〔8〕絡 此下《靈樞》、《太素》均有"脉"字。下句"絡"字同。

〔9〕痛於肌肉 痛，原作"通"，《靈樞》、《太素》作"痛"，當是，據改。《類經》卷十三第二注："絡淺於經，故痛於肌肉之間。"

〔10〕病時痛時息 《靈樞》作"痛之時息"。《太素》作"痛之時"。

〔11〕大經乃代 《類經》卷十三第二注："若肌肉之痛，時漸止息，是邪將去絡而深，大經代受之矣。"

〔12〕洒淅善驚 善，《靈樞》作"喜"。《太素》作"洫泝善驚"。洫泝，亦洒淅，義存於聲。楊上善注："經脉連於五藏，五藏爲邪氣所動，故其喜驚，驚即洫泝振寒也。泝，音訴也。"

〔13〕四節皆痛 《靈樞》作"四肢，則肢節痛"。"四肢"二字疑衍。《太素》作"四肢節痛"。楊上善注："輸在四肢，故四肢痛也。"

〔14〕傳 原作"伏"，義晦。詳前後文均曰"傳舍"，此獨異者，乃涉下文誤，《靈樞》、《太素》作"傳"。據改。

〔15〕之脉 《太素》無。

〔16〕脉 《靈樞》、《太素》無。

〔17〕身體重痛 《靈樞》、《太素》作"體重身痛"。楊上善注："衝脉爲經胳之海，故邪居體重。"

〔18〕在 《太素》作"舍於"。

〔19〕賁響 《太素》注:"賁響,虛起貌。"按楊注疑非是。賁響,象聲也,即腹中雷鳴。

〔20〕食 原無。據《靈樞》、《太素》補。

〔21〕溏出糜 糜,《靈樞》作"糜"。按糜與糜通。《太素》注:"多熱則邪爲溏糜,糜,黃如糜也。"《靈樞·師傳》:"腸中熱,則出黃如糜。"

〔22〕募原 募,通作"膜"。《素問·瘧論》:"邪氣內薄於五藏,橫連募原。"新校正云:"按全元起本募作膜,《太素》、巢元方並同,舉痛論亦作膜原。"今《太素·瘧解》與新校正合。《素問·舉痛論》:"寒氣客於腸胃之間,膜原之下。"王冰注:"膜謂鬲間之膜,原謂鬲肓之原。"

〔23〕留著於脉,稽留而不去,息而成積 稽下《太素》無"留"字。按稽亦留也,此爲複語。《說文·稽部》:"稽,留止也。"息,久塞也。《釋名·釋言語》:"息,塞也,言物滋息塞滿也。"《素問·舉痛論》:"血氣稽留不得行,故宿昔而成積。"楊上善注:"脉謂經脉及胳脉也。謂邪著於經胳之脉,傳入腸胃之間,長息成於積病。此句是總也。"楊注謂此是總上自虛邪之中人一段文。於義爲得。

或著孫絡,或著絡脉[1],或著經脉,或著俞脉[2],或著於伏衝之脉,或著於脊筋,或著於腸[3]胃之募原,上連於緩筋[4],邪氣淫泆,不可勝論[5]。其著孫絡之脉而成積[6],往[7]來上下。臂手,[8]孫絡之居也,浮而緩,不能拘積[9]而止之,故往來移行腸胃之外[10],湊滲[11]注灌,濯濯[12]有音。有寒則腹䐜滿雷引[13],故時切痛。其著於陽明之經,則俠臍而居,飽則益大,饑則益小[14]。其著於緩筋也,似陽明之積,飽則痛,饑則安[15]。其著於腸胃之募原也[16],痛而外連於緩筋[17],飽則安,饑則痛[18]。其著於伏衝之脉者,揣之,應手而動[19],發[20]手則熱氣下於兩股,如湯沃之狀。其著於脊筋,在腸後者,饑則積見,飽則積不見,按之弗[21]得。其著於俞[22]脉者,閉塞不通,津液不下,而空竅乾[23]。此邪氣之從外[24]入內,從上下者也[25]。

〔1〕絡脉 原互倒,據明抄本、《靈樞》、《太素》乙正。

〔2〕俞脉 《太素》注:"輸脉者,足太陽脉,以管五藏六府之輸,故曰

輸脉。”

〔3〕腸　原作“陽”，據明抄本、《靈樞》、《太素》改。

〔4〕緩筋　《太素》注：“緩筋謂足陽明筋，以陽明之氣主緩。”按緩筋，據上文脅筋之義，當爲部位名，楊注似難爲憑。詳緩與完通，疑或作“完”。完爲脘之壞文。是緩筋，似當爲脘筋。脘筋者，胃脘之筋也。如此則與後文“飽則痛，饑則安”之義亦合。

〔5〕邪氣淫泆，不可勝論　《太素》注：“以下言邪著成積，略言七處，變化滋章，不可復論也。”

〔6〕積　此下《靈樞》、《太素》有“者”字。

〔7〕往　此上《靈樞》、《太素》有“其積”二字。

〔8〕臂手　原作“擘乎”。擘下原有“音拍，破盡也”五小字注文。乎下原有“《素》作手”三小字校文。明抄本作“《素》作一”，均誤。《靈樞》、《太素》均作“臂手”。據改，並刪原校。

〔9〕拘積　拘，明抄本作“句”，此下有“一作拘”三小字校文。《靈樞》作“句”。《太素》作“勾”。按拘、句、勾三字，經典通用。《山海經·海外北經》：“拘纓之國。”《淮南子·墜形》拘纓作句嬰。《國語·吳語》：“越王勾踐。”宋庠本勾作句。《說文·手部》：“拘，止也。”楊上善注：“邪氣著於臂手孫胳，隨胳往來上下，其孫胳浮緩，不能勾止積氣。”

〔10〕腸胃之外　外，《靈樞》作“間”。《太素》作“腸間之水”。

〔11〕湊滲　湊上《靈樞》有“水”字。《說文·水部》：“湊，水上人所會也。”段玉裁注：“引伸爲凡聚集之稱。”《說文·水部》：“滲，下漉也。”此言水氣聚合而滲漏之也。

〔12〕濯濯　《太素》注：“濯濯，水聲也。”《素問·氣厥論》：“水氣客於大腸，疾行則鳴濯濯，如囊裹漿，水之病也。”《靈樞·邪氣藏府病形》：“大腸病者，腸中切痛而鳴濯濯。”《太素·府病合輸》注：“濯，徒角反，腸中水聲也。”

〔13〕腹䐜滿雷引　腹，明抄本、《太素》均作“脉”。《靈樞》作“䐜”，乃涉下文誤。楊上善注：“邪循於胳，在腸間，時有寒則孫脉䐜滿，引腸而作雷聲，時有切痛。”《類經》卷十三第二注：“有寒則爲脹滿及雷鳴相引，時爲切痛。”按雷引，雖楊、張二注從本字而釋，然據本經用語，如卷九第七，兩言“腹中雷鳴”例，胳疑引或爲“鳴”之誤。

〔14〕飽則益大，饑則益小　飽下《靈樞》、《太素》均有“食”字。楊上

善注:"胃脉足陽明之經,直者下乳內廉,下俠臍,入氣街中,故邪氣著之,飽食則其脉黸大,饑少穀氣則脉細小。"

〔15〕飽則痛,饑則安　飽下《靈樞》《太素》均有"食"字。上一"則"字,明抄本作"而"。楊上善注:"飽則大而痛,饑則小而安,亦邪俠筋之大小也。"

〔16〕也　明抄本無。

〔17〕筋　此下原有"也"字。據明抄本、《靈樞》《太素》及前後文例刪。

〔18〕飽則安,饑則痛　飽下《靈樞》《太素》均有"食"字,楊上善注:"募謂腸胃府之募也,原謂腸胃府之原也,募原之氣外來連足陽明筋,故邪俠飽安饑痛也。"

〔19〕揣之,應手而動　揣下明抄本有"音搏,又音飲上聲"七小字音注。揣之,《太素》作"揣揣"楊上善注:"揣,動也。以手按之,應手而動。"《靈樞發微》注:"以手揣摩其積,應手而動。"按楊注釋揣,疑非是。蓋揣,按摩也。如唐人康駢《劇談錄》:"開成中,有龍復本者,無目,善聽聲揣骨,每言休咎,無不必中。"此正言以耳聽其聲,以手揣其骨也。

〔20〕發　《廣雅·釋詁》:"發,舉也。"《靈樞發微》注:"舉手則熱氣下於兩股之間。"發訓舉也。

〔21〕弗　《靈樞》作"不"。

〔22〕俞　此下《靈樞》《太素》均有"之"字。

〔23〕而空竅乾　而,《靈樞》《太素》均無。乾下,《靈樞》有"壅"字,《太素》壅作癰,按癰乃壅之俗字。《碑別字新編》錄漢史晨奏銘有"雍"字,即雍之俗字。楊上善注:"輸脉,足太陽脉也,以管諸輸,絡腎屬膀胱,故邪着之,津液不通,大便乾癰,不得下於大小便之竅也。"

〔24〕外　原無,據《靈樞》《太素》補。

〔25〕者也　者,《靈樞》無。也,《太素》無。

曰:積之始生[1],至其已成奈何?曰:積之始也[2],得寒乃生,厥上乃成積[3]。曰:其[4]成[5]奈何?曰:厥氣生足溢,《靈樞》作足悗[6]。足溢生脛寒[7],脛寒則脉血[8]凝泣,寒氣[9]上入[10]於[11]腸胃,入於腸胃則䐜[12]脹,外[13]之汁沫迫[14]聚不得[15]散,日以成積[16]。卒然盛食多飲[17]則脉[18]滿,起居不節,用力過度,則絡脉傷,陽絡傷則血外溢,溢[19]則衄血,陰絡傷則血内溢,溢[20]則便[21]血;外[22]之絡傷,則血溢於腸外,有[23]寒汁沫與血相搏[24],則並合凝聚不得散,而[25]成積[26]矣。卒然中[27]於寒,若内傷於憂怒[28],則氣上逆,氣上逆則穴俞不通[29],温氣[30]不行,凝血緼裹[31]而不散,津液凝濇[32],著而不去,而積皆成矣。曰:其生於陰者奈何?曰:憂思傷心[33],重寒傷肺[34],忿怒傷肝,醉飽[35]入房,汗出當風則[36]傷脾,用力過度,入[37]房汗出浴水[38]則傷腎,此内外三部之所生病也[39]。察其所痛,以知其應,有餘不足,當補則補,當寫則寫,無[40]逆天時,是謂至治。

〔1〕生　明抄本作"也"。

〔2〕也　明抄本、《靈樞》、《太素》均作"生"。

〔3〕厥上乃成積　上,原作"止",義晦。明抄本作"上",下有"一作止"三小字校文。《靈樞》無。《太素》作"上"。又此下云:"寒氣上入於腸胃",作"上"字是。據改。積下《靈樞》、《太素》均有"也"字。楊上善注:"夫聚者陽邪,積者陰邪也,此言病成。若言從生,陰陽生也。故積之始生耶,得寒氣入舍於足,以爲積始也。故曰得寒乃生也。寒厥邪氣上行入於腸胃,以成於積也。"

〔4〕其　《太素》無。

〔5〕成　此下《靈樞》、《太素》有"積"字。

〔6〕《靈樞》作足俛　明抄本無。

〔7〕厥氣生足溢,足溢生脛寒　此二"溢"字,《靈樞》、《太素》均作"俛"。按俛與溢,義並通。《説文·水部》:"溢,器滿也。"《廣雅·釋詁》:"溢,滿也。"滿,引申之有壅滯脹滿之義。俛,悶也。《靈樞·雜病》:"痿厥爲四末束俛。"本經卷十第四俛作悶。《太素·痿厥》作悗,亦滿悶不舒也。

〔8〕脉血　《靈樞》、《太素》互倒。

〔9〕寒氣　寒上《靈樞》有"血脉凝濇則"五字。氣,原作"熱"。據《靈樞》、《太素》改。

〔10〕入　此上原有"下"字。據《靈樞》、《太素》刪。

〔11〕於　《太素》無。

〔12〕膜　此下明抄本有"音嗔"二小字音注。

〔13〕外 此上《靈樞》、《太素》有"膜脹則腸"四字。

〔14〕迫 此下明抄本有"音伯"二小字音注。

〔15〕得 《太素》無。

〔16〕日以成積 《太素》注："以上言成積所由三別。外邪厥逆之氣客之則陽脉虛，故脛寒，脛脉皮薄，故血寒而淒泣，淒，凝也，寒血循於胳脉，上行入於腸胃，寒血入於腸胃，則腸胃之內膜脹，腸胃之外冷汁沫聚不得消散，故漸成積也。此爲生積所由一也。"

〔17〕盛食多飲 《靈樞》作"多食飲"。

〔18〕脉 《靈樞》作"腸"。

〔19〕溢 此上《靈樞》有"血外"二字。《太素》有"外"字。

〔20〕溢 此上《靈樞》有"血內"二字。《太素》有"內"字。

〔21〕便 《靈樞》作"後"。義同。

〔22〕外 《靈樞》作"腸胃"，《太素》作"腸外"。據前文"入於腸胃"之義，似《靈樞》義勝。

〔23〕有 此上《靈樞》、《太素》有"腸外"二字。義勝。

〔24〕搏 《太素》作"薄"。按搏與薄通。

〔25〕而 《太素》無。

〔26〕成積 《靈樞》、《太素》互倒。楊上善注："盛飲多食無節，遂令脉滿，起居用力過度，內胳脉傷，若傷腸內陽胳，則使衄血；若傷腸內陰胳，遂則便血，若傷腸外之胳，則血與寒汁凝聚爲積，此爲生積所由二也。"

〔27〕中 此上《靈樞》、《太素》均有"外"字。

〔28〕怒 原作"恐"。《靈樞》、《太素》作"怒"。按此下云"氣上逆"之義，當作"怒"。又《素問·舉痛論》："怒則氣上。"故據改。

〔29〕穴俞不通 穴俞，《靈樞》、《太素》均作"六輸"。楊上善注："六府陽經之輸。"按作"六輸"，疑非是。詳《素問·生氣通天論》云"穴俞以閉"，與此"穴俞不通"義同。故當從本經爲是。

〔30〕溫氣 《太素》注作"衛氣"；《類經》卷十三第二注作"煖氣"。皆陽氣也。《素問·調經論》："厥氣上逆，寒氣積於胸中而不瀉，不瀉則溫氣去，寒獨留，則血凝泣。"王冰注："溫氣，溫陽氣也。"

〔31〕縕裹 縕下明抄本有"一作摳"三小字校文。《靈樞》、《太素》作"蘊"。裹，明抄本作"果"。按縕與蘊通。果與裹通。

〔32〕凝澁 《靈樞》作"澁滲"。《太素》作"泣澡"。按澡即滲之別

字。參,碑別亦作"槑"。

〔33〕憂思傷心 《太素》注:"前言積成於陽,以下言積成於陰。憂思勞神,故傷心也。"

〔34〕重寒傷肺 《太素》注:"飲食外寒,形冷內寒,故曰重寒。肺以惡寒,故重寒傷肺。"按此內寒外寒之解未安。《素問·欬論》:"皮毛者,肺之合也,皮毛先受邪氣,邪氣以從其合也。其寒飲食入胃,從肺脈上至於肺,則肺寒,肺寒則外內合邪。"此以邪氣爲外,寒飲食爲內也。《靈樞·邪氣藏府病形》:"形寒寒飲則傷肺。"汪機注:"形寒傷外,飲寒傷內。《素問·欬論》云:其寒飲食入胃則肺寒,肺寒則外內合邪,與此文義正同。"

〔35〕飽 《靈樞》、《太素》作"以"。

〔36〕則 《靈樞》無。

〔37〕入 此上《靈樞》、《太素》均有"若"字。

〔38〕水 《靈樞》無。

〔39〕此內外三部之所生病也 內外,《太素》互倒。也上《靈樞》、《太素》均有"者"字。楊上善注:"憂思爲內,重寒爲外,入房當風以爲內外,故合前三部所生病也。"《類經》卷十三第二注:"總結上文也。"按楊注義在本節經文爲釋,似欠妥,張注義可從。詳本篇起首有問"三部之氣,所傷各異"之文,此言"此內外三部之所生病也",正通貫全篇,與前文相應。

〔40〕無 《靈樞》、《太素》均作"毋"。

曰:人之善病腸中積[1]者,何以候之?曰:皮[2]薄而不澤,肉不堅而淖澤,如此則腸胃惡[3],惡則邪氣留止積聚,乃作腸胃之積[4]。寒溫不次,邪氣乃[5]一本作稍[6]。止[7],其[8]畜積留[9]止,大聚乃起。

〔1〕積 此下《靈樞》有"聚"字。

〔2〕皮 此下《靈樞》有"膚"字。

〔3〕惡 此上《千金》卷十一第五有"傷"字。惡,病也。《左傳·成公六年》:"其惡易觀。"杜預注:"惡,疾疢。"

〔4〕乃作腸胃之積 乃作,《靈樞》作"乃傷",並屬上讀。按傷字疑誤;腸胃之積,作"脾胃之間",亦通。今《千金》卷十一第五與本經同。

〔5〕乃 《靈樞》、《千金》卷十一第五作"稍",與下校文同。《說文·禾部》:"稍,出物有漸也。"段玉裁注:"凡古言稍稍者,皆漸進之謂。"義並通。

〔6〕一本作稍　明抄本作"一作積"。疑誤。

〔7〕止　《靈樞》作"至"。

〔8〕其　《靈樞》無。此上《千金》卷十一第五有"至"字。

〔9〕留　原無,據《靈樞》、《千金》卷十一第五補。

曰:病[1]有身體腰[2]股胻[3]皆腫,環臍[4]而痛,是謂[5]何病? 曰:名曰[6]伏梁[7]。此風根也[8],不可動[9],動之爲水,溺濇之病[10]。病有少腹盛[11],左右上下[12]皆有根者[13],名[14]曰[15]伏梁也[16]。裹大[17]膿血,居腸胃之外,不可治[18],治之每切按之至死[19]。此下則因陰[20],必下[21]膿血,上則迫胃脘生鬲[22],俠[23]一本作依。胃脘[24]內癰,此久[25]病也[26],難治[27]。居臍上爲逆,居臍下爲順,勿動亟奪[28]。其氣溢《素問》作泄[29]。於大腸而著於肓,肓之原在臍下[30],故環臍而痛也[31]。

〔1〕病　《素問》、《太素》均作"人"。

〔2〕腰　此下明抄本有"《素問》作髀"四小字校文。今《素問》亦作"髀"。亦通。

〔3〕胻　此下明抄本有"音行,又骱"四小字音注。《靈樞》作"骱"。《太素》作"脛"。按胻、骱、脛三字並同。此下原有"背"字。《素問》、《太素》均無。按此依次舉腰股胻,不當又言背,乃涉下"皆"字衍誤。據刪。

〔4〕臍　《素問》、《太素》均作"齊"。齊與臍通。

〔5〕謂　《素問》、《太素》均作"爲"。

〔6〕名曰　名上《素問》、《太素》均有"病"字。曰,《素問·腹中論》無。

〔7〕伏梁　此以上二十四字,《素問》兩見之。《腹中論》王冰注云:"此二十六字,錯簡在奇病論中,若不有此二十六字,則下文無據也。"王氏以此段文錯簡在《奇病論》中,據此則知重出於此者,乃王氏所爲。故此下"此風根也"句下,王冰注又云:"此四字此篇本有,《奇病論》中亦有之。"按此伏梁之証,與下少腹盛,左右上下皆有根之伏梁、心積之伏梁,非是一証,宜別之。《腹中論》王冰注:"伏梁,心之積也。"新校正云:"詳此伏梁與心積之伏梁大異,病有名同而實異者非一,如此之類是也。"又《靈樞·邪氣藏府病形》、《靈樞·經筋》亦論及此証,宜當互參。

〔8〕此風根也　《太素》注："此伏梁病,以風爲本也。"

〔9〕動　此下《素問》有"之"字。王冰注："動謂齊其毒药而擊動之,使其大下也。"

〔10〕動之爲水,溺澀之病　病下《素問·奇病論》有"也"字。《太素》作"動之爲水,溺,清之府。"楊上善注："若有變發,可爲水病。溺,冷清之府。"按《太素》文及楊注,似欠安。王冰注："以衝脉起於腎下,出於氣街,其上行者,起於胞中,上出臍下關元之分,故動之則爲水而溺澀也。"爲,成也。《詩經·小雅·十月之交》:"高岸爲谷"。《廣雅·釋谷》:"爲,成也。"此言妄動其病成水也。

〔11〕盛　此下《太素》有"者"字。

〔12〕左右上下　《素問》、《太素》均作"上下左右"。

〔13〕者　《素問》、《太素》無。

〔14〕名　此上《素問》、《太素》均有"病"字。

〔15〕曰　《太素》無。

〔16〕也　《素問》、《太素》無。

〔17〕大　《太素》無。

〔18〕治　原無,據《素問》、《太素》補。

〔19〕治之每切按之至死　《太素》注："因有膜裹膿血,在腸胃外,四箱有根在少腹中,不可按之,故按之痛,遂至於死,名曰伏梁。"《素問》王冰注："以裹大膿血,居腸胃之外,按之痛悶不堪,故每切按之致死。"

〔20〕因陰　《太素》注："以其伏梁下因於陰。"《素問》王冰注："下則因薄於陰器也。"因字未釋。按因,連接之義。《逸周書·作雒》:"南擊於洛水,北因於郟山"。孔晁注："擊、因皆連接也。"

〔21〕下　《太素》無。

〔22〕生鬲　《太素》作"出鬲"。按生猶出也。《素問》王冰注："若迫近於胃,則病氣上出於鬲。"此以出釋生。又《廣雅·釋詁》:"生,出也。"《呂氏春秋·勸學》:"生於不學。"高誘注："生猶出也。"

〔23〕俠　《太素》作"使"。《素問》新校正云："按《太素》俠胃作使胃。"與今本《太素》同。使亦通。明抄本作"依",非是。

〔24〕脘　明抄本作"筦"。按筦與管通。《詩經·周頌·執競》:"磬筦將將。"陸德明釋文："筦,本亦作管。"管與脘通。本經卷十一第八:"蟲寒則積聚,守於下脘。"《靈樞·上膈》、《太素·蟲癥》脘作管。

〔25〕久　此上《太素》有"人"字。

〔26〕也　《太素》無。

〔27〕治　此下《太素》肖延平本有"也"字。今仁和寺本雖模糊不清，然不似"也"字。

〔28〕勿動亟奪　《太素》注："亟，欺吏反。數也。此病是風爲本，其氣溢於大腸之中，著於臍下肓原，故環臍痛，不可輒動數奪，奪之至死。"《素問》王冰注："亟，數也；奪，去也。言不可移動，但數數去之則可矣。"按勿動亟奪者，復申前文"不可動"之義。又據前文言"不可治"，似楊注義勝。

〔29〕泄　今本《素問》作"溢"。

〔30〕肓之原在臍下　《素問》王冰注："亦衝脉也。齊下謂脖胦，在齊下同身寸之二寸半，《靈樞經》曰：肓之原名曰脖胦。"《靈樞·九鍼十二原》："肓之原出於脖胦。"《類經》卷十七第七十三注："肓之原在臍下，即下氣海也，一名下肓，九鍼十二原篇謂之脖胦者即此。"

〔31〕故環臍而痛也　此下《素問》重出"不可動，動之爲水，溺濇之病"十一字。按此二段文，《甲乙》與《太素》同，今本《素問》文錯綜於二篇之中，當有錯簡，或有王氏所移者，今難以詳考。

《難經》[1]曰：心之積名曰伏梁[2]，起於[3]臍上，上至心下[4]，大如臂，久久[5]不愈，病[6]煩心心痛[7]，以秋庚辛日得之，腎病傳心，心當傳肺，肺以秋王[8]不[9]受邪，因[10]留結爲積。

〔1〕《難經》　明抄本作"《八十一難》"。

〔2〕伏梁　《難經》楊曰："伏梁者，言積自齊上至心下，其大如臂，狀似屋舍棟梁也。"

〔3〕於　《難經》無。

〔4〕上至心下　下，《脉經》卷六第三、《千金》卷十三第一均無。此一句，《難經》在"大如臂"句下。

〔5〕久久　《難經》二字不重。

〔6〕病　此上《難經》有"令人"二字。

〔7〕心痛　《難經》無。

〔8〕肺以秋王　肺下《脉經》卷六第三、《千金》卷十三第一均有"適"字。秋下《難經》有"適"字。此後四臟之積均同此例，不復出。

〔9〕不　此上《難經》、《脈經》卷六第三、《千金》卷十三第一均有"王者"二字。後四藏之積同此例，不復出。

〔10〕因　《難經》作"故"。此上《難經》、《脈經》卷六第三、《千金》卷十三第一均有"心復欲還腎，腎不肯受"九字。後四臟之積均同此例，不復出。

《難經》[1]曰：肺之積名曰息賁[2]，在[3]右脅下，覆大如杯[4]，久久不愈[5]，病洒洒惡寒[6]，氣逆[7]喘欬[8]，發肺癰[9]，以春甲乙日得之，心病傳肺，肺當傳肝，肝以春王不受邪，因留結爲積。

〔1〕《難經》　明抄本作《八十一難》。

〔2〕息賁　《難經》楊注："息，長也；賁高也。言肺在膈上，其氣不行，漸長而逼於膈，故曰息賁。一曰：賁，聚也。言其漸長而聚蓄，肺爲上蓋，藏中陽也，陽氣盛，故令人發肺癰也。"此以二説並存。按息賁之名，《內經》凡五見。注家説解，義不盡同。如《素問·陰陽別論》："其傳爲息賁者，死不治。"王冰注："大腸病上傳入於肺，爲喘息而上賁。"《太素·陰陽雜説》注："息賁，賁，隔也。爲隔息也。"又《靈樞·邪氣藏府病形》："肺脉……滑甚爲息賁上氣。"馬蒔注："肺得滑脉而甚，則火盛病熾，當爲息賁之積，而其氣上逆也。"張介賓注："息賁，喘急也。"是則對《內經》與《難經》息賁之解，歧義頗多，暫難定論。然據下文腎之積名賁肫之義，息賁者，猶賁息也。彼言肫之上賁，此言息之上賁，似與上氣之義亦合，皆以証爲名。然否，尚待後考。

〔3〕在　原作"左"。據《難經》、《脈經》卷六第七、《千金》卷十七第一改。

〔4〕杯　此下明抄本有"音盃"二小字音注。

〔5〕久久不愈　《難經》作"久不已"三字。

〔6〕病洒洒惡寒　《難經》作"令人洒淅寒熱"。《脈經》卷六第七、《千金》卷十七第一作"病洒洒寒熱"。

〔7〕氣逆　《難經》無。

〔8〕欬　此下明抄本有"音咳"二小字音注。

〔9〕癰　《難經》作"壅"。《千金》卷十七第一作"癰"。按壅與癰通。

曰：病脅下滿，氣逆行[1]，三二[2]歲不已，是爲何病？曰：

病名[3]息賁[4]。此不妨於食，不可灸刺[5]，積爲導引服藥[6]，藥不能獨治也[7]。

〔1〕行　《素問》無。

〔2〕三二　《素問》、《太素》互倒。

〔3〕病名　《太素》作"名曰"。名下《素問》有"曰"字。

〔4〕息賁　《素問》、《太素》均作"息積"。《素問集注》張志聰注："此肺積之爲病也。肺主氣而司呼吸定息，故肺之積曰息賁，在本經曰息積。積者，漸積而成，是以二三歲不已。夫肝肺之積，皆主脅下滿，積在肝則妨於食，此積在肺，故不妨於食也。"詳息賁之名，《素問》、《靈樞》凡五見，而獨此一處作"息積"，疑其或誤，今仍從本經。

〔5〕不可灸刺　刺，《太素》連下句讀。《素問》王冰注："灸之則火熱內爍，氣化爲風；刺之則必瀉其經，轉成虛敗，故不可灸刺。"詳此文，諸家皆隨文順釋，然與下文"藥不能獨治"之義難合，且後文腧穴主治亦言"息賁時唾血，巨闕主之"。亦可証並非不可刺，因疑"不"字衍。若是，則與後文義亦順矣。

〔6〕積爲導引服藥　《太素》作"刺精爲引服藥"。是以上句"刺"字屬下讀。爲，今仁和寺本不清，肖延平本作"爲"。楊上善注："無妨於食，而不可灸，可以刺而引精並服藥，藥行不可更刺。"此以"刺而引精"釋"刺精爲引"，頗難以合，今亦無考。肖延平引袁刻"引"上有"導"字。按精字疑是"積"字之誤。《素問》王冰注："是可積爲導引，使氣流行，久以藥攻，內消瘀稸則可矣。"積猶多也。

〔7〕也　此下明抄本有"賁，音奔"三小字音注。

《難經》[1]曰：肝之積名曰肥氣[2]，在左脅下，如覆杯，有頭足，如龜鼈狀[3]，久久[4]不愈，發[5]咳逆痎瘧[6]，連歲月[7]不已，以季夏戊己日得之。肺病傳肝，肝當傳脾，脾以季夏王不受邪，因留結爲積。此與息賁略同[8]。

〔1〕《難經》　明抄本作"八十一難"。

〔2〕肥氣　《難經》楊曰："肥氣者，肥盛也。言肥氣聚於左脅之下，如覆杯突出，如肉肥盛之狀也，小兒多有此病。"《靈樞·邪氣藏府病形》："肝脈急甚者惡言，微急爲肥氣，在脅下，如覆杯。"《太素·五藏脉診》注："肝脉微急，是肝受寒氣，積在左脅之下，狀若覆杯，名曰肥氣。"與此義合。

〔3〕如龜鱉狀 《難經》無此四字。《脈經》卷六第一、《千金》卷十一第一與本經同。疑《難經》文脱。

〔4〕久久 《難經》不重。

〔5〕發 此上《難經》有"令人"二字。

〔6〕瘖瘧 瘖下明抄本有"音皆"二小字音注。瘧,《脈經》卷六第一作"痎"。按痎與瘧通。

〔7〕月 《難經》無。

〔8〕此與息賁略同 《難經》、《脈經》卷六第一、《千金》卷十一第一均無此六字。當系後人語。

《難經》[1]曰:脾之積名曰痞氣[2],在胃脘[3],覆大如盤,久久[4]不愈,病[5]四肢不收,發[6]黄疸[7],飲食不爲肌膚[8],以冬壬癸日得之,肝病傳脾,脾當傳腎,腎以冬王不受邪,因留結爲積。

〔1〕《難經》 明抄本作"又"。

〔2〕痞氣 《病源》卷十九積聚候作"否氣"。義同。《集韻・紙韻》:"否,塞也。"《廣雅・釋詁》:"否,隔也。"《釋名・釋疾病》:"胕,否也,氣否結也。"《疏證補》:"胕,俗字。《説文》作痞,痛也。《玉篇》:腹内結病。《易》之否卦爲閉塞之誼,此亦然也。"《難經》楊注:"痞,否也。言否結成積也。"《病源》卷二十八否候:"夫八否者,營衛不和,陰陽隔絶,而風邪外入,與衛氣相搏,血氣壅塞不通而成否也。否者,塞也,言府藏否塞不宣通也。由憂恚氣積,或墜墮内損所致。其病腹内氣結脹滿,時時壯熱是也。"又諸否候:"諸否者,營衛不和,陰陽隔絶,府藏否塞而不宣通,故謂之否。但方有八否、五否或六否,以其名狀非一,故云諸否。"此脾之積名爲痞氣者,亦痞之一種。

〔3〕脘 明抄本、《脈經》卷六第五、《千金》卷十五第一均作"管"。按管與脘通。

〔4〕久久 《難經》、《病源》卷十九積聚候均不重。

〔5〕病 《難經》、《病源》卷十九積聚候作"令人"二字。

〔6〕發 《脈經》卷六第五、《千金》卷十五第一均無。

〔7〕疸 《脈經》卷六第五作"癉"。按癉與疸通。《素問・玉機真藏論》:"病名曰脾風發癉。"王冰注:"脾之爲病,善發黄癉,故發癉也。"

〔8〕飲食不爲肌膚 飲食,《脈經》卷六第五、《千金》卷十五第一均

互倒。《難經》楊注：“脾病不能通氣行津液，故雖食多而羸瘦也。”爲猶用也。此言飲食所化之精微，不能作用於肌膚。

《難經》[1]曰：腎之積名曰賁肫[2]，發於少腹[3]上至心下，若[4]豚狀[5]，或上或下[6]無時，久不已[7]，令人[8]喘逆，骨痿[9]少氣，以夏丙丁日得之，脾[10]病傳腎，腎當傳心，心以夏旺不受邪，因留結爲積也[11]。

〔1〕《難經》　明抄本作“又”。

〔2〕賁肫　《難經》作“賁豚”。《脈經》卷六第九、《千金》卷十九第一作“奔豚”。《病源》卷十九積聚候作“賁犹”。按賁與奔通，肫與豚、犹通。《病源》卷十三賁豚氣候作“賁豚”。《莊子·德充符》：“適見肫子食於其死母者。”陸德明釋文：“肫，本又作豚。”《難經》楊注：“此病狀似豚而上衝心。又有奔豚之氣，非此積病也，名同而疾異也。”《病源》卷十三賁豚氣候：“夫賁豚氣者，腎之積病，起於驚恐憂思所生。若驚恐則傷神，心藏神也；憂思則傷志，腎藏志也。神志傷，動氣積於腎而氣下，上遊走如豚之奔，故曰賁豚。其氣乘心，若心中踴踴，如事所驚，如人所恐，五藏不定，食飲輒嘔，氣滿胸中，狂癡不定，妄言妄見，此驚恐奔豚之狀。若氣滿支心，心下悶亂，不欲聞人聲，休作有時，乍瘥乍極，吸吸短氣，手足厥逆，内煩結痛，温温欲吐，此憂思賁豚之狀。診其脉來觸祝觸者，病賁豚也。腎脉微急，沈厥賁豚，其足不收，不得前後。”又《靈樞·邪氣藏府病形》：“腎脉……微急爲沈厥奔豚，足不收，不得前後。”按《素問》未述及此証，《靈樞》僅此一見。《靈樞識》：“簡按：《骨空論》云督脉生病，從少腹上衝心而痛，不得前後，爲衝疝。又《史·倉公傳》云：涌疝，令人不得前後溲。蓋皆奔豚也。”又《金匱》云：“奔豚病，從少腹起，上衝咽喉，發作欲死，復還止，皆從驚恐得之。”詳諸書及所舉諸奔肫，雖見証不盡同，要之皆以病發於腹，或上或下，發作無時，痛而有形者也。

〔3〕少腹　少，原脱，據《難經》、《脈經》卷六第九、《病源》卷十九積聚候、《千金》卷十九第一補。《素問·骨空論》：“胁絡季胁，引少腹而痛脹。”王冰注：“少腹，齊下也。”少腹，猶小腹也。

〔4〕若　《脈經》卷六第九、《千金》卷十九第一均作“如”。義同。

〔5〕狀　此上《脈經》卷六第九、《病源》卷十九積聚候、《千金》卷十九第一均有“奔走之”三字，義勝。

〔6〕或上或下　《脈經》卷六第九、《病源》卷十九積聚候、《千金》卷

十九第一均作"上下"二字。

〔7〕久不已 《脈經》卷六第九、《千金》卷十九第一均作"久久不愈"。《病源》卷十九積聚候作"久不愈"。

〔8〕令人 《脈經》卷六第九、《千金》卷十九第一均作"病"。

〔9〕痿 《病源》卷十九積聚候作"萎"。按萎與痿通。

〔10〕脾 原作"肺"。據明抄本、《難經》、《脈經》卷六第九、《病源》卷十九積聚候、《千金》卷十九第一改。

〔11〕也 明抄本、《難經》、《脈經》卷六第九、《病源》卷十九積聚候、《千金》卷十九第一均無。

　　息賁時唾血,巨闕主之。腹中積[1],上下行,懸樞主之。疝積,胸中痛,不得窮屈[2],天容主之。暴心腹痛,疝積時發[3],上衝心,雲門主之。心下[4]大堅,育門[5]、期門及中脘主之。臍疝[6]繞臍痛,衝胸不得息,灸臍中[7]。賁肫氣上[8],腹膜堅,痛引陰中,不得小便,兩丸騫,陰交主之。臍疝[9],繞臍痛,石門主之。

〔1〕積 此下《醫心方》卷二第一有"氣"字。

〔2〕不得窮屈 《外臺》卷三十九懸樞作"息"。窮屈,屈從也。如《資治通鑑·唐憲宗三十九年》:"上所賜奴婢,率不肯窮屈。"此引伸爲隨意。不得窮屈者,言呼吸動作皆不得隨意。由胸中痛而不敢大動也。

〔3〕疝積時發 原作"疝橫發",義不安。據《外臺》卷三十九雲門改。

〔4〕下 《外臺》卷三十九育俞無。

〔5〕育門 原作"育俞"。此下明抄本有"《千金》作育門"五小字校文。據《外臺》卷三十九育門、《千金》卷三十第二、《醫心方》卷二第一改。

〔6〕疝 此上原有"下"字。據《外臺》卷三十九臍中、《千金》卷三十第六及《醫學綱目》卷十四諸疝引本經刪。

〔7〕灸臍中 原作"中極主之"。明抄本及《千金》卷三十第六注及《醫學綱目》卷十四諸疝引本經均作"灸臍中"。又詳此上諸主治之証,《外臺》卷三十九、《醫心方》卷二第一均歸臍中穴。以臍中禁刺,不當言主之,故據明抄本等改。

〔8〕賁肫氣上 氣,原無。據《外臺》卷三十九陰交、《千金》卷三十

第二及注引本經補。氣上，《千金》及《醫心方》卷二第一均互倒。

〔9〕疝　此下原有"下"字，據《外臺》卷三十九石門、《千金》卷三十第六注及《醫學綱目》卷十四諸疝引本經刪。

奔肫氣上，腹䐜痛[1]，口强不能言[2]，莖腫先引腰，後引小[3]腹，腰髖[4]堅痛，下引陰中，不得小便，兩丸騫[5]，石門主之。奔肫，寒氣入小腹，時欲嘔，傷中[6]溺血，小便數，背臍[7]痛引[8]陰，腹中窘急欲湊[9]，後泄不止，關元主之。奔肫上搶心，甚則不得[10]息，忽忽少氣，尸厥，心煩痛，饑不能食，善寒中腹脹，引脼[11]而痛，小腹與脊相控暴痛，時窘[12]之後，中極主之。

〔1〕氣上，腹䐜痛　《外臺》卷三十九石門作"氣䐜腹痛"。

〔2〕口强不能言　口，原無。據《外臺》卷三十九石門補。强不能言，《千金》卷三十第一注引本經無。

〔3〕小　《外臺》卷三十九石門、《千金》卷三十第二注引本經均作"少"。按少與小通。

〔4〕髖　此下《外臺》卷三十九石門、《千金》卷三十第二注引本經均有"少腹"二字。髖，《外臺》卷三十九石門作"䯏"。按䯏與髖通。

〔5〕兩丸騫(qiān 牽)　兩睾丸向上牽引。丸，睾丸。騫與堅、掔通。掔，古牽字。詳見本經卷二第六"脚跳堅"注。

〔6〕傷中　《醫心方》卷二第一無。

〔7〕背臍　《外臺》卷三十九關元作"腰背臍"三字。《醫心方》卷二第一作"腰背"。

〔8〕引　此上《外臺》卷三十九關元有"下"字。

〔9〕欲湊　此文義難解。詳關元穴主治，又有"轉胞不得尿"等証，本經卷九第十言不得小便有"內閉不得溲"之稱，故疑欲湊爲"欲溲"之誤。若此，則文安義順。

〔10〕得　《外臺》卷三十九中極作"能"。

〔11〕脼　《外臺》卷三十九中極作"脇"。

〔12〕窘　此下明抄本有"音君"二小字音注。

腹中積聚，時切痛，商曲[1]主之。臍下積，疝瘕[2]，胞中有血，四滿主之[3]。臍[4]疝，繞臍而[5]痛，時上衝心[6]，天樞主之。氣疝,噦[7]嘔面腫,奔肫,天樞主之。奔肫,卵上入,痛引莖[8],歸來主之。奔肫[9]上下,期門主之。疝瘕,髀中急[10]痛,循脇上下搶心,腹痛[11]積聚,府舍主之。奔肫,腹脹[12]腫,章門主之。少腹積聚,勞宮主之。環臍痛,陰騫,兩丸縮腹[13],堅痛不得臥,太衝主之。寒疝,下至腹腠[14]膝腰,痛如清水,大[15]腹一作小腹[16]。諸疝,按之至[17]膝上,伏菟中[18]寒,疝痛,腹[19]脹滿,痿厥少氣,陰市主之。大疝腹堅,丘墟主之。

〔1〕商曲 《千金》卷三十第二作"高曲",下有"一名商曲"四小字校文。詳《千金》卷二十九第一商曲注:"一名高曲"。商,當爲"高"字之誤。

〔2〕臍下積,疝瘕 積下,《外臺》卷三九四滿有"聚"字。《千金》卷三十第六作"臍下疝積"四字。

〔3〕之 此下明抄本有"疝,音訕。瘕,音賈"六小字音注。

〔4〕臍 《醫心方》卷二第一無。

〔5〕而 《千金》卷三十第六注引本經無。

〔6〕時上衝心 《千金》卷三十第六注引本經作"時止"二字。

〔7〕噦 《外臺》卷三十九天樞、《千金》卷三十第二注引本經均作"煩"。

〔8〕痛引莖 莖下《外臺》卷三十九期門有"中"字。《千金》卷三十第二作"引莖痛"三字。《醫心方》卷二第一作"引莖中痛"四字。

〔9〕肫 明抄本作"犼"。下同。

〔10〕急 《醫心方》卷二第一無。

〔11〕痛 《外臺》卷三十九府舍、《醫心方》卷二第一均作"滿"。

〔12〕脹 《外臺》卷三十九章門、《千金》卷三十第二注引本經均無。

〔13〕腹 原無。據明抄本、《外臺》卷三十九太衝、《千金》卷三十第六注引本經補。

〔14〕腹腠 《醫心方》卷二第一無。

〔15〕大 此下明抄本有"一作小"三小字校文。《千金》卷三十第六作"小",下有"一作大"三小字校文。

〔16〕 一作小腹 明抄本無。

〔17〕至 《外臺》卷三十九陰市、《千金》卷三十第六作"下"。

〔18〕伏菟中 原作"伏菟主之"。菟下明抄本有"音兔"二小字音注。此言"主之"者,涉上伏菟誤爲穴名也。詳《外臺》卷三十九陰市及《千金》卷三十第六均作"伏菟中",故據改。

〔19〕腹 此下《醫心方》卷二第一有"中"字。

五藏六府脹第三 本篇自"黃帝問曰"至"惡有不下者乎",

見《靈樞·脹論》、《太素·脹論》。

提要:本篇主要論述五臟六腑脹的病因病機、証候、診斷、治療原則及腧穴主治,故以此名篇。

黃帝問曰:脉之應於寸口,如何[1]而脹?岐伯對曰:其至[2]大堅直[3]以濇者,脹也[4]。曰:何以知其[5]藏府[6]之脹也?曰:陰爲藏而[7]陽爲府也[8]。曰:夫氣之令人脹也,在於血脉之中耶,抑[9]藏府[10]之內乎?曰:二[11]者皆在[12]焉,然非脹之舍也。曰:願聞脹[13]舍。曰:夫脹者,皆在於府藏[14]之外,排[15]藏府而廓[16]胸脇,脹皮膚,故命曰脹。

〔1〕如何 明抄本、《太素》互倒。

〔2〕至 《靈樞》作"脉"。

〔3〕直 《靈樞》、《太素》均無。

〔4〕也 《太素》無。

〔5〕其 《靈樞》、《太素》均無。

〔6〕藏府 《太素》互倒。

〔7〕而 《靈樞》無。

〔8〕也 《靈樞》無。

〔9〕抑 明抄本、《靈樞》、《太素》均無。

〔10〕藏府 《太素》互倒。

〔11〕二 《靈樞》作"三",下有"一作二字"四小字校文。按此下皆臟腑並舉,則爲一,血脉又其一,是與臟腑血脉之外對舉也。三當作二。

〔12〕在 《靈樞》、《太素》均作"存"。義同。

〔13〕脹 此下《靈樞》有"之"字。

〔14〕府藏 明抄本、《靈樞》均互倒。

〔15〕排　《説文·手部》:"排,擠也。"因脹在臟腑之外,故排擠臟腑也。

〔16〕廓　《靈樞》、《太素》均作"郭"。按郭與廓通。下"城廓"字,《靈樞》、《太素》亦作"郭"。《詩經·大雅·皇矣》:"憎其式廓。"陸德明釋文:"郭,本又作廓。"廓,張大也。《方言》:"張小使大謂之廓。"

曰:藏府之在[1]內也,若匣匱之藏禁器[2]也,各有次舍,異名而同處,一域[3]之中,其氣各異,願聞其故。曰:夫胸腹者,藏府之城廓[4]。膻中者,心主之中宮也[5]。胃者,太倉也[6]。咽喉小腸者,傳道也[7]。胃之五竅者,閭里之門戶也[8]。廉泉玉英者,津液之道路也[9]。故五藏六府[10],各有畔界,其病各有形狀。營氣循脉,衛氣逆[11]爲脉脹。衛氣並[12]脉,循分肉[13],爲膚脹。《靈樞》作營氣循脉,爲脉脹。衛氣並脉,循分肉,爲膚脹[14]。取[15]三里而[16]寫之[17]。近者一下,一本作分。下同。遠者三下[18],無[19]問虛實,工[20]在疾寫也[21]。

〔1〕在　此下《靈樞》、《太素》均有"胸脇腹里之"五字。

〔2〕禁器　《靈樞識》曰:"禁器,蓋禁秘之器。"

〔3〕域　《太素》作"城"。

〔4〕胸腹者,藏府之城廓　城,《靈樞》無。廓下明抄本有"音郭"二小字音注,《太素》有"也"字。《類經》卷十六第五十六注:"胸腹者,所以保障五內,故爲藏府之郭。"

〔5〕膻中者,心主之中宮也　心,《太素》無。中宮,《靈樞》作"宮城",《太素》作"官"。按官乃宮字之誤。《類經》卷十六第五十六注:"膻中,胸中也。肺覆於上,膈膜障於下,爲清虛周密之宮,心主之所居也,故曰宮城。"

〔6〕胃者,太倉也　也下《太素》有"之"字。《類經》卷十六第五十六注:"胃爲水谷之海,故曰太倉。"

〔7〕咽喉小腸者,傳道也　小腸,原作"少腹",據《靈樞》、《太素》改。道,《靈樞》作"送"。《類經》卷十六第五十六注:"咽喉傳送者,穀氣自上而入;小腸傳送者,清濁自下而出。"

〔8〕胃之五竅者,閭里之門户也　之,《靈樞》、《太素》均無。《類經》卷十六第五十六注:"閭巷門也。里,鄰里也。《周礼》五家爲比,五比爲

閭。蓋二十五家爲閭也。《風俗通》曰:五家爲軌,十軌爲里。蓋五十家爲里也。胃之五竅爲閭里門户者,非言胃有五竅,正以上自胃脘,下至小腸、大腸,皆屬於胃,故曰閭里門户。如咽門、賁門、幽門、闌門、魄門,皆胃氣之所行也,故總屬胃之五竅。《説文·門部》:“閭,里門也。”段玉裁注:“周制二十五家爲里,其後則人所聚居爲里,不限二十五家也。里部曰:里,尻也。里門曰閭。”

〔9〕廉泉玉英者,津液之道路也　路,《靈樞》、《太素》均無。楊上善注:“廉泉乃是涎唾之道,玉英復爲溲便之路,故名津液道也。”《類經》卷十六第五十六注:“二穴俱屬任脉,玉英即玉堂。”按楊注釋玉英爲溲便之路,未知所據。

〔10〕府　此下《靈樞》有“者”字。

〔11〕衛氣逆　《太素》無。與此下校文引《靈樞》同。

〔12〕並　此下原有“血”字。據《靈樞》、《太素》删。

〔13〕分肉　明抄本作“肉分”。肉,《靈樞》、《太素》無。按肉分亦分肉也。《素問·氣穴論》:“肉之大會爲谷,肉之小會爲谿,肉分之間,谿谷之會,以行營衛。”

〔14〕《靈樞》作……爲膚脹　作,明抄本作“云”。脹下明抄本有“也”字。按今本《靈樞》,與本經同。

〔15〕取　《靈樞》、《太素》均無。

〔16〕而　原脱。據明抄本、《靈樞》、《太素》補。

〔17〕之　《靈樞》、《太素》均無。

〔18〕近者一下,遠者三下　《太素》注:“其病日近者,可以鍼一寫,其日遠者,可三寫之。下者,脹消也。”

〔19〕無　《太素》作“毋”。義同。

〔20〕工　通作“功”。《周禮·春官·肆師》:“凡師不功。”鄭玄注:“故書功爲工,鄭司農工讀爲功。古者工與功同字。”

〔21〕也　《靈樞》、《太素》均無。

曰:願聞脹形。曰:心脹者,煩心短氣,卧不得[1]安。肺脹者,虛滿而喘欬。肝脹者,脇下滿而痛引少[2]腹。脾脹者,苦[3]噦,四肢悶[4],體重不能[5]衣。腎脹者,腹滿引背,怏怏然[6]腰髀痛。胃脹者[7],腹滿胃脘[8]痛,鼻聞焦臭,妨於食,大便難。大腸脹者,腸鳴而痛濯濯[9],冬日重感於寒則泄[10],

食[11]不化。小腸脹者，小[12]腹脹膜[13]，引腰而痛。膀胱脹者，小[14]腹滿而氣癃[15]。三焦脹者，氣滿於皮膚中，殼殼然[16]而不堅。膽脹者，脅下痛脹，口[17]苦，好[18]太息。凡此諸脹[19]，其道在一[20]。明知逆順，鍼數不失，寫虛補實，神去其室[21]，致邪失正，真不可定[22]，粗工所敗，謂之夭[23]命。補虛寫實，神歸其室[24]，久塞其空[25]，謂之良工。

〔1〕得　《靈樞》、《太素》均無。

〔2〕少　《靈樞》作"小"。

〔3〕苦　《靈樞》作"善"。《太素》作"喜"。

〔4〕悶　《靈樞》作"煩悗"二字，《太素》作"悆"。按悗與悶通。

〔5〕能　此下《靈樞》有"勝"字。

〔6〕快快然　明抄本、《靈樞》作"央央然"。《太素》作"快然"。楊上善注："快，不暢之也。"

〔7〕者　《太素》無。

〔8〕脘　《太素》作"管"。按管與脘通。

〔9〕濯濯　腸鳴聲也。

〔10〕泄　《靈樞》作"飧泄"二字。

〔11〕食　原作"飧"。據明抄本、《太素》、《脈經》卷六第八、《千金》卷十八第一改。《靈樞》無"食"字。連上句作"飧泄不化"，亦通。

〔12〕小　《靈樞》、《太素》作"少"。

〔13〕脹膜　《靈樞》、《太素》、《脈經》卷六第四均互倒。

〔14〕小　《靈樞》、《太素》、《脈經》卷六第十作"少"。

〔15〕氣癃　《太素》、《脈經》卷六第十、《千金》卷二十第一均作"癃"。按癃與癃通。氣癃，即氣淋也。癃與淋通。

〔16〕殼殼然　《靈樞》作"輕輕然"。按殼殼、輕輕、罄罄，聲轉也。《靈樞·水脹》："罄罄然不堅。"本經卷八第四、《太素·脹論》罄罄作殼殼。楊上善注："殼殼，似實而不堅也。"

〔17〕口　此下《靈樞》、《太素》均有"中"字。

〔18〕好　《靈樞》作"善"。

〔19〕脹　此下《靈樞》有"者"字。

〔20〕其道在一　《太素》注："一者，唯知補寫也。"

〔21〕神去其室　《太素》注：“神室，心藏也。補實寫虛傷神，故神去心室。”按經言“血氣者，人之神。”又曰：“脉舍神。”此言神者，廣而言之。謂補寫不當，致傷神氣，則神去其室，故楊注似未得。

〔22〕真不可定　《太素》注：“神去心室，得於邪氣，失其四時正氣，致使真偽莫定也。”按真者，正氣也。上文言正，此言真，亦互文也。故楊注非是。

〔23〕夭　原作“天”，義晦。明抄本、《靈樞》、《太素》作“夭”，今據改。

〔24〕神歸其室　按此前後皆有韻，惟此句無韻，似當與下句互易爲是。

〔25〕久塞其空　《太素》注：“神得歸藏，自斯已去，長閉腠理，不令邪入。”

曰：脹者焉生？何因而有名[1]？曰：衛氣之在身也，常[2]並脉循分肉[3]，行有逆順，陰陽相隨，乃得天和，五藏皆治[4]，四時皆敍[5]，五穀乃化。然而[6]厥氣在下，營衛留止，寒氣逆上，真邪相攻，兩氣相薄[7]，乃舍[8]爲脹[9]。曰：何以解惑？曰：合之於真，三合而得[10]。曰：無問虛實，工在疾寫，近者一下，遠者三下。今有三而不下，其過焉在？曰：此言陷於肉肓[11]而中氣穴[12]者也。不中氣穴，而氣內閉藏[13]，不陷肓則氣不行[14]，上越中肉，則衛氣相亂[15]，陰陽相逆[16]。其於脹也，當寫而[17]不寫，故氣不下[18]，必更其道，氣下乃止。不下復起[19]，可以萬全，惡[20]有殆者乎。其於脹也，必審其診[21]，當寫則寫，當補則補，如鼓之[22]應桴[23]，惡有不下者乎。

〔1〕名　《靈樞》無。

〔2〕常　此下《靈樞》有“然”字。

〔3〕分肉　明抄本作“肉分”。肉，《太素》無。

〔4〕皆治　《靈樞》作“更始”，《太素》作“更治”。義並通。

〔5〕皆敍　《靈樞》作“循序”，《太素》作“有序”。敍與序通。

〔6〕而　《靈樞》、《太素》作“後”。

〔7〕薄　《靈樞》作“搏”。按搏與薄通。

〔8〕舍　《靈樞》、《太素》均作"合"。

〔9〕服　此下《靈樞》有"也"字。

〔10〕合之於真，三合而得　《太素》注："行補寫時，近者一取合於真氣，即得病愈，遠者三取合於真氣，稱曰解惑之也。"《類經》卷十六第五十六注："脈雖由於衛氣，然有合於血脉之中者，在經絡也；有合於藏者，在陰分也；有合於府者，在陽分也。三合既明，得其真矣。"按楊、張二注，似未爲得。詳此乃承上"服者焉生，何因而有名"，復申服何以診得也。真者，身也。《莊子·山木》："見利而忘其真。"郭象注："真，身也。"《淮南子·本經訓》："精神反至真。"高誘注："真，身也。"此猶上文"衛氣之在身也"之義。合，驗也。《素問·舉痛論》："善言天者，必有驗於人；善言古者，必有合於今。"驗與合相對爲文。三合者，參合也。三，古亦作參。如《靈樞·邪氣藏府病形》："能參合而行之，可以爲上工。"此言能參合而求之，方可得致服之由。

〔11〕肉肓　肉，明抄本無。《太素》注："肉肓者，皮下肉上之膜也，量與肌膚同類。"

〔12〕氣穴　《太素》注："氣穴，謂是發脈脉氣所發穴也。"

〔13〕不中氣穴，而氣內閉藏　而，明抄本、《靈樞》、《太素》均作"則"。藏，《靈樞》、《太素》均無。楊上善注："鍼其餘處，不中脈之氣穴，則脈不洩也。"

〔14〕不陷肓則氣不行　不上《靈樞》、《太素》均有"鍼"字。楊上善注："不陷肓膜，則氣不行分肉間也。"

〔15〕上越中肉，則衛氣相亂　上，《太素》作"不"。中肉，明抄本作"不中內"三字。按上越之義頗不可解，當從《太素》作"不"字是。楊上善注："鍼入其皮，起而不下其肉，則衛氣行而失次。"

〔16〕逆　《靈樞》作"逐"，《太素》作"遂"。

〔17〕而　《靈樞》、《太素》均無。

〔18〕故氣不下　故氣，《靈樞》、《太素》均互倒。下下《靈樞》、《太素》均有"三而不下"四字。

〔19〕起　《靈樞》作"始"。

〔20〕惡　《靈樞》作"烏"。按烏與惡通。《經傳釋詞》卷四："惡，猶安也；何也。字亦作烏。"

〔21〕診　《靈樞》、《太素》均作"訹"。按訹與診同。《玉篇·言部》：

"診,同診。"

〔22〕之　《靈樞》無。

〔23〕桴　此下明抄本有"音夫"二小字音注。

心脹者,心俞主之,亦取列缺。肺脹者,肺俞主之,亦取太淵。肝脹者,肝俞主之,亦取太衝。脾脹者,脾俞主之,亦取太白。腎脹者,腎俞主之,亦取太谿。胃脹者,中脘主之,亦取章門。大腸脹者,天樞主之。小腸脹者,中窌[1]主之。膀胱脹者,曲骨主之。三焦脹者,石門主之。膽脹者,陽陵泉主之。五[2]藏六府之脹,皆取三里,三里者,脹[3]之要穴也。"

〔1〕窌　此下明抄本有"音獠,又音了"五小字音注。

〔2〕五　此上明抄本有"此"字。

〔3〕脹　原作"股"。據明抄本改。

水膚脹鼓脹腸覃石瘕第四　　本篇自"黃帝問曰"至

"亦刺去其血脉",見《靈樞·水脹》、《太素·脹論》。自"曰:有病心腹滿"至"氣聚於腹也",見《素問·腹中論》、《太素·脹論》。自"風水膚脹"至"百三十五日",見《靈樞·四時氣》、《太素·雜刺》。

提要:本篇主要論述水腫、膚脹、鼓脹、腸覃、石瘕的病因、証候、治法及主治腧穴。故以此名篇。

黃帝問曰:水與膚脹、鼓脹、腸覃、石瘕[1],何以別之[2]?岐伯對曰:水之[3]始起也,目窠[4]上微腫[5],如新臥[6]起之狀,頸脉動,時欬,陰股間寒,足脛腫[7],腹乃大,其水已成也[8]。以手按其腹,隨手而起,如裹水之狀,此其候也。

〔1〕石瘕　此下《靈樞》、《太素》均有"石水"二字。詳此後未論石水。

〔2〕之　《太素》無。

〔3〕之　《靈樞》、《太素》均無。

〔4〕窠　《太素》、《千金》卷二十一第四均作"果"按果與窠通。《靈樞·大惑論》:"精之窠爲眼。"《太素·七邪》窠作果。楊上善注:"精之

果,別稱爲眼。果音顆。"

〔5〕 腫 《靈樞》作"癉",《太素》作"癰"。按癉同腫。下"足脛腫",《靈樞》亦作"癉"。癰亦腫也。《千金》卷二十一第四注引《靈樞》、《太素》腫作攤。下"足脛腫",《太素》作"足胕癰"。癰,壅之俗字。《靈樞·百病始生》:"空竅乾壅。"《太素·邪傳》壅作癰。楊上善注:"目果微腫。"今則壅腫並稱。

〔6〕 新臥 《太素》互倒。

〔7〕 足脛腫 《太素》作"足胕癰"。楊上善注:"脚胕腫起。"

〔8〕 也 《靈樞》作"矣"。

膚脹者,寒氣客於皮膚之間,殼殼然[1]不堅,腹大,身盡腫,皮膚[2]厚,按其腹,窅[3]陷而不起,腹色不變,此其候也。

〔1〕 殼殼然 《靈樞》作"𪉊𪉊然"。按𪉊𪉊與殼殼同。

〔2〕 膚 《靈樞》、《太素》、《外臺》卷二十水腫方均無。

〔3〕 窅 原作"腹"。據《靈樞》、《太素》改。楊上善注:"窅,爲了反。深也。"

鼓脹者[1],腹[2]身皆腫[3],大如腹脹等[4],其[5]色蒼黄,腹脉[6]起,此其候也。

〔1〕 鼓脹者 《靈樞》、《太素》均無。

〔2〕 腹 此下《靈樞》、《外臺》卷二十水腫方均有"脹"字。

〔3〕 腫 《靈樞》、《太素》均作"大"。

〔4〕 等 此下明抄本、《靈樞》、《太素》均有"也"字。

〔5〕 其 《靈樞》、《太素》、《外臺》卷二十水腫方均無。

〔6〕 脉 原作"筋"。原校云:"一本作脉。"據明抄本、《太素》、《千金》卷二十一第四、《外臺》卷二十水腫方及原校改。並刪原校。

腸覃者[1],寒氣客於腸外,與衛氣相搏[2],氣[3]不得營,因有所繫,瘕[4]而內著,惡氣乃起,息肉乃生,其始生[5]也,大如雞卵,稍以益大,至其成也[6],如懷子[7]狀,久者離歲月[8],按之則堅,推之則移,月事[9]時下,此其候也。

〔1〕 腸覃者 《靈樞》、《太素》均無。《靈樞識》:"簡按:腸中垢滓,凝聚生息肉,猶濕氣蒸鬱,生蕈於土木,故謂腸覃。"

〔2〕 搏 《太素》、《外臺》卷二十水腫方均作"薄"。義同。

〔3〕氣　此前原有"正"字,義欠安。據《靈樞》、《太素》刪。

〔4〕瘕　《太素》同。《靈樞》、《外臺》卷二十水腫方均作"癖"。按癖亦積也,義與瘕同。

〔5〕生　明抄本、《太素》均無。

〔6〕也　《靈樞》無。

〔7〕子　此下《靈樞》、《太素》、《千金》卷二十一第四、《外臺》卷二十水腫方均有"之"字。義勝。

〔8〕離歲月　月,《靈樞》、《太素》均無。楊上善注:"離,歷也。久者或可歷於年歲。"

〔9〕事　此下《靈樞》、《太素》均有"以"字。

石瘕者[1],生於胞中,寒氣客於子門,子門[2]閉塞,氣不得[3]通,惡血當寫不寫,衃[4]乃[5]留止,日以益大,狀如懷子,月事不以時下,皆[6]生於女子,可導而下之[7]。

〔1〕者　《靈樞》、《太素》均無。

〔2〕門　《千金》卷二十一第四作"宮"。

〔3〕得　原脫。據《靈樞》、《千金》卷二十一第四、《外臺》卷二十水腫方補。

〔4〕衃　此上原有"血"字。據《靈樞》、《太素》、《千金》卷二十一第四、《外臺》卷二十水腫方刪。衃,惡血也。

〔5〕乃　《靈樞》、《太素》、《千金》卷二十一第四、《外臺》卷二十水腫方均作"以"。

〔6〕皆　此下明抄本有"音際"二小字音注。

〔7〕之　《靈樞》、《太素》均無。

曰:膚脹、鼓脹可刺耶? 曰:先刺[1]其腹[2]之血絡,後調其經,亦[3]刺去其血脉[4]。

〔1〕刺　《靈樞》、《太素》、《千金》卷二十一第四、《外臺》卷二十水腫方均作"寫"。

〔2〕腹　《靈樞》作"䐃"。

〔3〕亦　《靈樞》無。

〔4〕脉　《靈樞》作"絡",下有"也"字。詳上言"去"者,似當以作"絡"爲是。

曰:有病心腹滿,旦食則不能暮食,此爲何病?曰:此名爲鼓[1]脹。治之以雞矢醴[2]。一劑知,二劑[3]已。曰:其時有復發者何也?曰:此食飮[4]不節,故時有病也[5]。雖然其病且已。因當風[6],氣聚於腹也[7]。

〔1〕鼓 此下明抄本有"《太素》作谷"四小字校文。今《太素》作"皷",下有"脉"字。按脉字衍。《素問》新校正云:"按《太素》鼓作穀。"按作谷、穀者,皆鼓之假借。

〔2〕雞矢醴 矢,《太素》無。楊上善注:"可取雞糞作丸,熬令煙盛,以清酒一斗半沃之,承取汁,名曰雞醴。"

〔3〕劑 此下《太素》有"而"字。

〔4〕食飮 《素問》、《太素》均互倒。

〔5〕有病也 《太素》作"痛"。

〔6〕因當風 《素問》作"時故當病"。《太素》作"時當痛"。

〔7〕也 《太素》無。

風水[1]膚脹,爲五十九刺[2],《靈樞》作五十七刺。取皮膚[3]之血者,盡取之。徒水[4],先取環谷[5]下三寸,以排鍼刺之而藏之,引而內之[6],入而復出[7],以盡其水,必堅束[8]之,束[9]緩則煩悗[10],束[11]急則安靜。間日一刺之,水盡乃止。飮則[12]閉藥[13],方刺之時徒飮之,方飮無食,方食無飮,無食他食,百三十五日。

〔1〕水 《靈樞》作"疿"。此下諸水字並同。《玉篇·病部》:"疿,病也。"玄應《一切經音義》卷十一:"疿,水腫,腫病也。經文作疿、脉二形。"詳疿,亦當系後出之區別字,專言水腫病者也。

〔2〕五十九刺 《靈樞》作"五十七痏"。刺,《太素》作"痏"。按《素問·骨空論》言"水俞五十七穴",水熱穴亦曰"水俞五十七處……凡五十七者,皆藏之陰絡,水之所客也。"似此當作"五十七"爲是。

〔3〕取皮膚 明抄本作"痛取腹"。《太素》作"腹皮"二字。楊上善注:"盡刺去腹皮胳血也。"

〔4〕徒水 《類經》卷二十一第三十八注:"徒,但也。有水無風,故曰徒水。"

〔5〕環谷 明抄本作"懷谷"下有"《靈樞》作環"五小字校文。按懷

字疑誤。《太素》注：“環谷，當是臍中也，臍下三寸，關元之穴也。”

〔6〕以排鍼刺之而藏之，引而内之 《靈樞》作“以鈹鍼鍼之，已刺而筩之而内之”。《太素》作“以鉟鍼之，已刺而鍼之，筩而内之”。按排、鉟、鈹，音同而借用之也。筩與筩通。詳此藏與筩字，無緣致誤，或别有所本也。楊上善注：“鉟關元，内筒引水。”《靈樞集註》張志聰注：“以如筒之鍼而内之，入而復出，以盡其水。”《類經》卷二十一第三十八注：“筩，箭室也。已刺而筩之而内之，入而復之，以盡其疢，謂用鍼如箭之歸筩，出入頻復，開通其道，以盡其疢也。”按後世有以竹筒取血取水之法，亦拔罐之類，先以鍼刺，後以煮熱竹筒拔之，或取法於此。若《類經》之解，臆說也。

〔7〕出 《靈樞》、《太素》作“之”。

〔8〕束 《靈樞》作“來”。非是。

〔9〕束 《太素》無。

〔10〕悶 《靈樞》作“悗”，《太素》作“愂”。按悗、愂，並同悶。

〔11〕束 《靈樞》作“來”。非是。

〔12〕則 《靈樞》、《太素》均無。

〔13〕閉藥 《太素》注：“復飲補藥。”《靈樞發微》注：“必飲通閉之藥，以利其水，防其再腫。”《靈樞集註》張志聰注：“飲閉藥者，謂水乃盡，當飲充實脾土之藥，勿使水之復乘也。”按楊注似與下文“方刺之時徒飲之”之義不合。馬注解閉爲通閉，文亦欠妥。義未詳，待考。

水腫，人中盡滿，唇反者死，水溝主之。水腫，大臍平，灸臍中，腹無理不治[1]。水腫[2]，水氣行皮中，陰交主之。水腫腹大，水脹，水氣行皮中，石門主之。石水，痛引脇下脹，頭眩痛，身盡熱，關元主之。振寒，大腹石水，四滿主之。石水，刺氣衝[3]。石水，章門及然谷主之。石水，天泉主之。腹中氣盛，腹脹逆[4]，《千金》作水脹逆。不得臥，陰陵泉主之。水腫[5]留飲，胸脇支滿，刺陷谷，出血立已。水腫脹[6]，皮腫，三里主之。胞中有水[7]，疝瘕積聚[8]，與陰相引而[9]痛，苦涌[10]泄上下出，補尺澤、太谿，手陽明寸口皆補之。

〔1〕腹無理不治 腹，原脱。據《外臺》卷三十九臍中補。腹無理者，腹部腫大，不見皮膚之紋理，乃水腫之極甚，故爲不治之証。

〔2〕腫 《外臺》卷三十九陰交、《千金》卷三十第二均作“脹”。

〔3〕氣衝 明抄本作"氣街"。義同。

〔4〕腹脹逆 詳原校引《千金》作"水脹逆"，義勝。若無水，此條似不當歸於本篇。

〔5〕腫 原作"中"。據《外臺》卷三十九陷谷改。

〔6〕腫脹 《外臺》卷三十九三里、《千金》卷三十第二均作"腹脹"。

〔7〕水 原作"大"。據《外臺》卷三十九尺澤改。

〔8〕聚 《外臺》卷三十九尺澤無，疑衍。

〔9〕而 明抄本作"如"。按而與如通。

〔10〕涌 《外臺》卷三十九尺澤作"宂"。

腎風發風水面胕腫第五

本篇自"黃帝問曰"至"名曰風水"，見《素問·水熱穴論》、《太素·氣穴》。自"有病腎風者"至"故月事不來也"，見《素問·評熱病論》、《太素·風水論》。自"有病厖然如水氣狀"至"心氣痿者死"，見《素問·奇病論》、《太素·風水論》。

提要：本篇主要論述腎汗出逢於風而發風水面胕腫的病因、病機、証候等，故以此名篇。其主要內容有：腎所以主水的道理；腎風病的病因、病機、証候；提出"邪之所湊，其氣必虛"的重要論點。風水胕腫的主治腧穴。

黃帝問曰：少陰何以主腎？腎何以主水？岐伯對曰："腎者，至陰[1]也；至[2]陰者，盛水[3]也。肺者，太陰也[4]。少陰者，冬脉[5]也。其本在腎，其末在肺[6]，皆積水也[7]。曰：腎何以[8]聚水而生病？曰：腎者，胃之關也[9]。關門[10]不利，故聚水而從其類[11]。上下溢於皮膚，故爲胕腫[12]。胕腫者，聚水而生病也[13]。

〔1〕至陰 《太素》注："至，極也。腎者，陰之極也。"《素問》王冰注："陰者，謂寒也。冬月至寒，腎氣合應，故云腎者，至陰。"

〔2〕至 《太素》無。

〔3〕盛水 《太素》注："陰氣舍水，故曰盛水。"《素問》王冰注："水王於冬，故云至陰者，盛水也。"

〔4〕肺者，太陰也 《太素》作"腎者，少陰"。楊上善注："一曰肺者，

量爲不然也。"據後文"其末在肺"之義,此當言肺,故本經是。

〔5〕冬脉 《太素》注:"少陰亦盛也,少陰之脉盛,屬於冬分也。"

〔6〕其本在腎,其末在肺 其本上,《素問》、《太素》均有"故"字。楊上善注:"腎脉少陰,上入肺中,故曰末在肺也。"

〔7〕皆積水也 《素問》王冰注:"腎氣上逆,則水氣客於肺中,故云皆積水也。"

〔8〕以 此下《素問》、《太素》均有"能"字。義勝。

〔9〕腎者,胃之關也 也,《太素》作"閉"。非是。《素問》王冰注:"關者,所以司出入也。腎主下焦,膀胱爲府,主其分注關竅二陰,故腎氣化則二陰通,二陰悶則胃填滿,故云腎者,胃之關也。"

〔10〕關門 《太素》作"關閉"。《素問》王冰注亦作"關閉"。據上文言關而未言門,似當作"關閉"義勝。王冰注:"關閉則水積,水積則氣停,氣停則水生,水生則氣溢,氣水同類,故云關閉不利,聚水而從其類也。《靈樞經》曰:下焦溢爲水。此之謂也。"

〔11〕類 此下《素問》有"也"字。

〔12〕胕腫 即浮腫。《太素》注:"腎因聚水,肺氣之應,溢於皮膚,故爲胕腫。"《類經》卷二十一第三十八注:"肌膚浮腫曰胕腫。"

〔13〕胕腫者,聚水而生病也 也,明抄本無。《太素》無此九字。

曰:諸水皆主[1]於腎乎?曰:腎者,牝藏[2]也。地氣[3]上者屬於腎,而生水液[4],故曰至陰[5]。勇而勞甚[6]則腎汗出,腎汗出逢於風,内不得入於[7]府藏[8],外[9]不得越於皮膚,客於玄府[10],行於皮裏[11],傳爲胕腫,本之於腎,名曰風水[12]。

〔1〕主 《素問》、《太素》均作"生"。

〔2〕牝藏 《素問》王冰注:"牝,陰也。亦主陰位,故云牝藏。"

〔3〕地氣 《太素》注:"地氣,陰氣也。"

〔4〕液 此下《素問》有"也"字。

〔5〕陰 《太素》無。非是。

〔6〕勇而勞甚 《太素》注:"勇者,腰脊用力勞甚。"《素問》王冰注:"勇而勞甚,謂力房也。"

〔7〕於 《太素》作"其"。

〔8〕府藏 《素問》作"藏府"。《太素》無"府"字。

〔9〕外 此上《太素》有"而"字。

〔10〕玄府 《太素》作"六府"。據後文解玄府之義,非是。

〔11〕裏 《太素》作"膚"。

〔12〕風水 《太素》注:"其本腎風所爲,名曰風水也。"《素問》王冰注:"從風而水,故名風水。"

曰:有病腎風者,面胕㿈然[1]腫[2]《素問》無腫字。壅,害於言[3],可刺否[4]? 曰:虛不當刺[5]。不當刺而刺,後五日其氣必至[6]。曰:其至[7]何如? 曰:至必少氣時熱[8],從胸背上至頭,汗出[9],手熱,口乾苦渴,小便黄[10],目下腫,腹中鳴,身重難行,月事不來,煩而不能食,食[11]不能正偃,正偃[12]則欬甚[13],病名曰風水[14]。

〔1〕㿈然 㿈下明抄本有"音忙"二小字音注。《太素》作"癃然"。楊上善注:"癃然起壅也。"《素問》王冰注:"㿈然,腫起貌。"《集韻·江韻》:"㿈,病困。一曰病酒。"《集韻·用韻》:"㿈,瘲㿈病也。"按㿈、癃二字,似與腫壅難合。又詳《玉篇·广部》:"㿈,亡江、亡項二切,豐也,有也,厚也。"此解與腫義合。是本當作㿈。作"㿈"者,音同相假。作"癃"者,以龍字簡寫形近誤也。

〔2〕腫 《素問》、《太素》均無。按腫與下壅字義重出,疑衍。

〔3〕害於言 《太素》注:"言無聲,故曰害於言。"《素問》王冰注:"腎之脉,從腎上貫肝鬲,入肺中,循喉嚨,俠舌本,故妨害於言語。"

〔4〕否 《素問》、《太素》作"不"。按不與否通。

〔5〕虛不當刺 虛,《太素》重。楊上善注:"腎之重虛之風,不可刺也。"按"虛"字似不必重。

〔6〕後五日其氣必至 《太素》注:"其水數滿日,其病氣當至也。除刺之日,後取五日,合有六,水成數也。"《素問》王冰注:"至謂病氣來至也。然謂藏配一日,而五日至腎,夫腎已不足,風内薄之,謂腫爲實,以鍼大泄,反傷藏氣,真氣不足,不可復,故刺後五日,其氣必至也。"

〔7〕其至 《太素》無。

〔8〕熱 原無。據《素問》、《太素》及後文"少氣時熱"文例補。此下《素問》重出"時熱"二字,疑衍。

〔9〕出 《太素》無。

〔10〕小便黄 此以下二十三字《太素》無。

〔11〕食 《素問》無。

〔12〕正偃 《太素》無。

〔13〕甚 《素問》、《太素》均無。

〔14〕風水 《太素》注："腎風病氣至者,凡有八候:一者少氣,二時熱,三從胸至頭汗出,四手熱,五口乾,六苦渴,七不能正偃,謂不得仰卧,仰卧即欬。有此八候,便是腎風水病也。"

曰:願聞其說。曰:邪之所湊,其氣必虛[1]。陰虛者,陽必湊之,故少氣時熱而汗出[2],小[3]便黃者,少腹氣熱也[4]。不能正偃者,胃中不和也,正偃則欬甚,上迫肺也。諸有水氣者,微腫[5]見於目下[6]。曰:何以言之[7]?曰:水者,陰也,目下亦陰也。腹者,至陰之所居[8],故水在腹者,必使目下腫[9]。真氣上逆,故[10]口苦舌乾[11]。卧[12]不得正偃,則[13]欬出[14]清水也[15]。諸水病者,皆[16]不得卧,卧則驚,驚則欬甚也[17]。腹中鳴者[18],病[19]本於胃也。傳脾[20]則煩不能食。食不下者,胃脘[21]膈[22]也[23]。身重難以行者,胃脉在足也。月事不來者,胞脉閉也[24]。胞脉者,屬心而絡於胞中[25]今[26]氣上迫肺,心氣[27]不得下通,故月事不來也[28]。

〔1〕邪之所湊,其氣必虛 湊,會合也。《逸周書・作雒》:"以爲天下之大湊。"孔晁注:"湊,會也。"《太素》注:"邪湊虛,腎氣虛也。腎氣既虛,則陽氣並之。"

〔2〕故少氣時熱而汗出 《太素》無。出下《素問》有"也"字。

〔3〕小 此前原有"小便黃"三字,與上文不屬,與下文重。據《素問》、《太素》刪。又此上《太素》有"故"字,疑衍。

〔4〕少腹氣熱也 《太素》作"中有熱"。

〔5〕微腫 《太素》作"其微"。腫下《素問》有"先"字。

〔6〕下 此下《素問》有"也"字。

〔7〕之 《素問》、《太素》均無。

〔8〕居 此下《太素》有"也"字。

〔9〕腫 此下《素問》有"也"字。

〔10〕故 《太素》無。

〔11〕乾 此下《太素》有"者"字。

〔12〕卧　《太素》作"故"。

〔13〕則　此上《素問》重出"正偃"二字。

〔14〕出　《太素》無。

〔15〕也　《太素》無。

〔16〕皆　《素問》、《太素》均作"故"。

〔17〕也　《太素》無。

〔18〕者　此下《太素》有"月事不來"四字。

〔19〕病　原作"脾"，據明抄本、《素問》、《太素》改。

〔20〕傳脾　《素問》作"薄脾"。《太素》作"薄肝"。按作"薄脾"者義長。疑傳爲薄之誤。薄與迫通。

〔21〕脘　明抄本、《太素》作"管"。按管與脘通。

〔22〕膈　《素問》、《太素》作"隔"。按隔與膈通。此從隔義。

〔23〕也　《太素》無。

〔24〕也　《太素》無。

〔25〕胞脉者，屬心而絡於胞中　《太素》作"肺屬心而溢於胞中"。楊上善注："胞者，任衝之脉，起於胞中，爲經胳海，故曰胞脉也。膀胱之胞與女子子門之間，起此衝脉，上至咽喉，先過心肺，但肺與心共相繫屬，今胞脉虚邪閉塞，下則溢於胞，氣上則迫於肺，氣不得下，故月事不來也。"《類經》卷十五第三十一注："胞即子宮，相火之所在也。心主血脉，君火之所居也。陽氣上下交通，故胞脉屬心而絡於胞中，以通月事。今氣上迫肺，則陰邪遏絶陽道，心氣不得下行，故胞脉閉而月事斷矣。"

〔26〕今　《太素》作"令"。按楊氏注文中作今。令字疑誤。

〔27〕氣　《太素》作"藏"。按楊注"心氣不得下行"，當作氣是。

〔28〕也　《太素》無。《素問》王冰注："考上文所釋之義，未解熱從胸背上至頭，汗出手熱，口乾苦渴之義，應古論簡脱，而此差謬之爾。"按此段文與今《甲乙》、《太素》所出異文頗多，王説可信。

曰：有病㿉然如[1]水氣[2]狀，切其脉大緊[3]，身無痛者，形不瘦，不能食，食[4]少，名爲何[5]？曰：病主[6]《素問》作生。在腎，名曰[7]腎風。腎風而不能食，善[8]驚不已[9]，《素》無不字[10]。心氣[11]㿉者死。

〔1〕如　此下《素問》、《太素》有"有"字。

〔2〕氣　《太素》無。

〔3〕大緊 《素問》王冰注：“大緊謂如弓弦也。大即爲氣，緊即爲寒。”

〔4〕食 《太素》無。

〔5〕何 此下明抄本有“音忙”二小字音注。《素問》、《太素》均有“病”字。

〔6〕主 《素問》、《太素》均作“生”。

〔7〕曰 《素問》、《太素》均作“爲”。

〔8〕善 《太素》作“喜”。

〔9〕不已 《素問》作“驚已”。《太素》作“驚以”。按以與已通。《易·蒙·初六》：“以往吝。”漢帛書本以作已。

〔10〕《素》無不字 明抄本作“《素問》無不字”。今本《素問》“不”作“驚”。

〔11〕氣 《太素》無。

風水膝[1]腫，巨虛上廉主之。面[2]胕[3]腫，上星主之。先取譩譆，後取天牖、風池主之。風水面胕腫，衝陽主之。腫[4]，一作浮。風水面浮腫，顏黑，解谿主之。

〔1〕膝 《外臺》卷三十九巨虛上廉作“面”。

〔2〕面 原作“而”。據《外臺》卷三十九上星、《醫心方》卷二第一改。

〔3〕胕 《醫心方》卷二第一作“膚”。

〔4〕腫 明抄本無。據此下“面浮腫”文，腫或作“胕”。

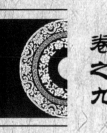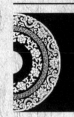

大寒內薄骨髓陽逆發頭痛第一 頷項痛附　本篇自

"黃帝問曰"至"頭痛齒亦痛",見《素問·奇病論》、《太素·頭齒痛》。自
"陽逆頭痛"至"取人迎",見《靈樞·寒熱病》、《太素·寒熱雜説》。自"厥
頭痛"至"後取足少陽陽明",見《靈樞·厥病》、《太素·厥頭痛》。自"頷
痛"至"刺人迎立已",見《靈樞·雜病》。其中"頭痛不可俛仰……刺手太
陽",見《太素·頷痛》;"頷痛……刺人迎立已",見《太素·項痛》。

提要:本篇重點論述了大寒內薄骨髓,致陽逆而發頭痛,故
以此名篇。其主要內容有腦逆頭痛,陽逆頭痛、厥頭痛、真頭痛、
大痺頭痛、外傷瘀血性頭痛、項痛、頷痛等,諸頭痛病之見証與腧
穴主治。

黃帝問曰:病[1]頭痛[2]數歲不已,此何病也? 岐伯對曰:
當有所犯大寒,內至骨髓。髓[3]者,以腦爲主[4],腦逆[5],故
令[6]頭痛齒亦痛[7]。

〔1〕病　此上《素問》、《太素》均有"人有"二字。

〔2〕痛　此下《素問》、《太素》均有"以"字。

〔3〕髓　此上原有"骨"字,據明抄本、《素問》、《太素》刪。

〔4〕以腦爲主　主,掌管,主持。《廣韻·麌韻》:"主,掌也。"以腦爲
主,《素問集註》張志聰注:"諸髓皆屬於腦,故以腦爲主。"

〔5〕腦逆　逆,《廣雅·釋詁》:"逆,亂也。"《太素》注:"大寒入於骨
髓,流入於腦中,以其腦有寒逆,故頭痛數歲不已。"《素問發微》注:"今大

寒入髓，而氣逆上行，故令頭痛，齒爲骨餘，亦兼齒痛也。此病氣逆而然。"

〔6〕令　此下《太素》有"人"字。

〔7〕頭痛齒亦痛　《素問》王冰注："全注：人先生於腦，緣有腦則有骨髓，齒者骨之本也。"《小兒藥証直訣·變蒸》："人有三百六十五骨……骨之餘氣，自腦分入齦中，作三十二齒。"故腦逆頭痛，可兼有齒痛。

　　陽逆[1]頭痛，胸滿不得息，取人迎。厥頭痛[2]，面若腫起而煩心，取足陽明[3]、太陰[4]。厥頭痛，頭脉痛[5]，心悲喜泣[6]，視頭動脉反盛者[7]乃刺之，盡去血，後調足厥陰。厥頭痛，噫[8]，《九墟》作意。善忘，按之不得，取頭面左右動脉[9]，後取足太陰[10]。厥頭痛，員員[11]而痛，《靈樞》作貞貞頭重。寫頭上五行行五[12]。先取手少陰，後取足少陰。

〔1〕陽逆　《靈樞》作"陽迎"。逆、迎互訓。《靈樞發微》作"陽明"，非是。明抄本、《太素》、《外臺》卷三十九人迎均作"陽逆"可証。《太素》注："足陽明從大迎循髮際至額顱，故陽明氣逆頭痛也。支者，下人迎循喉嚨屬胃絡肺，故氣逆胸滿不得息。"

〔2〕厥頭痛　《靈樞發微》注："厥頭痛者，邪氣逆於他經，上干於頭而痛也。其氣不循經隧，而有逆行之意，故亦名之曰厥。"《類經》卷二十一第四十三注："厥，逆也。邪逆於經，上干頭腦而爲痛者，曰厥頭痛。"

〔3〕取足陽明　《靈樞集註》張志聰注："陽明之氣，上出於面，厥氣上逆於頭，故爲頭痛面腫，陽明是動則病心欲動，故起而心煩。此陽明之氣，上逆於頭，而爲厥頭痛也，故當取之足陽明。"

〔4〕太陰　原作"太陽"，此下原校云"一作陰"，《太素》與本經同。據後文"厥頭痛，面腫起，商丘主之。"商丘爲足太陰經穴，作"太陰"爲是。據《靈樞》及原校改，并删原校。

〔5〕頭脉痛　頭，原脱，據《靈樞》、《太素》補。《靈樞集註》張志聰注："逆在脉，故頭脉痛。"

〔6〕心悲喜泣　《靈樞集註》張志聰注："厥陰爲闔，闔折則氣絶而善悲，逆在氣，故心悲喜泣。"

〔7〕視頭動脉反盛者　《太素》注："視頭動者，視之時頭戰動也。脉反盛者，絡脉盛。可先刺去取血，後取厥陰輸穴療主病者也。"按楊注將"動脉"二字分屬上下，非是，後文言"取頭面左右動脉"可証。此言視頭部

之動脉反盛者,可取之。

〔8〕噫 《靈樞》、《太素》均作"意"。按意與噫通。《詩經·周頌·噫嘻》陸德明釋文作"意",又云"一作噫。"噫與噯通,脾在變爲噫也。

〔9〕頭面左右動脉 《太素》注:"足太陰脉與足陽明合也,足陽明循頭面左右,動在客主人及大迎,皆脾氣所至。"

〔10〕太陰 原作"太陽",此下原校云:"一作陰"。《靈樞》、《太素》均作"太陰"。按脾藏意,在變動爲噫。噫猶噯也。太陰之氣逆則噫,意失所存則善忘,當取足太陰脾經以調之。故據《靈樞》、《太素》及原校改,并刪原校。

〔11〕員員(yúnyún 云云) 員與運、暈通。員員,眩暈也。《素問·刺熱》:"其逆則頭痛員員。"

〔12〕頭上五行行五 刺熱病之穴,詳見本經卷七第一中注。

厥[1]頭痛,項先痛[2],腰脊爲應,先取天柱,後取足太陽[3]。厥頭痛,痛甚,耳前後脉骨—本作湧。熱,先寫其血,後取足太陽、少陰[4]。—本亦作陽。厥頭痛,痛[5]甚,耳前後[6]脉涌,有熱[7],寫[8]其血,後取足少陽。

〔1〕厥 原脱,據《靈樞》、《太素》補。

〔2〕先痛 《太素》無此二字。

〔3〕先取天柱,後取足太陽 先,《太素》無,疑脱。《靈樞集註》張志聰注:"太陽之脉,從頭頂而下循於腰脊,太陽之厥頭痛,項先痛而腰脊爲應,此逆在氣而應於經,故先取項上之天柱以瀉其逆,後取足太陽以調之。"

〔4〕厥頭痛,痛甚……後取足太陽、少陰 此二十二字,《靈樞》、《太素》均無。劉衡如校本認爲疑涉下段而衍誤,當是。

〔5〕痛 此上《靈樞》、《太素》均有"頭"字。

〔6〕耳前後 明抄本無。

〔7〕熱 原作"血",據《靈樞》、《太素》改。《太素》注:"耳前後脉涌動者,有熱也。"

〔8〕寫 此下《太素》有"出"字。

真頭痛[1],痛[2]甚,腦盡痛,手足寒至節,死不治[3]。頭痛不可取於俞[4],有所擊墜[5],惡[6]血在於[7]內,若内傷痛,痛[8]未已,可即刺之[9],不可遠取[10]。

〔1〕真頭痛　《難經·六十難》:"手三陽之脉受風寒,伏留而不去者,則名厥頭痛,入連在腦者,名真頭痛。"

〔2〕痛　此上《靈樞》、《太素》均有"頭"字。

〔3〕手足寒至節,死不治　《類經》卷二十一第四十三注:"蓋頭爲諸陽之會,四支爲諸陽之本,若頭痛甚而遍盡於腦,手足寒至節者,以元陽敗竭,陰邪直中髓海,故最爲兇兆。"《靈樞集註》張志聰注:"頭爲諸陽之首,腦爲精水之海,手足寒至節,此真氣爲邪所傷,故死不治。"

〔4〕不可取於俞　俞下《靈樞》、《太素》均有"者"字。《太素》注:"取輸難愈,故曰不可。"《靈樞集註》張志聰注:"若有所傷而痛者,非經氣之謂也。……亦不可刺其俞也。"

〔5〕墜　《靈樞》作"墮"。墜與墮通。

〔6〕惡　《太素》無。

〔7〕於　原脱,據明抄本、《靈樞》、《太素》補。

〔8〕痛　《靈樞》、《太素》均無。

〔9〕即刺之　即,《靈樞》作"則"。則與即通,即,接近,靠近也。《爾雅·釋詁》:"即,尼也。"郭璞注:"尼者,近也。"《太素》注:"又有擊墜留血,可以近療,以所刺之不可取其遠輸者也。"故即刺,近刺也。

〔10〕取　此下《靈樞》、《太素》均有"也"字。

頭痛不可刺者,大痹[1]爲惡[2],風日作者[3],可令少愈,不可已[4]。頭半寒痛[5],先取手少陽、陽明,後取足少陽、陽明。頷[6]痛,刺手陽明與頷之盛脉[7]出血。頭項[8]不可俛仰[9],刺足太陽,不可顧[10],刺手太陽。一云手陽明。頷[11]痛,刺足[12]陽明曲周[13]動脉,見血立已。不已,按經刺人迎[14]立已。頭痛,目窗及天衝、風池主之。厥頭痛,孔最主之。厥頭痛,面腫起,商丘主之。

〔1〕大痹　《太素》注:"寒濕之氣入腦,以爲大痹。"《類經》卷二十一第四十三注:"痹之甚者,謂之大痹。"

〔2〕惡　害也。《淮南子·説林訓》:"病熱而强之餐……欲救之,反爲惡。"高誘注:"惡,猶害也。"

〔3〕風日作者　風,《靈樞》、《太素》均無。《靈樞識》:"簡按:此謂大

痺爲患,每逢風日必作者,今世多頭風,如是者可令少愈,而不可令全愈。經文必脫風字。"

〔4〕已 《太素》作"除也"。

〔5〕頭半寒痛 半,原脫,據《靈樞》、《太素》補。此言偏頭痛而寒者。半,偏也。

〔6〕頷 《靈樞》作"顑",《太素》作"頷"。顑、頷爲上聲感韻,頷爲平聲覃韻,頷、顑、頷義通。

〔7〕頷之盛脉 《靈樞發微》注:"顑之盛脉,是胃經頰車穴。"

〔8〕頭項 《靈樞》、《太素》均作"項痛"。

〔9〕不可俛仰 可下《靈樞》有"以"字。《太素》注:"足太陽行於項,故不可俛仰。"此言頭項强痛,俛仰而動,則痛甚也。

〔10〕不可顧 顧,明抄本作"領",疑誤。《玉篇·頁部》:"顧,迴首也。"《太素》注:"手太陽脉行項左右,故不得顧。"

〔11〕頷 《靈樞》作"顑",《太素》作"頰",義同。

〔12〕足 《太素》無。

〔13〕曲周 《靈樞發微》注:"當取足陽明胃經頰車穴以刺之,此穴在耳下曲頰端動脉,環遶一周,故曰曲周也。"

〔14〕按經刺人迎 《靈樞》、《太素》作"按人迎於經"。

寒氣客於五藏六府發卒心痛胸痺心疝三蟲第二

(按:"疝",原作"痛",據明抄本及目錄改) 本篇自"厥心痛"至"乃出鍼",見《靈樞·厥病》、《太素·厥心痛》。自"心痛引腰脊"至"刺手太陰",見《靈樞·雜病》、《太素·厥心痛》。自"心疝暴痛"至"如韭菜許",見《靈樞·熱病》。其中"心疝暴痛……刺之血絡",見《太素·厥心頭》;"喉痺舌卷……如韭菜許",見《太素·喉痺嗌乾》。

提要:本篇重在論述因寒氣客於五臟六腑,所引發多種心痛、胸痺、心疝及三蟲等病証的証治,故以此名篇。其主要内容爲:厥心痛、卒心痛、真心痛、心疝、胸痺、蟲心腹痛等病証的証候與腧穴主治。

厥心痛[1]與背相引[2],善瘛[3],如[4]從後觸其心,身[5]傴傴者,腎心痛也。先取京骨、崑崙,發鍼立已。不已[6],取然谷[7]。厥心痛,暴泄[8],腹脹[9]滿,心痛尤甚者[10],胃心痛[11]也。取大都、太白。厥心痛,如錐鍼刺其心[12],心痛甚者,脾心痛[13]也。取然谷[14]、太谿。厥心痛,色蒼蒼[15]如死[16]狀,終日不得太息者[17],肝心痛也。取行間、太衝。

〔1〕厥心痛 《難經·六十難》:"其五藏氣相干,名厥心痛。"楊注:"諸經絡皆屬於心,若一經有病,其脉逆行,逆則乘心,乘心則心痛,故曰厥心痛,是五藏氣衝逆致痛,非心家自痛也。"

〔2〕引 《靈樞》、《太素》作"控"。控與引義通。《説文·手部》:"控,引也。"

〔3〕善瘦 《太素》無此二字。

〔4〕如 此下《外臺》卷七諸蟲心痛方、《千金》卷十三第六均有"物"字。《太素》注:"腎在於後,故腎病痛心,如物從後觸心而痛,脊背傴傴也。"是楊注所據本亦有"物"字,疑脱。

〔5〕身 《靈樞》、《太素》均無。《外臺》卷七諸蟲心痛方、《千金》卷十三第六均同本經。

〔6〕發鍼立已,不已 《靈樞》作"發狂不已",《太素》作"發鍼不已",本經義勝。

〔7〕取然谷 《太素》注:"京骨,在足外側大骨下赤白肉際,腎府足太陽脉所過。崑崙,在足外踝跟骨上,足太陽脉所行,然谷,在足內踝前起大骨下,足少陰脉所流,故腎心痛皆取之也。"

〔8〕暴泄 《靈樞》、《太素》、《外臺》卷三十九大都、太白、《千金》卷十三第六均無此二字,疑衍。

〔9〕脹 此下《靈樞》、《太素》均有"胸"字。

〔10〕心痛尤甚者 《靈樞》、《太素》均作"心猶痛甚"。《外臺》卷三十九大都、太白均作"心尤痛甚者",《千金》卷十三第六作"心痛甚者"。諸本文字有異而義同。

〔11〕胃心痛 《太素》注:"胃脉足陽明屬胃絡脾。脾脉足太陰流於大都,在足大指本節後陷中,注於太白,在足內側覈骨下陷中,支者別胃上膈注心中,脾胃主水穀,水穀有餘則腹脹胸滿尤大也。此府病取於藏輸也。"《靈樞發微》注:"乃胃經有邪,而心因以痛,謂之胃心痛也。"

〔12〕如錐鍼刺其心　鍼，原脱。《靈樞》、作"如以錐鍼刺其心"，《太素》作"如錐鍼刺其心"，《千金》卷十三第六作"如以鍼錐刺其心"，明抄本"錐"作"鍼"，諸本均有"鍼"字，據補。

〔13〕脾心痛　明抄本作"婢心痛"，誤。《靈樞發微》注："乃脾經有邪，而心因以痛，謂之脾心痛。"

〔14〕然谷　原作"後谷"，據《靈樞》、《太素》改。

〔15〕蒼蒼　《太素》作"倉倉"。倉與蒼通，青色也。

〔16〕死　此下《外臺》卷七諸蟲心痛方、《千金》卷十三第六均有"灰"字。

〔17〕終日不得太息者　《太素》注："不得太息，肝主吸氣，今吸氣已痛，不得出氣太息也。"

厥心痛，臥若徒居[1]，心痛乃[2]間[3]，動行[4]痛益甚，色不變者[5]，肺心痛也。取魚際、太淵。真心痛[6]，手足青[7]至節，心痛甚，且發夕死，夕發旦死。心下[8]一本作痛。不可刺者，中有盛聚，不可取于俞[9]，腸中有蟲瘕，有[10]蛕蛟[11]，皆[12]不可取以小鍼。心腹痛，發作腫聚[13]，往來上下行，痛有休止，腹中[14]熱渴[15]，渘音涎。出[16]者，是蛕蛟也[17]。以手聚按而堅持之，無令得移，以大鍼刺之，久持之，蟲不動，乃出鍼。

〔1〕臥若徒居　明抄本、《靈樞》、《太素》、《外臺》卷七諸蟲心痛方，均同本經。《千金》卷十三第六"徒居"作"從"。按"臥若徒居"與下文"動行痛益甚"爲對文。徒，空也。《戰國策・秦策一》："夫徒處而致利。"鮑彪注："徒，猶空也。言無所爲。"又《晏子春秋・外篇上十一》："西郭徒居布衣之士盆成适也。"故徒居，有閑居之義。此言本病安臥或閑居不動則痛少差，動行則痛甚。

〔2〕乃　《靈樞》、《太素》均無。

〔3〕間　病少差也。

〔4〕動行　《靈樞》、《太素》、《外臺》卷七諸蟲心痛方、《千金》卷十三第六均互倒，並通。

〔5〕者　《靈樞》、《太素》均無。

〔6〕真心痛　《太素》注："心不受邪，受邪甚者，痛聚於心，氣亦聚心，

故手足冷,所以死速也。”

〔7〕青 《靈樞》、《脈經》卷六第三、《外臺》卷七諸蟲心痛方、《千金》卷十三第六作“清”。《太素》作“清”。古青、清、清通。《集韻·勁韻》:“清,寒也。或作清。”王先謙《釋名疏證補》引葉德炯曰:“清、青,古通。”

〔8〕下 《靈樞》、《太素》均作“痛”。

〔9〕中有盛聚,不可取於俞 《類經》卷二十一第四十六注:“中有盛聚,謂有形之癥,或積,或血,停聚於中,病在藏而不在經,故不可取於腧穴,當從内以調治也。”

〔10〕有 《靈樞》、《太素》均作“及”。

〔11〕蚘蛟 明抄本“蚘”下有“音咬”二小字音注,無“蛟”字。《靈樞》作“蛟蚘”,《太素》作“蚑蚘”,楊上善注:“腸中長蟲也。”《千金》卷十三第六、《中藏經》卷上第二十四均作“蚘咬”。按作“蚘蛟”是。蚘,《説文·虫部》:腹中長蟲也。”《集韻·灰韻》:“蚘,或作蛔。蛟,《説文·虫部》:“龍之屬也。”《諸病源候論》卷十九有“蛟龍候”、《千金》卷十一有“蛟龍病”均屬蟲疾。

〔12〕皆 原脱,據《靈樞》、《太素》補。

〔13〕心腹痛,發作腫聚 《靈樞》作“心腸痛,憹作痛腫聚”。《太素》注:“憹,聚結也。奴通反。謂心腹之内,蟲聚而痛憹,懊憹然也。蟲食而聚,猶若腫聚也。”按楊注訓憹爲聚結,非是。《千金》卷十三第一作“心腹痛,懊憹發作腫聚”可參。據上引諸書,疑本經脱“懊憹”二字。

〔14〕中 《靈樞》、《太素》均無。

〔15〕渴 此上《靈樞》有“喜”字,《太素》有“善”字。

〔16〕漾出 出,原脱,據明抄本、《靈樞》、《太素》補。漾,《靈樞》、《太素》作“涎”。漾同涎,唾液。《集韻·僊韻》:“次,《説文》,慕欲液也。或作涎、漾。”

〔17〕是蚘蛟也 明抄本作“是蚘音咬也。”

心痛引腰脊,欲嘔,刺[1]足少陰。心痛,腹脹,濇濇然[2],大便不利,取足太陰。心痛引背不得息,刺足少陰,不已,取手少陰[3]。心痛引[4]少腹滿,上下無常處,溲便[5]難,刺足厥陰。心痛,但[6]短氣不足以息,刺手太陰。

〔1〕刺 《靈樞》、《太素》均作“取”。

〔2〕濇濇然 《靈樞》、《太素》作“嗇嗇然”。濇,《説文·水部》:“不

滑也。"嗇，《説文·嗇部》："愛濇也。"段玉裁注："嗇，濇疊韻。《廣韻》引作澀，澀與濇，皆不滑也。"濇濇然，不滑也。

〔3〕陰　《靈樞》、《太素》、《千金》卷十三第六均作"陽"。

〔4〕引　《太素》、《千金》、卷十三第六均無，疑衍。

〔5〕溲便　《靈樞》、《太素》作"便溲"。《太素》注："足厥陰脉環陰器抵少腹，故少腹滿便溲難。"《靈樞發微》、注："大小便皆難。"

〔6〕但　《千金》卷十三第六無。

心腹中卒痛而汗出，石門主之[1]。心痛不可按，煩心，巨闕主之[2]。心痛有三蟲[3]，多涎，不得反側，上脘主之。心痛身寒[4]，難以俛仰，心疝[5]衝冒[6]，死不知人，中脘主之。心痛上搶心，不欲食，支痛引鬲[7]，建里主之。胸脇背相引痛，心下濔濔[8]，嘔吐多唾[9]，飲食不下，幽門主之。

〔1〕石門主之　據本經取穴體例，本條應在建里主之條下。

〔2〕心痛不可按，煩心，巨闕主之　原脱，據明抄本、《外臺》卷三十九巨闕、《千金》卷十三第六、《醫學綱目》卷十六心痛引本經補。

〔3〕三蟲　《諸病源候論》卷十八三蟲候："三蟲者，長蟲、赤蟲、蟯蟲。"

〔4〕心痛身寒　身，原作"有"，據《外臺》卷三十九中脘、《千金》卷十三第六、《鍼灸資生經》改。《醫學綱目》卷十六心痛引本經作"心寒痛"。

〔5〕心疝　《素問·大奇論》："心脉搏滑急爲心疝。"《千金》卷十三第一："凡心脉急，名曰心疝。少腹當有形，其以心爲牡藏，小腸爲之使，故少腹當有形。"

〔6〕衝冒　原作"氣衝胃"，據明抄本、《外臺》卷三十九中脘、《千金》卷十三第六删改。

〔7〕引鬲　引，明抄本作"斤"。《外臺》卷三十九建里、《醫心方》卷二第一均作"斤"。疑非是。引鬲，牽引於鬲也。鬲，《外臺》卷三十九建里作"膈"，古鬲、膈通。

〔8〕濔濔(hùn hùn 混混)　《説文·水部》："濔，亂也。"濔濔，混亂。

〔9〕唾　明抄本作"蟲"，誤。

胸痺[1]逆氣寒厥急[2]，煩心，善唾，噦噫[3]，胸滿噭[4]呼，胃氣上逆，心痛，太淵主之。《千金》作肺脹胃逆。心膨膨痛[5]

《千金》云：煩悶亂[6]。少氣不足以息，尺澤主之。心痛，俠白主之。卒心中痛，瘈瘲互相引肘内廉痛，心敖敖[7]然，間使主之。心痛，衄，噦，嘔血，驚恐畏人，神氣不足，郄門主之。心痛，卒欬逆，曲澤[8]主之。出血則已。卒心痛汗出，大敦主之。出血立已。

〔1〕胸痹　胸，原脱。痹作"脾"，《醫心方》卷二第一有"痹"而無"胸"字，據《外臺》卷三十九太淵、《鍼灸資生經》卷五、《西方子灸經》卷二補改。

〔2〕急　《外臺》卷三十九太淵、《鍼灸資生經》卷五、《西方子灸經》卷二均無，疑衍。

〔3〕噦噫　同義復詞，噫猶噦。氣逆也，即呃逆。

〔4〕噭（jiào 叫）　原作"激"，據《外臺》卷三十九太淵、《千金》卷三十第二、《鍼灸資生經》卷五、《西方子灸經》卷二改。噭，呼叫。《禮記·曲禮上》："毋噭應。"鄭玄注："噭，號呼之聲也。"

〔5〕心膨膨痛　《外臺》卷三十九尺澤，膨膨作"彭彭"，《千金》卷三十第二作"心痛彭彭然"。彭彭、膨膨，義同。脹也。

〔6〕煩悶亂　此上《千金》卷三十第二有"心"字。

〔7〕敖敖　《外臺》卷三十九間使作"熬"，敖與熬通。《荀子·富國篇》："天下敖然，若燒若焦。"楊倞注："敖，讀爲熬。"《説文·火部》："熬，干煎也。"敖敖，引申爲煎熬焦慮貌。

〔8〕曲澤　原作"尺澤"，據《外臺》卷三十九曲澤、《千金》卷三十第二、《醫心方》卷二第一改。

　　胸痹引背，時寒，間使主之。胸痹心痛，肩肉麻[1]木，天井主之。胸痹心痛，不得息，痛無常處[2]，臨泣主之。《千金》云：不得反側。心疝暴痛，取足太陰、厥陰，盡刺之[3]血絡。喉痹舌卷，口乾煩心，心痛，臂内廉痛[4]，不可及頭，取關衝，在[5]手小指次指爪甲下[6]，去端如韭葉許。一云：左取右，右取左。

〔1〕麻　《千金》卷三十第三作"髍"。《説文·骨部》："髍，瘋病也。"此亦同麻。

〔2〕痛無定處　《千金》卷三十第二作"不得反側"，與本經原校同。

〔3〕之 《靈樞》、《太素》均作"去其"。

〔4〕臂內廉痛 內廉,原作"表",原校云:"《靈樞》及《太素》俱作背內廉痛",按手少陰脉,不行於臂表,據《靈樞》、《太素》改,并刪原校。

〔5〕關衝,在 《靈樞》、《太素》均無此三字。

〔6〕下 原脱,據《靈樞》、《太素》補。

邪在肺五藏六府受病發欬逆上氣第三　本篇

自"邪在肺"至"取缺盆中以越之",見《靈樞·五邪》、《太素·五藏刺》。自"肺之令人欬"至"浮腫者治其經",見《素問·欬論》、《太素·欬論》。自"秋傷於濕,冬生欬嗽",見《素問·陰陽應象大論》、《太素·陰陽大論》。自"曰《九卷》言振埃刺外經"至"血變乃止",見《靈樞·刺節真邪》、《太素·五節刺》。自"暴癉內逆"至"鼻口出血",見《靈樞·寒熱病》、《太素·寒熱雜説》。

提要:本篇重在論述邪氣侵肺、五臟六腑受病而引發欬逆上氣的病機與証治,故以此名篇。其主要內容有:論述邪在肺令人咳的病機、証治;五臟六腑咳的証候及相互傳變關係;各種咳嗽的腧穴主治。

邪在肺,則病[1]皮膚痛[2],發[3]寒熱,上氣[4]喘,汗出,欬動肩背,取之膺中外俞[5],背三椎[6]之傍,以手疾[7]按之快然,乃刺之,取缺盆中以越[8]之。

〔1〕病 《素問·至真要大論》新校正引本經、《脉經》卷六第七、《千金》卷十七第一均無。詳《靈樞》此文,除本條外,餘臟分別見於本卷第四、第五、第六、第八四篇,均有"病"字,故仍從其舊。

〔2〕痛 《太素》無。

〔3〕發 《靈樞》、《太素》無。

〔4〕氣 此下《脉經》卷六第七、《千金》卷十七第一均重出"氣"字,義長。

〔5〕俞 明抄本作"輒",誤。

〔6〕三椎 《靈樞》作"三節五藏",《太素》作"三椎五椎",《脉經》卷

六第七、《千金》卷十七第一均同本經。《太素》注："膺中内輸，在膺前也。
膺中外輸，肺輸也。在背第三椎兩傍，心輸在第五椎兩傍，各相去三寸。"
此云邪在肺，治當取肺俞，與心俞無涉，故當以本經爲是。

〔7〕疾　《玉篇·疒部》："疾，速也。"

〔8〕取缺盆中以越之　越，《太素》作"起"。《類經》卷二十第二十五
注："缺盆，足陽明經穴也。手太陰之脉上出於此，故當取之以散越肺邪。
但忌太深，令人逆息。"

黄帝問曰：肺之令人欬何也？岐伯對曰：五藏六府皆令
人欬，非獨肺也。皮毛[1]者，肺之合也。皮毛先受邪氣[2]，邪
氣以從其合[3]。其寒飲食[4]入胃，從肺脉[5]上至[6]於肺[7]
則[8]肺寒，肺寒則[9]内外[10]合邪，因而客之則爲肺欬。

〔1〕毛　明抄本作"膚"，誤。

〔2〕皮毛先受邪氣　《太素》作"毛先受邪"。《素問》王冰注："邪謂
寒氣。"

〔3〕邪氣以從其合　《太素》作"氣從其合"。

〔4〕飲食　《太素》此二字重出。

〔5〕從肺脉　明抄本作"順脉"，疑脱。順與從義同，作"從"，疑係避
南朝梁武帝父諱改字。

〔6〕至　《太素》作"注"，並通。

〔7〕肺　此下原有"氣"，據《素問》、《太素》删。

〔8〕則　《太素》無。

〔9〕肺寒則　《太素》無此三字。

〔10〕内外　《太素》互倒。

五藏各以其時[1]受病，非其時各傳以與之[2]。人與天地
相[3]參，故五[4]藏各以[5]治時[6]感於寒則受病也[7]。微則爲
欬，甚則爲泄爲痛，乘秋則[8]肺先受邪，乘春則肝先受之，乘
夏則心先受之，乘至陰[9]則脾先受之，乘冬則腎先受之。

〔1〕各以其時　《素問》王冰注："時，謂王月也。"《素問發微》注："五
藏各以其所主之時受病。"即肝主春，心主夏，脾主至陰，肺主秋，腎主冬。

〔2〕非其時各傳以與之　《素問》王冰注："非王月則不受邪，故各傳
以與之。"《素問經註節解》注："各指肝、脾、腎等。傳，謂肺受寒邪而傳藏

府也。此言五藏之咳，皆由肺傳，以其應王不王故也。"

〔3〕相　原脱，據明抄本、《素問》、《太素》補。

〔4〕五　《太素》無。

〔5〕以　《太素》無。

〔6〕治時　即主時。《素問·太陰陽明論》："脾者土也，治中央。"王冰注："治，主也。"此與"以其時受病"相對應。

〔7〕也　《素問》、《太素》均無。

〔8〕乘秋則　《太素》無此三字。《素問》新校正云："按全元起本及《太素》無乘秋則三字，疑此文誤多也。"然下文有"乘春則"等語，似當有此三字。乘，《字彙·丿部》："乘，趁也。又因也。"言因秋天感於寒邪則傷肺。

〔9〕至陰　長夏也。

肺欬之狀，欬而喘息有音，甚則唾血。心欬之狀，欬則心痛，喉中喝喝[1]《素問》作阶阶[2]。如梗[3]狀，甚則咽腫喉痹[4]。肝欬之狀，欬則胠[5]《素問》作兩脇下。痛，甚不可以轉[6]，轉則[7]兩脇《素問》作胠。下滿。脾欬之狀，欬則[8]右胠《素問》作脇。下痛，陰陰[9]引肩背，甚則[10]不可以動，動則欬劇。腎欬之狀，欬則腰背相引而痛，甚則欬涎。

〔1〕喝喝（hè hè 賀賀）　此下明抄本有"音褐，欬音咳"五小字音注。《素問》、《太素》、《千金》卷十八第五均作"阶阶"，楊上善注："阶阶，喉中氣如梗也。"喝喝，聲音嘶啞。《玉篇·口部》："喝，嘶聲也。"若據下文"如梗狀"，似作"阶阶"義勝。

〔2〕阶阶　今本《素問》作"阶阶"。按阶與阶通。

〔3〕梗　《太素》作"哽"，梗與哽通，塞也。

〔4〕咽腫喉痹　《太素》作"咽喉腫"。

〔5〕胠（qù 去）　《素問》作"兩脇下"，《太素》作"兩胠下"。義並通。王冰注："胠，亦脇也。"

〔6〕轉　明抄本作"傳"，傳與轉通。《淮南子·主術訓》："死無轉尸。"《文子·上仁》轉作"傳"。

〔7〕則　原作"作"，據《素問》改。

〔8〕則　此下《太素》有"在"字。

〔9〕陰陰 《太素》無此二字。《素問》王冰注："脾氣主右,故右胠下陰陰然深慢痛也。"按陰與隱通。《公羊傳·莊公二十五年》:"求乎陰之道也。"《唐石經》陰作"隱"。

〔10〕則 此下原有"欬涎"二字,據《素問》、《太素》刪。

　五藏[1]久欬,乃移於六府。脾欬不已,則胃受之。胃欬之狀,欬而嘔,嘔甚則長蟲[2]出。肝欬不已,則膽受之。膽欬之狀,欬嘔膽汁。肺欬不已,則大腸受之。大腸欬之狀,欬而遺矢[3]。心欬不已,則小腸受之。小腸欬之狀,欬而失氣[4],氣[5]與欬俱失[6]。腎欬不已,則膀胱受之。膀胱欬之狀,欬而[7]遺尿[8]。《素問》作溺。久欬不已,則[9]三焦受之。三焦欬之[10]狀,欬而腹滿,不欲飲食[11]。此皆聚於胃[12],關於肺,使人多涕唾而面浮腫氣逆。治藏者,治其俞[13];治府者,治其合[14];浮腫者,治其經[15]。秋傷於濕,冬生欬嗽[16]

〔1〕藏 此下明抄本、《素問》均有"之"字。

〔2〕長蟲 《太素》注:"長蟲,蛕蟲也。"

〔3〕遺矢 明抄本、《素問》作"失"。《素問發微》注:"大腸之脉,入缺盆絡肺下鬲,爲傳導之府,故欬則遺失穢物也。"按遺失,在此義不安,馬注非是。失爲矢之誤。矢同屎。《莊子·人間世》:"夫愛馬者,以筐盛矢,以蜄盛溺。"陸德明釋文:"矢,本作屎。"《史記·廉頗藺相如傳》:"頃之,三遺矢。"司馬貞索隱:"謂數起便也。矢,一作屎。"

〔4〕失氣 失,《太素》無。失氣者,失屎氣也。

〔5〕氣 此下《太素》有"者"字。

〔6〕失 《太素》作"出"字。

〔7〕而 原脫,據明抄本、《素問》、《太素》及前後文例補。

〔8〕尿 《素問》、《太素》均作"溺"。《廣韻·嘯韻》:"尿,小便也。或作溺。"

〔9〕則 《太素》無。

〔10〕之 《太素》無。

〔11〕飲食 《素問》、《太素》均作"食飲"。

〔12〕胃 此下《太素》有"管"字。

〔13〕俞 此下明抄本有"音舒"二小字音注。《素問》王冰注:"諸藏

俞者,皆脉之所起第三穴。"

〔14〕合 《素問》王冰注:"諸府合者,皆脉之所起第六穴。"

〔15〕經 《素問》王冰注:"經者,藏脉之所起第四穴,府脉之所起第五穴。"

〔16〕欬嗽 原作"欬咳",據明抄本、《素問》、《太素》改。此下明抄本有"音凱"二小字音注。《素問》王冰注:"秋濕既多,冬水復王,水濕相得,肺氣又衰,故冬寒甚則爲嗽。"

曰:《九卷》[1]言振埃[2]刺外經[3]而去陽病。願卒聞之。曰[4]:陽氣大逆,上[5]滿於胸中,憤䐜[6]肩息,大氣逆上,喘喝坐伏,病惡埃烟[7],咽噎[8]不得息,取之天容。其欬上氣,窮詘[9]胸[10]痛者,取之廉泉。取之天容者,深無[11]一里[12]里字疑誤。取廉泉者,血變乃止。

〔1〕《九卷》 《靈樞》、《太素》均作"刺節",是。

〔2〕振埃 振,《禮記·曲禮下》:"振書端書於君前,有誅。"鄭玄注:"振,去塵也。"埃,《玉篇·土部》:"塵也。"振埃,《靈樞發微》注:"如振落塵埃也。"《太素》注:"刺之去病,疾於振埃,故曰振埃也。"

〔3〕外經 《太素》注:"十二經脉入府藏者,以爲内經,行於四支及皮膚者,以爲外經也。"

〔4〕曰 此下《靈樞》、《太素》均有"振埃者"三字。

〔5〕上《太素》無。

〔6〕憤䐜 《靈樞》作"憤瞋",《太素》作"煩瞋"。按瞋爲䐜之誤。憤,懣也。《莊子·盜跖》:"侅溺於馮氣。"陸德明釋文:"馮音憤。憤,滿也。"《靈樞發微》注:"以其陽氣大逆,上滿於胸中,氣憤而䐜,疏肩而息。"

〔7〕惡埃烟 原脱,據《靈樞》、《太素》補。《靈樞集註》張志聰注:"陽明所至爲埃煙,病惡埃煙,鬲不得息,陽明之氣病也。"

〔8〕咽噎 咽,《靈樞》、《太素》均無。噎,作"餎"。按餎與噎通。《集韻·屑韻》:"噎,一結切。《説文》飯室也。或作餎、饐。"

〔9〕窮詘(qū 曲) 此下明抄本有"音屈"二小字音注。《太素》注:"窮詘,氣不申也。"

〔10〕胸 明抄本作"胃",誤。

〔11〕深無 《靈樞》作"無過",《太素》作"勿過"。

〔12〕一里 《太素》注:"一里,一寸也。故《明堂》刺天容一寸也。"此下原校云:"里字疑誤"者,不解其義,非誤。

欬逆上氣,魄户及氣舍主之。欬逆上氣,諐譆主之[1]。欬逆上氣,咽喉鳴喝喘息[2],扶突主之[3]。欬逆上氣,唾沫,天容及行間主之。欬逆上氣,咽喉癰腫,呼吸短氣,喘息不通,水突主之。一本作天突[4]。欬逆上氣,喘不能言[5],華蓋主之。欬逆上氣[6],唾喘[7]短氣不得息,口[8]不能[9]言,膻中主之。欬逆上氣,喘不得息,嘔吐胸滿不得飲食,俞府主之。

〔1〕欬逆上氣,諐譆主之 諐譆,原作"噫嘻",明抄本作"諐譆",其下分別有"音衣"、"音僖"四字音注。噫嘻與諐譆,音義本同,爲穴名一致據改。此氣下《外臺》卷三十九諐譆有"虛喘"二字。按《千金》卷三十第二引本經無此條,惟上條氣舍下有"諐譆",今仍依其舊。

〔2〕咽喉鳴喝喘息 喝下明抄本有"音褐"二小字音注。《醫心方》卷二第一作"咽中喝喝,喘息喉鳴"。

〔3〕扶突主之 此條及下條天容主之,按本經排穴序例,應在後文"水突主之"下。

〔4〕 一本作天突 今本《外臺》卷三十、《醫心方》卷二第一本証均爲水突所主。

〔5〕言 明抄本作"之",誤。

〔6〕上氣 《外臺》卷三十九膻中無此二字。

〔7〕唾喘 《外臺》卷三十九膻中互倒。

〔8〕口 《外臺》卷三十九膻中、《千金》卷三十第二均無。

〔9〕能 明抄本作"得"。

欬逆上氣,漾[1]出多唾,呼吸喘悸[2],坐臥不安[3],或中主之。胸滿欬逆,喘不得息[4],嘔吐煩滿,不得飲食,神藏主之。胸脅榰[5]滿,欬逆上氣,呼吸多[6]唾[7]濁沫膿血,庫房主之。欬[8]喘不得息[9],坐不得臥,呼吸氣索[10],咽不得,胸中熱,雲門主之。胸脅榰滿,不得俛仰,飲食不下,欬唾沫膿,周榮主之[11]。胸中滿痛,乳腫[12]潰癰[13],欬逆上氣,咽喉喝喝[14]有聲,天谿[15]主之。欬逆不止,三焦有水氣,不能食,維[16]道主之。欬逆,煩悶不得臥,胸中滿,喘不得息[17],背痛,太淵主之。

〔1〕漢　此下明抄本有"音涎"二小字音注。

〔2〕呼吸喘悸　原作"呼吸哮",據《外臺》卷三十九或中、《千金》卷三十第二、《醫心方》卷二第一、《醫學綱目》卷三十六咳嗽引本經改。

〔3〕坐臥不安　《外臺》卷三十九或中、《醫心方》卷二第一均作"坐不得安",《千金》卷三十第二、《鍼灸資生經》卷四作"坐不安席",《醫學綱目》卷二十六咳嗽引本經作"不得安"。

〔4〕息　原脫,據《外臺》卷三十九神藏、《醫學綱目》卷二十六咳嗽引本經補。

〔5〕楷(zhī 支)　《外臺》卷三十九庫房、《醫心方》卷二第一均作"支",楷與支通。《爾雅·釋言》:"楷,柱也。"郝懿行《義疏》:"楷通作支。《國語》云:天之所支不可壞也。韋昭注,支,柱也。"

〔6〕多　《醫學綱目》卷十七咳唾血引本經作"及",疑誤。

〔7〕唾　原作"喘",據明抄本、《外臺》卷三十九庫房、《醫心方》卷二第一、《醫學綱目》卷十七咳唾引本經改。

〔8〕欬　此下《醫心方》卷二第一有"逆"字。

〔9〕息　原脫,據《外臺》卷三十九雲門補。

〔10〕索　原作"素",據《外臺》卷三十九雲門、《醫學綱目》卷二十七喘引本經改。索,《廣雅·釋詁一》:"索,盡也。"此言呼吸氣微。

〔11〕飲食不下,欬唾沫膿,周榮主之　此十二字原脫,據《醫學綱目》卷二十六咳嗽引本經補。《外臺》卷三十九周榮與《醫學綱目》同,惟沫作"陳"。

〔12〕胸中滿痛,乳腫　原脫,據《外臺》卷三十九天谿、《醫心方》卷二第一補。

〔13〕瘭癰　《外臺》卷三十九天谿作"賁臅"、《醫心方》卷二第一作"賁癰"。

〔14〕喝　原脫,據前文"喉中喝喝"文例補。

〔15〕天谿　原作"太谿",據《外臺》卷三十九天谿、《醫心方》卷二第一改。

〔16〕維　明抄本作"繼",誤。

〔17〕不得息　《外臺》卷三十九太淵無此三字。

欬逆上氣,舌乾脇痛,心煩肩寒[1],少氣不足以息,腹脹,喘,尺澤主之。欬,乾嘔煩[2]滿,俠白主之。欬[3]上氣,喘不得息,暴癉[4]內逆,肝肺相薄[5],鼻口出血[6],身脹,逆息不得臥,天府主之。淒淒寒,欬[7]吐血,逆[8]氣,驚[9],心痛,手少[10]陰郄主之。欬而[11]胸滿,前谷主之。欬,面赤熱,支溝主之。欬,喉中鳴,欬唾血,大鍾主之。

〔1〕心煩肩寒 《黃帝明堂經》作"心煩滿,肩背寒"。

〔2〕煩 原脫,據《外臺》卷三十九俠白、《千金》卷三十第二、《醫心方》卷二第一、《醫學綱目》卷二十六咳嗽引本經補。

〔3〕欬 《千金》卷三十第二無。

〔4〕暴癉 原作"暴痺",據《靈樞》、《太素》、《黃帝明堂經》改。

〔5〕薄 原作"傳",據明抄本、《太素》改。《外臺》卷三十九天府、《醫學綱目》卷二十六咳嗽引本經均作"搏"。薄、搏通。

〔6〕鼻口出血 《靈樞》、《太素》均作"血溢鼻口"楊上善注:"肝肺雖別膈上膈下,肺金剋肝之木,木氣盛不受,故逆而相搏,所以脉血急無所行,即鼻口出血也。"

〔7〕欬 原作"嗽",據《外臺》卷三十九少陰郄、《醫心方》卷二第一、《醫學綱目》卷二十六咳嗽引本經改。

〔8〕逆 《外臺》卷三十九少陰郄、《醫心方》卷二第一均無。

〔9〕驚 《醫學綱目》卷二十六咳嗽引本經作"入"。

〔10〕少 原脫,據《外臺》卷三十九少陰郄、《千金》卷三十第二補。

〔11〕而 《外臺》卷三十九前谷作"衄"。

肝受病及衛氣留積發胸脇滿痛第四 本篇自"邪在肝"至"取耳間青脉以去其瘦",見《靈樞·五邪》、《太素·五藏刺》。自"黃帝問曰"至"腹皮絞甚者,不可刺也",見《靈樞·衛氣失常》。"氣逆上,刺膺中陷者,與下胸動脉",見《靈樞·雜病》、《太素·氣逆滿》。

提要:本篇主要論述了邪在肝,及衛氣失運蓄積不行而致胸脇滿痛諸証的証候及腧穴主治,故以此名篇。

邪在肝,則病[1]兩脇中痛[2]。寒中,惡血在內[3],節時腫,胻善瘈[4],取行間,以引脇下[5],補三里以溫胃中,取血脉以散惡血,取耳間青脉[6],以去其瘈[7]。

〔1〕病 明抄本、《靈樞》、《太素》均無,詳本經及《靈樞》、《太素》餘臟諸文均有"病"字,故參補。

〔2〕兩脇中痛 《靈樞發微》注:"凡邪在於肝,則兩脇中痛,蓋肝之經脉,貫胸中,布脇肋也。"

〔3〕内 《靈樞集註》張志聰注:"内,脉内也。"

〔4〕節時腫,胻善瘈 原作"胻節時腫,善瘈",胻下明抄本有"音行又骬"四小字音注。《靈樞》作"行善掣,節時脚腫",《太素》作"行者,善瘈節時腫",《脉經》卷六第一、《千金》卷十一第一均作"胻善瘈,節時腫"。按原文及《靈樞》、《太素》均未當,參之《脉經》、《千金》移"胻"於下,則上下兩句文安義順。

〔5〕取行間,以引脇下 取下《靈樞》、《太素》均有"之"字。《太素》注:"行間,足厥陰脉滎,肝脉也,在大指間。肝在脇下,故引兩脇下痛。"

〔6〕耳間青脉 《類經》卷二十第二十五注:"足少陽經循耳前後,足厥陰主諸筋而與少陽爲表裏,故取耳間青筋,可以去掣節。"

〔7〕瘈 《靈樞》作"掣",《太素》作"瘅",《脉經》卷六第一、《千金》卷十一第一均同本經,爲是。瘈與掣通。

黄帝問曰:衛氣留於腹[1]中,楢[2]積不行,苑蘊[3]不得常所[4],《靈樞》下有使人二字。楢脇[5]中滿,喘呼逆息者,何以去之?伯高對曰:其氣積於胸中者,上取之;積於腹中者,下取之;上下皆滿者,傍取之。積於上者,寫人迎、天突、喉中[6]。積於下者,寫三里與氣街。上下皆滿者,上下皆取[7]之與季脇之下深一寸[8],重者,雞足取之[9]。診視其脉,大而強[10]急及絕不至者,腹皮絞[11]甚者,不可刺也[12]。氣逆上,刺膺中陷者[13],與下胸動脉[14]。

〔1〕腹 原作"脉",此下原校云:"《太素》作腹。"據《靈樞》、《太素》改,並删原校。

〔2〕楢 明抄本作"畜",《靈樞》作"搐"。按畜、楢、搐與蓄通,皆取聲於畜。

〔3〕苑(yú 於)蘊(yùn 運) 明抄本作"琬緼"。苑蘊,積聚。苑,《詩

經·小雅·都人士》："我心苑結。"鄭玄箋："苑，猶屈也。積也。"蘊，《莊子·齊物》："以是相蘊。"陸德明釋文："蘊，積也。"

〔4〕所　此下《靈樞》有"使人"二字。

〔5〕楷脇　《靈樞》楷作"支"義同。此下《靈樞》有"胃"字。

〔6〕喉中　《類經》卷二十第二十六注："喉中，即廉泉也。"

〔7〕取　原作"下"，據明抄本、《靈樞》改。

〔8〕季脇之下深一寸　深，《靈樞》無。《靈樞發微》注："即足厥陰肝經章門穴。"

〔9〕雞足取之　《靈樞·官鍼》五刺之一，又稱合刺。《醫學綱目》卷二十七喘引本文注："雞足取之者，正入一鍼，左右斜入二鍼，如雞之足三爪也。"

〔10〕強　《靈樞》作"弦"。古強、彊同，彊通弦。《周禮·職方氏》："其澤藪曰弦蒲。"《逸周書·職方》："弦蒲作彊蒲。"

〔11〕絞　《靈樞》作"急"。絞猶急也。《後漢書·寒朗傳論》："本於諫爭則絞切。"李賢注："絞，急也。"

〔12〕不可刺也　《脈經》卷七第十二："所謂勿刺者，有死徵也。"

〔13〕膺中陷者　《靈樞發微》注："上刺膺中陷者中，即足陽明胃經膺窗穴也。"《類經》卷二十二第四十七注："足陽明之屋翳也。"

〔14〕下胸動脉　原作"脇下動脉"，據《靈樞》、《太素》改。楊上善注："胸下動脉，中府等量取之。"《靈樞發微》注："下胸前之動脉，當是任脉經之膻中穴也。"《靈樞識》："簡按，膻中無動脉，中府不在下胸，可疑。"按經文凡言部位者，未必取之於某穴。

　　胸滿，嘔無所出，口苦舌乾，飲食不下，膽俞主之。胸滿，呼吸喘[1]喝，窮詘窘不得息，刺[2]人迎，入四分，不幸殺人。胸滿痛，璇璣主之。胸脇楷滿，痛引胸中，華蓋主之。胸脇楷滿，痺痛骨疼，飲食不下，嘔《千金》作咳。逆上氣[3]，煩心，紫宮主之。

〔1〕喘　原脫，據《外臺》卷三十九人迎、《醫心方》卷一第一補。

〔2〕刺　此下原有"入"字，據《外臺》卷三十九人迎刪。

〔3〕上氣　原作"氣上"，據《外臺》卷三十九紫宮、《醫心方》卷二第一、《千金》卷三十第二、《醫學綱目》卷十六胸痛脇滿引本經乙正。

胸中滿，不得息，脇痛骨疼，喘逆上氣，嘔吐煩心，玉堂主之。胸脇榰滿，鬲[1]塞飲食不下，嘔吐，食復還[2]出，中庭主之。胸脇[3]榰滿，痛引膺不得息，悶亂煩滿，不得飲食，靈墟主之。胸脇榰滿，不得息，欬逆，乳癰，洒淅惡寒，神封主之。胸脇榰滿，鬲逆不通，呼吸少氣，喘息不得舉臂，步郎主之。胸脇榰滿，喘逆[4]上氣，呼吸肩息，不知食味，氣戶主之。

〔1〕鬲 《外臺》卷三十九中庭作"膈"，下同。鬲、膈古通。

〔2〕還 原脫，據明抄本、《外臺》卷三十九中庭、《醫學綱目》卷十六胸痛胸滿引本經補。

〔3〕脇 原作"中"，據《外臺》卷三十九靈墟、《醫學綱目》卷十六胸痛腹滿引本經改。

〔4〕逆 原作"滿"，據《外臺》卷三十九氣戶、《醫心方》卷二第一、《醫學綱目》卷十六胸痛胸滿引本經改。

喉痹，胸中暴逆[1]，先取衝脉，後取三里、雲門，皆寫之。胸脇榰滿，却引背痛，臥不得轉側，胸鄉主之。傷憂悁思[2]氣積，中脘主之[3]。胸滿馬刀[4]，臂不得[5]舉，淵腋主之。大氣[6]不得息，息即[7]胸脇中痛；實則其身盡寒，虛則百[8]節盡[9]縱，大包主之。胸中暴滿，不得臥[10]喘息[11]，輒筋主之。

〔1〕逆 明抄本作"氣"。

〔2〕傷憂悁思 明抄本"思"作"淵"，《外臺》卷三十九中管，悁作"損"，《千金》卷三十第二作"悁思"。本經爲是。《說文・心部》："悁，忿也。一曰憂也。"段玉裁注："憂，愁也。"傷憂悁思，憂傷愁苦貌。

〔3〕中脘主之 據本經取穴體例，本條應列在"巨闕主之"條下。

〔4〕馬刀 瘰癧瘡。《本經・下品》："馬刀，《名醫》一名馬蛤。"《醫學綱目》卷十九瘰癧馬刀："結核連續者，爲瘰癧。形長如蛤者，爲馬刀。"

〔5〕得 《外臺》卷三十九淵腋、《醫心方》卷二第一均無。

〔6〕大氣 《素問・標本病傳》新校正引《靈樞》作"夫氣"。此上《外臺》卷三十九大包有"腹有"二字。此大氣者，即經云"其大氣之搏而不行者，積於胸中，名曰氣海，故呼則出，吸則入"之大氣也。

〔7〕即 明抄本作"節"，誤。

〔8〕百 明抄本作"不"，誤。

〔9〕盡　《外臺》卷三十九大包、《醫心方》卷二第一均作"皆"，義勝。

〔10〕臥　原作"眠"，據《外臺》卷三十九輒筋、《醫心方》卷二第一改。

〔11〕喘息　原脫，原校云："一云不得喘息。"據明抄本、《外臺》卷三十九輒筋、《醫心方》卷二第一補，並刪原校。

胸脇楷滿，瘈瘲，引臍腹[1]痛，短氣煩滿嘔吐[2]，巨闕主之。腹中[3]積氣結痛，梁門主之。傷食脇下滿，不能轉展[4]反側，目青而嘔，期門主之。胸脇楷滿，勞宮主之。多臥善唾，胸[5]滿腸鳴，三間主之。胸滿[6]不得[7]息，頸[8]頷腫，陽谷主之。胸脇脹，腸鳴切痛[9]一云胸脇支滿，腹中切痛。太白主之。

〔1〕臍腹　《外臺》卷三十九巨闕作"少腹"。

〔2〕嘔吐　原脫，據《外臺》卷三十九巨闕、《醫心方》卷二第一補。

〔3〕腹中　《外臺》卷三十九梁門作"脇下"，《千金》卷三十第二、《醫心方》卷二第一均作"胸下"。

〔4〕轉展　《醫學綱目》卷十六胸痛胸滿引本經互倒。

〔5〕胸　明抄本作"腦"，誤。

〔6〕胸滿　《外臺》卷三十九陽谷作"脇痛"，《千金》卷三十第二、《醫學綱目》卷十六胸痛胸滿引本經均作"胸滿"，爲是。

〔7〕得　明抄本無，疑脫。

〔8〕頸　原作"頭"，據《外臺》卷三十九陽谷、《醫學綱目》卷十六胸痛胸滿引本經改。

〔9〕胸脇脹，腸鳴切痛　《外臺》卷三十九太白作"胸脇支滿，腹中切痛"，與本經校語同。

暴脹，胸脇楷[1]滿，足寒，大便難，面脣[2]白，時時[3]嘔血，太衝主之。胸脇楷滿，惡聞人聲與木音，巨虛上廉主之。胸脇[4]楷滿，寒如風吹狀，俠谿主之。胸脇痛[5]善太息，胸滿[6]膨膨然，《千金》作胸膂[7]急。丘墟主之。胸脇楷[8]滿，頭痛項內寒熱[9]，外丘主之。脇下楷滿，嘔，吐逆，陽陵泉主之。

〔1〕楷　明抄本作"腸"，誤。

〔2〕脣　此下《外臺》卷三十九太衝、《千金》卷三十第二均有"色"

字。

〔3〕時　原脱,據《外臺》卷三十九太衝、《千金》卷三十第二、《醫學綱目》卷十六咳嗽引本經補。

〔4〕胸脇　《外臺》卷三十九俠谿作"胸中"。

〔5〕胸脇痛　原作"胸滿",據《外臺》卷三十九丘墟、《醫心方》卷二第一改。

〔6〕胸滿　原作"胸中",據《外臺》卷三十九丘墟、《醫心方》卷二第一改。

〔7〕脊　今本《千金》卷三十第二作"背"。

〔8〕楮　明抄本無,疑脱。

〔9〕熱　原脱,據《外臺》卷三十九外丘、《醫學綱目》卷十六胸痛胸滿引本經補。

邪在心膽及諸藏府發悲恐太息口苦不樂及驚第五

本篇自"黃帝問曰",至"在陰陽十二官相使中",見《素問·奇病論》、《太素·膽癉》。自"善怒而不飲食"至"刺足少陰",見《靈樞·雜病》、《太素·喜怒》。自"邪在心"至"調其俞",見《靈樞·五邪》、《太素·五藏刺》。自"膽病者"至"取陽陵泉",見《靈樞·邪氣藏府病形》、《太素·府病合輸》。自"邪在膽"至"調其虛實以去其邪",見《靈樞·四時氣》、《太素·雜刺》。

提要:本篇主要論述了邪在心膽的病機與証治;臟腑發悲恐、太息、口苦、不樂及驚等病變的証候與腧穴主治,故以此名篇。

黃帝問曰:有病[1]口苦取陽陵泉,口苦者,病名爲何[2]?何以得之?岐伯對曰:病名曰膽癉[3]。夫膽者中精之府[4],《素問》無此八字,但云:肝者中之將也[5]。五藏取決於膽[6],咽爲之使[7]。此人者,數謀慮不決,膽氣上溢,《素問》下有虛者。而口爲之苦,治之以膽募俞[8],在《陰陽十二官相使》中[9]。善[10]怒而不[11]欲食,言益少[12],刺足太陰[13]。怒而多言,刺足少陽〔14〕。

〔1〕病 原脱，據明抄本、《素問》、《太素》補。

〔2〕口苦者，病名爲何 《太素》作“名爲何”。

〔3〕膽癉 原作“膽痺”，據明抄本、《素問》、《太素》改。膽癉，王冰注：“癉，謂熱也。”又云：“亦謂熱也，膽汁味苦，故口苦。”《類經》卷十六第六十一注：“癉，熱病也。”又云：“口苦者，病在膽，故名膽癉。”

〔4〕夫膽者中精之府 《素問》、《太素》均作“夫肝者中之將也”。《太素·本輸》注：“膽不同腸胃受傳糟粕，唯藏精液於中也。”《靈樞發微·本輸》注：“然膽者爲中精之府，蓋他府所受者，皆至濁之物，而唯膽則受五藏之精汁也。”

〔5〕但云肝者中之將也 “肝者中之將也”，原作大字正文，詳《素問》新校正引本經亦無此六字，據明抄本改爲小字校文。

〔6〕五藏取決於膽 五藏，原脱，據明抄本、《素問》新校正引本經補。《素問·六節藏象論》：“凡十一藏取決於膽也。”王冰注：“然膽者，中正剛斷無私偏，故十一藏取決於膽也。”《素問·靈蘭秘典論》：“膽者中正之官，決斷出焉。”王冰注：“剛正果決，故官爲中正。直而不疑，故決斷出焉。”

〔7〕咽爲之使 《素問》王冰注：“咽膽相應，故咽爲使焉。”《素問吴注》：“膽脉行於頸，故咽爲之使。”又《千金》卷十二第三“咽門者，肝膽之候也。”使，《集韻·眞韻》：“將命者。”《周禮·秋官·小行人》：“待四方之使者。”注：“使者，諸候之臣，使來者也。”

〔8〕膽募俞 《素問》王冰注：“胸腹曰募 背脊曰俞。膽募，在乳下二肋外，期門下，同身寸之五分。俞，在脊第十椎下兩傍相去各同身寸之一寸半。”即膽經的募穴日月，及背部腧穴膽俞。

〔9〕《陰陽十二官相使》 古醫籍名。《素問》王冰注：“言治法具於彼篇，今經已亡。”

〔10〕善 《靈樞》、《太素》均作“喜”。

〔11〕不 原脱，據《靈樞》、《太素》補。

〔12〕少 《靈樞》作“小”，《太素》同本經爲是。

〔13〕刺足太陰 《太素》注：“怒，肝木也。食，脾土也。今木尅土，故怒不欲食，宜補足太陰。”

〔14〕刺足少陽 少陽，原作“少陰”，此下原校云：“《太素》作少陽。”據《靈樞》、《太素》改，並删原校。《太素》注：“肝足厥陰，怒也。足少陽，

多言也。故寫少陽也。”

短氣心痹,悲怒逆氣,恐[1],狂易,魚際主之。心痛善悲,厥逆,懸心如饑之狀,心譫譫[2]而驚恐[3],大陵及間使主之[4]。心澹澹而善驚恐,心悲,內關主之。《千金》作曲澤。善驚悲,不樂,厥,脛足下熱,面盡熱,嗌乾[5]渴,行間主之。脾虛令人病寒不樂,好太息,商丘主之。色蒼蒼然太息,如將[6]死狀,振寒,溲白[7]便難[8],中封主之。

〔1〕恐 原作“怒”,與上句文重,據《外臺》卷三十九魚際改。

〔2〕譫譫 明抄本作“憺憺”,《外臺》卷三十九大陵、間使均作“澹澹”。按譫與憺通。《墨子·備城門》:“城上之備渠譫。”《淮南子·氾論訓》:“渠幨以守。”《史記·司馬相如列傳》:“澹乎自持。”《文選·子虛賦》作“憺”,此皆義存乎聲。

〔3〕恐 原脫,據《外臺》卷三十九大陵、間使及此下文例補。

〔4〕之 此下明抄本有“懸音玄　憺音淡”六小字音注。

〔5〕嗌乾 原脫,據《外臺》卷三十九行間、《醫學綱目》卷十三驚悸怔忡引本經補。

〔6〕將 《外臺》卷三十九中封無。

〔7〕溲白 《外臺》卷三十九中封作“小便白”。

〔8〕便難 《醫心方》卷二第一作“溺難”。

心如懸,哀而亂[1],善怒[2],嗌內腫,心惕惕恐如人將捕[3]之,多溓[4]出,喘,少氣吸吸[5]不足以息,然谷主之[6]。驚,善悲不樂,如墮墜[7],汗不出,面塵黑,病饑[8]不欲食,照海主之[9]。膽眩[10]寒厥,手臂痛,善驚妄言[11],面赤泣出[12],腋門主之。大驚,乳痛,梁丘主之。

〔1〕亂 《外臺》卷三十九然谷無。

〔2〕怒 原作“恐”,據明抄本、《外臺》卷三十九然谷改。

〔3〕捕 明抄本作“補”,誤。

〔4〕溓 《外臺》卷三十九然谷作“涎”,義同。

〔5〕吸吸 呼吸急促貌。《宋書·謝莊傳》:“利患數年,遂成痼疾,吸吸惙惙,常如行尸。”

〔6〕之 此下明抄本有“惕音踢”三小字音注。

〔7〕墜　《外臺》卷三十九照海作"狀"。

〔8〕饑　原作"飲"，據《外臺》卷三十九照海、《醫學綱目》卷十三驚悸怔忡引本經改。

〔9〕之　此下明抄本有"墮音惰"三小字音注。

〔10〕膽眩　《外臺》卷三十九腋門無"膽"字，《醫學綱目》卷十三驚悸怔忡引本經作"膽寒怯"。

〔11〕妄言　原作"忘言"，據《外臺》卷三十九腋門、《醫學綱目》卷十三驚悸怔忡引本經改。

〔12〕泣出　《外臺》卷三十九腋門無此二字。

邪在心則病心痛，善[1]悲，時眩仆，視有餘不足而調其俞[2]。膽病者，善太息，口苦，嘔宿汁[3]，心下澹澹善恐[4]，如[5]人將捕之。嗌中吤吤然[6]，數欬[7]唾，候在足少陽之本末[8]，亦視其脉之陷下者灸之。其寒熱者取陽陵泉。邪在膽，逆在胃，膽液泄則口苦，胃氣逆則嘔苦汁[9]，故曰嘔膽[10]。取三里以下胃逆[11]，刺[12]足[13]少陽血絡，以閉膽逆[14]。調其虛實以去其邪。

〔1〕善　明抄本作"若"。

〔2〕調其俞　《靈樞》作"調之其輸"。《太素》注："心病三種，皆調其手心主經脉之輸也。"《靈樞發微》注："當視其有餘不足而調之，實則瀉而虛則補，皆取其神門之爲腧穴者以刺之耳。……諸邪之在心者，皆在心包絡，包絡者，心主之脉，故獨無腧焉。"

〔3〕宿汁　原作"宿水"，此下原校云："《靈樞》作宿汁"。據《靈樞》、《太素》、《脈經》卷六第二改，並刪原校。

〔4〕善恐　《靈樞》、《太素》、《脈經》卷六第二均無"善"字，恐，與下句連讀。

〔5〕如　《靈樞》無。

〔6〕吤吤然　明抄本、《脈經》卷六第二、《千金》卷十二第一均作"介介"。介與吤通，形聲也。

〔7〕欬　《靈樞》、《太素》、《脈經》卷六第二均無。

〔8〕候在足少陽之本末　候，《靈樞》無。《太素》注："足少陽本在竅陰之間，標在窗籠，即本末也。"

〔9〕汁 《靈樞》、《太素》均無。

〔10〕膽 此下《太素》有"者"字。

〔11〕胃逆 《靈樞》、《太素》、《脈經》卷六第二均作"胃氣逆"。

〔12〕刺 此上原有"則"字,據《太素》、《脈經》卷六第二删。

〔13〕足 《靈樞》、《太素》均無。

〔14〕膽逆 《靈樞》作"膽逆,却",《脈經》卷六第二、《千金》卷十二第一作"膽却",《太素》作"膽部"。據上文"邪在膽逆在胃",本經爲是。

按:本節"邪在心則病心痛,善悲,時眩仆,視有餘不足而調其俞"一段,律之本卷第三、第四及第七、第八文例,應在篇首爲是。自"膽病者,善太息"至篇末諸文,按本書卷七以下諸篇體例,應在腧穴主治之前,惟本篇特異,疑爲錯簡。

脾受病發四肢不用第六　　本篇自"黃帝問曰",至"故不用焉",見《素問·太陰陽明論》、《太素·藏府氣液》。

提要:本篇重在論述脾病而四肢不用,故以此名篇。其主要內容有:脾病四肢不用之病機;脾不主時之故;脾爲胃行津液之機,以及身重骨痿不相知之疾的腧穴主治。

黃帝問曰:脾病而四肢不用何也? 岐伯對[1]曰:四肢者[2]皆稟氣於胃,而不得至經[3],必因脾乃得稟[4]。今[5]脾病不能爲胃行其津液,四肢不得稟水穀氣,氣日以衰,脉道不通[6],筋骨肌肉,皆無氣以生,故不用焉。

〔1〕對 《素問》、《太素》均無。

〔2〕者 《素問》、《太素》均無。

〔3〕至經 《太素》作"徑至",楊上善注:"胃以水穀津液資四支,當用資四支之時,胃氣不得徑到四支,要因於脾,得水穀津液营衞之氣,营於四支,四支稟承,方得用也。"又據後文"藏府各因其經而受氣於陽明"之義,作"至經"亦通,今一仍其舊。

〔4〕必因脾乃得稟 因下《素問》有"於"字,稟下有"也"字。王冰注:"脾氣布化水穀精液,四支乃得以稟受也。"

〔5〕今 原作"令"字,據明抄本、《素問》、《太素》改。

〔6〕通　此下明抄本有"《素問》云作利"五小字校語。

曰:脾[1]不主時何也?曰:脾者土也,治[2]中央,常以四時長[3]四藏,各十八日寄治[4],不得[5]獨主時[6],脾者土藏[7],常著胃土之精[8]也。土者,生萬物而法天地,故上下至頭足不得主時[9]。

〔1〕脾　此下明抄本、《太素》均有"之"字。

〔2〕治　原作"土者",據《素問》、《太素》改。《素問》王冰注:"治,主也。"

〔3〕長　主管,執掌。《墨子·尚賢中》:"故可使治國者使治國,可使長官者使長官,可使治邑者使治邑。"

〔4〕各十八日寄治　《說文·宀部》:"寄,托也。"寄治,《素問》王冰注:"治,主也。著,謂常約著於胃也。土氣於四時之中,各於季終寄王十八日,則五行之氣各王七十二日,以終一歲之日矣。外主四季,則在人內應於手足也。"

〔5〕得　原脫,據明抄本、《素問》、《太素》補。

〔6〕主時　《素問》作"主於時也"。

〔7〕脾者土藏　《素問》作"脾藏者",《太素》作"脾藏有"。

〔8〕常著胃土之精　胃,《太素》無。著,《集韻·藥韻》:"附也。"《類經》卷二第七注:"脾胃爲表裏,脾常依附於胃,以膜連著,而爲之行其津液。"按著與貯通。《史記·貨殖列傳》:"廢著鬻財於齊魯之間。"《漢書·貨殖列傳》作"貯"。貯,儲藏也。脾故得藏胃土之精,而後可以生萬物。

〔9〕上下至頭足不得主時　《素問》王冰注:"外主四季,則在人內應於手足也。"《太素》注:"土爲萬物之質,法於天地,與萬物爲質,故身與頭手足爲體,身不別主時。"二注皆言脾土像天地生長萬物一樣,無處不到,無時不在的機理。

曰:脾與胃以募相連[1]耳,而能爲之行[2]津液何也?曰:足太陰者[3],三陰也[4]。其[5]脈貫胃,屬脾絡[6]嗌,故太陰爲之行氣於三陰。陽明者,表也[7],五藏六府之海也,亦爲之行氣於三陽。藏府各因其經而受氣於陽明[8],故爲胃行[9]津液。四肢不得稟水穀氣,氣日以衰[10],陰道不利,筋骨肌肉[11],皆無氣以生,故不用焉。身重骨痿[12]不相知,太白主之。

〔1〕脾與胃以募相連 募,《素問》作"膜",膜與募義通。相連,《太素》作"相逆",楊上善注:"脾陰胃陽,脾内胃外,其位各别,故相逆也。其别異何能爲胃行津液氣也。一曰相連,脾胃表裏陰陽,募既相假,故曰相連也。"按相逆説,似不可從。

〔2〕行 此下《素問》有"其"字。

〔3〕者 《太素》無。

〔4〕足太陰,三陰也 《太素》注:"足太陰貫胃屬脾,上行絡嗌,其氣强盛,能行三陰之脉,故太陰脉得三陰名也。"

〔5〕其 《太素》無。

〔6〕絡 明抄本作"給"。

〔7〕陽明者,表也 《素問》王冰注:"胃是脾之表也。"

〔8〕陽明 明抄本互倒,誤。

〔9〕行 此下《素問》、《太素》均有"其"字。

〔10〕氣日以衰 《素問》、《太素》作"日以益衰",據本篇前文"氣日以衰"例,本經爲是。

〔11〕肌肉 《太素》作"筋肉"。

〔12〕痿 原作"痰",《外臺》卷三十九太白作"痿",本經卷十第四:"痿不相知,太白主之。"據改。

脾胃大腸受病發腹脹滿腸中鳴短氣第七 本

篇自"邪在脾胃"至"皆調於三里",見《靈樞·五邪》、《太素·五藏刺》。自"飲食不下"至"散而去之",見《靈樞·四時氣》、《太素·雜刺》。自"胃病腹䐜脹"至"取三里",見《靈樞·邪氣藏府病形》、《太素·府病合輸》。自"腹中雷鳴"至"巨虚上廉、三里",見《靈樞·四時氣》、《太素·雜刺》。自"大腸病"至"巨虚上廉",見《靈樞·邪氣藏府病形》、《太素·府病合輸》。自"腹滿大便不利"至"取足太陽"、"腹痛刺臍"至"按之立已",見《靈樞·雜病》、《太素·刺腹滿數》。自"腹暴痛滿"至"用員利鍼",見《素問·通評虚實論》、《太素·刺腹滿數》。

提要:本篇重在論述脾胃與大腸受病而發腹滿,腸鳴,短氣等病,故以此名篇。其主要内容有腹滿、腸鳴、短氣的病機、証候、治法及腧穴主治。

　　邪在脾胃,則病[1]肌肉痛。陽氣有餘,陰氣不足[2],則熱中善饑[3]。陽氣不足,陰氣有餘,則寒中腸鳴腹痛。陰陽俱有餘,若俱不足,則有寒有熱[4],皆調其[5]三里[6]。飲食不下,鬲[7]塞不通,邪在胃脘[8]。在上脘則抑而下之,在下脘則散而去之[9]。胃病者,腹䐜脹,胃脘當心而痛,上榰兩脇,鬲咽[10]不通,食飲不下,取三里[11]。

　　〔1〕病　《太素》無。

　　〔2〕陽氣有餘,陰氣不足　《太素》注:"陽氣,即足陽明也。陰氣,即足太陰也。"

　　〔3〕饑　明抄本作"肌",誤。

　　〔4〕有寒有熱　《靈樞發微》注:"設脾胃俱邪氣有餘,或正氣俱不足,則胃當爲熱而脾當爲寒也。"

　　〔5〕其　《靈樞》、《太素》作"於"。

　　〔6〕三里　本經卷三第三十三云:"三里,土也。"脾胃上臟,三里爲足陽明胃經合穴,取此穴以行補瀉,故曰調之。

　　〔7〕鬲　《靈樞》作"膈",鬲與膈通。

　　〔8〕脘　明抄本、《太素》、《千金》卷十六第一均作"管"。脘與管通。

　　〔9〕在上脘則抑而下之,在下脘則散而去之　《太素》注:"邪在胃管,則令膈中氣塞不通,飲食不下之候。邪在上管,刺胃之上口之穴,抑而下之;邪在下管,刺胃之下口之穴,散而去之也。"

　　〔10〕鬲咽　《素問·至真要大論》王冰注:"鬲咽,謂食飲入而復出也。"

　　〔11〕三里　此下明抄本有"䐜音嗔　榰音□"六小字音注。

　　腹中雷[1]一本作常。鳴,氣常[2]衝胸,喘不能久立,邪在大腸也。刺肓之原[3],巨虛上廉,三里。腹[4]中不便,取三里,盛則寫之,虛則補之[5]。大腸病者,腸中切痛而鳴濯濯,冬日重感於寒則泄[6],當臍而痛,不能久立,與胃同候[7],取巨虛上廉。

　　〔1〕雷　《靈樞》、《太素》作"常"。

　　〔2〕常　《靈樞》、《太素》、《脈經》卷六第八、《千金》卷十八第一均作

"上"。按上與尚通。如《易經》諸卦之上九、上六,漢墓帛書本均作"尚"。尚與常通。是常者上也。

〔3〕肓之原 肓,原作"盲",據明抄本改。《太素》作"賁之原"非是。《素問‧腹中論》:"肓之原在齊下。"《靈樞‧九鍼十二原》:"肓之原,出於脖胦。"本經卷三第十九氣海:"一名脖胦,一名下肓,在臍下一寸五分。"

〔4〕腹 《靈樞》作"腸",《太素》作"爲骱脈",非是。本經義勝。

〔5〕盛則寫之,虛則補之 明抄本、《靈樞》、《太素》均作"盛寫之,虛補之"。義同。

〔6〕則泄 原脱,據下文天樞穴主治及《太素》、《脈經》卷六第八、《千金》卷十八第一補。《靈樞》作"即泄"義同。

〔7〕與胃同候 《太素》注:"大腸之氣與胃足陽明合巨虛上廉,故同候之。"

腹滿大便不利,腹大,上[1]走胸嗌[2]喘息[3],喝喝然[4],取足少陽[5]。腹滿食不化,嚮嚮然[6]不得大便[7],取足太陰[8]。腹痛,刺臍左右動脉[9]。已刺按之,立已。不已,刺氣街[10]。已刺[11]按之,立已。

〔1〕上 此上《靈樞》有"亦"字。

〔2〕嗌 此下明抄本有"音益"二小字音注。

〔3〕喘息 原脱,原校云:"《靈樞》下有喘息二字",據《靈樞》、《太素》補,並刪原校。

〔4〕喝喝然 喝下明抄本有"音褐"二小字音注。

〔5〕少陽 《靈樞》、《太素》作"少陰",楊上善注:"有本少陰爲少陽。"故存二説。

〔6〕嚮嚮然 此上《靈樞》、《太素》有"腹"字。嚮,聲也。與響通。《靈樞發微》注:"其所食不化,腹中嚮嚮然布氣。"嚮嚮然,腸鳴之聲。

〔7〕不得大便 《靈樞》作"不能大便"。《太素》作"不便",楊上善注作"不大便"。《靈樞集註》張志聰注:"足太陰是動則病,腹脹善噫,得後氣則快然如衰,腹嚮嚮然不能大便者,氣逆於中也。"

〔8〕陰 原作"陽",據《靈樞》、《太素》改。

〔9〕臍左右動脉 《太素》注:"腹痛,足陽明脉所主,故臍左右動脉,足陽明動脉也。"《靈樞發微》注:"此言腹痛者,當刺足陽明經天樞穴。"

〔10〕氣街 《靈樞發微》注:"如不已,又刺本經之氣衝也。"《靈樞集

註》張志聰注："氣街者，氣之徑路也。蓋絡絕不通，然後從別徑而出，非竟出於氣街也。故先刺挾齊左右之動脉，不已，而後取之氣街。"

〔11〕已刺　原脱，據明抄本、《靈樞》、《太素》補。

腹暴痛[1]滿，按之不下，取太陽經絡血者則已[2]。又刺[3]少陰一本作少陽。俞[4]，去脊椎三寸傍五，用員利鍼，刺已如食頃久，立已。必視其經之過於陽者，數刺之[5]。腹滿不能食，刺脊中。腹中氣脹引脊痛，食飲多[6]而身羸瘦，名曰食㑊[7]。先取脾俞，後取季脇[8]。

〔1〕痛　《素問》、《太素》均無。疑衍。

〔2〕取太陽經絡血者則已　《素問》作"取手太陽經絡者，胃之募也。"《太素》作"取太陽經胳，經胳者，則人募者也。"《素問》新校正云："按《甲乙經》云：取太陽經絡血者則已。無胃之募也等字。又楊上善注云：足太陽，其説各不同，未知孰是。"按《靈樞》、《太素》文義晦，今從本經。

〔3〕又刺　《素問》、《太素》均無此二字。按本經是，若無此二字，則下文無着落矣。

〔4〕俞　原作小字注文，據明抄本、《素問》、《太素》改。

〔5〕刺已如食頃久，立已。必視其經之過於陽者，數刺之　《素問》、《太素》均無此二十字。明抄本及《素問》新校正引本經，與此文同，疑《素問》、《太素》脱。

〔6〕多　原脱，據《外臺》卷三十九脾俞、《千金》卷三十第二補。

〔7〕食㑊　此下明抄本有"一作晦"三小字校文。《素問·氣厥論》作"食亦"。按亦與㑊通。食㑊，詳見本經卷六第十注。

〔8〕季脇　此下明抄本有"羸音雷　輸音□"六小字音注。

大腸轉氣，按之如覆杯，熱引胃痛，脾氣寒，四肢急，煩[1]，不嗜食，脾俞主之。胃中寒脹，食多身體[2]羸瘦，腹中滿而鳴，腹䐜風厥[3]，胸脇榰滿，嘔吐，脊急痛，筋攣，食不下，胃俞主之。頭痛食[4]不下，腸鳴，臚脹[5]，欲嘔，時泄注[6]，三焦俞主之。腹滿[7]臚脹，大便泄[8]，意舍主之。臚脹水腫，食飲不下，多寒，《千金》作[9]惡寒。胃倉主之。

〔1〕急，煩　原脱，據《外臺》卷三十九、《醫心方》卷二第一補。《醫學綱目》卷二十五積塊癥瘕引本經亦有"煩"字。

〔2〕體 《外臺》卷三十九胃俞、《醫心方》卷二第一均無。

〔3〕風厥 《素問·陰陽別論》:"二陽一陰發病,主驚駭背痛,善噫善欠,名曰風厥。"王冰注:"肝主驚駭,故驚駭善欠。夫肝氣爲風,腎氣陵逆,既風又厥,故名風厥。"《聖濟總錄》卷十五:"夫胃土也,肝木也,木剋土,故風勝而驚駭背痛。土不勝木,故其証善噫,土不制水,則腎氣上逆而其証善欠,爲風厥也。"

〔4〕食 此上《外臺》卷三十九三焦俞有"飲"字,此下《醫心方》卷二第一有"飲"字。

〔5〕臚脹 此臚下明抄本有"音蘆"二小字音注。《説文·肉部》:"臚,皮也。"段玉裁注:"今字皮膚,從籀文作膚,膚行而臚廢。"洪誠《訓詁學》第二章第二節:"《説文》列爲膚的正字,膚是籀文,同音,甫無切,虞韻。"是臚脹即膚脹,見本經卷八第四。

〔6〕時泄注 注,原無。《外臺》卷三十九三焦俞作"時注泄",《千金》卷三十第二、《醫學綱目》卷二十四小腹脹引本經均作"欲泄注",《醫心方》卷二第一作"時泄注",據補"注"字。

〔7〕腹滿 《千金》卷三十第二作"腸鳴"。

〔8〕大便泄 《千金》卷三十第二作"欲泄注"。

〔9〕作 原作"多",據明抄本校文改。

寒中傷飽,食飲不化,五藏膹滿脹[1],心腹胸脇榰滿,脉虛[2]則生百病,上脘主之。腹脹不通,寒中傷飽,食飲不化,中脘主之。食飲[3]不化,入腹還出,下脘主之。腸[4]中常鳴,時上衝心,灸臍中。心滿氣逆,陰都主之。大腸寒中[5],《千金》作疝。大便乾,腹中切痛,肓俞主之。

〔1〕五藏膹滿脹 《醫學綱目》卷二十四小腹脹引本經同。明抄本作"五藏腹滿脹",《外臺》卷三十九上管作"膹脹",《醫心方》卷二第一作"五藏腸脹",本經似衍"滿"字。

〔2〕脉虛 原作"脹",據明抄本、《外臺》卷三十九上管、《醫學綱目》卷二十四小腹脹引本經改補。

〔3〕食飲 《外臺》卷三十九上管互倒。

〔4〕腸 《醫心方》卷二第一作"腹",義勝。

〔5〕大腸寒中 《千金》卷三十第二作"大腹寒疝",注文云:"《甲乙》

云：大腹寒中。"《醫心方》卷二第一亦作"大腹寒中"。《外臺》卷三十九肓俞同本經，爲是。

腹中盡痛，外陵主之。腸鳴相逐，不可傾側[1]，承滿主之。腹脹善滿，積氣，關門主之。食飲不下，腹中雷鳴，大便[2]不節，小便赤黃，陽綱主之。腹脹腸鳴，氣上衝胸，不能久立，腹[3]中痛濯濯，冬日重感於寒則泄，當臍而痛，腸胃間遊氣切痛，食不化，不嗜食，身腫[4]，一本作重。俠臍急，天樞主之。

〔1〕傾側　原作"傾倒"，義不安，據《外臺》卷三十九承滿、《醫心方》卷二第一改。

〔2〕大便　原作"大腸"，於義難通，據《外臺》卷三十九陽綱、《醫心方》卷二第一、《醫學綱目》卷二十二腸鳴引本經改。

〔3〕腹　《外臺》卷三十九天樞作"腸"。

〔4〕腫　《外臺》卷三十九天樞、《醫心方》卷二第一作"重"。

腹中有[1]大熱不安，腹有大氣[2]如相俠[3]，暴腹脹滿，癃，淫濼，氣衝主之。腹滿痛，不得息，正[4]臥，屈一膝，伸一股[5]，並[6]氣衝，鍼上入[7]三寸，氣至寫之。寒氣腹滿，癃，淫濼，身熱，腹中積聚疼痛[8]，衝門主之。

〔1〕腹中有　《外臺》卷三十九氣衝作"腸中"，《千金》卷三十第二無"有"字。

〔2〕大氣　《外臺》卷三十九氣衝作"逆氣"，義勝。

〔3〕如相俠　《外臺》卷三十九氣衝、《千金》卷三十第二均無此三字。《醫學綱目》卷二十四小腹脹引本經作"相和挾"，按俠與挾通。

〔4〕正　此下《千金》卷三十第二有"仰"字。本經卷十二第十有"偃"字，義勝。

〔5〕伸一股　《千金》卷三十第二作"申一腳"。本經卷十二第十作"伸一膝"。《廣韻·真韻》："申，伸也。"股、腳蓋言下肢。均通。

〔6〕並　此下原有"刺"字，據明抄本、《千金》卷三十第二、《醫學綱目》卷二十四小腹脹引本經，並參本經卷十二第十刪。

〔7〕上入　《千金》卷三十第二、《醫學綱目》卷二十四小腹脹引本經均無"上"字，本經卷十二第十與本文同，爲是。

〔8〕積聚疼痛　《外臺》卷三十九衝門、《醫心方》卷二第一、《千金》卷三十第二均作"積痛"。

腹中腸[1]鳴,盈盈然[2]食不化,脇痛不得臥,煩,熱中[3]不嗜食,胸脇榰滿,喘息而衝鬲,嘔,心痛及傷飽身黃[4]羸瘦[5],章門主之。腸鳴而痛,溫留主之。腹䐜[6]時寒[7],腰痛不得臥,三里[8]主之。

〔1〕腸　《外臺》卷三十九章門無。《千金》卷三十第二、《醫心方》卷二第一同本經,爲是。

〔2〕盈盈然　充盈貌。《説文·皿部》:"盈,滿器也。"此言腹脹滿貌。

〔3〕熱中　《外臺》卷三十九章門作"熱,口乾燥",《醫心方》卷二第一作"口乾",《醫學綱目》卷二十二腹痛引本經作"熱,泄糜",《千金》卷三十第二同本經。

〔4〕身黃　此下原有"疾骨"二字,《千金》卷三十第二作"痠疼",據《外臺》卷三十九章門、《銅人》卷四章門主治删。

〔5〕羸瘦　《醫學綱目》卷二十二腹痛引本經作"骨瘦羸"。

〔6〕腹䐜　原作"腸腹",據《外臺》卷三十九手三里、《醫心方》卷二改。

〔7〕時寒　《醫心方》卷二第一、《醫學綱目》卷二十八腰痛引本經均作"肘寒",疑誤。

〔8〕三里　此上原有"手"字,據本經卷三删。

腹中有寒氣[1],隱白主之。腹[2]滿嚮嚮然[3]不便,心下有寒痛,商丘主之[4]。腹中熱若寒,腸[5]善鳴,強欠[6],時內痛[7],心悲氣逆,腹滿,漏谷主之。已刺外踝,上氣不止[8],腹脹而氣快然引肋脇下[9],皆主之[10]。腹中氣[11]脹嗑嗑[12],不嗜食[13],脇下滿,陰陵泉主之。喘,少氣不足以息,腹滿大便難,時上走胸[14]中鳴,脹滿,口舌乾,口[15]中吸吸,善驚,咽中痛,不可内食,善怒,驚[16]恐不樂,大鍾主之。

〔1〕腹中有寒氣　此下《外臺》卷三十九隱白有"起則氣喘"四字,《千金》卷三十第二作"腹中寒冷氣脹喘",《醫心方》卷二第一作"腹中有寒熱,氣喘",此句只有病因無証狀,疑有脱文。

〔2〕腹　此下《千金》卷三十第二有“中”字。

〔3〕然　《外臺》卷三十九商丘無。

〔4〕之　此下明抄本有“饗音向”三小字音注。

〔5〕腸　原作“腹”，據《外臺》卷三十九漏谷、《千金》卷三十第二、《醫心方》卷二第一改。

〔6〕强欠　《太素·經脉病》注：“將欠不得欠，名曰强欠。”

〔7〕時内痛　《醫心方》卷二第一作“膝内痛”。

〔8〕已刺外踝，上氣不止　《外臺》卷三十九漏谷、《千金》卷三十第二均無，疑衍。

〔9〕腹脹而氣快然引脅脇下　《醫心方》卷二第一作“肘脇下少腹䐜急”。脇，原作“肘”，按肘脇，義不通。詳《素問·舉痛論》：“故脇肋與少腹相引而痛矣。”正合此義，故據改。

〔10〕之　此下明抄本有“踝音魯　又音課”六小字音注。

〔11〕氣　《千金》卷三十第二無。

〔12〕嗑嗑（kè kè 克克）　此下明抄本有“音”字，乃音注脱。嗑，形聲詞。言腹脹鳴聲。

〔13〕不嗜食　《外臺》卷三十九陰陵泉無此三字。

〔14〕胸　《醫學綱目》卷二十七喘引本經作“胃”。

〔15〕乾，口　原脱，據《外臺》卷三十九大鍾、《醫學綱目》卷二十七喘引本經補。

〔16〕驚　原脱，據《外臺》卷三十九大鍾補。

嗑乾腹瘦[1]痛，坐起[2]目肮肮[3]，善怒多言，復留主之。腹寒[4]脹滿，厲兌主之。腹大不嗜食，衝陽主之。厥氣上楷[5]，解谿[6]主之。大腸有熱，腹鳴腹滿，俠臍痛，食不化，喘不能久立，巨虚上廉主之。腸[7]中寒，脹滿善噫，惡[8]聞食臭。胃氣不足，腸鳴腹痛，泄[9]，食不化，心下脹，三里主之。腹[10]滿，胃中有熱，不嗜食，懸鍾主之。

〔1〕瘦　《醫心方》卷二第一、《千金》卷三十第二均作“厥”。

〔2〕坐起　原作“坐臥”，據《外臺》卷三十九復留改。《鍼灸資生經》卷六目不明作“起則目肮肮”亦可証。

〔3〕肮　此下明抄本有“音荒”二小字音注。

〔4〕腹寒　原作"寒腹"，據《外臺》卷三十九厲兌乙正。

〔5〕厥氣上楷　此下明抄本有"音注"二小字音注。《外臺》卷三十九太谿作"厥氣上逆"。

〔6〕解谿　原作"太谿"，據《外臺》卷三十九解谿、《醫心方》卷二第一及排穴序例改。

〔7〕腸　《外臺》卷三十九三里、《醫心方》卷二第一均作"腹"。

〔8〕惡　原脫，據《聖濟總錄》卷一百九十一補。

〔9〕泄　《外臺》卷三十九三里無。

〔10〕腹　《外臺》卷三十九懸鍾作"腸"。

大腸實則腰背痛，寒痹[1]轉筋，頭眩痛。虛[2]則鼻衄癲疾，腰痛濈濈然[3]汗出，令人欲食而[4]走，承筋主之。取脚下三所橫[5]，視盛者出血[6]。

〔1〕寒痹　原作"痹寒"，據《外臺》卷三十九承筋、《醫心方》卷二第一乙正。

〔2〕虛　此上《外臺》卷三十九承筋有"氣"字。

〔3〕濈濈然　《外臺》卷三十九承筋作"濕然"。《玉篇·水部》："濈，汗出也。"濈濈然，汗出連綿不斷貌。《傷寒論·辨陽明病脈証并治》："傷寒發熱無汗，嘔不能食而反汗出濈濈然者，是轉屬陽明也。"

〔4〕而　《外臺》卷三十九承筋作"欲"。

〔5〕所　原作"折"，據明抄本及本經本卷第八會陰之脉改。

〔6〕取脚下三所橫，視盛者出血　《外臺》卷三十九承筋無此十一字。疑爲本經本卷第八會陰脉"三寸所橫居，視其盛者出血"錯簡於此，且此文與諸篇腧穴主治體例亦不合，似不可從。

腎小腸受病發腹脹腰痛引背少腹控睾第八

本篇自"邪在腎"至"視有血者盡取之"，見《靈樞·五邪》、《太素·五藏刺》。自"少腹控睾"至"按其所過之經以調之"，見《靈樞·四時氣》、《太素·雜刺》。自"小腸病者"至"此其候也"，見《靈樞·邪氣藏府病形》、《太素·府病合輸》。自"有病厥者"至"故爲腰痛"，見《素問·病能》、《太素·雜診》。自"足太陽脉，令人腰痛"至"取足少陰郄中血絡"，見《素問·刺腰痛》、《太素·腰痛》。

提要：本篇論述了邪在腎、小腸，而致腹脹，腰痛引背，少腹控睪諸証的証候和治法,故以此名篇。其主要内容有:邪在腎和邪在小腸而致腰痛、腹脹、睪痛的証治;不同經脉發生腰痛的証治;不同兼証腰痛的腧穴主治。

邪在腎,則病[1]骨痛陰痺[2]。陰痺者,按[3]之而[4]不得,腹脹腰痛,大便難,肩背頸項强[5]痛,時眩,取之湧泉、崑崙。視有血者,盡取之。少[6]腹控睪[7]引腰脊,上衝心肺[8],邪在小腸也[9]。小腸[10]者,連睪系屬於脊,貫肝肺,絡心系。氣盛則厥逆,上衝腸胃,燻[11]肝肺[12],散於肓,結於臍[13],故取肓原以散之,刺太陰以予之[14],取厥陰以下之,取巨虛下廉以去之,按其所過之經以調之。

〔1〕病 《太素》、《脈經》卷六第九、《千金》卷十九第一均無。

〔2〕陰痺 《靈樞發微》注:"陰痺者,病無定所,按之而不可得,即痺論之所謂以寒勝者爲痛痺也。"《靈樞集註》張志聰注:"在外者筋骨爲陰,病在陰者名曰痺。陰痺者,病在骨,按之而不得者,邪在骨髓也。"馬注言其証狀,張注析其病因,文雖異而義則通。

〔3〕按 《千金》卷十九第一作"撫"。

〔4〕之而 《太素》作"如"。

〔5〕强 《靈樞》、《太素》均無。

〔6〕少 《靈樞》作"小"。古少小通。

〔7〕睪 《太素》作"皋"。按睪與皋通。

〔8〕肺 《靈樞》、《太素》、《脈經》卷六第四均無。

〔9〕也 《靈樞》、《太素》、《脈經》卷六第四、《千金》卷十四第一均無。

〔10〕小腸 《靈樞》、《太素》、《脈經》卷六第四、《千金》卷十四第一均無。

〔11〕燻 明抄本作"勳",《靈樞》作"熏"。按燻與勳、熏均通。

〔12〕肺 《靈樞》、《太素》均無。《靈樞識》:"簡按:據下文刺太陰,《甲乙》似是。"

〔13〕散於肓,結於臍 肓,原作"胸",據《靈樞》、《太素》、《千金》卷十四第一改。《聖濟總錄》卷九十四:"其經虛不足,則風冷乘間而入,邪氣即盛,則有厥逆之証,其氣上衝肝肺,客冷散於肓,結於臍。"

〔14〕刺太陰以予之　予,明抄本、《脈經》卷六第四、《千金》卷十四第一均作"與"。按與通予。《靈樞發微》注:"又刺手太陰肺經穴以予其補。"《類經》卷二十三第四十七注:"補肺經之虛也。"

小腸病者,少腹痛,腰脊控睪[1]而痛,時窘之後[2],耳[3]前熱,若寒甚,若[4]獨肩上[5]熱甚[6],及手小指次指[7]間熱,若脉陷[8]者,此其候也[9]。

〔1〕睪　《太素》作"尻"。此下明抄本有"音皋"二小字音注。

〔2〕窘(jiǒng 炅)之後　此下明抄本有"一作復"三小字校文。《脉經》卷六第四、《千金》卷十四第一後作"復",連下句讀。據"控睪而痛"作"窘之後"於文爲順。窘,迫急也。《說文·穴部》:"窘,迫也。"《廣雅·釋詁一》:"窘,急也。"之,在此爲介詞。後,後陰也。《靈樞發微》注:"腰脊控引睪丸而痛,痛時窘甚,而欲往去後也。"《類經》卷二十第二十四注:"小腸氣化於小腹,後附腰脊,下引睪丸,故爲諸痛及不得大小便而時窘之後,蓋即疝之屬也。"

〔3〕耳　此上《靈樞》、《太素》有"當"字。

〔4〕若　《脉經》卷六第四、《千金》卷十四第一均無。本經是,此承上而言。若,或也。

〔5〕肩上　《太素》作"眉上",詳手太陽脉,至目銳眥,與眉相近。此前言耳,此或言眉也。

〔6〕甚　《脈經》卷六第四、《千金》卷十四第一均無。

〔7〕次指　明抄本無,疑脱。

〔8〕陷　《千金》卷十四第一作"滑"。

〔9〕也　此下明抄本有"窘音君"三小字音注。

黃帝問曰:有病厥者,診右脉沉堅[1],左脉[2]浮遲[3],不知[4]病生[5]安在? 岐伯對曰:冬診之右脉固[6]當沉堅[7],此應四時,左脉浮遲,此逆四時,左當主病,診左在腎[8],頗在肺[9],當腰痛。曰:何以言之? 曰:少陰脉貫腎絡肺[10],今得肺脉,腎爲之病[11],故腎[12]爲腰痛。

〔1〕堅　《素問》作"而緊",《太素》無。

〔2〕脉　原作"手",據《素問》、《太素》及上下文例改。

〔3〕浮遲　《太素》無。《素問》作"浮而遲"。

〔4〕不知 《素問》、《太素》均作"不然"。本經義勝。

〔5〕生 《素問》、《太素》作"主"。

〔6〕固 明抄本作"因",誤。

〔7〕堅 《素問》、《太素》作"緊"。

〔8〕左當主病,診左在腎 《素問》作"在左當主病在腎",《太素》作"在左當主病,診在腎"。楊上善注:"左,陽也。浮,肺脉也。冬時得左手肺脉,虛邪來乘,故腎病腰痛頗在於肺。"《素問》王冰注:"左脉浮遲,非肺來見,以左腎不足而脉不能沉,故得肺脉,腎爲病也。"

〔9〕頗在肺 《素問》作"頗關在肺",《太素》與本經同。《素問識》:"簡按,《甲乙》無關字,《奇病論》云:其盛在胃、頗在肺。句法正同。"頗,《說文·頁部》:"頗,頭偏也。"段玉裁注:"引伸爲凡偏之稱。"

〔10〕少陰脉貫腎絡肺 貫腎下明抄本有"上胃"二字。《太素》作"少陰脉貫腎上胃肓胳肺"。詳足少陰之脉無"上胃"者,明抄本及《太素》言"上胃",或另有所本,待考。

〔11〕今得肺脉,腎爲之病 《素問》王冰注:"左脉浮遲,非肺來見,以左腎不足而脉不能沉,故得肺腎爲病也。"

〔12〕腎 原脱,據明抄本、《素問》、《太素》補。

足太陽脉令人腰痛,引項脊尻[1]背如重[2]狀,刺其郄中[3]太陽正經去[4]血,春無見血[5]。

少陽令人腰痛,如以鍼刺其皮中,循循然[6]不可俛[7]仰,不可以左右顧[8],刺少陽盛骨之端[9]出血,盛骨在膝外廉之骨獨起者,夏無見血[10]。

陽明令人腰痛,不可以[11]顧,顧如有見者,善悲,刺陽明於骭[12]前三痏,上下和之出血,秋無見血[13]。

〔1〕尻 此下明抄本有"音敲"二小字音注。尻,臀部。

〔2〕重 原作"腫",據《素問》、《太素》改。

〔3〕郄中 此下明抄本有"音希"二小字音注。《素問》王冰注:"郄中,委中也。……足太陽脉之所入也。"

〔4〕去 《素問》、《太素》作"出"。

〔5〕春無見血 《素問》王冰注:"太陽合腎,腎王於冬,水衰於春,故春無見血。"

〔6〕循循然 《太素》作"循然"。義同。

〔7〕俛 此下明抄本有"音免"二小字音注。

〔8〕顧 明抄本作"顑",誤。

〔9〕盛骨之端 盛,《素問》、《太素》均作"成",盛與成通。《素問》王冰注:"成骨,謂膝外近下䯒骨上端,兩起骨相並間,陷容指者也。䯒骨所成柱膝髀骨,故謂之成骨也。"盛骨之端,《經穴滙解》考作"陽陵泉"。

〔10〕夏無見血 《素問》王冰注:"少陽合肝,肝王於春,木衰於夏,故無見血也。"

〔11〕以 《太素》無。

〔12〕䯒 原作"胻",據明抄本、《素問》新校正引本經、及《太素》改。《素問》作"䯒"。

〔13〕秋無見血 《太素》注:"足陽明在仲夏,至秋而衰,出血恐心虛,故禁之。"

足少陰令人腰痛,痛引脊内廉[1],刺足少陰於内踝上[2]二痏,春無見[3]血[4]。若出血太多,虛不可復[5]。

厥陰[6]之脉令人腰痛,腰中如張弓弩絃[7],刺厥陰之脉,在腨踵魚腹[8]之外,循之[9]累累然[10]乃刺之,其病,令人言[11]默默然[12]不慧[13],刺之三痏[14]。

〔1〕痛引脊内廉 《太素》作"引脊内痛",《素問》新校正云:"按全元起本脊内廉作脊内痛,《太素》亦同。"

〔2〕内踝上 《太素》作"内踝下"。《素問》王冰注:"内踝上,此腰痛者當刺,則正復溜穴也。"按此與後"昌陽之脉令人腰痛"言"在内踝上大筋後,上踝一寸所"文,義亦相近。故踝上、踝下,尚待後考。

〔3〕見 《太素》作"出"。

〔4〕春無見血 《太素》注:"少陰與太陽在冬,至春氣衰,出血恐虛,故禁之。"

〔5〕若出血太多,虛不可復 若出血,明抄本無,疑脱。《素問》作"出血太多,不可復也",《太素》作"出血大虛,不可復也"。各本文異義同,本經義長。

〔6〕厥陰 《太素》作"居陰",下同。《素問》王冰注:"厥陰一經作居陰,是傳寫草書厥字爲居也。"

〔7〕張弓弩絃　弓,《太素》無。《素問》絃作"弦"。絃與弦通。《莊子·讓王》:"而絃歌於室。"《北堂書鈔》卷一百二十三引作"弦"。《素問》王冰注:"如張弦者,言强急之甚。"

〔8〕魚腹　《太素》作"魚腸"。本經爲是。《素問》王冰注:"䯏形勢如臥魚之腹,故曰。"

〔9〕循之　原作"循循",據《素問》、《太素》改。

〔10〕累累然　累,積也。《榖梁·僖十八年》:"善累而後進之。"范寧集解:"累,積。"累累然,重積之貌。此言魚腹外血絡累累如貫珠狀。

〔11〕言　此上原有"善"字,《素問》、《太素》均無。《素問》新校正云:"按經云善言默默然不慧,詳善言與默默二病難相兼,全元起本無善字,於義爲允。"據删。

〔12〕默默然　《太素》作"嘿嘿"。默與嘿通。

〔13〕不慧　《説文·心部》:"慧,儇也。"徐鍇注:"儇,敏也。"不慧,不敏也。

〔14〕刺之三痏　明抄本作"不痏",疑誤。

解脉[1]令人腰痛,痛引肩[2],目䀮䀮然,時遺溲,刺解脉,在膝筋分肉間[3],在郄外廉之横脉出血,血變而止[4]。

同陰之脉[5],令人腰痛,腰如小錘[6]居其中,怫然腫[7],刺同陰之脉,在外踝上絶骨之端,爲三痏。

〔1〕解脉　《素問》王冰注:"解脉,散行脉也,言不合而别行也。此足太陽之經,起於目内眥,上額交巓上,循肩髆俠脊抵腰中,入循膂絡腎屬膀胱,下入膕中。故病斯候也。又其支别者,從髆内别下貫胛,循髀外後廉而下合於膕中。兩脉如繩之解股,故名解脉也。"

〔2〕痛引肩　痛,《太素》無,肩作"膺"。

〔3〕膝筋分肉間　《素問》作"膝筋肉分間",《太素》作"引筋肉分間"。《素問》與本經義同。王冰注:"膝後兩傍,大筋雙上,股之後,兩筋之間,横文之處,努肉高起,則郄中之分也。"

〔4〕在郄外廉之横脉出血,血變而止　《素問》王冰注:"古《中誥》以膕中爲太陽之郄。當取郄外廉有血絡横見,迢然紫黑而盛滿者,乃刺之,當見黑血,必候其血色變赤爲止……此太陽中經之爲腰痛也。"

〔5〕同陰之脉　《素問》王冰注:"足少陽之别絡也,並少陽經上行,去足外踝上同身寸之五寸,乃别走厥陰,並經,下絡足跗,故曰同陰脉也。"

《太素》注:"同陰脉在外踝上、絶骨之端,當是足少陽胳脉也。"《素問集註》張志聰注:"此論陽蹻之脉而令人腰痛也。蹻脉有陰陽……是男女陰陽經絡交并,故爲同陰之脉。"今從王注。

〔6〕錘 《太素》作"鍼"。《類經》卷二十二第四十七注:"如小錘居其中,痛而重也。"

〔7〕怫(fú 拂)然腫 怫,《太素》作"弗"。怫或作弗。《集韻·勿韻》:"怫,《説文》鬱也。或作弗。"怫然,象腫形也。

解脉[1]令人腰痛如裂[2],《素問》作引帶。常如折腰之[3]狀,善怒[4],刺解脉,在郄中結絡如黍米,刺之血射以[5]黑,見赤血乃[6]已。全元起云:有兩解脉,病原各異,疑[7]誤未詳。

陽維之脉令人腰痛,痛上[8]怫然腫[9],刺陽維之脉,脉與太陽合腨下間,去地一尺所[10]。

〔1〕解脉 《太素》注:"前之解脉與厥陰相似,今此刺解脉郄中,當是取足厥陰郄中之胳也。"《素問》王冰注:"足太陽之別脉,自肩而別下,循背脊至腰,而橫入髀外後廉,而下合膕中。"故此解脉有二説:一指足厥陰郄中之絡,一指足太陽之別脉。《素問》新校正云:"按全元起云,有兩解脉,病源各異,恐誤未詳。"當存疑待考。

〔2〕如裂 《素問》作"如引帶",《太素》作"如別"。《素問》新校正云:"按《甲乙經》如引帶作如裂。"是經文早異。如與下文"常如折腰之狀"推之,當以本經義勝。

〔3〕之 《素問》無。

〔4〕善怒 《素問》作"善恐"。

〔5〕以 《太素》作"似"。以通似。《周易·明夷》:"文王以之。"陸德明釋文:"荀向作似之。"

〔6〕乃 《素問》、《太素》作"而"。

〔7〕疑 明抄本及《素問》新校正引全元起語作"恐"。

〔8〕痛上 痛,《太素》無。上,明抄本作"止",誤。

〔9〕腫 明抄本、《素問》、《太素》均作"腫"。此上《太素》有"脉"字。按腫與腫通。《吕氏春秋·情欲》:"身盡府腫。"《太平御覽》卷七百三十九引作"府腫"。

〔10〕去地一尺所 去,《太素》作"上"。去地一尺所,王冰注爲承光

穴,新校正認爲當是承山穴,楊上善注爲陽交穴。按本經卷三第三十四:
"陽交,陽維之郄。"故陽注似是。

衡絡[1]之脉令人腰痛,得俛不得仰[2],仰則恐仆,得[3]之
舉重傷腰,衡絡絕傷[4],惡血歸之,刺之在郄陽之筋間,上郄
數寸,衡居爲二痏[5]出血。

會陰之脉[6]令人腰痛,痛上漃漃然[7]汗出[8],汗乾令人
欲飲,飲[9]已欲走[10],刺直陽之脉[11]上三[12]痏,在蹻[13]上郄
下[14]三寸所[15]橫居,視其盛者出血。《素問》:漃漃然作漯漯然,
三所作五寸。

〔1〕衡絡 《太素》作"衝絕"。《素問》王冰注:"衡,橫也。謂太陽之
外絡,自腰中橫入髀外後廉,而下與中經合於膕中者。……一經作衡絕之
脉,傳寫魚魯之誤也。若是衡脉,《中誥》不應取太陽脉委陽、殷門之穴
也。"《素問集註》張志聰注:"衡,橫也。帶脉橫絡於腰間,故曰橫絡之脉。"
按衝絕疑爲衡絡之誤。

〔2〕得俛不得仰 《素問》作"不可以俛仰",《太素》作"不可以俛,不
可以仰"。據下句"仰則恐仆",本經義勝。

〔3〕得 原作"相",據明抄本、《素問》、《太素》改。

〔4〕衡絡絕傷 傷,《素問》無。《太素》作"衝絕絡"。

〔5〕刺之在郄陽之筋間,上郄數寸,衡居爲二痏 《素問》王冰注:"橫
居二穴,謂委陽、殷門,平視橫相當也。郄陽,謂浮郄穴上側委陽穴也。筋
之間,謂膝後膕上兩筋之間,殷門穴也。二穴各去臀下橫文同身寸之六
寸,故曰上郄數寸也。委陽刺可入同身寸之七分,留五呼,若灸者可灸三
壯。殷門刺可入同身寸之五分,留七呼,若灸者可灸三壯。故曰衡居爲二
痏。"

〔6〕會陰之脉 《素問》王冰注:"足太陽之中經也。其脉循腰下會於
後陰,故曰會陰之脉。"《素問集註》張志聰注:"任脉起於至陰,與督脉交會
分而上行,故曰會陰。"王注爲足太陽之正經,張注爲任督交會,皆從奇經
八脉解。

〔7〕漃漃然 《素問》、《太素》作"漯漯然"。《字彙·水部》:
"漯……按此字本作濕,或省作漯,後以濕爲乾濕之濕,而漯又轉漯字……
上從日,後轉漯,則從田矣。"是疑本作"濕濕",亦汗出狀。

〔8〕出 《太素》無。

〔9〕飲 《太素》無。

〔10〕汗乾令人欲飲，飲已欲走 《素問》王冰注：“其經自腰下行至足，今陽氣大盛，故痛上漯然汗出，汗液既出則腎燥陰虛，故汗乾令人欲飲水以救腎也。水入腹已，腎氣復生，陰氣流行，太陽又盛，故飲水已反欲走也。”

〔11〕直陽之脉 《素問》新校正云：“詳上文云會陰之脉令人腰痛，此云刺直陽之脉者，詳此直陽之脉，即會陰之脉也，文變而事不殊。”

〔12〕三 《太素》作“二”。

〔13〕蹻 明抄本作“橋”，《太素》作“喬”。

〔14〕下 《太素》重。

〔15〕三寸所 原脱“寸”，據《太素》補。《素問》三作“五”，無“所”字。

飛陽之脉[1]令人腰痛，痛上怫然[2]，甚則悲以恐，刺飛陽之脉，在內踝上二寸[3]，《素問》作五寸。少陰之前[4]與陰維之會[5]。

昌陽之脉[6]令人腰痛，痛引膺，目䀮䀮然，甚則反折，舌卷不能言，刺內筋[7]爲二痏，在內踝上大筋前太陰後[8]，上踝一寸所[9]。

散脉[10]令人腰痛而熱，熱甚而[11]煩，腰下如有橫木居其中，甚則遺溲，刺散脉在膝前骨[12]肉分間，絡外廉[13]束脉[14]爲三痏[15]。

〔1〕飛陽之脉 《素問》王冰注：“是陰維之脉也，去內踝上同身寸之五寸腨分中，並少陰經而上也。”又《靈樞‧經脉》：“足太陽之別，名曰飛陽，去踝七寸，別走少陰。”

〔2〕怫然 《素問》作“拂拂然”，《太素》作“弗弗然”。怫、拂、弗互通。

〔3〕在內踝上二寸 《素問》作“五寸”，《太素》與本經同。楊上善注：“足太陽別名曰飛陽……太陽去外踝上七寸，別走少陰，當至內踝上二寸，足少陰之前，與陰維會處，是此刺處也。”楊注足太陽別脉，別走少陰者，當足內踝上二寸處。王冰注：“內踝後上同身寸之五寸復溜穴，少陰脉

所行……内踝之後，築賓穴，陰維之郄……少陰之前，陰維之會，以三脉會在此穴位分也。……今《中誥經》文正同此法。"林億等按："《甲乙經》足太陽之絡別走少陰者，名曰飛揚，在外踝上七寸。又云築賓陰維之郄，在内踝上腨分中。復溜穴，在内踝上二寸。今此經注都與《甲乙》不合者，疑經注中五寸字當作二寸，則《素問》與《甲乙》相應矣。"按本文疑點甚多，如王冰注中言復溜、築賓二穴，若據復溜之位，似《素問》原亦作"二寸"，然王氏復言築賓者，或以後文曰"與陰維之會"，而復溜穴則不與陰維相會。據本經卷三第三十二，築賓爲陰維之郄，則與陰維之會義合，故王注復以築賓相釋。然築賓當内踝上五寸所，後人據此義注二寸作"五寸"。林億等以《甲乙》爲據，亦云"當作二寸"，而若言内踝上二寸之復溜穴，除與後文"與陰維之會"義不合外，又與後條論昌陽之脉腰痛之義亦復，以復溜亦名曰昌陽也，故此處刺位，似當以五寸築賓穴處爲是。

〔4〕少陰之前 《素問》同，《太素》作"太陰之前"，而楊注則云："少陰之前，與陰維會處。"按此刺處，無論復溜或築賓，言少陰之前，或太陰之前，均似未當，詳本經卷三第三十二足少陰内踝上之交信穴，在"少陰前太陰後"，且下文昌陽之脉腰痛，刺在"内踝上太陰後"，故此文當作"太陰之後"爲是。

〔5〕陰維之會 指築賓穴。本經卷三第三十二築賓，陰維之郄，在足内踝上腨分中。

〔6〕昌陽之脉 《素問》王冰注："陰蹻脉也。陰蹻者，足少陰之別也。起於然骨之後，上内踝之上，直上循陰股入陰，而循腹上入胸裏入缺盆，上出人迎之前，入頄内廉，屬目内眥，合於太陽、陽蹻而上行。故腰痛之狀如此。"昌陽一名復溜。《子午流注説難》："穴名復溜，以足少陰別入跟中之脉，下岐爲二，後繞大鍾交足太陽，前下行水泉，照海，爲陰蹻奇經之起點，上達交信，亦在内踝上二寸，此別脉也。"即此脉從陰經入陽經，且又復返陰經。另説謂此經從陰經上行入陽經。

〔7〕内筋 《素問》王冰注："謂大筋之前分肉也。"

〔8〕大筋前太陰後 原作"大筋後"，原校云："《素問》大筋作太陰。"今據《素問》、《太素》改，並刪原校。

〔9〕一寸所 《素問》作"二寸所"。王冰注："即陰蹻之郄交信穴也。"《太素》作"三寸所"。據上文"昌陽之脉"，當是復溜，本經卷三第三十二復溜穴"一名昌陽"，故似作"二寸"爲是。王冰注言交信穴，與昌陽之

脉不合,疑非是。

〔10〕散脉 《太素》注:"散脉在膝前肉分間者,十二經脉中,惟足厥陰、足少陽在膝前主溲,故當是此二經之別名。"《素問》王冰注:"散脉,足太陰之別也。散行而上,故以名焉。其脉循股内入腹中,與少陰少陽結於腰髁下骨空中。"據前言"遺溲"之義,楊注似是,以足厥陰脉"環陰器,抵少腹"也。

〔11〕而 《素問》、《太素》作"生"。

〔12〕骨 《太素》無。

〔13〕絡外廉 此上《太素》有"在"字。《素問》王冰注:"絡外廉則太陰之絡,色青而見者也。"

〔14〕束脉 《太素》注:"在二經(按指足厥陰、足少陽)大胳外廉小胳(按蕭刻本作筋),名束脉,亦名散脉也。"《素問》王冰注:"輔骨之下,後有大筋,攝束膝胻之骨,令其連屬,取此筋骨繫束之處脉,以去病,是曰地機,三刺而已,故曰束脉。"《醫學綱目》卷二十八腰痛注:"王注謂地機穴者,非也。既云膝前骨肉分間絡外廉束脉,當在三里、陽陵泉二穴。"按楊上善注散脉之義,似當指陽陵泉處,陽陵泉爲筋之會,屬膽足少陽脉,肝與膽相表裏也。

〔15〕三痏 此下明抄本有"音悔又洧"四小字音注。

肉里之脉[1]令人腰痛,不可以欬,欬則筋攣[2],刺肉里之脉爲二痏,在太陽之外,少陽絕骨之端[3]。

〔1〕肉里之脉 《太素》注:"太陽外,絕骨後,當是少陰爲肉里脉也。"《素問》王冰注:"肉里之脉,少陽所生,則陽維之脉氣所發也。里,裏也。"今從王注。

〔2〕攣 此下《太素》有"急"字,《素問》作"縮急"。

〔3〕絕骨之端 端,《素問》、《太素》均作"後"。《素問》王冰注:"分肉主之。一經云少陽絕骨之前,傳寫誤也。絕骨之前,足少陽脉所行,絕骨之後,陽維脉所過,故指曰在太陽之外,少陽絕骨之後也。分肉穴在足外踝直上絕骨之端,如後同身寸之二分,筋肉分間。"《素問・氣穴論》分肉穴,王冰注:"在足外踝上絕骨之端,同身寸之三分,筋肉分間。"新校正云:"按《甲乙經》無分肉穴。詳處所疑是陽輔,在足外踝上輔骨前,絕骨端如前三分所。"據此則本經作"絕骨之端"爲是。

腰痛俠脊而痛,至頭几几然[1],目䀮䀮[2]欲僵仆[3],刺足太陽[4]郄中出血。腰痛引少腹控䏚[5]，不可以仰[6]，刺腰尻交[7]者，兩髁胂[8]上，以月死生爲痏數，發鍼立已。《素問》云：左取右右取左。腰痛上[9]寒，取[10]足太陽陽明；痛[11]上熱，取足厥陰，不可以俛仰，取足少陽；中熱而喘，取足少陰郄中血絡[12]。

〔1〕几几然　《太素》作“沉沉然”。

〔2〕睆睆　《太素》作“胚胚”，疑誤。

〔3〕仆　《太素》無。

〔4〕足太陽　《太素》作“足陽明”。疑誤。

〔5〕控䏚　《素問》王冰注：“控，通引也。䏚，謂季脇下之空軟處。”

〔6〕不可以仰　《素問》新校正云：“按《甲乙經》作不可以俯仰。”

〔7〕腰尻交　腰，原脫，據明抄本、《素問》、《太素》補。《素問》王冰注：“謂髁下尻骨兩傍四骨空，左右八穴，俗呼此骨爲八髎骨也。……足太陰、厥陰、少陽三脉，左右交結於中，故曰腰尻交者也。”

〔8〕兩髁胂　髁，原作“踝”，據《素問》改。《太素》作“兩胂”。胂下明抄本有“音伸”二小字音注。《説文·骨部》：“髁，髀骨也。”段玉裁注：“醫經曰腰髁（䯏）骨。”《素問》王冰注：“謂兩髁骨下堅起肉也。……髁骨即腰脊兩傍起骨也。俠脊兩傍腰髁之下，各有胂肉隴起而斜趣於髁骨之後，內承其髁，故曰兩髁胂也。”

〔9〕上　此上明抄本有“痛”字。

〔10〕取　《素問》作“刺”，義同，下文“痛上熱，取足厥陰”之“取”，亦同此例。

〔11〕痛　《素問》、《太素》均無。

〔12〕郄中血絡　《素問》、《太素》作“刺郄中出血”。按本節文字，見《靈樞·雜病》，郄中血刺，作“膕中血絡”，《太素》前後凡兩見，前同《素問》文，後同《靈樞》與本經。此文《素問》亦重出，惟後者與《靈樞》及本經文意小異。故新校正云：“按全元起本及《甲乙經》并《太素》自腰痛上寒至此并無，乃王氏所添也。”據此當以本經之文爲是。

腰痛上寒[1]，實則脊急强，長强主之。少[2]腹痛熱[3]，控睾引腰脊，疝痛，上衝心，腰脊强，溺難[4]黃赤，口乾，小腸俞主之。腰脊痛强[5]引背少腹，俛仰難，不得仰息，脚[6]痠重，尻不舉,溺赤,腰以下至足清不仁,不可以坐起,膀胱俞主之。腰痛不可以俛仰,中膂内俞[7]主之。腰脊[8]痛而清,善傴[9],睪跳拳[10],上窌主之。

〔1〕上寒 《外臺》卷三十九長強無此二字。

〔2〕少 原作"小",據《外臺》卷三十九小腸俞、《醫心方》卷二第一、《醫學綱目》卷十四諸疝引本經改。

〔3〕熱 原無,據《外臺》卷三十九小腸俞、《醫心方》卷二第一補。

〔4〕難 原無,據《外臺》卷三十九小腸俞、《醫心方》卷二第一補。

〔5〕強 明抄本無。疑脱。

〔6〕脚 明抄本、《外臺》卷三十九膀胱俞均無,疑脱。脚同腳,脛也。

〔7〕中膂内俞 本經卷三第八作"中膂俞"。

〔8〕脊 原作"足",據《外臺》卷三十九上窌及膀胱俞主治之文例改。《醫心方》卷二第一無。

〔9〕清,善傴 傴,原作"偃",據《外臺》卷三十九上窌、《醫心方》卷二第一改。《醫學綱目》卷二十八腰痛引本經作"清泄,善嘔"。傴,《説文·人部》:"僂也。"《禮記·問喪》:"傴者不袒。"鄭玄注:"傴,曲背也。"

〔10〕睪跳拳 《外臺》卷三十九上窌作"睪跳蹇",《醫心方》卷二第一作"陰睪跳蹇",《醫學綱目》卷二十六腰痛引本經作"睪跳蹇"。按跳拳、跳蹇、跳堅,義通,聲轉故也。詳見本經卷二第六"脚跳堅"注。睪跳拳,即睪丸向上牽引貌。

腰痛怏怏不可以俛仰,腰以下至足不仁,入脊[1],腰背寒[2],次窌主之。先取缺盆,後取尾骶[3]與八窌[4]。腰痛大便難,飧泄,腰[5]尻中寒,中窌主之[6]。腰痛脊急,脇下[7]滿,少[8]腹堅急,志室主之。腰脊痛,惡寒[9],少腹滿堅,癃閉下重,不得小便,胞肓主之。腰痛[10]骶寒,俛[11]仰急難,陰痛下重,不得小便,秩[12]邊主之。

〔1〕入脊 入,《外臺》卷三十九次窌無。《銅人》卷四、《醫心方》卷二第一、《聖濟總録》卷一百九十一均無此字。按入脊,在此義不安,據前後文"脊急強"及"脊急"文例,或爲"脊急"之誤。

〔2〕腰背寒 《銅人》卷四、《醫心方》卷二第一、《聖濟總録》卷一百九十一均作"背膝寒"。

〔3〕骶 此下明抄本有"音氐"二小字音注。

〔4〕窌 此下明抄本有"音燎又音了"五小字音注。

〔5〕腰 《外臺》卷三十九中窌無。

〔6〕之 此下明抄本有"尻音獸 窌音燎"六小字音注。

〔7〕下 原作"中",據《外臺》卷三十九志室、《醫心方》卷二第一改。

〔8〕少 原作"小",據《外臺》卷三十九志室、《醫心方》卷二第一改。

〔9〕惡寒 原作"惡風",據《外臺》卷三十九胞肓、《醫心方》卷二第一、《醫學綱目》卷二十八腰痛引本經改。

〔10〕痛 《外臺》卷三十九秩邊作"脚"。

〔11〕俛 此下明抄本有"音免"二小字音注。

〔12〕秩 此下明抄本有"音姪"二小字音注。

　　腰痛控睪少[1]腹及股,卒俛[2]不得仰,刺氣衝[3]。腰痛不得轉[4]側,章門主之。腰痛不可以久立俛仰,京門及行間主之。腰痛[5]引少腹,居窌[6]主之。臀腰[7]痛,不可以俛仰,陰陵泉主之。腹痛少腹滿,小便不利如癃狀,羸瘦,意恐懼,氣不足,腹[8]中悒悒[9],太衝主之。腰痛少腹痛,陰包主之。腰痛大便難,湧泉主之。《千金》云[10]腰脊相引如解[11]。

〔1〕少 原作"小",據《外臺》卷三十九氣衝、《醫學綱目》卷二十八腰痛引本經改。

〔2〕卒俛 身體猝然前俯。

〔3〕氣衝 原作"氣街",據《外臺》卷三十九氣衝改。

〔4〕轉 《外臺》卷三十九章門、《聖濟總錄》卷一百九十四作"反",義同。

〔5〕痛 原錯簡於下句"少腹"下,據《外臺》卷三十九居窌、《醫心方》卷二第一居髎移此。

〔6〕居窌 原作"下窌",據《外臺》卷三十九居窌、《醫心方》卷二第一改。

〔7〕腰 明抄本作"背",誤。

〔8〕腹 明抄本作"腸",誤。

〔9〕悒悒 原作"怏怏",此下明抄本有"一作悒悒"四小字校文,據《外臺》卷三十九太衝、《千金》卷三十第二及明抄本校文改。《醫心方》卷

二第一作"邑邑",邑與悒通。

〔10〕《千金》云　原脱,據明抄本及《千金》卷三十第二補。

〔11〕腰脊相引如解　此六字,原作大字混入大鍾條主治証,據明抄本改爲小字注文。

實則閉癃,淒淒[1]腰脊[2]痛,宛轉,目循循[3]嗜臥[4],口中熱,虛則腰痛,寒厥,煩心悶[5],大鍾主之。腰痛引脊內廉,復溜主之。春無見血,若太多[6],虛不可復。是前足少陰痛也[7]。腰痛不能舉足,少坐,若下車躓地[8],脛中蹻蹻然[9],申脉主之。腰痛如小鍾[10]居其中,怫然腫痛,不可以欬,欬則筋縮急,諸節痛,上下無常[11],寒熱,陽輔主之[12]。

〔1〕淒淒　《外臺》卷三十九大鍾作"悽悽"。按淒與悽通。

〔2〕脊　此下《外臺》卷三十九大鍾下有"強"字。

〔3〕宛轉,目循循　《外臺》卷三十九大鍾、《醫心方》卷二第一均無此五字。

〔4〕嗜臥　《醫心方》卷二第一無。

〔5〕悶　此下《外臺》卷三十九大鍾有"喘"字。

〔6〕多　此下明抄本有"一作"二字,連下句讀。

〔7〕是前足少陰痛也　此七字原作大字正文,按此文義與本篇足少陰腰痛相同,故據後文委中、殷門條文例,改作小字注文。

〔8〕躓(zhì 至)地　此下明抄本有"音智"二小字音注。躓,跌倒。《文選·長笛賦》:"薄湊會而凌節兮,馳趣期而赴躓。"李善注:"躓,謂顛仆也。"躓地,跌倒在地。

〔9〕蹻蹻(xiāo xiāo 囂囂)然　原作"蹻蹻然",於此義不安,《外臺》卷三十九申脉改。蹻與熇同。

〔10〕鍾　《外臺》卷三十九陽輔作"錐",疑誤。

〔11〕常　此下《外臺》卷三十九陽輔有"處"字。

〔12〕陽輔主之　據本經取穴體例本條應在"申脉主之"條前。

腰痛不可舉,足跟中踝後痛,脚痿,僕參主之。腰痛俠脊至頭几几然[1],目䀮䀮,委中主之。是前刺足太陽郄中出血者。腰痛得俛不得仰,仰則恐仆[2],得之舉重,惡血歸之,殷門主之。是前衝絡之脉腰痛者。腰脊尻臀股陰[3],寒大痛,虛則血動,實則并熱痛，痔，纂[4]痛，尻脽中腫，大便腄[5]出，扶承[6]主之。

〔1〕几几然　《外臺》卷三十九委中作“沉沉然”。

〔2〕恐仆　《外臺》卷三十九殷門作“痛”，《醫心方》卷二第一作“仆痛”。

〔3〕腰脊尻臀股陰　原作“腰脊痛，尻脊股臀陰”，文義不順，據本經卷三第三十五扶承穴部位及《千金》卷三十第三、《外臺》卷三十九承扶、《醫心方》卷二第一改。

〔4〕纂　原脱，據《外臺》卷三十九承扶補。

〔5〕腄　原作“直”，據《醫心方》卷二第一改。

〔6〕扶承　《外臺》卷三十九作“承扶”。

三焦膀胱受病發少腹腫不得小便第九　本篇

自“少腹腫痛”至“腫上及胃脘取三里”，見《靈樞·四時氣》、《太素·雜刺》。自“三焦病者”至“取委中”，見《靈樞·邪氣藏府病形》、《太素·府病合輸》。自“病在少腹痛”至“盡炅病已”，見《素問·長刺節論》、《太素·雜刺》。自“少腹滿大”至“取足厥陰”，見《靈樞·雜病》、《太素·刺腹滿數》。

提要：本篇重在論述三焦、膀胱受病，致使膀胱失約，三焦決瀆不行，而發少腹脹滿，小便不利等病証，故以此名篇。其主要內容爲少腹腫痛，或脹滿、不得小便，胞轉等証的証候，治法及腧穴主治。

少腹腫痛[1]，不得小便，邪在三焦約[2]，取之足太陽大絡[3]，視結絡脉[4]與厥陰小絡結而血者[5]；腫上及胃脘[6]，取三里。

三焦病者，腹脹[7]氣滿，少腹尤堅[8]，不得小便，窘急，溢則爲水，留則爲脹，候在足太陽之外大絡。絡在[9]太陽、少陽之間，亦見於脉，取委陽[10]。

〔1〕少腹腫痛　《靈樞》作“小腹痛腫”，《太素》、《脉經》卷六第十一

作"少腹病腫",並通。

〔2〕邪在三焦約　《靈樞發微》注:"其邪在於三焦,而三焦有邪約之也。"《類經》卷二十二第四十七注:"邪在三焦約者,三焦下輸出於委陽,並足太陽之正,入約膀胱,約下焦也。"又《聖濟總錄》卷五十四三焦約:"夫三焦者,水穀之道路,氣之所終始也。上焦如霧,中焦如漚,下焦如瀆。三者流行,榮衛致養,則腐熟水穀,分別清濁,以時而下,無復滯留,若榮衛不調,風邪入容,則決瀆之官,約而不通,所以不得大小便也。"按約者,約束也。三焦、膀胱,皆運行水液者也,不當約而約,則水液不通,當約而失約,則小便失禁。如《靈樞・九鍼論》云:"膀胱不約爲遺溺。"與本文正可以互証。

〔3〕足太陽大絡　足,《靈樞》、《脈經》卷六第十一、《千金》卷二十第四均無,文小異而義並同。足太陽大絡,《太素》楊上善注不指腧穴,馬蒔與張介賓以爲飛揚穴,張志聰以爲委陽穴。詳下文云:"視結絡脉……而血者。"或楊注更合經義。

〔4〕視結絡脉　《靈樞》、《太素》均作"視其絡脉",《脈經》卷六第十一、《千金》卷二十第四均作"視其結脉"。

〔5〕與厥陰絡結而血者　絡結,原作"結絡",據《靈樞》、《太素》乙正。此刺絡法,《靈樞・經脉》:"故諸刺絡脉者,必刺其結上,甚血者雖無結,急取之,以瀉其邪而出血。"絡結,絡脉上之結聚。《太素》注:"可刺足太陽大胳,及足厥陰孫胳結聚之血可刺去之。"

〔6〕腫上及胃脘　《太素》脘作"管"。按管與脘通。楊上善注:"又刺腫上及胃管。"《靈樞發微》注:"若少腹腫及於胃脘。"據上下文義,似馬注爲是。此言少腹之腫而及於胃脘,故當取足陽明之三里。

〔7〕胅　《靈樞》、《太素》無,疑脱。

〔8〕堅　此上原有"甚"字,與上文"尤"字義重,據《靈樞》、《太素》、《千金》卷二十第四删。

〔9〕絡在　此上《靈樞》有"大"字,《脈經》卷六第十一、《千金》卷二十第四無"絡"字,《太素》同本經。

〔10〕委陽　原作"委中",據《靈樞》、《太素》、《脈經》卷六第十一、《千金》卷二十第四改。《靈樞發微》注:"彼委陽穴者,足太陽膀胱經之大絡也。其穴在足太陽經之外,足少陽經之前,出於委中外廉兩筋間,爲三焦之合,故三焦有病,則脉必下陷,當取此穴以刺之。"

膀胱病者[1]，少[2]腹偏腫[3]而痛，以手按之，則欲小便而不得，眉[4]一本作肩。上熱若脉陷，及足小指外側，及脛踝後皆熱者[5]，取委中[6]。

病在少腹痛[7]，不得大小便，病名曰疝。得寒則少腹脹，兩股間冷[8]，刺腰髁骨[9]間，刺而多之，盡炅病已。少腹滿大，上走胃[10]至心，索索然[11]身時寒熱，小便不利，取足厥陰。

〔1〕者　原脱，據明抄本、《靈樞》、《太素》補。

〔2〕少　此上原有"在"字，據明抄本、《靈樞》、《太素》、《千金》卷二十第一删。

〔3〕偏腫　《太素》注："偏腫者，大腹不腫也。"按楊注非是。偏與徧通。《墨子·非儒》："遠施周偏。"孫貽讓閒詁："偏與徧通。"是偏腫者，徧腫也。

〔4〕眉　《靈樞》作"肩"。

〔5〕者　《靈樞》、《太素》均作"若脉陷"，疑衍。

〔6〕委中　《靈樞》、《太素》均作"委中央"，義同。

〔7〕病在少腹痛　《素問》作"病在少腹，腹痛"。

〔8〕得寒則少腹脹，兩股間冷　《素問》、《太素》均作"得之寒，刺少腹兩股間"。

〔9〕腰髁骨　原作"腰踝"，據明抄本、《素問》、《太素》改。腰髁骨，《素問》王冰注："腰髁骨者，腰旁俠脊平立陷者中，按之有骨處也。"

〔10〕胃　原作"胸"，據明抄本、《靈樞》、《太素》改。

〔11〕索索然　然，明抄本無。《靈樞》作"淅淅"，《太素》作"泝泝"。索索、淅淅、泝泝，義同，此義存乎聲，惡寒貌。

胞轉[1]不得溺[2]，少腹滿，關元主之。小便難，水脹滿，溺[3]出少，胞轉不得溺，曲骨主之。少腹脹急，小便不利，厥氣上頭巔，漏谷主之。溺難痛，白濁，卒疝，少腹腫[4]，欬逆[5]嘔吐，卒陰跳[6]，腰痛不可以俛仰，面蒼[7]黑，熱，腹中䐜[8]滿，身熱，厥痛，行間主之。少腹中滿，熱閉不得溺，足五里[9]主之。

〔1〕胞轉　《外臺》卷三十九關元、《醫心方》卷二第一均作"轉胞"。義同。《金匱》卷下第二十二："問曰：婦人病，飲食如故，煩熱不得臥，而反

倚息者,何也。師曰:此名轉胞不得溺也。以胞系了戾,故致此病。"《病源》卷十四胞轉候:"胞轉者,由是胞屈辟,小便不通,名爲胞轉。其病狀臍下急痛,小便不通是也。此病或由小便不下,便强忍之,或爲寒熱所迫,此二者,俱令水氣還上,氣迫於胞,使胞屈辟,不得充張,外水應入不得入,内溲應出不得出,外内相壅塞,故令不通。"詳《金匱》及《病源》所言甚詳,此病皆因各種原因所致胞系了戾,或胞體屈辟,臨床表現爲小便不通,臍下急痛。

〔2〕溺 《外臺》卷三十九關元作"尿"。按尿與溺通。《醫學綱目》卷十四閉癃遺溺引本經作"小便",義同。

〔3〕溺 原脱,據《醫心方》卷二第一、《醫學綱目》卷十四閉癃遺溺引本經補。

〔4〕少腹腫 《醫心方》卷二第一作"腰腹痛"。

〔5〕逆 明抄本作"迎"。

〔6〕卒陰跳 突然陰丸上縮。《廣雅·釋詁》:"跳,上也。"

〔7〕蒼 原無,據《外臺》卷三十九行間、《千金》卷三十第一補。

〔8〕膜 此下明抄本有"音噴"二小字音注。

〔9〕足五里 言足者,以别於臂部之五里穴也。

少腹中滿[1],一本作痛。小便不利,湧泉主之。筋急身熱,少腹堅腫,少腹[2]時滿,小便難,尻股寒,髀樞痛,外引[3]季脇,内控八窌,委中主之。陰胞有寒,小便不利,扶承主之。

〔1〕滿 《外臺》卷三十九湧泉、《千金》卷三十第二均作"痛",與原校文同。

〔2〕少腹 原脱,據明抄本、《外臺》卷三十委中、《醫學綱目》卷十四閉癃遺溺引本經補。

〔3〕外引 外,原脱,據《外臺》卷三十九委中、《醫學綱目》卷十四閉癃遺溺引本經補。此文與下句"内控"爲對文。

三焦約內閉發不得大小便第十 本篇自"内閉不得溲"至"動者之經",見《靈樞·癲狂》、《太素·厥逆》。

提要:本篇主要論述三焦禁約內閉所致大小便不利的証候

及腧穴主治，故以此名篇。

內閉不得溲，刺足少陰、太陽[1]與骶上[2]以長鍼[3]。氣逆，取[4]其太陰、陽明。厥甚[5]，取少陰[6]、陽明動者之經。三焦約大[7]小便不通，水道主之。大便難，中注[8]及太白主之。大便難，大鍾主之。

〔1〕刺足少陰、太陽　《太素》注："足少陰、太陽主於便溲，故厥便溲閉，取此陰陽二經輸穴療主病者。"

〔2〕骶上　骶下明抄本有"音氏"二小字音注。《類經》卷二十二第五注："即督脉尾骶骨之上，穴名長強。"

〔3〕長鍼　《靈樞·九鍼十二原》："長鍼者，鋒利身薄，可以取遠痺。"本病乃三焦氣閉，內陷足少陰、太陽，故以長鍼誘發經氣開啟。

〔4〕取　此上《靈樞》有"則"字。

〔5〕厥甚　《靈樞》作"厥陰"，疑誤。

〔6〕少陰　原作"太陰"，據《靈樞》、《太素》改。

〔7〕大　《外臺》卷三十九水道無。

〔8〕中注　原作"中渚"，據明抄本、《外臺》卷三十九中注、《千金》卷三十第二改。

足厥陰脉動喜怒不時發癩疝遺溺癃第十一　本

篇自"黃帝問曰"至"名曰去衣"，見《靈樞·刺節真邪》、《太素·五節刺》。自"有癃者"至"亦死證明矣"，見《素問·奇病論》、《太素·厥死》。

提要：本篇重在論述因足厥陰肝脉受病，或喜怒不節而發癩疝、遺溺、癃閉等病的証候與治療，故以此名篇。其主要內容為：水疝、氣疝、陰疝、狐疝、癩疝等疝病，及陰縱，小便癃閉等病的病因、病機証候及腧穴主治。

黃帝問曰：刺節言去衣[1]者，刺關節之支絡者[2]，願卒聞之[3]。岐伯對曰：腰脊者，人[4]之關節[5]。股胻[6]者，人之[7]趨翔[8]。莖睪者，身中之機[9]，陰精[10]之候，津液之道路[11]也。故飲食不節，喜怒不時，津液內流[12]而下溢[13]於睪，水[14]道不通,日大不休[15],俛仰不便,趨翔不能,滎然[16]有水,不上不下[17],鈹[18]石所取。形不可匿,裳[19]不可蔽,名曰去衣。

〔1〕去衣 《靈樞》、《太素》均作"去爪"。楊上善注:"或水字錯爲爪字。"《類經》卷二十一第三十三注:"去爪者,猶脫去餘爪。"按去爪,據以下文義"水道不通……滎然有水",作"去水"義勝。

〔2〕刺關節之支絡者 《靈樞》、《太素》均作"夫子乃言刺關節支絡"。

〔3〕願卒聞之 原作"願聞其詳",據明抄本、《靈樞》、《太素》改。

〔4〕人 明抄本、《靈樞》、《太素》作"身"。

〔5〕關節 此上《靈樞》、《太素》有"大"字。

〔6〕股胻 《靈樞》作"肢脛"。此下明抄本有"音行"二小字音注。

〔7〕人之 此下《靈樞》有"管以"二字,《太素》有"所以"二字。

〔8〕趨翔 明抄本作"趍佯",按趍爲趨之俗字;佯,同翔。趨翔,猶趨蹌,言步趨中節。如《墨子·非儒下》:"務趨翔之節以觀衆。"《吕氏春秋·勸學》:"審辭令,疾趨翔。"高誘注:"翔與蹌同。"

〔9〕莖睪者,身中之機 睪,《靈樞》、《太素》均作"垂"。楊上善注:"陰莖垂勭有造化,故曰機也。"

〔10〕精 原作"津",據明抄本、《靈樞》、《太素》改。

〔11〕路 《靈樞》、《太素》均無。

〔12〕流 《靈樞》、《太素》均作"溢"。

〔13〕而下溢 《靈樞》作"乃下留",《太素》作"乃下溜"。流、留、溜互通。

〔14〕水 《太素》同本經,《靈樞》作"血",非是。

〔15〕日大不休 原作"炅不休息",形誤,據《靈樞》、《太素》改。楊上善注:"水道既閉,日日長大也。"

〔16〕滎然 此上《靈樞》、《太素》均有"此病"二字。滎,《説文·水部》:"絶小水也。"楊上善注:"滎然,水聚也。"此作陰囊聚水貌。

〔17〕不上不下 《太素》注:"不上者,上氣不通。不下者,小便及氣不洩也。"

〔18〕鈹 《靈樞》作"鈹"。按鈹與鈹同,鈹鍼,詳見本經卷八第二。

〔19〕裳 《靈樞》、《太素》作"常",按常與裳通。

曰：有癃者，一日數十溲，此不足也[1]。身熱如炭[2]，頸膺如格，人迎躁盛，喘息氣逆，此有餘也。《素問》下有陽氣太盛於外，陰氣不足[3]。太[4]陰脉細如髮者，此不足者也[5]。其病安在？曰：病在太陰，其盛在胃，頗在肺[6]，病名曰厥，死不治。此得[7]五有餘二不足。

〔1〕此不足也　《太素》注：“人有病一日數十溲，腎氣不足也。”

〔2〕炭　此下《太素》有“火”字。

〔3〕《素問》下有“陽氣太盛於外，陰氣不足”　外下原有“一句”二字。陰氣不足，原作大字正文，此下《素問》注尚有“故有餘也”。《素問》新校正云：“詳此十五字，舊作正文寫。按《甲乙經》、《太素》並無此文，再詳乃是全元起注，後人誤書於此，今作注書。”今據新校正刪“一句”二字，將“陰氣不足”四字改作小字注文。

〔4〕太　此上原有“則”字，據《素問》、《太素》刪。

〔5〕太陰脉細如髮，此不足者也《太素》注：“手太陰脉如髮，肺氣不足也。”

〔6〕病在太陰，其盛在胃，頗在肺　《素問》王冰注：“病癃數溲，身熱如炭，頸膺如格，息氣逆者，皆手太陰，脉當洪大而數，今太陰脉反微細如髮者，是病與脉相反也。何以致之？肺氣逆陵於胃而爲是，上使人迎躁盛也，故曰病在太陰，其盛在胃也。以喘息氣逆，故云頗亦在肺也。”

〔7〕得　《素問》作“所謂”。

曰：何謂五有餘二不足者？曰：所謂五有餘者，五[1]病之氣有餘也。二不足者，亦病氣之不足也。今外得五有餘[2]也，內得二不足[3]，此其不表不裏，亦死證明矣[4]。

〔1〕五　原脫，據明抄本、《素問》、《太素》補。

〔2〕外得五有餘　《素問》王冰注：“外五有餘者，一身熱如炭，二頸膺如格，三人迎躁盛，四喘息，五氣逆也。”

〔3〕內得二不足　《素問》王冰注：“內二不足者，一病癃一日數十溲，二太陰脉微細如髮。”

〔4〕此其不表不裏，亦死證明矣　《素問》王冰注：“謂其病在表，則內有二不足；謂其病在裏，則外得五有餘；表裏既不可馮，補寫固難爲法，故曰此其身不表不裏，亦正死明矣。”

狐疝,驚悸少氣,巨闕[1]主之。陰疝[2]引睾[3],陰交主之。少腹痛[4],溺難,陰下縱[5],橫骨主之[6]。少腹疝[7],臥善驚,氣海主之。暴疝痛[8],少腹大熱,關元主之。陰疝,氣疝[9],天樞主之。癩疝[10],大巨及地機、中郄主之。陰疝、㿉[11],莖中痛,兩丸蹇痛[12],不可仰臥,刺氣衝[13]。陰疝,衝門主之。男子陰疝,兩丸上下,小腹痛[14],五樞主之。

〔1〕巨闕　原作“巨缺”,缺與闕固通,然作爲穴名,亦當一致,故據本經卷三第十九及《外臺》卷三十九巨闕改。

〔2〕陰疝　《外臺》卷二十六引張文仲方:“陰卒縮入腹,急痛欲死,名陰疝。”《聖濟總録》卷九十四:“論曰疝者痛也,邪氣聚於陰,致陰器腫大而痛者,陰疝也。”

〔3〕睾　此下明抄本有“音高”二小字音注。

〔4〕痛　《外臺》卷三十九橫骨、《千金》卷三十第二、《醫心方》卷二第一均作“滿”。

〔5〕陰下縱　此下《外臺》卷三十九橫骨有“卵中痛”三字。

〔6〕橫骨主之　據本經取穴體例,橫骨條應置“關元”條後。

〔7〕少腹疝　此下《醫心方》卷二第一有“氣遊行五藏,腹中切痛”九字。

〔8〕痛　原脱,據《外臺》卷三十九關元、《千金》卷三十第六、《醫學綱目》卷十四諸疝引本經補。

〔9〕氣疝　《諸病源候論》卷二十疝病諸候:“腹中乍滿乍減而痛,名曰氣疝。”

〔10〕癩疝　《千金》卷二十四第八:“論曰:癩有四種,有腸癩、卵脹、氣癩、水癩。腸癩、卵脹難差,氣癩、水癩鍼灸易治。”

〔11〕㿉　《千金》卷三十第六、《醫心方》卷二第一均作“陰㿉”。

〔12〕痛　原作“臥”,據《外臺》卷三十九氣衝、《千金》卷三十第六改。

〔13〕氣衝　原作“氣街”,據本經卷三第二十一、《外臺》卷三十九氣衝改。又此下原有“主之”二字,詳已言“刺”,則不當再言“主之”,故刪。

〔14〕兩丸上下,小腹痛　《外臺》卷三十九五樞作“兩丸上下入腹痛”,《醫心方》卷二第一作“兩丸上下入少腹”,《千金》卷三十第六同本

經,惟"小腹"作"少腹",爲是。

　　陰股內痛,氣癃[1]狐疝走上下,引少腹痛,不可俛仰上下[2],商丘主之。狐疝,太衝主之。陰跳,遺溺,小便難而痛,陰上入[3]腹中,寒疝,陰挺出偏大,腫,腹臍痛,腹中悒悒不樂,大敦主之[4]。腹痛上搶[5]心,心下滿,癃,莖中痛,怒瞋[6]不欲視,泣出,長太息,行間主之。

　　〔1〕氣癃　《外臺》卷三十九商丘作"氣逆",《千金》卷三十同本經。按癃與癰通,塞也。

　　〔2〕上下　《千金》卷三十第六無此二字。

　　〔3〕入　此上原有"下"字,義不安,據《外臺》卷三十九大敦、《千金》卷三十第六刪。

　　〔4〕大敦主之　據本經取穴體例,本條應在"太衝主之"條前。

　　〔5〕搶　《外臺》卷三十九行間作"支",《千金》卷三十第六作"柱"。搶,觸;撞;衝。《廣韻·陽韻》:"搶,突也。"搶、支、柱均通。

　　〔6〕瞋　原作"膜"形誤,據《外臺》卷三十九行間、《醫學綱目》卷十四諸疝引本經改。此下明抄本有"音真"二小字音注。

　　癩疝,陰暴痛[1],中封主之。《千金》云:癩疝,陰[2]暴痛,痿厥,身體不仁。疝,癃,臍少腹引痛[3],腰中痛,中封主之。氣[4]癃,小便黃,氣滿[5],虛則遺溺,身時[6]寒熱,吐逆,溺難,腹滿,石門主之[7]。氣癃,癩疝陰急,股樞腨內廉痛[8],交信主之[9]。陰跳腰痛[10],實則挺長,寒熱,攣,陰[11]暴痛,遺溺,偏大[12],虛則暴癢氣逆,腫睪[13]卒疝,小便不利如癃狀,數噫恐悸,氣不足,腹中悒悒,少腹痛,嗌[14]中有熱[15],如有瘜肉狀,如著欲出[16],背攣不可俛仰,蠡溝主之。

　　〔1〕痛　《外臺》卷三十九中封作"腫"。

　　〔2〕陰　今本《千金》卷三十第六作"癃"。

　　〔3〕痛　《外臺》卷三十九中封無。

　　〔4〕氣　此下原有"痛"字,據《外臺》卷三十九石門、《醫學綱目》卷十四閉癃遺溺引本經刪。

　　〔5〕滿　此下原有"塞"字,明抄本作"寒",據《外臺》卷三十九石門、

《醫心方》卷二第一、《醫學綱目》卷十四閉癃遺溺引本經删。

〔6〕時　《外臺》卷三十九石門無。

〔7〕石門主之　據本經取穴體本例,本條應在"氣海主之"條後。

〔8〕股樞䯙内廉痛　《外臺》卷三十九交信作"股引䯙内廉痛"。䯙,《千金》卷三十第六作"髆",《醫心方》卷二第一作"蹲"。

〔9〕交信主之　據本經取穴體例,本條應在"至陰主之"條前。

〔10〕腰痛　《外臺》卷三十九蠡溝、《醫學綱目》卷十四諸疝引本經作"腰腹痛"。

〔11〕陰　《外臺》卷三十九蠡溝無。

〔12〕偏大　《醫學綱目》卷十四諸疝引本經作"便大"二字,分屬上下句。

〔13〕腫睪　《外臺》卷三十九蠡溝互倒。

〔14〕嗌　《外臺》卷三十九蠡溝作"咽",義同。

〔15〕熱　《千金》卷三十第一作"氣"。

〔16〕如著欲出　《外臺》卷三十九蠡溝、《聖濟總録》卷一百九十一均無此四字。疑爲"㿉肉"之注文混入。

丈夫㿉疝,陰跳痛,引[1]纂中不得溺,腹膜[2]脇下榰滿,閉癃,陰痿,後時泄[3],四肢不收[4],實則身疼痛[5],汗不出,目䀮䀮然無所[6]見,怒欲殺人,暴痛引髕[7]下節,時有熱氣,筋攣膝痛不可屈伸,狂如新發,衄,不食,喘呼,少腹痛引嗌[8],足厥痛,湧泉主之。㿉疝,然谷主之。卒疝,少腹痛[9],病在左取右,右取左,立已。陰暴起,疝,照海主之[10]。《千金》云[11]:四肢淫濼,身悶[12]。疝,至陰主之。遺溺,關門及神門、委中[13]主之。

〔1〕引　《外臺》卷三十九湧泉無。

〔2〕膜　原作"中支",明刊《外臺》卷三十九湧泉無,《醫學綱目》卷十四諸疝引本經無"中"字,義難通,據宋刊《外臺》改。

〔3〕後時泄　《外臺》卷三十九湧泉作"後時少泄"。

〔4〕收　明抄本及《醫學綱目》卷十四諸疝引本經均作"疼",《外臺》卷三十九湧泉作"舉",據文意本經爲是。

〔5〕疼痛　《外臺》卷三十九湧泉作"頭痛"。

〔6〕 所 《外臺》卷三十九湧泉作"可"。

〔7〕 髖 《外臺》卷三十九湧泉作"腰"。明抄本此下有"賓音骨牝"四小字音注。

〔8〕 嗌 原作"噎",據《外臺》卷三十九湧泉改。

〔9〕 痛 此下原有"照海主之"四字,據《外臺》卷三十九照海移於後。

〔10〕 陰暴起,疝,照海主之 "陰暴起,疝"此四字原脱,據明抄本、《外臺》卷三十九照海補,並前"照海主之"四字移於此。

〔11〕《千金》云 此三字原無,據明抄本、《千金》卷三十第六補。

〔12〕四肢淫濼,身悶 原作大字正文,據明抄本、《千金》卷三十第六改作小字注文。

〔13〕委中 此下明抄本有"《千金》云中府"五小字注文。今本《千金》卷三十第二注:"《甲乙》中府作委中",與明抄本注同。

胸滿膨膨[1]然,實則癃閉[2],腋下腫[3],虛則遺溺,脚急兢兢然,筋急[4]痛,不得大[5]小便,腰痛引腹,不得俛仰[6],委陽主之。男子[7]癃,中窌主之。氣癃溺黃,關元及陰陵泉主之。《千金》云:寒熱不節,腎病不可以俛仰[8]。

〔1〕 膨膨 明抄本、《外臺》卷三十九委陽均作"彭彭"。按彭與膨通。

〔2〕 癃閉 明抄本、《外臺》卷三十九委陽均互倒,義同。

〔3〕 腫 《外臺》卷三十九委陽有"痛"字。

〔4〕 急 《外臺》卷三十九委陽無。

〔5〕 大 《外臺》卷三十九委陽無。

〔6〕 腰痛引腹,不得俛仰 《外臺》卷三十九委陽作"痛引腹,腰痛不得俛仰"。

〔7〕 男子 原脱,據《外臺》卷三十九中窌、《醫心方》卷二第一補。

〔8〕《千金》云:寒熱不節,腎病不可以俛仰 此條校語分別見於本經卷十一第五、卷九第八陰陵泉主之條,而與疝癃無涉,疑錯簡。又此注後原有大字正文"氣癃,小便黃,氣滿,虛則遺溺,石門主之"十五字,系前"石門主之"重文,故刪。

癃,遺溺,鼠蹊[1]痛,小便難而白,箕門[2]主之。小便難,竅中熱,實則腹皮痛,虛則癢搔,會陰主之。小腸有熱,溺赤黃,中脘主之。溺黃,下廉主之。小便黄赤[3],完骨主之。小便黄[4],腸[5]鳴相逐[6],上廉主之。勞癉,小便赤難,前谷主之。

〔1〕 臞　此下明抄本有"音奚"二小字音注。

〔2〕 箕門　原作"期門",詳此上主治諸証,《外臺》卷三十九期門與箕門並具。《醫心方》卷二第一、《銅人》卷五、《聖濟總錄》卷一百九十一則均屬箕門主治,而期門穴則無此主治,臨床亦以箕門穴治療小便難,故據改。

〔3〕 黄赤　《外臺》卷三十九完骨、《千金》卷三十第二互倒。

〔4〕 小便黄　《千金》卷三十第二作"小便難黄"。

〔5〕 腸　此下《外臺》卷三十九上廉有"中"字。

〔6〕 逐　此上明抄本、《醫心方》卷二第一均有"追"字。

足太陽脉動發下部痔脱肛第十二

提要:本篇主要論述由於足太陽脉爲邪所動,而發痔、脱肛等病的証候與腧穴主治,故以此名篇。

痔痛,攢竹主之。痔[1],會陰主之。痔[2]與陰相通者死。陰中諸病,前後相引痛,不得大小便,皆主之。痔,骨蝕[3],商丘主之。痔,纂痛,飛揚、委中及扶承主之。痔,纂痛,承筋主之。脱肛,一作下[4]。刺氣衝[5]。

〔1〕 痔　此下《醫學綱目》卷二十七痔引本經有"痛"字。

〔2〕 痔　此前原有"凡"字,據明抄本、《外臺》卷三十九刪。

〔3〕 骨蝕　《外臺》卷三十九商丘作"骨疽蝕"。

〔4〕 一作下　下,原作大字正文連上句讀,義不安,據明抄本改爲注文。

〔5〕 氣衝　原作"氣街",據本經卷三第二十一、《外臺》卷三十九氣衝改。又此下原有"主之"二字,與上文言"刺"不合,據本經卷八第四石水、卷九第七腹痛、第八腰痛等病文例刪。

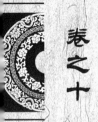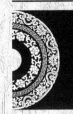

卷之十

鍼灸甲乙經

陰受病發痺第一 上

本篇自"黃帝問曰"至"轉引而行之",見《靈樞·周痺》、《太素·痺論》。自"曰:何以候人之善病痺者"至"視其三部",見《靈樞·五變》。自"曰:刺有三變"至"內熱者也",見《靈樞·壽夭剛柔》、《太素·三變刺》。自"曰:痺將安生"至"成於風寒濕之氣也",見《素問·痺論》、《太素·痺論》。自"諸痺不已"至"故不爲痺也",見《素問·痺論》。

提要:本篇重在論述陰分受邪而致各種痺病的原因、病機、辨証分類及治療大法,故以此名篇。上篇主要內容有:周痺與衆痺的辨証和刺法;三變刺的適應証;風寒濕三痺的病因;皮、肉、筋、脉、骨五痺的病機及與五臟之合;痺病的鍼刺大法;營衛之氣與痺病的關係。

黃帝問曰:周痺[1]之在身也,上下移徙[2],隨其脉[3]上下,左右相應,間不容空,願聞此痛,在血脉之中耶[4]?將[5]在分肉之間乎?何以致是?其痛之移[6]也,間不及下鍼[7];其蓄[8]痛之時,不及定治,而痛已止矣,何道使然?岐伯對曰:此衆痺[9]也,非周痺也。此各在其處,更[10]發更止,更居更起,以左應右,以右應左[11],非能周也,更發更休。刺此者,痛雖已止,必刺其處,勿令復起。曰:周痺何如?曰:周痺[12]在於血脉之中,隨脉以上,循[13]脉以下,不能左右,各當其所。

其[14]痛從上下者,先刺其下以過之[15],後刺其上以脱之[16]。其痛從下上者,先刺其上以過[17]之,後刺其下以脱之。

〔1〕周痺 《太素》注:"夫周痺者,邪居分肉之間,令正氣循身不周,邪與周爲痺,故稱周痺。"《類經》卷十七第六十八注:"能上能下,但隨血脉而周徧於身,故曰周痺,非若衆痺之左右移易也。"

〔2〕移徙 轉移、遷移。《廣韻・支韻》:"移,徙也。"《廣雅・釋言》:"徙,移也。"移徙,爲同義複詞。

〔3〕其脉 《靈樞》互倒,其,《太素》無。

〔4〕耶 《靈樞》作"邪"。邪同耶。

〔5〕將 抑也。《經傳釋詞》卷八:"將,猶抑也。"

〔6〕移 明抄本作"形"。

〔7〕間不及下鍼 《太素》注:"間不及下鍼者,痺痛之中,未及下鍼,其痛已移也。"

〔8〕蓄 《靈樞》作"愊"。蓄與愊通。

〔9〕衆痺 《太素》注:"衆痺在身左右之處,更身而發,不能周身,故曰衆痺。"《靈樞發微》注:"蓋衆痺者,病在一處,則痛亦在一處,隨發隨止,隨止隨起,特以左右之脉相同,故左可應右,右可應左耳,非能周身而痛也。"

〔10〕更 更換、變易。《小爾雅・廣詁》:"更,易也。"

〔11〕以左應右,以右應左 此二句《靈樞》、《太素》互倒。

〔12〕痺 此下《靈樞》、《太素》有"者"字。

〔13〕循 《太素》同。《靈樞》、《聖濟總錄》卷二十均作"隨"。義同。

〔14〕其 《靈樞》、《太素》無。

〔15〕先刺其下過下 過,原作"通",此下原校云:"一作過";《靈樞》作"過",原校云:"一作過,下同",《太素》作"過"。按上下文義,作"過"是,故據改,並删原校。楊上善注:"刺周痺之法,觀痺從自下,當先刺向下之前,使其不得進而下也。然後刺其痺後,使氣洩脱也。"此言刺周痺之法,凡痺痛從上而下者,則先刺其下以阻病之發展。

〔16〕後刺其上以脱之 《靈樞發微》注:"後乃刺其上之痛處,以脱痛根而不使之復下。"

〔17〕過 原作"通",據《太素》及此前文例改。

曰:此病[1]安生,因何有名[2]? 曰:風寒濕氣客於分肉之間,迫切而爲沫[3],沫得[4]寒則[5]聚,聚則排分肉[6]而分裂[7],分裂則痛[8],痛則神歸之[9]。神歸之則熱,熱則痛解,痛解則厥[10],厥則他痹發,發[11]則如是。此內不在藏,而[12]外未發於皮,獨居分肉之間,真氣不能周,故名曰周痹[13]。故刺痹者,必先循切[14]其上[15]下之大經[16],視其虛實,及大絡之血結而[17]不通者,及虛而脉陷空者,而[18]調之,熨而通之[19],其瘈緊者[20],轉引而行之。

〔1〕病 《靈樞》、《太素》均作"痛"。按痛與病通。

〔2〕因何有名 《靈樞》、《太素》均作"何因而有名"。義同。

〔3〕迫切而爲沫 《廣韻·末韻》:"沫,水沫。"《類經》卷十七第六十八注:"邪氣客於肌表,漸入分肉之間,則迫切津液而爲汁沫。"

〔4〕得 明抄本無。

〔5〕則 明抄本作"爲"。

〔6〕聚則排分肉 則,《太素》無。排,迫擠也。《說文·手部》:"排,擠也。"楊上善注:"三氣以爲周痹,循脉而行,至分肉之間,氣聚排迫分肉,肉裂而爲痛也。"

〔7〕分裂 《太素》作"裂分"。

〔8〕分裂則痛 明抄本作"肉裂則痛",與《千金》卷八第六、《素問·痹論》王冰注合。

〔9〕痛則神歸之 《太素》注:"痹痛引神,即神歸痛,神痛不已,故熱氣集而痛解,此處痛解厥已,即餘處痛生,周痹休發,如是以爲休起也。"《靈樞發微》注:"痛則心專在痛處,而神亦歸之,神歸即氣歸也。"

〔10〕痛解則厥 明抄本作"痛解見厥"。《靈樞發微》注:"熱則痛散而暫解,雖時暫解,其氣尚逆而爲厥。"按周痹之因,在於寒濕客於分肉之間,雖然熱集寒散痛得緩解,而邪仍留居未曾逸出,故痛解則厥。

〔11〕發 《太素》無。

〔12〕而 《太素》無。

〔13〕故名曰周痹 名,《靈樞》、《太素》均作"命",義同。《醫學綱目》卷十二諸痹注:"周痹當作衆痹。夫周痹邪在分肉血脉,今云邪獨居分肉之間而命曰周痹者,是衆痹之誤爲周痹也明矣。神歸之則熱,熱則痛解者,所謂更止更居也。痛解則厥,厥則它痹發者,所謂更發更起也。"其説

可參。

〔14〕循切 明抄本、《靈樞》、《太素》均作"切循"。

〔15〕上 《靈樞》、《太素》均無。

〔16〕大經 《靈樞》、《太素》均作"六經",非是。

〔17〕結而 《太素》作"而結"。

〔18〕而 《太素》無。

〔19〕之 《太素》無。

〔20〕瘈緊者 《靈樞》作"瘈堅"。緊、堅義通。《管子·問》:"戈戟之緊"尹知章注:"緊,謂其堅彊者。"《太素》作"瘈緊",楊上善注:"用微熨之,令其調適,又以導引瘈緊,轉引令其氣行,方始刺之,此爲療瘈之要也,緊急瘈牽令緩也。"《靈樞集註》張志聰注:"瘈堅者,絡結而掣瘀堅實,故當轉引而行之。"按楊、張二說雖各有所偏,然緩解拘僵,使之氣行的目的相同,故瘈緊、瘈堅,皆筋脉拘緊之象。

曰:何以候人之善病痺者?曰[1]:粗理而肉不堅者善病痺,欲知其高下,各視其部[2]。曰:刺有三變何也[3]?曰[4]:有刺營[5]者,有刺衛者,有刺寒痺之留經者。刺營者出血,刺衛者出氣[6],刺寒痺者內[7]熱。曰:營衛寒痺之爲病奈何?曰:營之生病也,寒熱少氣,血上下行[8]。衛之生病也,氣痛時來去[9],怫愾[10]賁嚮,風寒客於腸胃之中。寒痺之爲病也,留而不去,時痛而皮不仁。

〔1〕曰 此前原有"少俞對"三字,據本經體例删。

〔2〕各視其部 原作"視其三部",據明抄本、《靈樞》改。《類經》卷十九第七十六注:"人之上下左右,虛實自有不同,故當各視其部。"

〔3〕三變何也 《靈樞》、《太素》均作"何謂三變"。

〔4〕曰 此上明抄本有"伯高"二字。

〔5〕營 原作"榮"。按榮與營固通,然下文既作"營",則此亦當作"營",故據改。

〔6〕刺營者出血,刺衛者出氣 《太素》注:"刺營見血,出惡血也。刺衛見氣,出邪氣也。"

〔7〕內 此下明抄本有"一作熨"三小字校文。

〔8〕寒熱少氣,血上下行 《類經》卷二十一第三十二注:"營主血,

陰氣也,病在陰分則陽勝之,故爲寒熱往來。陰病則陰虛,陰虛則無氣,故爲少氣。邪在血,故爲上下妄行。"

〔9〕時來去 《靈樞》、《太素》均作"時來時去"。

〔10〕怫(fú 拂)愾(kài 忾) 《太素》注:"怫愾,氣盛滿兒。"

曰:刺寒痹内熱[1]奈何?曰:刺布衣[2]者,用[3]火焠之[4]。刺大人[5]者,以[6]藥熨之。方用醇[7]酒二十升[8],蜀椒一[9]升,乾薑一升,桂[10]一升。凡四物[11],各細[12]㕮咀[13],著清酒中[14]。綿[15]絮一斤,細白布四丈二尺[16],并内酒中,置酒馬矢熅[17]中,善[18]封塗,勿使氣[19]泄。五日五夜,出布絮,暴乾,復漬之[20],以盡其汁。每漬必晬[21]其日,乃出布、絮[22]乾之[23],並用滓與綿絮[24],復布爲復巾[25],長七尺[26]爲六巾[27]。即用之生桑炭炙巾,以熨寒痹。所刺[28]之處,令熱入至[29]於病所。寒復炙巾以熨之,三十遍而止。即汗出,炙巾以拭身[30],亦[31]三十遍而止。起步内中,無見風,每刺必熨,如此[32]已矣[33],此所謂内熱[34]。

〔1〕熱 此下明抄本有"一作熨"三小字校文。

〔2〕布衣 指平民。古代平民不能衣著錦繡,故稱布衣。《文選·諸葛亮·出師表》:"臣本布衣,躬耕於南陽。"

〔3〕用 此下明抄本有"一作必"三小字校文。《靈樞》作"以"。《太素》作"必"。

〔4〕火焠之 之,《太素》無。《靈樞·官鍼》:"焠刺者,刺燔鍼則取痹也。"即屬此也。

〔5〕大人 指王公貴族、大家豪右。《後漢書·岑彭傳》:"彭因言,韓歆南陽大人,可以爲用。"李賢注:"大人,謂大家豪右。"

〔6〕以 原脱,據《靈樞》補。此與前文"用火焠之"互爲對文,則句式完整。

〔7〕醇 《靈樞》作"淳"。淳與醇通。《說文通訓定聲·屯部》:"淳,假借爲醇。"醇,酒質濃厚,不攙雜質。《說文·酉部》:"醇,不澆酒也。"段玉裁注:"澆,沃也。凡酒沃之以水則薄,不襍以水則曰醇。"

〔8〕升 《太素》與本經同。《靈樞》作"斤"。下文"乾薑""桂"同。疑《靈樞》斤爲"升"字誤。

〔9〕一 《太素》此字不清，蕭延平刊本、《叢書集成》本均作"四"。《太素》缺卷覆刻本同本經，當是。

〔10〕桂 《靈樞》作"桂心"。

〔11〕物 《靈樞》、《太素》均作"種"。

〔12〕各細 《靈樞》、《太素》均作"皆"字。

〔13〕㕮(fǔ甫)咀(jǔ舉) 咀嚼。將藥物加工成碎塊，古時無鐵器，用口將藥物咬碎，故稱㕮咀。

〔14〕漬酒中 原作"著清酒中"，義不安，據《靈樞》、《太素》改。

〔15〕綿 此上《靈樞》、《太素》均有"用"字。

〔16〕二尺 《靈樞》、《太素》均無此二字，疑脫。

〔17〕馬矢熅 《太素》作"馬矢溫"。按熅與溫通。熅，有烟無焰之微火。《玉篇·火部》："熅，烟熅也，氣也。"《前漢書·蘇建傳附蘇武》："鑿地爲坎，置熅灰。"顏師古注："熅，謂聚火無焱者也。"馬矢熅，馬屎熅火。謂將酒置於燃燒的馬屎微火上。《本草綱目·白馬通》："《鏡源》云：馬屎熅火，能養一切藥力。"

〔18〕善 《靈樞》、《太素》均作"蓋"。

〔19〕氣 《靈樞》、《太素》均無。

〔20〕暴(pù鋪)乾，復漬之 《靈樞》作"暴乾之，乾復漬"。之，《太素》無。《廣韻·屋韻》："暴，日乾也。"暴乾，晒乾也。

〔21〕晬 一日周時。《太素》注："晬，一日周時也。"

〔22〕絮 明抄本作"綿絮"。

〔23〕乃出布絮乾之 《靈樞》、《太素》均作"乃出乾"。

〔24〕綿絮 原作"絮布"，據《靈樞》、《太素》及此前文例改。

〔25〕復布爲復巾 原脫，明抄本作"復布"。據《靈樞》、《太素》補。復，重疊也。《玉篇·彳部》："復，重也。"《類經》卷二十一第三十二注："復布爲復巾者，重布爲巾，如今之夾袋，所以盛貯綿絮藥滓也。"

〔26〕七尺 此前原有"六"字，詳此前云"白布四丈二尺"，此下云"六巾"，每巾恰當七尺，故"六"字衍，據刪。

〔27〕六巾 明抄本作"大巾"，疑誤。《靈樞》、《太素》均作"六七巾"。據上文"四丈二尺"之數，每巾七尺，恰爲六巾，故本經是。

〔28〕刺 原作"乘"，據《靈樞》、《太素》改。

〔29〕至 《太素》無。

〔30〕即汗出，炙巾以拭身 《靈樞》作"汗出以巾拭身"，《太素》同本經，惟"巾以"二字互倒。似《靈樞》義勝。

〔31〕亦 原作"以"，據文意及明抄本、《靈樞》、《太素》改。

〔32〕如此 此下《太素》有"法"字。

〔33〕矣 原作"失"，據明抄本、《靈樞》、《太素》改。

〔34〕此所謂內熱 此下明抄本有"一作熨"三小字校文。《太素》注："酒、椒、薑、桂四物，性熱又洩氣，故用之熨身，皮腠適而可刺也，此在冬日血氣不流之時，熨之令通也。"

曰：痺將[1]安生？曰：風寒濕三氣雜[2]至，合[3]而爲痺。其風氣勝者爲行痺[4]，寒氣勝者爲痛痺[5]，濕氣勝者爲著痺[6]。曰：其有[7]五者，何也？曰：以冬遇此者[8]爲骨痺[9]，以春遇此者爲筋痺，以夏遇此者爲脉痺，以至陰遇此者爲肌痺，以秋遇此者爲皮痺。曰：內舍[10]五藏六府，何氣使然？曰：五藏皆有合[11]，病久有不去者，內舍於合[12]。故骨痺不已，復感於邪，內舍於腎。筋痺不已，復感於邪，內舍於肝。脉痺不已，復感於邪，內舍於心。肌痺不已，復感於邪，內舍於脾。皮痺不已，復感於邪，內舍於肺。所謂痺者，各以其時，感[13]於風寒濕之氣也。

〔1〕將 《素問》作"之"。《太素》無。

〔2〕雜 原作"合"，據《素問》、《太素》改。

〔3〕合 原作"雜"，據《素問》、《太素》改。

〔4〕行痺 《太素》注："若三合一多，即別受痺名，故三中風多，名爲行痺。謂其痺病移轉不住，故曰行痺。"《素問集註》張志聰注："風者善行而數變，故其痛流行而無定處。"

〔5〕痛痺 《太素》注："三中寒多，陰盛爲痛，故曰痛痺。"《類經》卷十七第六十七注："陰寒之氣，客於肌肉筋骨之間，則凝結不散，陽氣不行，故痛不可當，即痛風也。"

〔6〕著痺 《太素》注："三中濕氣多，位而不移轉，故曰著痺。著，住也。"《類經》卷十七第六十七注："著痺者，肢體重著不移，或爲疼痛，或爲頑木不仁，濕從土化，病多發於肌肉。"

〔7〕有 《太素》無。

〔8〕遇此者 《類經》卷十七第六十七注:"遇此者,指上文之三氣也。冬主骨,春主筋,夏主脉,土王之時主肌肉,秋主皮,故邪氣之至,各有所應。"

〔9〕骨痺 《太素》注:"冬時不能自調,遇此三氣以爲三痺,俱稱骨痺,以冬骨也。餘四放此。"《醫學綱目》卷十一諸痺注:"皆以所遇之時,所客之處命名,非此行痺、痛痺、著痺之外,又別有骨痺、筋痺、脉痺、肌痺、皮痺也。"按三痺指病因而言之痺病,五痺指患病季節演繹相應之病名,總不離乎三痺之病性。

〔10〕舍 《素問集註》張志聰注:"所謂舍者,有如舘舍,邪客留於其間者也。邪薄於五藏之間,干藏真,故曰舍曰客,而止見其煩滿喘逆諸證,如入藏則死矣。"

〔11〕五藏皆有合 臟腑内外相應爲之合。即《素問·五藏生成》:"心之合脉也……肺之合皮也……肝之合筋也……脾之合肉也……腎之合骨也。"《類經》卷十七第六十七注:"皮肉筋骨脉,皆有五藏之合,病在外而久不去,則各因其合而内連於藏矣。"

〔12〕合 此上《素問》、《太素》均有"其"字。

〔13〕感 此上《素問》、《太素》均有"重"字。

諸痺不已,亦益内也[1]。其風氣勝者,其人易已[2]。曰:其[3]時有死者,或疼久者,或易已者,何[4]也?曰:其入藏者死[5],其留連筋骨間者疼久,其留[6]連皮膚間者易已。曰:其客六府者,何如?曰:此亦其飲食居處爲其病本[7]也。六府各有俞[8],風寒濕氣中其俞,而食飲應之,循俞而入,各舍其府也。曰:以鍼治之奈何?曰:五藏有俞[9],六府有合[10],循脉之分,各有所發,各治其過[11],則病瘳[12]矣。

〔1〕諸痺不已,亦益内也 内也,《太素》作"於内"。《素問》王冰注:"從外不去,則益深至於身内。"益,漸也。《禮記·坊記》:"故亂益亡。"孔穎達疏:"益,漸也。"

〔2〕其風氣勝者,其人易已 此下《素問》、《太素》均有"也"字。《類經》卷十七第六十七注:"風爲陽邪,可以散之,故易已。然別寒濕二痺,愈之較難,以陰邪留滯不易行也。"

〔3〕其 此上《素問》、《太素》均有"痺"字。

〔4〕何　此上《素問》、《太素》均有"其故"二字。

〔5〕入藏者死　《素問》王冰注："入藏者死，以神去也。"《素問集註》張志聰注："夫風寒濕氣中其俞，其藏氣實則邪不動藏，若神氣消亡，則痺聚在藏而死矣。"

〔6〕留　《太素》作"流"，留與流通。

〔7〕病本　《素問發微》注："此言六府之成痺者，先以内傷爲之本，而後外邪得以乘之也。"《素問集註》張志聰注："夫居處失常，則邪氣外客，飲食不節，則腸胃内傷，故食飲居處，爲六府之病本。"

〔8〕六府各有俞　各上《素問》有"亦"字。《太素》注："風寒濕等三氣外邪中於府輸，飲食居處内邪應，内以引外，故痺入六府中。其輸者，亦府之合也。"《素問》王冰注："六府俞，亦謂背俞也。"《素問發微》注："故六府之分肉，皆各有俞穴。風寒濕之三氣，外中其俞，而内之飲食失節應之，則邪氣循俞而入，各舍於六府之中，此痺之所以成也。按三百六十五穴，皆可以言俞，今言俞者，凡六府之穴，皆可以入邪，而王註止言足太陽在背之六俞爲解，則又理之不然者也。"按馬說是。

〔9〕五藏有俞　《太素》："五藏輸者，療痺法，取五藏之輸。問曰：療痺之要，以痛爲輸，今此乃取五藏之輸，何以通之？答曰：有痛之痺，可以痛爲輸；不痛之痺，若爲以痛爲輸？故知量其所宜，以取其當，是醫之意也。"《素問》王冰注："肝之俞曰太衝，心之俞曰太陵，脾之俞曰太白，肺之俞曰太淵，腎之俞曰太谿，皆經脉之所注也。"二說皆指所注爲輸之五輸穴。

〔10〕六府有合　《太素》注："療六府之痺，當取其合。"《素問》王冰注："胃合入於三里，膽合入於陽陵泉，大腸合入於曲池，小腸合入於小海，三焦合入於委陽，膀胱合入於委中。"二說指所入之六合穴。

〔11〕各治其過　治，《素問》作"隨"。過，《太素》作"遇"。《素問發微》注："循藏府經脉所行之分，各有所發病之經，乃隨其病之所在而刺之。"

〔12〕瘳　《説文·疒部》："瘳，疾瘉也。"瘉同愈。

曰：營衛之氣，亦令人痺乎[1]？曰：營者，水穀之精氣也，和調五藏，灑陳[2]六府，乃能入於脉，故循脉上下，貫五藏，絡六府。衛者，水穀之悍氣[3]也，其氣剽疾[4]滑利，不能入於脉也。故循皮膚之中，分肉之間，熏於肓膜[5]，散[6]於胸腹，逆其氣則病[7]，順其氣則愈，不與風寒濕[8]氣合，故不爲痺也。

〔1〕亦令人痺乎　《太素》作"亦合人痺乎"。楊上善注："此問營衛二氣,何者與三氣合爲痺也。"

〔2〕灑陳　《說文·水部》："灑,汛也。從水麗聲。"段玉裁注："引伸爲凡散之稱。"陳,《玉篇·阜部》："布也。"灑陳,散布。此指布散水谷精微之氣。

〔3〕悍氣　《素問》王冰注："悍氣,謂浮盛之氣。"

〔4〕剽疾　《素問》、《太素》作"慓疾"。剽與慓通。《周禮·考工記·弓人》："則其爲獸必剽。"鄭玄注："剽,疾也。"孫詒讓正義："剽即慓之借字。"慓,《說文·心部》："慓,疾也。"疾,《廣雅·釋詁一》："疾,急也。"剽疾,疾急也。

〔5〕肓膜　《太素》作"胃募"。膜與募通。疑胃爲"肓"字形誤。《素問》王冰注："肓膜,謂五藏之間鬲中膜也。以其浮盛,故能布於胸腹之中,空虛之處,熏其肓膜,令氣宣通也。"

〔6〕散　原作"聚",原校云："《素問》作散。"據《素問》、《太素》改,並刪原校。

〔7〕病　《太素》作"疾"字。

〔8〕風寒濕　《太素》作"寒濕風"。

陰受病發痺第一下

本篇自"黃帝問曰"至"逢熱則縱",見《素問·痺論》、《太素·痺論》。自"曰:或有一脉生數十病者"至"則爲不仁",見《靈樞·刺節真邪》、《太素》五邪刺及三氣。自"病在骨"至"諸分盡熱病已止",見《素問·長刺節論》、《太素·雜刺》。自"人身非衣寒也"至"是人當攣節",見《素問·逆調論》、《太素》身寒及痺論。自"着痺不去"至"爲肝痺",見《靈樞·四時氣》、《太素·雜刺》。自"骨痺舉節不用而痛"至"寫陽補陰經也",見《靈樞·寒熱病》、《太素·寒熱雜說》。自"風痺注病"至"大鍼不可",見《靈樞·厥病》、《太素》痺論及髀疾。自"膝中痛"至"刺膝無疑",見《靈樞·雜病》、《太素·膝痛》。

提要:本篇重在論述痺病或痛、或不痛、或不仁、或寒、或熱,及一脉生數十病的病因、病機;胃痺與骭痺的病機;痺病的鍼刺方法及腧穴主治。

黃帝問曰:痺或痛,或不痛,或不仁,或寒,或熱,或燥[1],

或濕[2]者,其故何也?岐伯對曰:痛者,其寒氣多,有寒故痛[3]。其不痛不仁者,病久入深,營衛之行濇,經絡時疏,故不痛[4]。皮膚不營[5],故不仁[6]。其寒者,陽氣少,陰氣多,與病相益,故爲寒。其熱者,陽氣多,陰氣少,病氣勝,陽乘[7]陰,故爲熱[8]。其多寒汗出而濡者[9],此其逢濕勝[10]也。其陽氣少,陰氣盛,兩氣相感,故寒[11]汗出而[12]濡也[13]。夫痹在[14]骨則重,在脉則血[15]凝而不流,在筋則[16]屈而[17]不伸,在肉則不仁[18],在皮則寒。故具此五者,則不痛[19]。凡痹之類,逢寒則急[20],逢熱則縱[21]。

〔1〕或燥　《素問集註》張志聰注:"燥者,謂無汗。"

〔2〕或濕　《素問集註》張志聰注:"濕者,多汗而濡濡也。"

〔3〕有寒故痛　此下《素問》有"也"字。《太素》作"有衣寒,故爲痛。"王冰注:"風寒濕氣客於分肉之間,迫切而爲沫,得寒則聚,聚則排分肉,肉裂則痛,故有寒則痛也。"

〔4〕不痛　《素問》作"不通",詳此前黃帝問"或痛或不痛"等,若作"不通",非所答也,故非是。《太素》作"而不痛"。

〔5〕皮膚不營　《素問發微》注:"以其皮膚之中,少氣血以爲之營運。"《素問集註》張志聰注:"營衛行濇,則不能榮養於皮膚。"

〔6〕不仁　《太素》注:"仁者,親也,覺也。營衛及經胳之氣疏濇,不營皮膚,神不至於皮膚之中,故皮膚不覺痛癢,名曰不仁。"《素問》王冰注:"不仁者,皮頑不知有無也。"

〔7〕乘　《素問》、《太素》均作"遭"。乘,《淮南子·氾論訓》:"强弱相乘。"高誘注:"乘,加也。"作"乘"義勝。

〔8〕熱　此上《素問》、《太素》均有"痹"字。詳此前黃帝問"痹或痛,或不痛……或寒、或熱"此答正合上文,故疑《素問》與《太素》均衍。

〔9〕其多寒汗出而濡者　《素問》作"其多汗而濡者",《太素》作"其多寒汗而濡者",似本經義順。《太素》注:"所感陽氣以少,濕與寒氣相感,故寒而汗濡衣濕也。"

〔10〕勝　《素問》、《太素》均作"甚"。

〔11〕寒　《素問》無。

〔12〕而　《太素》無。

〔13〕也 《太素》無。

〔14〕在 此下《素問》有"於"字,以下脉、筋、肉、皮同。

〔15〕血 原脱,據明抄本、《素問》、《太素》補。

〔16〕則 《太素》無。

〔17〕而 《素問》、《太素》均無。

〔18〕不仁 《太素》作"不知"。

〔19〕故具此五者,則不痛 《素問集註》張志聰注:"經云氣傷痛。此論邪痺骨、肉、筋、脉之有形,而不傷其氣者,則不痛也。夫骨有骨氣,脉有脉氣,筋有筋氣,肌有肌氣,皮有皮氣,皆五藏之氣,而外合於形身。如病形而不傷其氣,則止見骨痺之身重,脉痺之血凝不行,筋痺之屈而不伸,肉痺之肌肉不仁,皮痺之皮毛寒冷,故具此五者之形證而不痛也。"

〔20〕逢寒則急 此下明抄本有"《素問》作蟲"四小字校文。今《素問》同此注作"逢寒則蟲"。《素問發微》注:"凡痺病之類,逢天寒則其體急,諸證皆當急。"《類經》卷十七第六十七注:"蟲,《甲乙經》作急,於義爲得。蓋逢寒則筋攣,故急。"馬張二氏皆從《甲乙經》作"急"解。《香草續校書·內經素問二》:"邕按,蟲,當讀爲痋。痋諧蟲省聲,均可通借。《説文·疒部》云:痋,動病也。字又作疼。即上文云:其留連筋骨者疼久,《釋名·釋疾病》云:疼痺,痺氣疼疼然煩也。……上文云寒氣勝者爲痛痺,又云痛者寒氣多也,有寒故痛也。然則逢寒則痋,解作逢寒則痛,亦一義矣。……《甲乙經·陰受病發痺篇》作逢寒則急,當屬後人所改,下句云:逢熱則縱,蟲與縱爲韻,改作急,則失韻矣。"詳于邕先生辨《素問》作"蟲"爲疼之義甚是,然云此與下文"縱"爲韻,據前文皆無韻之例律之,則恐非是。而本經作"急",恰與下文"縱"對舉,縱猶緩也。經文中緩急對稱,不乏其例,故仍從本經。

〔21〕逢熱則縱 《太素》作"逢濕則縱",非是。《素問發微》注:"逢天熱,則其體縱,諸證皆當緩。"《類經》卷十七第六十七注:"逢熱則筋弛,故縱也。"

曰:或[1]有一脉生數十病者,或痛,或癰、或熱、或寒[2]、或癢、或痺[3]、或不仁,變化無有竆時[4],其故何也?曰:此皆邪氣之所生也。曰:人有真氣,有正氣,有邪氣,何謂也?曰:真氣者,所受於天,與水穀氣并而充身者[5]也。正氣者,正風[6],從一方來,非[7]虛風也。《太素》云非灾風也[8]。邪氣者,虛風也[9]。虛風之賊傷人也，其中人也深，不得[10]自去[11]。正風之中人也淺[12]，合而自去[13]，其氣[14]柔弱，不能傷[15]真氣，故自去。虛邪之中人也，悽索[16]動形，起毫毛而發膝理，其入深。

〔1〕或　《靈樞》、《太素》均無，義勝。

〔2〕或熱、或寒　或寒，原脱，據《靈樞》補。《太素》作"或寒熱"。

〔3〕或瘙、或痺　《太素》作"或瘙痺"。

〔4〕無有窮時　《靈樞》、《太素》均作"無窮"，義勝。

〔5〕者　《靈樞》、《太素》均無。

〔6〕風　此下《靈樞》、《太素》均有"也"字。

〔7〕非　此下《靈樞》有"非實風又"四字，守山閣本校注："按《九宫八風篇》云：風從其所居之鄉來爲實風，主生，長養萬物。則實風之即正風明矣。故依《甲乙》刪去非實風又四字。"此説當是。

〔8〕非灾風也　明抄本作"非灾風也，非虛風也。"今仁和寺本《太素》無此四字，疑誤。

〔9〕虛風也　《靈樞》、《太素》均無此三字。此與上文"正氣者，正風"爲對文，本經爲是。

〔10〕得　《靈樞》、《太素》均作"能"。

〔11〕去　明抄本作"出"。

〔12〕正風之中人也淺　《靈樞》、《太素》作"正風者，其中人也淺"。

〔13〕合而自去　合，原脱，據《靈樞》補。又明抄本"自"誤作"身"。合而自去，《靈樞集註》張志聰注："正風者，其中人也淺，與真氣合而自去。蓋其氣來柔弱，不能勝真氣，故自去。"又閔士先注："人秉天地之正氣所生，故天之正氣與人之真氣相合，不能勝真氣者，合并之氣盛也。"

〔14〕氣　此下《靈樞》、《太素》均有"來"字。

〔15〕傷　《靈樞》作"勝"。

〔16〕悽索　《靈樞》作"洒淅"。義同。均爲惡寒貌。

內薄[1]於骨，則爲骨痺[2]。薄於筋，則爲筋攣。薄於脉中，則爲血閉而[3]不通，則爲癰。薄於肉中[4]，與衛氣相薄，陽勝[5]則爲熱，陰勝[6]則爲寒。寒則真[7]氣去[8]，去則虛，虛則寒。薄於皮膚[9]，其氣外發膝理開，毫毛揺，氣[10]一本作淫氣。往來,微^[11]行則爲瘴^[12]。氣^[13]留而不去,故爲^[14]痺。衛氣不行^[15],則爲不仁。

〔1〕薄 《靈樞》、《太素》均作"搏",下同。薄與搏通。

〔2〕骨痺 《素問·長刺節論》王冰注:"病在骨,骨重不可舉,骨髓痠痛,寒氣重,名曰骨痺。"

〔3〕而 《靈樞》無。

〔4〕中 《靈樞》無。

〔5〕陽勝 此下《靈樞》有"者"字。

〔6〕陰勝 此下《靈樞》有"者"字。

〔7〕真 原作"其",據明抄本、《靈樞》改。

〔8〕寒則真氣去 《類經》卷十三第四注:"邪之中人,變不可測,故無分皮肉筋骨,著則爲病也。若與衛氣相搏,陽勝則熱,陰勝則寒。皆邪氣也,何獨曰寒則真氣去,去則虛? 蓋氣屬陽,人以氣爲主,寒勝則陽虛,所重在氣也。陽氣既虛,則陰寒搏聚於皮膚之間矣。"

〔9〕膚 此下《靈樞》有"之間"二字。

〔10〕搖,氣 明抄本、《靈樞》張、馬注本均作"淫氣",此下校文亦云"一作淫氣"。按作"搖",連上讀,言毫毛動搖而悴敗。作"淫",連下讀,言邪氣往來。《靈樞識》:"簡按然不若作淫氣,義易通。"此說可參。

〔11〕微 《靈樞》無。

〔12〕瘴 此下明抄本有"一作蜱"三小字校文。瘴與蜱同。玄應《一切經音義》卷五引《禮記·內則》:"蜱不敢搔。"今本《禮記·內則》作"瘴"。

〔13〕氣 《靈樞》無。

〔14〕爲 《靈樞》無。

〔15〕行 原作"去",據明抄本、《靈樞》改。

病在骨,骨重不可舉,骨髓痠痛,寒氣至,名曰骨痺。深者,刺無傷脉肉爲故^[1],其道^[2]大分小分^[3],骨熱病已止^[4]。病在筋,筋攣節痛^[5],不可以行,名曰筋痺。刺筋上爲故,刺分肉^[6]間,不可中骨,病起筋熱^[7]病已止。病在肌膚,肌膚盡^[8]痛,名曰肌痺^[9]。傷^[10]於寒濕,刺大分小分,多發鍼而深之,以熱^[11]爲故,無傷^[12]筋骨,筋骨傷,癰發若變,諸分盡熱,病已止。

〔1〕故　法則也。《呂氏春秋·知度》:"非晉國之故。"高誘注:"故,法。"

〔2〕其道　《太素》作"至其"。

〔3〕大分小分　大分之"分"字原脱,據《素問》及此後文例補。《素問·長刺節論》王冰注:"分,謂肉分間有筋維絡處也。"又"大分,謂大肉之分;小分,謂小肉之分。"

〔4〕止　《太素》無。

〔5〕筋攣節痛　筋,《太素》無。節上《太素》有"諸"字。楊上善注:"筋絡諸節,故筋攣諸節皆痛。"

〔6〕肉　《太素》無。疑衍。

〔7〕熱　《素問》、《太素》作"炅"。義同。

〔8〕盡　明抄本作"善"。

〔9〕名曰肌痺　《太素》無此四字。據此前文例,疑脱。

〔10〕傷　此上《太素》有"痛痺"二字,當爲肌痺之誤。

〔11〕以熱　《太素》作"熱以"。

〔12〕傷　明抄本作"偏",疑形誤。

曰:人身非衣寒也,中非有寒氣[1]也,寒從中生[2]者何?曰:是人多痺氣[3],陽氣少而陰氣多,故身寒如從水中出。曰:人有身寒,湯火不能熱也,厚衣不能温也,然不[4]爲凍慄[5],是爲何病?曰:是人者,素腎氣勝,以水爲事[6]。太陽氣衰,腎脂枯不長,一水不能勝兩火[7]。腎者,水也,而主[8]骨,腎不生,則髓不能滿,故寒甚至骨[9],所以不能凍慄者。肝,一陽也。心,二陽也[10]。腎,孤藏也[11],一水不能勝上二火[12],故不能凍慄[13],病名曰骨痺,是人當攣節[14]。着痺不去,久寒不已,爲骭痺[15]。

〔1〕氣　《太素》無。

〔2〕生　《太素》作"出"。

〔3〕痺氣　氣,原脱,據明抄本、《素問》、《太素》補。《素問集註》張志聰注:"痺氣者,氣閉也。……病在陰者名曰痺,寒濕之氣閉於裏陰,則火熱不得下交於陰,而陰氣盛,陰氣盛則陽氣少,而陰寒之氣過多,故身寒

如從水中出。”

〔4〕不 原作“下”，據明抄本、《素問》、《太素》改。

〔5〕凍慄 此下明抄本有“音栗”二小字音注。凍，《廣雅·釋詁》：“寒也。”凍慄，寒冷戰慄。

〔6〕以水爲事 《素問》王冰注：“以水爲事，言盛欲也。”《類經》卷十五第四十五注：“素腎氣勝者，必恃勝而多欲，故以水爲事。”

〔7〕一水不能勝兩火 《素問直解》注：“七字在下，誤重於此，衍文也。”此說可參。《太素》注。“以其一腎府之水，與心肝二陽同在一身，爲陽所擊，一水不勝二陽，故反爲寒，至於骨髓，衣火不能溫也。”

〔8〕主 《素問》作“生於”二字。

〔9〕寒甚至骨 《素問集註》張志聰注：“腎生骨髓，髓生肝，腎脂不生則髓不能滿於骨，是以寒至骨也。”

〔10〕肝，一陽也。心，二陽也 《素問發微》注：“肝固一陽也，内有足少陽之火；心則二陽也，心有君火。”《類經》卷十五第四十五注：“肝有少陽之相火，心爲少陰之君火。”按此言一、二，數詞也，並非先後之序，後言“二火”可証。

〔11〕腎，孤藏也 《素問集註》張志聰注：“腎爲牝藏，孤藏也。孤藏之陰，借太陽標本以合化，太陽氣衰則孤陰不長矣。”《素問直解》注：“腎爲陰中之陰，故腎孤藏也。一陽二陽，火也。孤藏，水也。”按此以心肝二陽之火，勢則不孤，而腎僅一水，故稱孤藏。張、高二注枝蔓，似非本義。

〔12〕上二火 上，《素問》無。上二火者，前言“肝，一陽也。心二陽也。”即此義也。

〔13〕不能凍慄 《類經》卷十五第四十五注：“一水已竭，二火猶存，是陰氣已虚於中，而浮陽獨勝於外，故身骨雖寒而不至凍慄。”《素問集註》張志聰注：“太陽氣衰而寒在表也，不凍慄者，二陽火熱之在裏也。”

〔14〕攣節 《素問》王冰注：“腎不生則髓不滿，髓不滿則筋乾縮，故節攣拘。”《類經》卷十五第四十五注：“然水不勝火，則筋骨皆失所滋，故肢節當爲拘攣。”

〔15〕骭痺 原作“肝痺”，《靈樞》作“卒取其三里骨爲幹”。《太素》作“卒取其裏骨”。其下文爲“爲骭脹，中不便，取三里，盛寫之，虚補之。”按“爲骭脹”以下經文，本經已見於卷九第七別爲一証，本經原校云“一作骭痺”，此言寒濕久著不去，當作“骭痺”爲是，今據改，并删原校。

骨痺舉節[1]不用而痛,汗注煩心[2],取三陰[3]之經補之。厥痺[4]者,厥氣上及腹,取陰陽之絡,視主病者[5],寫陽補陰經[6]也。風痺淫濼[7]病不可已者,足如履冰,時如入湯中[8],肢脛[9]淫濼,煩心,頭痛,時嘔,時悶[10],眩已汗出,久則目眩,悲以喜怒[11],短氣,不樂,不出三年死。足髀不可舉[12],側而取之,在樞闔中[13],以員利鍼[14],大鍼[15]不可。膝中痛,取犢鼻[16],以員利鍼,鍼發而間之[17],鍼大如氂[18],刺[19]膝無疑。

〔1〕舉節　舉,皆、全也。《漢書·石奮傳》:"舉無與比。"顏師古注:"舉,皆也。"舉節,猶言全身關節。

〔2〕汗注煩心　《類經》卷二十二第五十注:"骨痺者,病在陰分也,支節不用而痛,汗注煩心者,亦病在陰分也。真陰不足,則邪氣得留於其間。"《靈樞集註》沈亮宸注:"汗注煩心,痛通於藏也。"

〔3〕三陰　《靈樞》原校云:"一作三陽。"按據下條"補陰經"之義,當作"三陰"爲是。《太素》注:"是爲手足三陰皆虛,受諸寒濕,故留鍼補之,令濕痺去之矣。"

〔4〕厥痺　《類經》卷二十二第五十注:"厥必起於四支,厥而兼痺,其氣上及於腹者。"

〔5〕者　《靈樞》作"也"。

〔6〕寫陽補陰經　《類經》卷二十二第五十注:"當取足太陰之絡穴公孫,足陽明之絡穴豐隆,以腹與四支治在脾胃也。然必視其主病者,或陰或陽而取之。陽明多實故宜寫,太陰多虛故宜補。"

〔7〕淫濼　原作"注病",此下原校云:"《靈樞》作淫濼。"今《靈樞》亦作"淫濼",病字連下句讀。《太素》作"淫",病字亦連下句讀。詳經文言注之病,多指注下,在此義不通。又下文"肢脛淫濼"者,正指淫濼之証所在,故本經作"注病"非是,據《靈樞》改補,將"病"字下屬,并删原校。《素問·骨空論》王冰注:"淫濼,謂似酸痛而無力也。"

〔8〕入湯中　《太素》作"湯入腹中"。《靈樞發微》注:"足如履冰之寒,又如入湯之熱,寒熱無常。"

〔9〕肢脛　明抄本作"肢朘",《靈樞》作"股脛",《太素》作"朡脛"。朘,今字書無,疑六朝俗字。據上下文義作"股脛"爲是。

〔10〕悶　《靈樞》作"悗",《太素》作"惋",義同。

〔11〕怒　《靈樞》、《太素》作"恐",義勝。

〔12〕足髀不可舉　足,《太素》無。明抄本此下有"音卑又彼"四小字音注。《靈樞集註》張志聰注:"足髀不可舉者,少陽之氣厥於下也。"

〔13〕側而取之,在樞闔中　闔,明抄本、《靈樞》、《太素》作"合"。按闔與合通。《戰國策·秦策三》:"意者,臣愚而不闔於王心耶?"鮑彪注:"闔,合也。"《靈樞發微》注:"當側臥而取之於髀樞中,即少陽膽經之環跳穴也。"詳髀樞亦稱樞中。如《素問·繆刺論》:"邪客於足少陽之絡,令人留於樞中痛,髀不可舉,刺樞中以毫鍼。"王冰注:"樞,謂髀樞也。"以髀樞爲兩骨合處,故言樞闔。

〔14〕員利鍼　詳見本經卷五第二。

〔15〕大鍼　詳見本經卷五第二。

〔16〕取犢鼻　犢下,明抄本有"音獨"二小字音注。《太素》注:"犢鼻,足陽明脉氣所發,故膝痛取之。"

〔17〕發而間之　《說文·門部》:"間,隙也。"段玉裁注:"語之小止,曰言之閒。閒者,稍暇也。"發而間之,言已刺之後,稍停片刻再刺。《靈樞發微》注:"必發其鍼而又間刺之,非止一刺而已也。"

〔18〕氂　同犛,《龍龕手鑑·毛部》:"氂,同犛。"《說文·犛部》:"氂,犛牛尾也。"《廣雅·釋器》:"氂,毛也。"即今犛牛之毛,較其他獸類毛長而細。

〔19〕刺　明抄本作"利",疑誤。

足不仁,刺風府。腰已[1]下至足清不仁,不可以坐起,尻不舉,腰俞主之。痹、會陰及太淵、消濼、照海主之。嗜臥,身體不能動搖,大溫[2]一本作濕。三陽絡主之。骨痹煩滿,商丘主之。足下熱,脛[3]痛,不能久立[4],濕痹不能行,三陰交主之。膝內廉痛引髕[5],不可屈伸,連腹引咽喉[6]痛,膝關主之。足大指搏[7]傷,下車挃[8]地,通背指端傷,爲筋痹,解谿主之[9]。痹,脛重[10],足跗不收,跟痛,巨虛下廉主之。脛痛,足緩失履,濕痹,足下熱,不能久立,條口主之。脛苕苕[11]一本作苦[12]。痹,膝不能屈伸,不可以行,梁丘主之。膝寒痹不仁,痿[13],不可[14]屈伸,髀關主之。

〔1〕已 明抄本、《外臺》卷三十九腰俞均作“以”，已與以通。

〔2〕温 《外臺》卷三十九三陽絡作“濕”，與原校同，義勝。

〔3〕脛 原脱，據《外臺》卷三十九三陰交、《醫心方》卷二第一補。

〔4〕立 原作“坐”，據《外臺》卷三十九三陰交、《醫心方》卷二第一改。

〔5〕髓 此下明抄本有“音兆”二小字音注。

〔6〕咽喉 《外臺》卷三十九膝關、《千金》三十第三、《醫心方》卷二第一二字互倒。

〔7〕搏 明抄本作“傅”。

〔8〕挃(zhì 置) 撞也。《廣韻·質韻》：“挃，撞挃。”

〔9〕解谿主之 本條原在本篇之末，據明抄本及本經取穴體例移此。

〔10〕重 《外臺》卷三十九巨虚下廉作“腫”。

〔11〕苕苕(tiáo tiáo 調調) 明抄本、《醫心方》卷二第一均同本經。《醫學綱目》卷十二諸痹引本經亦同。惟“苕苕”下有“苦”字。《外臺》卷三十九梁丘作“苦”，同校文，疑誤。苕苕，軟弱無力貌。此亦義存乎聲，苕與招義同，一聲之轉。《素問·平人氣象論》：“平肝脉來，耎弱招招。”

〔12〕苦 原作“苦”，據明抄本改。

〔13〕瘻 原脱，據《外臺》卷三十九髀關、《千金》卷三十第三、《醫心方》卷二第一補。

〔14〕不可 《外臺》卷三十九髀關、《醫心方》卷二第一作“不得”，《醫學綱目》卷十二諸痹引本經無“可”字。

膚痛，痿痹，外丘主之。膝外廉痛，不可屈伸，脛痹不仁，陽關主之。髀痹引膝股外廉痛[1]，不仁，筋急，陽陵泉主之[2]。寒氣在分肉間，痛攻上下[3]，痹[4]不仁，中瀆主之。髀樞中痛，不可舉，以毫鍼[5]。寒則留之[6]。以月生死爲痏[7]數，立已。長鍼[8]亦可。腰脇相引痛急[9]，髀筋瘳，脛痛不可屈伸，痹不仁，環跳主之。風寒從足小指起，脉痹上下帶[10]胸脇，痛無常處[11]至陰主之。

〔1〕髀痹引膝股外廉痛 《外臺》卷三十九陽陵泉作“髓痹引膝股引廉痛”，疑誤。

〔2〕陽陵泉主之 據本經取穴體例，本條應在“陽關主之”條前。

〔3〕痛攻上下　攻，原脱，據《外臺》卷三十九中潰補。此下《醫心方》卷二第一有“者”字。《千金》卷三十第四作“痛苦”二字。

〔4〕痹　此上《外臺》卷三十九中潰有“筋”字，《醫心方》卷二第一有“若”字。

〔5〕毫鍼　詳見本經卷五第二。

〔6〕寒則留之　則，原脱，《素問·繆刺論》：“寒則久留鍼。”按此條主治，基本上是源於《素問·繆刺論》，惟文字小異，本經此文義不安，故據補“則”字。

〔7〕痏　此下明抄本有“音薳。一作息”五小字音注與校文。

〔8〕長鍼　詳見本經卷五第一。

〔9〕痛急　《外臺》卷三十九環跳、《醫心方》卷二第一二字互倒。

〔10〕帶　《千金》卷三十第二、第三均無。

〔11〕脉痹上下帶胸脇，痛無常處　此十一字，《外臺》、卷三十九至陰、《醫心方》卷二均無。《千金》卷三十第二、第三、《醫學綱目》卷十二諸痹引本經均同本文，疑《外臺》脱。

陽受病發風第二上

本篇自“黄帝問曰”至“故有風氣也”，見《素問·風論》、《太素·諸風數類》。自“肺風之狀”至“身體盡痛則寒”，見《素問·風論》、《太素·諸風狀論》。自“曰：邪之在經也”至“其病立已”，見《素問·離合真邪》、《太素·真邪補瀉》。自“人之善病風”至“腠理疏也”，見《靈樞·五變》。

提要：本篇主要論述陽分受邪，發風病之病因、証候及治法，故以此名篇。上篇主要內容有：風邪傷人其病各異，其名不同的病因病機；五臟風及胃風、首風、漏風、泄風等病因與証候；邪氣在經的機理與診法，鍼刺補瀉方法及三部九候診法在臨床上的重要意義。

黄帝問曰：風之傷人也，或爲寒熱，或爲熱中，或爲寒中，或爲厲[1]風，或爲偏枯。其爲[2]風[3]也，其病各異，其名不同，或內至五藏六府。不知其解，願聞其説。岐伯對曰：風氣[4]藏於皮膚之間，內不得通，外不得泄[5]。風氣[6]者，善行而數變,腠理開則悽[7]《素問》作洒[8]。然寒,閉則熱而悶。其寒也,則衰食飲[9],其熱也,則消肌肉[10],使人解㑊[11]。《素問》作怢慄。悶[12]而不能食,名曰寒熱。

〔1〕厲 《素問》、《太素》作"癘"。厲通癩。癩,《史記·刺客列傳·豫讓》:"豫讓又漆身爲厲。"司馬貞索隱:"厲,賴聲相近,古多假厲爲賴,今之癩字從疒。"癘,癩也。《戰國策·楚策四》:"癘人憐王。"吳師道補注:"癘,癩也。"醫書中多癘、厲混用。

〔2〕其爲 《素問》、《太素》作"或爲"。《香草續校書·内經素問二》:"樾按:或字當涉上文諸或爲字而誤。蓋本作同,故下文云,其病各異,其名不同。同誤爲或,則句不成義。"今仍依本經,義亦順。

〔3〕風 《太素》、《千金》卷八第一均作"賊風"。

〔4〕風氣 《太素》注:"風氣一也,徐緩爲氣,急疾爲風。"《聖濟總錄》卷十二:"論曰,風氣之狀,有冷有熱。冷則厥逆,熱則煩悗。……氣能鼓作,故均謂之風氣。"

〔5〕内不得通,外不得泄 《太素》注:"風氣藏於皮膚之間,内不得通生大小便道,外不得腠理中泄。"《素問》王冰注:"腠理開疏,則邪風入。風氣入已,玄府閉封,故内不得通,外不得泄也。"《素問集註》張志聰注:"皮膚肌腠之間,乃三焦通會元真之處,風邪客之,則氣不内通,邪不外泄。"按張、王二注義長。

〔6〕氣 《素問》、《太素》均無。

〔7〕悽 《素問》、《太素》均作"洒",與原校同。義同,均爲寒貌。

〔8〕洒 原作"酒"據明抄本改。

〔9〕其寒也,則衰食飲 則衰食飲,明抄本脱此四字。《太素》注:"其寒不洩在内,故不能食。"《素問》王冰注:"寒風入胃,故食飲衰。"

〔10〕其熱也,則消肌肉 《太素》注:"其熱不洩在外,故銷肌肉也。"《類經》卷十五第二十八注:"寒邪傷陽,則胃氣不化,故衰少食飲,熱邪傷陰,則津液枯涸,故消瘦肌肉。"

〔11〕解㑊 《素問》、《太素》均作"怢慄",《素問》新校正云:"詳怢慄,全元起本作失味,《甲乙經》作解㑊。"王冰注:"怢慄,卒振寒貌。"詳此前文義,當以本經義勝。

〔12〕悶 《素問》、《太素》均無。

風氣與陽明[1]入胃,循脉而上至目内眥。其人肥,則風氣不得外泄，則爲熱中而目黄[2]。人瘦[3]，則外泄而寒，則爲寒中而泣出[4]。風氣與太陽俱入，行諸脉俞，散分肉間[5]。衛氣悍，邪時[6]與衛氣相干，《素問》無衛氣悍邪時五字。其道不利，故使肌肉䐜脹[7]而有瘍[8]。衛氣凝而有所不行[9]，故其肉有不仁。癘者，有[10]榮氣熱浮[11]，其氣不清，故使鼻柱壞而色敗，皮膚瘍以潰[12]，風寒客於脉而[13]不去，名曰癘風，或[14]曰寒熱[15]。

〔1〕陽明　《太素》作“陽”，楊上善注：“循足陽明經，從目内眥入屬於胃。”據楊注似亦有“明”字。

〔2〕熱中而目黄　《太素》注：“以其人肥，腠理密實不開，風氣壅而不得外洩，故内爲熱中，病目黄也。”

〔3〕人瘦　《太素》作“人變瘦”。詳前文曰“人肥”，此言“人瘦”，亦對文也，變字衍。

〔4〕寒中而泣出　《太素》注：“人瘦則腠理疏虚，外洩溫氣，故風氣内以爲寒中，足陽明脉虚冷，故目泣出也。”

〔5〕散分肉間　《太素》作“散於分理間”。楊上善注：“散於分肉腠理之間。”

〔6〕衛氣悍，邪時　悍下明抄本有“音旱”二小字音注。《素問》及王注無此五字。《太素》作“衝氣淫邪”。楊上善注：“其與太陽俱入於輸，衝上來者，淫邪之氣，與衛氣相干。”似本經義勝。

〔7〕䐜脹　明抄本、《素問》均作“憤䐜”，《太素》作“賁䐜”。此下明抄本有“音奔”二小字音注。䐜與憤、賁均通。《説文通訓定聲·屯部》：“䐜，段借爲憤。”憤通賁。《禮記·樂記》：“粗厲猛起，奮末，廣賁之音作。”鄭玄注：“賁，讀憤。”脹、䐜義同。

〔8〕瘍　《太素》作“傷”。《廣韻·陽韻》：“瘍，傷也。”

〔9〕衛氣凝而有所不行　《素問》、《太素》均作“衛氣有所凝而不行”，惟《太素》凝作“淡”。凝、淡義同。

〔10〕有　《太素》無。

〔11〕浮　《素問》、《太素》均作“胕”，楊上善注：“胕，腐也。”按《素問》、《太素》作“胕”，浮、胕，醫書常混用，如《太素》卷三首篇“寒勝則胕。”《素問·陰陽應象大論》、本經卷六第七均作“浮”。

〔12〕潰　此下明抄本有"䐜音嗔"三小字音注,系上文音注衍此。

〔13〕而　《太素》無。

〔14〕或　此下《素問》、《太素》均有"多"字。

〔15〕寒熱　此下明抄本有"䐜音嗔"三小字音注,疑重文。《素問》王冰注:"始爲寒熱,熱成曰厲風。"

以春甲乙傷於風者爲肝風[1]。以夏丙丁傷於風者爲心風。以季夏戊己傷於風[2]者爲脾風。以秋庚辛傷於風者爲肺風。以冬壬癸傷於風者爲腎風。風氣[3]中五藏六府之俞,亦爲藏府之風[4]。各入其門户[5]。風之所中[6]則爲偏風[7]。風氣循風府而上,則爲腦風[8]。風[9]入系頭[10]則爲目風,眼寒[11]。飲酒中風則爲漏風[12]。入房汗出中風,則爲内風[13]。新沐中風,則爲首風[14]。久風入中,則爲腸風飧泄[15]。外[16]在腠理則爲泄風[17]。故風者,百病之長也[18]。至其變化乃爲他病,無常方[19],然故有風氣也[20]。

〔1〕肝風　《太素》注:"春甲乙者,木王時也。木王盛時,衝上風來,名曰邪風,木盛近衰,故衝上邪風來傷於肝,故曰肝風。餘皆放此也。"

〔2〕傷於風　《素問》、《太素》均作"傷於邪",下文庚辛、壬癸條同本經義勝。

〔3〕氣　《素問》、《千金》卷八第一均無。

〔4〕藏府之風　《太素》注:"藏府輸者,當是背輸,近傷藏府之輸,故曰藏府之風也。"

〔5〕門户　《太素》注:"門户,空穴也。"

〔6〕風之所中　風之,《素問》、《千金》卷八第一均無此二字。《太素》作"之中",連上句讀,本經義勝。

〔7〕偏風　《太素》注:"邪氣所中之處,即偏爲病,故名偏風也。"《諸病源候論》卷一偏風候:"偏風者,風邪偏客於身一邊也。人體有偏虛者,風邪乘虛而傷之,故爲偏風也。其狀或不知痛癢,或緩縱,或痹痛是也。"

〔8〕腦風　《太素》注:"風邪循脉入腦,故名腦病也。"《素問》王冰注:"自風府而上,則腦户也。腦户者,督脉足太陽之會。循風府而上,則爲腦風也。"

〔9〕風　原脱,據《素問》、《太素》、《千金》卷八第一補。

〔10〕風入系頭　系,《素問》作"係"。按係與系通。又《素問識》："《甲乙》注,一本作頭系。"按今存諸本均無此注文。《太素》注："邪氣入於目,系在頭。"

〔11〕目風,眼寒　眼寒,《太素》屬下句讀。楊上善注："有本目風眼寒也。"同本經。《素問發微》注："風入系頭,則傳入於目,而爲目風,其眼當畏寒也。"《素問集註》張志聰注："風入於頭,干太陽之目系,則爲目風,足太陽寒水主之,故爲眼寒也。"

〔12〕漏風　明抄本作"腦風",非是。《素問》王冰注："熱鬱腠疏,中風汗出,多如液漏,故曰漏風。經具名曰酒風。"《素問發微》注："飲酒中風,則風不得入而在腠理,每遇飲酒則汗出,是之謂漏風。"又《千金》卷八第一作"酒風"。《素問·病能論》酒風,王冰注："飲酒中風者也。《風論》曰;飲酒中風,則爲漏風,是亦名漏風也。"按此或一病而二名,今並存其說。

〔13〕內風　《太素》注："入房用力汗出中風內傷,故曰內風也。"《素問》王冰注："內耗其精,外開腠理,因內風襲,故曰內風。經具名曰勞風。"

〔14〕首風　《素問》、王冰注："沐發中風,風舍於頭,故曰首風。"

〔15〕腸風飧泄　《素問》王冰注："風在腸中,上熏於胃,故食不化而下出焉。飧泄者,食不化而出也。"

〔16〕外　此上原有"而"字,據《素問》、《太素》刪。

〔17〕泄風　《素問》王冰注："風居腠理,則玄府開通,風薄汗泄,故云泄風。"《素問集註》張志聰注："陽氣外弛而爲泄風。"

〔18〕百病之長也　《太素》注："百病因風而生,故爲長也。"《素問》王冰注："長,先也。先百病而有也。"

〔19〕無常方　無有固定處所。方,處所也。《易經·繫辭傳上》:"神無方。"孔穎達正義:"方,是處所之名。"

〔20〕然故有風氣也　故有,《素問》作"致自"。《素問》新校正云:"按全元起本及《甲乙經》,致字作故攻。"今本《甲乙經》及明抄本均無"攻"字。《香草續校書·內經素問二》:"邠按:有字,吳崑本作自字。吳本諸所改易,注中皆出僭易字,此不注,則其所據本原作自字也,當從之。上文云,無常方,故作轉語云,然致自風氣也。言雖無常方,然其致病則仍由風氣耳。自誤爲有,則義不可解。林校正引全元起本及《甲乙經》致字作故攻。奚方壺校云,林校攻字衍。按今《甲乙經·陽受病發風篇》無攻字,則攻字爲衍,信。但作然故有風氣也,仍不可解,竊疑全本及《甲乙經》

亦作然故自風氣也。故自風氣與致自風氣,惟故致義略別,要大旨一也。"
詳此前文義,故有,似當作"致有",於義較順。

肺風之狀,多汗惡風[1],色㿠[2]音平然白,時欬短氣,晝日則差,暮則甚[3],診[4]在眉上[5],其色白。

心風之狀,多汗惡風,焦絶[6]善怒[7]色赤[8],病甚則言不快[9],診在口[10],其色赤。

肝風之狀,多汗惡風,善悲[11],色微蒼,嗌乾善怒,時憎女子[12],診在目下,其色青。

脾風之狀,多汗惡風,身體怠憜,四肢不欲動,色薄微黃,不嗜食,診在鼻上[13],其色黃。

腎風之狀,多汗惡風,面痝然[14]浮腫,腰[15]脊痛,不能正立,色炲[16],隱曲不利[17],診在頤上[18]其色黑。

〔1〕多汗惡風 《素問》王冰注:"凡内多風氣則熱有餘,熱則腠理開,故多汗也。風薄於内,故惡風。"《素問發微》注:"此舉五藏之風狀也。……凡五藏之感風,無不多汗而惡風也。"

〔2〕㿠(pēng 烹) 此下明抄本有"音平去聲"四小字音注。《廣雅·釋器》:"㿠,白也。"《太素》注:"㿠,普幸反。白色薄也。"《素問》王冰注:"㿠,謂薄白色也。"

〔3〕晝日則差,暮則甚 《素問》王冰注:"晝則陽氣在表,故差。暮則陽氣入裏,風内應之,故甚也。"

〔4〕診 《太素》注:"診者,既見其狀,固知其所由,故曰診也。"

〔5〕眉上 《素問》王冰注:"眉上,謂兩眉同之上,闕庭之部,所以外司肺候,故診在焉。"

〔6〕焦絶 《素問》王冰注:"焦絶,謂脣焦而紋理斷絶也。何者,熱則皮剥故也。"《素問經註節解》注:"火灼則物焦,焦絶者,心主火,心病則火熾而焦急。"按王、姚二注,似未允。焦絶猶憔絶也。焦與憔通。絶,極也,甚也。

〔7〕怒 《素問》作"怒嚇"、《太素》作"怒赫"。《素問》新校正云:"按《甲乙經》無嚇字。"《醫學綱目》卷十諸風注:"嚇字衍文也。"《素問識》:"簡按,又五藏之風,言情志者,唯心肝二藏耳,而於肝則云善悲,又云善怒,并爲可疑。"

〔8〕色赤 《素問》、《太素》文均互倒。

〔9〕病甚則言不快 言,《太素》無。《素問》王冰注:"心脉支別者,從心系上挾咽喉而主舌。故病甚則言不可快。"《聖濟總録》卷五:"心之聲爲言,病甚則言不快,心氣通於舌故也。"

〔10〕診在口 《太素》注:"口爲心部也。"《素問集註》張志聰注:"心和則舌能知五味,故診驗在口。口者,兼唇、口、舌而言也。"

〔11〕善悲 疑此與心風之"善怒"互誤。《素問集註》張志聰注:"肝開窍於目而主泣,故善悲。本經曰,心悲名曰志悲,志與心精共凑於目,是以悲則泣出,蓋言先悲而泣出也。"

〔12〕時憎女子 《素問吴注》:"肝脉環陰器,肝氣治,則悦色而欲女子,肝氣衰,則惡色而憎女子。"

〔13〕鼻上 《素問》、王冰注:"脾氣合土,主中央,鼻於面部亦居中,故診在焉。"即鼻準。

〔14〕疣然 《太素》仁和寺本作"癃",蕭延平刊本、《叢書集成》本均作"龐"。詳《集韻·用韻》:"癃、癃癃,病也。"《太素·風水論》注:"癃,普江反。"又《集韻·江韻》:"疣,莫江反。病困。"《素問》王冰注:"疣然,言腫起也。"《素問》同本經爲是。《太素》原當作"疣",癃、龐爲後人誤書。

〔15〕腰 《素問》氣。

〔16〕色炲 《太素》注:"五日面色黑如烟炲。"《素問集註》張志聰注:"炲,烟煤黑色也。"

〔17〕隱曲不利 《太素》注:"六日隱曲不利,謂大小便不得通利。"《素問》王冰注:"隱曲者,謂隱蔽委曲之處也。腎藏精,外應交接,今藏被風薄,精氣内微,故隱蔽委曲之事不通利所爲也。"按楊注非是。隱曲,謂陰處也。《舊唐書·安禄山傳》:"隱曲常瘡。"

〔18〕診在頤上 頤,原作"肌",據《太素》改。楊上善注:"頤上,腎部也。有本爲肌上,誤也。"又《素問·刺熱論》:"腎熱病者,頤先赤。"亦可証。

胃風之狀,頸多汗惡風,食飲不下,鬲塞不通,腹善滿,失衣則䐜脹[1],食寒則泄[2],診形[3]瘦而腹[4]大。

首風[5]之狀,頭面多汗[6]惡風,先當風一日則病甚[7],頭痛不可以出内[8],至其風日,則病少愈[9]。

漏風之狀,或多汗,常不可單衣[10],食則汗出,甚則身汗,喘息惡風，衣常濡[11]，口乾善渴，不能勞事。

　　泄風[12]之狀，多汗，汗出泄衣上，咽[13]《素問》作口中。乾，上漬其風[14]，不能勞事，身體盡痛則寒。

　　〔1〕失衣則䐜脹　《類經》卷十五第二十八注：“失衣則陽明受寒於外，故爲䐜脹。”

　　〔2〕食寒則泄　《素問》王冰注：“食寒則寒物薄胃而陽不内消，故泄利。

　　〔3〕形　《太素》無。

　　〔4〕腹　此上《太素》有”䐜“字。

　　〔5〕首風　《素問》王冰注：”沐髮中風，風舍於頭，故曰首風。

　　〔6〕頭面多汗　頭下原有“痛”字，與下文重，今據《素問》、《太素》删。《素問》王冰注：“頭者諸陽之會，風客之則皮腠疏，故頭面多汗也。”

　　〔7〕先當風一日則病甚　《素問》作，“當先風一日則病甚。”王冰注：“夫人之陽氣，外合於風，故先當風一日則病甚。”《素問集註》張志聰注：“風者，天之陽氣，人之陽氣，以應天之風氣，諸陽之氣，上出於頭，故先一日則病甚。”張兆璜曰：“風將發而所舍之風亦發，故先一日病甚，人氣之通於天也。”

　　〔8〕頭痛不可以出内　《素問》王冰注：“内，謂室屋之内也。不可以出屋之内者，以頭痛甚而不喜外風故也。”

　　〔9〕至其風日，則病少愈　《素問集註》張志聰注：“蓋風將發而氣先病也，至其風發之日，風隨風散，故病少愈。”

　　〔10〕常不可以單衣　《太素》注：“重衣則汗，衣單則寒。”《素問》王冰注：“脾胃風熱，故不可單衣。”此言漏風因腠理開發而多汗，故不可衣單。

　　〔11〕衣常濡　常，《太素》作“裳”。楊上善注：“四曰衣裳恒濕。”《素問》與本經同，然王冰注亦云：“衣裳濕。”按常與裳通，故楊、王二注俱從裳爲訓，然楊注“恒濕”，則又具“常”義。據前後文義，似當從常解，此以其多汗，故衣常濕。濡，濕也。

　　〔12〕泄風　《素問》新校正云：“按孫思邈云，新房室竟取風爲内風，其狀惡風，汗流沾衣裳。疑此泄風乃内風也。按本論前文先云漏風、内風、首風，次言入中爲腸風，在外爲泄風。今有泄風而無内風，孫思邈載内風乃此泄風之狀，故疑此泄字，内之誤也。”又按中泄風所列諸証與漏風基

本相同,且泄與漏義亦相近,故疑有誤。《素問》新校正説可參。

〔13〕咽 《素問》作"口中",《太素》作"口"。

〔14〕上漬其風 漬,《太素》作"來"。《素問》王冰注:"上漬,謂皮上濕如水漬也,以多汗出故耳。"《素問識》:"簡按四字未詳,或恐是衍文。"詳《素問》、明抄本雖無此四字,然《素問》別本及《太素》、本經均有四字,亦難爲衍,然四字義甚難解,疑有誤,待考。

曰:邪[1]之在經也,其病人何如? 取之奈何? 曰:天[2]有宿度[3],地有經水[4],人有經脉。天地温和,則經水安静,天寒地凍,則經水凝泣,天暑地熱,則經水沸溢[5]。卒風暴起,則[6]經水波湧[7]而隴起[8]。夫邪之入於脉也,寒則血凝泣,暑則氣[9]淖澤,虚邪因而入客也,亦如經水之得風也。經之動脉,其至也,亦時隴起。其行[10]於脉中循循然[11],其至寸口中手也,時大時小,大則邪至,小則平。其行無常處,在陰在陽不可爲度。循[12]而察之,三部九候。卒然逢之,早遏其路[13],吸則内鍼[14],無令氣忤[15],静以久留,無令邪布,吸則轉鍼,以得氣爲故。候呼引鍼,呼盡乃去,大氣皆出,故名曰寫。

〔1〕邪 此下《素問》、《太素》均有"氣"字。

〔2〕天 此上《素問》有"夫聖人之起度數,必應於天地,故"十三字,《太素》同,惟"數"下有"也"字。

〔3〕天有宿度 《素問》王冰注:"宿,謂二十八宿。度,謂天之三百六十五度也。"

〔4〕地有經水 指地有相應於經脉之水,詳見本經卷一第七。

〔5〕溢 《太素》無。

〔6〕則 清刻本作"闗",誤。

〔7〕波湧 湧,原作"舉",此下原校云:"《素問》作湧。"今本《素問》亦作"湧",《太素》同。又後文云"如湧波之起也",湧波、波湧義同,故據改,并删原校。

〔8〕隴起 隴,猶隆也。隴起,亦猶隆起。如《素問·生氣通天論》:"日中而陽氣隆。"《靈樞·營衛生會》:"日中爲陽隴。"

〔9〕氣 此下《太素》有"血"字。

〔10〕其行　原脱,據明抄本、《素問》、《太素》補。

〔11〕循循然　此下《太素》有"輞"字。楊上善注:"中尒反。輞,車前横木,循車行也。邪循脉行曰輞。"按《太素》及楊注疑非是。《素問》王冰注:"循循然,順動貌。言隨順經脉之動息,因循呼吸之往來,但形狀或異耳。循循,一爲輴輴。"按王注,輴爲循之假借。

〔12〕循　《素問》循作"從"。義同。順猶從也。

〔13〕早遏其路　《素問》王冰注:"遏,謂遏絶。……當按而止之,即而寫之,徑路既絶則大邪之氣無能爲也。"

〔14〕吸則内鍼　《素問發微》注:"凡瀉者,先使病人口吸其氣,而吾方納鍼,無令鍼與氣忤。"

〔15〕氣忤　《玉篇·心部》:"忤,逆也。"氣忤,氣逆也。

曰:不足者補之奈何? 曰:必先捫而循之,切而散之[1],推而按之[2],彈而怒之[3],抓而下之[4],通而取之[5],外引其門,以閉其神[6]。呼盡内鍼,静以久留,以氣至爲故,如待所貴,不知日暮[7]。其氣已至,適以自護[8],候吸引鍼,氣不得出。各在其處,推闔其門,令神氣[9]存,大氣留止[10],故名曰補。

〔1〕捫而循之,切而散之　《素問》王冰注:"捫循,謂手摸。切,謂指按也。捫而循之,欲氣舒緩;切而散之,使經脉宣散。"

〔2〕推而按之　《素問》王冰注:"推而按之,排蹙其皮也。……謂蹙按穴外之皮,令當應鍼之處。"

〔3〕彈而怒之　《太素》注:"以指彈之,使其瞋起。"《素問》王冰注:"彈而怒之,使脉氣䐜滿也。"按王注是。怒猶奮也。《莊子·逍遥游》:"怒而飛。"宣穎注:"怒,猶奮也。"

〔4〕抓而下之　《太素》作"搔而下之",楊上善注:"以手搔摩,令其瞋氣得下。"按抓與搔通。《廣雅·釋詁二》:"抓,搔也。"《廣韻·肴韻》:"抓,抓掐。"《素問發微》注:"謂以左手爪甲掐其正穴,而右手方下鍼也。"今從馬注。

〔5〕通而取之　取,原作"散",據明抄本、《素問》、《太素》改。楊上善注:"切、按、搔而氣得道已,然後取之。"《素問集註》張志聰注:"下鍼之後,必令氣通,以取其氣。"

〔6〕外引其門，以閉其神　《太素》注："疾出鍼已，引皮閉門，使神氣不出。神氣，正氣。"《素問發微》注："候氣已至，外引鍼以至於穴門，即推闔以閉神氣。"

〔7〕如待所貴，不知日暮　暮，《太素》、作"莫"，《説文·艸部》："莫，日且冥也。"暮，爲後出之字。楊上善注："伺氣如待情之所貴之者，以得爲期之。"《素問》王冰注："諭人事於候氣也。暮，晚也。"

〔8〕適以自護　以，《素問》作"而"，《太素》作"人"。王冰注："適，調適也。護，慎守也。言氣已平調則當慎守，勿令改變，使疾更生也。"

〔9〕神氣　原作"真氣"，此下原校云："《素問》作神"，今《素問》、《太素》均作"神氣"，又按此前云："外引其鍼，以閉其神。"正應於此，故據改，並刪原校。

〔10〕大氣留止　《太素》無此四字。《素問》王冰注："此大氣，謂大經之氣流行榮衛者。"《素問發微》注："正氣之大者，即爲留止。"

曰：候氣奈何？曰：夫邪[1]去絡入於經，舍[2]於血脉之[3]中，其寒熱未相得[4]，如湧波之起也，時來時去，故不常在。故曰方其來也[5]，必按而止之，止而取之。無迎《素問》作逢。其衝而寫之[6]。真氣者，經氣也。經氣太虛，故曰其來[7]不可逢，此之謂也。故曰候邪不審，大氣已過，寫之則真氣脫，脫則不復。邪氣復[8]至而病益畜[9]，故曰其往不可追[10]，此之謂也。

〔1〕邪　此下《太素》有"氣"字。

〔2〕舍　《太素》作"合"。明抄本此下有"一作合"三小字校文。

〔3〕之　《太素》無。

〔4〕相得　《太素》作"和"。

〔5〕方其來也　《素問發微》注："卒然逢遇，知其邪之來者，猶未盛也，故曰方其來也。"

〔6〕無迎其衝而寫之　迎，《素問》、《太素》均作"逢"，義同。楊上善注："不得刺其盛衝，寫法比之不擊逢逢之陳。"《素問集註》張志聰注："衝者，邪盛而隆起之時也。兵法曰：無迎逢逢之氣，無繫堂堂之陣。"

〔7〕其來　原作"其氣"，此下原校云："《素問》作其來"，今《素問》、《太素》均作"其來"，本經卷五第四亦作"其來不可逢"。其來與此下"其

往不可追"爲對文，故據改，並删原校。

〔8〕復 原作"益"，據明抄本、《素問》、《太素》改。《玉篇·彳部》："復，重也。"

〔9〕畜 《素問》、《太素》作"蓄"，畜與蓄通。

〔10〕其往不可追 《素問集註》張志聰注："故曰其往不可追，謂邪氣已過不可瀉也。蓋言邪氣方來不可逢迎，邪氣已過不可追迫，待邪之至，及時而發鍼，不可差遲於毫髮之間。"

不可掛以髮者，待邪之至時而發鍼寫焉[1]。若先若後者，血氣已盡[2]，其病不[3]下。故曰知其可取如發機[4]，不知其[5]取如叩椎[6]。故曰知機道者[7]，不可掛以髮，不知機者，叩之不發，此之謂也。

〔1〕焉 《素問》、《太素》作"矣"。

〔2〕血氣已盡 《素問》新校正云："按全元起本作血氣已虛，盡字當作虛字。此字之誤也。"按作"虛"義勝。

〔3〕不 此下《素問》有"可"字。

〔4〕發機 明抄本作"發鍼"，此下有小字校文云："一作機"。

〔5〕其 此下《太素》有"可"字。

〔6〕叩椎 《素問》叩作"扣"，《太素》椎作"錐"，叩與扣通。按弩本有機，叩之即發。椎則無機，叩亦不發。

〔7〕道者 者，原脱，據《素問》及此下"不知機者"文例補。《太素》道上有"之"字。

曰：真邪以合，波隴不起，候之奈何？曰：審、捫、循，三部九候之盛虛而調之[1]。不知三部者，陰陽不別，天地不分。地以候地，天以候天，人以候人，調之中府[2]，以定三部。故曰刺不知三部九候，病脉之處，雖有太過[3]且至，工不得[4]《素問》作能。禁也。誅罰無過[5]，命曰大惑[6]。反亂大經，真不可復[7]。用實爲虛，以邪爲正[8]，《素問》作真。用鍼無義[9]，反爲氣賊，奪人正氣，以順爲逆，營衛散亂，真氣已失，邪獨內著，絕人長命[10]，予人夭[11]殃。不知三部九候，故不能久長。固[12]《素問》作因。不知合之四時五行，因加相勝[13]，釋邪攻正,絕人長命。邪之新客來也,未有定處,推之則前,引之則止[14],逢而寫之,其病立已。

〔1〕調之　此下《素問》、《太素》均有"察其左右上下相失及相減者,審其病藏以期之。"十九字。

〔2〕調之中府　《素問吳註》:"中府,胃也。土主中宮,故曰中府。調之中府者,言三部九候,皆以冲和胃氣調息之。"

〔3〕太過　《素問》、《太素》均作"大過",太與大通。《類經》卷十九第十五注:"大過,大邪之過也。"

〔4〕得　《素問》、《太素》均作"能",與原校同。

〔5〕誅罰無過　《太素》作"誅罰無罪"。《素問》同本經。據前文"太過"之義,當以本經爲是。《類經》卷十九第十九注:"不知邪正虛實,而妄施攻擊,是謂誅伐無過。"

〔6〕大惑　《太素》注:"誅罰生人,不知無過,稱曰大惑。"

〔7〕反亂大經,真不可復　《太素》注:"亂經損真,罪之一也。"《類經》卷十九第十五注:"不知邪正虛實,而妄施攻擊,是謂誅伐無過,奪人真元。"

〔8〕正　《素問》、《太素》作"真",與原校同。

〔9〕用鍼無義　《太素》注:"義,理也。用鍼不知正理。"

〔10〕長命　《太素》注:"長命者,盡壽也。"

〔11〕夭　原作"天",據明抄本、《太素》改。

〔12〕固　《素問》、《太素》作"因",與原校同。

〔13〕因加相勝　此言若不知四時五行相勝之理,因有所加,則或犯實實之戒也。

〔14〕止　原作"上",據明抄本、《素問》、《太素》改。

曰:人之善病風,漉漉[1]汗出者,何以候之?曰:肉不堅,腠理疏者[2],善[3]病風。曰:何以候肉之不堅也?曰[4]:膕[5]肉不堅而無分[6]理者[7],肉不堅膚粗[8]而皮不緻[9]者,腠理疏[10]也。

〔1〕漉漉　原作"灑灑",據明抄本改。《靈樞》"漉"字不重,此上有"厥"字。《素問·瘧論》王冰注:"漉漉,言汗大出也。"

〔2〕者　《靈樞》無。

〔3〕善　此上《靈樞》有“則”字。

〔4〕何以候肉之不堅也,曰　此九字,明抄本脱。

〔5〕膕　《靈樞》作“膕”,非是。此下明抄本有“音窘又郡”四小字音注。

〔6〕無分　明抄本文例,疑誤。

〔7〕者　此上《靈樞》復有“理”字。

〔8〕肉不堅膚粗　《靈樞》作“麤理”。

〔9〕而皮不緻者　《靈樞》作“麤理而皮不緻者”。此下明抄本有“音致”二小字音注。

〔10〕疏　明抄本作“開”,《靈樞》同本經。

陽受病發風第二下　
本篇自“黄帝問曰:”至“疾於解惑”,《靈樞·刺節真邪》、《太素·五節刺》。自“淫邪偏客於半身”至“邪氣淺者,脉偏痛”,見《靈樞·刺節真邪》。自“風逆暴四肢腫”至“骨清取井經也”見《靈樞·癲狂》、《太素·風逆》。自“偏枯,身偏不用而痛”至“必審其氣之浮沉而取之”,見《靈樞·熱病》、《太素·熱病説》。自“病大風骨節重”至“凡二百日鬚眉生而止鍼”,見《素問·長刺節論》、《太素·雜刺》。自“曰:有病身熱懈惰”至“合以三指撮爲後飯”,見《素問·病能》、《太素·酒風》。自“身有所傷,出血多”至“臍下三寸關元也”,見《靈樞·寒熱病》、《太素·寒熱雜説》。

提要:本篇主要内容有:解惑的基本含義;偏枯的病因、病機、証候及治則;痱、大風、酒風、體懈等病的証候及治法;風病的腧穴主治。

黄帝問曰:刺節言解惑者[1],盡[2]知調諸[3]陰陽,補寫有餘不足,相傾移也[4]。何[5]以解之? 岐伯對曰:大風[6]在身,血脉偏虚,虚者不足,實者有餘,輕重不得,傾側宛伏[7],不知東西,不知[8]南北,乍上乍下,乍反乍覆[9],顛倒無常,甚於迷惑[10]。補其不足,寫其有餘,陰陽平復。用鍼如此,疾於[11]解惑。

〔1〕者　《靈樞》、《太素》均無。

〔2〕盡　此上《靈樞》、《太素》均有“夫子乃言”四字。

〔3〕諸　《靈樞》、《太素》均無。

〔4〕相傾移也　傾覆轉移。《南史·齊紀下》：“武帝晏駕而鼎業傾移也。”此言通過鍼刺補寫，使虛實互相改變。《太素》注：“寫陰補陽，寫陽補陰使平，故曰相傾移也。”

〔5〕何　此上《靈樞》、《太素》均有“惑”字。

〔6〕大風　《太素》注：“大風，謂是痱風等病也。”

〔7〕傾側宛伏　《太素》注：“手足及身不能傾側也。宛，謂宛轉也。”《說文·宀部》：“宛，屈草自覆也，從宀夗聲。”段玉裁注：“引申爲宛曲宛轉。……夗，轉臥也，亦形聲包會意。”偏枯、風痱，半身不遂等病，肌肉麻痺癱瘓，故不能側臥或屈伏。

〔8〕不知　原脱，據《靈樞》、《太素》補。

〔9〕乍反乍覆　原作“反覆”，詳此前後，均四字句，此作二字，文不安，故據《靈樞》改。

〔10〕迷惑　《太素》注：“志昏性失也。”《類經》卷二十一第三十三注：“風邪在身，血脉必虛，正不勝邪，故爲輕重傾側等病。以其顛倒無常，故曰甚於迷惑，此即中風之類。”

〔11〕於　《太素》作“如”。《經傳釋詞》：“如，猶於也。”

淫邪[1]偏客於半身[2]，其入深，内居營衛，營衛稍衰，則真氣去，邪氣獨留，發爲偏枯。其邪氣淺者，脉偏痛[3]。風逆暴四肢腫，身漯漯[4]，晞然時寒[5]，饑[6]則煩，飽則善[7]變，取手太陰表裏，足少陰、陽明之經。肉清[8]取滎，骨清取井經[9]也。

〔1〕淫邪　《靈樞》作“虛邪”。

〔2〕半身　《靈樞》二字互倒。

〔3〕痛　明抄本作“虛”，疑誤。

〔4〕漯漯（tà tà 榻榻）　明抄本作“濕濕”。按濕與漯通。《字彙補·水部》：“漯，汗貌。”

〔5〕晞然時寒　晞然，明抄本作“睎然”，此下有“希聲”二小字音注。《類經》卷二十二第五十注：“氣咽抽息而喋也。”《素問集註》張志聰注：“晞然，寒貌。”按張志聰注爲是，晞然，亦義存乎聲也。

〔6〕饑 明抄本作"肌"，非是。

〔7〕善 《太素》作"喜"。

〔8〕清 此上原有"反"字，據《靈樞》、《太素》删。

〔9〕肉清取滎，骨清取井經 滎，原作"營"，明抄本及《太素》均作"滎"，按此處指腧穴中之滎，故據《靈樞》改。經，《太素》作"也"。楊上善注："手太陰爲裏，手陽明爲表，二經主氣。肉者土也，滎（按滎爲滎之假借）者火也，火以生土，故取滎温肉也。骨者水也，井者木也，水以生木，以子實母，故取井温骨也。"按上文言陰陽兩經，楊注井爲木者，陰經也。陽經則經爲火穴，取陽經火穴以治骨清，於義亦合。

偏枯，身偏不用而痛，言不變，智[1]不亂，病在分湊[2]之間，巨鍼取之[3]。益其不足，損其有餘，乃可復也。痱之爲病也[4]，身無痛者，四肢不收，智[5]亂不甚，其言微知[6]，可治。甚則不能言，不可治也。病[7]先起於陽，後入於陰者，先取其陽，後取其陰[8]，必審其氣之浮沉而取之[9]。病大風，骨節重，鬚眉墜[10]，名曰大風[11]。刺肌肉爲故[12]，汗出百日，刺骨髓[13]，汗出百日，凡二百日，鬚眉生而止鍼。

〔1〕智 《靈樞》作"志"，明抄本、《太素》均作"知"。智與知通，智與志義近並通。此指意識或神志。

〔2〕湊 《靈樞》、《太素》均作"腠"。按湊與腠通。

〔3〕巨鍼取之 明抄本作"臣取之"，臣字誤。《太素》作"臥取之"。據《千金》卷八第一注"《甲乙經》云温臥取汗，則巨取之。"疑此文或爲巨刺之誤。巨刺者，互刺也，刺其經，左病刺右，右病刺左之法，於此亦合。

〔4〕痱之爲病也 《太素》無"之"字。此下明抄本有"音妃"二小字音注。《説文·疒部》："痱，風病也。"《漢書·賈誼傳》："又類辟，且病痱。"顏師古注："辟，病足。痱，風。"《醫學綱目》卷十中風注："痱，廢也。痱即偏枯之邪氣深者，痱與偏枯是二疾，以其半身無氣榮運，故名偏枯，以其手足廢而不收，或名痱，或偏廢、或全廢，皆曰痱也。"按樓注以"痱即偏枯之邪氣深者"，僅據本文與前文所列諸証而言。

〔5〕智 明抄本作"知"。

〔6〕其言微知 《千金》卷八第一作"言微可知"。

〔7〕病 明抄本作"痛"。

〔8〕病先起於陽，後入於陰者，先取其陽，後取其陰　《太素》注："療法先取其本，後取其標，不可深取也。"《類經》卷二十一第三十七注："此治必先其本也。病先起於陽分，故當先刺其表，浮而取之，而後取其陰。此下不言先起於陰者，蓋病始於陰，直中藏也，多不可治，故不復言之。"

〔9〕必審其氣之浮沉而取之　《靈樞》、《太素》作"浮而取之"。

〔10〕墜　《素問》作"墮"，《太素》作"隋落"。隋通墮，墜、墮均有落下之義，均通。

〔11〕大風　《諸病源候論》卷二惡風鬚眉墮落候："大風病，鬚眉墮落者，皆從風濕冷得之，或因汗出入水得之……八方之風，皆能爲邪，邪客於經絡，久而不去，與血氣相干，則使榮衛不和，淫邪散溢，故面色敗皮膚傷，鼻柱壞鬚眉落。"

〔12〕刺肌肉爲故　《類經》卷二十一第三十六注："其淺者遍腠理，故當刺肌肉爲故，所以泄陽分之熱，風從汗散也。"

〔13〕刺骨髓　《類經》卷二十一第三十六注："刺深者，須取骨髓，所以泄陰分之風毒也。"

曰：有病身熱[1]懈墮[2]，汗出如浴，惡風少氣，此爲何病？曰：名曰[3]酒風[4]，治之以澤瀉、朮各十分，麋銜[5]五分，合以三指撮[6]爲後飯[7]。身有所傷，出血[8]多，及中風寒，若有所墜墮[9]，四肢解㑊[10]不收，名曰體解[11]，取少腹臍下三結交[12]。三結交者，陽明太陰[13]，一本作陽臍下三寸關元也。

〔1〕有病身熱　《太素》作"病者身體"。

〔2〕懈惰　《素問》作"解墮"，《太素》作"懈惰"。解與懈通。隋與墮通。

〔3〕曰　原脱，據《素問》、《太素》補。

〔4〕酒風　《素問》王冰注："飲酒中風者也。《風論》曰：飲酒中風則爲漏風。是亦名漏風也。夫極飲者，陽氣盛而腠理疏，玄府開發，陽盛則筋痿弱，故身體解墮也。腠理疏則風內攻，故汗出如浴也。風氣外薄，膚腠復開，汗多內虛，癉熱熏肺，故惡風少氣也。因酒而病，故曰酒風。"

〔5〕麋銜　銜，原作"御"，據《素問》、《太素》改。麋銜，《神農本草經》："薇銜，味苦平。主風濕痺歷節痛，驚癇吐舌，悸氣賊風，鼠瘻癰腫。一名麋銜，生川澤。"按即鹿銜草。

〔6〕五分，合以三指撮　《太素》作“五合，以三指撮”，疑脱“分”字。

〔7〕後飯　原作“後飲”，據明抄本、《素問》、《太素》改。後飯，《太素》注：“先食後服，故曰後飯。”《素問》王冰注：“飯後藥先，謂之後飯。”《素問發微》注：“其藥後飯而服，謂之後飯也。王注以爲先用藥者，不知此證在表，先服藥則入裏，故後飯者藥在飯後也。”按此説是。

〔8〕出血　《靈樞》、《太素》二字均互倒。

〔9〕墜墮　《靈樞》、《太素》二字均互倒。

〔10〕解㑊　《靈樞》作“解惰”。《太素》同本經，但楊上善注作“解墮”。解㑊、解隋義近。

〔11〕體解　《靈樞》作“體惰”。並通。

〔12〕三結交　《靈樞發微》注：“蓋本經爲任脉，而足陽明胃、足太陰脾經之脉，亦結於此，故謂之三結交也。即齊下三寸之關元穴耳。”

〔13〕陰　此下《靈樞》、《太素》有“也”字。

風眩善嘔，煩滿，神庭主之。如顔青者[1]，上星主之。取上星者[2]，先取譩譆，後取天牖、風池。如[3]頭痛顔青者，顖會主之。風眩引頷痛[4]，上星主之。取上星亦如上法[5]。風眩[6]目瞑，惡風寒，面赤腫，前頂主之。頂上痛，風頭重，目如脱，不可左右顧，百會主之。風眩目眩，顖上痛，後頂主之。頭重項[7]痛，目不明，風則[8]腦中寒，重衣不熱，汗出，頭中惡風，刺腦户[9]。頭痛項急[10]，不得傾倒[11]，目眩，鼻[12]不得喘息，舌急難言，刺風府[13]。

〔1〕顔青者　青，明抄本作“清”，校文云“一作青”。《千金》卷三十第一作“清”。《醫心方》卷二第一作“清”。《醫學綱目》卷十一眩引本經作“顔色青者”。詳此下顖會條亦云“顔青”，故當以本文爲是。

〔2〕取上星者　《外臺》卷三十九上星作“凡云上星主之者，皆”。

〔3〕如　原脱，據明抄本、《醫學綱目》卷十一眩引本經補。

〔4〕風眩引頷痛　此下明抄本有“音□”小字音注，但脱直音字。《外臺》卷三十九上星無此主治。《千金》卷三十第一作“風頭引頷痛”，《醫心方》卷二第一作“頭痛引頷”。

〔5〕取上星亦如上法　明抄本、《醫學綱目》卷十一眩引本經均作“先取譩譆，後取天牖、風池”。

〔6〕風眩　此下明抄本有"《千金》云:偏頭痛"六小字校文。今本《千金》卷三十第一同此校文。

〔7〕項　原作"頂",據《外臺》卷三十九腦戶、《醫心方》卷二第一改。

〔8〕則　原作"到",據明抄本、《醫心方》卷二第一改。《外臺》卷三十九腦戶作"風眩"。

〔9〕刺腦戶　此下原有"主之"二字,與本經體例不合,故刪。

〔10〕項急　明抄本作"頂急",疑誤。

〔11〕傾倒　《外臺》卷三十九風府作"顧側",義長。

〔12〕鼻　《外臺》卷三十九風府作"暈",連上句讀。

〔13〕刺風府　此下原有"主之"二字,與本經體例不合,故刪。

頭眩目痛,頭半寒,《千金》下有痛字。玉枕主之。腦風目瞑,頭痛,風眩目痛,腦空主之。頸頷楷滿,痛[1]引牙齒,口噤[2]不開,急[3]痛不能言,曲鬢主之。頭[4]痛引頸,竅陰主之。風頭[5]耳後痛,煩心及足[6]不收失履,口喎僻,頭項搖瘛[7],牙車急,完骨主之。眩,頭痛重[8],目如脫,項似拔,狂見鬼[9],目上反,項直不可以顧,暴攣,足不任身,痛欲折,天柱主之。腰脊強,不得俛仰,刺脊中。大風汗出,膈俞主之。又[10]譩[11]譆[12]主之。《素問·骨空論[13]》云,大風汗出,灸譩譆。

〔1〕痛　《外臺》卷三十九曲鬢、《醫心方》卷二第一、《醫學綱目》卷十五頭風痛引本經均無。

〔2〕口噤　《外臺》卷三十九曲鬢作"口閉"。噤與閉通。《説文·口部》:"噤,口閉也。"

〔3〕急　《醫心方》卷二第一無。

〔4〕頭　《外臺》卷三十九竅陰、《醫心方》卷二第一均作"項"。

〔5〕風頭　《醫學綱目》卷十五頭風痛引本經作"頭風"。

〔6〕足　此下《外臺》卷三十九完骨有"痛"字。

〔7〕瘛　此下《千金》卷三十第四注引本經有"痛"字。

〔8〕眩,頭痛重　《醫學綱目》卷十五頭風痛引本經作"頭眩痛重"。

〔9〕鬼　《外臺》卷三十九天柱無。

〔10〕又　明抄本、《外臺》卷三十九譩譆均作"風",單獨爲一主治証。作"又"與《素問·骨空論》經文合。

〔11〕譩　此下明抄本有"音衣"二小字音注。

〔12〕譆　此下明抄本有"音僖"二小字音注。

〔13〕論　原作"註"，據《素問·骨空論》改。

眩,頭痛,刺絲竹空[1]。口僻,顴[2]窌[3]、及齗[4]交、下關主之。面目惡風寒,頰腫癰[5]痛,招搖視瞻[6],瘈瘲口僻[7],巨窌主之。口不能水漿[8],喎僻,水溝主之。口僻噤[9],外關主之[10]。瘈瘲,口沫出,上關主之。偏枯,四肢不用,善驚,大巨主之。大風逆氣,多寒善悲,大橫主之。

〔1〕刺絲竹空　此下原有"主之"二字,與本經體例不合,故删。

〔2〕顴　明抄本有"音權"二小字音注。

〔3〕窌　明抄本有"音(按此下脱直音字)又音了"四小字音注。

〔4〕齗　明抄本有"音銀"二小字音注。

〔5〕癰　明抄本、《外臺》卷三十九巨窌、《醫學綱目》卷十中風引本經作"癰"。按癰與癰同。

〔6〕招搖視瞻　招搖,動搖貌。《漢書·禮樂志》:"蝕玉梢以無歌,體招搖若永望。"視瞻,顧視貌。《新書·傅職》:"揖讓無容,視瞻俯仰,周旋無節妄。"

〔7〕口僻　口斜也。《廣韻·昔韻》:"僻,邪僻也。"邪通斜。

〔8〕口不能水漿　《外臺》卷三十九水溝作"口噤",《千金》卷三十第一作"口不能禁水漿",義長。

〔9〕噤　原作"禁",據《外臺》卷三十九外關、《醫心方》卷二第一改。

〔10〕外關主之　據本經取穴體例,本條應在下文"支溝主之"條前。

手臂[1]不得上頭,尺澤主之。風汗出,身腫喘喝,多睡恍惚善忘,嗜臥不覺,天府主之。在腋下三寸臂内動脉之中[2]。風熱善怒,中心喜悲[3],思慕[4]歔欷[5],善笑不休,勞宫主之。兩[6]手攣不收[7]伸及腋,偏枯不仁,手瘈偏小筋急,大陵主之。頭身風熱[8],善嘔怵惕[9],寒中少氣,掌中熱,肘攣[10]腋腫,間使主之。足不收,痛不可以行,天泉主之。

〔1〕臂　《外臺》卷三十九尺澤作"肘"。

〔2〕在腋下三寸臂内動脉之中　此十一字原作大字正文,與上下文例不合,乃系注文混入,今改作小字注文。

〔3〕中心喜悲 《千金》卷三十第四作"心中悲喜"。

〔4〕思慕 《外臺》卷三十九勞宮作"屓嘔"。

〔5〕歔欷 此下明抄本有"音虛,音希"四小字音注。

〔6〕兩 《外臺》卷三十九大陵作"而"字,疑誤。

〔7〕收 《外臺》卷三十九大陵、《千金》卷三十第三均無。據文義疑本經衍。

〔8〕熱 原脫,據《外臺》卷三十九間使、《千金》卷三十第四補。

〔9〕怵惕 惕,原脫,據《外臺》卷三十九間使及文義補。明抄本此下有"音屈又音出"五小字音注。

〔10〕肘攣 原作"肘急",據《外臺》卷三十九間使及文義改。

足下緩失履,衝陽主之[1]。手及臂攣[2],神門主之。痱[3]痿,臂腕不用[4],唇吻不收,合谷主之。肘痛不能自帶衣,起頭眩,頷痛面黑,風,肩頭痛[5]不可顧,關衝主之。嗌外腫,肘臂痛[6],五指瘈,不可屈伸,頭眩,頷額顱痛,中渚主之。馬刀腫瘻,目痛,肩不舉,心痛楮[7]滿,逆氣汗出,口噤不可開,支溝主之。大風默默[8],不知所痛,嗜臥善驚瘈瘲,天井主之。《千金》云悲傷不樂。

〔1〕衝陽 據本經取穴體例,本條應在下文"解谿主之"條前。

〔2〕臂攣 《外臺》卷三十九神門作"臂寒"。

〔3〕痱 此下明抄本有"音肥"二小字音注。

〔4〕不用 《外臺》卷三十九合谷作"不舉",本經義勝。

〔5〕風,肩頭痛 風,《外臺》卷三十九關衝無。頭,原作"背",據明抄本及《外臺》卷三十九關衝改。

〔6〕痛 此下明抄本有"身上類類也"五字,《外臺》卷三十九中渚作"手上類類也"五字。據此穴後世主治有"五指屈伸不利",故此條當有脫文。

〔7〕楮 此下明抄本有"音柱"二小字音注。

〔8〕默默 此下《外臺》卷三十九天井有"然"字。

偏枯,臂腕發[1]痛,肘屈不得伸[2],又[3]風頭痛,泣[4]出,肩臂頸[5]痛,項急煩滿,驚,五指掣不可屈伸,戰怵[6],腕骨主之。風眩驚,手腕痛,泄風汗出至腰,陽谷主之。《千金》手腕痛作手卷[7]。風逆,暴四肢腫,濕則唏然寒,饑則煩心,飽則眩,大都主之。風入腹中,俠臍急[8],胸痛[9]脇㬊滿,衄不止[10],五指端盡痛,足不[11]踐地,湧泉主之。偏枯不能[12]行,大風默默,不知所痛,視如見星,溺[13]黃,小[14]腹熱,咽乾,照海主之。寫左陰蹻[15],右少陰俞[16]。先刺陰蹻,後刺少陰,在橫骨中[17]。風逆四肢腫,復溜主之[18]。

〔1〕發 《外臺》卷三十九腕骨無。

〔2〕伸 此下原有“手”字,據《外臺》卷三十九腕骨、《醫心方》卷二第一冊。

〔3〕又 《外臺》卷三十九引本經無。

〔4〕泣 原作“涕”,明抄本作“注”。據《外臺》卷三十九腕骨及《醫學綱目》卷十中風引本經改。

〔5〕頸 《外臺》卷三十九腕骨作“臑頭”。

〔6〕戰怵 《外臺》卷三十九腕骨作“戰慄”,《醫學綱目》卷十中風引本經作“戰惕”。

〔7〕卷 明抄本及今本《千金》卷三十第四均作“捲”,按卷與捲通。

〔8〕急 《外臺》卷三十九湧泉無。

〔9〕痛 《外臺》卷三十九湧泉無。

〔10〕衄不止 《外臺》卷三十九湧泉作“下之”,連下讀。文義不順,本經爲是。

〔11〕不 此下《外臺》卷三十九湧泉有“得”字。

〔12〕能 《外臺》卷三十九照海作“得”。

〔13〕溺 《外臺》卷三十九照海作“尿”。按溺與尿通。

〔14〕小 《外臺》卷三十九照海作“少”。

〔15〕左陰蹻 左,原作“在”,詳《外臺》卷三十九照海云:“病在左取右,右取左,立已。”又此下云“右少陰俞。”故知此爲左右側交互刺法,在爲“左”形近誤,據改。

〔16〕少陰俞 即少陰輸穴。《靈樞·本輸》:“太谿,內踝之後,跟骨之上,陷中者也,爲輸。”據“橫骨中文意,非指少陰腎俞,當爲五輸穴。

〔17〕寫左陰蹻,右少陰俞。先刺陰蹻,後刺少陰,在橫骨中 此二十字《外臺》卷三十九照海無。此或係後人注語,且“在橫骨中”義不詳,疑

有誤。

〔18〕復溜主之　據本經取穴體例，本條應在"照海主之"條前。

風從頭至足，面目赤，口痛囓舌[1]，解谿主之。大風，目外眥痛，身熱痱，缺盆[2]中痛，臨泣主之。善自囓頰[3]，偏枯，腰髀樞痛，善搖頭，京骨主之。大風，頭多汗，腰尻腹痛，腨跟[4]腫，上齒痛，脊背尻重不欲起，聞食臭，惡聞人音，泄風從頭至足，崑崙主之。痿厥，風頭重[5]，顩[6]痛，樞股腨[7]外廉骨[8]痛，瘈瘲，痺不仁，振寒，時有熱，四肢不舉，跗陽[9]主之。腰痛[10]，頸項痛，歷節汗出而步失[11]履，寒，腹[12]不仁，腨中痛，飛揚主之。

〔1〕口痛囓舌　囓，明抄本作"齒"，非是。《外臺》卷三十九解谿作"腫痛囓痛"，《千金》卷三十第一作"口痛囓舌"。囓與齧同。

〔2〕缺盆　《外臺》卷三十九臨泣作"缺盤"。

〔3〕頰　《千金》卷三十第一作"脣"，注云"一作頰"。

〔4〕腨跟　《外臺》卷三十九"崑崙"作"踹踝"。

〔5〕重　此下《外臺》卷三十九付陽有"眩"字，《千金》卷三十第四有"痛"字。

〔6〕顩　《外臺》卷三十九付陽作"頥"。《醫學綱目》卷二十八厥引本經作"額"，《醫心方》卷二第一同本經。

〔7〕腨　此下明抄本有"音喘又善"四小字音注。《外臺》卷三十九付陽作"踹"，按腨與踹通。下同。

〔8〕骨　此下《醫學綱目》卷二十八厥引本經有"節"字。

〔9〕跗陽　原作"趺陽"，據明抄本、本經卷三第三十五改。《外臺》卷三十九作"付陽"。

〔10〕腰痛　《外臺》卷三十九飛揚作"體痛"，《醫心方》卷二第一作"體重"。

〔11〕失　原脫，據《外臺》卷三十九飛揚補。

〔12〕腹　原作"復"，據《外臺》卷三十九飛揚、《醫心方》卷二第一改。

八虛受病發拘攣第三

本篇自"黃帝問曰"至"故拘攣也",見《靈樞·邪客》、《太素·刺法》。自"暴拘攣"至"取天柱",見《靈樞·寒熱病》、《太素·寒熱雜説》。"轉筋者,立而取之,可令逐已。痿厥者,張而取之,可令立快矣",見《靈樞·本輸》、《太素·本輸》。

提要:本篇重在論述邪氣惡血留住兩肘、兩腋、兩髀、兩膕之八虛,所致筋骨機關屈伸不利之拘攣病的病因、病機、証候及腧穴主治,故以此名篇。

黃帝問曰:人有八虛[1],各以何[2]候?岐伯對曰:肺心有邪,其氣留於兩肘[3]。肝有邪,其氣留於兩腋[4]。脾有邪,其氣留於兩髀[5]。腎有邪,其氣留於兩膕[6]。凡此八虛者,皆[7]機關[8]之室,真氣之所過,血絡之所由[9],邪[10]氣惡血,因而不得留[11],留[12]則傷筋骨[13],機關[14]不得屈伸,故拘[15]攣也。

〔1〕八虛　《太素》注:"八虛者,兩肘、兩腋、兩髀、兩膕,此之虛,故曰八虛。以其虛,故真邪二氣過,故爲機關之室也。真過則機關動利,邪留則不得屈伸,故此八虛,候五藏之氣也。"《靈樞集註》張志聰注:"此言五藏之血氣,從機關之虛出於膚表,與營衛宗氣相合也。《九鍼篇》曰:節之交,神氣之所遊行出入,兩肘、兩腋、兩髀、兩膕,乃關節交會之處,心藏之神氣從此而出,如五藏有邪,則氣留於此而不得布散矣。"

〔2〕以何　《靈樞》、《太素》二字均互倒。

〔3〕兩肘　原作"雨腋",明抄本作"兩肢",據《靈樞》、《太素》改。《太素》注:"兩肘,肺脉手太陰、心脉手少陰二脉所行,故肺心有邪,肘爲候也。"《靈樞發微》注:"肺之經脉,自胸之中府,以入兩肘之俠白等穴。心之經脉。自肘上極泉,以行於少海等穴,故肺心有邪,其邪氣當流於兩肘也。"

〔4〕兩腋　原作"兩肘",據《靈樞》、《太素》改。《太素》注:"兩腋脇下,肝氣在中,肝有邪,腋爲候也。"《靈樞發微》注:"肝之經脉,自足大指之大敦,以行於腋下之期門等穴,故肝有邪,其邪氣當流於兩腋也。"

〔5〕兩髀 《太素》注:"脾足太陰脉,循股内前廉入腹,故脾有邪,髀爲候也。"《靈樞發微》注:"脾之經脉,自足大指之隱白,以行於髀之血海等穴,故脾有邪,其邪氣當流於兩髀也。"

〔6〕兩膕 此下明抄本有"音□(字脱)"小字音注。《太素》注:"腎脉足少陰,出膕内廉,故腎有邪,膕爲候也。"《靈樞發微》注:"腎之經脉,自足心湧泉,以行於膕之陰谷等穴,故腎有邪,其邪氣當流於兩膕中。"

〔7〕皆 原作"此",據《靈樞》、《太素》改。

〔8〕機關 《類經》卷十四第十五注:"機,樞機也。關,要會處也。"此指關節而言。

〔9〕由 《靈樞》、《太素》均作"遊"。按由與遊通。《左傳·成公十六年》:"養由基。"《後漢書·班彪傳》作"養遊基"。《廣韻·尤韻》:"由,經也。"《廣雅·釋詁》:"由,行也。"

〔10〕邪 此上原有"是八"二字,義不安,據《靈樞》、《太素》删。

〔11〕因而不得留 不,原脱。《靈樞》作"固不得住留",《太素》作"因不得住留"。詳以上文義,《靈樞》、《太素》爲是,故據補"不"字。

〔12〕留 此上《靈樞》有"住"字。

〔13〕骨 《靈樞》、《太素》均作"絡"。

〔14〕機關 此上《靈樞》、《太素》均有"骨節"二字。

〔15〕拘 《靈樞》、《太素》均作"痀"。《太素》注:"痀,其句反,曲脊背傴也。"按此病不限於背,當以本經爲是。

暴拘[1]攣,癇眩,足不任身[2],取天柱[3]。腋拘攣,暴脉急,引脇而[4]痛,内引心肺,譩譆主之。從項至脊,已[5]下[6]十二椎[7]應手,刺[8]之立已。轉筋者,立而取之,可令遂已。痿厥者,張而刺之,可令立快矣[9]。

〔1〕拘 《靈樞》、《太素》均無。

〔2〕身 《外臺》卷三十九天柱無。

〔3〕取天柱 此下原有"主之"二字,與本經體例不合,據《靈樞》、《太素》删。

〔4〕而 《外臺》卷三十九譩譆無。

〔5〕已 此上原有"自脊"二字,義不安,據《外臺》卷三十九譩譆删。

〔6〕下 此下原有"至"字,義不安,據《外臺》卷三十九譩譆删。

〔7〕十二椎 《素問·骨空論》、《太素·骨空》并云:"譩譆在背下俠

脊傍三寸所,厭之令病者呼譩譆,譩譆應手。"本經卷三第九、《千金》卷二十九云:"在肩髆內廉俠第六椎下兩傍各三寸。"此言十二椎者,乃指七頸椎加第五胸椎也。

〔8〕刺 《外臺》卷三十九譩譆作"灸"。

〔9〕轉筋者,立而取之,可令遂已。痿厥者,張而刺之,可令立快矣 刺,原作"引",據《靈樞》、《太素》改。《太素》注:"人立,筋病痛聚,故立燔鍼刺之。手足痿厥,開張即得其輸,然後刺之。"《類經》卷二十二第五十一注:"轉筋者,必拘攣,立而取之,筋可舒也。痿厥者,張其四肢而取之,故血氣可令立快也。"

熱在五藏發痿第四

本篇自"黃帝問曰"至"以其時受月則病矣",見《素問·痿論》、《太素·五藏痿》。自"痿厥爲四末束悶"至"病已止",見《靈樞·雜病》、《太素·痿厥》。

提要:本篇重在論述因熱在五臟而致痿的病機與証治,故以此名篇。其主要內容有:五痿的病因、病機與証治;治痿獨取陽明的機理;痿病的腧穴主治。

黃帝問曰:五藏使人痿[1]何也?岐伯對曰:肺主身之皮毛,心主身之血脉,肝主身之筋膜[2],脾主身之肌肉[3],腎主身之骨髓,故肺氣[4]熱則[5]葉焦,焦[6]則皮毛虛[7]弱急薄著[8],著則生痿躄[9]矣。故[10]心氣熱則下脉厥而上,上則下脉虛,虛則生脉痿[11]。樞折挈脛縱[12]而不任地[13]。

〔1〕痿 《玉篇·疒部》:"痿,不能行也。"《太素》注:"痿者,屈弱也。以五藏熱,遂使皮膚、脉、筋、肉、骨緩痿屈弱不用,故名爲痿。"《素問》王冰注:"痿,謂痿弱無力以運動。"

〔2〕膜 《素問》新校正云:"按全元起本云,膜者,人皮下肉上筋膜也。"

〔3〕肌肉 《太素》作"脂肉",《素問》同本經,爲是。

〔4〕氣 《素問》無。

〔5〕則 《素問》、《太素》均無。

〔6〕焦 《素問》、《太素》均無。

〔7〕虛　《太素》作"膚",《素問》同本經,爲是。

〔8〕著　《素問》、《太素》均無。疑脱。《素問集註》張志聰注:"著者,皮毛燥著而無生轉之氣。"

〔9〕躄　明抄本此下有"音革又彼"四小字音注。《太素》作"辟"。《素問識》:"簡按:躄,又作躃。《禮記》釋文,躃,兩足不能行也。由此觀之,痿躄并足廢之疾。然痿者,痿弱之義,躄者,兩足不能行之稱,自不能無别焉。"躄與辟通。《荀子·正論》:"不能以辟馬毁輿致遠。"楊倞注:"辟與躄同。"

〔10〕故　《素問》、《太素》均無。

〔11〕脉痿　《素問》王冰注:"心熱盛則火獨光,火獨光則内炎上。腎之脉常下行,今火盛而上炎用事,故腎脉亦隨火炎爍而逆上行也。陰氣厥逆,火復内燔,陰上隔陽,下不守位,心氣通脉,故生脉痿。"

〔12〕樞折挈脛縱　原作"樞折痿脛腫",據《素問》、《太素》改。《太素》注:"樞折脚脛瘲緩不能履地。"《素問》王冰注:"腎氣主足,故膝腕樞紐如折去而不相提挈,脛筋縱緩而不能任用於地也。"按挈與契通。《詩經·邶風·擊鼓》:"死生契闊。"陸德明釋文:"契,本作挈。"契,斷絶也。《爾雅·釋詁下》:"契,絶也。"郭璞注:"今江東呼刻斷爲契斷。"又《説苑·雜言》:"斬羽契鐵斧。"皆絶斷之義。是折挈,猶折絶。王注訓"提挈",疑非是。

〔13〕地　此下原有"《素問》痿作挈,腫作瘲。"八小字校文,據今在《素問》改并删原校。

　　肝氣熱則膽[1]泄口苦筋膜乾,筋膜乾則筋[2]急而攣[3],發爲筋痿[4]。脾氣熱則胃乾而渴,肌肉不仁,發爲肉痿[5]。腎氣熱則腰脊不舉,骨枯而髓減,發爲骨痿[6]。

〔1〕膽　此下原有"熱"字,據《素問》、《太素》删。

〔2〕筋　《太素》無。

〔3〕急而攣　明抄本作"急瘲"。

〔4〕發爲筋痿　明抄本脱。《太素》注:"攣者有筋寒急,有熱膜筋乾爲攣,如筋得火,卷縮爲攣,伸爲瘲,故爲筋痿也。"

〔5〕發爲肉痿　《太素》注:"脾胃相依,故脾熱則胃乾燥,故肉不仁,發爲肉痿也。"《素問集註》張志聰注:"脾胃之氣并主肌肉,陽明津液不生,太陰之氣不至,故肌肉不仁而發爲肉痿也。"

〔6〕發爲骨痿　《太素》注："腎在腰中,所以腎氣熱,腰脊不舉,骨乾,熱煎髓減,故發爲骨痿。"《素問集註》張志聰注："腎主藏精,腎氣熱則精液燥竭矣。腰者腎之府,故腰脊不能伸舉,腎生骨髓,在體爲骨,腎氣熱而精液竭,則髓減骨枯,而發爲骨痿。"

　　曰:何以得之? 曰:肺者,藏之長也〔1〕,爲心之蓋。有所亡失〔2〕,所求不得,則發爲肺鳴〔3〕,鳴〔4〕則肺熱葉焦,發爲痿躄〔5〕。悲哀太甚,則〔6〕胞絡絶〔7〕,胞絡絶〔8〕則陽氣內動,發則心下崩,數溲血〔9〕,故《本病》〔10〕曰:大經空虛,發爲脉痺〔11〕,傳爲脉痿。思想無窮,所願不得〔12〕,意淫於外,入房太甚,宗筋〔13〕弛〔14〕縱,發爲筋痿及爲白淫〔15〕。故《下經》〔16〕曰:筋痿〔17〕生於肝,使內〔18〕也。

　　〔1〕肺者,藏之長也　《太素》注："肺在五藏之上,是心之蓋,主氣,故爲藏之長也。"《素問集註》張志聰注："藏真高於肺,朝百脉而行於藏府。"

　　〔2〕亡失　《素問》、《太素》二字均互倒。

　　〔3〕則發爲肺鳴　《素問》作"則發肺鳴",《太素》作"發則肺喝",義同。楊上善注："肺傷則出氣有聲。"王冰注："志苦不暢,氣鬱故也。肺藏氣,氣鬱不利,故喘息有聲也。"

　　〔4〕鳴　《太素》作"喝"。

　　〔5〕痿躄　此下明抄本有"音革又音彼"五小字音注。

　　〔6〕則　《太素》無。

　　〔7〕胞絡絶　《太素》注："胞胳者,心上胞胳之脉。"《素問》王冰注:"悲則心系急,肺布葉舉而上焦不通,榮衛不散,熱氣在中,故胞絡絶而陽氣內鼓動,發則心下崩,數溲血也。"新校正云："按楊上善云,胞絡者,心上胞絡之脉也。詳經注中胞字俱當作包,全本胞又作肌也。"按胞與包通。全本作"肌",非是。

　　〔8〕絶　明抄本作"動",疑誤。

　　〔9〕心下崩,數溲血　《太素》注："心悲哀太甚,則令心上胞胳脉絶,手少陽氣內動有傷,心下崩損,血循手少陽脉下,尿血。"《素問》王冰注："心下崩,謂心包內崩而下血也。溲,謂溺也。"按崩,毁壞也。《廣雅·釋詁一》:"崩,壞也。"

　　〔10〕《本病》《素問》王冰注："本病,古經論篇名也。"按《本病》古醫

籍名,非今《素問》所佚之本病篇。古時多單篇別行。

〔11〕脉痺 原作"肌痺",據《太素》改。楊上善注:"脉虚爲脉痺,傳爲脉痿。"

〔12〕得 此下明抄本、《太素》均有"者"字。

〔13〕宗筋 《香草續校書·內經素問二》:"俞按:宗當訓衆。《廣雅·釋詁》云:宗,衆也。《周書·程典》商王用宗讒。孔晁解亦云宗,衆也。宗筋猶宗讒矣。宗讒爲來讒,則宗筋爲衆筋。故下文云,陰陽總宗筋之會。又《厥論》云:前陰者,宗筋之所聚。曰會曰聚,則宗之訓衆明矣。《厥論》宗字,《甲乙經·陰衰發熱厥篇》正作衆,尤爲明據。"

〔14〕弛 《素問》作"𢎢"、《太素》作"施"弛與𢎢、施通。《周禮·天官·小宰》:"斂弛之聯事。"陸德明釋文:"弛,本作施。"《集韻·紙韻》:"弛,《説文》弓解也。或作𢎢。"

〔15〕白淫 《素問》王冰注:"白淫,謂白物淫衍如精之狀,男子因溲而下,女子陰器中綿綿而下也。"

〔16〕《下經》 《太素》注:"經曰者,已説之經,引之爲證也。"《素問》王冰注:"《下經》,上古之經名也。"

〔17〕痿 此下《素問》、《太素》均有"者"字。

〔18〕生於肝,使內 肝,《太素》無,疑衍。楊上善注:"使內者,亦入房。"王冰注:"使內,謂勞役陰力,費竭精氣也。"

有漸[1]於濕,以水爲事[2],若有所留[3],居處傷[4]濕,肌肉濡漬[5],痺而不仁,發爲肉痿。故《下經》曰,肉痿者,得之濕地。有所遠行勞倦,逢大熱而渴,渴則陽氣[6]內伐[7],內伐則熱合[8]《素問》作舍。於腎,腎者水藏,今水不勝火[9],則骨枯而髓空[10],故足不任身[11],發爲骨痿[12]。故《下經》曰:骨痿生於大熱。

〔1〕漸 《廣雅·釋詁》:"漸,漬也。"

〔2〕以水爲事 《素問》王冰注:"業惟近濕,居處澤下,皆水爲事也。"

〔3〕留 明抄本作"流"字。留與流通。

〔4〕傷 此下明抄本有"《素問》作相"四小字校文。今本《素問》同校文。

〔5〕漬 原作"潰",據明抄本、《素問》、《太素》改。明抄本此下有"音匱又音頹"五小字音注。

〔6〕陽氣 明抄本作"傷氣",誤。《太素》作"陽明氣",《素問》同本

經,爲是。

〔7〕內伐 《太素》作"內代",《素問》同本經,爲是。伐,《說文·戈部》:"擊也。"段玉裁注:"引伸作征伐。"《素問》王冰注:"陽氣內伐,謂伐腹中之陰氣也。"《素問集註》張志聰注:"是以陽熱之氣,內伐其陰,而熱舍於腎矣。"

〔8〕合 明抄本、《素問》均作"舍",《太素》同本經。按合與舍義通。

〔9〕水不勝火 《素問》王冰注:"水不勝火,以熱舍於腎中也。"

〔10〕空 《素問》、《太素》均作"虛"字。並通。

〔11〕身 此下原有"熱"字,據《素問》、《太素》刪。

〔12〕痿 此下明抄本有"音逌"二小字音注。

曰:何以別之[1]?曰:肺熱者,色白而毛敗。心熱者,色赤而絡脉溢。肝熱者,色蒼而爪枯。脾熱者,色黃而肉蠕[2]動。腎熱者,色黑而齒槁[3]。曰:治[4]痿者,獨取陽明[5]何謂也?曰:陽明者,五藏六府之海[6],主潤宗筋。宗筋者[7],主束骨[8]而利機關。衝脉者,經脉之海[9],主滲灌谿谷,與陽明合於宗筋[10]。陰陽總宗筋之會[11],會於氣衝[12],而陽明爲之長[13],皆屬於帶脉,而絡於督脉,故陽明虛則宗筋縱[14],帶脉不引,故足痿不用。治之各補其榮,而通其俞[15],調其虛實,和其逆順,則筋脉骨肉,各以其時受月[16]則病已[17]矣。

〔1〕何以別之 《太素》注:"五藏痿有外內,何候知其別異也。"《素問》王冰注:"各求藏色及所主養而命之,則其應也。"

〔2〕蠕 明抄本此下有"音軟"二小字音注。《太素》作"濡"。按蠕與濡通。《淮南子·俶真》:"狡狗之死也,割之猶濡。"《太平御覽》卷九百零五濡作蠕。

〔3〕槁 此下明抄本有"音考"二小字音注。《太素》作"熇"。楊上善注:"熇當爲槁"。

〔4〕治 明抄本作"浩",誤。

〔5〕獨取陽明 《素問發微》注:"此言治痿獨取陽明者,以陽明虛則宗筋不能引帶脉而爲痿也。……宗筋在人,乃足之强弱所系,但陽明實則宗筋潤,陽明虛則宗筋縱,所以獨有取於足陽明也。"

〔6〕五藏六府之海 《太素》注:"陽明胃脉,胃主水穀,流出血氣,以資五藏六府,如海之資,故陽明稱海。"

〔7〕者 明抄本無。

〔8〕主束骨 《太素》作"束肉骨"。

〔9〕衝脉者,經脉之海 《太素》注:"陽明胃脉……從於藏府流出,行二十八脉,皆歸衝脉,故稱衝脉爲經脉之海。"

〔10〕宗筋《太素》作"筋陰"。

〔11〕陰陽總宗筋之會 《素問發微》注:"凡陽經陰經,總與宗筋而相會。"《類經》卷十七第七十一注:"陽明爲五藏六府之海,衝爲經脉之海,此一陰一陽總乎其間。"

〔12〕氣衝 《素問》、《太素》作"氣街"。氣衝又稱"氣街"。

〔13〕陽明爲之長 《太素》注:"是爲衝脉,以陽明水穀之氣,與帶脉督脉相會,潤宗筋……故陽明爲長,若陽明水穀氣虛者,則帶脉不能控引於足,故足痿不用也。"《類經》卷十七第七十一注:"會於氣街者,氣街爲陽明之正脉,故陽明獨爲之長。"

〔14〕縱 明抄本作"總",誤。

〔15〕補其榮,而通其俞 榮,原作"營",據《素問》、《太素》改。《太素》注:"五藏熱痿,皆是陰虛,故補五藏陰經之榮。陰榮,水电。陰輸是木,少陽也。故熱痿通其輸也。"《類經》卷十七第七十一注:"上文云獨取陽明,此復云各補其榮而通其俞,蓋治痿者,當取陽明,又必察其所受之經而兼治之也。"

〔16〕各以其時受月 月,《太素》作"日",楊上善注:"各以其時,受病之日。"《素問》王冰注:"時受月者,受氣時月也。如肝王甲乙,心王丙丁,脾王戊己,肺正庚辛,腎王壬癸,皆王氣法也。時受月,則正謂五常受月也。"按此句文義不安,詳上下文義,乃言諸痿如法而治,則各當其氣旺之時,則病已矣,故疑"受月"或"受日"爲衍文。

〔17〕已 原脱,據明抄本,《素問》、《太素》補。

痿厥爲四末束悶[1],乃疾解之。日二,不仁者,十日而知,無[2]休,病已止。口緩[3]不收,不能言語[4],手足痿[5]躄[6]不能行,地倉主之。骨[7]痿不相知,太白主之。一云身重骨痿不[8]相知。痿厥,身體不仁,手足偏小,先取京骨,後取中封、絕骨,皆[9]瀉之。痿厥寒,足腕不收,躄[10],坐不能起,髀[11]樞腳痛,丘墟主之。虛則痿躄,坐不能起,實則厥,脛熱膝痛[12],身體不仁,手足偏小,善[13]齧[14]煩,光明主之。

〔1〕四末束悶 《太素》作"四束悗"。悗與悶通。楊上善注:"四束,四支如束。悗,煩也。"

〔2〕無 《靈樞》作"不",《太素》作"毋"義同。

〔3〕口緩 原作"足緩",據《外臺》卷三十九地倉、《醫心方》卷二第

一,《千金》卷三十第一改。

〔4〕不能言語　言,《醫心方》卷二第一無。語,《千金》卷三十第一無。又此上原有"痿不能行"四字,與下句"手足痿躄不能行"文重,據《外臺》卷三十九地倉,《醫心方》卷二第一刪。

〔5〕痿　此下明抄本有"音迊"二字音注。

〔6〕躄　此下明抄本有"音卑"二小字音注。

〔7〕骨　原脫,據《外臺》卷三十九太白補。

〔8〕不　明抄本無,疑脫。

〔9〕皆　《外臺》卷三十九京骨無。

〔10〕躄　此下明抄本有"音卑"二小字音注。

〔11〕髀　此下明抄本有"音革又音掖"五小字音注。

〔12〕膝痛　原作"時痛",據《外臺》卷三十九光明、《千金》卷三十第三、《醫心方》卷二第一改。

〔13〕善　《外臺》卷三十九光明無。

〔14〕囁　此下明抄本有"音葉"二小字音注。

手太陰陽明太陽少陽脈動發肩背痛肩前臑皆痛肩似拔第五

提要:本篇重在論述邪侵手太陰、陽明、太陽、少陽諸經,致令脈動而發肩背、肩前臑皆痛及肩似拔等証的病候與腧穴主治,故以此名篇。

肩痛不可[1]舉,天容及秉風主之。肩背痺[2]痛,臂不舉,寒熱淒索[3],肩井主之。肩腫不得顧,氣舍主之[4]。肩背痺痛[5],臂[6]不舉,血瘀肩中,不能動搖[7],巨骨[8]主之。肩中熱,指[9]臂痛,肩髃主之。肩重不舉,臂痛,肩窌主之。肩重,肘臂痛不可舉,天宗主之。肩胛中[10]痛熱[11],而寒至肘,肩外俞主之。肩痛[12]周痺,曲垣主之。

〔1〕不可　《外臺》卷三十九秉風作"不能"。

〔2〕痺　原作"髀",據《外臺》卷三十九肩井、《醫心方》卷二第一改。

〔3〕淒索　此下《千金》卷三十第五有"氣上不得臥"五字,《醫心方》卷二第一有"氣上不得眠臥"六字。淒索,《外臺》卷三十九肩井、《醫心

方》卷二第一、《醫學綱目》卷二十七肩背痛引本經均作"悽索"。凄與悽
通。索，懼也。凄索，惡寒貌。

〔4〕氣舍主之　按本經取穴體例，此條應在"肩井主之"條前。

〔5〕肩背痹痛　原作"肩背髀"，據《醫心方》卷二第一、《醫學綱目》
卷二十七肩背痛引本經改。《外臺》卷三十九巨骨作"肩髆痛"。

〔6〕臂　原脱，據《千金》卷三十第三、《醫心方》卷二第一、《醫學綱
目》卷二十七肩背痛引本經補。

〔7〕血瘀肩中，不能動搖　《外臺》卷三十九巨骨作"胸中有瘀血，肩
臂不得屈伸而痛"，《千金》卷三十第三作"肩中痛不能動搖"，《醫心方》卷
二第一同本經，惟肩中下有"痛"字。

〔8〕骨　明抄本作"滑"，誤。

〔9〕指　此下《醫心方》有"痹"字。

〔10〕肩胛中　中，原作"甲"，據《外臺》卷三十九肩外俞、《醫心方》
卷二第一、《醫學綱目》卷二十七肩背痛引本經改。明抄本作"肩脾
申"，誤。

〔11〕熱　原脱，據《外臺》卷三十九肩外俞、《醫心方》卷二第一補。

〔12〕痛　原作"胛"，明抄本作"脾"，並注有"音甲"二字，誤。據《外
臺》卷三十九曲垣、《銅人》卷四、《聖濟總錄》卷一百九十一改。

肩痛不可舉，引缺盆痛[1]，雲門主之。肘痛，尺澤主之。
臂瘈引口中[2]，惡[3]寒，頷[4]腫，肩腫[5]引缺盆，商陽主之。
肩肘中痛，難屈伸，手不可舉重，腕[6]急，曲池主之。肩肘節
酸重[7]，痹[8]痛不可屈伸，肘窌[9]主之。肩痛不能自舉，汗不
出，頸痛[10]，陽池主之。肘中濯濯[11]，臂內廉痛，不可及頭，
外關主之。肘痛引肩，不可屈伸，振寒熱，頸項肩背痛，臂痿
痹不仁，天井主之。《千金》云：肩內麻[12]木。

〔1〕痛　《外臺》卷三十九雲門、《醫學綱目》卷二十七肩背痛引本
經無。

〔2〕口中　此下本經卷十二第六商陽主治証、及《醫心方》卷二第一
均有"下齒痛"三字，疑脱。

〔3〕惡　原脱，據明抄本、《外臺》卷三十九商陽、《醫心方》卷二第一
及本經卷十二第六補。

〔4〕顐　此下明抄本有"音拙"二小字音注。

〔5〕腫　《外臺》卷三十九商陽作"痛"，義長。

〔6〕重，腕　原作"腕重"，據《外臺》卷三十九曲池、《千金》卷三十第三、《醫心方》卷二第一乙正。

〔7〕酸重　《外臺》卷三十九肘窌作"戾重"，義不安。《千金》卷三十第三作"臂酸重"。《醫心方》卷二第一作"痠重"。按痠與酸通。

〔8〕痺　原作"臂"，據《外臺》卷三十九肘窌、《醫心方》卷二第一改。

〔9〕窌　此下明抄本有"音撩"二小字音注。

〔10〕頸痛　《外臺》卷三十九陽池作"頸腫"，《醫學綱目》卷二十七肩背痛引本經作"頭痛"。《醫心方》卷二第一同本經，爲是。

〔11〕肘中濯濯　濯濯，象聲也。如本經卷六第十"腸鳴濯濯"，卷九第七"腸中切痛而鳴濯濯"等，此言肘中濯濯者，當是肘關節中痛而跳動也，濯與躍通。《爾雅·釋訓》："躍躍，迅也。"陸德明釋文："躍，樊本作濯。"躍躍，跳動貌。

〔12〕內麻　今本《千金》卷三十第三作"肉䐃"。䐃與麻義通。《説文·骨部》："䐃，痟病也。"痟病即偏枯不用之病。

肩[1]不可[2]舉，不能[3]帶衣，清冷淵主之。肘臂腕中痛，頸腫不可以顧，頭項急痛，眩，淫濼，肩胛[4]小指痛，前谷主之。肩痛不可[5]自帶衣，臂腕外側痛，不舉，陽谷主之。臂不可舉，頭項痛，咽腫不可咽，前谷主之[6]。肩痛欲折，臑如拔，手不能自上下，養老主之。肩背頭項痛[7]時眩[8]，湧泉主之。

〔1〕肩　明抄本作"庸"，誤。

〔2〕可　《外臺》卷三十九清冷淵、《千金》卷三十第三、《醫心方》卷二第一均無。

〔3〕能　《外臺》卷三十九清冷淵、《千金》卷三十第三、《醫心方》卷二第一均作"得"。

〔4〕胛　明抄本作"脾"，誤。

〔5〕可　《外臺》卷三十九陽谷、《千金》卷三十第三作"得"，義近。

〔6〕前谷主之　按本經取穴體例，此條應在"陽谷主之"條前。

〔7〕頭項痛　項，原脫，《千金》卷三十第三作"頸項痛"，據《外臺》卷三十九湧泉及前文例補"項"字。

〔8〕時眩 《外臺》卷三十九湧泉作"眼眩"。

水漿不消發飲第六

提要：本篇論述了因水漿不消致發溢飲病的証候及腧穴主治，故以此名篇。

溢飲[1]脇下堅痛，中脘主之。腰清脊强，四肢懈墯，善怒，欬，少氣鬱[2]然不得息，厥逆，肩不可[3]舉，馬刀瘻[4]，身瞤[5]，章門主之。溢飲水道不通，溺黃，小腹痛裹急，腫[6]，洞泄，髀痛引骨[7]，京門主之。飲渴，身伏[8]，多唾，隱白主之。腠理氣[9]，臑會主之。

〔1〕溢飲 《金匱要略》卷中第二："飲水流行，歸於四肢，當汗出而不汗出，身體疼重，謂之溢飲。《諸病源候論》卷二十溢飲候："因大渴而暴飲水，水氣溢於腸胃之外，在於皮膚之間，故言溢飲。令人身體疼重而多汗，是其候也。"

〔2〕鬱 《外臺》卷三十九章門作"鬱鬱"，義同。

〔3〕可 《外臺》卷三十九章門無。

〔4〕瘻 明抄本作"瘩"，誤。《醫心方》卷二第一作"腫"，《外臺》卷三十九章門無，疑脫。

〔5〕瞤 此下明抄本有"音淳又音閏"五小字音注。

〔6〕痛裹急，腫 《外臺》卷三十九京門作"裹急痛"，無"腫"字。

〔7〕髀痛引背 原作"體痛引骨"，據明抄本注文、《外臺》卷三十九京門改。

〔8〕身伏 《外臺》卷三十九隱白作"身體痛"。

〔9〕腠理氣 《外臺》卷三十九臑會與本經同，《醫心方》卷二第一作"瘻氣腠"。按此文義欠安，據溢飲病，乃水氣內溢於腸胃之外，外流於皮膚之間，故疑氣下或脫"腫"字。

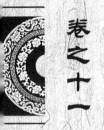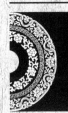

胸中寒發脉代第一

提要:本篇主要論述由於胸中有寒,致使脉代不至所出現之脉証,並提出主治腧穴,故以此名篇。

脉代不至寸口[1],四逆[2],脉鼓不通[3],雲門主之。

胸中寒,脉代時不至[4],上重下輕,足不能安地[5],少腹脹,上搶心,胸楮滿[6],欬唾有血,然谷主之。

〔1〕脉代不至寸口　言寸口脉代,時有所止也。

〔2〕四逆　四肢逆冷也。《素問·通評虛實論》云:"所謂逆者,手足寒也。"

〔3〕脉鼓不通　鼓,動也。《易經·繫辭傳》:"鼓之以雷霆。"孔穎達疏:"鼓動之以震雷離電。"脉搏鼓動亦曰鼓,《素問·至真要大論》云:"脉至而從,按之鼓甚而盛也。"脉鼓不通,言脉搏雖鼓動而難通暢也。

〔4〕不至　不,原脫,據《外臺》卷三十九然谷、《千金》卷三十第二補。至下《千金》並有"氣口"二字。

〔5〕安地　安,原脫,據《外臺》卷三十九然谷、《千金》卷三十第三補。又本經卷十第四"腫而不任地",亦猶此義,可證。地,《千金》無,疑脫。

〔6〕胸楮滿　楮下明抄本有"音注"二小字音注。《外臺》卷三十九然谷作"胸脇楮滿"。

按:《素問·離合真邪論》云:"夫邪之入於脉也,寒則血凝。"今胸中受寒,血必凝滯,故心雖鼓擊,而脉則不能暢也,是以脉代而時不至。肺居胸中,其脉上膈屬肺,故取手太陰肺經之雲門,以壯胸陽而行心氣。腎脉從肺出絡心,注胸中,故取足少陰腎經之然谷,以然谷爲少陰滎穴,屬火以散寒邪。俟血脉通利,其脉代自復,而諸証自除矣。

陽厥大驚發狂癇第二

本篇自"黃帝問曰"至"故令子發爲癲疾",見《素問·奇病論》、《太素·癲疾》。自"病在諸陽脉"至"以鍼補之,病已止",見《素問·長刺節論》、《太素·雜刺》。自"曰:有病狂怒者"至"夫生鐵落者,下氣候也",見《素問·病能論》、《太素·陽厥》。自"癲疾,脉搏大滑"至"脉虛可治,實則死",見《素問·通評虛實論》、《太素·虛實脉診》。"厥成爲癲疾",見《素問·脉要精微論》、《太素·雜診》。"貫疽,暴病厥,癲疾,狂,久逆之所生也",見《素問·通評虛實論》、《太素·久逆生病》。"五藏不平,六府閉塞之所生也",見《素問·通評虛實論》、《太素·六府生病》。自"癲疾始生,先不樂"至"氣下泄,不治",見《靈樞·癲狂》、《太素·癲疾》。自"狂之始生,先自悲也"至"骶骨者,尾屈也",見《靈樞·癲狂》、《太素·驚狂》。

提要:本篇重點論述陽氣厥逆及大驚卒恐所致之癲、狂、癇病,故以此名篇。主要内容有:人生而病癲疾的病機;癲、狂病的証候、病機、診法、預後、治法及主治腧穴。

黃帝問曰:人生而[1]病癲疾者[2],安所[3]得之?岐伯對曰:此[4]得之在母[5]腹中時,其母數有大驚[6],氣上而[7]不下,精氣并居[8],故令子發爲癲疾。

〔1〕而　此下《素問》、《太素》均有"有"字。

〔2〕癲疾者　癲疾,《素問》作"巓疾",下一"巓疾"同。者下《素問》有"病名曰何"四字,《太素》有"病名爲何"四字。按癲與巓通。《類經》卷十七第六十五張介賓按:"巓疾者,即癲癇也。本經巓、癲通用,於此節之義可見,諸家釋爲頂巓者非。蓋兒之初生,即有病癲癇者,今人呼爲胎裏疾者即此,未聞有胎病頂巓者也。"

〔3〕所 《太素》無。

〔4〕此 此上《素問》有"病名爲胎病"五字,《太素》有"病名爲胎疾"五字。

〔5〕母 《太素》、《千金》卷十四第五均無。

〔6〕數有大驚 明抄本、《千金》卷十四第五作"有所數大驚也",《素問》、《太素》均作"有所大驚"。義並通。

〔7〕而 《太素》無。

〔8〕精氣并居 言陰精與亂氣相并也。《類經》卷十七第六十五注:"驚則氣亂而逆,故氣上而不下,氣亂則精從之,故精氣并及於胎,令子爲癲癎也。"

病在諸陽脉[1],且寒且熱[2],諸分[3]且寒且熱,名曰狂[4]。刺之虛脉[5],視分[6]盡熱,病已止[7]。病初發,歲[8]一發;不治,月[9]一發;不治,月四五發[10],名曰癲疾[11],刺諸分[12]。其脉尤寒者[13],以鍼補之[14]。《素問》云:諸脉諸分[15],其無寒者,以鍼調之。病已止[16]。

〔1〕諸陽脉 指手足太陽、少陽、陽明經脉。《太素》注:"陽,並陽明太陽等,故曰諸陽脉。"

〔2〕且寒且熱 《素問識》:"簡按:且寒且熱四字疑衍。"考下文有"諸分且寒且熱"句,此説可參。且寒且熱,言又寒又熱、寒熱相間也。《經傳釋詞》卷八:"且,猶又也。"如《漢書·郊祀志》:"黄帝且戰且學仙。"

〔3〕諸分 此指諸陽經分肉。

〔4〕名曰狂 《類經》卷二十一第三十七注:"陽盛則爲狂病。凡病在諸陽分,而經脉分肉之間且寒且熱者,皆陽邪亂其血氣,熱極則生寒也。故病爲狂。"

〔5〕刺之虛脉 《太素》注:"刺法,補其虛陰。"《素問發微》注:"刺之者,當乘其脉之盛而瀉之使虛。"《素問吳註》注:"刺諸經之脉之虛者也。"詳《靈樞·刺節真邪》云:"上熱下寒,視其虛脉而陷之於經絡者補之。"又云:"狂而妄見妄聞妄言者,視足陽明及大絡取之,虛者補之。"是狂亦有當補者,本條下文曰"視分盡熱",是亦當爲補其虛經以治寒者,故馬注疑非是。

〔6〕分 此下《太素》重出"分"字,疑爲"肉"字之誤。

〔7〕病已止　已下《太素》有"而"字,於義較明。《素問吳註》注:"視虛脉分間盡熱,則陽氣流布,不并於一而爲狂矣。"

〔8〕歲　《太素》作"盛",連上讀,非是。

〔9〕月　《太素》作"日",非是。

〔10〕月四五發　月,《太素》無。《千金》卷十四第五作"四五日一發"。

〔11〕名曰癲疾　疾,《素問》、《太素》均作"病",義同。此言狂証初發,邪淺易治,若治不及時,則病由歲發、月發、乃至月四五發,病邪由淺入深,陰氣日重,重陰則癲,故轉爲癲疾。

〔12〕刺諸分　《素問》作"刺諸分諸脉",《太素》作"刺諸其分諸脉",文異而義同。此言刺癲疾之常法,應取諸脉分肉。

〔13〕其脉尤寒者　《素問》作"其無寒者",《太素》作"其尤寒者"。以本經義勝。《素問》尤作"無"者,或因"無"俗字作"无",與尤字相似而誤耳。

〔14〕補之　《素問》、《太素》均作"調之"。

〔15〕諸脉諸分　今本《素問》作"諸分諸脉"。

〔16〕病已止　原作小字誤混原校之後,明抄本同。今據《素問》、《太素》、《千金》卷十四第五改爲大字正文。

曰:有病狂怒[1]者,此病安生[2]?曰:生於陽也[3]。曰:陽何以使人狂也[4]?曰:陽氣者,因暴折而難決[5],故善怒,病名曰陽厥[6]。曰:何以知之?曰:陽明者常動,太陽、少陽不動[7],不動而動大疾[8],此其候也。曰:治之奈何?曰:奪[9]其食即已。夫食入於陰,氣長於陽[10],故奪其食即已[11]。使人服[12]以生鐵落[13]爲後飯[14]。夫生鐵落者,下氣候也[15]。《素問》候[16]作疾。

〔1〕狂怒　明抄本、《素問》均作"怒狂",《素問》新校正云:"按《太素》怒狂作善怒。"今《太素》作"喜怒"。

〔2〕生　《太素》作"在"。詳下文有"生於陽"句,則《太素》誤。

〔3〕也　明抄本作"者"。

〔4〕也　明抄本、《素問》、《太素》均無。

〔5〕陽氣者,因暴折而難決　折,挫也。如《漢書·蒯通傳》:"折北不

救。"顏師古注："折,挫也。"決《廣韻·屑韻》："流行也。"如《孟子·滕文公上》："決汝漢。"《素問》王冰注："言陽氣被折,鬱不散也。"按陽氣以暢達爲宜,因暴受挫,則難以流行,鬱而不解,故下言善怒。

〔6〕陽厥 病名。《素問》王冰注："此人多怒,亦曾因暴折而心不疏暢故爾。如是者,皆陽逆躁極所生,故病名陽厥。"

〔7〕陽明者常動,太陽、少陽不動 不動,言不常動也。《素問發微》注："足陽明經常動者,《靈樞·動輪篇》言:足陽明獨動不休。故凡衝陽、地倉、大迎、下關、人迎、氣衝之類,皆有動脉不止,而衝陽爲尤甚。彼足太陽膀胱經、足少陽膽經則不動者也。雖膀胱經有天窗、委中、崑崙,膽經有天容、懸鐘、聽會,而皆不及胃經之尤動也。"

〔8〕不動而動大疾 不動,《太素》無此二字,疑涉上文誤脫。《素問》王冰注："不應常動而反動甚者,動當病也。"《素問發微》注："夫二經不動,而今至於動之甚速,此其病之怒狂,故諸陽之脉有如此耳。"

〔9〕奪 原作"衰",此下原校云："《素問》作奪。"今本《素問》同原校。詳下文亦作"奪",故據《素問》及此下文例改,並刪原校。《太素》亦誤作"衰"。

〔10〕食入於陰,氣長於陽 氣長,《素問》、《太素》均作"長氣",義同。《類經》卷十七第六十四注："五味入口而化於脾,食入於陰也。藏於胃以養五藏氣,長氣於陽也。"

〔11〕奪其食即已 其,《太素》作"之"。《素問》王冰注："食少則氣衰,故節去其食,即病自止。"

〔12〕使人服 人,《素問》、《太素》均作"之"。王冰注："之或爲人傳寫誤也。"按之,代詞,義亦通。又,服下《太素》有"之"字。

〔13〕生鐵落 落,《素問》作"洛"。按洛與落通。《莊子·天道》："知雖落天地。"《北堂書鈔》卷一引作"洛"。《政和經史證類備用本草》卷四鐵精引《唐本草》注云："鐵落,是鍛家燒鐵赤沸,砧上鍛之,皮甲落者。"《本草綱目·鐵落》時珍曰："平肝去怯,治善怒發狂。"

〔14〕爲後飯 原作"爲後飲",《素問》、《太素》均作"爲飲"。據明抄本、《素問》新校正引本經、《千金》卷十四第五及本經卷十第二下治酒風方、卷十一第七治血枯方文例改。

〔15〕生鐵落者,下氣候也 落,《素問》作"洛",候,《素問》、《千金》卷十四第五均作"疾"。本句《太素》作"生長氣,椎鐵落自下氣疾",蕭延

平按:"生長氣椎鐵"五字頗費解,當必有誤。"此説是。按候,當指病候,義雖可通,然不若作"疾"義勝。《素問識》:"簡按:《列子·湯問》:吳楚之國,有大木焉,其名爲櫾,碧樹而冬生,食丹而味酸,食其皮汁,已憤厥之疾。張湛注云:氣疾也。《梁書·姚察傳》:自兔憂後,因加氣疾。蓋憤厥,乃陽厥之類,而氣疾所指不一,凡狂易癲眩、驚悸癇瘈、心神不定之證,宜概稱氣疾焉。若以疾訓速,或爲效驗疾速之義,或謂逆氣疾速之謂,乖謬亦甚。"

〔16〕候 明抄本作"字"。

按:本節所論陽厥,實爲癲狂一類疾病,故用生鐵落治之。李時珍《本草綱目·鐵落》發明條下釋之曰:"陽氣怫鬱而不得疏越,少陽膽木挾三焦少陽相火、巨陽陰火上行,故使人易怒如狂,其巨陽、少陽之動脉可以診之也。奪其食,不使胃火復助其邪也。飲以生鐵落,金以制木也。木平則火降。"生鐵落具清熱開結、平肝鎮静之功,故後世醫家據此方意,以生鐵落爲君,佐以清心化痰、鎮静安神之品,創制了若干"生鐵落飲"方劑,臨床用治癲狂之病,確有一定療效。

癲疾,脉搏大滑,久自已[1];脉小堅急,死不治[2]。一作脉沈小急實,死不治;小牢急,可治[3]。癲疾,脉虚可治,實則死[4]。厥成爲癲疾[5]。

貫疽[6],《素問》[7]作黄疸。暴病厥,癲疾,狂[8],久逆之所生也。五藏不平,六府閉塞之所生也[9]。

〔1〕脉搏大滑,久自已 《素問吳註》注:"搏,過於有力也,此爲肝實;大爲氣有餘,滑爲血有餘,故久自已。"

〔2〕脉小堅急,死不治 《素問吳註》注:"脉來小而堅急,則肝之真藏脉也,全失沖和而無胃氣,故死不治。"

〔3〕一作脉沈小急實,死不治;小牢急,可治 明抄本作"一本脉沈沈小急實,死不治;小牢急急可治"。《千金》卷十四第五作"沈小急實死不療,小牢急亦不可治"。《素問》新校正云:"按巢元方云:脉沈小急實,死不治,小牢急亦不可治。"《外臺》卷十五五癲方引《病源》作"脉沈小急疾,不可療;小牢急亦不可療",今本《病源》卷二五癲病候나作"脉沈小而疾不治,小牢急亦不可治"。諸本不同,乃傳抄致誤也。

〔4〕脉虚可治,實則死　脉虚,《素問》《太素》均作"虛則",義同。按上文云"脉搏大滑,久自已",此文云"脉虚可治",似相反戾,然考此脉虚二字,當爲柔緩沖和之意,非空虛無力之謂。以其柔緩沖和,胃氣尚强,故云可治。而此之脉實,當係上文"堅急"之意,邪氣盛而胃氣無,故云死也。《類經》卷十七第六十五注:"虛則柔緩,邪氣微也,故生;實則弦急,邪氣盛也,故死。"

〔5〕厥成爲癲疾　癲,《素問》作"巔",此當指癲癎言。《素問吳註》注:"巔、癲同,古通用。氣逆上而不已,則上實而下虛,故令忽然癲仆,今世所謂五癎也。"成,通"盛"。

〔6〕貫疽　《素問》《太素》均作"黄疸"。按貫疽之名,古書無載,義不詳,疑爲"黄疸"形近致誤。

〔7〕《素問》　明抄本作"《素問·通評虛實論》"。

〔8〕暴病厥,癲疾,狂　《素問》《太素》均作"暴痛,癲疾,厥,狂",義勝。王冰注:"足之三陽,從頭走足,然久厥逆而不下行,則氣怫積於上焦,故爲黄疸、暴痛、癲狂、氣逆矣。"

〔9〕五藏不平,六府閉塞之所生也　《太素》注:"六府受穀氣,傳五藏,故六府閉塞,藏不平也。"按平,平衡協調之謂也。

癲疾始生,先不樂,頭重痛[1],視舉[2]目赤,甚[3]作極已而煩心,候之於顏[4],取手太陽、陽明[5]、太陰,血變而止。癲疾始作[6],而引口啼呼喘悸者[7],候之手陽明、太陽,左强者攻其右,一本作左。右强者攻其左[8],一本作右。血變而止[9]。

〔1〕痛　《千金》卷十四第五、《聖濟總錄》卷一百九十二風癲灸刺法均無。

〔2〕視舉　視上原有"直"字,據《靈樞》《太素》刪。視舉者,目上視也。

〔3〕甚　《太素》《千金》卷十四第五均作"其",義勝。

〔4〕候之於顏　《類經》卷二十一第三十七注:"顏,天庭也。候之於顏,邪色必見於此也。"

〔5〕陽明　原脱,據《靈樞》《太素》及《千金》卷十四第五補。

〔6〕始作　明抄本無,疑脱。

〔7〕引口啼呼喘悸者　啼呼,明抄本無,校云:"《九墟》作啼呼,《太素》作啼呼喘悸者。"按今本《靈樞》《太素》均與本經同,疑明抄本誤。引

口,謂口角被牽引而歪斜也。

〔8〕左强者攻其右,右强者攻其左 《太素》作"右僵者政其右,左僵者政其左",蕭廷平按:"兩政字,恐係攻字傳鈔之誤。"其説是。按强與僵通。至於攻左、攻右,則以本經爲是。《類經》卷二十一第三十注:"左右牽引,病多在絡,故左强者當攻右,右强者當攻左,此繆刺之法也。"

〔9〕止 此下《靈樞》有"癲疾始作先反僵,因而脊痛,候之足太陽、陽明、太陰,手太陽,血變而止"二十七字。《太素》同,惟無"太陰"二字。《千金》卷十四第五亦同,文在本節"癲疾始作"之前,惟先字作"而",止字作"已"。疑本經有脱文。

治癲疾者,常與之居,察其所當取之處,病至,視之有過者,即寫之[1],置其血於瓠壺[2]之中,至其發時,血獨動矣。不動,灸窮骨三十壯[3]。窮骨者,尾骶[4]也。

〔1〕視之有過者,即寫之 即,《靈樞》無。過,過失。如《韓非子·難一》:"夫爲人臣者,君有過則諫。"身之有病猶人之有過,故又可引申爲病患,如《素問·五藏生成》云:"下厥上冒,過在足太陰、陽明。"《類經》卷二十一第三十七注:"凡治癲疾者,須常與之居,庶得察其病在何經及當取之處,不致謬誤也。故必於病至之時,視其有過之所,刺出其血,以驗其可灸與否。"

〔2〕瓠(hú 胡)壺 一種盛液體的大腹容器。《博古圖·漢瓠壺》:"公劉之詩曰:酌之用匏。則瓠壺之制,蓋取諸此。"《説文·瓠部》:"瓠,匏也。"即葫蘆。

〔3〕三十壯 《靈樞》、《千金》卷十四第五作"二十壯",《太素》作"二十五壯"。

〔4〕尾骶 骶下明抄本有"音氐"二小字音注。《靈樞》作"骶骨",《太素》作"胝骨"。按尾骶,即尾骶骨。胝與骶通。

按:本節言刺癲病之血置於瓠壺之中,至其發時可以獨動。對此,張志聰釋之曰:"置其血於壺中,發時而血獨動者,氣相感召也。如厥氣傳於手太陰、太陽,則血與壺中獨動,感天氣太陽之運動也。"張氏雖如此説,然古今未見驗証者,似出於玄,有待進一步研究。但本節言治癲病應常與之居,且提出灸窮骨之法,則具有重要參考價值,詳後文鍼刺長强穴治本病,與此義同。

　　骨癲疾者，頷[1]齒諸俞分肉皆滿，而骨倨强直[2]，汗出煩悶[3]，嘔多涎沫，氣下泄，不治[4]。脉癲疾者，暴仆，四肢之脉皆脹而縱[5]，脉滿[6]，盡刺之出血；不滿，灸之俠項太陽[7]，又灸帶脉[8]於腰相去三寸，諸分肉本俞[9]。嘔多涎沫[10]，氣下泄，不治。筋癲疾者，身卷攣急，脉大[11]，刺項大經之大杼[12]。嘔多涎沫[13]，氣下泄，不治[14]。

　　〔1〕頷　《靈樞》作“顑”。按顑與頷通。

　　〔2〕骨倨强直　《千金》卷十四第五同。倨，《靈樞》、《太素》均作“居”，無“强直”二字。按居與倨通。《說文通訓定聲‧豫部》：“居，叚借爲倨。《漢書‧酷吏郅都傳》：丞相條侯，至貴居也。”《靈樞識》：“簡按：骨倨，即强直之義。”詳强直與“倨”字義復，疑後人粘注誤入正文。

　　〔3〕悶　《靈樞》、《太素》均作“悗”。義同。

　　〔4〕嘔多涎沫，氣下泄，不治　涎沫，《靈樞》作“沃沫”。氣上《太素》有“其”字。按涎，口液也，本作“次”，《說文‧水部》：“次，慕欲口液也。”疑“沃”乃“次”字形近而誤。涎爲脾液，故嘔吐涎沫者，脾氣虛敗也。氣下泄，謂二便失禁也，腎司封藏，主於二陰，故氣泄於下者，腎氣衰敗也。《類經》卷二十一第三十七注：“若嘔多沃沫，氣泄於下者，尤爲脾腎俱敗，必不可治。”

　　〔5〕四肢之脉皆脹而縱　縱，明抄本作“從”，二字古通。《說文‧系部》：“縱，緩也。”脉癲疾者病在於脉，故四肢之脉皆脹而縱緩。

　　〔6〕脉滿　明抄本作“滿脉”，疑倒。脉滿者，脉脹滿也，此爲血實，故下文言盡刺之出血。

　　〔7〕灸之俠項太陽　明抄本作“俠項灸太陽”。之，《太素》無。《靈樞發微》注：“俠項太陽，足太陽膀胱經挾項之天柱穴。”

　　〔8〕又灸帶脉　帶，明抄本作“太”，乃音近致誤。又，《靈樞》、《太素》均無。帶脉，此指足少陽膽經之帶脉穴。

　　〔9〕諸分肉本俞　《類經》卷二十一第三十七注：“謂諸經分肉之間及四肢之輸，凡脹縱之所，皆當取也。”

　　〔10〕涎沫　《靈樞》、《太素》均作“沃沫”。

　　〔11〕身卷攣急，脉大　卷，《靈樞》作“倦”。脉，《靈樞》、《太素》均無，大字連上讀，不若本經義順。按倦與卷通，《說文通訓定聲‧乾部》：

"卷,叚借爲倦。"《集韻·先韻》:"卷,曲也。"筋癲疾者,病在於筋,故身體卷曲而筋脉攣急。邪氣盛,故脉大也。

〔12〕項大經之大杼 之,明抄本作"即"。杼下《靈樞》、《太素》均有"脉"字,疑衍。項下大經之大杼,即足太陽膀胱經之大杼穴。

〔13〕涎沫 《靈樞》作"沃沫",《太素》作"液沫"。

〔14〕筋癲疾者……不治 詳此二十六字,《靈樞》、《太素》及《千金》卷十四第五均在"脉癲疾"條文前。

狂之[1]始生,先自悲也,善忘善怒善恐[2]者,得之憂饑[3],治之先取手太陰、陽明[4],血變而止,及取足太陰、陽明[5]。狂始發,少臥不饑,自高賢也,自辨智也[6],自尊貴也[7],善罵詈[8],日夜不休,治之取手陽明、太陽、太陰、舌下少陰[9],視脉[10]之盛者,皆取之,不盛者釋之[11]。

〔1〕狂之 狂上《太素》有"治"字。之,《靈樞》無。

〔2〕善忘善怒善恐 《靈樞》作"喜忘苦怒善恐",《太素》善字均作"喜"。按善、喜、苦均爲程度副詞,文異義同。

〔3〕得之憂饑 饑,明抄本作"肌",乃音近致誤。《太素》注:"人之狂病,先因憂結之甚,不能去解於心,又由饑虛,遂神志失守,則自悲喜忘喜怒喜恐。"

〔4〕先取手太陰、陽明 先,《靈樞》、《太素》均無。手太陰,《太素》作"手太陽"。《類經》卷二十一第三十七注:"取手太陰之太淵、列缺,手陽明之偏歷、温溜。"

〔5〕及取足太陰、陽明 《類經》卷二十一第三十七注:"足太陰之隱白、公孫,足陽明之三里、解谿等穴,并可治之。"

〔6〕自辨智也 辨,明抄本作"辦",《靈樞》作"辯"。按辨與辦、辯,三字互通。《說文·刀部》段玉裁注:"辨,從刀,俗作辨,爲辨別字,符蹇切,別作從力之辦。"《說文通訓定聲·坤部》:"辯,叚借爲辨。"此處當作"辯"解,巧言也。《老子》第八十一章:"善者不辯,辯者不善。"河上公注:"辯,謂巧言也。"自辨智,謂自言聰明智慧。

〔7〕自尊貴也 明抄本無此四字,當係抄脱。

〔8〕罵詈 惡言傷人。二字互訓,《說文·网部》:"罵,詈也。"

〔9〕舌下少陰 謂舌下足少陰腎經之絡脉。《太素》注:"舌下足少

陰脉盛者,互(蕭延平按:袁刻作亦)寫去之。”

〔10〕脉 《靈樞》無;明抄本作“足”,誤。

〔11〕不盛者釋之 者,《靈樞》無。釋,放棄,捨去。《廣韻·昔韻》:“釋,捨也。”《左傳·昭公二十六年》:“諸侯釋位,以間王之政。”杜預注:“間,猶與也。去其位,與治王之政事。”此言脉不盛者,則捨棄而不刺也。

　　狂,善驚善笑[1],好歌樂,妄行不休者,得之大恐[2],治之取手陽明、太陽、太陰。狂,目妄見,耳妄聞,善呼者,少氣之所生也[3],治之取手太陽、太陰、陽明,足太陽及頭兩頷[4]。狂[5],多食,善見鬼神,善笑而不發於外者[6],得之有所大喜[7],治之取足太陰、陽明、太陽。狂而新發,未應如此者[8],先取曲泉左右動脉[9],及盛者見血,有頃[10]已;不已,以法取之,灸骶骨[11]二十壯。骶骨者,尾屈也[12]。

〔1〕狂,善驚善笑 《靈樞》作“狂言,驚,喜笑”,《太素》作“狂,喜驚喜笑”。

〔2〕大恐 明抄本作“不恐”,誤。

〔3〕少氣之所生也 《類經》卷二十一第三十七注:“氣衰則神怯,所以妄見妄聞而驚呼也。”

〔4〕足太陽及頭兩頷 足太陽,《靈樞》、《太素》均作“足太陰”,此下均無“及”字。頷,《靈樞》作“顱”。頭兩頷,指兩側頰車穴。

〔5〕狂 此下《靈樞》、《太素》均有“者”字。

〔6〕善笑而不發於外者 《太素》注:“不發於外者,不於人前病發也。”

〔7〕得之有所大喜 《類經》卷二十一第三十七注:“多食見鬼善暗笑者,以大喜傷神所致。《難經》曰:脫陽者見鬼,脫陰者目盲也。”

〔8〕未應如此者 《類經》卷二十一第三十七注:“謂狂病新起,未有如上文五節之見證也。”

〔9〕曲泉左右動脉 即足厥陰肝經左右曲泉穴。《靈樞識》:“簡按:《甲乙》諸書未有言及動脉者,唯《外臺》云:橫向脛二寸,當脉中是也。”

〔10〕有頃 有,原作“立”,據明抄本、《靈樞》改。《太素》作“食頃”,義同。

〔11〕骶骨 《靈樞》作“骨骶”。此即長強穴。

〔12〕骶骨者,尾屈也 骶下明抄本有“音氐”二小字音注。《靈樞》、

《太素》均無此六字,疑後人釋語誤入正文。

癲疾嘔沫,神庭及兑端、承漿主之。其不嘔沫,本神及百會、後頂、玉枕、天衝、大杼、曲骨、尺澤、陽谿、外丘、通谷[1]、金門、承筋、合陽主之。委中下二寸爲合陽[2]。癲疾,上星主之,先取譩譆,後取天牖、風池。癲疾嘔沫,暫起僵仆,惡見風寒,面赤腫,顖會主之。癲疾狂走,瘛瘲搖頭,口喎戾[3],頸强、强間主之。癲疾瘛瘲,狂走,頸項痛[4],後頂主之[5]。後頂,頂後一寸五分[6]。癲疾,骨痠,眩,狂,瘛瘲[7],口噤[8],《千金》作喉噤。羊鳴,刺腦户。狂易,多言不休,及狂走欲自殺,目反[9]妄見,刺風府。癲疾僵仆[10],目妄見,恍惚不樂,狂走瘛瘲,絡却主之。癲疾大瘦,腦空主之。癲疾僵仆,狂,癇[11],完骨及風池主之。癲疾互引[12],天柱主之。

〔1〕通谷 此上原有"當上脘傍五分"六字,按當上脘傍五分處,乃腹部之通谷穴,而此處據本經取穴體例係指足部通谷穴,且《外臺》卷三十九腹部通谷亦無此主治,是則"當上脘傍五分"六字,乃後人誤注,又被混入正文,故删。

〔2〕委中下二寸爲合陽 此八字原爲大字正文,係注文混入,今據《醫學綱目》卷十一癲癇引本經改爲小字。

〔3〕口喎戾 戾,《醫心方》卷二第一作"淚出"。按喎與"咼"通,《説文·口部》:"咼,口戾不正也。"戾,《説文·犬部》:"曲也。"口喎戾,謂口歪斜也。

〔4〕頸項痛 《外臺》卷三十九後頂、《醫心方》卷二第一均作"項直頸痛"。

〔5〕後頂主之 此條《醫學綱目》卷十一癲癇引本經在"强間"條前。按本經取穴體例,當在前。

〔6〕後項,頂後一寸五分 此八字原作大字正文,係後人將注文混入,據《醫學綱目》卷十一癲癇引本經改爲小字。又頂後,原作"項後",與俞穴位置不合,本經卷三第二云:"後頂,在百會後一寸五分。"此乃形近而誤,據《醫學綱目》卷十一癲癇引本經改。

〔7〕瘛瘲 明抄本作"疾瘲",誤。

〔8〕噤 明抄本脱。

〔9〕反　原作"及"，據明抄本《外臺》卷三十九風府、《醫心方》卷二第一、《醫學綱目》卷十一癲癎引本經改。

〔10〕僵仆　僵下明抄本有"音彊"、仆下有"音樸"各二小字音注。

〔11〕狂，瘈　明抄本、《醫學綱目》卷十一癲癎引本經均作"狂虛"，《外臺》卷三十九完骨作"瘈瘲，狂易"。《千金》卷三十第四同本經。

〔12〕癲疾互引　癲疾，《醫學綱目》卷十一癲癎引本經作"癲狂"。互引，謂肢體相互掣引，有似抽搐之象。

癲疾，怒欲殺人，身柱主之。《千金》又云：瘈瘲身熱狂走，譫語見鬼[1]。狂走癲疾，脊急強，目轉上插[2]，筋縮[3]主之。癲疾發如狂走[4]者，面皮厚敦敦[5]，不治；虛則頭重，洞泄，淋瀝[6]，大小便難，腰尻重，難起居，長強主之。癲疾憎風，時[7]振寒，不得言，得寒益甚，身熱狂走[8]，欲自殺，目反[9]妄見，瘈瘲泣出，死不知人，肺俞主之。癲狂[10]，膈俞及肝俞主之。癲疾互引反折，戴眼及眩，狂走不得臥，心中煩，攢竹主之[11]。癲疾，狂，煩滿，刺絲竹空[12]。癲疾互引，水溝及齗[13]交主之。癲疾，狂[14]，瘈瘲，眩仆；癲疾[15]，瘈不能言，羊鳴沫出，聽宮主之。癲疾互引[16]，口喎，喘[17]悸者，大迎主之，及取陽明、太陰，候手足變血而止[18]。

〔1〕《千金》又云：瘈瘲身熱狂走，譫語見鬼　又，明抄本無，瘈下有"音契"二小字音注。今本《千金》卷三十第四作"癲疾瘈瘲，怒欲殺人，身熱狂走，讕言見鬼"。讕，《說文‧言部》："謑也。"按此節文字已見於本經卷七第二，僅文稍異，故本病不復出。

〔2〕目轉上插　目睛反轉上視也。

〔3〕筋縮　原作"筋俞"，據《外臺》卷三十九筋縮、《千金》卷三十第四改。

〔4〕走　《外臺》卷三十九長強、《千金》卷三十第四均無，疑衍。

〔5〕厚敦敦　《外臺》卷三十九長強作"敦敦厚者"，《千金》卷三十第四作"敦敦者"。厚敦敦，肥厚貌。敦亦厚也。《易經‧臨》："敦臨吉。"孔穎達正義："敦，厚也。"

〔6〕淋瀝　《外臺》卷三十九長強、《醫心方》卷二第一均作"癃痔"。

〔7〕時　《醫學綱目》卷十一癲癎引本經作"而"。

〔8〕走 《外臺》卷三十九肺俞無。

〔9〕反 《外臺》卷三十九肺俞無。

〔10〕癲狂 原作"癲疾"，據《外臺》卷三十九膈俞、肝俞、《醫學綱目》卷十一癲癇引本經改。

〔11〕癲疾互引反折……心中煩,攢竹主之 此二十二字原脱,據明抄本、《外臺》卷三十九攢竹、《千金》卷三十第四、《醫學綱目》卷十一癲癇引本經補。心,《外臺》作"意"。

〔12〕癲疾,狂,煩滿,刺絲竹空 此九字原脱,據明抄本、《外臺》卷三十九絲竹空、《千金》卷三十第四、《醫心方》卷二第一、《醫學綱目》卷十一癲癇引本經補。又"癲疾,狂",《醫學綱目》作"癲狂"。

〔13〕齗 此下明抄本有"音銀"二小字音注。

〔14〕癲疾,狂 《外臺》卷三十九聽宮作"驚狂"。

〔15〕癲疾 《醫學綱目》卷十一癲癇引本經無此二字,疑衍。

〔16〕互引 《外臺》卷三十九大迎無此二字。

〔17〕喘 此下《外臺》卷三十九大迎有"痓"字。

〔18〕及取陽明、太陰,候手足變血而止 《醫學綱目》卷十一癲癇引本經作"取手陽明、太陰,變血而止"。按此十三字與上文例不合,乃《靈樞·癲狂》之文,此或錯簡。

　　狂癲疾,吐舌,太乙及滑肉門主之。太息善悲,少腹[1]有熱,欲走,日月主之。狂易,魚際及合谷、腕骨、支正、小海[2]、崑崙主之。狂言,太淵主之。心懸如饑狀[3],善悲而驚狂,面赤目黃,間使主之。狂言笑見鬼[4],取之陽谿及手足陽明、太陰[5]。

〔1〕少腹 《外臺》卷三十九日月作"小腹"。

〔2〕小海 原作"少海",詳《外臺》卷三十九少海、小海均治狂易,而《醫心方》卷二第一僅小海治狂易若按本節腧穴排列,此穴在支正下,當爲小海,故據改。

〔3〕心懸如饑狀 懸下明抄本有"音玄"二小字音注。《外臺》卷三十九間使作"懸心如饑之狀",《醫學綱目》卷二十五狂癲引本經作"心懸如饑之狀"。《千金》卷三十第二作"心懸如饑"。義均同。

〔4〕狂言笑見鬼 《外臺》卷三十九陽谿作"癲疾嘔沫,善笑見鬼"。

〔5〕太陰 《靈樞》、《太素》、《醫學綱目》卷二十五狂癲引本經均作"太陽"。

癲疾多言，耳鳴，口僻頰腫，實則聾，齲[1]，喉痺不能言，齒痛，鼻鼽[2]衄；虛則痺鬲[3]，偏歷主之。癲疾吐[4]舌，鼓頷[5]，狂言見鬼，溫溜主之。在腕後五寸[6]。目不明，腕急，身熱驚狂，躄[7]痿痺[8]，瘈瘲，曲池主之。癲疾吐舌，曲池主之。狂疾，腋門主之；又俠谿、丘墟、光明主之。狂，互引，頭痛，耳鳴，目痛[9]，中渚主之。熱病汗不出，互引，頸嗌[10]外腫，肩臂痠重[11]，脇腋急痛，四肢不舉[12]，痂疥，項不可顧，支溝主之。癲疾，吐舌[13]沫出，羊鳴，戾頸，天井主之。在肘後[14]。熱病汗不出，狂，互引，癲疾，前谷主之。狂，互引[15]，癲疾數發，後谿主之。狂，癲疾，陽谷及築賓、通谷主之。

〔1〕齲　《外臺》卷三十九偏歷在下文“齒”字下，作“齒齲痛”，義較順。又明抄本此下有“音巨”二小字音注。

〔2〕鼻鼽　鼻，《外臺》卷三十九偏歷無。鼽下明抄本有“音求”二小字音注。

〔3〕鬲　此下原有“俞”字，據《外臺》卷三十九偏歷及本經卷二第一下手陽明之別文例刪。

〔4〕吐　明抄本作“哇”，下有“音國”二小字音注。詳哇，今字書無，據音注似爲國之俗寫變體。国，原爲國之俗體，清梁同書《直語補證》：“国、子、齐、齋、孝，今市儈書之，皆起於宋。”《龍龕手鑑·口部》：“哇，俗，音國。”又口部有俗字国字。國在此義不通，當爲吐之形近誤。

〔5〕頷　此下明抄本有“音撼”二小字音注。

〔6〕在腕後五寸　此五字原作大字正文，據《醫學綱目》卷十一癲癎引本經及此前文例改爲小字注文。

〔7〕躄　此下明抄本有“音卑”二小字音注。

〔8〕痺　明抄本作“瘅”，誤。此下《外臺》卷三十九曲池有“重”字，於義爲勝。

〔9〕痛　原作“瘅”，據《外臺》卷三十九中渚、《醫心方》卷二第一改。

〔10〕嗌　此下明抄本有“音益”二小字音注。

〔11〕痠重　《外臺》卷三十九支溝作“痠瘠”。

〔12〕四肢不舉　四肢，原脫。明抄本作“痛不舉”，義不明。今據《外臺》卷三十九支溝、《醫心方》卷二第一補。

〔13〕舌　原作"血"，據《外臺》卷三十九天井、《醫學綱目》卷十一癲癇引本經改。

〔14〕在肘後　原爲大字正文，據《醫學綱目》卷十一癲癇引本經及前後文例改爲小字注文。

〔15〕引　原脫，據明抄本、《外臺》卷三十九後谿補。

癲疾，狂，多食[1]，善笑不[2]發於外，煩心，渴[3]，商丘主之。癲疾，短氣，嘔血，胸背痛，行間主之。痿厥，癲疾，洞泄，然谷主之。狂仆[4]，温溜主之。狂癲，陰谷主之。癲疾，發[5]寒熱，欠，煩滿，悲泣出，解谿[6]主之。狂，妄走善欠，巨虛上廉主之。狂易，見鬼與火，解谿主之[7]。癲疾[8]互引，僵仆，申脉主之；先取陰蹻[9]，後取京骨、頭上五行[10]。目反上視，若赤痛從内眥始，踝下半寸[11]各三痏，左取右，右取左。

〔1〕食　此上原有"善"字，據明抄本、《外臺》卷三十九商丘、《醫學綱目》卷十一癲癇引本經删。

〔2〕不　此下《外臺》卷三十九商丘有"休"字。

〔3〕渴　此上《外臺》卷三十九商丘有"中"字。

〔4〕仆　原作"什"，據明抄本、《外臺》卷三十九温溜改。此下明抄本有"音付"二小字音注。

〔5〕發　《外臺》卷三十九解谿作"厥"，義勝。

〔6〕解谿　原作"解谷"，據明抄本、《外臺》卷三十九解谿、《醫學綱目》卷十一癲癇引本經改。

〔7〕狂易，見鬼與火，解谿主之　據本經取穴體例，此條當在"巨虛上廉主之"條前。

〔8〕疾　原作"狂"，據明抄本、《外臺》卷三十九申脉、《醫學綱目》卷十一癲癇引本經改。

〔9〕先取陰蹻　蹻下明抄本有"音喬"二小字音注。陰蹻出於照海穴，故先取陰蹻者，當取照海穴也。

〔10〕頭上五行　《醫學綱目》卷十一癲癇引本經無此四字，疑衍。

〔11〕踝下半寸　原作"復下半寸"，義不明。《素問·繆刺論》云："邪客於陽蹻之脉，令人目痛從内眥始，刺外踝之下半寸所。"與此義同，是知腹乃"踝"之誤，據改。踝下半寸，即申脉穴，爲足陽蹻脉氣所發。

寒厥癲疾，噤吤[1]，瘛瘲驚狂，陽交主之。癲疾，狂，妄行，振寒[2]，京骨主之。身痛，狂，善行，癲疾[3]，束骨主之。補諸陽[4]。癲疾僵仆，轉筋，僕參主之。癲疾，目䀮䀮[5]，鼽衄[6]，崑崙主之。癲狂疾[7]，體痛，飛揚主之。癲疾反折，委中主之。凡好太息，不嗜食，多寒熱汗出，病至則善嘔，嘔已乃衰，即取公孫及井俞。實則腸中切痛[8]，厥，頭面腫起[9]，煩心，狂[10]，多飲[11]，虛則鼓脹[12]，腹[13]中氣大滿[14]，熱痛不嗜食[15]，霍亂，公孫主之[16]。

〔1〕吤　《外臺》卷三十九陽交、《醫心方》卷二均作“齘”。按吤與齘同，切齒也。龍龕手鑑·口部：“吤，俗；正作齘。切齒怒也。”

〔2〕狂，妄行，振寒　《外臺》卷三十九京骨作“狂妄”，無“行，振寒”三字。

〔3〕疾　此下《醫學綱目》卷十一癲癇引本經有“身痛，狂，善行”五字。

〔4〕補諸陽　此三字原作大字正文，《醫學綱目》卷十一癲癇引本經無，當係後人釋語混入正文，故改爲小字注文。

〔5〕目䀮䀮　䀮䀮，明抄本作“䀮䀮”，此下有“音荒”二小字音注。按䀮與䀮同。

〔6〕鼽衄　鼽下明抄本有“音求”、衄下有“音肭”各二小字音注。

〔7〕癲狂疾　明抄本、《外臺》卷三十九飛揚、《醫學綱目》卷十一癲癇引本經均作“狂癲疾”。

〔8〕腸中切痛　腸，《外臺》卷三十九公孫、《醫心方》卷二第一均作“腹”。詳《靈樞·癲狂》云：“厥逆爲病也……腸若以刀切之。”與此文義同。

〔9〕起　《外臺》卷三十九公孫無。

〔10〕狂　此下《外臺》卷三十九公孫有“言”字。

〔11〕多飲　《醫學綱目》卷十三善太息引本經二字互倒。此下《外臺》卷三十九公孫、《千金》卷三十第四均有“不嗜臥”三字。

〔12〕虛則鼓脹　原作“霍則鼓濁”，明抄本作“霍則鼓獨”，義均難明，據《外臺》卷三十九公孫、《千金》卷三十第四改。《醫學綱目》卷十三善太息引本經作“虛則腹脹”。

〔13〕腹　《醫學綱目》卷十三善太息引本經作"腸"。

〔14〕滿　原作"滯"，據《外臺》卷三十九公孫、《千金》卷三十第四、《醫學綱目》卷十三善太息引本經改。

〔15〕食　原作"臥"，據《千金》卷三十第四、《醫學綱目》卷十三善太息引本經改。《外臺》卷三十九公孫作"飲"。

〔16〕凡好太息……公孫主之　此六十四字明抄本在上文"通谷主之"條下。按此節文字似與本篇所論內容不合，《千金》卷三十列入"熱病"項，《醫學綱目》卷十三引本經列入"善太息"項，疑爲錯簡文。

陽脉下墜陰脉上爭發尸厥第三

提要：本篇主要說明由陽脉下墜、陰脉上逆所發尸厥之主治腧穴，故以此名篇。

尸厥，死不知人，脉動如故，隱白及大敦主之。恍惚尸厥，頭痛[1]，中極及僕參主之。尸厥暴死，金門主之。

〔1〕頭痛　《外臺》卷三十九中極作"心煩痛"，《千金》卷三十第四作"煩痛"。

氣亂於胃腸發霍亂吐下第四　本篇"霍亂，刺俞傍

五，足陽明及上傍三"，見《素問·通評虛實論》、《太素·刺霍亂數》。自"轉筋於陽"至"皆卒刺之"，見《靈樞·四時氣》、《太素·雜刺》。

提要：本篇主要論述氣亂於腸胃發霍亂之証候、主治腧穴及鍼刺轉筋之方法，故以此名篇。

霍亂[1]，刺俞傍五[2]，足陽明及上傍三[3]。

〔1〕霍亂　病名。《靈樞·五亂》云："清氣在陰，濁氣在陽，營氣順脉，衞氣逆行，清濁相干……亂於腸胃，則爲霍亂。"《病源》卷二十二霍亂病諸候云："霍亂者，由人溫涼不調，陰陽清濁二氣有相干亂之時，其亂在於腸胃之間者，因遇飲食而變，發則心腹絞痛。……言其病揮霍之間，便致繚亂也。"按霍亂者，揮霍繚亂也。霍，揮霍、猝急也。《玉篇·雨部》："霍，鳥飛急疾兒也。"慧琳《一切經音義》卷十七引《考聲》："霍，猝急也。"

〔2〕刺俞傍五　刺,明抄本作"側"。《太素》注。"主療霍亂,輸傍可五取之。"《素問》王冰注:"霍亂者,取少陰俞傍志室穴。"馬蒔、張介賓皆從王冰注。《素問吳註》注:"俞傍五,謂背俞兩傍去脊中行三寸之穴各五痏。"詳本文諸注不一,王冰注承上文"少陰俞去脊椎三寸傍五,用員利鍼"之義,然此文原係治"腹暴滿"者,且今《外臺》、《千金》、《醫心方》及本篇後文霍亂腧穴主治,均無取志室者,故王注難以爲準,而楊、吳兩注亦無準的,究刺何處,尚待後考。

〔3〕足陽明及上傍三　《素問》王冰注:"足陽明,言胃俞也。取胃俞,兼取少陰俞外兩傍向上第三穴,則胃倉也。"《素問發微》注:"又取足陽明曰胃倉穴,在十二椎下兩傍,相去脊中各三寸,共六寸,鍼三分,灸七壯。及上有意舍穴各三痏,在十一椎下兩傍,相去脊中各三寸,鍼三分,灸七壯。此二穴亦屬足太陽膀胱經,今曰足陽明者,以其爲胃穴也。"《類經》卷二十二第四十七注:"足陽明,言胃俞也。再及其上之傍,乃脾俞之外,則意舍也。當各刺三痏。"按此文義亦難詳,今取諸注供參考。

嘔吐煩滿,魄戶[1]主之。陽逆霍亂,刺人迎,刺[2]入四分,不幸殺人[3]。霍亂,泄出[4]不自知,先取太谿,後取太倉之原[5]。霍亂[6],巨闕、關衝、支溝、公孫、解谿主之。《千金》又取[7]陰陵泉。霍亂泄注[8],期門主之。厥逆霍亂,府舍主之。胃逆霍亂,魚際主之。霍亂逆氣[9],魚際[10]及太白主之。霍亂遺矢失氣[11],三里主之。暴霍亂[12],僕參主之。霍亂轉筋,金門、僕參、承山、承筋主之。霍亂,脛痹[13]不仁,承筋主之。《千金》云:主瘈瘲脚痠[14]。

轉筋於陽理其陽,轉筋於陰理其陰,皆卒刺之[15]。

〔1〕魄戶　原作"魄尸",據明抄本、《外臺》卷三十九魄戶改。

〔2〕刺　《外臺》卷三十九人迎無。疑涉上文誤衍。

〔3〕不幸殺人　此下明抄本有"一作腸逆"四小字校文。按人迎屬胃經,穴在結喉傍頸動脉應手處,故針刺時應避開動脉,若誤刺傷人,則會造成出血死亡。本經卷三第十二人迎項下云:"刺入四分,過深不幸殺人。"

〔4〕泄出　《外臺》卷三十九太谿作"出泄"。

〔5〕太倉之原　太倉,胃府也。《靈樞·脹論》云:"胃者,太倉也。"太倉之原,即胃經原穴衝陽,取之可補後天之穀氣。

〔6〕霍亂 《醫學綱目》卷三十一吐利續法引本經作"又法"二字,此下無"公孫"穴。

〔7〕取 明抄本作"有"。

〔8〕泄注 《外臺》卷三十九期門作"泄痢",《醫學綱目》卷三十一吐利續法引本經作"泄利"。

〔9〕霍亂逆氣 《外臺》卷三十九太白作"霍亂胃氣逆"。

〔10〕魚際 此下明抄本有"主之"二字,誤衍。

〔11〕遺矢失氣 原作"遺矢氣",明抄本作"遺失氣",《醫學綱目》卷三十一吐利續法引本經作"遺尿失氣",義似不合。《外臺》卷三十九三里、《千金》卷三十第五"矢"下均有"失"字,於義爲順,據補。

〔12〕暴霍亂 明抄本作"暴亂霍",誤《千金》卷三十第五作"厥逆霍亂"。

〔13〕脛痹 脛,明抄本作"腥",誤。痹,《千金》卷三十第五"承筋主瘈瘲脚痹"條校文引本經無。

〔14〕痠 此下明抄本有"音酸"二小字音注。

〔15〕轉筋於陽理其陽……皆卒刺之 卒刺,明抄本作"本",誤。理,《靈樞》作"治",義同。本經作"理"者,係避唐高宗李治諱改字。《靈樞發微》注:"卒,猝同。凡手足之外廉,皆屬陽經,若轉筋於陽,則治其陽經。凡手足之內廉,皆屬陰經,若轉筋於陰,則治其陰經。皆當猝然刺之。"《太素》"卒刺之"作"卒鍼",楊上善注:"轉筋刺,四也。六陽轉筋,即以燔鍼刺其陽筋;六陰轉筋,還以燔鍼刺其陰筋也。"又《醫學綱目》卷十四轉筋引《靈樞》"卒刺"作"焠刺",或經文原有作"焠刺"者,待考。

足太陰厥脉病發溏泄下痢第五

本篇"春傷於風,夏生飧泄腸澼",見《靈樞·論疾診尺》、《太素·四時之變》。"久風爲飧泄",見《素問·脉要精微論》、《太素·雜診》。自"飧泄而脉小"至"手足溫者易已",見《靈樞·論疾診尺》、《太素·雜診》。自"黃帝問曰"至"以藏期之",見《素問·通評虛實論》、《太素·虛實脉診》。自"飧泄,補三陰交"至"熱行乃止",見《靈樞·四時氣》、《太素·雜刺》。"病注下血,取曲泉",見《靈樞·厥病》、《太素·癰泄》。

提要:本篇重在論述足太陰脉氣逆而發溏泄下痢之病因與

証治,故以此名篇。其主要内容爲溏泄下痢的病因、發展變化、生死辨証及主治腧穴。

春傷於風,夏生飧泄腸澼[1]。久風爲飧泄[2]。飧泄[3]而脉小[4],手足寒者[5]難已;飧泄而脉小[6],手足温者[7]易已。

〔1〕飧泄腸澼　飧泄,《太素》同,《靈樞》作"後泄"。澼,明抄本作'僻',爲澼之假借字。楊上善注:"傷,過多也。……風,春之氣也。受風過多,極爲飧洩腸澼,此爲風生洩也。"《素問》王冰注:"風中於表,則内應於肝,肝氣乘脾,故飧泄。"《類經》卷十七第七十二張介賓按:"腸澼一證,即今之所謂痢疾也。"

〔2〕久風爲飧泄　《素問》王冰注:"久風不變,但在胃中,則食不化而泄利也。以肝氣内合而乘胃,故爲是病焉。《陰陽應象大論》曰:風氣通於肝,故内應於肝也。"按此與《素問·生氣通天論》之"春傷於風,邪氣留連,乃爲洞泄"義同。

〔3〕飧泄　飧下明抄本有"音孫"二小字音注,泄下有"音洩,又薛"四小字音注。

〔4〕脉小　《靈樞》作"脉小者",《太素》作"小者",《脈經》卷九第九同本經,本經卷十二第十一作"脉大"。按作"脉小"是。

〔5〕者　《靈樞》、《太素》均無。

〔6〕而脉小　原作"而脉大",《靈樞》、《太素》、《脈經》卷九第九及本經卷十二第十一均作"脉小",據改。楊上善注:"脉小爲順,手足温,陽氣榮四末,故易已也。"

〔7〕手足温者　温上明抄本有"皆"字。者,《靈樞》、《太素》、《脈經》卷九第九均無。温下《靈樞》有"泄"字,連下句讀。

黄帝問曰:腸澼[1]便血何如? 岐伯對曰:身熱則死,寒則生[2]。曰:腸澼下白沫何如? 曰:脉沈則生,浮則死[3]。曰:腸澼下膿血何如? 曰:懸絶則死,滑大則生[4]。曰:腸澼之屬[5],身不熱[6],脉不懸絶[7]何如? 曰:脉滑大皆生,懸濇皆死[8],以藏期之[9]。

〔1〕澼　此下明抄本有"音僻"二小字音注。

〔2〕身熱則死,寒則生　《太素》注:"血虚陽乘,故死;血未甚虚,其身猶寒,所以得生也。"《素問》王冰注:"熱爲血敗,故死;寒爲榮氣在,故

1235

生也。"

〔3〕脉沈則生，浮則死　浮上《素問》、《太素》均有"脉"字。楊上善注："脉沈陰氣猶在，故生，脉浮陰盡陽乘，故死。"

〔4〕懸絕則死，滑大則生　懸上《素問》、《太素》、《脉經》卷四第七均有"脉"字。《類經》卷十七第七十二注："下膿血者，兼白赤而言也。懸絕者，謂太過則堅而搏，不足則微而脫，皆胃氣去而真藏見也，邪實正虛，勢相懸絕，故死。滑因血盛，大以氣充，血氣未傷，故生。"

〔5〕屬　《太素》作"病"。

〔6〕身不熱　此下明抄本有"《素問》作身熱"五小字校文。《脉經》卷四第七、《千金》卷二十八第十五均同此校。今本《素問》與本經同。

〔7〕脉不懸絕　《太素》無此四字。

〔8〕脉滑大皆生，懸濇皆死　《素問》作"滑大者曰生，懸濇者曰死"，《太素》作"身不熱，脉不懸絕，滑大皆曰生，懸濇皆曰死"。

〔9〕以藏期之　即以五臟相尅之理推測病之死期。《素問》王冰注："肝見庚辛死，心見壬癸死，肺見丙丁死，腎見戊己死，脾見甲乙死，是謂以藏期之。"

殤泄，補三陰交，上補陰陵泉[1]，皆久留之，熱行乃止[2]。病注[3]下血，取曲泉。五藏[4]腸[5]中有寒[6]，泄注，腸澼便血，會陽主之。腸鳴澼[7]泄，下窌主之。腸澼泄[8]，切痛，四滿主之。便膿血，寒中，食不化，腹中痛，腹哀主之。繞臍痛，搶心，膝寒，注利[9]，腹結[10]主之。溏瘕[11]，腹中痛，藏痺，地機主之。殤泄，太衝主之。溏泄[12]，不化食[13]，寒熱不節，陰陵泉主之。腸澼[14]，中郄主之。殤泄，大腸痛，巨虛上廉主之。

〔1〕補三陰交，上補陰陵泉　《靈樞》作"補三陰之上，補陰陵泉"，《太素》作"補三陰之上，補陰之陵泉"。均不若本經義勝。

〔2〕熱行乃止　《靈樞發微》注："候鍼下熱行，乃止鍼。"

〔3〕病注　《太素》、《外臺》卷三十九曲泉均作"病泄"，《千金》卷三十第二作"痢泄"。按注、泄，均有傾瀉之義，故義同。

〔4〕五藏　原作"五里"，據《外臺》卷三十九會陽改。

〔5〕腸　《外臺》卷三十九會陽、《千金》卷三十第二均作"腹"。

〔6〕寒 此下原有"熱"字,文義不屬,據《外臺》卷三十九會陽、《千金》卷三十第二、《醫心方》卷二刪。

〔7〕澼 此下明抄本有"音澼"二小字音注。

〔8〕泄 此下明抄本有"音洩"二小字音注。

〔9〕注利 《外臺》卷三十九腹結作"洩痢"。

〔10〕腹結 原作"腹哀",涉上文腹哀條致誤,據明抄本、《外臺》卷三十九腹結、《醫心方》卷二第一、《醫學綱目》卷二十二腹痛引本經改。

〔11〕瘕 此下明抄本有"音賈"二小字音注。

〔12〕泄 原無,據《外臺》卷三十九陰陵泉、《醫學綱目》卷二十三泄瀉引本經補。

〔13〕不化食 《外臺》卷三十九陰陵泉作"穀不化"。義同。

〔14〕腸澼 此下《外臺》卷三十九中郗有"亦止精"三字,《醫心方》卷二第一有"不止,洩精"四字。

五氣溢發消渴黃癉第六

本篇自"黃帝問曰"至"肌肉弱者也",見《靈樞·五變》。自"面色微黃"至"不嗜食",見《靈樞·論疾診尺》、《太素·雜診》及《太素·人迎脉口診》。自"曰:有病口甘者"至"除陳氣也",見《素問·奇病論》、《太素·脾癉消渴》。自"凡治消癉"至"暴憂之病也",見《素問·通評虛實論》、《太素·病解》。自"消癉脉實大"至"病久不可治也",見《素問·通評虛實論》、《太素·虛實脉診》。自"曰:熱中消中"至"至甲乙日當愈甚"見《素問·腹中論》。"癉成爲消中",見《素問·脉要精微論》、《太素·雜診》。

提要:本篇重點論述五穀之氣停留上溢,則發消渴、黃癉之病,故以此名篇。其主要内容有:消癉與黃癉之外候;脾癉、消癉、口甘等病証之病因、病機、治療原則、禁忌及主治腧穴。

黃帝問曰:人之善病消癉[1]者,何以候之[2]?岐伯[3]對曰:五藏皆柔弱者[4],善病消癉。夫柔弱者必剛強[5],剛強多怒[6],柔者易傷也。此人薄皮膚而目[7]堅固以深者,長衝直揚[8],其心剛,剛則多怒,怒則氣上逆,胸中畜積[9],血氣逆留[10],《太素》作留積。腹皮充脹[11],《太素》作髖[12]皮充肌。血脉不行,轉而爲熱,熱則消肌[13],故爲消癉。此言其剛暴[14]而肌肉[15]弱者也。

〔1〕消癉 《類經》卷十六第六十注:"消癉者,三消之總稱,謂內熱消中而肌膚消瘦也。"

〔2〕之 此下明抄本有"少愈"二字,衍文。

〔3〕岐伯 《靈樞》作"少俞"。

〔4〕者 明抄本作"之",誤。

〔5〕柔弱者必剛強 《靈樞集註》張志聰注:"夫柔弱者必有剛強,謂形質弱而性氣剛也。"

〔6〕剛強多怒 律之下句"柔者易傷"及下文"剛則多怒"例,疑強爲"者"之誤。

〔7〕目 明抄本作"曰",誤。

〔8〕長衡直揚 衡,《靈樞》作"衝"。按本經作"衡"是。《靈樞·論勇》云:"勇士者,目深以固,長衡直揚。"可証。衡,眉也,或指眉上。《漢書·王莽傳上》:"盱衡厲色,振揚武怒。"顏師古注引孟康曰:"眉之上爲衡。盱衡,舉眉揚目也。"揚,眉也。《詩經·齊風·猗嗟》:"美目揚兮。"毛亨傳:"揚,眉。"孔穎達正義:"解揚爲眉,蓋以眉毛揚起,故名眉爲揚。"長衡直揚,謂目舉而眉揚也。

〔9〕畜積 猶蓄積也。畜與"蓄"通。

〔10〕留 明抄本作"流"。按經文流與留多混用。此從留訓,滯也。《呂氏春秋·圜道》:"一不欲留。"高誘注:"留,滯。"

〔11〕腹皮充脹 《靈樞》作"膲皮充肌"。不若本經義勝。腹皮充脹,謂腹部皮膚脹滿也。

〔12〕髖 明抄本作"寬"。

〔13〕肌 《靈樞》作"肌膚"。義同。

〔14〕其剛暴 明抄本作"暴剛",《靈樞》作"其人暴剛"。

〔15〕肌肉 明抄本作"及皮",誤。

面色[1]微黃,齒垢黃,爪甲上黃,黃癉也。安臥,小便[2]黃赤,脉小而濇者,不嗜食[3]。

〔1〕面色 《靈樞》作"身痛而色",《太素》作"身痛面色",《脈經》卷

五第四、《病源》卷十二黃疸候"身痛"二字均連上讀。當以本經義勝。

〔2〕小便 《脈經》卷五第四作"少"。

〔3〕安臥……不嗜食 《太素》注："安臥，小便黃赤，脉小濇，脾病，故不嗜食。"

曰：有病口甘者，病名曰何？何以得之？曰：此五氣[1]之溢也，名曰脾癉。夫五味入[2]口，藏於胃，脾[3]爲之行其精氣[4]，津[5]液在脾，故[6]令人口甘[7]，此肥美之所發[8]也。此人必數食美而多食甘肥[9]，肥令人內熱，甘令人中滿[10]，故其氣上溢，轉爲消癉[11]，《素問》作渴。治之以蘭，除陳氣也[12]。

〔1〕五氣 諸注不同。《素問》王冰注："癉，熱也。脾熱則四藏同稟，故五氣上溢也。"意指五臟之氣。馬蒔同此説，《素問發微》注："五氣者，五藏之氣也。"《太素》注："五氣，五穀之氣。"《素問吳註》注："五氣，腥焦香臊腐也。"《類經》卷十六第六十一注："五氣，五味之所化也。"《素問集註》張志聰注："五氣者，土氣也，土位中央，在數爲五，在味爲甘，在臭爲香，在藏爲脾，在竅爲口。多食甘美，則臭味留於脾中，脾氣溢而證見於外竅也。"《素問釋義》張琦則謂："五，當作脾。"按諸注似均有理，然據下文"五味入口"之義，或指五味所化之氣。

〔2〕入 此下《太素》有"於"字。

〔3〕藏於胃，脾 原作"發於脾胃"，與上下文義不順，據明抄本、《素問》、《太素》改。

〔4〕精氣 《太素》作"清氣"。按清與精通，《禮記·緇衣》："精知，略而行之。"鄭玄注："精或爲清。"

〔5〕津 《太素》無。

〔6〕故 《太素》無。

〔7〕令人口甘 《類經》卷十六第六十一注："脾主爲胃行其津液者也，故五味入胃，則津液在脾。脾屬土，其味甘，脾氣通於口，故令人口甘也。"

〔8〕發 《太素》作"致"。兩義均通。

〔9〕此人必數食美而多食甘肥 《素問》作"此人必數食甘美而多肥也"，《太素》同《素問》，惟"也"作"者"，於義爲勝。

〔10〕肥令人內熱，甘令人中滿 肥，《太素》、《病源》卷五消渴候均

無，疑脫。肥下《素問》有"者"字，甘下《素問》、《太素》並有"者"字。又中，《太素》無。《素問經註節解》注："蓋肉味肥而厚，味厚者氣化爲火，故內熱復起。甘性緩，緩則氣滯而守中，故中滿。"

〔11〕消癉　《素問》、《太素》均作"消渴"。王冰注："然內熱則陽氣炎上，炎上則欲飲而嗌乾；中滿則陳氣有餘，有餘則脾氣上溢，故曰其氣上溢轉爲消渴也。"按前文言脾癉，乃脾熱內盛，上溢口甘，此言轉者，當係脾熱日久，耗傷陰津，故成消渴之病，是消渴即消癉，二者常混稱。

〔12〕治之以蘭，除陳氣也　除陳氣也，明抄本作"以除陳氣"，《太素》作"蘭除陳氣"。《素問》王冰注："蘭，謂蘭草也。《神農》曰：蘭草，味辛熱平，利水道，辟不祥，胸中痰澼也。除，謂去也。陳，謂久也。言蘭除陳久甘肥不化之氣者，以辛能發散故也。"

凡治消癉，治偏枯[1]，厥氣逆滿[2]，肥貴人則膏粱之病也[3]。鬲[4]塞閉絶，上下不通，暴憂之病也[5]。消癉脉實大，病久可治[6]；脉懸絶小堅，病久不可治也[7]。

〔1〕治偏枯　治，《素問》、《太素》均無，據文例疑本經衍；偏上均有"仆擊"二字；枯下均有"痿厥"二字。偏枯，半身偏廢無用。《靈樞·熱病》云："偏枯，身偏不用而痛，言不變，志不亂。"

〔2〕厥氣逆滿　《素問》、《太素》均作"氣滿發逆"。

〔3〕膏粱之病　《素問》作"高粱之疾"。病，《太素》亦作"疾"。按高通"膏"，粱通"粱"。《國語·晉語七》："夫膏粱之性難正也。"韋昭注："膏，肉之肥者。粱，食之精者。"《素問》王冰注："高，膏也。粱，粱字也。……夫肥者令人熱中，甘者令人中滿，故熱氣內薄，發爲消渴偏枯氣滿逆也。"

〔4〕鬲　《素問》作"隔"。按鬲與隔通，阻隔也。

〔5〕暴憂之病也　暴上《素問》有"則"字。王冰注："愁憂者，氣閉塞而不行。故隔塞否閉，氣脉斷絶，而上下不通也。"《素問吳註》注："若隔而閉絶上下，水穀不得通利，則暴憂之所爲也。"

〔6〕消癉脉實大，病久可治　《素問發微》注："消癉者，熱證也，故脉實大，雖病久亦可治。"《素問集註》張志聰注："脉實大者，精血尚盛，故爲可治。"兩義皆通。

〔7〕脉懸絶小堅，病久不可治也　絶，《素問》、《太素》均無。楊上善注："其脉懸絶，血氣俱少，又脉堅病久，不可療當死。"似《太素》原亦有

"絕"字。按消癉之病多內熱,病久必傷陰,陰虛陽實,故其脉懸絕小堅,而不免於死也。

按:對"消癉脉實大,病久可治;脉懸絕小堅,病久不可治也" 一節,《研經言》卷四莫枚士曰:"今本(指《素問》)脉實大、病久下無不字,詳注(指王冰注)云:久病氣血衰,脉不當實大,故不可治。是王本原有不字。《巢氏病源》云:消癉之脉,實牢大者死,細小浮者死。巢說正據此經。而云實牢大,云細小浮,則經堅字當在大字上無疑,且經文是帝問消癉虛實,則岐伯當明實脉虛脉以對之,實堅大是實,懸小正是虛,問答相符,不當堅字於懸小,致令虛實相亂。浮即懸,牢即堅。"此說可參。

曰:熱中消中,不可服膏粱芳草石藥[1]。石藥發疽[2],《素問》作瘨[3]。芳草發狂。夫熱中消中者,皆富貴人也,今禁膏粱,是不合其心,禁芳草石藥,是病不愈,願聞其說。曰:夫芳草之氣美,石藥之氣悍[4],二者其氣急疾堅勁,故非緩心和人,不可以服此二者。夫熱氣慓悍[5],藥氣亦然,二者相遇,恐內傷脾。脾者,土也,而惡木,服此藥也[6],至甲乙日當愈甚[7]。《素問》作當更論[8]。癉成爲消中。

〔1〕熱中消中,不可服膏粱芳草石藥　膏粱,《素問》作"高粱",下同。石,明抄本作"后",誤。《素問》王冰注:"多飲數溲,謂之熱中;多食數溲,謂之消中。"《類經》卷十六第六十注:"高粱,厚味也。芳草,辛香之品也。石藥,煅煉金石之類也。三者皆能助熱,亦能銷陰,凡病熱者所當禁用。"

〔2〕疽　《素問》作"瘨"。按本經作"疽"是。《史記·扁鵲倉公傳》載,齊王侍醫病服五石散,後發臃(癰)事可証。或《素問》涉瘨、疽形近而誤。

〔3〕瘨　原脫,據明抄本、四庫本補。今本《素問》作"瘨"。瘨同癲,《廣韻·先韻》:"瘨,病也。癲,同瘨。"

〔4〕石藥之氣悍　石,原脫,據明抄本、四庫本及《素問》補。悍下明抄本有"音旱"二小字音注。

〔5〕慓悍　明抄本慓下有"音票"、悍下有"音旱"各二小字音注。

〔6〕也 《素問》作"者",義順。

〔7〕當愈甚 明抄本作"當更愈甚"。按愈,益也。《戰國策·秦策》:"兵甲愈起。"高誘注:"愈,益也。"甲乙日屬木,爲脾所不勝之時,故患脾病者必當益甚也。

〔8〕當更論 明抄本作"更論當",誤。今本《素問》作"更論"。

按:《類經》卷十六第六十張介賓按:"消癉消中者,即後世所謂三消證也。凡多飲而渴不止者爲上消,消穀善饑者爲中消,溲便頻而膏濁不禁者爲下消。如《氣厥論》之云肺消、鬲消,《奇病論》之云消渴,即上消也。《脉要精微論》云癉成爲消中,《師傳篇》云胃中熱則消穀,令人善饑,即中消也。《邪氣藏府病形篇》云腎脉肝脉微小,皆爲消癉。肝腎在下,即下消也。"此説有助於對經義的理解,故録之以供參考。

黃癉刺脊中。《千金》云:腹滿不能食[1]。黃癉善欠,脇下滿欲吐[2],身重不欲動[3],脾俞主之。消渴身熱,面目黃[4],意舍主之。消渴嗜飲,承漿主之。黃癉目黃,勞宮主之。嗜臥,四肢不欲動搖,身體黃,灸手五里,左取右,右取左。消渴,腕骨主之。黃癉,熱中善渴,太衝主之。身黃,時有微熱,不嗜食,膝內廉[5]內踝[6]前痛,少氣,身體[7]重,中封主之。消癉[8],善喘[9],氣走[10]喉咽而[11]不能言,手足清[12],溺黃[13],大便難,嗌[14]中腫痛,唾血,口中熱,唾[15]如膠,太谿主之。消渴黃癉,足一寒一熱,舌縱煩滿,然谷主之。陰氣不足,熱中,消穀善饑,腹熱身煩,狂言,三里主之。

〔1〕腹滿不能食 原作"腹重不動作",涉下注致誤,據明抄本、今本《千金》卷三十第五改。

〔2〕吐 《外臺》卷三十九脾俞作"嘔"。

〔3〕身重不欲動 此五字原脱。下文"脾俞主之"後原校云:"《千金》云:身重不動作。"明抄本"動作"作"作動",今本《千金》卷三十第五作"身重不欲動",文義爲勝,故據補。并删原校。又《外臺》卷三十九脾俞作"身重不動"。

〔4〕面目黃 原作"面赤黃",面下原校云:"《千金》作目。"今本《千

金》卷三十第二、《外臺》卷三十九意舍、《醫心方》卷二第一均作"面目黄"，爲是，據改。并删原校。

〔5〕廉　原脱，據《千金》卷三十第五注引本經、《外臺》卷三十九中封補。

〔6〕踝　此下明抄本有"音魯，又音課"五小字音注。

〔7〕體　《醫學綱目》卷二十一黄疸引本經無。《外臺》卷三十九中封作"濕"。

〔8〕癉　此下明抄本有"音丹，又音疸"五小字音注，疸當爲"疸"字之誤。

〔9〕喘　《千金》卷三十第五校文引本經同。《外臺》卷三十九太谿作"噫"，義勝。

〔10〕走　原作"是"，據《千金》卷三十第五校文引本經、《外臺》卷三十九太谿、《醫學綱目》卷二十一黄疸引本經改。

〔11〕喉咽而　四庫本作"咽喉而"，《醫學綱目》卷二十一黄疸引本經作"咽喉"，無"而"字。

〔12〕清　此下明抄本有"一作青本"四小字校文，當爲"一本作青"之誤。按清與"青"通。《史記·黥布列傳》："破之清波。"張守節正義："清作青。"

〔13〕溺黄　《千金》卷三十第五校文引本經無此二字。《外臺》卷三十九太谿作"尿黄"，義同。

〔14〕嗌　此下明抄本有"音益"二小字音注。

〔15〕唾　《外臺》卷三十九太谿無。

動作失度內外傷發崩中瘀血嘔血唾血第七

本篇自"黄帝問曰"至"以其德全不危故也"，見《素問·上古天真論》。自"久視傷血"至"久行傷筋"，見《素問·宣明五氣》、《太素·順養》。自"曰：有病胸脇楮滿"至"利腸中及傷肝也"，見《素問·腹中論》、《太素·血枯》。自"曰：勞風爲病何如"至"傷肺則死矣"，見《素問·評熱病論》、《太素·熱病説》。自"少氣，身漯漯也"至"補足少陰，去血絡"，見《靈樞·癲狂》、《太素·少氣》。

提要：本篇主要論述因攝生不慎，動作失度，内外傷損，所致崩中、瘀血、嘔血、唾血等病，故以此名篇。其重點内容有：養生對身體健康之意義及五勞所傷之病；血枯、勞風、瘀血、嘔血、唾血等病之病機、証候、治法及主治腧穴。

黄帝問曰：人年[1]半百而動作皆衰者[2]，將人[3]失之耶？岐伯對曰：今時之人[4]，以酒爲漿，以安[5]爲常，醉以入房[6]，以欲竭其精，以好[7]散其真，不知持滿[8]，不時御神[9]，務快其心，逆於生樂[10]，起居無節，故半百而衰矣[11]。夫[12]聖人之教[13]也，形[14]勞而不倦，神[15]氣從以順，色[16]欲不能勞其目，淫邪不能惑其心，智愚賢不肖[17]，不懼於物[18]，故合於道數[19]。年[20]度百歲而動作不衰者，以其德全不危故也[21]。

久視傷血，久臥傷氣，久坐傷肉，久立傷骨，久行傷筋。

〔1〕年　此下《千金》卷二十七第一有“至”字。

〔2〕者　此下《素問》有“時世異耶”四字，《千金》卷二十七第一有“時代異耶”四字。代字爲避唐太宗李世民諱改字。疑本經脱。

〔3〕將人　原作“人將”，據《千金》卷二十七第一及《素問》後文“材力盡邪，將天數然也”文例改。將，副詞，表疑問，猶還是之義。

〔4〕今時之人　明抄本無此四字。此下《素問》有“不然也”三字，《千金》卷二十七第一有“則不然”三字。

〔5〕安　明抄本、《素問》、《千金》卷二十七第一均作“妄”。按作“妄”義勝。妄，不循常法也。與下文“常”字相對。

〔6〕醉以入房　《香草續校書·内經素問一》：“俞按：醉以，疑本作以醉，與上文以酒爲漿，以妄爲常，下文以欲竭其精，以耗散其真，五以字皆冠句首，文法一律，倒作醉以，則失例矣。《腹中論》及《靈樞·邪氣藏府病形篇》並有若醉入房語，則醉入房三字連文，正有可證。”按此說當是。

〔7〕好　原作“耗”，《素問》新校正云：“按《甲乙經》耗作好。”《素問校義》云：“以欲竭其精，以耗散其真。林校曰：按《甲乙經》耗作好。澍案：以耗散其真與以欲竭其精，句義不對，則皇甫本作好是也。好，讀嗜好之好，好亦欲也。作耗者，聲之誤也。”此說是，今據改。

〔8〕持滿　持，守也。《國語·越語下》：“有持盈。”韋昭注：“持，守也。盈，滿也。”《荀子·宥坐》：“子路曰：敢問持滿有道乎？孔子曰：挹而損之。”《說文·水部》：“滿，盈溢也。”持滿，猶持盈，當持無損。《素問》王

冰注:"言愛精保神如持盈滿之器,不愼而動,則傾竭天眞。"

〔9〕不時御神　《素問》新校正云:"按別本時作解。"按作解、時,兩義均通。解,《集韻‧蟹韻》:"曉也。"與上文"知"字爲對文。時,《廣雅‧釋詁一》:"善也。"《詩經‧小雅‧頍弁》:"爾殽既時。"毛亨傳:"時,善也。"亦可與"知"爲對。御,治理。《玉篇‧彳部》:"御,治也。"不時御神者,謂不善治神也。

〔10〕逆於生樂　謂違背養生之樂趣。《素問》王冰注:"快於心欲之用,則逆養生之樂矣。老子曰:甚愛必大費。此之類歟! 夫甚愛而不能救,議道而以爲未然者,伐生之大患也。"

〔11〕矣　明抄本無。《素問》、《千金》卷二十七第一均作"也"。

〔12〕夫　此下《素問》、《千金》卷二十七第一均有"上古"二字。

〔13〕敎　此下《素問》有"下"字。《千金》卷二十七第一同本經。

〔14〕形　此上《素問》有"皆謂之虛邪賊風,避之有時,恬惔虛無,眞氣從之,精神內守,病安從來。是以志閑而少欲,心安而不懼"三十九字。

〔15〕神　《素問》、《千金》卷二十七第一均無。

〔16〕色　《素問》、《千金》卷二十七第一均作"嗜"。不若本經義勝。

〔17〕智愚賢不肖　智愚,明抄本、《素問》、《千金》卷二十七第一均作"愚智"。按智,聰慧也。《釋名‧釋言語》:"智,知也,無所不知也。"如《韓非子‧初見秦》:"臣聞不知而言,不智。"愚,愚昧無知也。《説文‧心部》:"愚,戇也。"玄應《一切經音義》卷二十二:"愚,無所知也,亦鈍也。"賢,有德行也。《周禮‧地官》:"考其德行道藝而興賢者能者。"鄭玄注:"賢者,有德行者。"不肖,無賢德也。《新序‧雜事三》:"臣不肖,不能奉承王命,以順左右之心。"

〔18〕不懼於物　不爲外物得失而憂懼。懼,驚慌失措貌。《集韻‧遇韻》:"懼,無守皃。"物,外境也,指外在事物。《禮記‧樂記》:"人心之惑於物也。"孔穎達疏:"物,外境也。"

〔19〕道數　《千金》卷二十七第一同本經。數,《素問》無,新校正云:"按全元起注本云:合於道數。"則與本經合。數與上文"物"押韻,當是。數,理也。《老子》第五章:"多言數窮。"河上公注:"數,理數也。"道數,此言養生之道理。

〔20〕年　《素問》作"所以能年皆"五字,《千金》卷二十七第一作"故皆能"三字。

〔21〕以其德全不危故也　故，《素問》、《千金》卷二十七第一均無。王冰注："不涉於危，故德全也。《莊子》曰：執道者德全，德全者形全，形全者聖人之道也。"

曰：有病胸脇楛滿[1]，妨於食，食[2]至則[3]先聞腥臊臭[4]，出清涕[5]，先[6]唾血，四肢清，目眩，時時前後血[7]，何以得之？曰：病名曰血枯，此得之少年[8]時，有所大奪血[9]，若醉以[10]入房中，氣竭肝傷，故使月事衰少不來也[11]。治之以烏賊魚骨、藘茹[12]，二物并合[13]，丸以雀卵[14]，大如小豆[15]，以五丸爲後飯，飲以鮑魚汁[16]，利腸中及傷肝也[17]。

〔1〕楛滿　楛下明抄本有"音注"二小字音注。《素問》、《太素》均作"支滿"。按楛與支通。楛滿，即支撑脹滿。

〔2〕食　《素問》、《太素》、《千金》卷十二第六均作"病"，義勝。

〔3〕則　明抄本作"前"，形近致誤。

〔4〕臭　《全生指迷方》卷二引本文作"鼻"，連下句讀，不詳何據。

〔5〕清涕　《素問》、《太素》均作"清液"。王冰注："清液，清水也，亦謂之清涕。"

〔6〕先　《香草續校書・內經素問二》："此先字當因上文先字而衍。"

〔7〕前後血　血下《素問》、《太素》、《千金》卷十二第六均有"病名爲何"四字，與下文答語相應，義勝。《素問》王冰注："前後血，謂前陰後陰出血也。"

〔8〕少年　明抄本、《素問》、《千金》卷十二第六均作"年少"，《太素》作"少"。義同。

〔9〕奪血　《千金》卷十二第六同本經。《素問》、《太素》均作"脱血"。按奪、脱義同，失也。奪血者，失血也。

〔10〕以　《素問》無。

〔11〕故使月事衰少不來也　《素問》王冰注："出血多者謂之脱血，漏下、鼻衄、嘔吐出血皆同于焉。夫醉則血脈盛，血脈盛則內熱，因而入房，髓液皆下，故腎中氣竭也。肝藏血，以少大脱血，故肝傷也。然於丈夫則精液衰乏，女子則月事衰少而不來。"

〔12〕治之以烏賊魚骨、藘茹　《千金》卷十二第六同本經。《素問》

作"以四烏鰂骨一蘆茹";《太素》作"四烏賊魚骨，一藘茹"，楊上善注："四，四分。一，一分。"，意爲烏賊魚骨四份、藘茹一份，義勝。又《神農本草經》："茜根，主寒濕風痹，黄疸。《名醫別錄》云：一名茹蘆。"與此主治不合。《神農本草經》："藘茹，主排膿、惡血。"與此主治合，似以本經爲是，故《素問》新校正云："當改蘆作藘。"然《本草綱目·藘茹》引本方仍作"蘆茹"，並於"茜草"條下云："專於行血活血，俗方用治女子經血不通。"故張介賓、張志聰等並仍之，但蘆茹應正爲茹蘆。又"烏鰂骨"同"烏賊魚骨"，《神農本草經》："烏賊魚骨，味鹹微温，主女子漏下赤白經汁，血閉。"

〔13〕二物并合　《太素》作"二物并令三合"。義不明，疑誤。

〔14〕丸以雀卵　《太素》注："擣以雀卵爲丸。"《素問》王冰注："雀卵，味甘温平無毒，主治男子陰萎不起，強之令熱，多精有子。"《類經》卷十七第六十三注："雀，即麻雀也。"

〔15〕豆　此下明抄本有"大"字，疑涉上文"大"字誤衍。

〔16〕飲以鮑魚汁　飲，明抄本無。飲以，《太素》無。《素問》王冰注："鮑魚，味辛臭，温平無毒，主治瘀血血痹在四支不散者。"鮑魚，《周禮·天官·籩人》鄭玄注："鮑者，於楅室中糗乾之，出於江淮也。"《釋名·釋飲食》："鮑魚，鮑，腐也，埋藏淹，使腐臭也。"《本草綱目·鮑魚·集解》："《別錄》曰：鮑魚辛臭，勿令中鹹。弘景曰：俗人以鹽䱒成，名鯸魚，鯸字似鮑也。今鮑乃鱅魚淡乾者，都無臭氣。不知入藥者，正何種魚也。方家亦少用之。……時珍曰：《別錄》既云勿令中鹹，即是淡魚勿疑矣。"按時珍雖從《別錄》説，然弘景已自不詳，事難確論，今並存兩説。

〔17〕利腸中及傷肝也　此上原有"以飲"二字，涉上文致衍，據《素問》、《太素》删。腸中，《素問》新校正云："按別本一作傷中。"《太素》作"脇中"。按"脇中"非是。腸中、傷中，義難詳定，今並存之。

　　按：本節所論血枯之病，係少年奪血傷肝，房勞傷腎，以致肝腎損虧，精血内耗，故男子則精液衰乏，女子則月經衰少而不來。以其病在肝，是以胸脇榰滿，妨於飲食，鼻聞腥臊，唾血或二便下血；以其精血虧，是以四肢清冷，目眩，鼻出清涕。血枯精少，久必致瘀，終至虚中挾實。故該病之治法，當於補肝腎益精血之中，兼用活血通閉之品。方用雀卵、鮑魚汁滋肝腎、養精血，以治其本；用藘茹、烏賊骨通閉活血，以治其標。四物合用，補而不滯,活而有制,誠古人制方之妙用也。

曰:勞風爲病何如?曰:勞風法在肺下[1],其爲病也,使人强上而瞑視[2],唾出若涕[3],惡風而振寒,此爲勞風之病也[4]。曰:治之奈何?曰:以救俛仰[5]。太陽引[6],精者三日,中若五日[7],不精者七日。《千金》云:候之三日五日,不精明者,是其症也[8]。欬[9]出青黄涕,其狀如膿[10],大如彈丸,從口中若鼻空[11]出,不出則傷肺,傷肺[12]則死矣[13]。

〔1〕勞風法在肺下 《太素》注:"勞中得風爲病,名曰勞中,亦曰勞風。"《類經》卷十五第三十注:"勞風者,因勞傷風也。肺下者,在内則胸鬲之間,在外則四椎五椎之間也。風受於外,則病應於内,凡人之因於勞者必氣喘,此勞能動肺可知。"法,《爾雅·釋詁》:"常也。"又《醫壘元戎》卷九引本文"法"作"發",義勝。

〔2〕强上而瞑視 而瞑視,《素問》作"冥視",《太素》作"冥視晚"。《素問》新校正云:"《千金方》冥視作目眩。"今本《千金》卷八第一作"目脱"。《香草續校書·内經素問二》:"垲按:强上無義,上疑工之誤,工蓋項字之借,項諸工聲,故借工爲項。强工者,强項也。王注云:故使人頭項强而視不明也。即其證矣。後人就誤本上字生說者俱非。"按此說可參。詳《素問·脉解》:"所謂强上引背者,陽氣大上而争,故强上也。"王冰注:"强上,謂頸項噤强也。"詳足太陽之脉發病有"項似拔"、"項痛"等症。脉解篇言"强上",當指此。故强上,即頸項强急也。又冥與瞑通。《莊子·列禦寇》:"甘冥乎無何有之鄉。"陸德明釋文:"冥,本亦作瞑。"

〔3〕唾出若涕 《素問識》:"簡按:古無痰字,此云唾出若涕,謂吐黏痰也。"

〔4〕此爲勞風之病也 《千金》卷八第一無此七字。

〔5〕以救俛仰 俛,通俯。俛仰之義,諸注不同。《素問》王冰注:"救,猶止也。俛仰,謂屈伸也。言止屈伸於動作,不使勞氣滋蔓。"《太素》注:"此病多爲俛仰,故爲救之。"《素問吴註》注:"肺下有風熱,膜脹,俯與仰皆不利,故必救其俯仰。"《類經》卷十五第三十注:"風之微甚,證在俛仰之間也,故當先救之。"《醫學讀書記》卷上勞風:"肺主氣而司呼吸,風熱在肺,其液必結,其氣必壅,是以俯仰皆不順利,故曰當救俯仰也。救俯仰者,即利肺氣散邪氣之謂乎?"按俛仰,經文多指腰痛或項强之症,故張注

“俛仰之間”說恐非是。此俛仰當係偏義復詞，應作“仰而不能俯”解，上文“強上瞑視”可證。

〔6〕太陽引　太陽，《素問》、《太素》均作“巨陽”，義同，謂足太陽膀胱經也。按“太陽引”文義難詳，《素問》王冰注：“太陽之脉吸引精氣。”是從病機爲訓。《太素》注：“以鍼引巨陽。”是以刺法爲訓。後世醫家不外乎此，或言病機，或言治法，然皆難確定。

〔7〕中若五日　中若，原作“中年者”，明抄本、《太素》均作“中者”。《素問》新校正引本經作“中若”，爲是，據改。

〔8〕《千金》云：候之三日五日，不精明者，是其症也《千金》上明抄本有“《素問》云：中年者五日”八小字校文，係對上文明抄本無“年”字而言；又三日五日，明抄本作“三日及五日者”；症作“証”。今本《千金》卷八第一作“候之三日及五日，中不精明者是也”，其文與本經異，而與《病源》卷二風熱候合。

〔9〕欬　此下明抄本有“音凱”二小字音注。《太素》作“微”，疑誤。

〔10〕膿　明抄本作“濃”，二字音同義通。《病源》卷二十九齒齲諸候：“热氣加之，濃汁出而臭，侵蝕齒斷，謂之齒齲。”同卷齒䘌候：“齒䘌者，是蟲食齒至斷，膿爛汁臭，如蝕之狀，故謂之䘌齒。”是膿、濃二字可互訓。《太素》作“稠膿”。

〔11〕空　《素問》作“中”，《太素》作“孔”。按空與孔通。

〔12〕傷肺　明抄本二字互倒。

〔13〕矣　明抄本無。

按：本節所論勞風病，歷代諸説不一。《病源》認爲係“風熱之氣，先從皮毛入於肺也”。《素問》王冰注云：“從勞風生，故曰勞風。勞謂腎勞也。腎脉者，從腎上貫肝鬲，入肺中，故腎勞風生，上居肺下也。……腎精不足，外吸膀胱，膀胱氣不能上營，故使人頭項強而視不明也。肺被風薄，勞氣上薰，故令唾出若涕狀。腎氣不足，陽氣內攻，勞熱相合，故惡風而振寒。”此後，王好古以爲肺痿，葉文齡以爲痙屬，馬蒔以爲勞証。而《類經》卷十五第三十注云：“勞之爲病，所涉者多，恐不止於腎經耳。……邪在肺下，則爲喘逆，故令人強上不能俛首。風熱上壅，則畏風羞明，故令人冥目而視。風熱傷陰，則津液稠濁，故唾出若涕。肺主皮毛，衛氣受傷，故惡風振寒。"《素問經註節解》則注云："詳求其義，始終則是肺病。蓋肺合皮毛，人勞則毛竅開豁。風邪入而伏於肺，結爲穢液，如涕如膿，所以得出則生，不出則傷肺而死。"且云："自以救起至七日，凡二十一字，殊無意義，此中必有錯誤，闕疑可也。"詳此節治勞風經文，義甚費解。王冰注云："巨陽者，膀胱之脉也。膀胱與腎爲表裏，故巨陽引精也。巨，大也。然太陽之脉吸引精氣上攻於肺者三日，中年者五日，素不以精氣用事者七日，當欬出稠涕，其色青黃如膿狀。……夫如是者，皆腎氣勞竭，肺氣內虛，陽氣奔迫之所爲，故不出則傷肺也。"《太素》楊上善則謂："以鍼引巨陽精者三日，俛仰即愈，引陽明精者五日，少陽不精引之七日，方有青黃濁涕從口鼻中出，其病得愈。若不出者，上傷於肺，不免死也。"張介賓注云："風邪之病肺者，必由足太陽膀胱經風門、肺俞等穴內入於藏。太陽者水之府，三陽之表也，故當引精上行，則風從欬散。若巨陽氣盛，引精速者，應在三日；中年精衰者，應在五日；衰年不精者，應在七日，當欬出青黃痰涕而愈。"考明抄本及《太素》之文，本經句讀似應爲"太陽引，精者三日，中者五日，不精者七日"爲妥。又詳《千金》卷八第一云："勞風之爲病，法在肺下，使人強上而目脱，唾出若涕，惡風而振寒，候之三日及五日中，不精明者是也。柒捌日，微有青黃膿涕如彈丸大，從口鼻出爲善，若不出則傷肺。"與本文頗異，或別有所本。故此節似有錯簡訛脱，究作何解，暫難論定。

少氣，身漯漯[1]也，言吸吸[2]也，骨痠[3]體重，懈惰[4]不能動，補足少陰[5]。短氣，息短不屬[6]，動作氣索[7]，補足少陰[8]，去[9]血絡。

〔1〕漯漯　明抄本作"深"，此下有"王作温"三小字校文，疑有誤。

〔2〕吸吸　呼吸急促貌。如劉向《九嘆·惜賢》："悲吸吸而長懷。"《宋書·謝莊傳》："利患數年，遂成痼疾，吸吸啜啜，常如行尸。"《太素》注："漯漯，吸吸，皆虚乏狀也。"

〔3〕痠　此下明抄本有"音酸"二小字音注。

〔4〕懈惰　懈，《太素》作“解”，無“惰”字。按解與懈通。

〔5〕補足少陰　足，明抄本、《太素》均無。楊上善注：“皆腎虛耳。故補腎足少陰脉。”若據楊注，或《太素》原亦有“足”字。《類經》卷二十二第五十注：“此皆精虛不能化氣，故當補足少陰腎經。”

〔6〕屬　《說文・尸部》：“屬，連也。”《漢書・司馬相如傳下》：“犯屬車之清塵。”顏師古注：“屬者，言相連續不絶也。”

〔7〕動作氣索　索，《廣韻・藥韻》：“散也。”《禮記・檀弓上》：“吾離羣而索居。”鄭玄注：“索，猶散也。”動則耗氣，故如是也。

〔8〕補足少陰　足，《太素》無。楊上善注：“亦是腎氣虛，故補足少陰正經。”

〔9〕去　《太素》作“取”，楊上善注：“寫去少陰胳血者也。”亦爲“去”義。

男子陰端寒，上衝心中悢悢[1]，會陰主之。男子脊急目赤，支溝主之。脊內廉[2]痛，溺難，陰痿不用，少腹[3]急引陰，及腳內廉痛[4]，陰谷主之。善厭夢[5]者，商丘主之。丈夫失精，中極主之。男子精溢，陰上縮[6]，大赫主之。男子精溢，脛痠不能久立，然谷主之[7]。男子精不足，太衝主之。崩中，腹上下痛，中郄主之。胸中瘀血，胸脇榰[8]滿，鬲[9]痛，不能久立，膝痿寒，三里主之。心下有鬲[10]，嘔血，上脘[11]主之。嘔血肩息[12]，脇下痛，口乾，心痛與背相引，不可欬，欬則引腎痛[13]，不容主之。唾血，振寒，嗌乾，太淵主之。嘔血[14]，大陵及郄[15]門主之，嘔血上氣，神門主之。內傷不足，三陽絡主之[16]。內傷唾血不足，外無膏澤，刺地五會[17]。《千金》云[18]：凡唾血，寫魚際，補尺澤[19]。

〔1〕悢悢（liáng liáng 良良）　《外臺》卷三十九會陰作“狼狼”，《銅人》卷四、《醫學綱目》卷十四諸疝引本經均作“悢悢”。按本經作“悢悢”是。悢悢，不安定貌。然悢悢、狼狼，皆義存乎聲，其義同。

〔2〕廉　明抄本作“厲”，誤。

〔3〕少腹　《千金》卷三十第六作“小腹”。

〔4〕及腳內廉痛　痛，原脫，據《外臺》卷三十九陰谷、《千金》卷三十第六補。及腳，《千金》無；“內廉痛”連上句讀。

〔5〕厭夢　厭,《銅人》卷五作"魘"。按厭與魘通。《廣韻·葉韻》:"厭,惡夢。"《篇海類編·人物類》:"魘,睡中魘也,氣窒心懼而神亂則魘。"

〔6〕縮　此下明抄本有"音蹜"二小字音注。

〔7〕男子精溢,脛痠不能久立,然谷主之　此條原脱,據《外臺》卷三十九然谷、《醫學綱目》卷二十九夢遺、引本經及《黄帝鍼灸甲乙經》(新校本)、唐永徽二年杜相墓出土《甲乙經》殘紙補。

〔8〕楷　此下明抄本有"音注"二小字音注。《外臺》卷三十九三里作"支"。

〔9〕鬲　《外臺》卷三十九三里作"膈"。按鬲與膈通,此處指横膈膜。

〔10〕鬲　《外臺》卷三十九上管作"隔",《醫學綱目》卷十七吐血引本經作"膈"。按鬲與隔、膈互通,此作阻隔解。

〔11〕上脘　明抄本、《外臺》卷三十九均作"上管"。按管與脘通。

〔12〕肩息　肩,原作"有",據《外臺》卷三十九不容、《醫心方》卷二第一、《醫學綱目》卷十七吐血引本經改。息,《醫學綱目》引作"急",誤。

〔13〕引臂痛　引,原脱,據《外臺》卷三十九不容、《千金》卷十二第六、《醫心方》卷二第一、《聖濟總録》卷一百九十三引本經補。臂痛,《醫學綱目》卷十七吐血引本經作"肩痛"。

〔14〕嘔血　原作"欬血",據《外臺》卷三十九大陵、《千金》卷十二第六、《醫學綱目》卷十七吐血引本經改。

〔15〕郄　此下明抄本有"音希"二小字音注。

〔16〕内傷不足,三陽絡主之　此九字明抄本在上文"嘔血上氣,神門主之"條前。詳三陽絡爲手少陽經穴,而此前爲手厥陰經穴,故明抄本非是。

〔17〕刺地五會　地,原作"第",音近致誤,據《外臺》卷三十九地五會、《千金》卷十二第六、《醫學綱目》卷十七欬唾血引本經改。刺地五會,《醫學綱目》引作"地五會灸"。

〔18〕《千金》云　原脱,據明抄本補。

〔19〕凡唾血,寫魚際,補尺澤　此九字原誤作大字正文,據明抄本、《千金》卷三十第二改作小字注文。

邪氣聚於下脘發內癰第八（按："脘"，明抄本作"管"，

義同） 本篇自"黃帝問曰"至"化穀乃下鬲矣"，見《靈樞·上鬲》《太素·蟲癰》。自"曰：有病胃脘癰者"至"故胃脘爲癰"，見《素問·病能論》《太素·人迎脉口診》。自"肝滿腎滿肺滿皆實"至"易偏枯"，見《素問·大奇論》《太素·五藏脉診》。

提要：本篇主要論述邪氣結聚於下脘發內癰之病機與証治，故以此名篇。其重點內容有：下鬲之病機、証候、治法；胃脘癰之診斷特點；肺癰、肝癰、腎癰之主要証候。

黃帝問曰：氣爲上鬲，上鬲者[1]，食[2]入而還出，余已知之矣。蟲爲下鬲，下鬲者，食晬時[3]乃出，未得其意，願卒聞之。岐伯對曰：喜怒不適，食飲不節，寒溫不時，則寒汁留[4]於腸中，留則[5]蟲寒，蟲寒則積聚守於下脘[6]，守下脘[7]則腸胃充郭[8]，衛氣[9]不營，邪氣居之。人食則蟲上食，蟲上食則下脘虛，下脘虛[10]則邪氣勝，勝則[11]積聚以留，留則癰成，癰成則下脘約[12]。其癰在脘內者，則沈[13]而痛深；其癰在脘[14]外者，則癰外而痛浮，癰上皮熱。按[15]其癰，視氣所行[16]，先淺刺其傍，稍內[17]益深，還而刺之，無過三行[18]，察其浮沈，以爲淺深，已刺必熨，令熱入中，日使熱內，邪氣益衰，大癰乃潰[19]，互以參禁[20]，以除其內，恬憺無爲，乃能行氣[21]，後服酸苦[22]，化穀乃下鬲矣[23]。

〔1〕上鬲，上鬲者　鬲，《靈樞》作"膈"，"上鬲"二字不重出。按鬲與膈、隔互通。《太素》注："膈，癰也。氣之壮於上管，癰而不通，食入還即吐出。"按癰與壅通，塞也。《靈樞發微》注："此言膈證有上下之分。膈者，膈膜也，前齊鳩尾，後齊十一椎，所以遮隔濁氣，不使上薰心肺也。然有爲膈上之證者，乃氣使然，食飲一入，即時還出；有爲膈下之證者，乃蟲使然，食飲周時，始復外出。"《類經》卷二十二第四十八注："上膈下膈，即膈食證也。"詳後文言"大癰乃潰"，則此病乃因隔塞不通而爲癰者，故馬、張二注，似未爲得。

〔2〕食　此下《靈樞》《太素》均有"飲"字。然楊上善注云："食入還

1253

即吐出。"似楊所據本《太素》亦無"飲"字。

〔3〕晬時 晬下明抄本有"音醉"二小字音注。《集韻·隊韻》："一曰晬時者,周時也。"即一晝夜。

〔4〕留 《靈樞》、《太素》均作"流"。按留與流通。此作停留解。

〔5〕留則 留,明抄本無,疑脱。《靈樞》作"流於腸中則",《太素》作"流於腸中即"。以本經義勝。

〔6〕脘 明抄本、《靈樞》、《太素》均作"管"。按管與脘通。下"脘"字同。

〔7〕守下脘 《靈樞》無此三字,《太素》作"守於下管"。

〔8〕腸胃充郭 腸胃,明抄本、《太素》均作"下脘"。郭,擴張,擴大。《集韻·鐸韻》:"郭,一曰張也。"腸胃充郭,謂腸胃充滿張大也。

〔9〕衛氣 原作"胃氣",據明抄本、《靈樞》、《太素》改。《類經》卷二十二第四十八注:"衛氣,脾氣也。脾氣不能營運,故邪得聚而居之。"

〔10〕下脘虛 明抄本無此三字,疑脱。《太素》無"下脘"二字。

〔11〕勝則 《靈樞》、《太素》均作"之",連上句讀。

〔12〕約 《説文·糸部》:"約,纏束也。"段玉裁注:"束者,縛也。"

〔13〕則沈 《靈樞》作"即"。

〔14〕脘 《靈樞》、《太素》均無。

〔15〕按 此上《靈樞》、《太素》均有"微"字,義勝。

〔16〕視氣所行 《太素》注:"以手輕按癰上,以候其氣,取知癰氣所行有三:一欲知其癰氣之盛衰,二欲知其癰之淺深,三欲知其刺處之要,故按以視也。"

〔17〕内 通納,納入也。

〔18〕還而刺之,無過三行 《太素》注:"候其癰傍氣之來處,先漸淺刺,後以益深者,欲導氣令行也。還,復也。如此更復刺,不得遇於三行也。"按行,行鍼也。

〔19〕大癰乃潰 潰下明抄本有"音頹,又音瘣"五小字音注。《類經》卷二十二第四十八注:"邪沈者深刺之,邪浮者淺刺之,刺後必熨以火而日使之熱,則氣溫於内而邪自潰散也。"

〔20〕互以參禁 《靈樞》作"伍以參禁",《太素》作"以參伍禁"。楊上善注:"參伍,揣量也。"《類經》卷二十二第四十八注:"三相參爲參,五相伍爲伍。凡食息起居,必參伍宜否。守其禁以除内之再傷。"《靈樞集

註》倪仲玉注："當忌者忌,不當忌者不忌,故白參伍。"又孫鼎宜《靈樞章句》注："參伍即三五,古當有三禁五禁之法。"又詳《素問·脉要精微論》："觀五藏有餘不足,六府强弱,形之盛衰,以此參伍,決死生之分。"義與此同,故當以《太素》之文義勝。

〔21〕恬澹無爲,乃能行氣　澹,明抄本、《靈樞》均作"憺",《太素》作"惔"。憺下明抄本有"音淡"二小字音注,又恬下有"音"小字注,疑脱注音字。按澹與憺、惔互通。《太素》注："夫情有所在,則氣有所并,氣有所并則不能營衛,故忘情恬憺無爲,則氣將自營也。"

〔22〕後服酸苦　《靈樞》作"後以鹹苦",《類經》卷二十二第四十八注："鹹從水化,可以潤下軟堅;苦從火化,可以溫胃,故皆能下穀也。"《太素》作"後以酸苦",楊上善注："酸爲少陽,苦爲太陽,此二味爲溫,故食之化穀也。"詳後文"化穀"之義,當以酸苦爲是。

〔23〕乃下鬲矣　矣下明抄本有"《靈樞》云上鬲"五小字校文。今本《靈樞》作"乃下矣",《太素》作"乃下",均無"鬲"字。

曰:有[1]病胃脘癰者,診當何如?曰:診此者,當候[2]胃脉,其脉當沈澀[3],《素問》作細。沈澀[4]者氣逆,氣[5]逆者則[6]人迎甚盛,甚[7]盛則熱。人迎者,胃脉也,逆而盛,則熱聚於胃口而不行,故胃脘爲癰[8]。

〔1〕有　《素問》、《太素》均作"人"。

〔2〕候　《太素》作"得"。

〔3〕沈澀　《素問》、《太素》均作"沈細"。下同。《素問》新校正云:"按《甲乙經》沈細作沈澀。"是兩經之文早異。

〔4〕沈澀　明抄本無此二字。

〔5〕氣　《素問》無。

〔6〕則　《素問》、《太素》均無。

〔7〕甚　《太素》無。

〔8〕胃脘爲癰　《太素》注："胃管癰者,胃口有熱,胃管生癰也。"《聖濟總錄》卷一百二十九胃脘癰云:"夫陰陽升降,則榮衛流通;氣逆而隔,則留結爲癰。胃脘癰者,由寒氣隔陽,熱聚胃口,寒熱不調,故血肉腐壞;以氣逆於胃,故胃脉沈細;以陽氣不得下通,故頸人迎甚盛,令人寒熱如瘧,身皮甲錯,或咳或嘔,或唾膿血。"

肝滿腎滿肺滿皆實,則爲瘇[1]肺癰[2]喘而兩胠[3]滿。肝癰兩脇[4]《素問》作胠[5]。下滿,臥則驚,不得小便。腎癰胠[6]《素問》作脚[7]。下至少腹滿,脛有大小,髀脛[8]跛,易偏枯。

〔1〕肝滿腎滿肺滿皆實,則爲癃 則,《素問》作"即",《太素》作"皆"。義均通。癃,《素問》、《太素》均作"腫"。按癃與腫通。《淮南子·墜形訓》:"岸下氣多腫。"《太平御覽·天部十五》引作"尰"。玄應《一切經音義》卷四瘻癃引《字詁》:"今作尰。"《説文·肉部》:"腫,癰也。"《太素》注:"此三藏之滿實,皆爲癰腫。"《素問》王冰注:"滿,謂脉氣滿實也。腫,謂癰腫也。藏氣滿,乃如是。"王注謂肝腎肺三臟氣滿,則其經脉之氣亦滿而實,以其脉氣滿實,必發爲癰腫之病。

〔2〕肺癰 肺下《素問》、《太素》均有"之"字,疑衍。癰,《素問》作"雍",義同,此指瘡癰。下肝癰、腎癰同。

〔3〕胠 原作"脛",原校云:"《素問》作胠。"明抄本無此校文。作"胠"是,據《素問》改,并删原校。《太素》作"脇",與胠義同。

〔4〕脇 《太素》作"胠",與《素問》同。

〔5〕胠 此下明抄本有"音袪"二小字音注。

〔6〕胠 此下明抄本有"音袪"二小字音注。《素問》作"脚",新校正云:"按《甲乙經》脚下作胠下。脚當作胠,不得言脚下至少腹也。"

〔7〕脚 明抄本作"脚",此下有"音脚"二小字音注。

〔8〕髀脛 髀,明抄本作"脾"。按脾爲髀之假借。脾下明抄本并有"《素問》作胙"四小字校文。今本《素問》作"䯒",《太素》作"胻",此下均有"大"字。按脛、䯒、胻三字並通。

寒氣客於經絡之中發癰疽風成發厲浸淫第

九上(按:明抄本作"痈疥上第九") 本篇自"黃帝問曰"至"藏傷則死矣",見《靈樞·癰疽》、《太素·癰疽》。

提要:本篇主要論述寒邪侵犯人體,客於經絡之中,致使經脉不暢而發癰疽,以及風邪侵人發生厲風、浸淫瘡等病之病機、治療原則及預後等,故以此名篇。上篇內容主要論述人體氣血營衛周流情況,以及癰疽發生之病機。

黃帝問曰:腸胃受穀,上焦出氣[1],以温分肉,以[2]養骨節,通腠理。中焦出氣如露[3],上[4]注谿谷而滲孫脉[5],津液和調,變化而赤[6]爲血,血和則孫脉[7]先滿,乃[8]注於絡脉,絡脉[9]皆盈,乃注於經脉。陰陽乃張[10],因息而行[11],行有經紀,周有道理[12],與天合同,不得休止。切而調之[13],從虛去實,寫則不足[14],疾則氣減,留則先後[15]。從實去虛,補則有餘[16],血氣已[17]調,神氣乃持[18]。余已知血氣之平與不平[19],未知癰疽之所從生,成敗之時,死生之期,期[20]有遠近,何以度[21]之?

〔1〕上焦出氣 《太素》注:"上膲出衛氣,衛氣爲陽,故在分肉能温之也;氣潤骨節,骨節腦髓皆悉滋長,故爲養也;令腠理無癰,故爲通。"《類經》卷十八第八十六注:"上焦出氣,宗氣也。宗氣出於喉嚨而行呼吸,其以温分肉,養骨節,通腠理者,是衛氣化於宗氣也。按《靈樞·營衛生會》云:"上焦如霧。"《靈樞·決氣》云:"上焦開發,宣五穀味,熏膚充身澤毛,若霧露之漑,是謂氣。"則上焦所出之氣當爲宗氣,然宗氣爲諸氣所宗,營氣、衛氣皆其所化,而衛氣亦出於上焦,故楊、張二注並是。

〔2〕以 明抄本、《靈樞》、《太素》均作"而",義同。

〔3〕中焦出氣如露 露。原作"霧",據《靈樞》、《太素》、《醫心方》卷十五第一、《鬼遺方》卷四改。《類經》卷十八第八十六注:"中焦出氣如露,營氣也。"詳此前後文例,大多四字爲句,且前文"上焦出氣"下,亦未出"如霧"二字,故疑"如露"二字,或後人附贅。

〔4〕上 《鬼遺方》卷四無。

〔5〕孫脉 《太素》此二字重出,疑衍。

〔6〕而赤 原作"赤而",據《靈樞》、《太素》、《鬼遺方》卷四、《醫心方》卷十五第一乙正。

〔7〕孫脉 原作"孫絡",據明抄本、《靈樞》、《太素》、《千金翼》卷二十三第一及此前"而滲孫脉"文例改。

〔8〕乃 此上《靈樞》有"溢"字,《太素》有"滿"字。

〔9〕絡脉 《靈樞》、《太素》無此二字,文不足句,疑脫。

〔10〕陰陽乃張 乃,明抄本作"以",《靈樞》、《太素》、《醫心方》卷十五第一、《鬼遺方》卷四均作"已",義同。張,盛大也。《廣雅·釋詁一》。"張,大也。"《莊子·大宗師》:"張乎其虛而不華也。"成玄英疏:"張,廣大

貌。"《太素》注:"脉乃張也。陰,營氣也;陽,衛氣也。"按此陰陽者,含前言上、中二焦所出之氣,即營衛之氣。二氣盛大,故曰張。

〔11〕因息而行 而,《靈樞》、《太素》、《醫心方》卷十五第一、《鬼遺方》卷四均作"乃",義同。《太素》注:"神之動也,故出入息動,息之動也,營衛氣行。"因息而行者,謂人之經脉氣血憑借呼吸而得以運行。因,憑借,依靠也。此特明營衛氣血之運行與呼吸的關係。《靈樞·五十營》云:"人一呼,脉再動,氣行三寸;一吸,脉亦再動,氣行三寸,呼吸定息,氣行六寸。"即此意也。

〔12〕行有經紀,周有道理 經紀,度數也。《禮記·月令》:"毋失經紀。"鄭玄注:"謂天文進退度數。"周,循環也。《文選·班固西都賦》:"周以鉤陳之位。"李善注:"周,環也。"道理,謂事物之規律。此言經脉營衛氣血之運行有一定規律,周而復始,與天體運行相符合,流行而不止。

〔13〕切而調之 《太素》注:"切,專志也。用心專至,調虛實也。"

〔14〕從虛去實,寫則不足 《太素》注:"寫者(以)順於虛,專去盛實,寫之甚者,則不足也。"

〔15〕疾則氣減,留則先後 《太素》注:"氣往因而疾寫,則便氣盛(按盛似爲減之誤);氣至留而不寫,則鍼與氣先後不相得也。"《類經》卷十八第八十六注:"凡寫者宜疾,補者宜留,是補之與寫,有疾留先後之異也。"按"先後"二字,義難解,楊、張二注衍而釋之,似亦曲就。詳上句文義,似當作"留則氣厚"。後,古作"后",后與"厚"通。《禮記·檀弓上》后木,《左傳·襄公十四年》厚成本,即后木也。後人不解其義,按慣例誤爲"先後",義遂晦。若作"留則氣后",與上句爲對文,則文安義順矣。

〔16〕從實去虛,補則有餘 《太素》注:"若順實唯去於虛,補之甚者,則有餘也。是以切而調之者,得之於心,不可過虛實也。"

〔17〕已 明抄本作"以"。

〔18〕神氣乃持 神氣,《靈樞》作"形氣",《太素》、《千金翼》卷二十三第一、《醫心方》卷十五第一、《鬼遺方》卷四均作"形神"。按作"形神"義勝。楊上善注:"故善調者,補寫血氣,使形與神相保守也。持者,保守也。"

〔19〕平與不平 原作"至與不至",明抄本上"至"下有"一作平"三字校文,《靈樞》、《太素》、《千金翼》卷二十三第一、《醫心方》卷十五第一、《鬼遺方》卷四均作"平與不平",據改。

〔20〕期　原作“或”，據《太素》、《鬼遺方》卷四、《醫心方》卷十五第一改。

〔21〕度　明抄本作“變”，誤。度，忖度、推測也。

岐伯對[1]曰：經脉流[2]行不止，與天同度，與地合紀。故天宿失度，日月薄蝕[3]，地經失紀[4]，水道流溢，草蕽不成[5]，五穀不植[6]，徑路[7]不通，民不往來，巷[8]聚邑居，別[9]離異處。血氣猶然，請言其故。夫血脉營衛，周流不休，上應天宿[10]，下應經數[11]。寒邪[12]客於[13]經絡之中則血泣，血泣則不通，不通則衛氣歸之，不得復反[14]，故癰腫也。寒氣化爲熱，熱勝則肉腐[15]，肉腐則爲膿[16]，膿不寫則筋爛[17]，筋爛則骨傷[18]，骨傷則髓消，不當骨空[19]，不得泄寫，則筋骨枯空[20]，枯空[21]則筋骨肌肉不相親[22]，經絡[23]敗漏，熏於五藏，藏傷則死[24]矣。

〔1〕岐伯對　原脱，據《靈樞》、《太素》及本經文例補。

〔2〕流　《靈樞》、《太素》均作“留”。二字互通。

〔3〕天宿失度，日月薄蝕　蝕下明抄本有“音食”二小字音注。天宿，謂天體之二十八宿。日月運行均有一定宿度。天宿失度，即日月運行失其常度。薄，迫近也。蝕，《釋名·釋天》：“日月虧曰蝕，稍稍侵虧，如蟲食草木葉也。”日月薄食，即日蝕、月蝕。古人認爲，日月運行失常，則發生日蝕或月蝕。

〔4〕地經失紀　經，經水也，謂大河流。《靈樞·邪客》云：“地有十二經水，人有十二經脉。”《靈樞·經水》云：“經水者，受水而行之。”地經失紀，言地面十二經水失其常道也，故下文云“水道流溢”。

〔5〕草蕽不成　草蕽，《靈樞》作“草萱”。萱，萱剪也，草名，即萱草。《玉篇·艸部》：“萱，萱草名。”《太素》、《醫心方》卷十五第一均作“草蘆”，楊上善注：“蘆，采古切，草名也，亦節枯也。”《醫心方》旁注：“千古反，草死也。”《集韻·姥韻》：“草死曰蘆。”三說義同。《千金翼》卷二十三第一作“草蘆”，《鬼遺方》卷四作“草蠡”。按當作“草蕽”爲是。如《靈樞·邪客》：“地有草蕽。”草蕽，即蕽莢。《竹書紀年·帝堯陶唐氏》：“有草莢階而生，月朔始生一莢，月半而生十五莢，十六日以後，日落一莢，及晦而盡，月小則一莢焦而不落，名曰蕽莢，一曰曆莢。”此因日月薄蝕，故應朔晦之

蕢莢亦不成也。

〔6〕植 明抄本、《靈樞》、《太素》均作"殖"。此下明抄本並有"音"小字注。按植與殖通。《淮南子·主術訓》："五穀蕃植。"高誘注："植,長也。"《玉篇·歹部》："殖,長也,生也。"

〔7〕徑路 原作"經紀",據《靈樞》、《太素》、《千金翼》卷二十三第一改。

〔8〕巷 《鬼遺方》卷四作"菴"。

〔9〕別 此上《靈樞》有"則"字。

〔10〕天宿 《靈樞》、《太素》、《千金翼》卷二十三第一、《醫心方》卷十五第一、《鬼遺方》卷四均作"星宿",義同。

〔11〕經數 地經之數也,即地之十二經水。

〔12〕邪 《太素》、《千金翼》卷二十三第一、《醫心方》卷十五第一均作"氣"。

〔13〕於 原脱,據明抄本、《靈樞》、《太素》、《千金翼》卷二十三第一、《鬼遺方》卷四補。

〔14〕不通則衛氣歸之,不得復反 此言血脉凝瀒不通,則衛氣歸依,不得往返運行,故生癰腫也。《病源》卷三十二癰候云："寒客於經絡之間,經絡爲寒所折,則榮衛稽留於脉,榮者血也,衛者氣也,榮血得寒則瀒而不行,衛氣從之,與寒相搏,亦壅遏不通,氣者陽也,陽氣蘊積,則生於熱,寒熱不散,故聚積成癰。"

〔15〕肉腐 《靈樞》、《太素》此二字均互倒。

〔16〕膿 此下明抄本有"音濃"二小字音注。

〔17〕筋爛 《靈樞》、《太素》、《千金翼》卷二十三第一、《醫心方》卷十五第一、《鬼遺方》卷四此二字均互倒。

〔18〕骨傷 《靈樞》、《太素》、《千金翼》卷二十三第一、《醫心方》卷十五第一、《鬼遺方》卷四此二字均互倒。

〔19〕骨空 此二字《千金翼》卷二十三第一重出。骨空者,骨節交會之空隙處也。《靈樞集証》張志聰注："骨空,節之交也。癰疽不當骨空之處,則骨中邪熱不得泄瀉矣。"

〔20〕則筋骨枯空 《靈樞》作"血枯空虛",《太素》、《醫心方》卷十五第一均作"煎枯空虛",《千金翼》卷二十三第一作"則筋骨枯虛",《鬼遺方》卷四作"筋枯空虛",均不若本經義勝。上文云："膿不寫則筋爛,筋爛則骨傷,骨傷則髓消。"故有此筋枯骨空之變也。

〔21〕枯空　《靈樞》、《太素》、《鬼遺方》卷四均無此二字，《千金翼》卷二十三第一作"枯虛"。

〔22〕親　《鬼遺方》卷四同。《靈樞》作"榮"；《太素》作"營"；《千金翼》卷二十三第一同《太素》，注："一作親。"按榮與營通。親，親近。《廣雅·釋詁三》："親，近也。"按作"親"，義雖可通，但不若作"營"義勝。

〔23〕經絡　《靈樞》、《太素》、《鬼遺方》卷四均作"經脉"。

〔24〕藏傷則死　藏上《鬼遺方》卷四有"五"字。明抄本作"傷敗死"。則，《靈樞》、《太素》、《千金翼》卷二十三第一、《醫心方》卷十五第一、《鬼遺方》卷四均作"故"。《類經》卷十八第八土六注："癰毒由淺至深，傷藏則死。"

寒氣客於經絡之中發癰疽風成發厲浸淫第

九下（按："浸淫"下明抄本有"一作浸潭"四小字校文，"第九下"明抄本作"第十"）　本篇自"黃帝問曰"至"除此五者爲順矣"，見《靈樞·玉版》、《太素·癰疽逆順刺》。自"邪之入於身也深"至"其發無常處而有常名"，見《靈樞·刺節真邪》。自"曰：病癰腫頸痛"至"須其氣并而治之使愈"，見《素問·腹中論》、《太素·癰疽》。自"曰：病頸癰者"至"此所謂同病而異治者也"，見《素問·病能論》、《太素·知鍼石》。自"曰：諸癰腫筋攣骨痛"至"以其勝治其俞"，見《素問·脉要精微論》、《太素·癰疽》。自"暴癰筋緛"至"大骨之會各三"，見《素問·通評虛實論》、《太素》經輸所療、刺腋癰數。自"癰疽不得頃回"至"與纓脉各二"，見《素問·通評虛實論》、《太素·順時》。自"治癰腫者刺癰上"至"必端內鍼爲故止也"，見《素問·長刺節論》、《太素·雜刺》。自"厲風者"至"無食他食"，見《靈樞·四時氣》、《太素·雜刺》。"脉風成爲厲"，見《素問·脉要精微論》。自"黃帝問曰：願盡聞癰疽之形與忌日名"至"其皮上薄以澤，此其候也"，見《靈樞·癰疽》、《太素·癰疽》。自"曰：有疽死者奈何"至"此五部有疽死也"，見《靈樞·寒熱病》、《太素·寒熱雜說》。自"曰：身形應九野奈何"至"是謂天忌日也"，見《靈樞·九鍼論》。自"五子夜半"至"以上此時得疾者，皆不起"，《素問》、《靈樞》、《太素》均未見。

提要：本篇乃承上篇，主要內容有：癰疽之病因病機、治療原則、順証逆証之鑒別,以及各種癰疽之病位、預後及主治腧穴;瘤病、厥逆、屬風、浸淫瘡等病之病機與治療;癰和疽之區別及疽証死候;身形應九野之部位與天忌日等。

黄帝問曰:病之生時[1],有喜怒不測[2],飲食不節,陰氣不足,陽氣有餘,營氣不行,乃發為癰疽[3]。陰陽氣[4]不通,而熱相薄[5],乃化爲膿,小鍼[6]能取之乎?岐伯對曰:夫致[7]使身被癰疽之疾[8],膿血之聚者,不亦離道[9]遠乎?癰疽之生,膿血之成也[10],積微[11]之所生。故聖人自治於未有形[12]也,愚者[13]遭其已成也。

〔1〕病之生時 《太素》作“病生之時”。

〔2〕測 明抄本作“側”,誤。《太素》注:“測,度也。”

〔3〕乃發爲癰疽 《太素》注:“癰生所由,凡有四種:喜怒無度,爭(此上疑脱熱字)氣聚,生癰一也;飲食不依節度,縱情不擇寒温,爲癰二也;藏陰氣虚,府陽氣實,陽氣實盛,生癰三也;邪客於血,聚而不行,生癰四也。癰疽一也,癰之久者,敗骨名曰疽也。”

〔4〕氣 《靈樞》無,疑脱。

〔5〕而熱相薄 而,《靈樞》、《太素》均作“兩”。薄,《靈樞》作“搏”。《靈樞識》:“簡按:兩熱未詳,《甲乙》爲是。”熱相薄,猶言邪熱相聚也。

〔6〕小鍼 《太素》作“鍼小”。疑誤。

〔7〕致 《靈樞》、《太素》均作“至”。按至與致通。《莊子·外物》:“而墊之致黄泉。”陸德明釋文:“致,至也,本亦作至。”此有招致之意。《漢書·公孫弘傳》:“致利除害。”顏師古注:“致,謂引而至也。”

〔8〕疾 《靈樞》、《太素》均作“病”,義同。

〔9〕離道 指背離攝生預防之規律。

〔10〕膿血之成也 此下《靈樞》、《太素》均有“不從天下,不從地出”八字。

〔11〕積微 原作“積聚”,詳下文云:“聖人自治於未有形也,愚者遭其已成也。”是知癰疽乃積微所生,故據《靈樞》、《太素》改。

〔12〕自治於未有形 有,原無,據明抄本、《靈樞》、《太素》補。自治,《太素》作“之治,自”,分連上下句;義未妥。

〔13〕愚者 明抄本作"過者",誤。

曰:其已有[1]形,膿已成[2],爲之奈何?曰:膿已成,十死一生[3]。曰:其已成,有膿血[4],可[5]以小鍼[6]治乎?曰:以小治小者其功小[7],以大治大者其功大,以小治大者多害大[8]。故其已成膿血[9]者,其惟砭石鈹鋒[10]之所取也。曰:多害者其不可全乎?曰:在逆順焉耳[11]。曰:願聞順逆[12]。曰:已爲傷者,其白睛青黑,眼小[13],是一逆也。内藥而嘔[14],是二逆也。腹痛渴甚[15],是三逆也。肩項中不便[16],是四逆也。音嘶色脱[17],是五逆也。除此五者爲順矣[18]。

〔1〕已有 已,《太素》作"以",義同。有,《靈樞》無。

〔2〕膿已成 膿上《靈樞》有"不予遭"三字,成下有"不予見"三字。《太素》略同《靈樞》,惟予作"子"。

〔3〕膿已成,十死一生 《太素》注:"癰生於節、背及腹内,膿成不可療,故十死一生。"

〔4〕其已成,有膿血 《靈樞》作"其已有膿血而後遭乎"。《太素》作"其已有膿血而後遭子"。

〔5〕可 《靈樞》作"不導之",疑誤。此下《太素》有"造"字。

〔6〕小鍼 原作"少鍼",據明抄本、《靈樞》、《太素》及此前文例改。

〔7〕小 明抄本作"大",疑誤。

〔8〕以大治大者其功大,以小治大者多害大 明抄本無"以大治大者其功大"八字。《靈樞》、《太素》均作"以大治大者多害"。按當以本經義勝,惟據上下文義,多字似以作"其"義順。此言以小鍼治小癰,其作用亦小;以大鍼治大癰,其作用亦大;若以小鍼治大癰,則作用不大,往往貽誤病機,膿不得泄,而造成危害。所謂大鍼者,即下文所謂"砭石鈹鋒"之類也。《靈樞識》:"簡按:原文義難通,得《甲乙》其旨甚晰,蓋以大治大,謂以砭石鈹鍼取大膿血也。"

〔9〕血 明抄本、《太素》均無。按上文有"其已成,有膿血"句,此亦當有"血"字。

〔10〕砭石鈹鋒 砭下明抄本有"音邊"二小字音注,鋒下有"音夆"二小字音注。砭,《太素》作"砒"。鈹,《靈樞》作"鈹",《太素》作"排",楊上善注同本經。按砭與砒同,《集韻·鹽韻》:"砭,或作砒。"砭石,以石爲

鍼也。《素問·異法方宜論》:"其病皆爲癰瘍,其治宜砭石。"王冰注:"砭石,謂以石爲鍼也。《山海經》曰:高氏之山,有石如玉,可以爲鍼。則砭石也。"鈹與鈹、排義同,謂鈹鍼也。詳見本經卷五第二。

〔11〕在逆順焉耳 《靈樞》、《太素》均作"其在逆順焉"。《太素》注:"逆者多傷致死,順者出膿得生也。"

〔12〕順逆 明抄本、《靈樞》、《太素》二字均互倒。

〔13〕其白睛青黑,眼小 其,《太素》無。睛,《靈樞》、《太素》均作"眼",義同。肝開竅於目,其色青;腎藏精,精氣上注於目,其色黑。故白睛青黑而眼小者,肝腎俱敗也,故曰逆。

〔14〕內藥而嘔 內,同納。胃主受穀,脾司運化,故納藥而嘔者,脾胃敗也。

〔15〕腹痛渴甚 腹,明抄本、《病源》卷三十二癰潰後候、《外臺》卷三十七癰疽發背證候等論均作"傷"。渴甚者,陰液虧竭也。

〔16〕肩項中不便 不便者,不靈活也。肩爲手三陽經所過,項爲手足六陽經所行,故肩項中不便者,陽脉不通也。

〔17〕音嘶色脫 肺主聲音,心主榮色,故聲音嘶啞而色脫無澤者,心肺敗也。

〔18〕除此五者爲順矣 五,《太素》無。楊上善注:"先有五傷,後行鈹者,爲逆也;先無五傷,膿成行鈹,爲順也。"

邪[1]之入於身也深,其[2]寒與熱相薄[3],久留而內著,寒勝[4]其熱,則骨疼肉枯;熱勝[5]其寒,則爛肉腐肌爲膿,內傷骨爲骨蝕[6]。有所疾前[7],筋屈不得伸,氣[8]居其間而不反,發爲筋瘤[9]也。有所結,氣歸之[10],衞氣留之不得復[11]反,津液久留,合[12];而爲腸—本作瘍。留[13],久者數歲乃成,以手按之柔。有[14]所結,氣歸之,津液留之,邪氣中之,凝結日以益甚[15],連以聚居,爲昔瘤[16],以手按之堅。有所結,氣[17]深中骨,氣因於骨,骨與氣并[18],日以益大,則爲骨疽[19]。有所結,氣[20]中於肉,宗[21]氣歸之,邪留而不去,有熱則化[22]爲膿,無熱則爲肉疽[23]。凡此數氣者,其發無常處而有常名。

〔1〕邪 《靈樞》作"虛邪"。

〔2〕其 《靈樞》無。

〔3〕薄 《靈樞》作"搏"。按薄與搏通。

〔4〕寒勝 明抄本無,疑脱。

〔5〕熱勝 明抄本無,疑脱。

〔6〕内傷骨爲骨蝕 内上《靈樞》重出"内傷骨"三字,連上讀。蝕下明抄本有"音食"二小字音注。《類經》卷十三第四注:"其最深者,内傷於骨,是爲骨蝕,謂侵蝕及骨也。"

〔7〕有所疾前 前下明抄本有"一作煎"三小字校文;《靈樞》有"筋"字,疑涉下文"筋"字衍。按本經爲是。前爲煎之假借,如《武威漢代醫簡》千金膏藥方"先前之",即"先煎之"。《素問·生氣通天論》煎厥,《太素·調陰陽》作"前厥",可証。有所疾煎,則筋脉失養,故下文曰"筋屈不得伸"。

〔8〕氣 《靈樞》作"邪氣"。

〔9〕發爲筋瘤 爲,《靈樞》作"於"。瘤,明抄本作"留",此下有"一作瘤"三小字校文;《靈樞》作"溜"。按留、溜,均爲瘤之假借。《類經》卷十三第四注:"筋溜者,有所流注而結聚於筋也,即贅瘤之屬。"

〔10〕有所結,氣歸之 《類經》卷十三第四注:"邪有所結,氣必歸之,故致衛氣失常,留而不反,則搐積於中,流注於腸胃之間,乃結爲腸溜。"

〔11〕復 《靈樞》無。

〔12〕合 明抄本作"冷",誤。

〔13〕腸留 原作"腸疽留",疽下明抄本有"《太素》云:無疽字"六小字校文,《靈樞》作"腸溜"。按留、溜,均爲瘤之假借。今據《靈樞》及前後文例删"疽"字。

〔14〕有 此上《靈樞》有"已"字。又明抄本脱此下至"以手按之堅"三十二字。

〔15〕日以益甚 原作"日以易甚",律之後文骨瘤"日以益大"文例改。

〔16〕連以聚居,爲昔瘤 聚居,聚集也。連以聚居者,相互連接聚集也。按《靈樞·水脹》:"寒氣客於腸外,與衛氣相搏,氣不得榮,因有所繫,癖而内著,惡氣乃起,瘜肉乃生。……按之則堅。"與本文義同。故昔字,當爲息之假借,息與昔一聲之轉。而息則與瘜通,《説文·疒部》:"瘜,奇肉也。"《廣韻·職韻》:"瘜,惡肉。"據此,則昔瘤者,肉瘤也。

〔17〕氣 《靈樞》無。

〔18〕并　此下原有"息"字,據《靈樞》、《太素》删。

〔19〕骨疽　疽下明抄本有"音沮"二小字音注。按律以上文,骨疽似當作"骨瘤"。《靈樞識》:"簡按:骨疽不言有膿,此似指骨瘤而言。陳氏云:骨瘤者,形色紫黑,堅硬如石,疙瘩高起,推之不移,昂昂堅貼於骨。"

〔20〕氣　《靈樞》、《太素》均無。

〔21〕宗　《太素》無。

〔22〕化　此下《靈樞》、《太素》均有"而"字。

〔23〕肉疽　按前文例當作"肉瘤"。《靈樞識》:"簡按:無膿而謂之肉疽,此亦似指肉瘤而言。陳氏云:肉瘤者,軟若綿,硬似饅,皮色不變,不緊不寬,終年只似覆肝。"

曰:病癃[1]腫頸痛,胸滿腹脹,此爲何病? 曰:病名曰厥逆[2]。灸之則瘖[3],石之則狂,須其氣并[4],乃可治也[5]。陽氣重上,一本[6]作止。有餘於上,灸之陽氣入陰,入則瘖[7]。石之陽氣虛,虛則狂[8]。須其氣并而治之使愈[9]。

〔1〕病癃　病上《素問》、《太素》均有"有"字。癃,《素問》作"膚"。本經是。

〔2〕病名曰厥逆　病,明抄本無。《素問》、《太素》均作"名厥逆"。《類經》卷十五第三十八注:"此以陰并於陽,下逆於上,故病名厥逆。"

〔3〕瘖　《説文·疒部》:"瘖,不能言也。"《後漢書·袁閎傳》:"遂稱風疾,瘖不能言。"

〔4〕氣并　并,《説文·从部》;"并,相從也。"《素問》王冰注:"并,謂并合也。"《類經》卷十五第三十八注:"氣并者,謂陰陽既逆之後,必漸通也。蓋上下不交,因而厥逆,當其乖離而強治之,恐致偏絶。故必須其氣并,則或陰或陽,隨其盛衰,察而調之,可使保全也。"

〔5〕也　明抄本無。

〔6〕本　明抄本無。

〔7〕灸之陽氣入陰,入則瘖　瘖下明抄本有"立陰"二小字音注。之下《素問》、《太素》均有"則"字。《太素》注:"灸之瘖者,陽氣上實,陰氣下虛,灸之滅壯,陽氣溢入陰,故瘖。"《類經》卷十五第三十八注:"陽氣有餘於上而復灸之,是以火濟火也。陽極乘陰,則陰不能支,故失聲爲瘖。"

〔8〕石之陽氣虛,虛則狂　之下《素問》、《太素》均有"則"字。《類經》卷十五第三十八注:"陽并於上,其下必虛,以石泄之,則陽氣隨氣而

去，氣去則上下俱虛，而神失其守，故爲狂也。"石，此泛指鍼石而言。

〔9〕治之使愈　治，明抄本作"活"，誤。使愈，《素問》作"可使全也"，《太素》與《素問》同，惟無"也"字。按全與痊通，亦病愈之意。《説文通訓定聲·乾部》："全，字亦作痊。"《周禮·醫師》："十全爲上。"鄭玄注："全，猶愈也。"

曰[1]：病[2]頸癰者，或石治之，或以[3]鍼灸治之，而皆已，其治何在[4]？曰：此同名而異等[5]者也。夫癰氣之息[6]者，宜以鍼開除去之。夫氣盛血聚者，宜石而寫之[7]。此所謂同病而異治者也[8]。

〔1〕曰　原作"目"，形近致誤，據明抄本改。

〔2〕病　此上《素問》、《太素》均有"有"字。

〔3〕以　《素問》無。

〔4〕其治何在　治下明抄本有"一作真"三小字校文。《素問》、《太素》均作"其真安在"，真字費解，疑誤。

〔5〕同名而異等　《太素》注："同稱癰名，鍼灸石等異療之。"此注與後文"此所謂同病而異治者也"合。等，《廣韻·遇韻》："類也，輩也。"《易經·繫辭下》："爻有等，故曰物。"韓康伯注："等，類也。"《素問直解》高世栻注："頸癰之名雖同，而在氣在血則異類也。"此說亦通。

〔6〕癰氣之息　癰下明抄本有"一作椎"三小字校文。息，滋息也，生長也。《集韻·職韻》："息，生也。"《易經·革》："水火相息。"王弼注："息者，生變之謂也。"孔穎達疏："息，生也。"《太素》注："息者，增長也。癰氣長息，宜以鍼刺開其穴，寫去其氣。"

〔7〕氣盛血聚者，宜石而寫之　者，《太素》無。楊上善注："氣盛膿血聚者，可以砭石之鍼破去也。"《類經》卷十八第八十八注："欲寫其血，宜用砭石，血泄則氣衰而癰亦愈。"

〔8〕此所謂同病而異治者也　而，明抄本無。《素問》作"此所謂同病異治也"，《太素》作"皆所謂同病異治者也"。此言頸癰有在氣在血之異等，而治亦有宜鍼宜石之不同，故云同病異治也。

曰：諸癰腫筋攣骨痛[1]，此皆安生[2]？曰：此皆寒氣之腫[3]也，八風之變[4]也。曰：治之奈何？曰：此四時之病也，以其勝治其俞[5]。

〔1〕諸癰腫筋攣骨痛　《太素》注：“因於癰腫，有此二病。”《類經》卷十八第八十七注：“此言諸病癰腫而有兼筋攣骨痛者也。諸家以癰腫、筋攣、骨痛釋爲三證，殊失經意。”

〔2〕生　原作“在”，義不相屬，據明抄本、《素問》、《太素》改。

〔3〕此皆寒氣之腫　皆，《素問》、《太素》均無。按腫與鐘通。鐘，聚也。《釋名·釋疾病》：“腫，鐘也，寒熱氣所鐘聚也。”此言上述諸病，皆因寒氣聚結所致。

〔4〕八風之變　八風，《素問》王冰注：“八風，八方之風也。”八風詳見本經卷六第一。《類經》卷十八第八十七注：“惟風寒之變在經，所以兼筋骨之痛。今有病大項風、蝦蟆瘟之屬，或爲頭項咽喉之癰，或爲肌肉肢節之腫，正此類也。”

〔5〕以其勝治其俞　治其俞，《素問》作“治之愈也”。俞，明抄本作“腧”，下有“音庶”二小字音注；《太素》作“輸”，楊上善注：“引其所勝，尅之則愈也。”或《太素》原亦作“愈”。兩說難以定論，姑並存之。《素問》王冰注：“勝，謂勝尅也。如金勝木，木勝土，土勝水，水勝火，火勝金，此則相勝也。”治其俞者，據五行相勝規律鍼刺其相應腧穴也，如時應於肝經，則取肺經之腧穴，以金勝木也。

暴癰筋緛[1]，隨分而痛[2]，魄汗不盡[3]，胞氣不足[4]，治在其經俞[5]。腋癰大熱[6]，刺足少陽五[7]；刺而熱不止[8]，刺手心主三[9]，刺手太陰經絡者、大骨之會各三[10]。

〔1〕暴癰筋緛　緛，原作“濡”，此下原校云：“一本作緛。”按濡與臑通，在此義不合，據《素問》及原校改，並刪原校。又《素問·生氣通天論》：“大筋緛短，小筋弛長。”亦可爲証。《玉篇·糸部》：“緛，縮也。”《素問》王冰注：“癰若暴發，隨脉所過，筋怒緛急。”

〔2〕隨分而痛　隨下《太素》有“外”字。楊上善注：“隨分痛者，隨分肉間痛也。”

〔3〕魄汗不盡　魄與迫通。《説文·鬼部》：“魄，陰神也。”段玉裁注引《白虎通》曰：“魄者，迫也，猶迫迫然箸於人也。”此言暴癰熱盛，逼迫汗液外泄而不止也。

〔4〕胞氣不足　氣，明抄本作“其”，此下有“《素問》作氣”四小字校文。《太素》注：“胞氣不足者，謂膀胱之胞氣不足也。”膀胱屬足太陽經，主衛外，今汗出不盡，必陽氣外泄，是以膀胱經氣不足也。

〔5〕治在其經俞　在其，明抄本誤倒。其，《素問》、《太素》均無。王冰注："悉可以本經脉穴俞補寫之。"即當隨癰所在經脉而取其俞穴治之。

〔6〕大熱　熱下明抄本有"《素問》大作面"五小字校文。今本《素問》仍作"大"，疑明抄本誤。

〔7〕刺足少陽五　《太素》注："足少陽脉下胸胠肝屬膽，循脅裏在腋下，故腋脅之間有癰大熱，可刺足少陽脉曰（疑爲"所"字）主之穴，五取之。"《素問發微》注："宜是膽經之淵液穴。"

〔8〕刺而熱不止　《太素》作"刺癰而熱"，據楊上善注，疑脫"不止"二字。

〔9〕刺手心主三　刺，《太素》無。楊上善注："熱而不已，刺手心主脉，其脉循胸下腋三寸，上抵腋，故腋癰三取之。"《素問發微》注："宜是天池穴也。"

〔10〕刺手太陰經絡者、大骨之會各三　《素問》王冰注："大骨會肩也，謂肩貞穴，在肩髃後骨解間陷者中。"《類經》卷二十二第五十五注："刺手太陰經絡者，列缺也。"

癰疽不得頃回[1]，癰不知所，按之不應手[2]，乍來乍已[3]，刺手太陰傍三與纓脉各二[4]。

〔1〕不得頃回　《素問》作"不得頃時回"，《太素》作"不得須時。因"，連下句讀。按須、頃義同，言短時、片刻。《戰國策·秦策》："莅政有頃。"高誘注："言未久。"《荀子·正論》："不待頃矣。"楊倞注："頃，少頃也。"《荀子·王制》："罷不能，不待須而廢。"楊倞注："須，須臾也。"回，與徊通，《說文通訓定聲·履部》："回字亦作徊。"徊，徘徊遲疑也。《集韻·灰韻》："徊，徘徊，不進皃。"不得頃回者，不得頃刻遲疑也。《太素》注："以癰疽暴病，不得須間失時不行鍼石也。"《素問吳註》注："不得頃時遲回。"

〔2〕癰不知所，按之不應手　所，《太素》作"不致"。《素問》王冰注："但覺似有癰疽之候，不的知發在何處，故按之不應手也。"

〔3〕乍來乍已　乍，忽也。如《史記·日者傳》："先王之道，乍存乍亡。"《素問》王冰注："乍來乍已，言不定痛於一處也。"

〔4〕刺手太陰傍三與纓脉各二　三下《素問》有"痏"字。纓脉，《太素》作"嬰胳"，但楊注仍作"纓脉"。《素問》王冰注："手太陰傍，足陽明

脉，謂胃部氣户等六穴之分也。纓脉，亦足陽明脉也，近纓之脉，故曰纓脉，纓謂冠帶也。以有左右，故云各二。"《類經》卷二十二第五十五注："纓脉，結纓兩傍之脉，亦足陽明頸中水突、氣舍等穴。"

治癰[1]腫者，刺癰[1]上，視癰大小[2]深淺刺之[3]，刺大者多而深之[4]，必端内鍼爲故止也[5]。《素問》云：刺大者多血，小者深之，必端内鍼爲故止。

〔1〕癰　《素問》作"腐"，新校正云："按全元起本及《甲乙經》腐作癰。"《太素》同本經，王冰注義亦同本經，疑《素問》誤。

〔2〕大小　《素問》、《太素》二字互倒。

〔3〕刺之　之，《素問》無。《太素》無此二字。不若本經義順。

〔4〕刺大者多而深之　《素問》作"刺大者多血，小者深之"，《太素》作"刺大者多血深之"。《素問》新校正云："按《甲乙經》云：刺大者多而深之，必端内鍼爲故止也。此文云：小者深之。疑此誤。"按諸經似均有脱誤。本經即言"刺大者多而深之"，此下似應有"刺小者少而淺之"句，方與上文"視癰大小深淺刺之"相應。《素問》則"大者"未言深淺之刺，王冰謂："癰小者淺刺之，癰大者深刺之。"又云："癰之大者多出血，癰之小者但直鍼之而已。"則與《素問》原文不合。《太素》與本經略同，惟"而"作"血"；又與《素問》略同，惟少"小者"二字，楊上善注："大者深之，小者淺之。"與王注相類，而與《太素》原文有異，是知亦有脱誤。要之，此句似當作"刺大者深之，刺小者淺之"，文義始全。

〔5〕必端内鍼爲故止也　端，《太素》作"喘"。按喘爲端之假借，《荀子·勸學》："端而言。"楊倞注："端，讀爲喘。"又鍼，《太素》作"藏"，疑誤。《説文·立部》："端，直也。"故，法則也。如《吕氏春秋·知度》："非晉國之故。"高誘注："故，法。"止，已也。如《素問·至真要大論》："以汗爲故而止。"王冰注："以汗爲除病之故而已也。"若律之此文，止上疑脱"而"字也。《素問》無。王冰注："但直鍼之而已。"此言刺癰不論大小深淺，必以納鍼直刺爲法而已也。

項腫不可俯仰，頬腫[1]引耳，完骨主之。咽腫難言，天柱主之。頷[2]腫唇癰，顴窌[3]主之。頬腫痛，天窗主之。頸[4]項癰腫[5]不能言，天容主之。身腫[6]，關門主之。胸下滿痛，膺腫，乳根主之。馬刀腫瘻[7]，淵腋[8]、章門、支溝主之。面腫目癰腫[9]，刺陷谷出血立已。犢鼻腫，可刺[10]，其上[11]堅勿攻，攻之者死。癰[12]疽，竅陰主之。

〔1〕腫　明抄本作“中”，誤。

〔2〕頤　此下明抄本有“音”小字注。《醫心方》卷二第一作“煩”。

〔3〕窅　此下明抄本有“音撩”二小字音注。

〔4〕頸　原作“頭”，據《外臺》卷三十九天容、《千金》卷三十第一、《醫心方》卷二第一及《聖濟總錄》卷一百九十四治癰疽瘡腫灸刺法改。

〔5〕癰腫　腫，《千金》卷三十第一無。癰，《醫心方》卷二第一無。

〔6〕腫　此下《醫心方》卷二第一有“重”字，《千金》卷三十第二有“身重”二字。

〔7〕瘻　明抄本作“瘺”，下有“音逯”二小字音注。疑誤。

〔8〕腋　此下明抄本有“音亦”二小字音注。

〔9〕腫　原脫，據《外臺》卷三十九陷谷、《千金》卷三十第二、《聖濟總錄》卷一百九十四治癰疽瘡腫灸刺法補。

〔10〕可刺　《千金》卷三十第三、《醫心方》卷二第一均作“可灸不可刺，於義爲勝。《外臺》卷三十九犢鼻作“先熨去之”。

〔11〕上　《外臺》卷三十九犢鼻作“赤”。

〔12〕癰　原脫，據明抄本、《千金》卷三十第六、《聖濟總錄》卷一百九十四治癰疽瘡腫灸刺法、《醫學綱目》卷十八癰疽引本經補。

厲風[1]者，索[2]刺其腫上，已刺，以吮其處[3]，按出其惡血[4]，腫盡乃止，常食方食，無食他食[5]。脉風成爲厲[6]。

管疽發厲[7]，竅陰主之。頭大浸淫[8]，間使主之。管疽[9]，商丘主之。瘃蜼[10]欲嘔，大陵主之。痂疥[11]，陽谿主之。

〔1〕厲(lài　賴)風　《靈樞》、《太素》均作“癘風”。按厲與癘、癩通，即癩病，今人謂之麻瘋也。《集韻·泰韻》：“厲，落蓋切，癘、癩，《說文》：惡疾也。或从癩。”《說文通訓定聲·泰部》：“厲，叚借爲癘。”《史記·范睢蔡澤列傳》：“漆身爲厲。”司馬貞索隱：“厲，癩病也。”厲風，詳見本經卷十第二上。

〔2〕索　《靈樞》作“素”。按索與素通。《說文通訓定聲·豫部》：“索，叚借爲素。”《廣韻·藥韻》：“索，散也。”《太素》注：“索，蘇作反，

散也。”

〔3〕以吮其處　《靈樞》作“以銳鍼鍼其處”，《太素》作“以兌鍼兌其處”。按兌與銳通。疑吮爲兌之誤。

〔4〕血　《靈樞》、《太素》均作“氣”，不若本經義勝。

〔5〕常食方食，無食他食　《靈樞發微》注：“凡食品如常者始食之，若異品他食宜無食也。”按方，常也。《禮記·檀弓上》：“左右就養無方。”鄭玄注：“方，常也。”此言本病飲食，只應食正常食品，不可食其他異物食品。

〔6〕脉風成爲厲　厲，《素問》作“癘”，王冰注：“此則癩也。皆脉風成結變而爲也。”又《素問·風論》王冰注引本文“成”作“盛”。成猶盛也。

〔7〕管疽發厲　管，《外臺》卷三十九竅陰、《醫心方》卷二第一均作“營”，疑形近致誤。《千金》卷三十第一云：“竅陰主鼻管疽發爲癘鼻。”當指鼻管敗壞之麻瘋病。

〔8〕浸淫　淫下明抄本有“一作潭”三小字校文。浸淫，瘡名。《金匱》卷中第十八云：“浸淫瘡，從口流向四支者可治，從四支流來入口者不可治。”其証初起如粟，瘙癢不止，破後流黄水，蔓延迅速，浸淫成片，故名。

〔9〕管疽　《外臺》卷三十九商丘作“骨疽蝕”。

〔10〕瘃《zhú 竹》蜥（yáng 楊）　瘃下明抄本有“音遂，又厲”四小字音注，蜥下有“音”小字注。《外臺》卷三十九大陵作“痒”，無“瘃”字。《説文·疒部》：“瘃，中寒腫覈。”《漢書·趙充國傳》：“將軍士寒，手足皸瘃。”顔師古注引文穎曰：“瘃，寒創也。”《説文·虫部》：“蜥，騷蜥也。”段玉裁注：“騷蜥者，擾動於肌膚間也。俗多用痒、癢、養字。”瘃蜥，即凍瘡瘙癢之謂也。

〔11〕痂疥　《醫學綱目》卷二十疥引本經作“癬疥”。《説文·疒部》：“痂，疥也。”段玉裁注：“痂，本謂疥，後人乃謂瘡蜕鱗爲痂，此古義今義不同也。”《説文·病部》：“疥，搔也。”段玉裁注：“疥急於搔，因謂之搔，俗作瘙。”痂疥，當指疥瘡搔癢而言。

黄帝問曰：願盡聞癰疽之形與忌日名[1]。岐伯對曰：癰[2]發於嗌中[3]，名曰猛疽[4]，不急治[5]，化[6]爲膿，膿不寫塞[7]咽，半日死，其化爲膿者，膿寫已[8]，則合豕膏[9]，冷食三日已[10]。

〔1〕癰疽之形與忌日名　日，原作“曰”，《靈樞》同，《太素》、《千金

翼》卷二十三第二均作"日"，與下文答語合，據改。《太素》注："凡有三問：一問癰疽形狀，二問癰疽死生忌日，三問癰疽名字也。"

〔2〕癰 《病源》卷二十二疽候作"疽"。

〔3〕中 《鬼遺方》卷四無。

〔4〕猛疽 又稱結喉癰。《醫宗金鑑》卷六十四結喉癰注："此癰發於項前結喉之上，又名猛疽，以其毒勢猛烈也。……腫甚則堵塞咽喉，湯水不下，其兇可畏。若膿成不鍼，向內潰穿咽喉者，則難生矣。"

〔5〕不急治 《靈樞》、《太素》、《病源》卷三十二疽候、《鬼遺方》卷四均作"猛疽不治"。

〔6〕化 此上《鬼遺方》卷四、《千金翼》卷二十三第二均有"則"字，《外臺》卷二十四癰疽方有"則血"二字。

〔7〕塞 此下《鬼遺方》卷四有"其"字。

〔8〕膿寫已 《靈樞》作"寫"，《太素》作"寫已已"，《鬼遺方》卷四作"寫則已"，《外臺》卷二十四癰疽方作"寫已"。均不若本經義勝。

〔9〕則合豕膏 合，明抄本無，疑脫。《鬼遺方》卷四、《太素》、《千金翼》卷二十三第二、《外臺》卷二十四癰疽方均作"含"，豕膏，《本草綱目·豕》："脂膏。修治：時珍曰：凡凝者爲肪爲脂，釋者爲膏爲油，臘月煉净收用。"

〔10〕冷食三日已 冷，明抄本作"無"。《千金翼》卷二十三第二同本經，校云："一云無冷食。"《鬼遺方》卷四作"無冷食，三日而已"。冷上《太素》有"毋"字，日下《靈樞》、《太素》均有"而"字。仍從本經。此言猛疽膿瀉後，宜用豕膏冷含食之，以潤咽喉，消癰膿，則三日可愈。

發於頸者，名曰夭疽[1]，其狀[2]大而[3]赤黑，不急治，則熱氣下入淵掖，前傷任脉，內薰肝肺[4]，熏則[5]十餘日死矣[6]。

陽氣大發[7]，消腦溜項[8]，名曰腦爍[9]，其色不樂[10]，腦[11]項痛如[12]刺以鍼。煩心者，死不治[13]。

〔1〕夭疽 《證治準繩·瘍醫》卷三以爲頸癰。《素問識》："簡按：夭疽發於兩耳後左右頸上。"《靈樞集註》張志聰注："頸乃手足少陽、陽明血氣循行之分部是也。蓋其毒烈，使人橫夭，故名夭疽也。"

〔2〕狀 《靈樞》、《太素》均作"癰"，《鬼遺方》卷四作"狀癰"，《千金

翼》卷二十三第二作"疽"。據前後文例,本經是。

〔3〕而 《靈樞》、《太素》、《千金翼》卷二十三第二均作"以"。義同。

〔4〕肺 《鬼遺方》卷四作"脉"。

〔5〕熏則 熏,明抄本作"重",誤。則,《靈樞》、《太素》均作"肝肺"。《鬼遺方》卷四無此二字。按本經義順。

〔6〕死矣 死上《靈樞》、《太素》均有"而"字。矣,明抄本、《鬼遺方》卷四均無。

〔7〕陽氣大發 氣,《靈樞》作"留"。《類經》卷十八第八十六注:"陽氣大發,邪熱之甚也。"

〔8〕消腦溜項 腦,《病源》卷三十二疽候作"濟",疑誤。溜,《靈樞》、《太素》均作"留",《千金翼》卷二十三第二作"流"。按溜與留、流通,此言流注也。又《鬼遺方》卷四無"溜項"二字。陽氣大發,邪熱熾盛,故能消爍腦而毒流頸項也。

〔9〕腦爍 爍,《太素》作"鑠"。按爍與鑠通。爍下《千金翼》卷二十三第二有"疽"字。《靈樞集註》張志聰注:"陽氣大發者,三陽之氣并發也。三陽者,太陽也。太陽經脉入於腦,出於項,故陽氣大發,留於項,名曰腦爍。"《證治準繩·瘍醫》卷三腦疽云:"腦鑠一處,初起如横木掘,上起頂門,下止大椎,發腫如火燒,其色青黑如靴皮,大硬不見膿,即損外皮如犬咬去肉之跡,難愈。"

〔10〕其色不樂 樂,《病源》卷三十二疽候作"榮",義勝。《千金翼》卷二十三第二校云:"一作除。"非是。

〔11〕腦 《靈樞》、《太素》、《鬼遺方》卷四、《千金翼》卷二十三第二均無。

〔12〕如 明抄本無,疑脱。《靈樞》此上有"而"字,疑衍。《太素》作"而"。

〔13〕煩心者,死不治 不下《靈樞》有"可"字。《類經》卷十八第八十六注:"煩心者,邪犯其藏也,故不可治。"

發於肩及臑,名曰疵疽[1],其狀赤黑,急治之[2],此令人汗出至足,不[3]害五藏,癰發四五日逆焫[4]之。

發於掖下,赤堅者,名曰米疽[5],治之以砭石,欲細而長[6],疏砭之[7],塗以豕膏,六日已,勿裹之[8]。其癰[9]堅而不潰[10]者,爲馬刀挾癭[11],急[12]治之。

〔1〕疵疽　《靈樞》、《太素》均作"疵癰"。《鬼遺方》卷四作"雌癰"。《靈樞集註》張志聰注："此癰生浮淺,如疵之在皮毛,故名疵癰。"《證治準繩·瘍醫》卷三稱爲"肩疽"。《醫宗金鑑》卷六十八肩中疽注："此疽生於肩中廉,屬三焦、膽二經,紅活高腫,一名疵癰,堅硬平塌,爲肩中疽。"

〔2〕急治之　《千金翼》卷二十三第二作"不急治",非是。

〔3〕不　明抄本作"下"。

〔4〕逆炳　逆,《靈樞》作"遌",《病源》卷三十二疽候作"燉"。《廣雅·釋詁三》:"遌,快也。"亦通。炳下明抄本有"音爇"二小字音注。逆,迎也。炳,同爇,灸炳也。逆炳,言癰發之時,迎其病而灸之。

〔5〕米疽　《千金翼》卷二十三第二、《醫心方》卷十五第一均作"朱疽",與上文"赤堅"相合,於義爲勝。《靈樞集註》張志聰注："米者,言其小也。"《醫宗金鑑》卷六十七腋疽注云："此證一名米疽,又名疚疽,發於肒肢窩正中,初起之時,其形如核,由肝脾二經,憂思恚怒,氣結血滯而成。漫腫堅硬,皮色如常,日久將潰,色紅微熱疼痛也。"

〔6〕欲細而長　《類經》卷十八第八十六注："砭石欲細者,恐傷肉也,欲長者,用在深也。"

〔7〕疏砭之　疏,《太素》、《醫心方》卷十五第一均作"數"。明抄本、《千金翼》卷二十三第二、《外臺》卷二十四癰疽方均作"啟"。今並存諸説。

〔8〕勿裹之　裹,明抄本作"畏"。《鬼遺方》卷四、《千金翼》卷二十三第二、《外臺》卷二十四癰疽方均作"勿衰"。《千金翼》校云:"衰,一作裹。"按此文義不詳。

〔9〕癰　《鬼遺方》卷四、《千金翼》卷二十三第二均作"疽"。

〔10〕潰　此下明抄本有"音穨"二小字音注。

〔11〕馬刀挾瘻　瘻下明抄本有"音嬰"二小字音注。瘻,《鬼遺方》卷四、《外臺》卷二十四癰疽方均作"纓",《太素》、《千金翼》卷二十三第二均作"嬰"。按瘻與嬰、纓通。《説文·疒部》:"瘻,頸瘤也。"《釋名·釋疾病》:"瘻,嬰也,在頸嬰喉也。"《太素》注:"頸前曰嬰。"馬刀挾瘻,病名。《類經》卷十八第八十六注:"此即瘰癧也。"《證治準繩·瘍醫》卷三瘰癧馬刀:"結核連續者爲瘰癧,形長如蛤者爲馬刀。"又引《集驗》云:"馬刀瘡亦生於項腋之間,有類瘰癧,但初起其狀如馬刀,赤色如火燒烙,極痛,此瘡甚猛,宜急治之,不然多成危殆也。"此証因好發於結纓之處,故云馬刀

挾瘻。

〔12〕急 此上原有"以"字，據《靈樞》、《太素》及前後文例删。

發於胸，名曰井疽[1]，其狀如大豆，三四日起，不早治，下入腹[2]，不治，七日死[3]。

發於膺[4]，名曰甘疽[5]，色青[6]，其狀如穀實瓜蔞[7]，常苦[8]寒熱，急治之，去其寒熱；不急治[9]，十歲死[10]，死後出膿[11]。

癰[12]發於脇，名曰敗疵[13]，此言[14]女子之病也[15]，灸之[16]，其狀[17]大癰膿，其[18]中乃有生肉，大如赤小豆，治之以[19]菱翹草根[20]及赤松子根[21]，各一升，以水一斗六升煮之，令竭得[22]三升，即強飲，厚衣坐於釜上，令汗至足已[23]。

〔1〕井疽 《内經知要·病能》注："井者，喻其深而惡也。"《證治準繩·瘍醫》卷三井疽云："或問：心窩生疽何如？曰：此證初起如黄痘，肉色不變，名曰井疽，又名穿心冷瘻，若冷氣攻心，精神恍惚，嘔吐冷痰，惡聞食臭，毒氣内陷，腹脹滿者，不治。若心躁如焚，肌熱如火，不時盗汗，唇焦舌乾黄色，渴飲冷水者，是正候也。"

〔2〕入腹 此二字《外臺》卷二十四癰疽方重出，連下句讀。

〔3〕七日死 《鬼遺方》卷四、《病源》卷三十二疽候、《外臺》卷二十四癰疽方均作"十日死"。又《太素》與本經同，然楊上善注云"十年死"，証之《鬼遺方》等，或原亦作"十日死"，楊注乃誤日爲"年"。《類經》卷十八第八十六注："發於胸者，能熏心肺，若不亟治而使之入腹，毒尤甚矣，故死期之速如此。"

〔4〕膺 《鬼遺方》卷四作"臆"，義同。

〔5〕甘疽 《内經知要·病能》注："足陽明胃脈也，土味甘，故曰甘疽。"《醫宗金鑑》卷六十六甘疽注云："此證由憂思氣結而成，生於膺上，即胸膛兩旁肉高處，屬肺經中府穴之下，無論左右，皆能爲患。初如穀粒，色青，漸若梔蔞色紫，堅硬疼痛，憎寒壯熱，速潰稠膿者順；若過十日寒熱不退，信膿不生，脉見浮數，防毒内陷攻裏，致生惡證，屬逆。"

〔6〕色青 《鬼遺方》卷四、《千金翼》卷二十三第二、《外臺》卷二十四癰疽方均無此二字。

〔7〕穀實瓜蔞 穀實，《類經》卷十八第八十六注："兼五穀而言，謂

癰所結聚,形如穀實之累累也。"按張注從穀而釋,非是。《靈樞識》:"簡按:穀,卢下從木,音構。考《本草》楮實,亦名穀實,大如彈丸,青綠色,至六七月漸深紅色,乃成熟。"按此説爲是。《説文·木部》:"穀,楮也。……楮,穀也。"瓜蔞,《靈樞》作"蚯蘡",史崧音釋云:"蚯蘡,古括樓字。"今多作瓜蔞。《類經》卷十八第八十六注:"蚯蘡,瓜蔞也。軟而不潰,中有所蓄如子也。"

〔8〕苦 《鬼遺方》卷四無。

〔9〕不急治 《靈樞》無此三字。疑脱。

〔10〕十歲死 歲,《普濟方》卷二百八十二癰疽門、《證治準繩·瘍醫》卷三甘疽引《靈樞》、《醫宗金鑑》卷六十六甘疽注均作"日"。按作日字是。上文云"急治之",此則云"不急治"之結果,當其死日已近,不應更待"十歲"也。

〔11〕死後出膿 《鬼遺方》卷四、《千金翼》卷二十三第二均作"死後膿自出"。《太素》無"發於膺"至此三十七字,疑脱。

〔12〕癰 《靈樞》、《太素》、《鬼遺方》卷四、《千金翼》卷二十三第二均無。律以上下文例,似屬衍文。

〔13〕敗疵 《鬼遺方》卷四、《病源》卷三十二疽候、《千金翼》卷二十三第二、《外臺》卷二十四癰疽方均作"改訾"。《太素》注:"敗亦曰改。"與以上諸書合。按改訾爲敗疵之假借。改與革通。革(讀急),職韻;敗,之韻。一聲之轉。訾與疵通。《莊子·山木》:"無譽無訾。"《吕氏春秋·必己》訾作"疵"。

〔14〕此言 《靈樞》、《太素》均作"敗疵者",《鬼遺方》卷四作"改訾者",並通。

〔15〕女子之病也 《内經知要·病能》注:"脇者,肝之部也,婦人多鬱怒,故患此瘡。"按此特出女子之病者,或與女子乳病有關,乳與脇相近也。

〔16〕灸之 《靈樞》周曰校本、《鬼遺方》卷四、《千金翼》卷二十三第二、《外臺》卷二十四癰疽方均作"久之"。按久與灸通。《儀禮·士喪禮》:"久之。"鄭玄注:"久,讀爲灸。"此言病日久也。

〔17〕狀 《靈樞》、《太素》均作"病",《鬼遺方》卷四作"疾"。據前後文例,本經是。

〔18〕其 此上《靈樞》、《太素》均有"治之"二字。按本經"治之"二

字在下文"赤小豆"後,爲是。疑《靈樞》、《太素》錯簡。

〔19〕以　明抄本無,《靈樞》、《太素》作"到",不若本經義順。

〔20〕蕡翹草根　蕡下明抄本有"音連"二小字音注,翹作"𧄍"。按翹與𧄍同。草下《鬼遺方》卷四有"陸"字,《外臺》卷二十四癰疽方有"及"字。蕡翹,《靈樞發微》注:"今之連翹也。"

〔21〕及赤松子根　《靈樞》、《太素》、《鬼遺方》卷四、《外臺》卷二十四癰疽方、《醫心方》卷十五第一均無此五字。然楊上善注云:"有本翹、松各一升。"可証古傳本中有具此文者,且與下文"各一升"之義合。今《靈樞》等無者,疑脫。又按赤松子根,義欠安。赤松,松之一種,此既言子,又言根,似不妥,疑"子"字衍。

〔22〕令竭得　《靈樞》作"竭爲取",《太素》、《鬼遺方》卷四均作"竭爲"。義均通。

〔23〕令汗至足已　汗下《靈樞》、《太素》、《鬼遺方》卷四均有"出"字,義較明。《內經知要·病能》注:"强飲者,乘其熱而强飲之,覆厚衣坐於熱湯之釜,熏蒸取汗,汗出自足乃透。已者,愈也。"

發於股脛[1],一作胻。名曰股脛疽[2],其狀不甚變色[3],癰膿內薄於骨[4],急治之[5],不急治,四十日死[6]。

發於尻,名曰銳疽[7],其狀赤堅大,急治之,不治,三十日死[8]。

發於股陰,名曰赤弛[9],不治[10],六十日死[11]。在兩股之內,不治,十日死[12]。

發於膝,名曰疵疽[13],其狀大[14],癰色不變,寒熱而堅者[15],勿石[16],石之者即死[17]。須其色異[18],柔乃石之者生[19]。

〔1〕股脛　《太素》、《千金翼》卷二十三第二、《外臺》卷二十四癰疽方均作"股胻",義同。《鬼遺方》卷四作"股胻明"。《病源》卷三十二疽候作"股陽",與下文"發於股陰,名曰赤弛"對文,於義較明。

〔2〕股脛疽　《太素》、《醫心方》卷十五第一均作"脫疽",與下文重,疑誤。《鬼遺方》卷四作"股甕疽",《千金翼》卷二十三第二、《外臺》卷二十四癰疽方均作"股脫疽",亦非是。《類經》卷十八第八十六注:"即今人之所謂貼骨癰也。"《素問識》丹波元簡引胡公弼曰:"貼骨癰即附骨疽,生

大腿外側骨上,高不見高,腫不見紅,痛深至骨者是也。"

〔3〕其狀不甚變色 色,《靈樞》、《太素》、《鬼遺方》卷四均無。疑色爲"也"之誤。《類經》卷十八第八十六注:"狀不甚變,言外形不顯也。"

〔4〕癰膿内薄於骨 《靈樞》、《太素》均作"而癰膿搏骨",《鬼遺方》卷四作"癰膿附骨",《病源》卷三十二疽候作"而膿附骨"。義並通。薄與搏通,迫也。

〔5〕急治之 《靈樞》、《太素》均無此三字。《鬼遺方》卷四、《病源》卷三十二疽候均作"不急治",無下文"不治"二字,義同。

〔6〕四十日死 四十,《靈樞》、《太素》、《千金翼》卷二十三第二、《醫心方》卷十五第一均作"三十日"。《類經》卷十八第八十六注:"毒盛而深,能下蝕三陰陽明之大經,故不爲急治則死矣。"

〔7〕銳疽 《太素》、《鬼遺方》卷四均作"兑疽"。按兑與銳通。《外科正宗》卷四、《醫宗金鑑》卷六十九稱"鸛口疽",《金鑑》注云:"此病一名銳疽,生於尻尾骨尖處,初腫形如魚胕,色赤堅痛,潰破口若鸛嘴,屬督脉經,由濕痰流結所致。朝寒暮熱,夜重日輕,潰出稀膿爲不足,或流稠膿鮮血爲有餘。少壯可愈,老弱難斂,易於成漏。"

〔8〕不治,三十日死 不治,《鬼遺方》卷四作"不速治"。三十日,《病源》卷三十二疽候作"四十日"。死下明抄本、《靈樞》、《太素》均有"矣"字。

〔9〕赤弛 弛下明抄本有"音"小字注。《靈樞》、《太素》均作"赤施",《鬼遺方》卷四作"赤施疽"。按弛與施通。《靈樞集註》張志聰注:"以火毒而施於陰部,故名赤施。"《證治準繩·瘍醫》卷四、《醫宗金鑑》卷七十稱爲股陰疽。《金鑑》注:"此證一名赤施,發生於股内合縫下近陰囊之側,因偏在厥陰經,故名大股也。堅硬漫腫木痛,由七情不和,憂思憤鬱,凝結而成。因在陰經,起長潰膿俱屬遲緩,潰後尤見纏綿,收斂成功者甚少。"

〔10〕不治 《靈樞》、《太素》、《鬼遺方》卷四均作"不急治",於義較明。

〔11〕六十日死 《太素》、《鬼遺方》卷四、《病源》卷三十二疽候、《醫心方》卷十五第一均作"六日死",疑誤。《類經》卷十八第八十六注:"當足太陰箕門、血海,及足厥陰五里、陰包之間,皆陰氣所聚之處,故不治則死。"

〔12〕十日死　十日,《太素》作"六十日",疑涉上文誤;《鬼遺方》卷四、《千金翼》卷二十三第二均作"六日"。日下《靈樞》有"而當"二字。《類經》卷十八第八十六注:"若兩股俱病,則傷陰之極,其死尤速。"

〔13〕疵疽　疵,明抄本作"疣",此下有"音"小字注。《靈樞》作"疵癰",疑誤。按《醫宗金鑑》卷七十膝癰、疵疽注云:"膝癰生於膝蓋,色紅焮腫疼痛,屬氣血實;疵疽亦生於膝蓋,腫大如癰,其色不變,寒熱往來,屬氣血虛,宜軟堅順,堅硬如石者爲逆。"

〔14〕大　《鬼遺方》卷四無。據此後"走緩"文例,疑衍。

〔15〕而堅者　《靈樞》作"如堅石"。

〔16〕勿石　石下《千金翼》卷二十三第二有"之"字。石,《鬼遺方》卷四作"破",下同。《太素》注:"勿石之者,準例皆砭之,此唯言石之,或以冷石熨之。所以堅而不石,以其寒聚結,聽柔乃石之。"

〔17〕石之者即死　《靈樞》作"石之者死",《太素》作"石之死"。《千金翼》卷二十三第二作"石之即死"。義均同。《靈樞集註》張志聰注:"石之則死,毒氣入於內也。"

〔18〕須其色異　色異,《靈樞》、《太素》均無,須其二字連下句讀。異,《病源》卷三十二疽候作"黑"。《鬼遺方》卷四本句作"須以手緩柔之"。色異者,言疵疽之外部皮膚漸變色紅,而異於常色也。

〔19〕柔乃石之者生　《鬼遺方》卷四作"乃破"。《類經》卷十八第八十六注:"若柔則膿成矣,砭之無害也。"《靈樞集註》張志聰注:"須其柔軟而石之者生,毒氣出於外也。"

　　諸癰[1]之發於節而相應者[2],不可治。發於陽者百日死[3],發於陰者四十日死[4]。

　　發於脛,名曰兔嚙[5],其狀如赤豆至骨[6],急治之,不急治殺人[7]。

　　發於踝[8],名曰走緩[9]。其狀癰[10]色不變,數石其俞[11]而止其寒熱,不死。

〔1〕癰　《靈樞》作"癰疽",《太素》作"疽癰",《鬼遺方》卷四作"疽"。《太素》注:"當節生癰,膿入節間傷液,故不可療。"則與本經合。

〔2〕發於節而相應者　《類經》卷十八第八十六注:"諸節者,神氣之所游行出入也,皆不宜有癰毒之患。若其相應,則發於上而應於下,發於

左而應於右，其害尤甚，爲不可治。”

〔3〕發於陽者百日死　死下明抄本有“矣”字。《太素》注：“丈夫陽器曰陽。”《靈樞發微》注：“其節之外廉爲陽。”《類經》卷十八第八十六注：“發於三陽之分者，毒淺在府，其死稍緩。”

〔4〕發於陰者四十日死　四，明抄本作“三”，此下有“一作四”三小字校文。《靈樞》、《千金翼》卷二十三第二亦作“三十日死”，《千金翼》校云：“一云四十日死。”《太素》注：“婦人陰器曰陰。”《靈樞發微》注：“其節之內廉爲陰。”《類經》卷十八第八十六注：“發於三陰之分者，毒深在藏，不能出一月也。”詳此言癰發於陽、發於陰者爲死証，諸家説解不一，義難詳，姑備此三説，以待後考。

〔5〕兔齧　明抄本作“菟嚙”，嚙下有“音業”二小字音注，《病源》卷三十二疽候有“疽”字。按菟與兔通。嚙與齧通。《類經》卷十八第八十六注：“胻，足胻也。兔齧，如有所齧傷也。”

〔6〕如赤豆至骨　《靈樞》、《太素》均作“赤至骨”。

〔7〕不急治殺人　《靈樞》、《太素》均作“不治害人也”，《鬼遺方》卷四作“不治煞人”。義略同。

〔8〕踝　此上原有“內”字，據《太素》、《鬼遺方》卷四、《千金翼》卷二十三第二、《病源》卷三十二疽候、《外臺》卷二十四癰疽方刪。此下明抄本有“音胯，又魯”四小字音注。

〔9〕走緩　《靈樞集註》張志聰注：“癰疽之變，有病因於內而毒氣走於外者，有腫見於外而毒氣走於內者，此邪留於脉而不行，故名曰走緩。”

〔10〕癰　《靈樞》作“癰也”，《太素》、《病源》卷三十二疽候、《千金翼》卷二十三第二均無。《外臺》卷二十四癰疽方作“肉”。

〔11〕數石其俞　《病源》卷三十二疽候作“數灸”，《鬼遺方》卷四作“灸”。《太素》注：“石其輸者，以冷石熨其所由之輸也。”《類經》卷十八第八十六注：“數石其輸，砭其所腫之處也。”

發於足上下[1]，名曰四淫[2]。其狀大癰[3]，不急治之[4]，百日死[5]。

發於足傍[6]，名曰厲癰[7]。其狀不大，初從[8]小指發，急治之，去其黑者[9]，不消輒益[10]，不治，百日死。

發於足指，名曰脱疽[11]。其狀赤黑者，死不治；不赤黑者[12]，不死。治之[13]不衰，急斬去之[14]，不去則死矣[15]。

〔1〕足上下　下，《鬼遺方》卷四無。《太素》注：“足上下者，足跗上下也。”

〔2〕四淫　謂邪氣浸淫兩足上下也。《類經》卷十八第八十六注：“陽受氣於四末，而大癰淫於其間，陽毒之盛極也。”《證治準繩·瘍醫》卷四稱為“脚發”。薛己《外科樞要》卷三第十二云：“脚發之證，屬足三陰經精血虧損，或足三陽經濕熱下注。若色赤腫痛而潰膿者，屬濕熱下注，為可治；若色微赤微腫而膿清者，屬精血虧損，為難治；若黑黯不腫痛，不潰膿，煩熱作渴，小便淋漓者，陰敗末傳惡證也，為不治。”

〔3〕其狀大癰　《鬼遺方》卷四作“其狀如癰”，《外臺》卷二十四癰疽方作“其狀大如癰”。癰下《太素》有“不色變”三字。

〔4〕不急治之　不，《靈樞》無，非是；《太素》作“不治”，義同。

〔5〕百日死　《類經》卷十八第八十六注：“時氣移易則真陰日敗，故愈三月而死。”

〔6〕足傍　傍，《鬼遺方》卷四無。《太素》注：“傍，謂足內外之側也。”

〔7〕厲癰　《太素》、《鬼遺方》卷四、《病源》卷三十二疽候、《醫心方》卷十五第一均作“厲疽”。《靈樞集註》張志聰註：“此寒邪客於足陽明之脉而為癰也。足陽明之脉起於足大指次指之厲兌，故發於足傍，名曰厲癰。”《醫宗金鑑》卷七十一厲癰注云：“厲癰生足跗兩傍，小如棗栗，左右同。”

〔8〕從　《靈樞》、《太素》均作“如”。不若本經義勝。

〔9〕急治之，去其黑者　原作“急治去之其狀黑者”，文義未安，據《靈樞》、《太素》、《千金翼》卷二十三第二改。

〔10〕不消輒益　不下原有“可”字，義不相協，據《靈樞》、《太素》、《千金翼》卷二十三第二刪。此言若初發不急消去之，則病情加重。輒，則也。

〔11〕脫疽　《靈樞》作“脫癰”。《外科正宗》卷四第十八云：“夫脫疽者，外腐而內壞也。……凡患此者，多生於手足，手足乃五臟枝幹，瘡之初生，形如粟米，頭便一點黃泡，其皮猶如煮熟紅棗，黑色侵漫，傳遍五指，上至脚面，其疼如湯潑火燃，其形則骨枯筋練，其穢異香難解。”

〔12〕者《靈樞》、《太素》均無。

〔13〕治之　明抄本、《靈樞》均無此二字，疑脫。

〔14〕急斬去之　《靈樞》作"急斬之"，《太素》作"急斬去之活"，《病源》卷三十二疽候、《千金翼》卷二十三第二均作"急斬去之活也"。按有活字，與下"死"字對文，似是。

〔15〕不去則死矣　矣，明抄本無。去，《靈樞》、《太素》均作"然"。《病源》卷三十二疽候、《千金翼》卷二十三第二均作"不斬者死矣"。義同。《内經知要·病能》注："色赤黑者，其毒尤甚，若不衰退，急斬去其指，庶可保生，若稍緩，毒發傷藏而死。"

黃帝問曰：何爲癰[1]？岐伯對曰：營氣積留[2]於經絡[3]之中，則[4]血泣而不行，不行[5]則衛氣歸[6]之，歸而[7]不通，擁[8]遏而不得行，故曰熱[9]。大熱不止，熱勝則肉腐，肉腐則爲膿，然不能陷於骨髓[10]，骨髓不爲焦[11]枯，五藏不爲傷，故名[12]曰癰。

〔1〕何謂癰　《靈樞》、《太素》均作"夫子言癰疽，何以別之"。

〔2〕營氣積留　《靈樞》、《太素》、《鬼遺方》卷一均作"營衛稽留"。並通。

〔3〕經絡　明抄本、《靈樞》、《太素》、《鬼遺方》卷一、《千金翼》卷二十三第二均作"經脉"。

〔4〕則　此上《鬼遺方》卷一有"久"字。

〔5〕不行　此上《鬼遺方》卷一、《聖惠方》卷六十一癰疽論均有"血濇"二字。

〔6〕歸　《靈樞》、《太素》、《鬼遺方》卷一均作"從"。義同。《太素》注："營衛稽留經脉泣不行者，寒氣客之，血泣不行，衛氣歸在泣血之中也。"

〔7〕歸而　歸，《靈樞》無。《太素》作"從之而"。《鬼遺方》卷一無此二字。

〔8〕擁　《靈樞》、《太素》、《鬼遺方》卷一均作"壅"。按壅與擁通。《尚書大傳·夏傳》："溝瀆壅遏，水爲民害。"《太平御覽·職官·司空》引作"擁"。

〔9〕故曰熱　《靈樞》作"故熱"；《太素》作"故曰"，連下句讀。以《靈樞》義勝，"曰"字疑衍。

〔10〕陷於骨髓　原作"陷肌膚於骨髓"，《靈樞》作"陷"，無此下五

字。《太素》作"陷於骨髓"，無"肌膚"二字。《鬼遺方》卷一作"然不能陷膚於骨"。按癰証本生肌膚，無須陷也，故據《太素》等刪"肌膚"二字。

〔11〕焦 《靈樞》、《太素》、《鬼遺方》卷一均作"燋"。按焦、燋古通。焦，或作爇、焦、燋。《説文·火部》："爇，火所傷也。"《禮記·內則》："濡炙之，舉焦其臂。"陸德明釋文："焦，字又作燋。"此與下"枯"字義同，爲同義復詞。

〔12〕故名 故，明抄本無。名，《靈樞》、《太素》均作"命"，義同。

曰：何謂疽？曰：熱氣純[1]盛，下陷肌膚筋髓骨肉[2]，內連五藏，血氣竭絕[3]，當其癰下筋骨良肉皆無餘，故名[4]曰疽。疽者，其上[5]皮夭以堅[6]，狀如牛領之皮[7]。癰者，其皮上[8]薄以澤。此其候也。

曰：有疽死者奈何[9]？曰：身[10]五部：伏菟[11]一，腨《靈樞》作腓[12]。二，背[13]三，五藏之俞[14]四，項[15]五。此五部有疽死也[16]。

〔1〕純 《靈樞》、《太素》均作"淳"。《鬼遺方》卷一作"浮"。按純與淳通。《儀禮·鄉射禮》："二算爲純。"《左傳·襄公十一年》孔穎達正義引作"淳"。

〔2〕筋髓骨肉 《靈樞》作"筋髓枯"，《太素》作"筋髓骨枯"，不若本經義勝。楊上善注："肌膚肉筋骨髓，斯之六種皆悉破壞，命之曰疽。"則與本經合。

〔3〕絕 《靈樞》、《太素》均無。

〔4〕名 《靈樞》、《太素》均作"命"，義同。

〔5〕其上 《靈樞》、《太素》均作"上之"。

〔6〕夭以堅 以下原有"瘀"字，據《靈樞》、《太素》刪。夭以堅，與下文"薄以澤"爲對文。此言皮色黑黯無澤而堅厚也，故下文云"如牛領之皮"。

〔7〕狀如牛領之皮 狀，《靈樞》、《太素》均作"上"。之，原脱，據明抄本、《靈樞》、《太素》補。牛領之皮，言其皮膚粗糙而厚也。

〔8〕皮上 《鬼遺方》卷一、《千金翼》卷二十三第二、《外臺》卷二十四癰疽方均作"上皮"，與上文例一致，義勝。

〔9〕有疽死者奈何 《靈樞》、《太素》均無此六字問語。

〔10〕身　此下《靈樞》、《太素》、《千金翼》卷二十三第二均有"有"字，義順。

〔11〕伏菟　《靈樞》、《太素》均作"伏兔"，義同。楊上善注："伏兔在膝上六寸起肉，足陽明氣發，禁不可灸，又不言得鍼。此要禁爲第一部，故生癰疽者死也。"

〔12〕《靈樞》作腓　腓，明抄本作"解"。今本《靈樞》作"腓二，腓者腨也"。《太素》與《靈樞》同，惟腨作"踹"。按腨與踹通。又"腓者腨也"四字，當是後人釋語混入正文。《說文・肉部》："腓，脛腨也。"楊上善注："足陽明、太陽氣所發，禁不可刺，故踹爲要害之處，生癰疽者死也。"

〔13〕背　《太素》注："自腰輸已上二十一椎兩箱稱背，去藏府甚近，皮肉至薄，若生癰疽，陷而必死也。"《類經》卷二十二第五十四注："中行督脉，旁四行足太陽經，皆藏氣所系之要害也。"

〔14〕五藏之俞　俞下明抄本有"音舒"二小字音注。五藏之俞有二說。《太素》注："五藏手足二十五輸，當於輸穴生癰疽者死也。"《類經》卷二十二第五十四注："肺俞、心俞、肝俞、脾俞、腎俞，五藏之所系也。"似以張注爲是。凡五臟背俞處患癰疽者，皆危重也。

〔15〕項　《太素》注："三陽、督脉在項，故項生癰疽者致死也。"《類經》卷二十二第五十四注："項中爲督脉、陽維之會，統諸陽之綱領也。"

〔16〕此五部有疽死也　疽死也，《靈樞》、《太素》均作"癰疽者死"。按本經上有"有疽死者奈何"之問，此則無"癰"字者是；《靈樞》、《太素》無上問，蓋連上節言，則作"癰疽"者亦不誤。《類經》卷二十二第五十四注："凡上五部，皆要會之所，忌生癰疽，生者多死。"

曰：身形應九野[1]奈何？曰：請言身形之應九野也，左足[2]應立春，其日戊寅己丑[3]；左胸[4]一作脇。應春分，其日乙卯[5]；左手[6]應立夏，其日戊辰己巳[7]；膺喉頭首應夏至，其日丙午[8]；右手應立秋，其日戊申己未[9]；右胸[10]一作脇。應秋分，其日辛酉[11]；右足應立冬，其日戊戌己亥[12]；腰尻下竅應冬至，其日壬子[13]；六府及鬲下三藏應中州[14]，其日大禁[15]太乙所在之日及諸戊己[16]。凡此九者[17]，善候八正所在之處[18]，主左右上下身體有癰腫者，欲治之，無以其所直[19]之日潰[20]治之，是謂天忌日[21]也。

五子夜半[22]，五丑鷄鳴，五寅平旦，五卯日出，五辰食時，五巳禺中，五午日中，五未日昳，五申晡時，五酉日入，五戌黄昏，五亥人定。

以上此時得疾者，皆不起[23]。

〔1〕九野　明抄本、《千金翼》卷二十三第二均作"九宫"。按此九野與九宫義同。《類經》卷九第三十五注："九野，即八卦九宫之位也。"義見後注。

〔2〕足　原作"手"，原校云："一作足。"按作手與九宫相應之位不合，據原校及《靈樞》、《千金翼》卷二十三第二改。並删原校。

〔3〕其日戊寅己丑　《類經》卷九第三十五注："此左足應艮宫，東北方也。故其氣皆應於艮宫。然乾坤艮巽，四隅之宫也。震兑坎離，四正之宫也。土王於四季，故四隅之宫皆應戊己，而四正之宫各有所王。後放此。"

〔4〕胸　《靈樞》作"脇"，與下文原校同。按胸與脇位近。

〔5〕左胸應春分，其日乙卯　《類經》卷九第三十五注："此左脇應震宫也。左脇，正東方也。春分後，正東節氣也。乙卯日，東方之正也。故其氣皆相應。"

〔6〕手　原作"足"，按作足與九宫相應之位不合，據明抄本、《靈樞》、《千金翼》卷二十三第二改。

〔7〕其日戊辰己巳　《類經》卷九第三十五注："此左手應巽宫，東南方也。立夏後，東南節氣也。戊辰己巳，東南日辰也。故其氣皆相應。"

〔8〕膺喉頭首應夏至，其日丙午　《類經》卷九第三十五注："胸前曰膺。膺喉頭首應離宫，正南方也。夏至後，正南節氣也。丙午日，南方之正也。故其氣皆相應。"

〔9〕右手應立秋，其日戊申己未　《類經》卷九第三十五注："此右手應坤宫，西南方也。立秋後，西南節氣也。戊申己酉，西南日辰也。故其氣皆相應。"

〔10〕胸　此下明抄本有"膺"字，誤。《靈樞》作"脇"，與下文原校合。

〔11〕右胸應秋分，其日辛酉　《類經》卷九第三十五注："此右脇應兑宫，正西方也。秋分後，正西節氣也。辛酉日，西方之正也。故其氣皆相應。"

〔12〕右足應立冬,其日戊戌己亥 《類經》卷九第三十五注:"此右足應乾宮,西北方也。立冬後,西北節氣也。戊戌己亥,西北日辰也。故其氣皆相應。"

〔13〕腰尻下竅應冬至,其日壬子 《類經》卷九第三十五注:"此腰尻下竅應坎宮,正北方也。冬至後,正北節氣也。壬子日,北方之正也。故其氣皆相應。"

〔14〕及鬲下三藏應中州 及,《靈樞》無。三藏,原作"五藏",詳鬲下僅肝脾腎三臟,故據《靈樞》改。《類經》卷九第三十五注:"此鬲下應中宮也。鬲下,腹中也。三藏,肝脾腎也。六府三藏俱在鬲下腹中,故應中州。"

〔15〕其日大禁 日,《靈樞》無;大禁二字重出,連下句讀。不若本經義明。

〔16〕大禁太乙所在之日及諸戊己 乙,明抄本、《靈樞》作"一",二字同。己下明抄本有"也"字。太乙,亦稱"太一",古指天帝神。《史記‧天官書》:"中宮天極星,其一明者,太一常居也。"張守節正義曰:"太一,天帝之別名也。"《淮南子‧天文訓》:"太微者,太乙之庭也;紫宮者,太乙之居也。"高誘注:"太乙,天神也。"《星經》云:"太一星在天一南半度,天帝神。"太乙所在之日,即太乙移居之日。《靈樞‧九宮八風》云:"太一常以冬至之日,居叶蟄之宮四十六日,明日居天留四十六日,明日居倉門四十六日,明日居陰洛四十五日,明日居天宮四十六日,明日居玄委四十六日,明日居倉果四十六日,明日居新洛四十五日,明日復居叶蟄之宮,曰冬至矣。……常如是無已,終而復始。太一移日,天必應之以風雨。"《類經》卷九第三十五注:"其大禁者,在太一所在之日及諸戊己日。蓋戊己屬土,雖寄王於四季,而實為中宮之辰,故其氣應亦如太一。"

〔17〕凡此九者 凡下明抄本、《千金翼》卷二十三第二均有"候"字。九者,太乙所在九宮也。

〔18〕善候八正所在之處 處,明抄本作"所"。處下《靈樞》有"所"字,連下句讀。《類經》卷九第三十五注:"正,正風也。八正,即八方王氣之所在,太一之謂也。九宮定則八正之氣可候矣。"

〔19〕直 與值通。《史記‧匈奴傳》:"直上谷。"司馬貞索隱引姚氏云:"古字例,以直爲值。值,當也。"《說文‧人部》:"值,持也。"段玉裁注:"引伸爲當也。《史》《漢》多用直爲之。"

〔20〕潰　明抄本此下有"音育"二小字音注。潰,決也。《漢書·文帝紀》:"齊楚地震,二十九山同日崩,大水潰出。"顏師古注:"旁決曰潰。"此言以砭石鈹鍼刺破癰疽也。

〔21〕是謂天忌日　根據時令節氣而人不宜爲事之日,古人謂之天忌日。《素問·八正神明論》王冰云:"人忌於天,故曰天忌。"此指上文"大禁太乙所在之日及諸戊己日",及下文所列時日。按此所謂天忌之説,在《内經》中曾有三次提及:一爲《素問·八正神明論》曰:"天忌不可不知也。"一爲《靈樞·官能》曰:"必知天忌,乃言鍼經。"此二處均末具體説明天忌之内容。一爲《靈樞·九鍼論》,即本文,則詳述了天忌之具體内容。由于天忌是以太乙遊宫説爲理論基礎,進而參之《靈樞·九宫八風》論太乙遊宫内容,則更爲詳明。究其實際意義之是非,尚待進一步研究與探討。

〔22〕五子夜半　五子及下文五丑、五寅、五卯、五辰、五巳、五午、五未、五申、五酉、五戌、五亥,乃古代記日及記時名稱。其法以十天干名與十二地支名相配,即以陽干配陽支,以陰干配陰支,而得其名。五子者,即以陽干之甲、丙、戊、庚、壬相配,而得甲子、丙子、戊子、庚子、壬子五名也。餘以此類推。夜半及下文鷄鳴、平旦、日出、食時等,乃古代每日記時名稱,詳見本經卷六第十注。

〔23〕此時得疾者,皆不起　得,取也。《吕氏春秋·報更》:"臣弗得也。"高誘注:"得,取也。"此有取治之意。起,愈也。《後漢書·鄭玄傳》:"起廢疾。"此言患癰疽之証,若以上述日時取治,均不能治愈,故謂之天忌日。

按:本篇上下兩篇内容與明抄本除文字間的差異外,餘者則盡同,而篇名與篇序則大有不同。如上篇,明抄本作"痂疥上第九",然詳該篇正文,並無"痂疥"内容,即在下篇中,亦僅有"痂疥,陽谿主之"條;又此篇既云"第九上",而其後却無"痂疥下"篇,故此題名與内容全不相應。然此題名的出現,亦絶非抄書人一時疏忽之筆誤。由此可進一步証明,明抄本與今存其他傳本所據祖本,絶非一種版本系統。同時亦可説明,《甲乙經》之古傳本,不僅在内容文字方面有諸多錯亂訛誤之處,而且在篇章方面亦存有某些問題,現已難爲詳考。

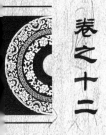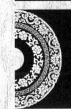

欠嚏唏振寒噫嚏軃泣出太息漾下耳鳴嚙舌善忘善饑第一

本篇自"黃帝問曰："至"寫太足陰"，見《靈樞·口問》、《太素·十二邪》。自"亦可以草刺其鼻"至"大驚之亦可已"，見《靈樞·雜病》、《太素·療噦》。自"曰：人之唏者何"至"俠頸者，頭中分也"，見《靈樞·口問》、《太素·十二邪》。自"曰：有哭泣而淚不出者"至"此之類也"，見《素問·解精微論》、《太素·水論》。自"人之太息者何"至"視主病者補之"，見《靈樞·口問》、《太素·十二邪》。自"人之善忘者何"至"虛則補之"，見《靈樞·大惑論》、《太素·七邪》。自"凡此十四邪者"至"一日補足外踝下留之"，見《靈樞·口問》、《太素·十二邪》。

提要：本篇重在論述邪走空竅所致的欠、嚏、唏、振寒、噫、嚏、軃、泣出、太息、漾下、耳鳴、嚙舌、善忘、善饑等十四種病証的病因、病機、以及鍼刺治療方法等。故以此名篇。

黃帝問曰：人之欠者，何氣使然？岐伯對[1]曰：衛氣晝[2]行於陽，夜[3]行於陰。陰[4]主夜，夜主臥[5]，陽[6]主上，陰[7]主下，故陰氣積於下，陽氣未盡，陽引而上，陰引而下[8]，陰陽相引，故數欠。陽氣盡[9]，陰氣盛，則目瞑[10]；陰氣盡[11]，陽氣盛，則寤[12]。腎主欠[13]，故[14]寫足少陰，補足太陽[15]。

〔1〕對　《靈樞》作"答"。《太素》無。

〔2〕晝　此下《靈樞》、《太素》均有"日"字。

〔3〕夜 此下《靈樞》有"半則"二字。《太素》有"則"字。

〔4〕陰 此下《靈樞》、《太素》均有"者"字。

〔5〕夜主臥 《靈樞》作"夜者臥",《太素》作"夜者主臥"。

〔6〕陽 此下《靈樞》、《太素》均有"者"字。

〔7〕陰 此下《靈樞》、《太素》均有"者"字。

〔8〕陽引而上,陰引而下 蕭延平《太素》校云:"《甲乙》陽引作陽氣,陰引作陰行。"不知所據何本。《類經》卷十八第七十九注:"夫陽主晝,陰主夜,陽主升,陰主降。凡人之痎瘧,由於衛氣。衛氣者,晝行於陽,則動而爲痎;夜行於陰,則静而爲瘧。故人於欲臥未臥之際,欠必先之者,正以陽氣將入陰分,積陰於下,陽猶未静,故陽欲引而升,陰欲引而降,上下相引而欠生也。今人有神疲勞倦而欠者,即陽不勝陰之候。"

〔9〕盡 此下《太素》有"而"字。

〔10〕瞑 瞑通眠。如《文選》陸士衡答張士然詩:"薄暮不遑瞑。"李善注:"瞑,古眠字。"

〔11〕盡 此下《靈樞》、《太素》均有"而"字。

〔12〕瘧 此下《靈樞》、《太素》均有"矣"字。

〔13〕腎主欠 欠,原作"吹"。據《靈樞》、《太素》改,又此三字及下文"肺主噦"等文均出於該篇之末,當係皇甫謐移綴於此。

〔14〕故 《靈樞》、《太素》均無。

〔15〕寫足少陰,補足太陽 《太素》注:"寫於腎脉足少陰實,補於膀胱脉足太陽虛,令陰陽氣和,故欠愈也。"《靈樞發微》注:"以足少陰腎經有邪,故不能瞑,宜寫其照海穴;陽蹻虛故多欠,宜補足太陽膀胱經之申脉穴也。"

曰:人之噦[1]者何[2]?曰:穀入於[3]胃,胃氣上注於肺[4]。今[5]有故[6]寒氣與新穀氣俱還入於胃,新故相亂,真邪[7]相攻[8]相逆,復出[9]於胃,故爲噦。肺主噦[10],故[11]補手太陰,寫足太陰[12],亦可[13]以草刺其[14]鼻,嚏[15]而已;無息而疾迎[16]引之,立已;大驚之,亦可已[17]。

〔1〕噦 呃逆。《説文·口部》:"噦,氣牾也。"段玉裁注:"牾,逆也。"《通俗文》曰:氣逆曰噦。

〔2〕何 此下《靈樞》、《太素》均有"氣使然"三字。

〔3〕於　原脱。據《靈樞》、《太素》補。

〔4〕穀入於胃，胃氣上注於肺　《太素》注："穀入胃已，清氣上注於肺，濁氣下流於胃。"

〔5〕今　猶若也。《經傳釋詞》："家大人曰：今，猶若也。《禮記・曾子問》：下傷，士周葬於園，遂輿機而往，塗邇故也。今墓遠，則其葬也如之何？今墓遠，若墓遠也。"

〔6〕故　舊也。《左傳・昭十三年》："蔓成然故事蔡公。"杜預注："故，猶舊也。"

〔7〕真邪　真，指胃氣；邪，指寒氣。

〔8〕相攻　此下《靈樞》有"氣并"二字，《太素》有"并"字。楊上善注："新故真邪在於胃中相攻相逆。"據楊注，似無"氣并"二字。

〔9〕出　《太素》無。

〔10〕肺主噦　《類經》卷十八第七十九注："上文言噦出於胃，此言噦主於肺，蓋寒氣上逆而爲噦，氣病於胃而主於肺也。"

〔11〕故　《靈樞》、《太素》均無。

〔12〕寫足太陰　《靈樞》、《太素》均作"寫足少陰"。此言噦主於肺而出於胃，故本經似是。

〔13〕亦可　《靈樞》無。《太素》作"噦"。

〔14〕其　《靈樞》、《太素》均無。

〔15〕嚏　《靈樞》、《太素》此字均重出。

〔16〕迎　原脱，據《靈樞》、《太素》補。

〔17〕亦可以草刺其鼻……亦可已　已，《太素》無。《類經》卷二十二第十三注："噦，呃逆也。治之之法，用草刺其鼻則嚏，嚏則氣達而噦可已，此一法也。或閉口鼻之氣，使之無息，乃迎其氣而引散之，勿令上逆，乃可立已，此二法也。又或以他事驚之，則亦可已，此治噦之三法也。"

按：噦的成因很多，本文所云者，係由氣逆而噦。故治當以利氣爲主，本文所取的刺法，補手太陰之原穴太淵，以益肺氣而利肅降，寫足太陰之滎穴大都、腧穴太白，使中焦升降自調，胃中濁氣得降，則噦可已矣。

曰：人之唏[1]者何[2]？曰：此陰氣盛而陽氣虛，陰氣疾而陽氣徐，陰氣盛而陽氣絕，故爲唏。唏[3]者，陰盛陽絕，故[4]

補足太陽,寫足少陰[5]。

〔1〕唏(xī 希)　哀嘆。《説文·口部》:"哀痛不泣曰唏。"段玉裁注:"《方言》:唏,痛也。凡哀而不泣曰唏。於方則楚言哀曰唏。十二諸侯年表曰,紂爲象箸而箕子唏。"《類經》卷十八第七十九注:"唏,欷同,歔欷也。釋義云:悲泣氣咽而抽息也。一云泣餘聲。一云哀而不泣曰唏。悲憂之氣生於陰慘,故爲陰盛陽虛之候。"

〔2〕何　此下《靈樞》、《太素》均有"氣使然"三字。

〔3〕唏　原脱,據《靈樞》、《太素》補。

〔4〕唏者,陰盛陽絶,故　此七字,《靈樞》、《太素》均在篇末,"陰盛陽絶"均作"陰與陽絶"。《太素》注:"與陽者,陰盛不絶,不可寫,不得言與。"

〔5〕補足太陽,寫足少陰　《類經》卷十八第七十九注:"當亦是陽蹻申脉,陰蹻照海也。"

曰:人之振寒者何[1]?曰:寒氣客於皮膚,陰氣盛,陽氣虛,故爲[2]振寒、寒慄。補諸陽[3]。

〔1〕何　此下《靈樞》、《太素》均有"氣使然"三字。

〔2〕爲《太素》無。

〔3〕補諸陽　《太素》注:"以陽虛陰盛,陽虛故皮膚虛,陰盛故寒客皮膚,故振寒、寒慄,宜補三陽之脉。"《類經》卷十八第七十九注:"補諸陽者,凡手足三陽之原、合及陽蹻等穴,皆可酌而用之。"

曰:人之噫[1]者何[2]?曰:寒氣客於胃,厥逆從下上散,復出於胃,故爲噫。補足太陰、陽明[3]一云補眉本。

〔1〕噫(ài 愛)　噯氣。《説文·口部》:"噫,飽出息也。"

〔2〕何　此下《靈樞》、《太素》均有"氣使然"三字。

〔3〕補足太陰、陽明　此下《靈樞》、《太素》均有"一曰補眉本也"六字,唯《太素》無"也"字,與本經原校之文略同。此當爲古傳本中校文,今仍從本經。楊上善注:"脾胃府藏皆虛,故補斯二脉。"

按:噫有寒熱虛實,治有攻補温凉。本文所論噫證,系脾胃陽虛,治屬温補。臨證治噫,應辨明虛實寒熱,治之乃效。

曰:人之嚏[1]者何[2]?曰:陽氣和利,滿於心,出於鼻,故爲嚏。補足太陽榮[3]、眉本[4]一云眉上。

〔1〕嚏　打噴嚏。《玉篇·口部》："嚏，噴鼻也。"

〔2〕何　此下《靈樞》、《太素》均有"氣使然"三字。

〔3〕滎　原作"榮"，《靈樞》同，《太素》作"榮"，當是，據改。楊上善注："太陽滎在通谷，足指外側本節前陷中。"

〔4〕眉本　此下《靈樞》有"一曰眉上也。"五字，與本經原校略同，此當爲古傳本中校文，今仍從本經。《太素》注："眉本，是眉端攢竹穴，足太陽脉氣所發也。"

按：本文云嚏爲"陽氣和利"，似與下文補足太陽之義不合，疑有脱文，張介賓認爲"凡陽虚於下，則不能上達而爲嚏"，説似有理，可參。

曰：人之軃[1]者何[2]？曰：胃不實則諸脉虚，諸脉虚則筋脉[3]懈惰，筋脉懈惰則[4]行陰[5]用力，氣不能復，故爲軃。因其所在[6]，補分肉間。

〔1〕軃（duǒ 朵）　《靈樞》作"軃"。《太素》作"撣"，楊上善注："撣，牽引也。謂身體懈惰，牽引不收也。"按撣爲軃之假借。軃爲軃之訛。《正字通·身部》："軃，軃字之訛。"軃，本作軃。《玉篇·棄部》："軃，都可切，廣也。又垂下皃，今作軃。"《廣韻·哿韻》："下垂皃。"軃猶攤也，一聲之轉，義同。《脈經》卷四第二："滑而浮散者，攤緩風。"又《病源》卷一風軃曳候："軃曳者，肢體弛緩不收攝也。人以胃氣養於肌肉經絡也。胃若衰損，其氣不實，經脉虚，則筋肉懈惰，故風邪搏於筋，而使軃曳也。"《千金》卷八第二八風湯："主毒風頑痺軃曳，手腳不遂，身體偏枯。"又金牙酒："療積年八風五疰，舉身軃曳不得轉側，行步跛躄，不能收攝。"軃曳猶攤緩。《太素·十二邪》"痿厥"注："邪氣在足，則足痿厥撣緩。"《聖惠方》卷二十治攤緩風諸風："夫攤緩者，此皆由肝腎久虚，氣血不足，腠理疏泄，風邪易侵。……其病手足舒緩，不能收攝，口角垂涎，言語蹇澀，皮膚頑痺，步履難，是其候也。"攤，即癱也。章炳麟《新方言·釋言》："攤……今人猶言風攤，俗字作癱。攤乃借爲弛字。"是則軃者，實則後言癱瘓病也。

〔2〕何　此下《靈樞》、《太素》均有"氣使然"三字。

〔3〕脉　《靈樞》同，《太素》作"肉"。

〔4〕則　《太素》無。

〔5〕行陰　行房事。《太素》注："行陰，入房也。"

〔6〕因其所在 《太素》無此四字。楊上善注："筋脈皆虛,故取病所在分肉間補之。"據楊注及《太素》本篇後文,仍有此四字。按痹病無定位,或上或下,或左或右,或四肢,或軀體,故當依其所在之處而治之。因,依也。

曰:人之哀而泣涕出[1]者何[2]?曰:心者,五藏六府之主也;目者,宗脈之所聚也,上液之道也[3];口鼻者,氣之門户也[4]。故悲哀愁憂則心動,心動則五藏六府皆搖,搖則宗脈感[5],宗脈感則液道開,液道開故涕泣出焉[6]。液者,所以灌精濡空竅者也。故上液之道開則泣,泣不止[7]則液竭,液竭則精不灌,精不灌則目無所見矣,故命曰奪精[8]。補[9]天柱經[10],俠項[11]。俠頸者,頭中分也[12]。

〔1〕泣涕出 出,原脱,據明抄本、《靈樞》補。泣涕,《太素》二字互倒。

〔2〕何 此下《靈樞》、《太素》均有"氣使然"三字。

〔3〕目者,宗脈之所聚也,上液之道也 《太素》注："手足六陽及手少陰、足厥陰等諸脈湊目,故曰宗脈之所聚。大小便爲下液之道,涕泣以爲上液之道,二也。"詳《素問·五藏生成》云:"諸脈者,皆屬於目。"與本文義同。蓋目之與脈,除楊注所言諸脈外,又有陰陽蹻脈及任、督二脈,亦與目有關,故爲宗脈之所聚。又《靈樞·五癃津液別》云:"五藏六府之津液,盡上滲於目。"故爲上液之道也。

〔4〕口鼻者,氣之門户也 《太素》注："目者,唯是液之道也,口鼻二竅氣液之道,三也。"《類經》卷十八第七十九注:"氣由口鼻出入,故爲氣之門户。"

〔5〕感 《太素》作"盛",誤。《爾雅·釋詁下》:"感,動也。"

〔6〕故涕泣出焉 涕泣,《靈樞》作"泣涕"。《太素》注："以其心動,即心藏及餘四藏并六府亦皆搖動,藏府既動,藏府之脈皆動,藏府宗脈搖動,則目鼻脈道並開,以液道開,故涕泣出也。"

〔7〕則泣,泣不止 《靈樞》同,《太素》作"泣出不止"。

〔8〕故命曰奪精 《太素》注："五穀液以灌目,五穀之精潤於七竅,今但從目鼻而出不止,則竭也。諸精不得其液,則目眼無精,故目無所見,以奪精也。"奪同脱。《說文·隹部》:"奪,手持隹失之也。"段玉裁注:"引

申爲凡失去物之偶，凡手中遺落物當作此字，今仍用脫爲之。"

〔9〕補　明抄本無。

〔10〕天柱經　明抄本"經"作"頂"，誤。《太素》注："天柱經，足太陽也。"按"經"字在此義欠妥，疑衍。

〔11〕俠項　原作"俠頸"，《靈樞》同，《太素》作"俠項"。按頸在前，項在後，本經卷三第六云："天柱，在俠項後髮際，大筋外廉陷者中。"故據改。

〔12〕俠頸者，頭中分也　明抄本無"俠頸"二字。《靈樞》、《太素》均無此七字。疑爲注文誤入正文。

曰[1]：有[2]哭泣而淚不出者，若出而少涕，不知水所從生，涕所從出也[3]？曰：夫心者，五藏之專精[4]也，目者其竅[5]，華色其榮[6]，是以人有德[7]，則氣和[8]於目，有亡憂知[9]於色，是以悲哀則泣下，泣下水所由生也。衆精者，積水也[10]。《素問》作水宗。積水者，至陰也[11]。至陰者，腎之精也。宗精[12]之水，所以不出者，是精持之也，輔之[13]裹之，故水不行也。夫氣之傳也[14]，水之精爲志，火之精爲神，水火相感，神志俱悲[15]，是以目之水不生也[16]。故諺言曰[17]：心悲又名曰志悲[18]。志與心精[19]共湊於目也，是以俱悲則神氣傳於心，精上不[20]傳於志，而志獨悲，故泣出也。泣[21]涕者，腦也。腦者，陽[22]也，《素問》作陰。髓者，骨之充也[23]，故腦滲[24]爲涕。志者，骨之主也，是以水流[25]涕從之者，其類也[26]。夫涕之與泣者，譬如人之兄弟，急則俱死，生則俱生[27]《太素》作出則俱亡，其志以早[28]悲，是以涕泣俱出[29]而相從者[30]，所屬之類也[31]。

曰：人哭泣而泣[32]不出者，若出而少，涕不從之，何也？曰：夫泣不出者，哭不悲也。不泣者，神不慈也。神不慈則[33]志不悲，陰陽相持，泣安能獨來[34]？夫志悲者惋[35]，惋則衝陰[36]，衝陰則志去目[37]，志去[38]則神不[39]守精，精神去目，涕泣出也。

〔1〕曰　《素問》作"公請問"。此下《太素》有"請問"二字。

〔2〕有　明抄本《素問》、《太素》均無。

〔3〕也　《太素》無。

〔4〕五藏之專精　《素問》王冰注："專,任也。言五藏精氣,任心之所使,以爲神明之府,是故能焉。"《太素》注："心爲五藏身之總主,故爲專精。"又按專,司也。《禮記·檀弓下》："爾專之。"鄭玄注："專,猶司也。"蓋五臟精液輸運,由心司之也。

〔5〕目者其竅　此下《素問》、《太素》均有"也"字。楊上善注："目爲心之通竅。"王冰注："神內守,明外鑒,故目其竅也。"又按《靈樞·大惑論》："目者,五藏六府之精也。營衛魂魄之所常營也,神氣之所生也。……目者,心使也。心者,神之舍也。"是此言目者其竅,目爲神明之竅也。若張志聰云"心開竅於目"者,未爲得也。

〔6〕華色其榮　《素問》、《太素》均作"華色者其榮也。"義勝。楊上善注："華色爲心之榮顯。"

〔7〕德　《素問》同,《太素》作"得",按得與德通。《易經·剝》："君子得輿。"陸德明釋文："京作德輿。"

〔8〕和　《素問》同,《太素》作"知"。

〔9〕知　見也。《呂氏春秋·自知》："文侯不悅,知於顏色。"高誘注："知,猶見也。"

〔10〕衆精者,積水也　衆精,《素問》作"水宗",與本經原校同。新校正云："按《甲乙經》水宗作衆精。"《太素》作"水宗者精"。詳後文言"宗精"之例,當以本經爲是。此言目之衆精,乃水液聚積而成。

〔11〕積水者,至陰也　《素問》同,《太素》作"水者至陰"。

〔12〕宗精　《太素》注："宗,本也。水之本是腎之精。"《類經》卷十八第八十注："五液皆宗於腎,故又曰宗精,精能主持水道,則不使之妄行矣。"按楊、張二注非是。宗精,即前文"衆精"也。宗與衆通。《廣韻·釋詁三》："宗,衆也。"《說文通訓定聲·豐部》："宗,叚借爲衆。"

〔13〕輔之　《素問》同。之,《太素》無。輔,夾輔　《說文·車部》："《春秋傳》曰:輔車相依。"段玉裁注："引申之義,爲凡相助之偁。"

〔14〕氣之傳也　《素問》、《太素》均無此四字。

〔15〕水火相感,神志俱悲　《素問》同,《太素》無此八字。

〔16〕是以目之水不生也　不,《太素》無,本句連在"火之精爲神"句

下。楊上善注：“水陰精者，志也。火陰精者，神也。兩精持之，故泣不下也。”

〔17〕故諺言曰　《素問》同，《太素》作“故以人彥言曰”。楊上善注：“彥，美言也。人之美言有當，故取以爲信也。”按楊注非是，彥爲諺之假借。諺，《説文·言部》：“傳言也”。

〔18〕心悲又名曰志悲　《太素》作“心悲名志悲”。楊上善注：“彥言心悲名曰志悲，有所以也。良以心與精在於目，俱爲悲者，神氣傳於心精，不傳於志，亦無神持，故陰精獨用爲悲，所以泣水下也。”《素問集註》張志聰注：“夫心腎相通，神志交感，心悲而未有不動其志者，故諺有之曰：心悲名曰志悲。”

〔19〕志與心精　《素問》同，《太素》作“心與精”。

〔20〕不　原作“下”，據《素問》、《太素》改。

〔21〕泣　疑涉上衍，下文“腦滲爲涕”，“涕從之者”均未言“泣”。

〔22〕陽　《太素》同，《素問》作“陰”，與本經原校同，新校正云：“按全元起本，及《甲乙經》、《太素》陰作陽。”《太素》注：“頭髓爲陽，充骨之陰也。”

〔23〕髓者，骨之充也　《素問》王冰注：“充，滿也，言髓填於骨，充而滿也。”

〔24〕滲　《太素》作“深”。

〔25〕水流　此下《素問》有“而”字。水流在此指淚水。

〔26〕其類也　《素問》作“其行類也”，《太素》作“行其類也”。《素問》王冰注：“類謂同類。”

〔27〕生則俱生　《太素》作“出則俱亡”，與本經原校同。

〔28〕早　《太素》作“揺”，義長。

〔29〕出　此下《素問》有“而橫行也，夫人涕泣俱出”十字，《太素》有“而橫行，是故涕泣俱出”九字。

〔30〕者　《太素》作“志”。

〔31〕所屬之類也　《素問》王冰注：“所屬，屬於腦也。何者？上文云涕泣者腦也。”

〔32〕泣　《太素》同。《素問》、明抄本均作“淚”。《廣雅·釋言》：“泣，淚也。”

〔33〕神不慈則　《太素》無此四字，明抄本作“神不悲”。

〔34〕陰陽相持,泣安能獨來 《太素》注:"神者爲陽,志者爲陰,神之失守,故慈志之失守,故悲,悲故泣出。今陰陽相持無失,泣安從生也?"

〔35〕惋(wǎn 脘) 《素問》王冰注:"惋謂内爍也。"《類經》卷十八第八十注:"惋,慘鬱也。"按惋與宛通。《楚辭·九章》:"蹇蹇之煩宛兮。"考異,"宛,一作惋。"是惋者,煩宛也。如《素問·陰陽應象大論》:"齒乾以煩宛"。

〔36〕衝陰 《素問吳注》:"衝陰,逆衝於腦也。"

〔37〕目 《太素》無。

〔38〕去 此下《太素》有"目"字。

〔39〕不 《太素》無。蕭延平校本仍有此字。

夫經言乎,厥則目[1]無所見。自涕之與泣者已至目光無所見原本[2]漏,今以《素問》、《靈樞》補之[3]。夫人厥則陽氣并於上,陰氣并於下,陽并於上,則火獨光[4]也,陰并於下,則足[5]寒,足[5]寒則脹[6]。夫一水不能勝五火[7],故目盲[8]。是以氣衝風[9]泣下而不[10]止。夫風之中目也。陽氣内[11]守於精,是火氣燔[12]目,故見風則泣下[13]也。有以比之,夫火疾風生,乃能雨[14],此之[15]類也《九卷》言其形,《素問》言其情,亦互相發明也。

〔1〕目 此下原有"光"字,據《素問》、《太素》删。

〔2〕本 原作"不",據明抄本改。

〔3〕今以《素問》、《靈樞》補之 按今本《靈樞》無此文。

〔4〕火獨光 《類經》卷十八第八十注:"火獨光,陽之亢也。"

〔5〕足 《素問》同,《太素》作"手足"。下"足"同。

〔6〕脹 此下《素問》有"也"。

〔7〕一水不能勝五火 五火,《太素》作"兩火"。《素問》王冰注:"一水,目也,五火,謂五藏之厥陽也。"《太素》注:"以其目是陽,己是一火,下陽并上,則是二火。志精在目,則是一水,一水不勝二火,故熱盛爭而盲也。"可參。

〔8〕目盲 《素問》作"目眥盲",王冰注:"眥,視也。"新校正云:"按《甲乙經》無盲字。"《太素》作"目眥而盲"。此下明抄本有"《素問》作目眥盲"六小字校文。按眥,《龍龕手鑑·目部》:"眥,視也。"作"目眥盲"亦

通。又皆與疣通。《集韻·卦韻》："皆，或作疣。"《説文·疒部》："疣，病也。"按據前文"目無所見"，似本經作"目盲"義順。

〔9〕氣衝風　《素問》作"衝風"，疑"氣"字衍。《太素》作"衛氣之風"。

〔10〕不　《太素》無。

〔11〕内　《素問》同，《太素》作"下"。

〔12〕燔　《素問》同，《太素》作"循"。

〔13〕下　《素問》同，《太素》作"出"。

〔14〕夫火疾風生，乃能雨　火，原脱。夫下原校云："《素問》下有火字。"據前文"是火氣燔目，故見風則泣下也"之義，當有火字。據《素問》補，並删原校。

〔15〕之　《太素》作"其"。

曰：人之太息者何[1]？曰：憂思則心系急，心系急則氣道約，約[2]則不利，故太息以伸出之[3]。補手少陰、心主、足少陽留之[4]。

〔1〕何　此下《靈樞》、《太素》均有"氣使然"三字。

〔2〕約　此上《太素》有"氣道"二字。《類經》卷十八第七十九注："約，猶束縛也。"

〔3〕太息以伸出之　《太素》注："憂思勞神，故心系急。心系連肺，其脉上迫肺系，肺系爲喉通氣之道，既其被迫，故氣道約而不得通也，故太息取氣以申出之。"《類經》卷十八第七十九注："太息者，息長而大，即嘆息也。"

〔4〕補手少陰、心主、足少陽留之　《類經》卷十八第七十九注："手少陰，心經也。心主，手厥陰經也。足少陽，膽經也。助木火之藏，則陽氣可舒，抑鬱可解，故皆宜留鍼補之。"

曰[1]：人之漾[2]下者何[3]？曰：飲食[4]皆入於胃，胃中有熱，熱則蟲[5]動，蟲動則胃緩，胃緩則廉泉開，故漾下[6]。補足少陰[7]。

〔1〕曰　明抄本無。

〔2〕漾（xián 涎）　《靈樞》、《太素》均作"涎"。漾同涎。《集韻·僊部》："次，《説文》慕欲口液也。或作涎、漾。"

〔3〕何　此下《靈樞》、《太素》均有"氣使然"三字。

〔4〕食 此下《靈樞》、《太素》均有"者"字。

〔5〕蟲 《太素》注："蟲者,穀蟲在於胃中也。"

〔6〕胃緩則廉泉開,故漾下 《太素》注："廉泉,舌下孔,通涎道也。人神守,則其道不開,若爲好味所感,神者失守,則其孔開涎出也。亦因胃熱蟲動,故廉泉開涎因出也。"

〔7〕補足少陰 《類經》卷十八第七十九注："腎爲胃關而脉繫於舌,故當補之,以壯水制火,則液有所主而涎自止也。"

曰[1]:人之耳中鳴者何[2]?曰:耳者,宗脉之所聚[3]也。故胃中空則宗脉虛[4],虛則下,溜脉有所竭者[5],故耳鳴。補客主人[6],手大指爪甲上與肉交者[7]。

〔1〕曰 明抄本無。

〔2〕何 此下《靈樞》、《太素》均有"氣使然"三字。

〔3〕耳者,宗脉之所聚 《太素》注:"人耳有手足少陽、太陽及手陽明等五絡脉,皆入耳中,故曰宗脉所聚也。"宗脉,衆脉也。

〔4〕故胃中空則宗脉虛 空字原疊,據《靈樞》、《太素》刪。《類經》卷十八第七十九注:"陽明爲諸脉之海,故胃中空則宗脉虛。"

〔5〕溜脉有所竭者 《太素》注:"溜脉,入耳之脉溜行之者也。有竭不通,故耳鳴也。"

〔6〕客主人 上關穴別名,詳見本經卷三第十一。

〔7〕手大指爪甲上與肉交者 爪,原脱,據《靈樞》、《太素》補。按此處當少商穴,詳見本經卷三第二十四。

曰:人之自齧[1]舌者何?曰:此厥逆走上,脉氣皆至[2]也。少陰氣至則自[3]齧舌,少陽氣至則齧頰,陽明氣至則齧唇矣。視主病者則補之[4]。

〔1〕齧 《靈樞》作"嚙",《太素》作"齧"。齧同齧,咬也。嚙爲齧之俗寫。

〔2〕脉氣皆至 皆,《靈樞》、《太素》均作"輩",並通。楊上善注:"輩,類也。厥逆之氣上走於頭,故上頭類脉所至之處,即自齧舌也。"

〔3〕自 《靈樞》、《太素》均無。

〔4〕視主病者則補之 則,原無,據明抄本、《靈樞》、《太素》補。楊上善注:"腎足少陰脉厥逆至於舌下,則便齧舌。手足少陽脉厥逆,行至於

頰，即便齧頰。手足陽明厥逆行至於脣，即便齧脣。此輩諸脉以虛厥逆，故視其所病之脉補也。"

曰[1]：人之善[2]忘者何[3]？曰：上氣不足，下氣有餘，腸胃實而心肺虛，虛則榮衛留於下[4]，久[5]不以時上，故善忘也[6]。

曰：人之善饑不[7]嗜食者何也[8]？曰：精氣并於脾，則熱[9]留於胃，胃熱則消穀，消穀[10]故善饑，胃氣逆上，故[11]胃脘塞[12]，胃脘塞故不嗜食[13]。善忘及善饑[14]，先視[15]其府藏，誅其小過[16]，後調其氣，盛則[17]寫之，虛則補之。

〔1〕曰　明抄本無。下"曰"字同。

〔2〕善　《太素》作"喜"，下"善"字同。

〔3〕何　此下《靈樞》、《太素》均有"氣使然"三字。

〔4〕榮衛留於下　《太素》注："營衛行留於腸胃，不上心肺，虛故喜忘。"

〔5〕久　此下《靈樞》有"之"字。

〔6〕故善忘也　《類經》卷十八第八十一注："心肺虛於上，營衛留於下，則神氣不能相周，故爲善忘，陽衰於上之兆也。"

〔7〕不　此上《靈樞》、《太素》均有"而"字。

〔8〕也　《靈樞》、《太素》均作"氣使然"。

〔9〕則熱　《靈樞》、《太素》均作"熱氣"。

〔10〕消穀　《靈樞》、《太素》互倒。

〔11〕故《靈樞》作"則"。

〔12〕胃脘塞　《靈樞》作"胃脘寒"，下句"胃脘塞"未出。《太素》二句均作"胃管寒"。《靈樞識》："豈有胃熱而胃脘寒之理乎，當以《甲乙》爲正。蓋胃熱故善饑，胃脘塞故不嗜食。"

〔13〕食　此下《靈樞》、《太素》均有"也"字。

〔14〕善忘及善饑　《靈樞》、《太素》均無此五字。

〔15〕視　明抄本作"時"，誤。《靈樞》、《太素》均無此字。

〔16〕誅其小過　《靈樞集註》張志聰注："誅其小過者，去其微邪也。"

〔17〕則　《靈樞》、《太素》均作"者"，下同。

凡此十四邪[1]者,皆奇邪[2]走空竅者也。邪之所在,皆爲不足[3]。故上氣不足,腦爲之不滿,耳爲之善鳴,頭爲之傾[4],目爲之瞑[5]。中氣[6]不足,溲便爲之變[7],腸爲之善鳴。補之足外踝下留之[8]。下氣不足,則乃[9]爲痿厥心悶[10],急[11]刺足大指[12]上二寸留之。一曰補[13]足外踝下留之。

〔1〕十四邪 《靈樞》、《太素》均作"十二邪"。本經另將"人之善忘"、"人之善饑不嗜食"二証移此,故云十四邪。

〔2〕邪 此下《靈樞》、《太素》均有"之"字。

〔3〕邪之所在,皆爲不足 "邪"上《靈樞》、《太素》均有"故"字。《太素》注:"邪氣所至之處,損於正氣,故令人不足爲病也。"

〔4〕傾 此上《靈樞》有"苦"字,似蒙上而衍。

〔5〕瞑 《太素》同,《靈樞》作"眩"。《方言》卷三:"凡飲藥、傅藥而毒,東齊海岱之間謂之瞑,或謂之眩。"

〔6〕中氣 詳此前後文言上氣、下氣、中氣者,上氣指頭部之氣,下氣指脛足之氣,中氣則指腹部之氣,與後世言中氣指中焦脾胃之氣者義異。

〔7〕溲便爲之變 《素問·藏氣法時論》王冰注引《靈樞經》作"則腹爲之善滿",今本《靈樞》同本經。《太素》注:"腸及膀胱爲中也,邪至於中,則大小便色皆變於常,及腸鳴也。"

〔8〕補之足外踝下留之 外,明抄本作"内",誤。之,《靈樞》、《太素》均無,文在"則乃爲痿厥心悶"句下,似是。《類經》卷十八第七十九注:"此崑崙穴也,爲足太陽所行之經,凡於上中下氣虛之漏,皆可留鍼補之。"

〔9〕乃 《太素》無。

〔10〕心悶 《靈樞》作"心悗",《太素》作"足悶",楊上善注:"邪氣在足,則足痿厥撣緩,其足又悶。"詳心在腹中,此爲下氣不足之病,不當言心悶,故當以《太素》作"足悶"爲是。

〔11〕急 《靈樞》、《太素》均無。

〔12〕指 此下《靈樞》、《太素》均有"間"字。

〔13〕補 《靈樞》、《太素》均無。

寒氣客於厭發瘖不能言第二

本篇自"黃帝問曰"至"其厭乃發也",見《靈樞·憂恚無言》。"暴瘖氣哽,刺扶突與舌本出血",見《靈樞·寒熱病》、《太素·寒熱雜説》。

提要:本篇重在論述因寒氣客於會厭致音啞不能發音的病機與治法,故以此名篇。其主要內容有:喉嚨、會厭、唇、舌、懸癰垂、頏顙、橫骨等器官對人體發音的作用,以及會厭之大小厚薄對發音的影響。并指出因寒邪侵犯會厭而卒然無音的病機、証候及主治腧穴。

黃帝問曰:人之卒然憂恚[1]而言無音者[2],何氣不行[3]?少師對曰:咽喉[4]者,水穀之道路[5]也。喉嚨者,氣之所以上下者也。會厭者,音聲之户[6]也。唇口[7]者,音聲之扇[8]也。舌者,音聲之機也。懸癰垂者,音聲之關也[9]。頏顙者,分氣之所泄[10]也。橫骨[11]者,神氣之[12]所使,主發舌者也。故人之鼻洞[13]涕[14]出不收者,頏顙不閉[15],分氣失也。其[16]厭小而薄[17],則發氣疾,其開闔利,其出氣易。其厭大而厚[18],則[19]開闔難,其出氣[20]遲,故重言[21]也。所謂吃者,其言逆,故重之[22],卒[23]然無音者,寒氣客於厭[24],則厭不能發,發不能下至其[25]機扇,機扇[26]開闔不利[27]故無音。足少陰之脉[28]上繫於舌本[29],絡於橫骨,終於會厭,兩寫[30]血脉,濁氣乃辟;會厭之脉,上絡任脉,復[31]取之天突,其厭乃發也。

〔1〕恚(huì 惠) 《玉篇·心部》:"恚,恨怒也。"

〔2〕者 此下《靈樞》有"何道之塞"四字。

〔3〕何氣不行 《靈樞》作"何氣出行",此下并有"使音不彰,願聞其方"八字。按作"何氣不行"是。

〔4〕咽喉 《類經》卷二十一第四十五注:"人有二喉,一軟一鞕。軟者居後,是謂咽喉,乃水穀之道,通於六府者也。鞕者居前,是謂喉嚨,爲宗氣出入之道,所以行呼吸,通於五藏者也。其在《太陰陽明論》,則單以

軟者爲咽,鞕者爲喉。"

〔5〕路 《靈樞》無。

〔6〕會厭者,音聲之戶 《類經》卷二十一第四十五注:"會厭者,喉間之薄膜也,周圍會合,上連懸癰,咽喉食息之道得以不亂者,賴其遮厭,故謂之會厭,能開能闔,聲由以出,故謂之戶。"

〔7〕唇口 《靈樞》互倒。口,《病源》卷一風失音不語候、《靈樞略·無音論篇》均無。

〔8〕扇 門扇。《説文·户部》:"扇,扉也。扉,户扇也。"此言令上下唇若門之扇也。

〔9〕懸癰垂者,音聲之關也 癰,《靈樞》作"雍",癰與雍通。《類經》卷二十一第四十五注:"懸癰垂者,懸而下垂,俗謂之小舌,當氣道之衝,爲喉間要會,故謂之關。"

〔10〕頏顙者,分氣之所泄 《靈樞集注》張志聰注:"頏顙者,腭之上竅,口鼻之氣及涕唾,從此相通,故爲分氣之所泄,謂氣之從此而出於口鼻者也。"

〔11〕横骨 舌骨。《類經》卷二十一第四十五注:"横骨,即喉上之軟骨也。下連心肺,故爲神氣所使。上連舌本,故主舉發舌機。"

〔12〕之 《靈樞》無,疑脱。

〔13〕鼻洞 鼻淵。本經卷十二第四"鼻淵"注:"一作洞",系避唐高祖李淵諱改字。

〔14〕洟(ǐ替) 鼻涕。《説文·水部》:"洟,鼻液也。"《靈樞》作"涕",涕與洟同。《禮記·内則》:"不敢唾洟。"陸德明釋文:"洟,本又作涕。"

〔15〕閉 《靈樞》作"開",非是。

〔16〕其 《靈樞》作"是故"二字。

〔17〕薄 此上《靈樞》有"疾"字,疑衍。此"小而薄"與下文"大而厚"恰爲對文。

〔18〕其開闔利,其出氣易,其厭大而厚 明抄本脱此十三字。

〔19〕則 明抄本作"其"。

〔20〕出氣 《靈樞》、明抄本均互倒。

〔21〕重言 《靈樞集注》張志聰注:"重言,口吃而期期也。"按口吃者,語難,多重言。《史記·老子韓非列傳》:"非爲人口吃,不能道説,而善

著書。"宋人吴曾《能改齋漫録·類對》:"周昌口吃,而言稱期期,鄧艾口吃,而言稱艾艾。"期期、艾艾者,重言也。

〔22〕所謂吃者,其言逆,故重之 《靈樞》無此十字,似爲上文注語,《靈樞略·無音論篇》有"所謂吃者,其言重",作細書小字。疑此十字爲後人粘注誤混爲正文。

〔23〕卒 此上《靈樞》有"人"字。

〔24〕厭 《病源》卷一風失音不語候、《衛生寶鑑·口齒門》引《鍼經》均作"會厭"。

〔25〕至其 明抄本作"重芾"二字,疑誤。

〔26〕機扇,機扇 《靈樞》無此四字。

〔27〕利 《靈樞》作"致"。

〔28〕足少陰之脉 《靈樞》作"足之少陰"。

〔29〕本 《靈樞》無,以本經爲是。

〔30〕寫 此下《靈樞》有"其"字。

〔31〕復 《靈樞》無。

按:失音証有虛實之分,虛者多因病久而氣血虧損,如虛勞咳嗽,津虧陰虛,致金破不鳴之失音,即屬此類。本文所論之失音有二:一爲憂恚而言無音,系由憂慮忿怒,木火上炎,使肺氣不通,會厭開闔不利而失音,治當清熱利氣化痰爲主;一爲寒邪客於會厭卒然無音,系由風寒之邪,外犯於喉,使肺氣不宣所致,治當疏散外邪爲主。二者一爲熱閉於内,一爲寒閉於外,皆屬實證。另有因局部癰腫而致失音,則不在此例。

暴瘖氣哽[1],刺[2]扶突與舌本出血[3]。瘖不能言,刺腦户[4]。暴瘖不能言,喉嗌痛,刺風府。舌緩,瘖不能言,刺瘖門。喉痛,瘖不能言,天窗[5]主之。暴瘖氣哽[6],喉痺咽痛[7]不得息,飲食[8]不下,天鼎主之。食飲善嘔,不能言,通谷主之。瘖不能言,期門主之。暴瘖不能言,合谷及湧泉、陽交主之。

〔1〕哽 原作"硬"。《靈樞》作"鞕",《太素》作"鯁"。楊上善注:"氣在咽中,如魚鯁之狀,故曰氣鯁。"《外臺》卷三十九扶突作"哽"。鯁與哽通,如《禮記·内則》:"魚去乙"注:"食之鯁人。"陸德明釋文:"鯁本又

作哽。"哽,塞也。如《莊子·外物》:"雍則哽,哽而不止則跈。"此言突然失音而氣梗塞,當作"哽",故據改。

〔2〕刺 《靈樞》、《太素》均作"取",義同。

〔3〕血 明抄本作"言"。

〔4〕刺腦戶 此言刺者,不可灸也。詳見本經卷三第二。又《素問·刺禁論》:"刺頭中腦戶,入腦立死。"是刺腦戶時,亦當審慎。

〔5〕天窗 原作"天突",據《外臺》卷三十九天窗、《醫心方》卷二第一改。

〔6〕哽 原作"硬",據《外臺》卷三十九天鼎、《醫心方》卷二第一、《醫學綱目》卷二十七瘖引本經改。

〔7〕痛 《外臺》卷三十九天鼎、《醫心方》卷二第一均作"腫"。

〔8〕飲食 原作"食飲",據《外臺》卷三十九天鼎、《醫心方》卷二第一、《醫學綱目》卷二十七喉瘖引本經乙正。

目不得眠不得視及多臥臥不安不得偃臥肉苛諸息有音及喘第三

本篇自"黄帝問曰"至"三飲而已",見《靈樞·邪客》、《太素·營衛氣行》。自"曰:目閉不得視者何"至"必先明知其形氣之苦樂,定乃取之",見《靈樞·大惑論》、《太素·七邪》。自"曰:人有臥而有所不安者何也"至"脉大則不得偃臥",見《素問·病能論》、《太素·臥息喘逆》。自"曰:人之有苛者"至"三十日死也",見《素問·逆調論》、《太素·痺論》。自"曰:人有逆氣不得臥而息有音者"至"主臥與喘也",見《素問·逆調論》、《太素·臥息喘逆》。

提要:本篇重在論述目不得眠、多臥、臥不安等病証的病機與治法,故以此名篇。其主要內容有:目不得眠、不得視、多臥、臥不安、不得偃臥等証的病機與治法;肉苛的病機和預後;喘息的不同病機及其與肺、胃、腎三臟的關係;諸証的腧穴主治。

黄帝問曰:夫邪氣之客於[1]人也,或令人目不得眠者[2]何也[3]?伯高對[4]曰:五穀入於胃也,其糟粕、津液[5]、宗氣,分爲三隧,故宗氣積於胸中[6],出於喉嚨,以貫心肺而行呼吸焉[7]。營氣者,泌其津液,注之於脉,化而[8]爲血,以營四末,内注五藏六府,以應刻數[9]焉。衞氣者,出其悍氣之慓疾,而先行於[10]四末分肉皮膚之間,而不休息[11]也。晝[12]行於陽,夜行於陰,其入於陰也[13]常從足少陰之分間[14],行於五藏六府[15]。今邪氣[16]客於五藏六府[17],則衞氣獨營其外[18],行於陽不得入於陰[19],行於陽[20]則陽氣盛[21],陽氣盛則[22]陽蹻滿[23],不得入於陰,陰氣虛[24],故目不得眠[25],治之補其不足,寫其有餘[26],調其虛實,以通其道而去其邪,飲以半夏湯一劑[27],陰陽已通[28],其臥立至,此所以[29]決瀆壅塞[30],經絡大通,陰陽得和[31]者也。其湯方以流水千里以外者[32]八升,揚之萬遍[33],取其清五升,煮之,炊以葦薪火[34],沸煮[35]秫米[36]一升,治半夏[37]五合,徐炊令竭爲一升半,去其柤[38],飲汁一小盃,日三,稍益,以知爲度。故其病新發者,覆杯則臥,汗出則已矣;久者,三飲而已。

〔1〕於 《靈樞》無。

〔2〕目不得眠者 《靈樞》、《太素》均作"目不瞑不臥出者"。按眠與瞑通。《靈樞識》:"《甲乙》作目不得眠者五字,考下文答語,《甲乙》爲是。"

〔3〕何也 《靈樞》、《太素》均作"何氣使然"。

〔4〕對 《靈樞》無,《太素》作"答"。

〔5〕津液 《太素》作"精液"。

〔6〕宗氣積於胸中 詳《靈樞·刺節真邪》又云:"宗氣留於海",本經卷七第三作"宗氣留積在海"。與本文亦互文也。留,猶積也。海,氣海,亦猶胸中。

〔7〕以貫心肺而行呼吸焉 心肺,《靈樞》作"心脉"。作"心肺"是。《太素》注:"其清者宗氣,積於膻中,名曰氣海,其氣貫於心肺,出入喉嚨之中而行呼吸。"

〔8〕而 《靈樞》作"以"。按而與以通。

〔9〕刻數 古代以漏壺計時的單位,又稱刻漏,詳見本經卷一第九。《太素》注:"營氣起於中焦,泌五穀津液,注於肺脉手太陰中,化而爲血,循脉營於手足,迴五藏六府之中,旋還以應刻數。"

〔10〕於 《太素》無。

〔11〕息 《靈樞》、《病源》卷三虛勞不得眠候均作"者"。《太素》此字不清。

〔12〕書 此下《靈樞》、《太素》均有"日"字。

〔13〕其入於陰也 《靈樞》無此五字,疑脱。

〔14〕分間 《病源》卷三虛勞不得眠候作"分肉間",《外臺》卷十七虛勞虛煩不得眠引《病源》作"分"字。

〔15〕行於五藏六府 《太素》注:"衛氣起於上膲,上行至目,行手足三陽已,夜從足少陰分,上行五藏,至晝還行三陽,如是行五藏,行六府者,夜行五藏之時,藏脉胳府,故兼行也,以府在内故。"

〔16〕邪氣 《靈樞》、《太素》均作"厥氣"。詳前文曰"邪氣之客於人",後文曰"而去其邪",似作"邪氣"爲是。

〔17〕六府 原脱,據明抄本、《靈樞》、《外臺》卷十七虛勞虛煩不得眠引《病源》補。《太素》及今本《病源》卷三虛勞不得眠候均作"藏府"二字,亦可証當有"六府"。

〔18〕則衛氣獨營其外 營,《靈樞》、《太素》均作"衛",《太素》注:"邪氣客於内藏府中,則衛氣不得入於藏府,衛氣唯得衛外,則爲盛陽。"按作"營"亦通。營與環通。獨營其外者,獨環行於體表之外,不得行於藏腑之内也。

〔19〕行於陽不得入於陰 《太素》無此八字,疑脱。

〔20〕行於陽 《太素》作"衛其外",非是。

〔21〕盛 《太素》作"瞋",楊上善注:"瞋,張盛也。"義同。

〔22〕陽氣盛則 《太素》作"瞋則陰氣益少"。不若本經義勝。

〔23〕滿 《靈樞》作"陷",疑誤。

〔24〕不得入於陰,陰氣虛 明抄本作"不入於陰,陰氣虛",《靈樞》作"不得入於陰,陰虛"《太素》作"是以陽盛"。本經義勝。然上文"行於陽則陽氣盛"例,兩陰字間,似脱"則"字。

〔25〕不得眠 《靈樞》作"不瞑",《太素》作"不得瞑"。

〔26〕補其不足,寫其有餘 《太素》注:"不足,陰氣也。有餘,外陽氣。"《類經》卷十八第八十三注:"補其不足,即陰蹻所出足少陰之照海也。寫其有餘,即陽蹻所出之申脉也。"

〔27〕劑 《靈樞》同,《太素》作"齊",按齊與劑通。

〔28〕陰陽已通　明抄本已作"以"，字通。《太素》注："以下言半夏湯方，以療厥氣，厥氣既消，内外氣通，則目合得卧。"

〔29〕以　《靈樞》、《太素》均作"謂"，《經傳釋詞》卷一："以，猶謂也，《禮記·檀弓》曰：昔者吾有斯子也，吾以將爲賢人也。言吾謂將爲賢人也。"

〔30〕決瀆壅塞　《太素》楊上善注："溝瀆水壅，決之則通，陰陽氣塞，鍼、液導之，故曰決瀆。"按決瀆，穿決開通也。《春秋繁露·行雨》："不行者，決瀆。"《管子·地員》："瀆田悉徒。"尹知章注："瀆田，謂穿溝瀆而溉田。"

〔31〕得和　《靈樞》、《太素》均互倒。當以本經義勝。

〔32〕流水千里以外者　里，明抄本作"望"。《内經知要·病能》注："千里流水，取其流水源遠，有疏通下達之義也。"

〔33〕揚之萬遍　《内經知要·病能》注："揚之萬遍，令水珠盈溢，爲甘瀾水，可以調和陰陽。"

〔34〕葦薪火　火，《太素》無。《内經知要·病能》注："炊以葦薪者，取其火烈也。"

〔35〕沸費　《靈樞》作"沸置"，《太素》作"大沸"。義均通。

〔36〕秫米　此上《太素》有"量"字。

〔37〕治半夏　《内經知要·病能》："猶言制過半夏也。"按治，疑爲"冶"之誤。冶，碎之也。如《武威漢代醫簡》千金膏藥方："凡四物皆冶。"

〔38〕粗　(zhā渣)　此下明抄本有"音囗"小字音注。藥渣也。《廣韻·麻韻》："粗，煎藥滓。"《靈樞》、《太素》均作"滓"。義同。

按：本節指出不得眠的病機，是由於邪氣客於五臟，使衛氣獨行於外，陰陽蹻脉不得相交，陽盛陰虛所致，故治應補陰寫陽。張介賓指用鍼刺法可取照海、申脉二穴，以調二蹻，証之臨牀，確有安眠的作用。半夏湯方，後人在此基礎上，又作了進一步的發展，如《千金》之千里流水湯，半夏千里流水湯，温膽湯，以及《外臺》引《小品》之流水湯等均是。特别是温膽湯一方，尤爲現在臨牀治失眠証所常用。

曰：目閉不得視者[1]何也[2]？曰：衛氣行[3]於陰，不得入[4]於陽。行[5]於陰則陰氣盛，陰氣盛[6]則陰蹻滿；不得入於陽則[7]陽氣虛,故目閉焉[8]。《九卷》行作留,入作行。

〔1〕目閉不得視者 《靈樞》作"病目而不得視者",《太素》作"病而目不得視"。據下文"故目閉焉",則以本經爲是。

〔2〕何也 《靈樞》、《太素》作"何氣使然"。

〔3〕行 《靈樞》、《太素》均作"留"。留通流,亦有行義。

〔4〕入 《靈樞》、《太素》均作"行"。據下文當作"入"。

〔5〕行 《靈樞》、《太素》均作"留"。

〔6〕陰氣盛 《太素》無此三字。

〔7〕則 《太素》無。

〔8〕故目閉焉 《太素》注:"衛氣留於五藏,則陰蹻盛不和,唯陰無陽,所以目閉不得視也。以陽主開,陰主閉也。"

按:本節與上節所述,説明衛氣行陽不入陰,行陰不入陽,導致陽蹻滿或陰蹻滿,是目不得眠和目閉不得視的重要病機,結合下篇"陰蹻陽蹻,陰陽相交,陽入陰出,交於兑眥"文義,則對這一問題的理解更爲明確。在治療方面,上節所説的"補其不足,瀉其有餘",也同樣適合於本証,可以用補陰瀉陽之法,補申脉、瀉照海。

曰:人之多臥者何也[1]? 曰:此人腸胃大而皮膚濇。[2]《九卷》作濕,下同。濇則[3]分肉不解[4]焉。腸胃大則衛氣[5]行[6]留久,皮[7]膚濇,分[8]肉不解,則[9]行遲。夫衛氣者,晝[10]常行於陽,夜常[11]行於陰,故陽氣盡則臥,陰氣盡則寤。故腸胃大,衛氣行留久,皮膚濇,分肉不解,則行遲[12]。留於陰也久,其氣不精[13], 一作清。則欲瞑[14],故多臥矣。其[15]腸胃小,皮膚滑以緩,分肉解利[16],衛氣[17]之留於陽也久,故少臥[18]焉。

〔1〕何也 《靈樞》、《太素》均作"何氣使然"。

〔2〕濇 《太素》同,《靈樞》作"濕",與原校同,濇有不滑義,與下"皮膚滑"爲對文,故當以作"濇"爲是。

〔3〕濇則 《靈樞》、《太素》均作"而"字。

〔4〕解 通達。《荀子·正要》:"夫今子宋不能解人之惡侮。"楊倞

注:"解,達也。"達有通暢義。《類經》卷十八第八十三注云:"解,利也。"

〔5〕衛氣　原作"胃氣",《靈樞》、《太素》均作"衛氣",本篇下文亦云:"腸胃大衛氣行留久",故據改。

〔6〕行　《靈樞》、《太素》均無,疑衍。下"行"字同。

〔7〕皮　此下原有"則"字,據《靈樞》、《太素》及文例刪。

〔8〕分　此上《靈樞》、《太素》均有"則"字。

〔9〕則　《靈樞》、《太素》均作"其"。

〔10〕晝　此下《靈樞》、《太素》均有"日"字。

〔11〕常　《靈樞》、《太素》均無。

〔12〕故腸胃大,衛氣行留久,皮膚濇,分肉不解則行遲　此十九字與上文重,且與上下文義不屬,疑衍。

〔13〕精　《太素》同,《靈樞》作"清"。與本經原校同。按清與精通。

〔14〕瞑　明抄本作"悁",疑誤。此下有"《靈樞》云作瞑"五小字校文。

〔15〕其　《太素》無。

〔16〕利　《醫學綱目》卷十五多臥引《靈樞》作"則",連下讀。

〔17〕氣　原缺,據明抄本、《靈樞》、《太素》補。

〔18〕臥　《太素》同,《靈樞》作"瞑",義同。

曰:其非常經[1]也,卒然多臥者何也[2]。曰:邪氣留於上焦,上焦閉而不通,已食若飲湯[3],衛氣久留[4]於陰而不行,故卒然多臥[5]。曰:治此諸邪奈何? 曰:先視[6]其府藏[7],誅其小過,後調其氣[8],盛者寫之,虛者補之,必先明知其形氣之苦樂[9],定乃取之。

〔1〕非常經　常,《玉篇·巾部》:"常,恒也。"經,《集韻·青韻》:"一曰常也。"常經猶言經常也。非常經,《類經》卷十八第八十三注:"非常經者,言其變也。"

〔2〕何也　《靈樞》、《太素》均作"何氣使然"。

〔3〕湯　明抄本作"陽",此下有"《靈樞》云作湯"五小字校文。

〔4〕衛氣久留　《靈樞》作"衛氣留久",《太素》作"衛反留",按反當爲"久"之誤。

〔5〕卒然多臥　《太素》注:"邪氣留於上膲,上膲之氣不行,或因飲

食,衛氣留於心肺,故悶而多臥。"

〔6〕視 《靈樞》、《太素》均無。

〔7〕府藏 《靈樞》互倒。

〔8〕誅其小過,後調其氣 《靈樞集注》張志聰注:"誅其小過者,去其微邪也。後調其氣者,調其營衛也。"

〔9〕形氣之苦樂 《太素》同。形氣,《靈樞》作"形志"。《太素》注:"必須明知形氣虛實苦樂之志。"《類經》卷十八第八十三注:"蓋苦者憂勞,多傷心肺之陽。樂者縱肆,多傷脾腎之陰。"

曰:人有臥而有所不安者何也? 曰:藏有所傷,及情有所倚,則臥不安,[1] 《素問》作精有所寄則安,《太素》作精有所倚則不安。故人不能懸其病也[2]。曰:人之不得偃臥[3]者何也? 曰:肺者,藏之蓋[4]也。肺氣盛則脉大,脉大則不得偃臥。

〔1〕情有所倚,則臥不安 《素問》作"精有所之寄則安",《太素》作"精有所乏,倚則不安"。按《素問》之"則安"及《太素》之"倚則不安"均與問語不合,當以本經爲是。此蓋言五藏損傷,及情志有所偏,則精不足而神不安,爲臥不安之病源。倚,偏也。《禮記·中庸》:"中立而不倚。"孔穎達疏:"中正獨立而不偏倚。"

〔2〕故人不能懸其病也 懸上《太素》有"注"字,無"也"字。楊上善注:"不能懸定病處,數起動也。"《素問》王冰注:"不能懸其病處於空中也。"《類經》卷十八第八十二注:"又能何懸置而可使無患哉!"《香草續校書·內經素問二》則訓爲瞯。注:"然則人不能瞯其病,當謂其病止自知,而人不能見之之意。"諸注不一。按懸與玄通。《文選·張衡·東京賦》:"右睒玄圃。"李善注:"《淮南子·天文訓》:懸圃在崑崙閶闔之中,玄與懸古字通。"玄者,靜也。《文選·皇甫謐·三都賦序》:玄晏先生曰,李善注:"玄,靜也。"靜猶安也。詳前文曰"藏有所傷及情有所寄,則臥不安。"是正謂人不能自安其病,故臥不安也。

〔3〕偃(yǔn 演)臥 安臥,《釋名·釋恣容》:"偃,安也。"

〔4〕藏之蓋 蓋,覆蓋。《孟子·萬章上》:"謨蓋都君。"焦循注:"蓋,覆也。"肺位居五臟之上,故云臟之蓋。

曰:人之有[1]肉苛[2]者何也[3]? 是爲何病[4]? 曰:營氣虛衛氣實也[5]。營氣虛則不仁,衛氣虛則不用[6]。營衛俱虛,則不仁且不用[7],肉加苛[8]也。人身與志不相有也,三十日死[9]。

〔1〕有 《素問》、《太素》均無。

〔2〕肉苛 肌肉頑麻四肢不舉的病証。《太素》注:"皆不仁之甚也。"《素問》王冰注:"苛謂瘠重。"《廣韻·刪韻》:"瘌,痹。"《玉篇·疒部》:"瘌,痹也。"痹,《説文解字注箋·疒部》:"肌肉麻木曰痹。"故肉苛爲肌肉麻木不仁之証。

〔3〕何也 《素問》、《太素》均作"雖近衣絮,猶尚苛也。"

〔4〕是爲何病 《素問》作"是謂何疾"。《太素》作"是爲何病也"。

〔5〕營氣虛衛氣實也 《素問識》:"簡按:下文云:營氣虛則不仁,衛氣虛則不用,營衛俱虛則不仁且不用,則此七字不相冒,恐是衍文。"

〔6〕營氣虛則不仁,衛氣虛則不用 《太素》作"衛氣虛則不仁而不用"。《素問吳註》注:"不仁,麻木頑痹也。不用,手足痿弱不運用也。"

〔7〕營衛俱虛則不仁且不用《類經》卷十五第四十五注:"榮衛俱虛,則氣血俱病,血虛故爲不仁,氣虛故爲不用。"

〔8〕加苛 此下明抄本有"《素問》作故"四小字校文。今本《素問》作"如故",《太素》作"如苛"。《素問識》:"簡按:答語無苛字,當從《甲乙》之文。"

〔9〕人身與志不相有也,三十日死 三十日死,《素問》、《太素》均作"曰死"。《素問》王冰注:"身用志不應,志爲不親,兩者似不相有也。"《太素》注:"所以身肉不仁甚者,與神不能相得,故致死也。"

按:肉苛病,似屬嚴重的肌肉麻木肢體不用的疾患,其病因本節云爲"營衛俱虛"所致。《病源》之風不仁候、《太平聖惠方》之頑麻風,與本病相類似。至於本病的治療,《聖濟總錄》、《太平聖惠方》多以養血活絡祛風爲主,可供參考。

曰:人有逆氣不得臥而息有音者,[1]有不得臥而息無音者,有起居如故而息有音者,有得臥行而喘者,有不得臥,不能[2]行而喘者,有不[3]得臥[4],臥[5]而喘者[6],此[7]何藏使然?曰:不得臥而息有音者,是陽明之逆也。足三陽者下行,今逆而上行,故息有音也[8]。陽明者,胃脉也。胃者,六府之海也,其氣亦下行,陽明逆,不得從其道,故不得臥[9]。《下經》[10]曰:胃不和則臥不安[11]。此之謂也。夫起居如故而息有音者,此肺[12]之絡脉逆,不[13]得隨經上[14]下,故留經而不行,絡脉之病人也微,故起居如故而息有音也[15]。夫不得臥,臥則喘者,水[16]氣[17]客也。夫水氣[18]循津液而留[19]《素問》作流。者[20]也,腎者水藏,主津液,主臥與喘也[21]。

〔1〕不得臥而息有音者　息,原脱,據嘉靖本、京師醫局本、《素問》、《太素》及此下文例補。明抄本無此九字,疑脱。

〔2〕不能　明抄本無。《讀素問抄》:"多一不字。"

〔3〕不　此下《太素》有"能"字。

〔4〕臥　此下《太素》有"不能行"三字。

〔5〕臥　明抄本無。

〔6〕者　此下明抄本有"有不得行臥而喘者"八字。

〔7〕此　《素問》、《太素》均作"皆"。

〔8〕故息有音也　《太素》注:"陽明爲三陽之長,故氣下行,順而息調,失和上行,逆而有音。"

〔9〕故不得臥　《類經》卷十八第八十二注:"陽明爲水穀之海,氣逆不降,則奔迫而上,所以不得臥。"

〔10〕《下經》　《太素》作"上經"。

〔11〕胃不和則臥不安　《類經》卷十八第八十二注:"不安,反覆不寧之謂。今人有過於飽食或病脹滿者,臥必不安,此皆胃氣不和之故。"

〔12〕肺　《太素》作"脾",疑誤。

〔13〕不　此上《素問》、《太素》均有"絡脉"二字。《病源》卷十三逆氣候有"經脉之氣"四字。

〔14〕上　此下有"行"字,據《素問》、《太素》、《病源》卷十三逆氣候删。

〔15〕故起居如故而息有音也　故,明抄本作"其"。《太素》注:"夫胳脉循脉經(按當作經脉)上下而行,胳脉受邪,注留於經,病人也甚,故起居不安,息亦有聲。今胳脉氣逆,不循於經,其病也微,所以起居如故,息有音也。"

〔16〕水　此上《素問》、《太素》均有"是"字。

〔17〕氣　此下《素問》、《太素》均有"之"字。

〔18〕氣　《素問》、《太素》均作“者”。

〔19〕留　《素問》、《太素》均作“流”。按流與留通。

〔20〕者　《素問》無。

〔21〕主臥與喘也　主上《太素》有“津液”二字。《類經》卷十八第八十二注：“水病者，其本在腎，其末在肺，故爲不得臥臥則喘者，標本俱病也。”

　　按：本節是論述喘息的病機及不同証候表現。文中所問有六，所答僅四。詳《素問》王冰注云：“尋經解之旨，有不得臥而息無音，有得臥行而喘，有不得臥不能行而喘，此三義悉闕而未論，亦古之脱簡也。”張介賓以爲其義有同類者，故不復答。據原文之意，雖有相類，但并不盡同，當以王説爲是。從所答四條看，喘息病主要與肺、胃、腎三臟有關，特別是慢性久喘之証，尤易出現這種情況，故在治療時，須注意肺、胃、腎三個方面，辨清輕重，分別施治。

　　驚不得眠，善齘，[1]水氣上下，五藏遊氣[2]也。陰交[3]主之。不得臥，浮郄主之。身腄[4]，皮膚[5]不可近衣，淫濼[6]苛獲[7]，久則[8]不仁，屋翳[9]主之。

〔1〕齘　原作“斷”。據明抄本、《醫心方》卷二第一、《醫學綱目》卷十五不得臥引本經改。齘，《説文·齒部》：“齒相切也。”

〔2〕五藏遊氣　《病源》卷十三遊氣候：“夫五藏不調則三焦氣滿，滿則氣遊於內，不能宣散，故其病但煩滿虛脹。”

〔3〕陰交　原作“三陰交”，據明抄本、《外臺》卷三十九陰交、《千金》卷三十第二改。

〔4〕身腄　《外臺》卷三十九屋翳作“身體重”。

〔5〕皮膚　《外臺》卷三十九屋翳同，《千金》卷三十第二、《醫心方》卷二第一均作“身痛”，《醫學綱目》卷二十七皮膚痛引本經作“皮膚痛”。本經似脱“痛”字。

〔6〕淫濼(luò 洛)　《素問·骨空論》：“淫濼脛痠，不能久立。”王冰注：“淫濼，謂似酸痛而無力也。”

〔7〕苛獲　《醫心方》卷二第一、《醫學綱目》卷二十七皮膚痛引與本經同，《外臺》卷三十九屋翳作“瘷瘀”。苛獲，義不詳，疑有誤。

〔8〕久則 《外臺》卷三十九屋翳無此二字。《醫心方》卷二第一互倒。

〔9〕屋翳 原作"屏翳",據《外臺》卷三十九屋翳、《千金》卷三十第二、《醫心方》卷二第一改。

足太陽陽明手少陽脉動發目病第四 本篇自"黃

帝問曰"至"甚者爲惑",見《靈樞·大惑論》、《太素·七邪》。自"目眥外決於面者爲兌眥"至"下爲內眥",見《靈樞·癲狂》、《太素·目痛》。自"目色赤者"至"病在胸中",見《靈樞·論疾診尺》、《太素》卷十七殘篇。自"診目痛"至"少陽病",見《靈樞·論疾診尺》。自"夫膽移熱於腦"至"得之氣厥",見《素問·氣厥論》、《太素·寒熱相移》。自"足陽明有俠鼻入於面者"至"陰氣絶則眠",見《靈樞·寒熱病》、《太素·寒熱雜説》。"目中赤痛從目眥始,取之陰蹻"見《靈樞·熱病》、《太素·目痛》。

提要:本篇重在論述因足太陽,陽明和手少陽經脉的變動而發生目病的証治,故以此名篇。其主要内容有:五臟六腑、精神魂魄與目的關係;卒然而惑的病因、病機;足陽明、足太陽及陰陽二蹻脉與目的關係;目病的主治腧穴。

黃帝問曰:余嘗上[1]青霄[2]之臺,中陛[3]而惑[4],獨冥視之[5],安心定氣,久而不解[6],被[7]髮長跪[8],俛而復[9]視之,久不已[10],卒然自止[11],何氣使然? 岐伯對曰:五藏六府之精氣,上[12]注於目而爲之精,精[13]之裹[14]《靈樞》作窠,下同。者[15]爲眼。骨之精者[16]爲瞳子,筋之精爲黑睛[17]《靈樞》作黑眼。血之精爲其[18]絡,氣之精爲白睛[19]《靈樞》作白眼。肌肉之精爲約束[20]。裹契[21]一作擷。筋骨血氣之精而脉竝[23]《靈樞》作并。爲系,上屬於腦,後出於項中[23]。故邪中於頭目[24],逢身之虛[25],其入深,則隨眼系[26]以入於腦,入[27]則腦轉[28],腦轉則引目系急[29],目系急則目眩以轉矣[30]。邪中[31]其[32]精,則其精所中者不相比,不相比則精散[33],精散則視岐[34],故見兩物也[35]。目者,五藏六府之精也,營衛魂魄之所常[36]營也，神氣之所生也，故神勞則魂魄散、志意亂[37]。是故瞳子黑眼法於陰，白睛[38]赤脉法於陽，故陰陽合揣[39]《靈樞》作傳。而精明也。目者，心之[40]使也。心者，神之所[41]舍也，故神分[42]精亂而不揣[43]，一作轉。卒然見非常之[44]處，精氣[45]魂魄散不相得[46]，故曰惑。曰：余疑[47]何其然也？余每之東苑，未嘗[48]不惑，去之則復，余惟[49]獨爲東苑勞神乎？何其異也？曰：不然，夫[50]心有所喜，神有所惡，卒然相感[51]，則精氣亂，視誤故[52]惑，神移乃復，是故間者爲迷，甚者爲惑。

〔1〕上　此下《靈樞》有"於"字。《太素》作"登於"。

〔2〕青霄　《靈樞》、《太素》均作"清泠"。楊上善注："泠，有本爲零也。"《千金》卷六第一引亦作"零"。詳《水經注·睢水》云：漢文帝十二年，封少子武爲梁王，居睢城，侍從飾同天子，珍藏多擬京師。大治宫觀臺苑，築有清泠之臺。故此云黃帝所登之臺，當屬此名。作"清零"者，零與泠通。本經作"青霄"者，霄疑爲靈之誤，靈與泠通。如《淮南子·修務訓》："精神曉泠。"《文子·精誠》作"靈"。青與清通。

〔3〕陞　《靈樞》作"階"。陞、階同。《説文·自部》："階，陞也。陞，升高階也。"

〔4〕惑　此上《靈樞》、《太素》均有"顧，匍匐而前則"六字。此下均有"余私異之，竊内怪之"八字。惑，迷亂也。《説文·心部》："惑，亂也。"

〔5〕獨冥視之　《靈樞》、《太素》均作"獨瞑獨視"，獨，猶乃也。《古書虚字集釋六》："獨，猶乃也。《漢書·東方朔傳》：龍逢比干獨如彼。"冥與瞑通，《莊子·列禦寇》："而甘冥乎無何有之鄉。"陸德明釋文："冥，本亦作瞑。"

〔6〕解　此下《靈樞》有"獨博獨視"四字。《太素》有"獨轉獨眩"四字。

〔7〕被　《太素》同，《靈樞》作"披"，被與披通，《説文通訓定聲·隨部》："被，又爲披。"披，散開。《廣韻·支韻》："披，散也。"

〔8〕長跪　古人席地而坐，坐時兩膝據地，以尻著足跟，跪則伸直腰股，聳體若加長，故曰長跪。如《史記·留侯世家》："因長跪履之。"

〔9〕復　《靈樞》、《太素》均無。

〔10〕久不已 《靈樞》作"後久之不已也"。《太素》作"後久之不已"。

〔11〕止 《太素》同，《靈樞》作"上"。據文義當作"止"。

〔12〕上 此上明抄本、《靈樞》、《太素》、《千金》卷六第一均有"皆"字。

〔13〕精 明抄本、《千金》卷六第一、《靈樞略·迷惑論》均作"睛"。按精與睛通。

〔14〕裹 《靈樞》作"窠"，《太素》、《千金》卷六第一均作"果"，按果與裹通。楊上善注："精之果別稱爲眼。果音顆。"《類經》卷十八第八十一注："窠者，窩穴之謂。"眼窩所藏爲目睛。裹，《集韻·過韻》"裹，包束也。"

〔15〕者 《靈樞》無。據此後文例疑衍。

〔16〕者 《靈樞》、《太素》、《千金》卷六第一均無。據此後文例疑衍。

〔17〕睛 《靈樞》、《太素》、《千金》卷六第一均作"眼"。

〔18〕其 《靈樞》、《太素》均無。

〔19〕氣之精爲白睛 此上《靈樞》有"其窠"二字，《太素》有"其果"二字，均連下句讀。"睛"均作"眼"。《千金》卷六第一此上有"果"字，連上句讀。據上下文例則以本經爲是。楊上善注："肺精主氣，氣之精爲白眼。"

〔20〕約束 《類經》卷十八第八十一注："約束，眼胞也，能開能闔，爲肌肉之精，主於脾也。"

〔21〕裹擷 裹，明抄本作"果"。擷，《靈樞》、《太素》均作"襭"。襭與襭同，《集韻·屑韻》："襭，《說文》以衣衽扱物謂之襭，或從手。"是擷有約束收藏之義。契，合也。《新唐書·李勣傳》："其用兵多籌算，科敵應變，皆契事機。"是契有合義，故兩者義近沟通。《類經》卷十八第八十一注："脾屬土，所以藏物，故裹擷筋骨血氣四藏之精，而并爲目系。"

〔22〕竝 《靈樞》、《太素》、明抄本均作"并"。竝、并同。

〔23〕後出於項中 《太素》注："四氣之精并脉合爲目系，其系上屬於腦，後出項中。"

〔24〕頭目 《靈樞》、《太素》、《千金》卷六第一均作"項"，據上文作"項"義勝。

〔25〕逢身之虚　《靈樞》作"因逢其身之虚",《太素》作"因逢其身虚",《千金》卷六第一作"因逢身之虚"。

〔26〕眼系　明抄本作"脉系"。據上下文例,似當作"目系"。

〔27〕入　明抄本、《太素》均無。《靈樞》、《千金》卷六第一均作"入於腦"。

〔28〕腦轉　頭眩暈。

〔29〕急　《太素》無。

〔30〕目眩以轉矣　《太素》注:"以目系入腦,故邪循目系,腦轉目眩也。"

〔31〕中　《靈樞》無。

〔32〕其　原作"之",據《靈樞》、《太素》、《千金》卷六第一改。

〔33〕則其精所中者不相比,不相比則精散　《靈樞》作"其精所中不相比也則精散",《太素》作"所中不相比也則精散"。楊上善注:"五精合而爲眼,邪中其精,則五精不得比和,別有所見,故視岐。"

〔34〕視岐　複視。《釋名·釋道》:"物兩爲岐。"

〔35〕故見兩物也　《靈樞》作"視岐見兩物"。

〔36〕常　《千金》卷六第一無。

〔37〕故神勞則魂魄散,志意亂　勞,明抄本作"効",誤。《太素》注:"目之有也,凡因三物:一爲五藏六府精之所成,二爲營衛魂魄血氣之所營,三爲神明氣之所生。"

〔38〕睛　《靈樞》、《太素》、《千金》卷六第一均作"眼"。

〔39〕合揣　《靈樞》、《太素》均作"合傳",《千金》卷六第一與本經同,注云:"《靈樞》作俱轉"。按揣,與"摶"、"團"通,如《文選·馬季長長笛賦》:"冬雪揣封乎其枝。"李善注:"鄭玄《毛詩箋》曰:團聚貌。揣與團古字通。"此言肝腎之陰心肺之陽團聚於目,目始精明,故作"傳"、"轉"於此義均不安,當以本經爲是。

〔40〕之　《靈樞》無。

〔41〕所　《靈樞》、《太素》均無。

〔42〕分　《靈樞》無。

〔43〕揣　《靈樞》、《太素》均作"轉"。

〔44〕之　《靈樞》無。

〔45〕氣　《靈樞》、《太素》均作"神"。據上文作"氣"義長。

〔46〕得　明抄本作"傅"。

〔47〕何　《靈樞》、《太素》均無。

〔48〕嘗　《太素》同，《靈樞》作"曾"。曾同嘗，《經傳釋詞》卷八："曾，猶嘗也。"

〔49〕惟　《靈樞》作"唯"。唯與惟通。

〔50〕夫　《靈樞》、《太素》均作"也"，連上句讀。

〔51〕感　原作"惑"，《靈樞》同，義不安，據《太素》、《千金》卷六第一、《醫學綱目》卷十三視岐亂見引《靈樞》改。

〔52〕故　此下《千金》卷六第一有"神"字。

按：本節雖以論述目惑的病機為主，却指出：①目與臟腑的關係，即瞳子、黑睛、絡、白睛、約束、為骨、筋、血、氣、肌肉之精，即後世五輪學說的基礎。②目和精神魂魄的關係極為密切，這與經文"目為精明之府"的意義一致。③目惑的主因，是由喜惡相感，神分精亂所致。精神的突然改變，使目的調節功能未能立即適應，故治療時必須轉移其精神。由此可以體會到，過度勞神和精神上經常喜惡交集的人往往可以導致目病，在治療時要注意精神的作用。目之精明，必須五臟陰陽協調，才能保持正常視力，因此，一般目病亦必須從整體出發，加以診治。

目眥外決一作次，於面者為兑[1]眥，在内近鼻者[2]，上為外眥，下為内眥[3]。目色赤[4]者，病在心；白色者，病[5]在肺；青色者，病在肝；黃色者，病在脾；黑色者，病在腎。黃色不可名者，病在胸中[6]。

診目痛，赤脈從上下者，太陽病；從下上者，陽明病；從外走内者，少陽病[7]。

〔1〕兑　《靈樞》作"銳"，兑與銳同。

〔2〕者　此下《靈樞》有"為内眥"三字。

〔3〕上為外眥，下為内眥　《太素》注："人之目眥有三：外決為兑眥，内角上為外眥，下為内眥。唯《明堂》兑眥為外眥，近鼻者為内眥也。"

〔4〕色赤　《靈樞》、《千金》卷六第一均互倒。

〔5〕色者，病　《靈樞》、《太素》、《脈經》卷五第四均無此三字。下青、黃、黑同。

〔6〕黃色不可名者,病在胸中 《太素》注:"惡黃之色,不可譬喻言之,言之,故不可名之也。"《靈樞集注》張志聰注:"黃色不可名者,色黃而有黑白青赤之閒色也。病在胸中者,五藏之氣,皆從内膈而出,故所見之色若是。"

〔7〕診目痛,赤脉從上下者……從外走内者,少陽病 痛,《脉經》卷五第四作"病",走内作"入内"。《類經》卷六第三十三注:"足太陽經爲目上綱,故赤脉從上下者爲太陽病。足陽明經爲目下綱,故赤脉從上下者爲陽明病。足少陽經外行於鋭眥之後,故從外走内者爲少陽病也。"

夫膽移熱於腦,則辛頞鼻淵[1],一作洞。鼻淵者,濁涕下不止,傳爲衄蠛[2]《素問》作衄衊。瞑目,故得之氣厥[3]。

〔1〕淵 《太素》作"洝",下淵同。楊上善注:"洝,他典切,垢濁也。"按洝,係避唐高祖李淵諱字改。

〔2〕衄蠛(méng 蒙) 《素問》作"衄衊"與本經原校同。《太素》作"衄瞙",楊上善注:"瞙,巨結反,目眵也。"本經卷六第十作"衄瞙"。按"蠛"《集韻·東韻》:"蠛,《説文》:目不明也。""瞙",《釋名·釋疾病》:"目眥傷赤曰瞙。""衊",《説文·血部》:"污血也。"據文義作"衄衊"義長。

〔3〕氣厥 氣,本經卷六第十無。《太素》二字互倒。

按:本節文字亦見於本經卷六五臟傳病大論第十。此因涉及目病而重出。

足陽明有俠鼻入於面者,名曰懸顱,屬口,對入系目本[1]。頭痛引頷取之[2],視有過者取之,損有餘,補[3]不足,反者益甚[4]。足太陽有通項入於腦者,正[5]屬目本,名曰眼系[6]。頭目苦[7]痛,取之在項中兩筋間[8]。入腦乃別陰蹻陽蹻,陰陽相交,陽入陰出,陰陽交於兑眥[9],陽氣盛則瞑目,陰氣絶則眠[10]。目中赤痛從内眥始,取之陰蹻。

〔1〕足陽明有俠鼻入於面者,名曰懸顱,屬口,對入系目本 《太素》注:"足陽明大腸經,起鼻交頞,下鼻外入上齒中,還出俠口交承漿,循頤出大迎,上耳前循髮際,氣發懸顱之穴,有皮部之絡與口相當,入繫目系。對,當也。"

〔2〕頭痛引頷取之 《靈樞》、《太素》、《千金》卷六第一均無此六字。此爲懸顱穴主治証,疑誤混於此。

〔3〕補 《靈樞》、《太素》均作"益",義同。

〔4〕甚 《太素》同,《靈樞》作"其"。作"甚"是。

〔5〕正 直也。《周禮·考工記·輈人》:"上三正。"鄭玄注:"正,直也。"

〔6〕眼系 《太素》注:"足太陽經起目內眥,上額,交巔上,其直者從巔入絡腦,還出別下項,有絡屬於目本,名曰目系。"

〔7〕苦 明抄本作"故",《太素》、《千金》卷六第一均作"固"。本經義勝。

〔8〕取之在項中兩筋間 《類經》卷二十一第四十四注:"即項中兩筋間玉枕穴也。"

〔9〕陽入陰出,陰陽交於兌眥 《靈樞》作"陽入陰,陰出陽,交於目銳眥"。《醫學綱目》卷十五多卧不得卧引《靈樞》夾注云:"以蹻脉考之,當作目內眥"。又"眥"下明抄本有"《靈樞》云:陰入陽出,陰陽交於兌眥。"十三小字校文。

〔10〕陽氣盛則瞋目,陰氣絕則眠 陽氣盛則瞋目,原作"陽氣絕則瞋目"。據《靈樞》、《太素》、《千金》卷六第一改。瞋,《說文·目部》:"張目也。"眠,《靈樞》、《太素》均作"瞑目",眠與瞑同。《玉篇·目部》:"眠,同瞑。"

目中痛不能視,上星主之。先取譩譆,後取天牖、風池。青盲[1],遠視不明,承光主之。目瞑,遠[2]視䀮䀮,目窗[3]主之。目䀮䀮,赤痛,天柱主之。目眩無所見,偏頭痛,引目[4]外眥而急,頷厭主之。目[5]不明,惡風,目[6]淚出,憎寒,目痛,目眩[7],內眥赤痛,目䀮䀮無所見[8],眥瘍痛[9],淫膚白翳[10],睛明主之。青盲無所見,遠視䀮䀮,目中淫膚,白膜覆瞳子,瞳子窌[11]主之。目不明,淚出,目眩瞀[12],瞳子癢,遠視䀮䀮,昏夜無[13]見,目瞤[14]動,與項口參相引,喎僻口不能言,刺承泣。目痛口僻[15]淚出[16],目不明,四白主之。目赤黃,顴窌主之。瞑[17]目,水溝主之。目痛不明,齗交主之。目瞑,身汗出,承漿主之。青盲䁾[18]目,惡風寒,上關主之。青盲,商陽主之。䁾目,目䀮䀮,偏歷主之。眼痛,下廉主之。

瞳目，目䀮䀮，少氣，灸五里[19]，左取右，右取左。目中白翳，目痛泣出，甚者如脱，前谷主之。白膜覆珠，瞳[20]子無所見，解谿主之。

〔1〕青盲　《病源》卷二十八目青盲有翳候：“白黑二睛無有損傷，瞳子分明，但不見物，名爲青盲。”

〔2〕遠　原作“還”，據《外臺》卷三十九目窗、《千金》卷六第一、《醫心方》卷二第一、《醫學綱目》卷十三內障引本經改。

〔3〕目窗　原作“目光”，據《外臺》卷三十九目窗、《千金》卷六第一、《醫心方》卷二第一、《醫學綱目》卷十三內障引本經改。

〔4〕目　原無，據《外臺》卷三十九頷厭、《千金》卷六第一、《醫心方》卷二第一、《醫學綱目》卷十三目赤腫痛引本經補。

〔5〕目　此下《千金》卷六第一有“遠視”二字。

〔6〕目　原作“日”，據明抄本、《外臺》卷三十九睛明、《千金》卷六第一、《醫心方》卷二第一改。

〔7〕目痛目眩　《千金》卷六第一、《外臺》卷三十九睛明均作“頭痛、目眩瞢”義勝。《醫心方》卷二第一作“頭痛目中眵䁾”。

〔8〕目䀮䀮無所見　《外臺》卷三十九睛明同，《千金》卷六第一作“遠視䀮䀮無見”。《醫心方》卷二第一作“目不明”。

〔9〕痛　此下《外臺》卷三十九睛明有“疼”字。

〔10〕淫膚白翳　《外臺》卷三十九睛明作“白膚翳”。《千金》卷六第一“翳”亦作“瞖”，瞖、翳義同。據文義，當以本經爲是。淫膚白翳，言眼部皮膚濕潤而目睛生白翳。

〔11〕瞳子窌　原作“目窗”。《外臺》卷三十九目窗無此主治，《千金》卷三十第一云巨窌、童子窌均主治目生白膚翳。據本經取穴體例，《外臺》卷三十瞳子窌及《醫心方》卷二第一改。

〔12〕目眩瞢　原作“目眩瞀”，《外臺》卷三十九承泣、《千金》卷六第一均作“目眩瞢”，《醫心方》卷二第一作“眵䁾”。《千金》卷三十第一承泣下有小字校文云：“《甲乙》云：目不明，淚出、目眩瞢”，據此“瞀”當作“瞢”，據改。

〔13〕無　此下《外臺》卷三十九承泣有“所”字。

〔14〕瞤　《説文·目部》：“瞤，目動也。”

〔15〕口僻　口，《千金》卷六第一無。口僻，口歪斜。《説文·人

部》：“僻，避也。一曰從旁牽也。”

〔16〕淚出　原作“戾”，《外臺》卷三十九四白、《醫心方》卷二第一均作“淚出”，與本經原校同，《千金》卷三十第一亦云“淚出”，據改。並刪原校。

〔17〕眴（juàn 倦）　謂側目相視。在此指目斜視。《孟子·梁惠王》：“饑者弗食，勞者弗息，眴眴胥讒，民乃作慝。”趙岐注：“眴眴，側目相視。”

〔18〕瞤（yí 遺）　《廣韻·脂部》：“瞤，目病。”

〔19〕五里　原作“手五里”，據《外臺》卷三十九五里、《千金》卷六第一及本經取穴體例改。

〔20〕瞳　《千金》卷六第一無。

手太陽少陽脉動發耳病第五　　本篇自“暴厥而聾”至

“腸胃之所生也”，見《素問·通評虛實論》、《太素》病解、腸胃生病。自“黃帝問曰”至“必應其中”，見《靈樞·刺節真邪》、《太素·五節刺》。自“耳鳴取耳前動脉”至“後取足”，見《靈樞·厥病》、《太素·耳聾》。自“聾而不痛”至“取手陽明”，見《靈樞·雜病》、《太素·耳聾》。

提要：本篇重在論述由於手太陽和手少陽脉動而發生耳病的証治，故以此名篇。其主要内容有：暴厥耳聾的病機；發蒙的鍼刺手法；耳病的腧穴主治。

暴厥而聾，耳偏塞閉不通[1]，内氣暴薄也[2]。不從内，外中風之病[3]，故留瘦著[4]也。頭痛耳鳴，九竅不利，腸胃之所生也[5]。

〔1〕耳偏塞閉不通　耳，《素問》無。《太素》作“不通偏塞也”。

〔2〕内氣暴薄也　《太素》無此五字，但楊上善注仍具其文。《類經》卷十七第七十八注：“此以内氣之逆，暴有所薄而然。薄，侵迫之謂。”

〔3〕不從内，外中風之病　《太素》作“閉内内不通風也”。

〔4〕故留瘦著也　《素問》作“故瘦留著也”，《太素》作“内留著也”。按瘦留，當作“留瘦”，如《素問·三部九候論》有“留瘦不移”句。《素問》王冰注：“外風中人，伏藏不去，則陽氣内受，爲熱外爍，肌肉消爍，故留薄

肉分消瘦,而皮膚著於筋骨也。"

〔5〕頭痛耳鳴,九竅不利,腸胃之所生也 《素問》王冰注:"腸胃否塞,則氣不順序,氣不順序,則上下中外互相勝負,故頭痛耳鳴,九竅不利也。"

黃帝問曰:刺節言發蒙[1]者,刺府俞以去府病[2],何俞[3]使然? 岐伯對曰:刺此者[4],必於日中[5],刺其聽宮[6],中其眸子[7],聲聞於耳[8],此其俞也。曰:何謂聲聞於耳? 曰:已刺[9],以手堅按其兩鼻竅,令疾偃其聲[10],必應其中[11]。

耳鳴,取耳前動脈。耳痛不可刺者,耳中有膿,若有乾擿抵[12]一本作耵聹。耳無聞也。耳聾,取手足[13]少指[14]《太素》云少指次指 爪甲上與肉交者,先取手,後取足[15]。耳鳴,取手中指爪甲上,左取右,右取左,先取手,後取足[16]。聾而不痛[17],取足少陽[18],聾而痛,取手陽明[19]。

〔1〕發蒙 蒙,《靈樞》、《太素》均作"矇",蒙與矇通。《說文通訓定聲·豐部》:"矇,叚借爲蒙。"發蒙,系治療目視不明耳聾疾病的一種方法,即《靈樞》所云:"夫發蒙者,耳無所聞,目無所見。"

〔2〕以去府病 以,《靈樞》無。《太素》無此四字。

〔3〕俞 《太素》無。

〔4〕者 明抄本作"之要"二字。

〔5〕日中 日上原有"白"字,據《靈樞》、《太素》刪。楊上善注:"日中正陽,故開耳目,取日中也。"

〔6〕聽宮 原作"耳聽",此下原校云:"一作聽宮。"詳諸書無此名,據《靈樞》、《太素》及原校改,並刪原校。

〔7〕中其眸子 眸,眼珠。《說文新附·目部》:"眸,目童子也。"此言刺其聽宮,鍼感反應到目珠。

〔8〕聲聞於耳 耳,原作"外",據明抄本、《靈樞》、《太素》改。下"耳"字同。楊上善注:"手太陽脈支者,至目兌眥,却入耳中;手足少陽脈支者,從耳後入耳中,出走耳前,至目兌眥。故三脈皆會耳目聽宮,俱連目中眸子,眸子,目中瞳子也。"

〔9〕已刺 《靈樞》作"刺邪",《太素》作"邪刺"。

〔10〕令疾偃其聲 令,《靈樞》、《太素》均作"而"。《靈樞集註》眉

注:"疾偃其聲,閉其口竅也。"《靈樞識》:"簡按,志注近似。"按疾偃其聲者,迅速屏息聲息,壓氣於內也。如《病源》卷四十陰挺出下脫候:"有因產而用力偃氣,而陰下脫者。"

〔11〕必應其中 《靈樞》、《太素》均作"必應於鍼也",義勝。《靈樞發微》注:"必應其耳中之鍼,是耳竅與鼻竅、口竅之相通也。"

〔12〕乾擿抵 《靈樞》作"盯聹",與本經原校同。按擿抵即盯聹,詳見卷三第十一注。

〔13〕足 原無,《靈樞》同,據《太素》及下文"先取手,後取足"補。

〔14〕少指 《靈樞》、《太素》均作"小指、次指"。

〔15〕先取手,後取足 《太素》注:"手少陽至小指、次指,即關衝穴。足少陽至小指、次指,即竅陰穴也。其脉皆入耳中,故二俱取之也。"

〔16〕先取手,後取足 《太素》注:"手之中指,手心主脉,《明堂》不療於耳。足之中指,十二經脉并皆不上,今手足中指皆療耳鳴,今刺之者未詳,或可胳至繆刺也。"《靈樞發微》注:"當取手之中指爪甲上,即手厥陰心包絡經中衝穴。左鳴取右,右鳴取左,先取手經,後取足厥陰肝經大敦穴以刺之。"

〔17〕痛 此下《靈樞》有"者"字。

〔18〕取足少陽 《太素》注:"足少陽正經入耳,手陽明胳脉入耳。足少陽主骨益耳,故取之也。"

〔19〕取手陽明 《太素》注:"手陽明主氣益耳,故痛取之也。"

耳鳴,百會及頷厭、顱息、天窗、大陵、偏歷、前谷、後谿皆主之。耳痛聾鳴,上關主之,刺不可深。耳聾鳴[1],下關及陽谿、關衝、掖門、陽谷主之。耳聾鳴[2],頭頷痛,耳門主之。頭重,頷痛引耳中憹憹[3]嘈嘈[4],和窌主之。聾,耳中癲溲[5],癲溲者若風,聽會主之。耳聾填填[6]如無聞,憹憹嘈嘈若蟬鳴,鴝鵒[7]鳴,聽宮主之。下頰取之,譬如破聲,刺此[8]。即《九卷》所謂發蒙者。聾,翳風及會宗下空主之,耳聾無聞,天窗[9]主之。耳聾嘈嘈[10]無所聞,天容主之。耳鳴無聞,肩貞[11]及腕骨[12]主之。耳中生風,耳鳴耳聾時不聞,商陽主之。聾,耳中不通,合谷主之。耳聾,兩顳顬痛,中渚主之。耳焞焞渾渾,聾[13]無所聞,外關[14]主之。卒氣聾,四瀆主之。

〔1〕聾鳴　《外臺》卷三十九下關二字互倒。

〔2〕耳聾鳴　明抄本作“耳鳴聾”,《外臺》卷三十九耳門作“耳痛鳴聾。”

〔3〕憹憹　明抄本作“膿膿”。《千金》卷三十一,《醫學綱目》卷二十九耳聾引本經均作“噥噥”。《外臺》卷三十九和䯙、《醫心方》卷二第一均作“聵聵”。按憹憹、噥噥、聵聵,皆象聲,此亦義存聲也。下同。《玉篇·耳部》:“《淮南子》曰:聽雷者聵。注云:耳中聵聵然。《埤蒼》云:耳中聲也。”

〔4〕嘈嘈(cáo cáo 曹曹)　《外臺》卷三十九和䯙、《醫心方》卷二第一均作“䏆䏆”。按嘈嘈、䏆䏆,象聲也,義通。《玉篇·耳部》:“䏆,《埤蒼》云:耳鳴也。”

〔5〕癲溲　《外臺》卷三十九、《聖濟總録》卷一百九十三治耳疾灸刺法均作“顛颼”。象聲詞,此亦義存聲也,下同。

〔6〕填填　象聲詞,雷鳴聲。《楚辭·九歌·山鬼》:“靁填填兮兩冥冥。”洪興祖補注:“填音田。五臣云:填填,雷聲。”

〔7〕鴳(yàn 晏)鴂(jué 決)　鴂原作“頬”,據《外臺》卷三十九聽宫改。鴳、鴂均系鳥名。

〔8〕下頰取之,譬如破聲,刺此　《外臺》卷三十九聽宫、《醫學綱目》卷二十九耳聾引本經均無此十字,其文義亦費解,姑存疑待考。

〔9〕天窗　原作“天空”,據明抄本改。

〔10〕嘈嘈　明抄本作“曾曾”,誤。《外臺》卷三十九天容作“䏆䏆”。

〔11〕肩貞　原作“肩真”,據明抄本改。

〔12〕腕骨　原作“完骨”,據《外臺》卷三十九腕骨、《千金》卷三十第一改。

〔13〕聾　原無,據《外臺》卷三十九外關補。

〔14〕外關　原作“外聞”,據明抄本、《外臺》卷三十九外關改。

手足陽明脉動發口齒病第六

本篇自“診齲齒痛”至“在下下熱”,見《靈樞·論疾診尺》、《太素·雜診》。自“臂之陽明”至“方病之時盛寫虚補”,見《靈樞·寒熱病》、《太素·寒熱雜説》。自“齒痛”至“取手陽明”,見《靈樞·雜病》、《太素·頭齒痛》。自“舌緩涎下”至“取足少陰”,見《靈樞·寒熱病》、《太素·寒熱雜説》。

提要:本篇重在論述由於手足陽明經脉感受病邪而發生的

口齒病變証治,故以此名篇。其主要内容爲不同齒痛、口舌病的見証、治則及腧穴主治。

診齲齒[1]痛,按其陽明[2]之脉[3]來,有過者獨熱。在左[4]左熱,在右右熱,在上上熱,在下下熱。

〔1〕齒　原脱,據《靈樞》、《太素》、《脈經》卷四第五補。

〔2〕明　《靈樞》無,疑脱。

〔3〕脉　原脱,據《太素》、《脈經》卷四第五補。

〔4〕左　此下原有"者"字,據《靈樞》、《太素》及此下文例删。

臂陽明[1],有入頄徧齒者[2],名曰大迎[3],下齒齲,取之臂[4]。惡寒補之,一作取之。不惡寒寫之[5]《靈樞》名曰禾窌[6],或曰大迎,詳大迎乃是[7]陽明脉所發,則當云禾窌是也[8],然而下齒齲,又當取足陽明禾窌大迎,當試可知耳。

〔1〕臂陽明　臂下原有"之"字,據《靈樞》、《太素》删。《靈樞發微》注:"臂陽明即手陽明大腸經也,以其脉行於臂,故不稱曰手而曰臂也。"按臂陽明,古代早期經脉稱謂,馬王堆古醫書《足臂十一脉灸經》正作"臂陽明"。

〔2〕有入頄徧齒者　頄《靈樞》作"頄",按頄與頄通。徧,原脱,據《靈樞》、《太素》補。《靈樞發微》注:"手陽明之脉,其支者從缺盆上頸,循天鼎、扶突,上貫於頄,入下齒縫中,還出挾口,交人中,左之右,右之左,上挾鼻孔,循禾窌、迎香以交於足陽明。故曰足陽明有入頄遍齒者。"

〔3〕大迎　《太素》作"人迎",疑誤。按人迎,本經卷三第十謂"足太陽脉氣所發",《外臺》卷三十九屬於胃人,即足陽明脉,《素問·氣穴論》、《素問·氣府論》、《素問·骨空論》等王冰注亦均云"足陽明脉氣所發",而本文則云臂陽明,是可証對此穴的歸經,尚未最後定型。

〔4〕取之臂　謂取臂陽明經腧穴。

〔5〕惡寒補之,不惡寒寫之　下一"寒"字原脱,據《靈樞》、《太素》補。楊上善注:"惡寒陽虛,故補之,不惡寒陽實,故寫之也。"

〔6〕禾窌　今《靈樞》作"大迎"。

〔7〕是　疑爲"足"字之誤。

〔8〕是也　明抄本無此二字。

足[1]太陽有入頄[2]徧[3]齒者,名曰角孫[4],上齒齲[5]取

之在鼻與䪼[6]一作頄。前。方病之時,其脉盛,脉盛[7]則寫
之,虛則補之。一曰取之出眉外,方病之時,盛寫虛補[8]。

〔1〕足　原作"手",據《靈樞》、《太素》改。又,《太素》此下有
"之"字。

〔2〕入頄　原作"八頄",《靈樞》作"入頄",據明抄本、《太素》改。

〔3〕偏　與徧通。

〔4〕名曰角孫　《太素》注:"足太陽經起目内眥,上額,其太陽皮部
之胳,有下入於頄後,偏上齒,又入於耳,氣發角孫之穴,故曰有入。"詳角
孫穴,本經卷三第十一云:"手足少陽、手陽明之會。"《素問·氣府論》王冰
注:"手太陽、手足少陽三脉之會。"《外臺》卷三十九屬於三焦人,即少陽
經,均與本文不同,是則此穴之歸經,此時尚未最後確定。

〔5〕齒齲　原作"齲齒",據《靈樞》、《太素》乙正。

〔6〕䪼　《靈樞》作"頄",義同。

〔7〕脉盛　脉,《靈樞》無。《太素》無此二字。

〔8〕一曰取之出眉外,方病之時,盛寫虛補　《太素》同,楊上善注:
"謂足陽明上關穴也。"眉,《靈樞》作"鼻"。方盛之時,盛寫虛補,《靈樞》
無此八字。又:此十五字,明抄本旁注云:"小字"。故疑此十五字,原係注
文,誤混爲正文。

齒痛[1]不惡清飲,取足陽明,惡清飲,取手陽明[2]。

〔1〕痛　此上原有"動"字,據《靈樞》、《太素》及《素問·繆刺論》王
冰注引《鍼經》删。

〔2〕齒痛不惡清飲,取足陽明,惡清飲,取手陽明　《類經》卷二十一
第四十四注:"手足陽明之脉皆入齒中,然胃經多實熱,故不畏寒飲者,當
寫足陽明,大腸經多虛寒,故畏寒飲者,當補手陽明也。"

舌縱[1]涎[2]下,煩[3]悶[4],取足少陰。重舌,刺舌柱以
鈹鍼[5]。

〔1〕縱　《靈樞》、《太素》均作"緩",義同。《説文·系部》:"縱,
緩也。"

〔2〕涎　《靈樞》、《太素》均作"涎"。涎同涎。

〔3〕煩　原作"煩",據《靈樞》、《太素》改。

〔4〕悶　《靈樞》作"悗",《太素》作"𢝔",義同。

〔5〕重舌,刺舌柱以鈹鍼　鈹,原作"排",據《太素》、《聖濟總録》卷一百九十三治口齒灸刺法改。《靈樞》作"鈹"。按鈹與鈹通。楊上善注:"重舌,謂舌下重肉生也。舌柱,舌下柱。以鈹鍼刺去血也。"

上齒齲腫[1],目窗主之。上齒齲痛,惡寒[2],正營主之。齒牙齲痛,浮白及完骨主之。齒痛,顴窌及二間主之。上齒齲,兑端及耳門主之。齒間出血者,有傷酸,齒牀落痛[3],口不可開,引鼻中,齗交主之。頰腫,口急,頰車骨[4]痛,齒[5]不可以[6]嚼,頰車主之。

〔1〕上齒齲腫　《醫心方》卷二第一作"上齒齲痛,齗腫"。

〔2〕惡寒　原作"惡風寒",據《外臺》卷三十九正營、《醫心方》卷二第一、《聖濟總録》卷一百九十三治口齒灸刺法改。

〔3〕齒牀落痛　齒牀,《外臺》卷三十九齗交作"齒尖"。齒牀落痛,謂牙牀之脉絡痛。齒牀,載齒之牀,即齒齗。落與絡通。《漢書・藝文志・方技略》:"原人血脉經落骨髓陰陽表裏。"

〔4〕骨　原脱,據《外臺》卷三十九頰車、《醫心方》卷二第一補。

〔5〕齒　原脱,據《外臺》卷三十九頰車、《醫心方》卷二第一補。

〔6〕以　《外臺》卷三十九頰車、《醫心方》卷二第一均作"用"。按以與用通。《尚書・吕刑》:"報虐以威。"《論衡・譴告》引作"用"。

上齒齲痛,口僻禁不開[1],上關主之[2]。厥,口僻,失欠,下牙痛,頰腫,惡寒,口不收,舌不能言,不得嚼,大迎主之[3]。失欠,下齒齲,下牙痛,頷腫,下關主之。齒齲痛,聽會及衝陽主之[4]。齒牙不可嚼,齗腫,角孫主之。口[5]僻不正,失欠[6],口噤[7]不開,翳風主之。舌下腫,難以[8]言,舌縱,喎戾不端,通谷主之[9]。舌下腫,難以言,舌縱,涎出,廉泉[10]主之。

〔1〕口僻禁不開　原作"惡寒者",與前條義復,據《外臺》卷三十九上關、《醫心方》卷二第一改。

〔2〕上關主之　據本經取穴體例,此條當在"大迎"條下。

〔3〕之　此下明抄本有"上齒齲痛,上關主之。"八字。

〔4〕齒齲痛,聽會及衝陽主之　本條原脱,據明抄本、《外臺》卷三十九聽會、衝陽、《醫學綱目》卷二十九牙齒痛引本經補。

〔5〕口 《外臺》卷三十九齴風、《醫心方》卷二第一均無。

〔6〕欠 此下《外臺》卷三十九齴風有“脫頷”二字,疑脫。

〔7〕噤 原脫,據《外臺》卷三十九齴風、《醫心方》卷二第一補。

〔8〕以 原脫,據《外臺》卷三十九通谷引別本文及此下“廉泉”條文例補。

〔9〕之 此下明抄本有“一云失口欠,口喎僻不端,不能言,通谷主之”十七小字校文。

〔10〕廉泉 原作“廣泉”。據《外臺》卷三十九廉泉、《醫心方》卷二第一改。

口僻,刺太淵,引而下之。口中腥[1]臭,勞宮主之。口乾[2]下齒痛,惡寒,頰腫,商陽主之。齒齲痛,惡清,三間主之。口僻,偏歷主之。口齒痛,溫溜主之。下齒齲,則上齒痛,掖門主之。齒痛,四瀆主之。上牙齲痛[3],陽谷主之。一作陽絡[4]。齒齲痛,合谷主之。齒齲痛[5],小海[6]主之。舌縱,漾[7]下,煩悶,陰谷[8]主之。

〔1〕腥 原作“腫”,據《外臺》卷三十九勞宮、《醫心方》卷二第一、《聖濟總録》卷一百九十三治口齒灸刺法改。《千金》卷三十第一作“腫腥”二字。

〔2〕乾 原作“中”,據《外臺》卷三十九商陽改。

〔3〕上牙齲痛 《外臺》卷三十九陽谷作“牙上齒齲痛”,《聖濟總録》卷一百九十三治口齒灸刺法作“上牙齒齲痛”。

〔4〕一作陽絡 《聖濟總録》卷一百九十三治口齒灸刺法作“一作陽谿”。

〔5〕齒齲痛 原作“又云”二字,據《外臺》卷三十九小海、《聖濟總録》卷一百九十三治口齒灸刺法、明抄本、《醫學綱目》卷二十九牙齒痛引本經改。

〔6〕小海 原作“少海”,據本經取穴體例、《外臺》卷三十九小海、《千金》卷三十第一、《醫心方》卷二第一改。

〔7〕漾 《外臺》卷三十九陰谷、《醫學綱目》卷十七舌引本經均作“涎”,義同。

〔8〕陰谷 原作“陰交”,據明抄本、《外臺》卷三十九陰谷、《醫學綱

目》卷十七舌引本經改。

血溢發衄第七 鼻齆息肉著附　　本篇自"暴癉内逆"至"大腧
五部也",見《靈樞·寒熱病》、《太素·寒熱雜説》。自"衄而不止"至"臗
中出血",見《靈樞·雜病》、《太素·衄血》。

　　提要:本篇主要内容爲由於血溢口鼻致衄的証候及鼻衄、鼻
齆等病的腧穴主治,故以此名篇。

　　暴癉[1]内逆,肝肺相薄[2],血溢鼻口,取天府[3],此爲胃
之大腧五部也[4]五部:按《靈樞》云:陽逆[5]頭痛,胸滿不得息,取[6]
人迎,暴瘖氣鞕[7]刺扶突與舌本出血;暴聾氣蒙,耳目不明[8],取天牖,暴
拘攣癇痙[9],足不任身者[10],取天柱,暴癉[11]内逆,肝肺相薄[12],血溢鼻
口,取天府。此爲胃之五大俞,五部也[13]。今士安散作五穴於篇中,此特
五部之一耳[14]。

　　〔1〕癉　原作"痺",據《靈樞》、《太素》改。
　　〔2〕薄　《靈樞》作"搏"。按搏與薄通。
　　〔3〕暴癉内逆,肝肺相薄,血溢鼻口,取天府　《太素》注:"熱盛爲癉。
手太陰脉起於中膲,下胳大腸,還循胃口,上膈屬肺,故此脉病肺腹,暴癉,
脾胃氣逆,肝肺之氣相薄,致使内逆,血溢鼻口,故取天府。"
　　〔4〕此爲胃之大腧五部也　之,明抄本作"也"。《靈樞》作"此爲天
牖五部",《太素》作"此爲大輸五部"。按"天牖五部",義難解,據此下原
校引《靈樞》,疑今本有誤。楊上善注:"此爲頸項之間藏府五部大輸。"詳
此上原《靈樞》五病主治五穴,非盡屬胃,據《太素》文"胃"字衍。亦或本
作"此胃之大腧五部",胃本"謂"之假,如馬王堆古帛書《經》:"是胃失
道。"後人不解其意,復增"爲"字,遂誤。又詳此文,如此下原校所云:本該
此前五穴主治而言,今本篇所收,特其一耳。
　　〔5〕逆　今《靈樞》作"迎",義同。
　　〔6〕取　此下今本《靈樞》有"之"字。
　　〔7〕鞕　今本《靈樞》同,《太素》作"鯁"是。
　　〔8〕明　明抄本作"用"。
　　〔9〕暴拘攣癇痙　今本《靈樞》作"暴攣癇眩"。
　　〔10〕者　今本《靈樞》無。

〔11〕痺　今本《靈樞》作"痺"。

〔12〕薄　今本《靈樞》作"搏"，義同。

〔13〕此爲胃之五大俞，五部也　此與本經文近，然今本《靈樞》作"此爲天牖五部"。

〔14〕耳　此後明抄本另行有"詳此乃詳文耳"六字注文。

衄而不衃[1]，血流，取足太陽；衃[2]，取手太陽，不已，刺腕骨[3]下，不已，刺膕中出血。

〔1〕衃(pēi丕)　此上原有"止"字，《靈樞》同，據《太素》、《聖濟總録》卷一百九十三治鼻疾灸刺法删。《説文·血部》："衃，凝血也。"

〔2〕衃　此上原有"大衄"二字，據《靈樞》、《太素》删。此下原有"血"字，《靈樞》同，《太素》、《聖濟總録》卷一百九十三治鼻疾灸刺法均無，據删。

〔3〕腕骨　原作"腕骨"，《靈樞》作"宛骨"，《太素》作"捥"，按捥與腕通。據《聖濟總録》卷一百九十三治鼻疾灸刺法改。

鼻鼽衄，上星主之；先取譩譆，後取天牖、風池。鼻管疽，發爲厲鼻[1]，腦空主之。鼻鼽不利，窒洞氣塞，喎僻多洟，鼽[2]衄有癰，迎香主之。鼽衄洟出，中有懸癰、宿[3]肉，窒洞不通，不知香臭，素窌主之。鼻窒，口僻，清洟出不可止，鼽衄有癰，禾窌主之。鼻中息肉不利，鼻頭[4]頷頰[5]中痛，鼻中有蝕瘡，齗交主之[6]。鼻鼽不得[7]息，不收洟，不知香臭，及[8]衄不止，水溝止之。衄血不止，承漿及委中主之。鼻不利，前谷主之。衄，腕骨主之。

〔1〕鼻　原無，據《外臺》卷三十九腦空、《千金》卷三十第一、《聖濟總録》卷一百九十三治鼻疾灸刺法補。

〔2〕鼽　《外臺》卷三十九迎香作"鼻"。

〔3〕宿　《醫學綱目》卷二十七鼻塞引本經作"瘜"，義同。

〔4〕頭　《醫學綱目》卷二十七鼻塞引本經無，義勝。

〔5〕頷頰　《外臺》卷三十九齗交作"頷顀"。

〔6〕齗交主之　據本經取穴體例，本條應在"水溝主之"條之後。

〔7〕得　《外臺》卷三十九水溝作"能"。

〔8〕及　《外臺》卷三十九水溝無。

手足陽明少陽脉動發喉痺咽痛第八　本篇自

"喉痺不能言"至"取手陽明",見《靈樞·雜病》、《太素·喉痺嗌乾》。

提要:本篇主要内容爲由於手足陽明、少陽脉動所發喉痺、咽痛的証候及主治腧穴,故以此名篇。

喉痺不能言,取足陽明;能言,取手陽明[1]。

〔1〕喉痺不能言,取足陽明;能言,取手陽明　《靈樞集注》張志聰注:"喉痺者,邪閉於喉而腫痛也。足陽明之脉,循喉嚨挾於結喉之旁,故邪閉則不能言矣,當取之足陽明。手陽明之脉,在喉旁之次,故能言者,取手陽明。"

喉痺,完骨及天容、氣舍、天鼎、尺澤、合谷[1]、商陽、陽谿、中渚、前谷、商丘、然谷、陽交悉主之。喉痺咽腫[2],水漿不下,璇璣主之。喉痺食不下,鳩尾主之。喉痺,咽[3]如梗[4],三間主之。喉痺不能言,温溜及曲池主之。喉痺氣逆[5],口喎,喉咽如扼[6]狀,行間主之。《千金》作間使。咽中痛,不可内食,湧泉主之。

〔1〕合谷　據本經取穴體例,本穴應在"商陽"穴之後。

〔2〕腫　明抄本作"痷",按腫與痷皆取聲於重,故互通。《外臺》卷三十九璇璣作"癰",可參。

〔3〕咽　《外臺》卷三十九三間作"腫"。

〔4〕梗　《外臺》卷三十九三間、《千金》卷三十第一均作"哽",義同。

〔5〕氣逆　逆,明抄本作"送",誤。《外臺》卷三十九行間無此二字。

〔6〕扼　原作"柩",據嘉靖本、《外臺》卷三十九行間、《千金》卷三十第一、《醫學綱目》卷十五喉痺引本經改。

氣有所結發瘤癭第九

提要:本篇内容爲因憂恚氣結而生瘤癭的腧穴主治,故以此名篇。

癭[1],天窗[2]一本作天容,《千金》作天府。及臑會主之。

瘤[3]瘿,氣舍主之。

〔1〕瘿 《病源》卷三十一瘿候：瘿者，由憂恚氣結所生。亦曰飲沙水，沙隨氣入於脉，搏頸下而成之。初作與櫻核相似，而當頸下也，皮寬不急，垂捶捶然是也。恚氣結成瘿者，但垂核捶捶無脉也。飲沙水成瘿者，有核癟癟，無根，浮動在皮中。又云：有三種瘿：有血瘿，可破之；有息肉瘿，可割之；有氣瘿，可具鍼之。”

〔2〕天窗 天，明抄本作“夫”，誤。《千金》卷三十第六作“天府”，與本經原校同，注云：“《甲乙》天府作天窗。”《外臺》卷三十九天窗、天容、天府穴下均無此主治証。

〔3〕瘤 《病源》卷三十一瘤候：“瘤者，皮肉中忽腫起，初梅李大，漸長大，不痛不癢，又不結强，言留結不散，謂之爲瘤。不治，乃至堰大，則不復消，不能殺人，亦慎不可輒破。”

婦人雜病第十
本篇自”黄帝問曰”至“故曰成辜”，見《素問·奇病論》、《太素·重身病》。自“曰：何以知懷子且生也”至“無邪脉也”，見《素問·腹中論》、《太素·雜診》。“診女子手少陰脉動甚者，妊子也。”見《靈樞·論疾診尺》、《太素·尺寸診》。自“乳子而病熱脉懸小”至“急則死”，見《素問·通評虛實論》、《太素·虛實脉診》。

提要：本篇重在論述婦人雜病的証治，故以此名篇。其主要內容有婦人重身九月而瘖之機理及治禁；妊子的脉象；産後熱病預後的診斷；各種婦女雜病的腧穴主治。

黄帝問曰：人有重身[1]，九月而瘖[2]，此爲何病[3]？岐伯對曰：胞之絡脉絶[4]也。胞[5]絡者，繫於腎，少陰之脉，貫腎繫舌本，故不能言。無治也，當十月復[6]。《刺法》[7]曰：無損不足，益[8]有餘，以成其辜[9]《素問》作“疹”。所謂無損[10]不足者，身羸瘦，無用鑱石也。無益[11]有餘者，腹中有形而泄之，泄之則精出[12]而病獨擅中[13]，故曰成辜[14]。

〔1〕重身 懷孕。《太素》注：“婦人懷子，又名曰重身。”《素問》王冰注：“謂身中有身，則懷姙者也。”

〔2〕瘖 音啞，説話發不出聲音。《説文·疒部》：“瘖，不能言也。”

《女科經綸》卷四胎前証下張嶐璜按："瘖謂有言而無聲,故經曰不能言。此不能二字,非絶然不語之謂。……其人切切私語,心雖有言,而人不能聽,故曰瘖。"

〔3〕病 《素問》作"也"字。

〔4〕絶 明抄本作"胞",誤。《素問》王冰注:"絶,謂斷絶而不通流,而不能言,非天真之氣斷絶也。"《女科經綸》卷四胎前証下張嶐璜按:"此絶字當作阻字解。"

〔5〕胞 明抄本無,疑脱。

〔6〕當十月復 《素問》王冰注:"十月胎去,胞絡復通,腎脉上營,故復舊而言也。"

〔7〕《刺法》 原作"治法",據《素問》、《太素》改。

〔8〕益 原作"溢",據明抄本、《素問》、《太素》及本經下文改。

〔9〕以成其辜 《素問》作"以成其疹"、《太素》作"以成疹"。按辜、疹義近。"辜"有災、難、禍害義,如《漢書·王莽傳》:"害徧生民,辜及朽骨。"疹,病也。兩義並通。

〔10〕無損 原脱,據《素問》及此上文例補。

〔11〕益 此下原有"其"字,據《太素》及此上文例删。

〔12〕泄之則精出 明抄本作"精泄"。

〔13〕無益其有餘者,腹中……而病獨擅中 其有餘者,腹中,明抄本無,脱也。獨,明抄本無。《素問》王冰注:"胎約胞絡,腎氣不通,因而泄之,腎精隨出,精液內竭,胎則不全,胎死腹中,著而不去,由此獨擅。"《太素》注:"腹中有形,此爲有餘,益之以成其病,斯乃損于有餘爲病也。"

〔14〕成辜 《素問》、《太素》作"疹成"。

按:此論姙娠九月而瘖之理及處理原則。姙娠九月而瘖,亦名"子瘖",是胎兒壓迫胞中的絡脉,致絡脉阻滯不通所致。胞中絡脉,連繫於腎,少陰脉貫腎繫舌本。胞絡被阻,則少陰脉不能上榮於舌本,故不能發音。如無其他見証,一股不需治療,產後可自行恢復。對此証,後世醫家認識不一,如陳自明雖亦主"不須服藥",但又認爲"臨產月,但服保生丸、四物湯,產下便語"。張子和主張"可煎玉燭散二兩,放冷,入蜜少許,時呷之,則心火下降,而肺金自清。"馬蒔認爲"治之當補心腎爲宜"。

《女科經綸》卷四胎前証下蕭慎齋按："姙娠不語，遵《內經》之旨，固無治法，故《大全》而下，後人不敢強立方論，獨子和以降心火爲治，玄臺以補心腎立法，則以胞之絡脉，屬手足少陰二經故也。但產後不語，屬敗血入心，中風舌瘖，屬痰涎之滯絡，則胎前子瘖，亦必有所感，更當詳証參治，以補張、馬二公之末盡。若子瘖用玉燭散，似屬無理。"此說可參。

曰：何以知懷子[1]且生也？曰：身有病而無邪脉也[2]。診[3]女子手少陰脉動甚者，姙子也[4]。乳子[5]而病熱，脉懸小[6]，手[7]足溫則生，寒則死。乳子中風，病熱[8]喘渴[9]，《素問》作鳴。肩息[10]，脉實[11]大。緩則生，急則死[12]。

〔1〕子　此下《素問》、《太素》均有"之"字。

〔2〕身有病而無邪脉也　《素問》王冰注："病，謂經閉也。《脉法》曰：尺中之脉來而斷絕者，經閉也。月水不利若尺中脉絕者，經閉也。今病經閉脉反如常者，婦人姙娠之証，故云身有病而無邪脉。"

〔3〕診　《靈樞》、《太素》均無。

〔4〕手少陰脉動甚者，姙子也　姙子也《太素》作"任子也"，《靈樞》作"姙子"。按任與姙通。《詩經・大雅・大明》："大任"。《潛夫論・五德志》作"大姙"。《太素》注："手少陰脉，心經脉也。心脉主血，女子懷子則月血外閉不通，故手少陰脉內盛，所以動也。"《類經》卷六第二十三注："手少陰，心脉也。《脉要精微論》曰：上附上，左外以候心，故心脉當診於左寸。動甚者，流利滑動也。心主血，血王乃能胎，婦人心脉動甚者，血王而然，故當姙子。啟玄子云：手少陰脉，謂掌後陷者中，當小指動而應手者也。蓋指心經之脉，即神門穴也。其說甚善，然以余之驗，左寸亦應。"按本文又見於《素問・平人氣象論》云："婦人手少陰脉動甚者，姙子也。"新校正云："按全元起本作足少陰。"《太素》不重出。王冰注："手少陰脉，謂掌後陷者中，當小指動而應手者也。……動謂動脉也，動脉者，大如豆，厥厥動搖也。"詳《素問》此文及王注，正可與本文互參。

〔5〕乳子　《素問吳注》："乳子，乳下嬰孩也。"《素問經注節解》注："乳子，謂婦人生子而哺乳者。"按乳子，謂以乳哺子者，《梁書・諸夷傳》："毛中有汁，以乳子。"詳此文例婦人雜病，可証皇甫謐亦作乳婦解，故吳注非是。

〔6〕病熱,脉懸小 此下《素問》、《太素》有"者何如"三字。王冰注:"懸謂如懸物之動也。"《素問吳注》注:"病熱而脉來懸絶而小,是謂之陽證得陰脉也,爲大禁。"按懸謂懸浮無根之象。故王注義近,吳注訓懸絶,似非是。"

〔7〕手 《太素》無。

〔8〕病熱 病,《素問》無。熱下《太素》有"者"字。

〔9〕渴 《素問》、《太素》均作"鳴",與本經原校同。渴,疑爲"喝"之誤,喝,大呵出聲也。如《素問·生氣通天論》:"煩則喘喝。"王冰注:"喝,謂大呵出聲也。"喝與鳴義近。

〔10〕肩息 《素問集注》張志聰注:"肩息者,呼吸搖肩也。"

〔11〕實 原作"急",據《素問》、《太素》改。

〔12〕緩則生,急則死 《素問吳注》注:"緩爲有胃氣,故生;急爲真藏脉,故死。"

乳子下赤白[1],腰俞主之。女子絶子[2],陰挺出[3],不禁白瀝[4],上窌主之。女子赤白瀝[5],心下積脹,次窌主之。《千金》云:腰痛不可俛仰[6],先取缺盆,後取尾骶。女子赤淫時白,氣癃,月事少,中窌主之。女子下[7]蒼汁不禁,赤瀝,陰中癢痛,引[8]少腹控眇,不可俛仰,下窌主之,刺腰尻交者,兩胂[9]上,以月[10]死生爲痏數,發鍼立已。《千金》云:腸鳴泄注,下窌主之[11]。

〔1〕乳子下赤白 哺乳期患赤白帶下。

〔2〕絶子 不孕育也。

〔3〕陰挺出 子宮脫垂。《病源》卷四十陰挺出下脫候:"胞絡傷損,子藏虛冷,氣下衝則令陰挺出,謂之下脫。亦有因產而用力偃氣,而陰下脫者。"

〔4〕白瀝 白帶淋漓不斷。

〔5〕赤白瀝 赤白帶淋漓不止。

〔6〕《千金》云:腰痛不可俛仰 此原作大字正文,並脫"《千金》云"三字,據明抄本及《千金》卷三十第八補改。

〔7〕下 明抄本作"不",誤。

〔8〕引 原脫,據《外臺》卷三十九下窌、《千金》卷三十第八、《醫學

綱目》卷三十四赤白帶引本經補。

〔9〕胛　明抄本作"胛"，誤。

〔10〕月　明抄本作"曰"，誤。

〔11〕《千金》云：腸鳴泄注，下窌主之　此原作大字正文，並脫"《千金》云"三字，據明抄本及《千金》卷三十第八補改。

　　婦人乳餘疾[1]，肓[2]門主之[3]。乳癰[4]寒熱短氣，臥不安，膺窗主之。乳癰，淒索[5]寒熱[6]，痛不[7]可按[8]，乳根主之。絕子，灸臍中，令有子。女子手腳拘攣，腹滿，疝，月水不下[9]，乳餘疾，絕子，陰癢，陰交主之。腹滿疝積，乳餘疾，絕子陰癢，刺石門。《千金》云：奔肫，上腹堅痛，下引陰中，不得小便，刺陰交入八分[10]。女子絕子，㶱血在內不下，關元主之。《千金》云：胞轉不得尿，少腹滿，石水痛，刺關元，亦宜矣[11]。女子禁中癢[12]，腹熱痛，乳餘疾，絕子內[13]不足，子門[14]不端，少腹苦寒，陰癢及痛，經閉不通，中極主之。婦人下[15]赤白沃[16]，陰中乾痛，惡合陰陽[17]，少[18]腹膜堅，小便閉，曲骨主之。《千金》作屈骨。女子血不通，會陰主之。

〔1〕乳餘疾　産後諸疾。乳，生子，分娩。《吕氏春秋·音初》："天大風晦盲，孔甲迷惑，入於民室，主人方乳。"高誘注："乳，産。"

〔2〕肓　原作"盲"，據明抄本改。

〔3〕之　原脫，據明抄本、嘉靖本、京師本補。

〔4〕乳癰　原脫，據明抄本、嘉靖本、四庫本、存存軒本及《外臺》卷三十九膺窗、《千金》卷三十第六補。

〔5〕淒索　淒，《外臺》卷三十九乳根、《千金》卷三十第八均作"悽"，淒、悽同。淒索，寒慄貌。

〔6〕熱　《外臺》卷三十九乳根無。

〔7〕痛不　原脫，據嘉靖本、四庫本及《外臺》卷三十九乳根、《千金》卷三十第八、《醫心方》卷二第一補。

〔8〕按　此下《外臺》卷三十九乳根、《醫心方》卷二第一均有"搔"字。

〔9〕下　原作"通"，據《外臺》卷三十九陰交、《醫心方》卷二第一、《醫學綱目》卷三十五胎前証引本經改。明抄本作"可"，疑誤。

〔10〕《千金》云……刺陰交入八分　本校文今本《千金》卷三十第八凡兩見,一與本校文同,惟"上腹堅痛"作"上膜腹堅痛"。一云"賁豚上膜少腹堅痛,下引陰中,不得小便,刺石門入五分。"

〔11〕《千金》云……亦宜矣　今本《千金》卷三十第八與本校文同,惟無"亦宜矣"三字。明抄本"刺關元亦宜矣"六字作小字。文中之"尿"字作"溺","滿"字作"消"。

〔12〕禁中癢　明抄本、《外臺》卷三十九中極均作"禁中央"。《千金》卷三十第八無此三字。《醫心方》卷二第一作"禁中",此下有"注云:禁中,謂不得合陰陽也。"義難詳,待考。

〔13〕子内　原脫,據《外臺》卷三十九中極、《千金》卷三十第八補。又,此下明抄本有"《千金》云:右内一字"七小字校文。

〔14〕子門　此上明抄本、《外臺》卷三十九中極、《醫學綱目》卷三十五胎前証引本經均有"婦人"二字。

〔15〕下　《外臺》卷三十九曲骨無。

〔16〕沃　此下原有"後"字,據《外臺》卷三十九曲骨、《千金》卷三十第八、《醫心方》卷二第一刪。"沃",《外臺》卷三十九曲骨、《醫心方》卷二第一均作"淫",義同。

〔17〕惡合陰陽　厭惡性交。

〔18〕少　《千金》卷三十第八作"小"。

婦人子藏[1]中有惡血,内[2]逆滿痛,石關主之。月水不通,奔泄氣上下[3]引腰脊痛,氣穴主之。女子赤淫,大赫主之。女子胞[4]中痛[5],月水不以時休止,天樞主之。《千金》云:腹脹腸鳴[6],氣上衝胸,刺天樞。小[7]腹脹滿,痛引陰中,月水至則腰背[8]痛,胞[9]中瘕,子門有寒,引髖髀,水道主之。《千金》云:大小便不通,刺水道[10]。女子陰中寒,歸來主之。女子月水不利,或暴[11]閉塞,腹脹滿癃,淫濼身熱,腹中絞痛,癩疝陰腫,及[12]乳難,子上[13]搶心,若胞衣[14]不出,衆[15]氣盡亂,腹滿不得反息[16],正偃[17]卧,屈一膝,伸一膝,并氣衝[18],鍼上入三寸,氣至寫之。婦人無子,及少腹痛,刺氣衝[19]。婦人產餘疾,食飲不下,胸脇楮[20]滿,眩目[21],足寒[22],心切痛,善噫,聞酸臭,脹痹[23]腹滿,少腹尤大,期門主之。婦人少腹堅痛,月水不通,帶脉主之。婦人下赤白,裏急,瘛瘲,五樞主之。

〔1〕子藏　女子胞。

〔2〕内　原脱,據《外臺》卷三十九石關、《千金》卷三十第八、《醫心方》卷二第一補。

〔3〕奔泄氣上下　原作"奔豚泄氣上下",《千金》卷三十第八、《醫心方》卷二第一、《醫學綱目》卷三十四調經引本經均作"奔泄氣上下",又《外臺》卷三十九氣穴作"奔氣上下",今據《千金》、《外臺》等删"豚"字。

〔4〕胞　此下《外臺》卷三十九天樞、《醫心方》卷二第一均有"絡"字。

〔5〕痛　此下《千金》卷三十第八、《醫心方》卷二第一均有"惡血"二字。

〔6〕腹脹腸鳴　明抄本作"腹脇鳴"。

〔7〕小　《外臺》卷三十九水道、《千金》卷三十第八、《醫心方》卷二第一均作"少"。

〔8〕背　原作"脊",據《外臺》卷三十九水道、《千金》卷三十第八、《醫心方》卷二第一改。

〔9〕胞　《外臺》卷三十九水道作"腹",義長。

〔10〕刺水道　明抄本無此三字。

〔11〕暴　《外臺》卷三十九氣衝此字在下句"腹脹滿"之上,義勝。

〔12〕及　《外臺》卷三十九氣衝、《千金》卷三十第八均無。

〔13〕上　原脱,據《外臺》卷三十九氣衝、《千金》卷三十第八補。

〔14〕衣　《外臺》卷三十九氣衝、《千金》卷三十第八均無。

〔15〕衆　明抄本作"重"。

〔16〕息　原作"復",據明抄本、《外臺》卷三十九氣衝、《千金》卷三十第八改。

〔17〕偃　《千金》卷三十第八作"仰"。

〔18〕氣衝　明抄本作"氣街",義同。

〔19〕刺氣衝　此下原有"主之"二字,與本經體例不合,删。又,此下明抄本有"婦人□子及少腹痛,刺氣衝主之"十三字,系重出。

〔20〕楮　明抄本、《外臺》卷三十九期門均作"支"。楮、支同。

〔21〕眩目　《外臺》卷三十九期門二字互倒。

〔22〕寒　此下《外臺》卷三十九期門有"小便難"三字。

〔23〕脹痹　《外臺》卷三十九期門作"瘂痹"。

妬乳[1]，大淵主之《千金》云:膺胸痛。絶子,商丘主之。穴在内踝前宛宛中[2]。女子疝瘕[3],按之如以湯沃其股,内至膝,飱泄[4]。婦人陰中痛,少腹堅急痛,陰陵泉主之。婦人漏下,若血閉不通[5],逆氣脹[6],血海主之。

〔1〕妬乳　《病源》卷四十妬乳候:"此由新産後,兒未能飲之,及飲不泄,或斷兒乳捻其乳汁不盡,皆令乳汁蓄積,與血氣相搏,即壯熱大渴引飲,牢强掣痛,手不得近是也。"

〔2〕穴在内踝前宛宛中　原作大字正文,據《醫學綱目》卷三十五胎前証引本經改作小字注文。

〔3〕女子疝瘕　《病源》卷三十八疝瘕候:"疝瘕之病,由飲食不節、寒温不調,氣血勞傷,藏府虛弱,受於風冷,令人腹内與血氣相結所生。疝者痛也,瘕者假也,其結聚浮假而痛,推移而動。婦人病之,有異於丈夫者,或因産後藏虛受寒,或因經水往來,取冷遇度,非獨關飲食失節,多挾有血氣所成也。"

〔4〕泄　此下原有"灸刺曲泉"四字,據《外臺》卷三十九陰陵泉、《千金》卷三十第八删。

〔5〕若血閉不通　《外臺》卷三十九血海作"惡血月閉不通"。

〔6〕脹　此上《外臺》卷三十九血海有"腹"字。

月事不利,見赤白[1]而有身反敗[2],陰寒,行間主之。乳難[3],太衝及復[4]溜主之。女子疝,及少腹腫,溏泄,癃,遺溺,陰痛,面塵[5]黑,目下眥[6]痛,太衝主之。女子少腹大,乳難,嗌乾,嗜飲,中封主之[7]。女子漏血,太衝主之。女子俠臍疝,中封主之。大[8]疝絶子,築賓主之[9]。女子疝,小腹腫,赤白淫,時多時少,蠡溝主之。女子疝瘕,按之如以湯沃兩股中,少腹腫,陰挺出痛,經水來下,陰中腫,或癢,漉[10]青汁若葵羹[11],血閉無子,不嗜食[12],曲泉主之。婦人絶産,若未曾[13]産,陰廉主之。刺入八分,羊矢下一寸是也[14]。

〔1〕赤白　原作"血",明抄本作"赤血",《外臺》卷三十九行間、《千金》卷三十第八、《醫學綱目》卷三十四赤白帶引本經均作"赤白",據改。

〔2〕而有身反敗　《外臺》卷三十九行間作“而有身皮敗”、《醫學綱目》卷三十四赤白帶引本經作“而有身及前”，當以本經爲是。有身反敗，謂姙娠下血而流産。

〔3〕難　原作“癰”，據《外臺》卷三十九太衝、復溜改。

〔4〕復　明抄本作“伏”。

〔5〕塵　《外臺》卷三十九太衝作“蒼”。

〔6〕皆　《外臺》卷三十九太衝作“皆”。

〔7〕中封主之　據本經取穴體例，本條應在此後“太衝主之”條之後。

〔8〕大　明抄本作“女”。

〔9〕築賓主之　據本經取穴體例，本條應在“水泉主之”條之後。

〔10〕漉(lù鹿)　滲出。《廣雅・釋言》：“漉，滲也。”

〔11〕羹　《外臺》卷三十九曲泉無。

〔12〕無子,不嗜食　《外臺》卷三十九曲泉、《醫學綱目》卷二十四赤白帶下引本經均無此五字。

〔13〕曾　此下原有“生”字，據《外臺》卷三十九陰廉、《千金》卷三十第八、《醫心方》卷二第一、《醫學綱目》卷三十五胎前証引本經刪。

〔14〕刺入八分,羊矢下一寸是也　原作大字正文，《外臺》卷三十九陰廉、《千金》卷三十第八均無此十一字，《醫學綱目》卷三十五胎前証引本經有“刺入分半,灸下一寸”八小字注文，文與此異，故據改作小字注文。

　　婦人無子,湧泉主之。女子不字[1],陰暴出,經水漏[2]然谷主之。女子不下月水,照海主之《千金》云：痺,驚善悲不樂,如墜墮[3],汗不出,刺照海。婦人淋瀝[4]陰挺出,四肢[5]淫濼,身悶[6],照海[7]主之。月水不來[8]而多悶[9],心下痛,目[10]䀮䀮不可遠視,水泉主之。婦人漏血,腹脹滿。不得息,小便黃,陰谷主之《千金》云：漏血,小腹脹滿如阻,體寒熱,腹偏[11]腫,刺陰谷[12]。乳癰有熱,三里主之[13]。乳癰,驚,痺,脛重,足跗不收,跟痛[14],巨虛下廉主之[15]。月水不利,見血而有身則敗,及乳腫,臨泣主之。女子字難[16],若胞[17]不出,崑崙主之。

〔1〕不字　不孕。字,生子。《説文・子部》：“字,乳也。”段玉裁注：“人及鳥生子曰乳。”

〔2〕經水漏　《外臺》卷三十五然谷作“淋瀝”，《千金》卷三十第八作

"經漏"。

〔3〕墜墮　本經卷九第五及今本《千金》卷三十第八均作"墮墜"。

〔4〕淋瀝　原無,據《外臺》卷三十九照海、《千金》卷三十第八補。

〔5〕肢　明抄本作"方",誤。

〔6〕身悶　《外臺》卷三十九照海作"心悶",義勝。

〔7〕照海　此上明抄本有"一作"二字。

〔8〕來　原無,據《外臺》卷三十九水泉、《醫心方》卷二第一補。

〔9〕悶　原作"閉"。《外臺》卷三十九水泉無,據《千金》卷三十第八改。

〔10〕目　明抄本作"卧"。

〔11〕偏　今本《千金》卷三十第一作"徧"。

〔12〕刺陰谷　明抄本無此三字。

〔13〕三里主之　據本經取穴體例,本條應在"巨虛下廉主之"條後。

〔14〕痺,脛重,足跗不收,跟痛　以上諸証,已收入卷十第一上,此重出者,疑衍。

〔15〕巨虛下廉主之　據本經取穴體例,本條應在"三里主之"條之前。

〔16〕字難　生育難也。

〔17〕胞　此下《外臺》卷三十九崑崙、《千金》卷三十第八均有"衣"字。

小兒雜病第十一　　本篇自"嬰兒病"至"易已",見《靈樞·論疾診尺》、《太素·雜診》。自"驚癇脈"至"刺三鍼",見《素問·通評虛實論》、《太素·刺癇驚數》。

提要:本篇重在論述小兒驚癇、飧泄等雜病的証治,故以此名篇。其主要内容爲小兒驚癇、臍風等病的辨証、預後及腧穴主治。

嬰兒病,其頭毛皆逆上者死[1]。嬰兒[2]耳間青脉起者,瘈[3],腹[4]痛,大便青瓣[5],飧泄,脉小[6],手足寒,難已;飧泄,脉小,手足溫[7],易已。

〔1〕其頭毛皆逆上者死　頭下明抄本有"之"字。死上《靈樞》、《太素》均有"必"字。楊上善注："腎主於血,腎府足太陽脉上頭以榮頭毛,嬰兒血衰將死,故頭毛逆上也。"

〔2〕嬰兒　《靈樞》、《太素》均無此二字。

〔3〕瘈　《靈樞》作"掣",《太素》作"瘈"。瘈與掣義同。

〔4〕腹　《靈樞》、《太素》、《脈經》卷九第九均無。

〔5〕青辦　青,《靈樞》作"赤"。《太素》、《脈經》卷九第九均作"赤青"。《靈樞識》："簡按,赤作青爲是。蓋小兒有便青乳瓣完出者,即青瓣也。此虛寒之候,故手足寒難已。"辦,《靈樞》作"瓣",《太素》作"辨",按辦、瓣、辨,皆取聲於辡,故互通,此從"瓣"義。

〔6〕脉小　脉,《太素》無,疑脱。小,原作"大",據明抄本、《靈樞》、《太素》、《脈經》卷九第九改。

〔7〕温　此下原有"者"字,據《靈樞》、《太素》及上文"手足寒"例删。

刺驚癇[1]脉五,鍼手足太陰各五[2],刺經太陽[3]者五,刺手少陰[4]經絡傍者一[5],足陽明一[6],上踝五寸刺三鍼[7]。

〔1〕刺驚癇　刺,原脱,據《素問》、《太素》補。驚癇,《素問》、《太素》均互倒。《素問》新校正引《太素》與本經同。

〔2〕手足太陰各五　足,《素問》、《太素》均無。詳此下言"各五",若非兩經不得言"各",當以本經爲是。

〔3〕刺經太陽　刺,明抄本作"鍼",陽作"陰"。《素問》王冰注："經太陽,謂足太陽也。"

〔4〕手少陰　原作"手足少陰",明抄本作"手足少陽",《素問》作"手少陰"、《太素》作"手少陽"。按若作"手足少陰",則前言"脉五"之數不合,故據《素問》、《太素》删"足"字。又詳驚癇,與神志相關,當以作"手少陰"爲是。

〔5〕經絡傍者一　傍者一,《太素》作"者傍一寸"。《素問》王冰注："謂支正穴。"《素問吳注》注："著某經絡者,非經非穴,取其孫絡也。"《素問發微》注："刺手少陰心經絡穴。然謂之絡傍,則是手太陽小腸經支正穴也。"《類經》卷二十一第三十七注："手少陰之經穴靈臺也,在絡穴通里之傍,故曰絡旁者。"按此文衆說不一,或吳注近是。

〔6〕一　此下《太素》有"寸"字。

〔7〕鍼　此下《太素》有"之"字。

小兒驚癇,本神及前頂、顖會、天柱主之。如[1]反視,臨泣主之。小兒驚癇加[2]瘈瘲,脊急強,目轉上插[3],筋縮[4]主之。小兒驚癇,瘈瘲,脊強,互相引,長強主之。小兒食晦[5],頭痛,譩譆主之。小兒[6]癇[7]發,目上插,攢竹主之。小兒臍風[8],目上插,刺絲竹空[9]。小兒癇瘈[10],嘔吐[11]泄注[12]驚恐失精,瞻視[13]不明,眵䁾,瘈脉及長強主之。小兒驚癇[14],不得息,顖息[15]主之。

〔1〕如 《聖濟總錄》卷一百九十四治小兒諸疾灸刺法同。《外臺》卷三十九臨泣、《千金》卷三十第八、《醫學綱目》卷三十六驚癇引本經均作"小兒驚癇"。按此作"如"者,承上文而言。

〔2〕加 《聖濟總錄》卷一百九十四治小兒諸疾灸刺法同。《外臺》卷三十九筋縮、《醫學綱目》卷三十六驚癇引本經均無。

〔3〕目轉上插 轉下明抄本、《聖濟總錄》卷一百九十四治小兒諸疾灸刺法、《醫學綱目》卷三十六驚癇引本經均有"運"字。目轉上插,謂目睛上視。

〔4〕筋縮 原作"縮筋",據明抄本及《外臺》卷三十九乙正。

〔5〕食晦 《千金》卷十六第七云:"腹中氣脹引脊痛,食欲多,身羸瘦,名曰食晦。"

〔6〕小兒 《醫學綱目》卷三十六驚癇引本經無此二字,疑脫。

〔7〕癇 明抄本作"病",疑誤。

〔8〕臍風 《聖惠方》卷八十二治小兒臍風諸方:"夫小兒臍風者,由斷臍後,爲水濕所傷,或尿在繃褓之內,乳母不覺,濕氣傷於臍中,亦因其解脫,風冷所乘,遂令兒四肢不利,臍腫多啼,不能哺乳,若不急療,遂致危治者也。"

〔9〕刺絲竹空 此下原有"主之"二字,據本經體例及《聖濟總錄》卷一百九十四治小兒諸疾灸刺法、《醫學綱目》卷三十八臍風撮口引本經刪。

〔10〕瘈 原作"痓",爲瘈之別字,詳見卷七第四按,今改正。《外臺》卷三十九瘈脉作"瘲"。《千金》卷三十第八、《醫心方》卷二第二均作"瘈瘲"。

〔11〕嘔吐 《外臺》卷三十九瘈脉作"吐",《千金》卷三十第八作"多吐"。

〔12〕注 《外臺》卷三十九瘮脉無。

〔13〕瞻視 《外臺》卷三十九瘮脉、《千金》卷三十第八、《聖濟總録》卷一百九十四治小兒諸疾灸刺法、《醫心方》卷二第一二字均互倒，義同。

〔14〕驚癇 明抄本作"病端"，疑誤。

〔15〕顖息 原作"顱顩"，明抄本作"顱顩"，此下云："一作息。"《外臺》卷三十九、《千金》卷三十第八、《醫心方》卷二第一均作"顖息"，今據改。

　　小兒驚癇，如有見者[1]，列缺主之，并取陽明絡。小兒口中腥臭，胸脇楷滿[2]，勞宮主之。小兒欬而泄，不欲食者，商丘主之。小兒癇瘈，手足擾，目昏，口噤，溺黄，商丘主之。小兒癇瘈，遺清[3]溺，虛則病諸癇癲[4]，實則閉癃，小腹中熱，善寐，大敦主之。小兒臍風，口不開，善驚，然谷主之[5]。小兒腹滿，不能食飲，懸鍾主之。小兒馬癇[6]，金門及僕參[7]主之。小兒羊癇，會宗下空主之[8]。風從頭至足，癇瘈，口閉不能開，每大便腹暴滿，按之不下，嚔[9]，悲，喘，崑崙主之。

〔1〕者 明抄本無。

〔2〕胸脇楷滿 《醫學綱目》卷三十七中惡引本經作"脇膈氣滿"。

〔3〕清 原作"精"，據《外臺》卷三十九大敦、《聖濟總録》卷一百九十四治小兒諸疾灸刺法改。

〔4〕癇癲 《外臺》卷三十九大敦、《聖濟總録》卷一百九十四治小兒諸疾灸刺法均作"瘕癲"。《醫學綱目》卷三十六驚癇引本經作"癇頹"。似作"瘕癲"義勝。

〔5〕然谷主之 本條明抄本在"小兒腹滿"條後。

〔6〕馬癇 癇病的一種。《千金》卷五第三："馬癇之爲病，張口搖頭，馬鳴欲反折。"

〔7〕金門及僕參 原作"僕參及金門"，據本經取穴體例及明抄本、《聖濟總録》卷一百九十四治小兒諸疾灸刺法、《醫學綱目》卷三十六驚癇引本經改。

〔8〕小兒羊癇，會宗下空主之 原脱，據《外臺》卷三十九會宗、《聖濟總録》卷一百九十四及《醫學綱目》卷三十六驚癇引本經補。《千金》卷五第三："羊癇之爲病，喜揚目吐舌。"

〔9〕噎　此下明抄本、《聖濟總錄》卷一百九十四治小兒諸疾灸刺法均有"一作噫"三小字校文。《外臺》卷三十九崑崙作"噫"。

熙寧二年四月二十三日進呈奉聖旨鏤版施行

朝奉郎守國子博士同校正醫書上騎都尉賜緋魚袋臣高保衡

朝奉郎守尚書屯田郎中同校正醫書騎都尉賜緋魚袋臣孫奇

朝散大夫守光禄卿直秘閣判登聞檢院上護軍臣林億

熙寧二年五月二日

朝散大夫右諫議大夫參知政事上護軍長安郡開國侯食邑一千一百户賜紫金魚袋臣王安石

推忠佐理功臣正奉大夫行右[1]諫議大夫參知政事上柱國南陽郡開國侯食邑一千一百户賜紫金魚袋臣趙抃[2]

推忠協謀同德守正亮節佐理翊戴功臣開府儀同三司行尚書左[3]僕射兼門下侍郎同中書門下平章事集賢殿[4]大學士上柱國魯國公食邑一萬[5]一千一百户實封三千八百户[6]臣曾公亮[7]

推忠協謀同德守正亮節佐理[8]功臣開府儀同三司行尚書左僕射兼門下侍郎同中書門下平章事昭文館大學士監修國史兼譯經潤文使[9]上柱國鄭國公食邑一萬一千[10]户實封四千二百户臣富弼

〔1〕右　原作"左"，《東洋善本醫學叢書》影印《脈經》影宋本（後簡言《脈經》）末署銜名乃作"右"，又《宋史·趙抃傳》云仁宗朝"召爲右司諫"，可証作"右"是，據改。

〔2〕趙抃　原與曾公亮名互易，據《脈經》及《宋史·趙抃傳》改。

〔3〕左　原作"右"，《脈經》作"左"，又據《宋史·曾公亮傳》曾任"禮部侍郎"及"吏部尚書"等職，當爲左僕射管屬，故據改。

〔4〕殿　原脱，據《脈經》及《宋史·曾公亮傳》補。

〔5〕一萬　原脱，據《脈經》補。

〔6〕三千八百户　原作"三百户"，據《脈經》改。

〔7〕曾公亮 原與趙抃名互易,據《脈經》及《宋史·曾公亮傳》改。

〔8〕佐理 原在上文"德"字下,據《脈經》及曾公亮銜名文例改。

〔9〕譯經潤文使 "譯"原作"繹",據《脈經》改。"譯經",翻譯佛經也。"潤文使",即潤文官,潤色文字之官員。宋代宋敏求《春明退朝録》卷上:"太平興國中,始置譯經院於太平興國寺,延梵學僧翻譯新經。始以光禄卿湯公悦、兵部員外郎張公洎潤色之。後趙文定⋯⋯皆爲譯經潤文官。"

〔10〕千 此下據曾公亮銜名文例,疑脱"一百"二字。

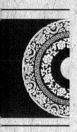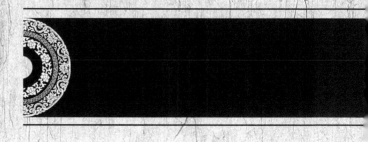

校注後記

　　《鍼灸甲乙經》(以下簡稱《甲乙經》或《甲乙》)一書,不僅在歷史上對祖國醫學的發展起到了重要的作用,就其學術價值而論,今後仍有其對繼承與發展祖國醫學的重要意義,故衛生部中醫司(後歸國家中醫藥管理局)特將該書列爲中醫古籍整理重點科研項目之一。現將該書及本次整理有關問題說明如下:

一、《甲乙經》作者生平及成書年代

　　《甲乙經》爲晉代皇甫謐據《素問》、《鍼經》及《明堂孔穴鍼灸治要》三書撰集而成。謐字士安,幼名静,自號玄晏先生,安定朝那(朝,音株。《集韻·虞韻》:追輸切。朝那,縣名)人。生於東漢建安二十年(公元二一五年),卒於晉太康三年(公元二八二年)。《晉書》有傳。

　　安定朝那,今當何處,說法有三:一曰平涼,一曰靈臺,一曰固原。詳《晉書·地理志》:"安定郡,統縣七。……臨涇、朝那、烏氏、都盧、鶉觚、陰密、西川。"《漢書·地理志》安定郡,漢武帝元鼎三年置,屬縣亦有朝那。顏師古注:"有端旬祠十五所,胡巫祝,又有湫淵祠。"又《史記·封禪書》:"湫淵祠朝那。"裴駰集解引蘇林曰:"湫淵在安定朝那縣,方四十里,停不流,冬夏不增減,不生草木。"又明嘉靖、萬歷兩次所修《固原州志·山川》均謂"東海,在州東南四十里,泉流有聲,廣五里,闊一里,東岸有廟,餘波入清水河。即古朝那湫。"又嘉靖志並云:"西海,在州西南四十里……即古朝那湫。"而萬歷志言西海,則無"即古朝那湫"之説。然兩期州志言東海之意,則與古説合。是則晉時朝那,當在今寧夏固原縣境内。或言靈臺者,非是。以古在今靈臺境内之朝那,乃西魏時所置。今平涼則當西晉時烏氏境内,故亦非。又《晉書·張軌傳》云:"張軌字士彦,安定烏氏人,漢常山景王耳十七代孫也。……與同郡皇甫謐善。"亦可証上説爲是。

皇甫氏係晉以前朝那望族,謐之高祖、曾祖及祖父均曾居官,如謐曾祖皇甫嵩曾爲太尉,從高祖皇甫規曾爲度遼將軍,《後漢書》均有傳。至其父輩,已没落,史書不載。據《晉書·皇甫謐傳》云:"(謐)出後叔父,徙居新安。年二十,不好學,游蕩無度,或以爲癡。"由於得到後叔母任氏的規勸,"謐乃感激,就鄉人席坦受書,勤力不怠。居貧,躬自稼穡,帶經而農,遂博綜典籍百家之言,沈静寡欲,始有高尚之志,以著述爲務。或勸謐修名廣交,謐以爲非聖人孰能兼存出處,居田里之中,亦可以樂堯舜之道,何必崇接世利,事官鞅掌,然後爲名乎。作《玄守論》以答之。……遂不仕,耽翫典籍,忘寝與食,時人謂之書淫。"後其叔父有子成年,謐年四十時生母亦故,遂還本宗。魏高貴鄉公甘露年間患風痺疾又耳聾,身半不仁,右脚偏小,然猶手不輟卷。其後魏郡召上計掾,舉孝廉,魏元帝景元初,相國招用,皆不從。鄉親勸其應命,謐作《釋勸論》以明其志。入晉之後,因服寒食散,違錯節度,而性與違逆,辛苦荼毒,難以言狀,精神委頓,常悲恚而欲自殺,得其叔母勸解乃止。時晉武帝頻下詔敦逼不已,謐遂上疏:極陳其情,辭切言至,遂見聽許。至咸寧初,又舉賢良方正,並不就。自爲表文向皇帝借書,帝送一車書與之。謐雖羸疾,而披閱不怠。後又詔爲太子中庶子,固辭篤疾,後又發詔徵爲議郎,又召補著作郎,司隸校尉劉毅請爲功曹,皆不應,遂終身不仕,於太康三年卒。

謐一生著述頗多,據考諸書散載,計有《鍼灸甲乙經》、《依諸方撰》、《脉訣》、《論寒食散方》、《高士傳》、《帝王世紀》、《年歷》、《玄晏春秋》、《逸士傳》、《烈女傳》、《龐娥親傳》、《皇甫謐集》、《韋氏家傳》、《帝王經界紀》、《地書》、《朔氣長歷》、《鬼谷子注》等。其所著醫書存世者，僅《甲乙經》而已。另有《諸病源候論·寒食散發候》及《醫心方》卷十九第二、第四、第五、第六載皇甫謐論服寒食散諸變証及解法等有關資料，對寒食散的研究，有重要學術價值。另有蘇州醫學院圖書舘藏《黃帝神聖工巧甲乙經》，署"晉玄晏先生皇甫謐撰"。經考察，有上下二卷，卷前有序言，卷末有潘道根跋文云："是書於咸豐丁巳二月訪友人姜秋農，問歧（字書無此字，疑誤）於嘐城寓中，因得覽觀，中頗有可採處，因借歸錄之。然題目《黃帝神聖工巧甲乙經》及皇甫士安撰者，未可信也。"詳其內容，皆論望聞問切四診之法，多後世之語，並觀其序言，作僞之技，顯而易見。蓋由清人集後世四診諸法而假以士安之作，與《甲乙經》絕無關係，今特加辨。

至於《甲乙經》的成書年代，由於今存本序言署名爲"晉玄晏先生皇甫謐"，故或以爲當在入晉之後，甚至定爲晉武帝太康三年，即其終年，似欠妥。詳《甲乙經》自序云："甘露中，吾病風加苦聾，百日方治，要皆淺近，乃撰集三部……至爲十二卷。"是謐撰《甲乙經》，當始於魏甘露年。然自甘露元年至晉太康三年，歷時二十七年；若就入晉而計，亦有十年之久。皇甫謐一生著述如此之多，而僅撰集一部《甲乙經》，需時如此之長，難能置信。又據序言末云："若必精要，俟其閒暇，當撰蕝以爲教經云爾。"似亦可説明其在短時撰集之意。故竊以爲當在甘露年間完成爲是，此與序言語氣亦相合。至其署名言"晉"者，或後人以慣稱皇甫謐爲晉人，遂加冠"晉"字。

二、《甲乙經》的名稱及卷數

從歷代史志及書目著録、別書引稱與各種版本書名看，《甲乙經》的名稱及卷數，頗不一致。《隋書·經籍志》載《黃帝甲乙經》十卷,注:音一卷,梁十二卷。《舊唐書·經籍志》載《黄帝三部鍼經》十三卷,注:皇甫士安撰。按,據别書著録,"鍼"下疑脱"灸"字,十三卷者,當包括音一卷。《新唐書·藝文志》載《黄帝三部鍼灸經》十二卷。《宋史·藝文志》載皇甫謐《黄帝三部鍼灸經》十二卷,注:即《甲乙經》;又林億《黄帝三部鍼灸經》十二卷。按,此即林億等新校正本。《遂初堂》載《甲乙經》,未記卷數。《通志·藝文略》載皇甫謐《黄帝三部鍼灸經》十二卷。又《魏書·崔彧傳》、《五行大義》、《千金》、《外臺》、《素問》王冰注、《聖惠方》、《銅人》、《聖濟總録》、《資生經》、《醫心方》等引稱均作《甲乙》或《甲乙經》。今存各種版本中,前後稱謂,亦不一致。如明五車樓本,内封作《甲乙經》,林億等新校正序頁題作《黄帝鍼灸甲乙經》,序文則稱《鍼灸經》,皇甫謐序頁作《黄帝三部鍼灸甲乙經》,目録及正文頁均作《鍼灸甲乙經》,前後共有五名。是則説明,諸書著録或徵引本書時,名雖不一,實則一書也。綜觀上文,本經之繁名有三:一曰《黄帝鍼灸甲乙經》,可能在南北朝時已有之;二曰《黄帝三部鍼灸經》,唐、宋史志均以此名;三曰《黄帝三部鍼灸甲乙經》,乃上二名之合義,今《甲乙經》醫統本與明藍格抄本中有此稱謂。餘言《甲乙》、《甲乙經》或《鍼灸經》者,皆簡名也。由於皇甫謐原序,不曾交待書名,存世之書,又無早期傳本,故其原著,究取何名,現已難考。上述三名,冠以"黄帝"者,以是書原取《素問》、《鍼經》及《明堂》三部撰集而成,而三書皆依託黄帝之作也;"三部"者,《素問》、《鍼經》、《明堂》,明其所本也;"鍼灸"者,書中論治,以鍼灸爲主,突出鍼道也;"甲乙"者,解説之義有二,一者如丹波元胤云:"按弟堅曰:此書命以'甲乙',未有詳解。按楊玄操《難經》序,昔皇甫玄晏總三部,爲甲乙之科。《外臺秘要》引此書,其瘧病中云,出庚卷第七;水腫中云,出第八辛卷。又明堂及脚氣中並引丙卷,然則玄晏原書,以十干列,故以甲乙命名。《隋志》:《黄帝甲乙經》十卷,可以證焉。今傳本並玄晏自序作十二卷,蓋非其真也。《魏都賦》:次舍甲乙,西南其户。李善注:甲乙,次舍之處,以甲乙紀之也。《景福殿賦》:辛壬癸甲,爲之名秩。吕延濟註:言以甲乙爲名次也。此其義一爾。"又詳唐以前另有十二卷本,其前十卷,當以十天干命名,後兩卷,別以地支子丑命名。如《新修本草》卷四鐵精下附鐵落云:"《甲乙》子卷陽厥條言之。"今在卷十一,生鐵落飲,可証。又按,以甲乙命名之書,並非皆以十干命卷,亦不盡爲十卷,詳甲乙又有次第之義,如《後漢書·馬融傳》:"甲乙相伍,戊已爲堅。"李賢注:"甲乙謂相次也。"結合本書爲撰次《素問》、《鍼經》、《明堂》三書之義,甲乙作編次解,亦通。由於本經在流傳中有些疑問,尚未盡釋,故書名之義,暫難定論。

本書卷數,隋以前原有十卷與十二卷兩種傳本,已如前述。唐以後皆十二卷本,與今本皇甫謐自序言卷數合。又明代徐春甫《古今醫統大全》卷一採摭諸書中云:"《甲乙經》十卷,皇甫謐撰,祖述《内經》,多推明運氣之說。"詳此說疑義有二;一者,據今存《甲乙經》諸版本內容及古來諸論《甲乙》者,皆不言其有運氣之文;二者徐氏生於明後期,去古已遠,且唐以後諸書不載有十卷之目。故疑其有誤。又《四庫全書總目·子部·醫家類》載《甲乙經》八卷,兩淮鹽政採進本。經考,亦爲十二卷。所謂八卷者,失於檢點。或係十二卷分裝八册,遂誤爲八卷。

三、《甲乙經》版本源流及現存本一般情況

據現有文獻記載,《甲乙經》的最早刊本,當始於北宋時。今存明藍格抄本末附"熙寧二年四月二十二日進呈奉行聖旨鏤版施行"及高保衡、孫奇、林億等銜名文。又有"熙寧二年五月二日"及王安石、曾公亮、趙抃、富弼等銜名文。這大概是林億等請示鏤版印行及富弼等準奏的時間。是亦可証《證類本草》載嘉祐二年八月三日"補注本草奏勅"中所謂校定"《神農本草》、《靈樞》、《太素》、《甲乙經》、《素問》之類及《廣濟》、《千

金》、《外臺秘要》等方"之事，大致如是。但本次刊本，似已久不存世。明末清初藏書家毛扆，在《汲古閣珍藏秘本書目》中，曾有宋版影抄本的記載，但今亦佚，故宋刊本原貌，現已難考。

南宋有無刊本，未見記載。今存南宋中期成書之王執中《鍼灸資生經》中，有較多引《甲乙經》文，與今存林億等校定本，頗多出入，現以卷一之二十四穴引文爲例，完全相同者有上星、腦戶、胃倉、胞肓、天鼎、玉堂、中封、解谿、巨虛下廉九穴；基本相同者有雲門、少海二穴，如雲門引文云："灸五壯，鍼七分，若深令人氣逆。"今《甲乙》作"刺入七分，灸五壯，刺太深令人逆息"。不同者有玉枕、腦空、風池、大椎、長強、大杼、肺俞、白環俞、天突、石門、俠白、環跳、合陽等十三穴。其中有的爲刺灸分寸與壯數之差別，如玉枕引文云"二分"，今《甲乙》作"刺入三分"。天突引文云"在結喉下五寸"，今《甲乙》作"二寸"。環跳引文"五壯"，今《甲乙》作"五十壯"。似此等文，或係傳抄中誤書所致。然而有的異文則不同，如大椎引文云"大椎下至尾骶骨二十一椎，長三尺，折量取俞穴"。今《甲乙》在卷三第七有文曰："脊骨以下至尾骶二十一節，長三尺……"穴名下無此文；長強引文云"在脊骶端計三分"，又云"鍼二寸，留七呼"。今《甲乙》作"在脊骶端……刺入三分，留七呼，灸三壯"。俠白引文云《甲乙》、《銅人》皆云禁灸"，今《甲乙》、《銅人》皆作"灸五壯"。似此等文，則難以一般傳抄致誤所能解釋。因而似可設想，在南宋時，或另有與林億等校定本不同之傳本存世，故得爲《資生經》引用，至其詳情，現亦難考証。

金元時期有無刊本，不得而知。現存刊本皆明以後者。如吳勉學校刊顧從德輯《醫學六經》中含《甲乙經》，有嘉靖二十九年（公元一五五零年）刊本。較爲通行者爲《醫統正脉全書》本（以下簡稱《醫統本》），全書十二卷，一百二十八篇，無總目，各卷有卷目，有林億等新校正序、皇甫謐序、序例，序例後有"晉玄晏先生皇甫謐士安集"文及高保衡、孫奇、林億三人銜名，後書

"明新安吳勉學校"。書中正文大都不冠原書名,然有少量加冠
《素問》、《九卷》等書名之經文若干條。另有類似按語、解語及
引"楊上善云"諸文若干條,皆作大字正文;但也有部分類似按
語性之文若干條,亦作小字正文。凡音釋及新校正語,皆作小
字。全書正文計十一萬零一百六十二字。此後國內外諸刊本,
大都本於此。有明刊醫林本、清初蘊古堂復印《醫統》本、《四庫
全書》所收兩淮鹽政採進本、道光五年(公元一八二五年)刊本、
光緒十三年(公元一八八七年)朱記榮刊《槐廬叢書》本(內署光
緒丁亥行素草堂藏版。按,槐廬、行素草堂,均朱記榮室名)、光
緒三十三年(公元一九零七年)京師醫局重刊《醫統》本。民國
間有一九一二年江左書林石印本、一九二三年北京中醫學社補
刊《醫統》本、一九三一年上海中原書局石印本、一九三六年上
海大東書局鉛印《中國醫學大成》本、一九四一年中華書局鉛印
《中國醫藥滙海》本。中華人民共和國成立後有一九五五年商務
印書舘鉛印本、一九五六年人民衛生出版社影印本、一九六二年
人民衛生出版社鉛印劉衡如校本、一九七九年人民衛生出版社鉛
印山東中醫學院校釋本。又一九七二年中國臺灣臺聯國風出版
社石印本、一九七五年中國臺灣新文豐出版公司影印《醫統》本、
一九七六年中國臺灣宏業書局石印本、一九七八年中國臺灣新文
豐出版公司影印《中國醫藥滙海》本等,都屬於這一版本係統。在
日本有江戶時期的八尾勘兵衛本、植村藤右衛門本、一九七一年
盛文堂影印八尾勘兵衛本、一九七五年盛文堂影印人民衛生出版
社一九六二年鉛印本、一九七八年《鍼灸醫學典籍大係》據植村本
之影印本等,也都屬於這一係統。另外有杭州丁丙《八千卷樓書
目》著錄"《甲乙經》八卷,晉皇甫謐編,日本刊本",內容不詳。

蕭延平《太素·例言》中有云其校《太素》時,"《甲乙經》用
正統本、吳勉學嘉靖刊本"。此所謂"嘉靖刊本",具體情況不
詳,在校記中亦未見其與《醫統》本有何特殊異文。然據馬繼興
研究員云,中國中醫研究院(現中國中醫科學院)醫史文獻研究

所有同志在五十年代曾親見嘉靖刊本,爲白綿紙本。今亦下落不明。現惟中國中醫研究院圖書舘藏清末京師醫局重刊《醫統》本,有余岩嘉靖本校文若干條。該本在林億等新校正序後有余氏記云:"凡對於本書原文用墨筆溱注塗改而不言及依據何書者,皆據明嘉靖重刊宋本《甲乙經》。"依此記所云,該本中共出嘉靖本校記近百條,從這些校記中可見,嘉靖本主要有以下幾個特點:從總體看,與《醫統正脈》本爲同一係統,但也存有某些差別,如林億等衛名後無"明新安吳勉學校"字樣,目錄頁首行,《醫統》本作"鍼灸甲乙經目錄卷之一",嘉靖本作"鍼灸甲乙經卷之一目錄"。從文字方面看,嘉靖本誤字較少,並有少量異文。今以卷一爲例:共出校文二十條,其中顯係嘉靖本誤者有二,如第七"手陽明……內屬於大腸",嘉靖本"大腸"作"太陽"。有屬於通文者六,如第十二"太淵"作"大淵",第七"烏可以"作"惡可以",第九"周"作"週"等。有屬於《醫統》本脱文者三,如"五藏大小六府應候"一篇,《醫統》本脱篇序"第五"二字,第十"三焦注膽"之"焦"字,《醫統》本原空,嘉靖本均具。有顯係《醫統》本誤文者六,如第五"肺下則逼賁迫肺","肺"誤作"肝";第七"足陽明……內屬於胃","胃"誤作"腎";又"不深弗散","散"誤作"敢"。嘉靖本均不誤。有屬於一般性異文三條。其他各卷情況亦大致如此。從而説明,嘉靖本與《醫統》本雖屬同一係統,但文字方面優於《醫統》本。至於此本是否爲吳勉學校刊《醫學六經》本,則不得而知,故對此本真情,尚待後考。

明英宗二年正统丁巳(公元一四三七年)重刊本。此本未見書目著録,現皆據殘存卷一至卷三之抄本及重抄本得知其梗概。正統抄本最早爲日本澀江全善等人《經籍訪古志》著録,即"寄所寄樓"珍藏的三卷零本。"寄所寄樓",據日本篠原孝市先生考証,認爲是山崎次善的室名。其後於清末楊守敬氏《日本訪書志》也記有此書的抄本。蕭延平校《太素》時所用正統本,亦云"惜不全",大概亦係此類抄本,現亦下落不明。日本存本,現藏國立公文書館內閣文庫。於一九八一年收入《東洋醫學善本叢書》，縮版影印發行。卷前皇甫謐序及序例，似非手寫體。序例後有長方形牌記，爲"正統丁巳重刻"六字，雙行排列，邊框三綫重欄。無林億等宋臣銜名，目錄頁書"鍼灸甲乙經目錄卷之一"，後列十六篇篇名，與《醫統》本同。正文中無小字注文、音釋及楊上善云等顯係後人增補之內容。另與《醫統》本不同處，則爲文字方面之差別。三卷中，據初步統計，約有五百餘處。其中除一般異文以外，大致有以下幾種情況：一者卷三目錄竄亂較甚，多與正文不符；一者經穴諸文無刺灸後易發病証，如腦戶"不可灸，令人瘖"，無"令人瘖"三字，下關無"耳中有乾擿抵不可灸"九字，顱息無"出血多則殺人"六字。一者無缺文說，如卷三第二十四言太陰脈"會於魚際，數脈並注"下注云："疑此處有缺文。"而正統抄本"注"下有"此"字，義可安。詳本文原出《靈樞·邪客》，《太素》在卷九脈行同異，然今《靈樞》、《太素》本文均無"此"字，故正統抄本此文，頗當注意。一者保留古字多於《醫統》本，如"運"字，《醫統》本惟下關穴有"耳前運脈"，而正統抄本尚有天窗、人迎、曲垣等穴，亦作"運脈"。凡此等等，皆可以明顯看出其與《醫統》本之差別較大。前言正統重抄本，係依日本小島尚真據以校《醫統》本所出校記得知，原在《醫統》本林億等序頁末，有小島氏記曰："明正統本以赭筆校讐。皇甫謐序半面七行十四字，本文每半面九行行廿四字。原本未見，今據醫學所儲重抄本校。現存一、二、三卷。"又於卷三末記曰："以醫學所藏重抄明正統本對勘卒業。正統本四卷以下缺逸不傳，殊可惜耳。"現據小島氏所出校記與正統抄本對照分析，可証正統重抄本與正統抄本爲同一係統，其卷三末脫申脈至崑崙一頁，與正統抄本亦同。惟正統抄本與《醫統》本不同處有五百餘處，而小島所出重抄本校記不足四百條，兩者相差一百餘條。從校記看，兩者大都相同，但亦有少數不同處。如皇甫謐序"仲宣猶不言"之"言"字，正統抄本同，而小島校記云，正統重抄本作

"信"，與嘉靖本亦同。出現這種情況，可能重抄本與原抄本間又出現了些異文，抑或所據抄本不同。至於小島出校少的原因，一者可能有些意義不大者未盡出；一者或有疏漏之處。總之，此可証正統抄本，又派生出一些重抄本存世，但現亦難得。關於對正統抄本的評價，歷來學者看法不一。《經籍訪古志》與《日本訪書志》著錄時，均予一定評價，而小島尚真則云："按正統本文字同異，間與此本（按，指《醫統》本）注中所稱一本相合，蓋後人據宋臣注文校改者，非別有所原本也。"今察《醫統》本林億等新校正文所謂"一作"或"一本"等反映別本校文，與正統抄本相同者，實屬少數。如卷一中三十餘條，與正統抄本相同者，僅有數條。其餘二卷，亦大致如此。故小島氏此說，似難成立。或以爲卷三中經穴多與《外臺》同，或據《外臺》等校改。今詳正統抄本諸穴與《醫統》本所存異文，與《外臺》不同者，仍居多數。且有些差別較大者，《醫統》本反同《外臺》。如足陽明脈所發之巨虛上下廉，不言脈氣所發，而云大、小腸合穴；絲竹空、人迎、乳中、淵腋、天府、地五會等穴灸之易發病，《醫統》本與《外臺》亦相同或基本相同。故此說似亦難爲準。又正統抄本所據祖本，究在宋臣校定之前，抑或在後，看法不一。由於此本中無林億等序及校文，故楊守敬認爲是宋臣校定以前的本子；或以卷一第九中自"一日一夜五十營"至"五藏皆受氣也"一段，《醫統》本原有小字夾注云"此段舊在經脉根結之末，今移在此"爲據，認爲此係宋臣移改，故此本仍爲宋臣校定之後。然而《醫統》本中之注文，並非盡出新校正之手。有關這方面的問題，在後文第五"對林億等新校正基本情況的解析"中，再作論述。故此條注文，究竟出自何時何人之手，現亦難論定。從上述情況看，有關正統抄本的許多問題，現在還難以作出結論。因而，在這些問題未弄清之前，我們仍然把它作爲一種傳本對待。總之，正統抄本中，確有許多可據校處，且有少量值得注意的異文，已如前述。當然，正統抄本中也有諸多訛文脫字竄亂之處及尚難解釋的問題，若據此則加以完全否定,似論據尚未爲足。

明抄本:關於《甲乙經》之明代抄本,中國中醫研究院馬繼興研究員及日本篠原孝市先生都作過具體的考察。據現有文獻記載所知,存有兩種抄本。一者爲清人張金吾定爲明初抄本,全書十二卷,有熙寧二年字樣及富弼等宋臣銜名。末題"正統六年琴川永惠堂俞氏家藏"。首由張金吾收藏,莫友芝在《郘亭知見傳本書目》中亦曾引用,後陸續轉入陸心源、汪士鐘、繆筌孫諸藏書家之手,現已下落不詳。一者爲藍格抄本,十二卷,書末有"熙寧二年四月二十三日進呈奉聖旨鏤版施行"及林億等銜名與五月二日富弼等銜名文。末記清人戴霖及朱筠二氏跋文。此本後歸陸心源,現藏日本靜嘉堂文庫。篠原孝市認爲:"這樣的抄本,一般認爲多見於明末清初。因此,可以推定,本書最後寫成在這一時期。"現收於《東洋醫學善本叢書》中。

明藍格抄本:此本除上述幾項與《醫統》本不同外,從內容方面看,主要有以下諸多特點:①在《醫統》本中按凡例所示刪除的黃帝問、岐伯答等字樣,均已保留。②某些虛詞,如之、也等,較《醫統》本爲多。③音釋內容尤多,據初步統計,約有二百五十餘字,而《醫統》本中僅有三十字左右。其中前後篇及同篇重複出現者較多。如卷二第一上音釋,踝字有三處,顑字有二處。④大小字互混的情況較爲嚴重。原在《醫統》本中,只有少量似應作小字者作大字,如引楊上善注及部份按語性條文,誤作大字。而明抄本則除了少部份作小字外,大多作大字。甚至有諸多顯係宋臣林億等之校文,也作大字。也有在一句校語中,將首字與末字作大字,餘者作小字的情況,故此造成正文與注文的混亂現象較爲嚴重。⑤段落的劃分,也較《醫統》本更爲零亂,甚至有非首句而回行頂格者。⑥個別篇目與《醫統》本不同。如卷十一末篇,《醫統》本作"寒氣客於經絡之中發癰疽風成發厲浸淫"上下兩篇,而明抄本則作"痂疥上第九"與"寒氣客於經絡之中發癰疽風成發厲浸淫第十"兩篇。然而,"痂疥上"這個題目,還很值得研究。從該篇内容看,全屬癮疝,不曾涉及痂疥,僅在下篇有一條云:"痂疥,陽谿主之。"且"上"字在此亦無着落。從而説明這個題目可能有誤。⑦可証《醫統》本有注文誤作正文者。如卷七第一中"熱病頭痛身重,懸顱主之"一條,明抄本作"《千金》有熱病頭痛身重,懸顱主之"。又卷十一第七"凡唾血,寫魚際補尺澤"一條,明抄本作"《千金》云:凡唾血,寫魚際補尺澤"。証之《千金》,是知《醫統》本原脱《千余》,遂將注文誤作大字。⑧卷三諸篇引《素問》王冰注諸校,《醫統》本僅有少數加冠書名作《素問》或《素》者,大多數只言某某篇注,而明抄本則一律稱《素問》某某篇注,且除少數作小字夾注外,大多作大字另行。⑨較《醫統》本少文、多文及訛字尤多。據篠原孝市統計,全書脱落或減少三字以上者有五十二處,增加三字以上者有四十四處。如卷十一第九上脱"有所結,氣歸之……以手按之堅"一段三十二字。卷一第一"五藏之所藏也"下增"至其淫泆離藏則精失,魂魄飛揚,志意恍亂,智慮去身者,何因而然乎?夭之罪與,人之過乎"一段三十五字。至其明顯訛文別字則隨處可見,兹不煩舉。⑩在卷一有八篇於首行正文之前加冠經文出典之字樣,如精神五藏論第一,首行作"此出《靈樞經》第二卷本神篇内"。又"《素問》曰:怒則氣逆"一段前,另行作"此出《素問》第六卷舉痛論篇内後一段"。同篇中亦有未加者,如所具《素問》五藏生成及宣明五氣之文等。⑪正文多有與《醫統》本校文所謂"一本"或"一作"等文同者。如卷一五藏變腧第二"經滿而血"之"經"字,原校云:"一作絡。"明抄本正作"絡"。"病在胃"之"胃"字,原校云:"一作胸。"明抄本正作"胸"。然亦有與《醫統本》盡同者,如卷一五藏大小六府應候第五中原校"一作"或"一云"、"一本"者,明抄本均同。⑫從另一方面看,明沙本可以校正《醫統》本之衍誤訛脱處,亦復不少。詳見正文,兹不例舉。故朱筠跋文云:"此本訛字雖多,然其不訛處,視今本大勝,真古抄本也。"綜觀上述情況,明藍格抄本較《醫統》本確有較大差別,並可反映出《甲乙經》早期傳本面貌值得注意和研究探討的一些問題。至於此本所據祖本爲何,其與《醫統》本何以有如此大的差別,增加之内容究係何時等,目前因限於資料,尚難作出具體的有説服力的判斷。從總體分析,明抄本中雖有些無疑是後人在傳抄時復加的内容和訛誤較多,但就其可參考處,定有所本,非該本抄寫人所能杜撰。故明藍格抄本,實爲研究整理《甲乙經》之重要參考本。

截至目前爲止,所見文獻記載及存世各種版本,有關《甲乙經》的傳本,主要是三個係統。一者爲《醫統》本,流傳最廣,刊印次數最多,影響最大;一者正統抄本,現尚未發現其刊本的有關資料,存世少量殘本,皆抄本;一者明藍格抄本,目前僅知存此孤本。三種傳本,差別較大。從而説明《甲乙經》在流傳過程中,由於傳抄日久,屢經後人筆削,故而出現了各種不同的傳本。

四、《甲乙經》主要内容及體例結構

《甲乙經》主要内容,即皇甫謐自序云:“《素問》論病精微,《九卷》原本經脉……又有《明堂孔穴鍼灸治要》,皆黄帝岐伯遺事也。三部同歸,文多重複,錯互非一。”“乃撰集三部,使事類相從,删其浮辭,除其重複,論其精要,至爲十二卷。”本文明確指出《甲乙經》之取材,乃源於《素問》、《九卷》及《明堂》三書。詳今本《甲乙》内容,大致如此。惟有少量《難經》及“張仲景曰”等文。

《甲乙經》全書十二卷,一百二十八篇。其内容大致可分爲三大類。一卷、二卷、四卷、五卷、六卷爲基礎理論;三卷爲腧穴;七卷至十二卷爲各種病証的病因、病機、証候與腧穴主治。詳言之,卷一主要論述生理功能,如五臟六腑、營衛氣血、精神魂魄、精氣津液等的功能與作用,臟腑形態與五色之應,陰陽二十五人等。卷二主要論述十二經脉,奇經八脉、十二經標本、經脉根結、經筋等的循行與分布情況,以及骨度、腸度與腸胃所受等。卷三爲腧穴,詳述腧穴之正名、別名、部位、歸經、刺灸度數與禁忌等。共有腧穴三百四十八個(其中單穴四十九,雙穴二百九十九)。卷四主要論述診法,包括望、聞、問、切四診的具體內容,重點論述了四時平脈與臟腑病脈、死脈,以及三部九候的診斷方法。卷五論鍼道,詳述了九鍼的形狀、長度和作用;鍼刺手法與補瀉方法,刺灸的禁穴和禁忌等。卷六主要論述病因病機,如虛實、逆順、方宜、清濁、形診、陰陽、味宜、病傳、壽夭、形氣等有關問題。卷七至卷十二論病,包括內、外、婦、兒等科各種病証,尤以內科爲重點,共有四十三篇,包括外感、內傷及五官病等近百種病証;外科共有三篇,近三十種病証,特以癰疽(含內癰)之論,尤爲詳盡;婦科一篇,近二十種病証,主要論述婦人重身九月而瘖的病因、妊娠脈象、產後熱病的診斷與預後,以及婦科其他雜病;兒科一篇,主要論述小兒驚癇、瘈瘲、飧泄、食晦、臍風、腹滿等病証。在治療方面,共收載鍼灸治療各種病証之腧穴主治八百餘條。蘊藏着我國古代醫家鍼灸治療的寶貴經驗,爲後世鍼灸學術的發展,奠定了基礎。

在編纂體例上,理論部分的內容,主要取材於《內經》,打亂原《素問》與《九卷》及篇次的界限,使“事類相從”。今將《甲乙》與今本《素問》、《靈樞》內容核對,概言之,《素問》全收者約二十九篇,大部或部分收者約二十五篇,個別收者約四篇,未收者二十篇(含運氣七篇大論)。《靈樞》全收者約五十七篇,大部或部分收者約十九篇,個別收者約三篇,未收者一篇。在編排結構方面,大致有以下幾種情況:①全書連分篇篇目共有一百三十八篇,除去卷三有三十二篇不含理論性經文外,尚有一百零六篇,其中有八十二篇是以《靈樞》經文起首,有二十四篇是以《素問》經文起首。②有的內容是由《靈樞》與《素問》經文混合或間隔編排;有的內容是由《靈樞》或《素問》兩篇以上經文混合或間隔編排;有的內容則是《靈樞》或《素問》獨篇單列。③有的內容爲取《靈樞》或《素問》相關經文結合而成,故與今本有別。如卷六第十篇末論病傳一段,乃是以《靈樞·病傳》文爲主,結合《素問·標本病傳》之証候而成。故原注云:"乃皇甫士安合二書爲此篇文也。"又如卷七第二自起首至"悶則惡人"一段後,接"陰陽相薄,陽盡陰盛,故欲獨閉户牖而處"十六字,原注云:"按陰陽相薄至此,本《素問·脉解篇》,士安移續於此。"又下文"或喘而生者……病反能者何也?曰"下"陰陽争而外并於陽"八字,原校云:"此八字,亦《素問·脉結篇》文。"是此文亦以《陽明脉解》爲主,而結合《脉解》篇文也。似此等文,不得以異文處之。④有個別内容,在今《靈樞》、《素問》中無完全對應之經文,如卷一第三中"肝膽爲合,故足厥陰與少陽爲表裏……肺大腸爲合,故手太陰與陽明爲表裏"一段,今僅《素問·血氣形志》有手足陰陽經脉相爲表裏之文,《靈樞·本輸》、《靈樞·本藏》有臟腑相合文。所以與《甲乙》不同者,一則今《素問》、《靈樞》或有脱文,一則或皇甫謐取二篇内容合併改寫而成。特以後者之可能性尤大。⑤個別篇中有附加内容,如卷九"大寒内薄骨髓發頭痛第一"下云:"頷項痛附。"⑥卷與卷之間篇數有差,除卷三專論腧穴外,卷一有十六篇,而卷三僅有四篇;篇與篇字數懸殊,繁簡不一。有的一篇中含十幾個病証,有的則只含一病或一証;有的大篇如卷七第一析爲上中下三篇,計六千餘字,而卷十二第九連同篇名篇序僅有二十三字。⑦卷六諸篇,題名均有"大論"二字,與餘卷不同。凡此等等,或有後人竄改之處,未必盡屬謐書舊貌。

《甲乙》篇題命名義例,亦與《内經》不盡相同。《内經》有些篇名尚存古風,取篇中某幾字或某語爲名。如《素問·診要經終論》,以論中首言"診要",後言"經脉之終",故以"診要"與"經終"相合爲名。又《靈樞·口問》,以篇文起首有"願得口問"之語,故取"口問"爲名。又《素問·玉版論要》(按文例"要"字疑衍),乃取篇文所謂"著之玉版"之"玉版"二字命名,《靈樞·玉版》義同。又《靈樞·根結》,篇文除論經脉根結外,又論及"逆順五體"。似此等篇名,則不能完全或完全不能反映該篇實質内容。而《甲乙》之篇名，則基本上是概括全篇主題以立名，有的表明一個主題，如卷一諸篇大都如此；有的表明幾個主題，如卷六"逆順病本末方宜形志大論"，含"逆順"、"本末"、"方宜"、"形志"四個主題。卷七以下諸篇，皆論病及腧穴主治，其命名主要有以下幾種情況：一者以病因病機與病証名結合，如"陽受病發風"、"陰受病發痹"、"陰衰發熱厥陽衰發寒厥"、"太陽中風感於寒濕發痙"等；一者幾種病証名的結合，如"水膚脹鼓脹腸覃石瘕"、"欠噦唏振寒噫嚏軃泣出太息漾下耳鳴嚙舌善忘善饑"等；一者以科别爲名，如"婦人雜病"、"小兒雜病"等。而卷三之命名，自與别卷不同，皆以部區及經脉命名。據此可見，《甲乙》有些篇題，過於具體，未能概括爲簡名，顯得冗長。有的雖云"以類相從"，但未能打破原篇章内容結構，在維持舊文的基礎上，而另有所增附，又不便再用舊名，故而形成現名，如上述"欠噦唏振寒……"一題，即取《靈樞·口問》爲主，增附《素問·解精微論》、《靈樞·大惑論》、《靈樞·雜病》三篇有關内容而成。有的篇題内容，雖大類相近，然無明顯内在聯係，如"内外形診老壯肥瘦旦慧夜甚大論"一篇，其中"内外形診"在今《靈樞·壽夭剛柔》，"老壯肥瘦"在今《靈樞·衛氣失常》，"病旦慧夜甚"在今《靈樞·順氣一日分爲四時》。又如卷四"經脉"篇之命名，與卷二"十二經脉絡脉支别"篇之"經脉"名同義異。彼言脉之循行，此言脉之診法。詳古醫籍言診法者，不曾用此名，如《素問》曰"診法"、"診要"，《傷寒論》曰"辨脉"、"平脉"，《史記·扁鵲倉公列傳》曰"切脉"、"脉法"，《馬王堆漢墓帛書》有"脉法"，張家山漢簡《脉書》曰"相脉"，《難經》曰"脉法"、"切脉"，而此獨言"經脉"，易與經脉循行之義混，似猶未切。從而説明，《甲乙》之篇名，雖較《内經》有所改進，然尚未盡善。

從全書情況可以看出以下幾個問題：①如前所述，書中大部分篇文是以《靈樞》（亦即當時所見《鍼經》或《九卷》）文起首，固可反映皇甫謐在内容安排上突出《鍼經》，重在鍼灸的指導思想。如《靈樞·五邪》之"邪在肺"、"邪在肝"、"邪在脾胃"、"邪在腎",分別爲卷九第二、第三、第七、第八之起首文,後續他篇内容。然惟"邪在心"一條則置於卷九"邪在心膽及諸藏府發悲恐太息口苦不樂及驚第五"之後,而將《素問·奇病論》"膽癉"病置於篇首,這與前四條之體例及篇題病証排例顯然不同。故律諸餘篇,疑此有誤。②全書内容,收《靈樞》較《素問》爲多。《靈樞》未收者,僅《小鍼解》一篇,而《素問》未收者,除運氣七篇外,尚有《四氣調神大論》、《金匱真言論》、《陰陽離合論》、《陰陽別論》、《靈蘭秘典論》、《六節藏象論》、《移精變氣論》、《湯液醪醴論》、《玉版論要》、《經脈別論》、《鍼解》、《氣府論》、《示從容論》、《疏五過論》、《徵四失論》等十五篇。有幾篇雖已收,但内容很少。如《生氣通天論》、《脉解》只有一二句話;又如舉痛論,僅在卷一第一中有加冠書名的形式,收論九氣一段,其餘論痛的大量内容,均不見收。從學術體係方面看,有關五行比類如《金匱真言論》與《陰陽應象大論》中此類内容均無;有關藏象理論方面,今存本諸篇目,似無此專題,故如《靈蘭秘典論》與《經脈別論》中藏象重要内容,均不見載,特別是《六節藏象論》中論藏象一段,林億等新校正有三處提到《甲乙經》、《太素》作某,然今本《甲乙》並無此文,林億等《甲乙》新校正也不曾作過交待,這就更增加了《甲乙經》存世版本的一些疑點。③《甲乙經》未見載《素問》運氣七篇大論及《六節藏象論》前半部分内容,恰好説明皇甫謐所見《素問》本中,亦無運氣學説之内容。④在正文中有一值得注意的現象是,《甲乙》中大部分經文,皆不標出原書名,而另有若干篇中尚有一部分加冠書名之條文,其中《素問》四十四條、《九卷》二十七條,除去"《素問》曰"、"《九卷》曰"及"又曰"等字樣,實有一千六百六十餘字;又"《難經》曰"十一條,實有四百七十餘字;"張仲景曰"(在今《金匱要略》第二篇)九條,實有一百三十餘字;合計二千二百七十餘字。這與本書的整體文例及序言中所謂"乃撰集三部,使事類相從"之義,似不盡合。故學術界對此頗有異義。另者,有少數篇中,即卷一第一及第四、第五,卷三第二十四,卷五第一上,卷六第九,卷七第四,卷十一第二等,兼有一些不同的解文或按語性條文,均爲大字正文,計有四十三條,六百七十餘字。其中屬解文性質的有二十四條,文字最多者有數十字,少者僅五字。如卷一第一"解曰:肝虛則恐,實則怒……經言若錯,其歸一也"一段有九十五字,且標明爲"解曰";又該篇又有"楊上善云:心之憂在心變動,變而生憂也……毛悴色夭,死於春"一段六十二字。考楊上善,唐人也,自非士安所引。此文今本《太素》不具,疑是楊氏對《素問·陰陽應象大論》"南方生熱……在變動爲憂"及"西方生燥……在志爲憂"等經文的注文,今存《太素》諸本皆缺。新校正亦引此文,或林億等所見時尚存。對以上兩種情況,學術界主要有兩種不同的意見:一者認爲,凡加冠書名之條文及大字解文等,皆非原著舊文,當是後人增補。如日本小島尚真所校《醫統》本,凡遇此等文字,均以赭筆加杠,又如卷一第一"《素問》曰:怒則氣逆"一段,日本奈須恒德校本眉批云:"《素問》即《舉痛論》文。竊疑是以下,並是解者之辭,或之士安自引《素問》解上文,然下文有引楊上善者,以知非士安之筆,然亦在林億之前。"日本篠原孝市在《甲乙經》總論中云:"如前人所述,可以認爲,這部分大概是後人添寫和注文混入的內容。但不能肯定爲在宋校以後,因爲這次流傳下來的《甲乙經》,最後完成添加文辭在楊上善所處時代以後。"中國中醫研究院馬繼興研究員《中醫文獻學》亦云:"約唐代中期以後有佚名氏在抄錄本書時誤將校勘本書時所引的古醫書文字(包括《素問》、《九卷》、《靈樞》、《難經》、張仲景及楊上善等文)寫成大字而與《甲乙經》原文相摻混。……可以確認其均非《甲乙經》的舊文,而是在林億之前,楊上善以後人所摻入的。"另一種意見則認爲除引"楊上善云"外,加冠書名之條文及《難經》、張仲景曰並諸多解文,皆《甲乙經》原文。理由是,加《素問》與《九卷》之內容,是爲了使不同觀點的內容有所區別和交待;有的內容楊上善引用時已明確指出爲"皇甫謐所録";有的內容如果認爲是後人所加,則某些篇名便難以成立,如卷八第二等;既然大字注文出於原編者之筆,則其中"解曰"釋文自然不會是後人所加。從而説明,不少研究《甲乙經》的學者,都非常注意《甲乙經》的原貌。但由於歷時既久,對這一問題的確証和信史較少,故而從不同角度進行分析判斷,也是很自然的。

鍼對上述情況,今詳皇甫謐自序,証之今本《甲乙》內容,確有許多疑處。如既云"三部同歸",何以又出《難經》及張仲景文;既言"撰集三部"者,述而不作,何以又有諸多解論之文;若士安本自有集有論,何者獨取此數篇而論,餘皆無可論乎;既是後增"楊上善云"能誤作大字,其餘大字能絶無再誤者乎;既言"不甚删也",何以今缺《素問》文如此之多;既言"若必精要,俟其閒退,當撰覈以爲教經云爾",其重爲"撰覈"之事,究竟作也未作;既將"三部"經文,以"事類相從",不冠原書名,何以又有諸多加冠書名之條文等等。根據現有文獻及歷代反映《甲乙經》的有關情況,結合皇甫謐自序分析,不妨提出這樣的設想,或士安在原作的基礎上,曾經重爲"撰覈",復成教經之本,即今傳本之原型,故删文較多。由於後本流傳於世,原本漸佚。後人傳抄,將原序保留,故文、序不符。後世在傳抄教習過程中,又多次經人筆削,增加注文,釐定篇目,故新增內容,與原例不一,這在古書中是不乏其例的。這種重爲整理編次的工作,似非出於一時一人之手,大致應在南北朝至唐代末期,已形成今本之基本面貌。若此,則諸多疑問,似可作出較爲符合實情的解釋。當然,這種假設之能否成立,尚有待於今後的進一步探索和証實。

卷三腧穴及卷七至卷十二各篇腧穴主治部分,當是《明堂孔穴鍼灸治要》內容。《明堂》一書,據皇甫謐序云,其與《素問》、《九卷》皆"黃帝岐伯遺事也"。又《千金翼》卷二十六第一云:"扁鵲鍼灸,一準黃帝雷公。"《外臺》卷三十九明堂序云:"夫明堂者,黃帝之正經,聖人之遺教。"《銅人腧穴圖經·夏竦序》

亦謂係黃帝與岐伯問答，又以授雷公者。是則《明堂》亦託名黃帝與岐伯、雷公等互爲問答之作也。然《漢志》無著録，抑或其成書在劉向等校書之後。後世醫家並據此衍化有多種《明堂》傳本。如《隋書·經籍志》有《明堂孔穴》五卷、《明堂孔穴圖》三卷、又《明堂孔穴圖》三卷、《黃帝明堂偃人圖》十二卷、《明堂蝦蟆圖》一卷、《黃帝十二經脉明堂五藏人圖》一卷等，然亦不見有《明堂孔穴鍼灸治要》之名，詳此名或古《明堂》之全稱，抑或古《明堂》之衍化本，現亦難考。據現有文獻記載，隋、唐時期存世古今《明堂》傳本甚多，然古《明堂》已有所錯訛。如《千金》卷二十九第一云：“舊《明堂圖》，年代久遠，傳寫錯悞，不足指南。”楊上善《黃帝內經明堂·序》云：“舊制此經，分爲三卷，診候交雜，窺察難明。”但就其基本內容來說，似皆予以保留。由於古《明堂》早佚，故《甲乙》中保存之古《明堂》文，對研究該書，則具有重大價值。唯有些內容，《明堂》與《內經》文重，故《甲乙》所載，當是源於《內經》。

自《明堂》面世，“明堂”二字幾爲鍼灸之雅號。如新舊《唐志》皆以醫經與鍼灸類書爲“明堂經脉類”，《通志·藝文略》將明堂與鍼灸類書爲“明堂鍼灸”類。然“明堂”二字，義何屬焉？《敦煌古醫籍考釋·明堂五臟論》云：“夫萬形之內，以人爲貴，立身之道，以孝爲先，納陰陽而所生，成乾坤而所長，所以四大假合，五穀咨身，立形軀於世間，看明堂而醫療。只如明堂二字，其義不輕。明者，命也。堂者，軀也。此是軒轅之所造岐伯之論。”據文中有“四大”說及避唐高宗李治諱改用“療”字之例，此當係唐人所作說解。又《銅人腧穴鍼灸圖經·夏竦序》云：“昔我聖祖之問岐伯也，以爲善言天者，必有驗於人，天之數十有二，人經絡以應之。周天之度，三百六十有五，人氣穴以應之。……始命盡書其言，藏於金蘭之室，洎雷公請問其道，乃坐明堂以授之。後世言明堂者以此。”根據《素問》中數言“黃帝坐（或言在）明堂”之例，古《明堂》起首文，抑或託用此語。証之古書多以起首語中某一語或某幾字命名之例,《明堂》取名之義,當本於此。而《明堂五藏論》説,未必屬乎古義。詳明堂本天子議政之處。如《孟子·梁惠王下》:"孟子對曰:夫明堂者,王者之堂也。"《周禮·考工記·匠人》"周人明堂"鄭玄注:"明堂者,明政教之堂。"《淮南子·本經訓》"古者明堂之制"高誘注:"明堂,王者布政之堂。"此以黄帝坐明堂中論醫事,遂以爲名。後用此義者,多指鍼灸之術。

　　《甲乙經》卷三腧穴排列,可歸納爲兩種類型。頭面軀幹部是按部區歸穴,分頭、背、面、耳、頸、肩、胸、腋脇、腹等九部二十三篇,在部區中又多按經脈走向排列。四肢部是按經脈歸穴,共分手足陰陽十二經脈部,亦即十二篇。其排列皆始於四肢末端,呈内向性順序。此與楊上善《黄帝内經明堂》及《外臺·明堂》均不同。然《黄帝内經明堂·序》云:"舊制此經,分爲三卷。……是以十二經脈各爲一卷,奇經八脈復爲一卷,合爲十三卷。"《外臺·明堂序》云:"諸家並以三人爲圖,今因十二經而畫圖人十二身也。"是則説明二書列穴,皆非古貌。從而可以推知,《甲乙》保留之穴位排列順序,或古《明堂》原貌也。其卷七至卷十二中腧穴主治之排列順序,猶如黄龍祥先生所云:"這些篇章中腧穴主症的排列並非雜亂無章,如果將卷七至十二任何一篇(無《明堂》之文者除外)中所有病症條文之後的所主之穴,依次排列,其順序恰好與卷三的腧穴排列順序同。"另有幾經之穴連排一起而云主治某病或某症者,以其所主類同,原列於各經之下,今連排一起者,亦以類相從也,非處方之屬,若以方目之者,誤也。如卷七第一下所列諸穴主治:尺澤,手太陰;中衝、勞宫、太陵、間使、内關、曲澤,手厥陰;二間、陽谿、温霤、曲池,手陽明;清冷淵、消濼,手少陽;少澤、後谿、陽谷、支正、小海(原作少海,少海乃手少陰穴,故據《外臺》及《千金》改),手太陽;隱白、大都、太白,足太陰;湧泉、然谷、太谿、照海,足少陰;衝陽、解谿、豐隆、三里,足陽明;竅陰、俠谿、臨泣、丘墟(按此下原有"身懈寒,少氣,熱甚惡人,心惕惕然,取飛揚及絶骨跗下臨泣立已"一條,據《外臺》及《醫心方》當在後文足太陽穴飛揚前,此當另據補光明主治),足少陽;至陰、通谷、束骨、京骨、飛揚、承山、委中,足太陽。掌握這一情況,不僅可以了解作者的思路和原則,而且有助於發現今本中的某些訛誤和脫失。

《甲乙》今存三種傳本系統,所有傳本卷前均有"序例"一章,然其所云諸例,與今存正文,頗多不符。如"諸問,黃帝與雷公皆曰問。其對也,黃帝曰答,岐伯之徒皆曰對。"此例基本如此,然有個別不合處,如卷六第十一有一條,只有"岐伯曰",前無"黃帝問",與《素問·脉要精微論》亦同。卷八第一上有一條,只有"黃帝問曰",而無"岐伯答",與《素問·玉機真藏論》亦同。此亦可証士安所見《素問》本,已多有脫誤。又卷十一第九上,前言"黃帝問曰",而後只言"曰",無"岐伯對"三字,與《靈樞·癲疾》不同。是知乃傳抄時脫失也。又"上章問及對已有名字者,則下章但言問言對,亦不更說名字也。"今本則一律作"曰",與此例不合。又"若人異則重復更名字。"有卷六第七,起首一段無問答之文;第二段(係《素問·陰陽應象大論》黃帝與岐伯問答之文)只言"曰";此後接"陽從左,陰從右"文(係《素問·方盛衰論》文)及第三段(係《素問·陰陽類論》文),皆不言問答或問對,與此例亦不合;又"諸言主之者,可灸可刺,其言刺之者不可灸,言灸之者不可刺。"今詳卷七至卷十二諸篇腧穴主治條文,多有與此例不合者。如絲竹空,卷五第一下列禁灸穴,而卷七第四、卷十第二下、卷十二第十一均作"刺絲竹空主之";風府,卷五第一下亦列禁灸,而卷十第二下均作"刺風府主之"。此當是衍"主之"二字。另如神庭,卷五第一下列禁刺,而卷七第一中、卷八第一上、卷十第二下、卷十一第七均作"主之"。承筋亦禁刺穴,而卷八第一下、卷九第七及第十二均作"主之"。上述諸例,提出這樣一個值得注意的問題,序例一章,究竟出自何人之手,暫難論定。但它確能進一步証實《甲乙經》

一書,在傳抄過程中,曾有過多次刪補修改的工作,爲今日探索其原貌,增加了許多困難。

又士安自序中,有"刪其浮辭"說,浮辭者,修飾舖陳之語,非關實義也。如《史通·內篇·浮詞》云:"夫人樞機之發,亹亹不窮,必有餘音足句,爲其始末。是以伊、惟、夫、蓋,發語之端也;焉、哉、矣、兮,斷句之助也。去之則言語不足,加之則章句獲全。而史之敍事,亦有時類此。故將述晉靈公厚歛雕牆,則且以不君爲稱;欲云司馬安四至九卿,而先以巧宦標目。所謂說事之端也。"此固論史者也。然《內經》中亦多有叙說之文,如《素問·陰陽類論》,欲明"陰陽之類",先說之云:"孟春始至,黃帝燕坐,臨觀八極,正八風之氣,而問雷公曰:陰陽之類,經脈之道,五中所主,何藏最貴? 雷公對曰:春,甲乙,青,中主肝,治七十二日,是脉之主時,臣以其藏最貴。帝曰:却念《上下經》、《陰陽》、《從容》,子所言貴,最其下也。雷公致齋七日,旦復侍坐。"又如《靈樞·陰陽清濁》,欲明"五亂",先說之云:"黃帝曰:余聞十二經脈,以應十二經水者,其五色各異,清濁不同。人之血氣若一,應之奈何? 岐伯曰:人之血氣,苟能若一,則天下爲一矣,惡有亂者乎! 黃帝曰:余問一人,非問天下之衆。岐伯曰:夫一人者,亦有亂氣,天下之衆,亦有亂人,其合爲一耳。"諸如此類,《甲乙》不載者,此所謂浮辭,士安固刪之,非缺文之例。

五、對林億等新校正基本情況的解析

現存《甲乙經》之《醫統》本及明藍格抄本,均保留有宋臣林億等之序文及校文,唯正統抄本殘存三卷本無之。而正統抄本中雖無宋臣之校,然如前述,對其究竟是否宋臣校定以前之傳本,尚難斷定。正由於宋臣校定前傳本均佚,故對林億等新校正的基本情況進行解析,不僅可係統總結其校書經驗,而且對探索《甲乙經》舊貌,也有十分重要的意義。

林億等新校正序云:"大哉《黃帝內經》十八卷,《鍼經》三卷,最出遠古,皇甫士安能撰而集之。惜簡編脫落者已多,是使文字錯亂,義理顛倒,世失其傳,學之者鮮矣。……國家詔儒臣校正醫書,令取《素問》、《九墟》、《靈樞》、《太素經》、《千金方》及《翼》、《外臺秘要》諸家善書校對,玉成繕寫,將備親覽。"此文主要說明以下幾個問題:①存世版本,已多簡編脫落,文字錯亂,義理顛倒。②流傳不廣,習用者較少。③將《甲乙經》之校正,納入國家校書計劃。④林億等參照多種醫書善本,校對玉成,由國家頒行,再爲流傳。首先應當肯定林億等的這一貢獻。

據醫統本粗略統計,書中小字校注約有五百餘條。由於有些小字注文,不一定是出於新校正,故難以提出林億等此次校注的確切數字。所出校記,大致可分爲以下幾種情況:

1. 旁據他書互校者,計有《太素》、《素問》、《九墟》、《九卷》、《靈樞》、《鍼經》、《黃帝古鍼經》、《難經》、《脈經》、《千金》、《千金翼》、《外臺》、《呂廣募俞經》、《銅人》等共二百六十餘條。其中據《素問》校者二百餘條。據《靈樞》校者僅二十四條,存於今本中有十八篇,即《邪氣藏府病形》、《終始》、《經筋》、《四時氣》、《寒熱病》、《熱病》、《厥病》、《雜病》、《五亂》、《脹論》、《病傳》、《衛氣失常》、《百病始生》、《寒熱》、《論疾診尺》、《刺節真邪》、《大惑論》,《癰疽》。结合《素問》新校正引用《靈樞》較少,且特出《靈樞》"惜不全"之說,可進一步証實,時林億等所見《靈樞》傳本殘缺較甚。這對探討《靈樞》流傳情況有重要意義。又引用《九墟》、《九卷》等文,在今存《靈樞》中,均能找到對應之文,並可証實《九卷》、《九墟》,皆該書別傳本或衍化本也。新校正出他書諸校文,對今存傳本亦有重要校勘價值。如卷一第五"小脘約不利"下校云:"《太素》作下脘未約。"然今《太素·藏府應候》作"下脘約不利",與《靈樞·本藏》同。又如卷七第一中"汗不出,大顴發赤者死"下校云:"《太素》云:汗不出,大顴發赤者,必不反而死。"今《太素·熱病說》作"汗不出,大顴發赤,噦者死",與《靈樞·熱病》亦同。從而説明林億等所見《太素》與今存本頗有不同處。故新校正引文,對古醫籍的整理研究,確有重要意義。

2. 別本對校者,約有二百餘條,其行文用語則稱一本、有本、古本、一云、一作、又作、一曰等。如卷一第五用對校者計十條,稱一作者五條,一云者二條,一本者三條。卷一第十六對校者計十四條,稱一作者二條,一本者三條,一曰者八條,一云者一條。詳此類用語,與《素問》新校正亦同。這些用語稱謂,似非盡爲林億等書寫校記的隨意性,疑爲對據校衆本的區別用語。故這部分資料,價值較大,是校勘的重要依據之一,應予足夠重視。如卷一第一"肝氣悲哀動中則傷魂,魂傷則狂妄,其精不守"下校云:"一本作不精,不精則不正當。"不僅與今存本均不同,且與《靈樞·本神》亦小有別。又卷一第五"腎小則安,難傷,腎大則"下校云:"一本云耳聾或鳴,汗(原作"汁",據明抄本改)出。"又"腎高則善病背膂痛,不可以俯仰"下校云:"一云背急縱,耳膿血出,或生肉塞。"這兩條與今《靈樞·本藏》、《太素·藏府氣液》亦均不同。而與《千金》卷十九第一文同。似此等文,尚有多例。或以爲《千金》引文,當出於《甲乙》,然《千金》中引經文,亦多有與《甲乙》不同處,故此説尚難爲定。但至少可以説明,唐以前文獻所載經文,已存有較多異文。又卷一第十五"面王以上者"下校云:"王,古本作壬字。"今明抄本正作"壬"字。作"壬"雖不可從,但亦可証明明抄本實有所本。有些別本異文屬通文之類。如卷四第一中"綽綽"下校云:"一本作綿綿。"綽與綿義通。屬此類情況,亦不少見。有的校文可以進一步提供據改的証據。如卷四第一下"二陰二陽,病在肺,少陽"下校云:"一作陰。"與《素問·陰陽類論》、《太素·脉論》並同。是則據改的理由更爲充分。有的校文,雖與今本均通,然於義猶切。如卷四第一下"腹脹便血"之"便"下校云:"一作後。"便血之義雖通,然下文有"溲血"者,則此作"後血"義更切。後血,大便血也。如《靈樞·百病始生》"血內溢則後血",《素問·腹中論》"時時前後血"等皆是。有的則是由於避諱改字,如卷十二第四"辛頞鼻淵"下校云:"一作洞。"此顯係避唐高祖李淵諱改字。總之,新校正保留了這部分別本異文,無論對現存《甲乙》,還是對所引別書現存本的整理研究,都是很可貴的文獻資料。

3. 引注旁校者,約有一百三十餘條,大都集中在第三卷,其中主要是援引《素問》王冰注。而王冰注則主要是根據《甲乙》及《經脉流注孔穴圖經》、《中誥孔穴圖經》,尤以後二者爲多。如《素問·氣穴論》"所治天突與十椎及上紀"注:"天突在頸結喉下……按今《甲乙經》、《經脉流注孔穴圖經》,當脊十椎下並無穴目。"王冰注文雖未直接引用《甲乙》,然今詳其引用二《圖經》文,從總體方面看,與《甲乙》基本爲同一係統。從而説明新校正引王冰注文,對《甲乙》之校勘,確有較高學術價值。如卷三第三五處"不可灸"下校云:"《素問·水熱穴》注:灸三壯。"又詳《素問·刺熱》王冰注亦云五處"若灸者,可灸三壯"。《外臺》卷三十九亦云"灸三壯"。又本經卷五第一下所列禁灸諸穴亦無五處,是則可証本文言"不可灸"者,當是涉下承先穴而誤。又如卷三第三十四環跳穴"足太陽脉氣所發……灸五十壯"下校云:"《氣穴論》註云:髀樞後,足少陽太陽二脉之會,灸三壯。"又詳《素問·繆刺論》王冰注云:"環銚者,足少陽脉氣所發……若灸者,可灸三壯。"《外臺》卷三十九亦歸於"膽人","灸五十壯"。是則説明有些腧穴,唐以前文獻已存有明顯異文。而林億等校文有未盡出者,或係疏漏。從上述情況説明,不管《甲乙》或王冰注所據之二《圖經》,皆當本於古《明堂》。今校勘《甲乙》,恰可以互參,以正其訛誤。

4. 屬於林億等自按者,多爲對經文或校文的説明及個別語詞的釋文。如卷一第十五"病生於外者,先治其陽,後治其陰"下云:"《太素》云:病生於陽者,先治其外,後治其內。與此文異義同。"卷五第三"邪客於足陽明之絡"下云:"《素問》作經。王冰云:以其脉左右交於面部,故舉經脉之病,以明繆刺之類。"此乃對異文的説明。又卷三第二十四"專金二七"之"專"下云:"此處缺文。"卷六第六"粗理者寒"下云:"少肉者,寒温之症未詳。"此乃對經文某些情況的説明。又卷七第一中"天柱二"下云:"《甲乙經》原缺此穴,今按《靈樞經》文補之。"此是對補文的説明。又卷三第十九鳩尾穴條云:"鳩尾蓋心上,人無蔽骨者,當從上歧骨度下行一寸半。"卷五第三"繆刺"下云:"巨刺者,刺其經;繆刺者,刺其絡。"此是對語詞的説解。

根據上述情況,盡可看出,林億等《甲乙經》新校正,在校勘方法上,與《素問》新校正一樣,使用了多種校法,概而言之約有四:即以衆本相校法及引別書相校法,例見前;又以本書內容自校法,如卷一第九"與十分藏之四"下云:"一作二。上文十分藏之八,此言十分藏之四,疑有誤。"又以理相校法,如卷三第二十六論手少陰獨無腧"皆如手少陰"下云:"少陰少字,宜作太字。"結合《素問》新校正所備大量校勘資料分析,足証林億等對古醫籍的整理,無論在方法上,還是對校勘記的書寫,都具有豐富的實踐經驗。在方法上,雖尚未加以概括提到理論的高度,但與近人陳垣先生提出的對校、本校、他校、理校之四校法,義當盡合,然林億等繼承與發展前人經驗,運用此等校書方法,從嘉祐中至今已近千年矣。其校勘記的書寫,亦使用了一系列比較規範和簡明扼要的行文用語,頗堪後人效仿。因此,認真研究和總結林億等校書經驗,對進一步發展校勘學理論和古醫籍的整理,都具有十分重要的意義。

總結林億等《甲乙經》新校正,首先應該肯定其功績,留存之校記資料亦極其寶貴。然較之《素問》新校正,則有所遜也。從出校的情況看,當然林億等所見《靈樞》不全,然而《素問》乃林億等校定之本,所出校記,與兩書實存異文相較,亦相差較多。而且《甲乙》與《素問》間異文,有的在《素問》出《甲乙》校,而在

《甲乙》中並未出《素問》之校。如《素問·五藏別論》"五藏者，藏精氣而不寫也"下校云："按全元起本及《甲乙經》、《太素》精氣作精神。"今《甲乙》卷一第三本文並無《素問》之校。另外，校記中也頗有些失誤之處。在腧穴主治部分，多取《千金》相校而不取《外臺》。詳《千金·明堂三人圖》曾明確交待云："舊《明堂圖》年代久遠，傳寫錯悮，不足指南，今一依甄權等新撰爲定云耳。"而《外臺·明堂序》則云："皇甫士安，晉朝高秀，洞明醫術，撰次《甲乙》，並取三部爲定。如此則《明堂》、《甲乙》，是醫人之秘寶，後之學者，宜遵用之。……今依準《甲乙》正經。"其後正文"十二身流注五藏六府明堂"之十二人，均標有《甲乙經》字樣。故林億等對腧穴及主治之校，不取《外臺》者，實失之矣。如卷七第一中"背痛惡寒脊强，俛仰難，食不下，嘔吐多涎，鬲俞主之"下校云："《千金》作陽關。"按本經無陽關穴，且《千金》卷三十第三腰脊病中亦無此穴主治，唯云："鬲關、秩邊、京骨主背惡寒痛，脊强，難以俛仰。"是陽關當爲隔關之誤；又詳《外臺》卷三十九"鬲關"主治，與本經亦同，是引《千金》不如《外臺》爲是。又有引文不慎而出校不當者，如卷七第一下"熱病煩心，心悶而汗不出……中衝主之"下校云："《千金》作天窌。"經查《千金》卷三十熱病第五並無此條，惟云："中衝、勞宫、大陵、間使、關衝、少衝、陽谿、天窌主熱病煩心，心悶而汗不出……"詳《千金》所云，諸主治之病症，皆首列穴之主治，其餘如勞宫以下諸穴，均可治熱病或熱病煩心等病，故並列於此，非諸穴主治與中衝盡同，故新校正此校不當。凡此等等，亦林億等千慮之失。

又今存《甲乙》諸本，與《素問》新校正所引《甲乙》文，尚有明顯不同處。詳《素問·六節藏象論》論藏象諸文，新校正有三處引《甲乙》與《太素》爲校。即肺者"爲陽中之太陰"，新校正按："太陰，《甲乙經》并《太素》作少陰。"又腎者"爲陰中之少陰"，新校正按："全元起本并《甲乙經》、《太素》少陰作太陰。"

又肝者"爲陽中之少陽",新校正按:"全元起并《甲乙經》、《太素》作陰中之少陽。"從而説明林億等據校《素問》所用之《甲乙》傳本有此内容,然今存三種係統之傳本,均無此内容。這個問題,若簡單地認爲是在林億等校定之後再度脱落,何以三種不同傳本均失。若以宋代存此别傳本,何以林億等在校《甲乙》時未出此校,並選此作工作本。這部分内容應在何篇之中,今存本卷一有關"藏象"諸篇題,似乎均不十分貼切。因此,對於諸多疑問,尚難作出準確的答案。但無論怎樣,《素問》此校説明《甲乙》古傳本中有此内容是無疑的。同時也進一步反映出《甲乙》一書,從篇目到内容,今存本與古傳本均有不同程度的差異,有待今後進一步挖掘和探索。

在今存《醫統》本中,凡林億等新校正文皆作小字雙行夾注。然細審諸小字夾注,似不盡爲新校正語。如卷二第二"《難經》曰:督脈者……陽脈之海也"一段下注云:"《九卷》言營氣之行於督脈,故從上下,《難經》言其脈之所起,故從下上。所以互相發也。《素問》言督脈,似謂在衝。多聞闕疑,故并載,以貽後之長者云。"詳此云:"《九卷》言營氣之行於督脈",乃指卷一營氣第十。詳上引卷二第二此文前原有小字注文云:"督脈者,經缺不具,見於營氣曰:上額循巔,下項中,循脊入骶,是督脈也。"此既云"經缺不具,見於營氣",自非謐語無疑。又所謂"《素問》言督脈,似謂在衝",乃指此前一段加冠《素問》書名論督脈之文。是此注所云"多聞闕疑,故並載",似是指《難經》及《素問》文與本經舊文並載,"以貽後之長者"。故此文似既非士安舊文,又非億等校語。又卷一第一有所謂"經言若錯,其歸一也"、"此經互言其義,非有錯也"等文;卷五第一上有"二者正同,於義爲是"、"二者義亦略同"、"義亦略同"、"於義不同"、"五藏則同,經俞有疑"等文,均作大字。又詳卷二第二有所謂"此謂衝脈與《九卷》異"、"亦與《九卷》互相發也"等文;卷二第一下有所謂"《九卷》言其動,《素問》論其氣,此言其爲五藏之主,相發明也"等文;卷六第九有所謂"與《九卷》義錯"等文;皆作小字雙行夾注。凡此類文字,究竟是不是《甲乙》舊文,雖然學術界有不同看法,但结合士安自序及全書體例等現有文獻资料分析,我們仍然認爲此非士安舊文。又細審上述諸文之氣象與語義,似同出一人之手筆,不應有大小字之别,而今本有别者,當係傳抄致誤。那麼,這部分文字,是否林億等校語,似亦非是。日本篠原孝市先生《甲乙經》總論亦云:"宋代校正時添加的雙行夾注,例如《素問》任何地方都寫作新校正云、臣億等按,添加注文和原書部分的區别很明顯。其他校正醫書,偶爾看到臣億等云云這樣的詞語,大部分僅以注文结束。因此,後代寫書或印行時,有時這些與原文發生混亂。例如《外臺秘要》宋版和明版進行比較,出現小字夾注變爲大字正文,或與之相反的例子。況且只保留了明版或明代以後的抄本,而且其間存在着相當多的矛盾,不能很快作出判斷。如前所述,正統本雙行夾注之類一概看不到。醫統本加的夾注,在明抄本中没有了,與此相反,醫統本没有的夾注却出現了很多,其中,有關音釋佔多數。而醫統本中没有的夾注,如《太素》,只能認爲是宋代或以後不太久的時代加的。將醫統本的夾注,作爲宋臣注,問題很多。總之,醫統本《甲乙經》的夾注,與宋代的夾注面貌差異相當大。"篠原氏所言甚是,結合林億等校書諸例及文字氣象用語等綜合分析,則此類文字,似非宋臣校語。然究係何時何人所爲,在今《難經集注》保留的注中,有一非常值得注意的注文。《難經·四十二難》:"故腸胃凡長五丈八尺四寸……此腸胃長短受穀之數也。"楊注曰:"據《甲乙經》言,腸胃凡長六丈四寸四分,所以與此不同者,《甲乙經》從口至脏腸而數之,故長。此經從胃至腸而數之,故短。亦所以互相發明,非有繆也。"詳該書所存舊注的一般情況分析,本段僅存此楊注,應係楊玄操注,《難經》此注與前引本經卷二第四注文所謂"《九卷》言營氣之行於督脉,故從上下;《難經》言督脉所起,故從下上,所以互相發(此下疑脱"明"字)也"

一段,從文氣到行文用語,何其相似之甚。再結合楊氏曾整理過諸多古醫籍如《八十一難音義》、《黃帝明堂經》、《鍼經音》、《本草注音》、《素問釋音》及《醫心方》卷二第二引楊玄操語對《甲乙》的推崇(詳見後文六)等歷史情況分析,凡此類文字,很有可能是出於楊玄操之手。若此,則《甲乙經》的最早整理者,或是楊玄操。且諸如經中現存《難經》等文,據注文所謂"多聞闕疑,故并戴"等語,抑或楊氏所加。總之,認真研究和分析《甲乙經》小字注文,對探索該書舊貌,具有十分重要的意義。

六、《甲乙經》的主要貢獻及對後世的影响

由於《甲乙經》一書,是由皇甫謐撰集三部而成,在理論上也可以說是述而不作。故若將中醫基礎與鍼灸方面的基本理論及基本知識等對醫學的貢獻歸之於是書,則失其實也。然就其宏揚《黃帝內經》學術,撰集是書的指導思想和編排特點及保存古醫籍等方面的貢獻而論,則是極其巨大的。概而言之,主要有以下幾個方面:

(一) 宏揚《內經》學術

《黃帝內經》始由《漢書·藝文志》著錄爲十八卷,其後在今存兩漢三百年左右文獻中,末見著錄與引用。漢末張仲景《傷寒雜病論·序》曾提及《素問》與《九卷》,然不曾言爲《黃帝內經》。迨至皇甫謐《甲乙經·序》始云:"按《七略》、《藝文志》:《黃帝內經》十八卷,今有《鍼經》九卷,《素問》九卷,二九十八卷,即《內經》也。"張仲景所言《九卷》與皇甫謐所言《鍼經》,經後人考証,皆今存《靈樞經》之古傳本也。自士安提出此見,後來學界,言《黃帝內經》者,皆本此說。而近世學者,亦有提出《漢書·藝文志》著錄之《黃帝內經》非此二書的見解,然就現有文獻而論,尚難定論。又如仲景《傷寒論·序》所謂"勤求古訓,博采衆方,撰用《素問》、《九卷》"及"上古有神農、黃帝、岐伯、伯高、雷公、少俞、少師、仲文"等語,其中除神農、仲文二名外,

餘者均在今存《素問》、《靈樞》中出現。從而可以推想張仲景所見《素問》、《九卷》與皇甫謐所見《素問》、《鍼經》當是同書。又王叔和《脈經》，雖未言《黃帝内經》，然其序文則云："今撰集岐伯以來，逮於華佗，經論要決，合爲十卷。"而正文中引黃帝與岐伯論醫文，有的則明言出於《素問》、《鍼經》（詳見卷三諸篇），在今《素問》與《靈樞》中，亦均有對應之文。詳《漢書·藝文志》醫經類小叙云："醫經者，原人血脉經絡骨髓陰陽表裏，以起百病之本，死生之分。而用度箴石湯火所施，調百藥齊和之所宜。"今《素問》、《靈樞》、《甲乙》及《脈經》等引文，也與此叙義合，似較支持皇甫謐之説。又皇甫謐去漢不遠，其所見聞，必有後來佚失致今人不得而知之文獻，故其所云，當有所據，恐非想當然語。當然，今存《素問》、《靈樞》，距晉初已一千七百餘年，就從今存本在宋代林億等校書已基本定型之時算起，也近乎千年，這其間屢經傳抄翻刻，定與舊傳本有較多變化，但這不應否定其基本內容的存在。即使由於戰亂散失，復經後人搜集整理，或有所筆削，亦如仲景《傷寒雜病論》散失後經王叔和整理又有所散失，但我們總需承認今存《傷寒論》與《金匱要略》爲仲景《傷寒雜病論》內容。是今存《素問》（除運氣七篇大論）及《靈樞》中基本內容，當係源於古《黃帝内經》。

據《甲乙經·序》云，時皇甫謐所見《黃帝内經》傳本，已"有所忘失"，"有不編次"，"文多重複，錯互非一"。這從今本《素問·鍼解》內容，猶可見類似情况。該篇後半部分爛不成文，王冰注云："此一百二十四字，蠹簡爛文，義理殘缺，莫可尋究。"新校正又云："詳王氏一百二十四字，今有一百二十三字，又亡一字。"証之《太素·知鍼石》，雖亦爲一百二十三字，然兩書間文字，互有增減，不盡相同。故楊上善亦云："章句難分，但指句而已也。"盡管有這種情况，但不可因此而影响對其總體學術地位的評價。故皇甫謐仍然認爲"《素問》論病精微，《九卷》原本經脉，其義深奧，不易覺也"，"其本論，其文有理"。"比按倉公傳，其學皆出於是"。於是乃"删其浮辭,除其重複,論其精要",使學者得"精通於醫道",以盡"忠孝之心,仁慈之性",濟君父之危困,救赤子於塗地。其宏揚《内經》學術,有功於《内經》之推廣,實莫待言。後世如孫思邈等,言大醫習業必讀《甲乙》等,蓋由乎此。

（二）合三書内容,打破原經文篇序,使事類相從,易於尋覽

皇甫謐《甲乙·序》謂,《素問》、《鍼經》、雖原本經脉,論病精微,其文有理,"然稱述多而切事少,有不編次",故不易尋覽。所謂"稱述多而切事少"者,以經文所論,理論述説爲多,臨病實用者少也。故打亂三書界限及篇章次序,按事類編次,使之相從。如卷五"九鍼九變十二節五刺五邪第二"論九鍼文,將《鍼經》九鍼論與官鍼二篇中有關内容合論,甚得其宜;又"鍼道第四",將《鍼經》九鍼十二原、官能、寒熱病、本輸及《素問》寶命全形論、刺禁論、八正神明論等有關刺法内容合論,有利於讀者分析比較;又如卷七以下各篇,將《鍼經》、《素問》論病証諸文與《明堂》腧穴主治相并,體現了理論與應用結合,是可切於近事。當然,對有些具體内容的編排,並非十分完善。但這在當時,皇甫謐對經典醫籍進行分類編排的嘗試,無疑是一種發明創造,後來對醫經進行類編者,實受其啟示焉。如清人黄以周於《舊鈔太素經校本叙》中云:"《太素》改編經文,各歸其類,取法於皇甫謐之《甲乙經》,而無其破碎大義之失。"誠如是也。

（三）保留《明堂》基本内容

《四庫全書總目提要》卷一百三云:"考《隋志》有《明堂孔穴》五卷、《明堂孔穴圖》三卷、又《明堂孔穴圖》三卷。《唐志》有《黄帝内經明堂》十三卷……楊玄孫《黄帝明堂》三卷,今并亡佚,惟賴是書存其精要。"又《黄帝内經明堂》黄以周叙云:"顧《黄帝明堂》之文,多經後人竄改,而不見其舊。自皇甫謐刺取《甲乙》,而後秦承祖增其穴(楊注引其説,《千金方》亦引之),甄權

修其圖,孫思邈之《千金》,王燾之《秘要》,又各據後代之言,損益其間,今之所行《銅人經》,非王惟德所著三卷之文,今之所傳《黃帝明堂經》,尤非楊上善所見三卷之舊。古之《明堂》,其文具存於《甲乙》,惜《甲乙》删其文之縄見《素問》及《九卷》,而其餘以類分編,不仍元文之次。"古《明堂》三卷本,其佚已久,但據現有文獻分析,雖其原貌,特別是體例方面難以斷定,但其基本內容,猶可認定。特以楊上善《黃帝內經明堂》殘本提示的肺藏一卷爲例,參照《千金》及《外臺》明堂所列"傍通"諸事,亦可爲証。詳其內容,約含以下幾方面:①經脉(含奇經八脉)及其發病,此與《鍼經》重,見《甲乙》卷二諸篇。②五臟重量及形象(如肺重三斤二兩,六葉兩葉),這部分內容,不見於今《內經》諸篇,《甲乙》亦不具,或被删除。又有五臟藏神及臟之小大高下堅脆端正偏傾等,皆分別見於《內經》及《甲乙》有關篇中。③六腑重量、長度,及容量,據《千金》、《外臺》提供的數據,與今《靈樞》中所具部分內容不盡相同,《甲乙》則與《靈樞》同。這兩部分內容中提供的臟腑形態方面的數據,對古代人體解剖的研究,仍有重要意義。④五臟六腑傍通諸項內容如其行、其色、其時、其味、其日、其志、其氣、其音、其聲、其榮、其主、其液、其竅、其畜、其穀、其星、其數、其變動、其惡、其尅、其生、其臭、其果、其菜、其脉等,與《黃帝內經》基本相同,大都見於《甲乙》有關篇中。如卷一第二論肝臟云:"其色青,其時春,其日甲乙,其音角、其味鹹。"卷六第九言五穀、五果、五畜、五菜等,均與《明堂》文基本相同。另《外臺》尚有"年神傍通法"、"孔穴主對法"、"人神所在法"等內容,《甲乙》及《黃帝內經明堂》殘卷中均不具。詳《外臺·明堂序》原云:"《黃帝素問》擿孔穴原經脉,窮萬病之所始。《九卷》、《甲乙》及《千金方》、甄權、楊操等諸家灸法,雖未能遠窮其理,且列流注及傍通,終疾病之狀爾。"故此類內容,當出於後世,非原於《甲乙》,自非古《明堂》舊文。⑤臟腑經脉流注出入。這部分內容,《甲乙》與《黃帝內經明堂》均在腧穴項

内,如《甲乙》卷三第二十四:"肺出少商,少商者木也。……手
太陰脉之所出也,爲井。"《千金》、《外臺》雖單列,然義均同。又
詳《靈樞·本輸》言經脉流注,僅十一脉,其所言心脉,實手心主
脉,而《甲乙》及《外臺》則十二脉俱全,是則説明,關於經脉流注
問題,古《明堂》已進一步完善。⑥腧穴,見於《甲乙》卷三。又
《外臺》卷三十九膽人居窌之後,有後腋、轉穀、飲郄、應突、脇
堂、旁庭、始素等七穴,又從諸穴部位叙文中,知尚脱食門、腋陰、
腋脇三穴。由於其承接穴位交待不清,分寸不明,已難斷定其準
確部位。又《聖濟總録》卷一百九十四"治鬼魅諸邪病灸刺法"
亦有"旁庭二穴",云出《甲乙經》,其引文與《外臺》基本相同。
然今《甲乙》中不具上述諸穴。又詳《千金翼》卷二十六第一云:
"夫欲行鍼者,必準軒轅正經。用藥者,須依《神農本草》,自餘
《名醫别録》,益多誤耳。余退以《甲乙》校秦承祖圖,有旁庭、藏
會等一十九穴,按六百四十九穴,有目無名。……仍有四十九
穴,上下倒錯,前後易處,不合本經。"又細審《外臺·明堂序》文
之義,知《外臺》所載,并有後世醫家之説。《聖濟總録》引文,或
原於《外臺》,是則旁庭等諸穴,疑出别家,非《明堂》舊文,故《甲
乙》不具。⑦刺灸禁忌。這部分内容,《甲乙》與《千金》載文基
本相同。《外臺》以不言刺,故僅載禁灸諸穴。從此類内容並可看
出,具體腧穴的刺灸禁忌,《明堂》較《内經》增加了許多穴位。根
據上述情况,似可説明,《甲乙經》基本保存了古《明堂》主要内容。

(四) 形成了鍼灸學術的經典性專著

據皇甫謐序言所云,在晉以前,《黄帝内經》十八卷,除《素
問》外之九卷,已有《鍼經》之名,亦即今存《靈樞經》,古亦稱
《鍼經》。然《鍼經》之名,古已有之。如《靈樞·九鍼十二原》
云:"欲以微鍼通其經脉,調其血氣……令可傳於後世,必明爲
之法,令終而不滅,久而不絶,易用難忘,爲之經紀,異其章,别其
表裏,爲之終始,令各有形,先立《鍼經》。"又《素問·八正神明
論》云:"帝曰……願聞法往古者。岐伯曰:法往古者,先知《鍼

經》也。"是《靈樞》假黃帝之言曰"先立《鍼經》",《素問》則借岐伯之語曰"先知《鍼經》"。言"立"言"知",義固有別,無非假託,且不必究,然於"《鍼經》"之義,則已明矣。而謐則以爲《素問》、《九卷》雖"論病精微","原本經脉",但"其論遐遠,然稱述多而切事少"。故特將《内經》與《明堂》,選其精要,合爲一書,以成完璧。使鍼灸之道,既有理論可遵,大法可循,又有穴位可察,主治可用。成爲一部鍼灸學術理論與應用相結合的重要醫學文獻。故是書問世之後,即受到醫學界的高度重視,一直奉爲鍼灸的經典性著作。後世言鍼灸者,必稱《甲乙》,良有以也。清代《四庫全書提要》所謂"至今與《内經》并行,不可偏廢,蓋有由矣。"此言亦非過譽。

由於《甲乙經》的學術價值較高,故對後世影响也較大。不僅被醫學界贊賞和習用,亦曾得到官方的重視。如《魏書·崔彧傳》:"彧少嘗詣青州,逢隱逸沙門,教以《素問》、《九卷》及《甲乙》,遂善醫。"又如《北齊書·馬嗣明傳》:"馬嗣明,河内人,少明醫術,博綜經方,《甲乙》、《素問》、《明堂》、《本草》,莫不成誦,爲人診候,一年前知其生死。"可見在南北朝時期,《甲乙經》已受到醫人的高度重視。隋人蕭吉撰著之《五行大義》,曾較多地引用了《甲乙》與《素問》内容,是以二書並重也。又《醫心方》卷二第二引唐人楊玄操云:"皇甫士安,晉朝高誘(按《外臺·明堂序》作秀),洞明醫術,撰次《甲乙》,並取三部爲定。如此則《明堂》、《甲乙》,是聖人之秘寶,後世學者,宜遵用之,不可苟從異説,致乖正理。"孫思邈《千金方·大醫習業》亦云;"凡欲爲大業,必須諳《素問》、《甲乙》、《黃帝鍼經》、《明堂流注》……等諸部經方。"由於醫家之倡導,後得官方立法,曾列《甲乙》爲醫家必讀書之一。如《新唐書·百官志》云:"醫博士一人,正八品上,助教一人,從九品上,掌教授諸生,以《本草》、《甲乙》、《脈經》,分而爲業。"《醫經正本書·有唐醫政第一》云:"太醫令掌諸生醫療之法。其屬有四,皆有博士以教之,其考試登用,如國子監之法。……諸生讀《素問》、《黃帝鍼經》、《甲乙》、《脈經》,皆使精熟。博士一試,醫令、承並季試也。"可見唐代不僅選《甲乙》爲教授諸生之教材,而且列爲考試課程。又唐代醫著中如孫思邈《千金方》及《千金翼方》,王燾《外臺秘要》、楊玄操《難經》注,楊上善《太素》注,王冰《素問》注等,都曾不同程度地引用過《甲乙經》,足見其影响之大。

宋代醫學,無論在醫學著作或醫學教育方面,對《甲乙經》一書,均較重視。如《太平聖惠方》卷一"叙爲醫"云:"夫爲醫者,先須諳《甲乙》、《素問》、《明堂》、《鍼經》……並須精熟,然後涉獵詩書。"王惟一《銅人腧穴鍼灸圖經》亦云:"凡鍼灸避忌法度,謹按《靈樞》、《甲乙經》。"並多處引用《甲乙經》文。宋政府在古醫籍整理方面,校正醫書局曾將《甲乙經》列爲重點校正書目之一。在醫學教育方面,並列《甲乙》爲必修考試科目。如《宋史·選舉志》云:"神宗時始置提舉判局官及教授一人,學生三百人。設三科以教之。曰方脉科、鍼科、瘍科。凡方脉以《素問》、《難經》、《脈經》爲大經,以《巢氏病源》、《龍樹論》、《千金翼方》爲小經,鍼、瘍科則去《脈經》,而增《三部鍼灸經》,常以春試。"陳言《三因極一病證方論·太醫習業》亦云:"醫者之經,《素問》、《靈樞》是也;史書,即諸家本草是也;諸子,《難經》、《甲乙》、《太素》、《中藏》是也。……"亦列《甲乙》爲學醫必讀之書。在醫學著作中,如《聖濟總錄》、《幼幼新書》、《鍼灸資生經》等,都較多地引用《甲乙經》文。其中如官修《聖濟總錄》引文有二百餘條。

宋以後,在醫學理論方面,有《素問》、《靈樞》多次刊行,流傳較廣,在鍼灸方面,雖多遵《銅人》,但《甲乙經》對鍼灸學術的發展,仍有較大影响。如元人滑壽《十四經發揮》卷末云:"以上雜取《素問》、《難經》、《甲乙經》、《聖濟總錄》參合爲篇。"明清時期的一些鍼灸專著或類書中鍼灸部分,如高武《鍼灸聚英》、楊繼洲《鍼灸大成》、樓英《醫學綱目》等,均是在繼承《甲乙》、

《銅人》的基礎上發展而成。特如《醫學綱目》,在刺灸通論及腧穴主治方面,較多地引用過《甲乙經》。其中腧穴主治,據粗略統計有五百五十餘條。有些内容與今存醫統本不盡同,必係採用宋刊或明初善本,對校勘今本,有較大價值。明清兩代,適應醫家需要,對《甲乙經》曾進行過多次刊行。清代又將此書收入國家編修的《四庫全書》内,並在"提要"中給予較高評價。民國期間及中華人民共和國成立後,均曾多次印行,有些大型類書如《中國醫學大成》及《中國醫藥匯海》等,均收有此書。至今,《甲乙經》一書,仍不失爲學習與研究《内經》及鍼灸的重要參考文獻。

《甲乙經》對國外醫學亦有較深遠的影響,特別是對日本與朝鮮影响較大。自南北朝至隋唐,隨着中外交流的日益頻繁,不少醫學文獻傳到了日本和朝鮮,《甲乙經》即是其中之一。公元七世紀初,日庭仿唐醫事制度,制定醫藥職令,若《大寶律令·疾醫令》規定醫生通用教科書爲《甲乙經》、《脈經》、《本草》、《小品方》、《集驗方》等。至天平寶字元年(公元七五七年),天皇敕令重申,醫生學習《太素》、《甲乙》、《脈經》、《本草》等。至平安朝時代,仍據《大寶律令》,以學習我國醫學爲主。其《大同類聚方》百卷,即以《素問》、《黄帝鍼經》、《甲乙經》、《脈經》、《本草》、《小品方》等爲藍本編纂而成。朝鮮的醫事制度,歷史上也曾仿效隋唐,設醫學,置醫博士,以《素問》、《難經》、《甲乙經》、《本草》等爲教本,教授學生。其他如西歐一些國家的鍼灸,也多源於我國醫學。《甲乙》一書,亦屬重要的學習與參考文獻。近些年來,亦曾有人在對《甲乙經》進行翻譯。足見其對是書的重視程度。

縱觀上説,《甲乙經》不僅對我國醫學的發展有卓越的貢獻,而且在國際上對傳播中醫學術,也有深遠的影響。當然,我們對《甲乙經》的歷史地位和社會影響的肯定,決不意味着承認該書在學術上完整無缺,盡善盡美。但至於俞正燮《癸巳類稿·持素篇》所謂"讕顛倒是非,六藝所傳,核之三古,得讕詐偽。又復竄改醫經,絕人性理,《甲乙》所列,雜以《難經》,文複義悖,乃引《易》曰:觀其所聚,而天地之情可見矣。豈非寒食散發,逆理背常之書乎。"全面否定之語,甚不切近於事,不足爲辨。

七、歷代整理研究《甲乙經》概況

歷代對《甲乙經》的整理研究,據現有文獻記載,最早爲《隋書·經籍志》有"音一卷",未著撰人。詳隋唐時期有楊玄操,曾爲《素問》、《鍼經》、《難經》等作過音釋,因而很有可能出於楊氏之手,且對《甲乙經》進行過首次整理,已如前述。當然,這個問題尚需進一步探討研究,取得確証。在唐代尚有《外臺秘要》,"依準《甲乙》正經",參照"《千金方》、甄權、楊操等諸家灸法",對《明堂》部分進行了整理。又有日本平安時代寬平年間(相當於唐昭宗年間)成書之《日本國現在書目録》著錄有《甲乙經私記》二卷、《甲乙注》四卷、《甲乙義宗》十卷,均佚,內容不詳。宋代對該書的整理,主要是校正醫書局林億等進行的校勘工作。這應是歷史上規模最大、規格最高、效益最好的一次,詳細情況,已見前。金元時期對該書的流傳和整理情況,無文獻可考,故不詳。明代對是書的刊行流傳,做過一些工作,如吳勉學校刊之《甲乙經》本,惜未有具體説明,校訂情況不詳。

清代之後及近些年來,對《甲乙經》及與《甲乙經》相關之文獻的研究整理工作,比較廣泛而深入。主要有以下幾個方面:

1. 關於皇甫謐的生平及其學術成就的研究 如一九八三年甘肅省召開的皇甫謐學術討論會及有些期刊雜志,都對皇甫謐的里籍、生平、學術成就等,進行過討論,發表過許多有益的見解。

2. 文獻整理與研究 在這方面,研究範圍亦較廣泛,諸如版本、校勘、注釋、語譯等。在版本方面,有馬繼興研究員之《經典醫籍版本考》及《中醫文獻學》二書,日本篠原孝市先生《甲乙經·總論》一文,均對《甲乙經》成書年代、版本源流、內容梗概

等,作過較爲詳盡的考証,有較高學術價值。在校勘方面,有明
藍格抄本天頭眉批,乃據《素問》、《靈樞》及他本與文義,對其中
衍脱誤倒處予以通校。卷末有朱筠跋云:"辛卯亥月六日休寧
戴漁卿爲詳校一過。"詳戴漁卿,戴霖也,乾隆時人。辛卯,乾隆
三十六年。其所據他本,經核對,乃《醫統》本也。日本寬政五
年(當清代乾隆五十八年)有小島尚真以正統重抄本對《醫統》
本前三卷進行通校。其後於天保五年(當道光十四年),又由其
子小島尚質以此本"照《素問》、《靈樞》及《太素》標記篇名,並
對部分經文進行了校勘。又日本文化四年(當清嘉慶十二年),
有奈須恒德氏標記《素問》、《靈樞》篇名,並參照他書對部分經
文進行了校勘。二書校文均有一定參考價值。小島氏父子校
本,後由湖北柯逢時先生從日本訪歸,復請劉殿臣君將奈須恒德
之批校過於其上。清末有元和陸潤庠據吳勉學校刊《醫統》本
抄録本,於序例後記云:"凡用硃筆者皆從《靈樞經》之校,用墨
筆者,皆從《素問》經文校。"是僅以《靈》、《素》相校。又清人平
步青《霞外攟屑》卷四記有王南陔中丞撰注《甲乙經輯注》十二
卷。他書未見著録,内容不詳。又有《故宮博物院善本書目》著
録有日本藍川慎校訂《讀甲乙經丙卷要略》一卷,内容亦不詳。
民國間有余岩以嘉靖本及《太素》對《醫統》本進行了校勘,並標
記了《太素》篇名。中華人民共和國成立後,首有商務印書館鉛
印《醫統》本點校本,惜僅有説明,未出校記,蓋僅將個別明顯誤
字予以逕改。一九五六年有人民衛生出版社據明刻《醫統》本
加句縮影發行;書末并附勘誤表,以資校正。一九六四年人民衛
生出版社出版劉衡如先生點校《醫統》本,該本據《素問》、《靈
樞》、《太素》、《脈經》、《千金》、《外臺》等多種古醫籍進行校勘,
共出校記一千三百十餘條,糾正了若干以往未曾校正的衍脱誤
倒之處,校勘質量較高。一九六三年衛生部所定國家醫學科學
研究十年規劃第三十六項(三)題科研項目列《甲乙經》爲七本
中醫古書中之一,山東中醫學院負責整理研究,於一九七九年由

人民衛生出版社出版《鍼灸甲乙經校釋》本。該書按提要、校勘、注釋、語譯、按語等項整理，共出校記二千六百餘條，注釋二千八百餘條。對校本中，使用了正統重抄本校文及嘉靖本校文的資料，在國內外有一定影响。如日本篠原孝市先生云：“迄今爲止，這是有關《甲乙經》研究的最大業績。”一九九零年由中國科學技術出版社出版黄龍祥先生校注之《黄帝鍼灸甲乙經》（新校本）。此本以《醫統》本爲底本、據明藍格抄本、正統抄本及《素問》、《靈樞》、《脈經》、《太素》、《千金》、《外臺》等對原文進行校勘，對部分詞字進行了注釋，並對編者與成書年代、書名與卷數、刊本與抄本、構成與内容、體例、引錄《甲乙經》諸書的考察等六個問題進行了研究，取得了新的進展。

3.《明堂》的研究　民國間有孫鼎宜，取“《甲乙經》所載，匯爲二卷，列八圖以明之，據《千金》、《外臺》以校之”，輯成《明堂孔穴鍼灸治要》一書，意欲復《明堂》之舊，然因不明體例，失於考証，終難奏效。近些年來，有馬繼興研究員《中醫文獻學》及日本篠原孝市先生《黄帝内經明堂·總論》對《明堂》的研究，均認爲《甲乙經》爲現存最早保存《明堂》文獻者。一九八二年有山東科技出版社張善忱等編纂之《針灸甲乙經腧穴重輯》，乃取《甲乙經》有關内容，“以經爲綱，以穴爲目，首列經脉、病候；分列所屬腧穴”，並將腧穴主治歸列穴下，“使其係統聯貫，層次分明，便於披覽檢閲”。此書雖對腧穴及其主治的校釋作了一定工作，但終因對《明堂》古籍，未能深入研究，故若謂“是對《明堂孔穴針灸治要》一書佚文的初步整理”，恐未得體，去古《明堂》尚遠。一九八八年由中國醫藥科技出版社出版黄龍祥先生輯校《黄帝内經明堂輯校》。該書取《甲乙經》卷三腧穴三十五篇，將卷七至卷十二各篇腧穴主治内容，復歸各腧穴條下，並參照有關文獻進行了校勘、注釋。同時對《黄帝明堂經》解題、《黄帝明堂經》成書年代、《黄帝明堂經》傳本、引用《黄帝明堂經》諸書、《黄帝明堂經》傳本異同、《黄帝明堂經》與《黄帝内經》、《黄帝明堂經》的學術成就等七個問題進行了研究。對探討古《明堂》的基本情况是十分有益的。

4. 穴名釋義 對穴名的釋義,早期有楊上善,惜僅殘存《黄帝内經明堂》手太陰肺經及《太素》中少量穴名釋文。後有清代岳含珍《經穴解》及程扶生《醫經理解·穴名解》,對古今穴位正名進行了詮釋。近些年來有高石國《針灸穴名解》、周楣聲《針灸穴名釋義》、張晟星等《經穴釋義匯解》、張大千《中國針灸大辭典》、王德深《針灸穴名國際標準化手册》、中國中醫研究院針灸研究所之《標準針灸穴位圖册》等,均對腧穴現通行正名進行了訓釋。其他如基礎理論的研究、刺灸法的研究、針灸臨床研究、針灸實驗研究、醫經的語言學研究等所取得的成就,均對《甲乙經》的研究整理有一定參考價值。

總之,對《甲乙經》的整理研究,確已取得了很大成績,但這決不意味着整理研究工作的最後終結,隨着中醫學術研究的深入發展,《甲乙經》的研究整理,亦將進入更深層次和更高水平的學術領域。

八、本次整理的幾點説明

《甲乙經》一書,歷來舊注甚少,如前面提到的幾種舊注本,亦均早佚。然就内容而論,因其大部分源於《黄帝内經》,對《内經》的校、注,則不乏舊文。又《明堂》一書雖亦早佚,然後世襲用其文其義者,尚在多有。然不論《内經》,抑或《明堂》,因其問世也久,傳習也衆,抄刊也頻,引用也廣,遂致衍脱誤倒之處,語義隱晦之文,通借俗别之字,筆削損益之例,甚不鮮見。故雖有舊注可參,然衆説紛紜,莫衷一是者有之;訛文别字,曲就强解者有之;義晦文爛,存疑待考者有之;各守門户,互相攻訐者有之;異文並存,難斷是非者有之,衆本各異,難以決擇者亦有之。故經文中尚有許多問題,需待進一步研究與整理。甚至有些問題,限於資料與水平,不可能畢其功於一役,還需今後不斷進行研究與探索,冀正前非,而補其闕。

本次整理,是以《通則》提出的四大原則,即提要、校勘、訓詁、按語等進行工作。並鍼對《甲乙經》的具體情況,靈活處理。現將有關問題,説明如下:

(一) 提要

提要一項,置於篇題之後,經文之前。内容有二,一則解析題義,一則提示篇章要義。由於各篇内容繁簡不一,體例不同,凡論述簡要者,提要多與釋體合叙;有的篇章,事類繁雜,主題較多,則先釋題,後歸納概括篇章要義。

(二) 校勘

校勘係整理重點之一。主要取以下幾種作法:

1. 廣備衆本,精選底本與校本 《甲乙經》一書,存世古本與善本較少,對三個係統版本基本情況,前面已作了介紹。通過分析比較,明藍格抄本保留古貌處雖多,但訛誤脱漏現象較别本尤甚,且大小字互混嚴重,段落排列亦不規範;正統抄本雖在某些文字方面較别本見優,又無小字注文及宋臣新校正語,但此本究竟是否宋臣校定前别傳本,現亦難斷定,且僅存一至三卷,並非全本;《醫統》本係宋臣校定之全本,衍脱誤倒處及錯簡處較少,雖係明代刊本,較前二種爲善,故以此爲底本,以明藍格抄本、正統抄本爲主校本,以《醫統》本係其他刊本爲參校本。底本、校本及據校諸書計有:

《醫統正脉全書》本:明五車樓刊《醫統正脉全書》本(簡稱《醫統》本)。

明藍格抄本:《東洋醫學善本叢書》本(簡稱明抄本)。

正統抄本:《東洋醫學善本叢書》本(簡稱正抄本)。

正統重抄本:日本小島尚真批校明新安吳勉學校步月樓梓行《古今醫統正脉全書》單行本校文(簡稱正重抄本)。

嘉靖本:余岩批校清末京師醫局重刊《古今醫統正脉全書》本校文(簡稱嘉靖本)

　　《四庫全書》本：一九九一年上海古籍出版社影印《四庫全書》本（簡稱四庫本）。

　　清末京師醫局重刊《古今醫統正脉全書》本（簡稱京師醫局本）。

　　清光緒十一年四明存存軒刊本（簡稱存存軒本）。

　　日本八尾勘兵衞本（簡稱八尾本）。

　　他校本：由於《甲乙經》內容，均源於《黄帝内經》與古《明堂》，故他校本主要選用《黄帝内經》與《内經》別傳本《黄帝内經太素》及早期或後世引用《内經》、《明堂》與《甲乙經》文之書。

　　《黄帝内經素問》（簡稱《素問》）刊本：一九五六年人民衞生出版社影印明嘉靖庚戌武陵顧從德翻刻宋本（簡稱顧刻本）、元至元胡氏古林書堂刊本（簡稱胡刻本）、上海涵芬樓影印明正統《道藏》本（簡稱《道藏》本）、明萬歷甲申周對峰刊本（簡稱周對峰本）、明萬歷乙卯綉谷書林周曰校本（簡稱周曰校本）、明萬歷乙卯朝鮮内醫院刊本（簡稱朝鮮刻本）、明書林詹林所刻熊氏種德堂刊本（簡稱熊刻本）、一九九一年上海古籍出版社影印《四庫全書》本（簡稱四庫本）。

　　《靈樞經》（簡稱《靈樞》）刊本：一九五六年人民衞生出版社影印明趙府居敬堂刊本（簡稱趙府刻本）、元至元己卯胡氏古林書堂刊本（簡稱胡刻本）、《古今醫統正脉全書》本（簡稱《醫統》本）、一九九一年上海古籍出版社影印《四庫全書》本（簡稱四庫本）、一九六四年人民衞生出版社鉛印劉衡如校本。

　　《靈樞略》：民國上海涵芬樓影印明正統《道藏》本。

　　《黄帝内經太素》（簡稱《太素》）刊本：《東洋醫學善本叢書》影印仁和寺抄本、一九五五年人民衞生出版社影印蕭延平校本、光緒二十三年通隱堂刊本、日本盛文堂覆刻缺卷《黄帝内經太素》。

　　《黄帝内經明堂》（簡稱《明堂》）刊本：《東洋醫學善本叢書》影印日本仁和寺藏永仁本及永德本《黄帝内經明堂》殘本、

民國間商務印書館《叢書集成》鉛印《黄帝内經明堂》殘本。

《素問校譌》：日本・度會常珍撰，日本安政四年占德堂刊本。

《内經素問校勘記》（簡稱《素同校勘記》）：清代顧尚之撰，清咸豐二年金山錢氏守山閣刊本。

《内經靈樞校勘記》（簡稱《靈樞校勘記》）：清代顧尚之撰，清咸豐二年金山錢氏守山閣刊本。

《難經集註》（簡稱《難經》）刊本：日本慶安五年武村市兵衛刊本、一九五六年人民衛生出版社影印《佚存叢書》本。

《傷寒論》：漢代張機著，明代趙開美刊《仲景全書》本。

《金匱要略方論》（簡稱《金匱》）：漢代張機著，明代趙開美刊《仲景全書》本。

《五行大義》：隋代蕭吉撰《知不足齋叢書》本。

《諸病源候論》（簡稱《病源》）：隋代巢元方等撰《東洋醫學善本叢書》本。

《備急千金要方》（簡稱《千金》）刊本：唐代孫思邈著，一九八二年人民衛生出版社影印日本江户醫學影北宋本、宋刊新雕《孫真人千金方》。

《千金翼方》（簡稱《千金翼》）：唐代孫思邈著，一九五五年人民衛生出版社影印清翻刻元大德梅溪書院本。

《外臺秘要》（簡稱《外臺》）刊本：唐代王燾撰，一九五五年人民衛生出版社影印經餘居本、《東洋醫學善本叢書》影印宋刊本。

《脈經》：晉代王叔和著，《東洋醫學善本叢書》影印影宋本、一九五六年人民衛生出版社影印元廣勤書堂本。

《五十二病方》：馬王堆漢墓帛書整理小組編，一九七九年文物出版社鉛印本。

《馬王堆醫書考注》：周一謀等主編，一九八八年天津科學技術出版社鉛印本。

《江陵張家山漢簡〈脉書〉釋文》（簡稱《脉書》）：江陵張家山漢簡整理小組，《文物》一九八九年第七期。

《銅人腧穴鍼灸圖經》（簡稱《銅人》）；宋代王惟一編修，一九五五年人民衛生出版社影印玉海堂影刻金大定本。

《醫經正本書》：宋代程迥撰，民國間商務印書館印行《叢書集成》鉛印本。

《鍼灸資生經》（簡稱《資生經》）：宋代王執中撰，一九九一年上海古籍出版社影印《四庫全書》本。

《十四經發揮》（簡稱《十四經》）：元代滑壽著，日本亨保元年翻刻明嘉靖本。

《黃帝明堂經輯校》：黃龍祥輯校，一九八八年中國醫藥科技出版社鉛印本。

2. 標記經文與《素問》、《靈樞》及《太素》之互見篇目　由於《甲乙》、《太素》二書均係打亂原篇次，按類別重新編次，且今存《内經》、《甲乙》、《太素》，歷經傳抄，有大量異文出現。故欲研習其中任何一書，必互相參閱，以求其真。爲便於讀者查尋，兹仿蕭延平先生校《太素》法，將《甲乙》每篇，見載於《素問》、《靈樞》及《太素》篇目，以細書小字，置於篇名之下。如卷五鍼灸禁忌第一上，計出《素問》之《診要經終論》、《八正神明論》、《刺齊論》、《刺禁論》、《四時刺逆從論》五篇及《靈樞》之《本輸》、《終始》、《四時氣》、《寒熱病》、《陰陽繫日月》、《順氣一日分爲四時》、《逆順》七篇之有關内容；在《太素》中除脱失之篇目外，尚有《天忌》、《本輸》、《雜刺》、《寒熱雜說》、《變輸》、《量順刺》六篇之有關内容。今皆按段標記於前，則尋覽頗易。

3. 全面出校，虛實並重　在對待校勘對象上，有兩種不同的主張。有的認爲校勘古籍應該有重點，對於一些無關緊要或無礙大體的詞字，可以不去管它。另一種意見則認爲，不管虛詞與實詞，没有等級之別或重點與非重點之分，在校勘方面，應該平等對待。如管錫華先生《校勘學》第六章第三節論“校勘對象的詞語有無重點的問題"時云："有些校勘著作的確不重視虛詞與詞序等等這些被認不重要的對象。這裏就提出了一個古籍中的詞語是否有價值上的等級之別的問題。我們認爲校勘對象的每句話每個詞每個字在校勘家的眼裏應該是平等的，都非弄明白不可。……有些被認爲無關大體而不校，就不能使所校的本字恢復或接近本來的面貌，研究者也就不好利用。"我們也以爲此説爲善。或以爲醫學古籍與文史諸書不同，可以從簡。此説似亦欠妥。蓋文以載道，道寄於文。文安則義順，義順則道明。未有文不安而道能明者。故無論醫籍抑或史籍等，從這一意義而論，是不應有什麼區別的。特別像醫經類早期著作，自其引用文獻爲始，至今已二千餘年。其間且經多人整理和多次傳抄，多有失真之處。從今存各種版本及別傳本的異文中，無論是實詞還是虛詞，常可發現歷史的痕迹，對探求原貌可能提供重要的依據。因而，從校勘學的角度論，底本與校本中的每一個字、詞、句，都應平等對待，並不存在重點與非重點的問題。如《素問·調經論》有文云："血之與氣，并走於上則爲大厥。"本經醫統本亦同。後世論中風之病，常引此文以爲經典之論。其實文句有誤。一者衍一"之"字，《太素》及《甲乙》明抄本均可爲証；一者句讀有誤，"并"字應連上文讀。詳該篇諸文例如"血氣未并"、"血氣以并"、"血并於陰"、"氣并於陽"、"陰與陽并"等"并"字，均爲表述病機偏并之義，而非副詞作共同者解。是則本文當作"血與氣并，走於上則爲大厥"。如是則文安義順。又如諸"者"字結構性語句，若無"者"字，義則不同。然而，也有許多虛詞，特別是有些語末助詞等，由於我們水平有限，尚難盡予確斷。故本次校勘，不論虛詞實詞，抑或詞序，均盡可能予以較全面的出校，提供更多的資料，供學界分析研究。當然，其中也難免有某些冗繁之處。

4. 四校合參，審斷是非　採用多法校勘醫書，如宋臣林億等校《素問》、《脈經》、《傷寒論》及本經等，早已行之。近人則以陳垣先生提出的對校、他校、本校、理校爲法。今亦以此四校法參合而用之。對異文的處理，亦有兩種作法。一者只羅列出異文，不加斷語，讓讀者自行判斷。這樣，固可避免某些臆斷，對少數研究人員則可，然對一般讀者，徒存異文，或無所適從；一者對異文，盡可能加以判斷。本次校勘，一仿後法，凡認爲當斷者則斷，當疑者則疑，或加以傾向性意見，或附以前人校記。然仍有些異文，由於水平與知識所限，只能存而不斷。

本次校勘，主要據以下幾方面出校：

（1）據別本校：《甲乙》一書，古本較少。故僅存之明抄本與正統抄本，則爲對校本之重要版本，特別是明抄本中異文較多。此次校勘，除"黃帝問"與"岐伯答"等，因底本凡例已明言有從刪者，不予出校外，餘者，原則上均爲出校，特別是明抄本中的小字音注，考慮到這部分資料，應出於較早的整理者之手，且對於古音的研究有重要意義，故全部予以出校保留。從別本中異文可見，有的不僅可以正本經之誤，而且有些與今存醫經類諸古籍均不同之異文，具有重要的學術價值，例見前述諸版本項中，茲不煩舉。

（2）據新校正引別本異文校：凡《甲乙經》新校正云"一作"、"一曰"等異文，皆林億等所見別本，此中有的與《素問》、《靈樞》或明抄本等同，有的則與上述諸書均異，而與《脈經》或《千金》引文相同。如卷一第五"腎大則"下原校云："一本云：耳聾或鳴，汗出。"詳《靈樞·本藏》及《太素·五藏命分》均不具，而《千金》卷十九第一則有"粗理者則腎大，大則虛，虛則腎寒，耳聾或鳴，汗出"等文。詳《千金》此段引文中，雖間或有孫思邈自語，然"耳聾或鳴，汗出"六字，則恰與新校正引別本校文同。是則說明，《千金》引文，無論是源於占《鍼經》還是《甲乙經》，都足以証明，在唐以前存世諸醫經傳本間，已有明顯異文出現。也有少數新校正引文，與今存諸書均不同。由於這些古傳本均佚，故這部分異文，對於探討古醫經及《甲乙經》早期面貌，參考意義極大。

（3）據《素問》、《靈樞》、《太素》校：《素問》、《靈樞》、《太素》、《甲乙》，雖皆載古《黄帝内經》文，然今存四書間，異文頗多。主要有以下兩種情況：互有比較明顯的訛文別字，可相據而訂正；兩者義皆可從，難以論定。從校勘學的角度講，無論何種校法，雖絶不主張用"並通"或"亦通"等斷語，然在客觀上，有些異文，由於缺乏確証，實難明斷。因此，有些異文，我們仍然使用了此等用語。或某文義雖見長，但論據不足，尚難據改者，則表以傾向性意見，曰義長或義勝。更多的還是一些不宜或不便判斷處，只能姑存，供讀者參考。從而説明，載醫經諸書，有些文字流傳至今，已難統一，因此在校與訓時，見仁見智，甚至某些臆斷誤訓者，亦在所難免。

（4）據别書引本經校：由於《甲乙經》自問世之後，很快受到醫家與學術界的重視，故在古籍中多有直接引用者。這部分引文，更具有校勘價值。如隋代蕭吉《五行大義》卷三有多處引用，且與今文有不同處。如"論配氣味"言"羭鹹"，今《甲乙》卷六第九羭作"豕"，《靈樞·五味》則豬、豕並用。是則反映由於不同時代或不同地區習慣用字而改字的痕迹。又如引《河圖》及《甲乙》言"膽爲中精之府"，可進一步証明今《甲乙》作"清净之府"爲誤。又如《素問·陰陽離合論》新校正引《九墟》及《甲乙》三陰三陽關闔樞説，並可正今本《甲乙》作開闔樞之誤。它不僅是對個别誤字的校正，而是對一個重要理論問題的校正。又如明代樓英《醫學綱目》，對《甲乙》腧穴主治文，大都予以引用，其中有不少可正今本之誤。當然，有些引文，由於傳抄致誤或非嚴格按原文摘引者，自難爲憑。

（5）據文例校：文例之校，亦屬本校。由於《内經》作者使用的原始文獻，從文氣到内容，均可看出，顯非出於一時一人之手，故用本校時，固需審慎。然相同或相近歷史時期，在行文習慣、語言特點及專用術語等方面，總有諸多相同或相近之處，故仍可以文例相校。所謂文例者，行文之常例也。諸如字例、詞例、韻例、句例、義例、對文等。字例者,用字之常例也。如卷一第一"巨肩陷咽喉見於外",律以後文言臟腑候之例,則喉當爲"候"之誤。詞例者,語詞之常例也。如《甲乙》卷二第一下"出屬跗上",屬跗,當作"跗屬",與骨屬、骨之屬者義同,皆爲專用名詞,卷二第七名跗屬可証。韻例者,韻文之常例也。經文多有韻文或散、韻相間之文,然今本中常有失韻處。以韻例相校,可証其誤。如卷一第一"節陰陽而調剛柔",律之上句"和喜怒而安居處",怒與處古魚韻,故相押,陽與剛古陽韻,可相押,是則剛柔當作"柔剛"。又"邪僻不生,長生久視",《靈樞》、《太素》生均作"至"。義雖均通,然"至"與下文"視"韻相押,故作"生"誤。句例者,語句字數與結構之常例也。如經中韻文多四字句或七字句,然句中常有增減者,則知必有衍脫處。語句結構亦常有同例相比者,如卷一第三論六腑功能云:"故實而不滿,滿而不實也。"詳《素問》、《太素》"故"下均有"曰"字,律以前文論五臟功能云"故滿而不能實"例,則此文當作"故實而不能滿","曰"字衍,"能"字脫。滿而不實四字,乃涉上而衍,也字作爲語末助詞,應在"滿"字下。如此亦文安義順矣。對文者,對仗文例也。經文中多有前後或上下互爲對仗之文例,如卷六第二"治民與自(按:自爲身之壞文,已據校)治,治彼與治此,治小與治大,治國與治家"一段,是一段嚴密的四字句結構,且每句均以兩個動賓結構詞語相對,如彼此、小大、國家,唯首句"治民與自治"與餘句不合。詳《太素》"自治"作"治自",(按:已據改爲"身")民與身,即成對文。民,人也;身,己也。故知《甲乙》作"自治"不僅文倒,而字亦有誤。從而説明,根據文例,常可發現某些約定俗成或文義與醫理尚通的誤文。

(6) 據醫理與文理校:對諸異文判斷,在無本可循時,且醫理或文理亦難通者,則需以理校之。如卷一第一言臟腑在面部部位云:"肝左者膽也。"諸家解"左",或如字,或言左右,皆難爲據。詳下文有"下者脾也,方上者胃也"之文,方訓旁,言脾之旁稍上爲胃所。疑左爲方之誤。此承上文"直下者肝也"之下,言肝方者,即肝旁爲膽也。又卷十一第十六言"人之大忌,常加七歲、九歲、十六歲、二十五歲"等,七歲、九歲二數,文序有誤,蓋九歲爲遞增之數。故當作常加九歲,九加七爲十六,十六加九爲二十五也。又如卷五第一上"夏取諸腧孫絡,肌肉皮膚之上"。詳後文言"絶皮膚"、"絶膚",皆越過皮膚之義,故疑上爲下之誤。古文上與下形相近,故易誤。似此等校,皆以醫理或文理通否爲前提,凡醫理雖通而文不安,或文遂順而醫理不通者,均以此法校之。

5. 改必有據,避免臆斷　此所言改者,指補、删、乙正、改誤等改動底本原文之義。凡改時,必有充分依據,方可爲之。証據不甚足者,寧出校說明,不輕易改動原文,亦免臆斷。如卷一第十一"衛出下焦",今改作"衛出上焦"。除以明抄本及《太素》、《靈樞略》、《千金》、《外臺》引《删繁》、《衛生寶鑑》引《黄帝鍼經》等多種他校本爲據外,詳審本篇文義,論上焦與中焦文,正說明營衛之所出,而論下焦文,則絶無涉及營衛之義。又論中焦文末曰"命曰營",論上焦文末別書引此經文有"命曰衛"等文,均可說明作"衛出上焦"爲是,故據改。又如卷五第三"燔治",今改"燔冶"。詳馬王堆漢墓帛書《五十二病方》及《武威漢代醫簡》中多次用"冶"字,義與此同。如《五十二病方》:"令金傷毋痛方,取鼢鼠,乾而冶;取彘魚,燔而冶。"《武威漢代醫簡》"人髲(髮)一分,煩之令焦……凡八物冶合","煩狼毒,冶以傅之"等,煩,《五十二病方》亦作"類",義同燔。《醫心方》卷二十二引《集驗方》云:"已冶艾葉一筥。"冶,日文訓釋爲"碎"。是冶當是碎爲末也。而本文言"剔其左角之髮方寸,燔冶,飲以美酒。"正合此義,故據改。又如卷五第四載今《靈樞·官能》文,在"知其所苦"前,《靈樞》及《太素·知官能》均有一百二十餘字,與今《甲乙》載文,不僅是一篇完整的四字句韻文,而且在學術上也是一首完整的鍼刺歌賦,並非所謂浮詞或煩文,想士安編纂時,斷無將該文從中截取一部分而删掉一部分之理,定係歷代傳抄時脱失,今按本書常例,删去韻文前黃帝與歧伯問答等語,而予以據補,使本段韻文,得成完璧矣。

6. 注意多方位價值　醫經類古籍存世的各種版本、別書引文等文獻資料,爲經文校勘提供了重要依據。然不僅如此,同時,它又具有版本、文字、語言、音韻、避諱、歷史、文物等多方位價值。因此,從研究的角度講,應盡可能體現其多方位價值。比如某些虛字的校勘,從表面看,似無礙於對醫理或文理的理解,然而在語法或語言結構方面,可能具有重要研究價值。又如現存本中諱字,反映了幾個不同朝代,有時雖能造成文字上的混亂,但亦可証明多次傳抄改字的情況。如"中"與"内"兩字,在各傳本間及經文前後的使用,即不一致,需知有中作内者,當係避隋文帝父楊忠嫌諱改字,並無歧義。在文字方面也是如此,反映其成書時及各個歷史時期傳抄翻刻使用的古今字、異體字、俗別字、通假字達數百字之多,留下了較爲豐富的文字材料,現已難求統一。鄭權中先生遺著《通借字萃编》中曾云:"有人説:古籍裏面的通借字,假若都把它改成本字或正字,那就用不着對通借字的辨别和注釋了。可是事實上不是這樣簡單的。(一)我國古籍浩如煙海,想把其中通借字一一改正,復其本字,誰堪勝任?……(二)在有些語句裏面,不同字的意義都講得通,究竟那一個是本字?……有些地名、人名、物名,作此作彼,字異音同,也難定一是。"此言誠是。在諸多異形字中,若欲全部律定,實是難辦,且何屬原貌,亦難判斷。若改易存難,不僅更加混亂,且亦難界定。故本次校勘,特注意到這些情況,盡可能反映原貌。

(三)　注釋

對醫經之注釋,其來久矣。如今《黃帝内經》之"三解"篇,即《素問》之《陽明脉解》與《鍼解》,《靈樞》之《小鍼解》,乃是對經前醫學文獻的注釋,後被《黃帝内經》作者,并收於該書中。

而《内經》問世後，對其進行注釋，據現存書有文可徵者，自梁人全元起之後，代不乏人。前哲肇端創始，後賢繼往開來。嘉惠於後學，功不待言。然因醫經類書，去古較遠，歷經傳習，疑團尚多。且由於時遷語變，古皆義明而今不甚明者，猶有之。就古注而論，尚有些需進一步疏證處。故本次注釋，首在繼承前人之研究成果，於未盡義處，舒以管見，闕疑之處，尚需待正於將來。主要取以下諸法。

1. 博取諸書，提供訓釋資料　由於經文内容，涉及面廣，詞古義奧，故本次注釋，曾參閲和引用過較多古今文獻。主要有以下幾方面：一者古今注釋經文之重要著作；一者與經文有關之古今文獻；一者與《甲乙》有關之醫籍、史籍、文集等；一者研究醫經及針灸之要籍；一者訓詁專書（以宋以前者爲主）。具體書目附後。

2. 精選前人舊注　前人注經，存世之作，首推楊上善、王太僕兩家。楊、王之後，全釋者，當屬之馬玄臺、張介賓、張志聰等人。其於經文中奥文醫理之闡釋，頗多善處。特别是楊、王二家，一者去古尚近，對某些問題的理解，可能更切近本義；二者所見諸書，皆爲唐以前之古文獻，參考價值尤大。如王冰注引用之《三世脉法》、《真骨》、《八素經》、《陰陽法》、《道經義》、《明堂》、《中誥孔穴圖經》、《經脉流注孔穴圖經》、《正理論》、《三備圖經》及神農（據引文"天以陽生陰長，地以陽殺陰藏"及"病勢已成，可得半愈"等分析，非《神農本草經》）等，皆不見於現存目書之古醫籍，且早已亡佚。即其援用之《靈樞》、《鍼經》、《甲乙》等，亦皆古傳善本，更近原貌。馬、張等人，皆注經大家，在前人基礎上，闡發己見，雖難免有某些欠當或妄釋處，然猶見新義者，亦不鮮見。此之所以採用上述諸家注文特多之由。尤有清代之後及於近世，研究《内經》學者提出之善注明見，亦多採用。凡前人論述詳明，語義已盡者，皆不復贅文。當然，其義未盡善者，則另取别家互爲補充或互爲發明，亦或附以管見。

3. 辨析疑義　在經文中有部分語詞或醫理，前人説解疑義尚多,則可能予以辨解之。如"澀溲不利",《素問》兩見,《靈樞》一見。《素問·調經論》王冰注:"澀,大便。溲,小便也。"《太素·虛實補寫》無"澀"字,楊上善注:"有本經溲者,經即婦人月經也之。"後世注家,有遵王注,有遵楊注者,然詳考楊、王二注,皆無所本,故難爲據。又吳崑注云:"澀,水行有常也。"此亦臆斷。詳坙、經、澀三字,本作坙。如金文大克鼎、毛公鼎之"經",均作"坙"。經、澀二字,當是後出,且二字古亦通用。如馬王堆漢墓帛書《戰國縱橫家書》"經陽君",今《戰國策·燕策十三》作"澀陽君"。《莊子·秋水》"澀流之大",陸德明釋文:"澀,崔本作經。"是"澀溲不利",即"坙溲不利"。《說文·川部》:"坙,水脈。"經文以水脈類喻小便者如《素問·脈要精微論》云:"水泉不止者,是膀胱不藏也。"《太素·雜診》注:"水泉,小便也。"是則"澀溲不利"即小便不利。如是則文理醫理均通,疑團遂釋。

4. 推求本義　有些經文,由於辨識不明或理解不徹,往往對文義的闡述或訓釋,脫離本義而別生歧義。故需進一步推求其本義,以明經旨。如卷一第十六言少陰之人"固以陰賊,立而躁險"。躁,馬蒔云:"躁而不静。"張介賓云:"陰險之性,時多躁暴也。"按此二注,皆未能識破本義,故與"陰賊"之義不合。詳躁與"剽"通,狡猾也。如《淮南子·原道訓》:"其魂不躁。"高誘注:"躁,狡也。"《讀書雜志·淮南子》:"引之曰:躁,讀爲剽,剽謂狡猾也。《方言》曰:剽,獪也。秦晉之間曰獪,楚謂之剽。剽與躁古字通也。"如此則與陰賊之文契合,方屬本義。又如卷五第四論鍼刺瀉法時曰"排揚出鍼",《靈樞·九鍼十二原》作"排陽得鍼",《太素·九鍼要道》作"排陽出鍼"。楊上善注:"排陽耶而出鍼。"馬蒔注:"排陽氣以得鍼。"張介賓注:"排開陽道以泄邪氣。"按諸訓"陽"爲陽邪、陽氣、陽道者皆非。詳陽與揚古通。排訓推。《廣雅·釋詁》:"排,推也。"《素問·八正神明論》:"復以吸排鍼也。"楊上善注:"排,推也。"揚,動也。《呂氏春秋・必已》："盡揚播入於海。"高誘注："揚,動也。"是"排揚出鍼"者,推動鍼孔以出鍼也。此與後文言"搖大其孔,氣出乃疾"之義亦合。

5. 指明通文　現存醫經類著作,由於屢經傳抄翻刻,染以時代特色,最突出的是文字問題,諸如假借字、古今字、正俗字、異體字、諱改字等,所在頗多,極易引起訓釋方面的歧義或誤解。本次注釋,一則借助前人的研究成果,一則借助諸書所載經文之書証,盡可能予以指明。鑑於此類文字之間的關係,情況比較複雜,很難一一詳明。因此,我們基本上採用了劉又辛先生《通假概説》一書中對"通"和"通用"兩個概念的解釋,對假借字和正字的關係,正體和俗體的關係,同源字之間的關係,聯綿詞的多種寫法,有兩個以上假借字之間的關係,概稱之爲通。如俞、腧、輸三字,經文對穴位的稱謂多混用,義亦通。以腧爲穴位之通稱,以俞爲背腧穴之界定,古無是義,若以此律古則誤也。又如留、溜、流三字,持、待、時三字,在特定語言環境中,義並同。如《素問・藏氣法時論》"秋不死,持於冬"等之"持"字,《病源》卷十五五藏六府病諸候均作"待"。《靈樞・刺節真邪》"有持癰者",《太素・五邪刺》"持"作"時"。又如煩悶、煩悗、煩滿、煩懣、煩冤等,諸書間多混用,義亦互通。洒淅、洒洒、悽悽、淒淒、悽索等,用於惡寒貌時,並同。故此類文字,若不識破,極易致誤。凡此類字,粗略計之,亦有三百餘字。

6. 釋專名　經文中有些專用名稱,原具特定之義,皆約定俗成者也。蓋名以舉實,猶如荀子所謂"名聞而實喻,名之用也。"然或因古今異字,或後人不明原義。故聞名而不能喻實者有之,識字而不明其義者有之。有的固無關大體,有的則影響經義的理解。如卷六第十言"病先發於脾……十日不已死,冬人定,夏晏食"之"晏食",王冰謂"寅後二十五刻"。馬蒔謂"夏之晏食在寅"。吳崑與張介賓均謂"已也"。丹波元簡謂"晏,晚也。《淮南・天文訓》:日至於桑野,是謂晏食"。詳該篇使用了一係列晝夜計時名稱,如夜半、日中、日入、日出、早食、人定、晏食、日昳、大晨、晏晡、雞鳴、下晡等。與《淮南子·天文訓》所言亦相同或近似。而《淮南子》謂"(日)至於桑野,是謂晏食"。桑野位何方,墜形訓謂"東方曰棘林,曰桑野"。是桑野在東,日出於桑野謂之晏食,故晏食非晚食也。丹波氏雖舉《淮南》爲據,然失於詳考,諸家説解,亦相當耳。就穴名而論,前人及近人解者頗多。對大部分腧穴的釋義,切合本義,本次多取諸家釋文,不復贅言;其難以論定者,則數説并存;有少數疑似之間者,則出以拙見。如卷三第十素窌穴,《經穴解》云:"素者,如也,順也,潔也。人之生也,先鼻,有始之義焉;自山根而下,至此而止,有順之義焉;穴在面中最高之處,有潔之義焉。"《穴名解》亦從始爲訓。皆非是。詳《爾雅·釋獸》:"白達素縣。"郭璞注:"素,鼻莖也。"是則素窌居鼻上,義甚明。又第二十八四瀆穴,《經穴解》云:"上加於手厥陰與本經爲表裏,故曰四瀆。瀆者,通水之名也。"《穴名解》云:"江河淮濟爲四瀆,謂是水所注者也。"皆未明其所以然。詳四瀆者,古謂江河淮濟四水名四瀆。經水篇言手太陽、手陽明、手太陰、手少陰四脉正合此四水。而手少陽之別,"外繞臂",既繞臂,則與四脉相通,且三焦又爲決瀆之官,此穴名之所以名四瀆之義也。此不僅可以釋穴名之疑,且能説明臂部經脉縱橫貫通之義。

7. 充分利用本証本訓 由於《内經》取材,原非一時一人之作,故其載文之絶大部分内容,屬於論述性質,然另有少數内容,是對某些古文獻的解文。而此等解文,當與原作相去不甚遠,或能更好地理解原作本義。另外有些内容,雖非出自一人之手,在内容方面,亦有不同程度的差異,然亦常可互証或互補。因而,充分利用本証本訓,當能有助於準確地理解經文。如卷五第四有一大段韻文(在今《靈樞·九鍼十二原》),而《靈樞·小鍼解》及《素問·鍼解》,則基本上是對該文部分内容的解説。《甲乙》均未收,本次則以注文的形式,盡量予以吸收,義未盡處,再

爲疏解之。又如卷二第一上言諸經脉病候（在今《靈樞·經
脉》）。在《素問》之脉解及陽明脉解，亦有部分病候之解文，《甲
乙》亦未收。其他如對四時刺法散在之少量解文，都是對經文
的早期注釋，本次亦盡量引以爲注。對經文某些可以互參互証
或互見之内容，《甲乙》未收者，亦酌情加以引用，使讀者得窺全
貌，加深理解。

8. 闡釋醫理　醫籍載文，載醫道者也。對醫文之訓釋，於
字、詞、名物、句讀等，固很重要，然更爲重要的一個方面，則是對
醫理的闡釋。由於醫經古文，言簡而義賅，文約而質樸，或渾言
而實指，或具稱而泛指等，情況複雜，義理隱晦者，比比皆是。若
不加以闡發，後學難以理解。醫家前哲，在這方面作出了很大成
績，有許多精闢的見解，對理解文義，發皇經旨，頗有裨益。在注
釋中，亦盡量予以吸收，以反映前人在注經方面的建樹。特別是
有些注文，不僅是對經文的説解，而且是對醫學理論的發展。因
此，歷代醫家對醫經的注釋，在許多方面，體現了醫學理論的發
展與提高。如王冰解《素問·四氣調神大論》"春夏養陽，秋冬
養陰"文時云："陽氣根於陰，陰氣根於陽。無陰則陽無以生，無
陽則陰無以化。"非常明了而準確地提出了"陰陽互根"的論點。
張介賓解"陰陽者，天地之道也"文時云："道者，陰陽之理也。
陰陽者，一分爲二也。"講明了陰陽的可分性。都是對陰陽學説
在理論上的發展。又如楊上善對"關闔樞"的解釋，把"氣門"説
加以具體化，並特別指出"門有二種，有内門、外門"，三陰爲内
門，三陽爲外門。"這實際上是提出了人體的屏障理論，對中醫
在生理與病理方面的理論發展，具有十分重要的意義。

9. 異説並存　古籍整理，旨在"復原存真"。當然，要完全
或絕對作到這一點，那是十分困難的，但是必須遵照這一基本原
則。考慮到經文取材，原出衆家，雖經作者編纂或後人筆削，但
在文字、語言及氣象等方面，仍可看出某些差異，就其學術思想
與理論體係等，也體現了某些不同學派的觀點。對於此類問題，

無論在校勘或注釋時，都不可以此律彼，强爲一致。必需客觀地予以說明，以存其異說之真。如卷一第九論衛氣行文，今《靈樞·衛氣行》亦同。其前文所言日行及人氣行與後文言水下刻數及人氣所在，難以盡合。歷來注家有强解者，亦有提出疑義者。如張介賓於水下刻數一節後云："然則總計周日之數，惟二十五周於身，乃與五十周之義未合。"詳審《靈樞》此文，前者託黃帝與岐伯問答，後者託黃帝與伯高問答。且所論内容，亦兩相有差。此顯係兩家之作，後來編者，以其爲同類内容，故合成一篇，遂致前後不同。又有關衛氣行說，經文尚有如瘧論言衛氣循脊日下一節等多種學說。後人不識，欲强合其義，是爲不宜。凡此等等，皆當以原樣存其異說。

10. 醫理與文理的統一　醫經之文，載醫道也。故文之與醫，理必一貫，否則，義必有差。故對經文之說解，凡悖於此一原則者，當進一步考校，以求其是。如卷一第五言"廣胸反骹者肝高，合脇脆骹者肝下"。"脆"，《靈樞·本藏》作"兔"，《太素·五藏命分》作"菟"。菟與兔同。楊上善注："骹，足脛也。反，前曲出也。"張介賓注："脛骨近足之細處曰骹。今詳此反骹、兔骹以候肝，似以脇下之骨爲骹也。反骹者，脇骨高而張也；兔骹者，脇骨低合如兔也。"張志聰注："骹者，胸脇交分之扁骨。"按二張之注，皆意識到骹字從本字爲訓，於醫理難通，然其解文，亦難爲據。蓋骹，《說文·骨部》："脛也。"脛與肝無特殊聯係，且本文胸與骹、脇與骹并舉，義當屬胸脇部。詳《千金》卷十一第一作"危骹"，是兔與危形近誤，危當爲脆之壞文。又詳字有"骱"字，《集韻·小韻》："骱，脇骨，或作膘。"《說文通訓定聲·小部》："字亦作胅。《素問·玉機真藏論》注：胅者，重脇之下，俠脊兩旁空軟處也。"骱與骹聲相近，故疑骹爲骱之假，若此則醫理與文理均安。又卷四第三："上下左右之脉相應如參春者病甚。"楊上善注："如碓春不得齊一。又春，其脉上下參動也。"王冰注："如參春者，謂大數而鼓，如參春杵之上下也。"後世注家，亦大致類此。詳馬王堆帛書《足臂十一脉灸經》云:“揗脉如三人參舂。”又《史記·倉公傳》云:“故切之時不平而代。不平者,血不居其處。代者,時參(按參與三通)擊並至。”詳“三人參舂”與“三擊並至”之義同,楊、王所解,非是。此所言者,脉之三至而一代之象。如是則文安義順,與脉理亦合。

11. 姑備舊注,存疑待考　有部分經文,由於去古已遠,有關古文獻,早已散佚。故有些問題,難得確釋。如卷一第十六所謂“勝時年加”之説及卷五第三繆刺論所謂“以月死生爲數”之刺法,歷來注家,均難具體詳述,現僅存之《蝦蟇經》中有根據月盈虧以示禁刺之法及年神舍九部位説,又《武威漢代醫簡》第十九至二十五簡中載有“黄帝治病神魂忌法”,言人生每一年齡段之禁灸部位等,在理論上與本文亦相近。凡此諸説,其機理及操作方法,仍難詳明。又如卷六第九“膀胱之胞薄以耎”及第十“胞移熱於膀胱”等,别書引文,猶有差異,如《千金》“膀胱之胞”作“膀胱走胞”。諸家説解,亦多歧義。有謂胞爲女子胞者,有謂胞爲膀胱之室者,有謂胞爲陰胞者,有謂胞即膀胱者。詳《病源》、《千金》、《外臺》等,均以膀胱與胞爲二臟,胞即尿脬,膀胱則分居左右,亦爲水液之通道。然現存《内經》諸篇,無此明訓。故對此類經文,其本義爲何,暫難判定。只能姑備舊注,供讀者参考;或存疑以待後人考証。

12. 經雖簡而注宜煩　明代朱謀㙔先生《水經注箋序》云:“有謂酈注大贅者,經固宜簡,注固宜煩。經直據實以書,注宜旁引以證。”今人周大璞先生《訓詁學初稿·作注》云:“屬於爲專家閲讀的古籍,可以旁徵博引,多所滙纂,并着重在觀點、方法上的啟示。”又清代杭世駿先生猶云:“詮釋之學,較古昔作者爲猶難。語必溯源一也;事必數典二也;學必貫三才而窮七略三也。”後如黄本驥、張舜徽等先生均曾論及注書難的問題,誠如是也。醫經諸古籍之注釋,其難也亦如此,諸多字、詞、語言、事理、名物等,皆在其特定歷史條件下形成,加之傳抄日久,衍脱誤

倒者有之;年移代革,文隨時變者有之;前人誤解,沿襲俗成者有
之。故本次注釋,爲便於讀者進一步研討,盡可能提供較多前人
注釋第一手具體資料,對注者原文,一般不進行概括歸納。爲便
於讀者查尋檢索,並盡可能交待詳細出處。對前人創見及作出
的諸多討論,亦盡量加以引用。對諸多難點與疑點,亦不煩詳
釋,廣爲証實。以便對經文的進一步研討,提供文獻資料。

13. 注意學術源流　對醫經這一學科領域的研究,自古及
今,可明顯看出在學術上的繼承與發展問題。就注經而言,亦
同。後人總是在前人研究成果的基礎上,去粗取精,去僞存真,
不斷發展,逐步提高。因此,在前人注文中,一方面體現了學術
發展的源流,一方面體現了每一歷史斷層的發展情況。然而,在
古人的注釋中,多有暗引前人注解者,如馬蒔注中,常含王冰注
語,張介賓注中,時含王冰、馬蒔注語等,若不細查,則對經文注
釋的思路、論點、依據、見解與學術源流和斷層水平,極易引起混
淆。本次整理時,盡可能注意到這一點,使王説歸王,馬説歸馬。
從學術上講,唐代楊、王兩家,雖有某些失誤,但他們均取得了極
大成就,代表着一個歷史時期注經水平。明代有馬、張兩家,無
論在文理與醫理方面,亦作出了新的貢獻。有清以來,受樸學影
響,如胡澍、俞樾、孫詒讓、于鬯等,運用訓詁學的方法,解決了不
少前人未曾解決或未能識破的一些問題,頗能啟迪後學。這個
大的歷史分界是比較明顯的。當然,我們這次並不可能去解決
這個問題,但在選取注文時,一般是按時代順序和學術發展的斷
層加以引用,盡可能反映這一基本的歷史面貌和學術源流。

14. 不攘人善,不没其實　清人孫詒讓先生《周禮正義略例
十二凡》云:"今疏於舊疏甄采精要,十存七八。雖閒有刪剟移
易,而絶無竄改。且皆明楊賈義,不敢攘善。"李時珍《本草綱
要·凡例》亦云:"諸家本草,重複者刪去,疑誤者辨正,采其精
粹,各以人名書於諸款之下,不没其實,且是非有歸也。"是前哲
於著述注釋之道,體現了嚴謹的學風和實事求是的精神。醫經

注家,自梁全元起之後,不乏其人,各有明見。這些前人的注文,對經文的理解與闡發,對揭示經文原義與精神實質,對斷承發揚中醫學術與提高理論水平,具有十分重要的意義。爲了不攘人善,不没其實,本次整理,凡前人善注精訓,微言要義,亦不敢隨意删削或擅改,盡可能直接署名,加以引用,以期使學有所出,説有所歸。

(四) 按語

對經文中某些重要問題,需進一步闡述者,則酌情加按。凡對某一字、詞、句的按語,均置於校注中;若係某一篇章之按,則置於段末或篇尾。凡有下列情況者,則酌按:

内容或文義不詳,需進行交待者。如卷一第三言藏府表裏,與《素問·血氣形志》及《靈樞·九鍼論》文均不盡同。特加按説明本文不僅序列有別,且少手少陽與心主爲表裏一條。不知係士安自纂後傳抄脱失,或另有所本,今一仍其舊,以俟後考。又如卷一第九言一萬三千五百息,氣凡行八百一十丈,一日一夜五十營的問題,經古今注家測算,均難合於氣血正常運行數,或言乃運氣時慢呼吸之數者,似非常例可比,亦難爲據,特加按交待。

對某些問題,需引導讀者進行深入思考或探討者。如卷五第一上有關十二月無刺左右之陰陽説,今並載《靈樞·陰陽繫日月》,此前並有"足之十二經脉,以應十二月"文,《甲乙》不具,《太素·陰陽合》楊上善注,根據天地陰陽,結合經脉陰陽氣之多少,對經脉三陰三陽與十二月及十二辰相應的問題,作了具體闡明,有助於加深對本文的理解,故特加按引用。又如卷一第二有關宫商角徵羽五音與五臟相應説,文史諸古籍中亦多有論述。如《史記·樂書》云:"凡音之起,由人心生也,人心之動,物使之然也。感於物而動,故形於聲;聲相應,故生變,變成方,謂之音。"張守節正義引崔靈恩云:"緣五聲各自相應,不足爲樂,故變使雜,令聲音和諧也。"又引皇侃云:"單聲不足,故變五聲,使交錯成文。乃謂爲音也。"從而説明,不同樂音,具有不同調性,

不同調性,可以反映不同情感,故可發生不同影響。此五音之所
以配五臟之義也。然此所謂五音,據《史記》"變成方,謂之音"、
《漢書》"聲成文,謂之音"及皇侃所謂"單聲不足"等説,非指單
音,當含調式之義,也就是説,聲必成文,方能感物動情也。詳乎
此,則經文五音配五臟之義,不難明矣。

歷來歧義較多,需進一步交待或提出見解者。如卷一第七
"十二水"與臟腑相應的問題,歷來注家説法不一,未能詳明,近
人陳璧毓先生《靈樞白話解》曾有詳述,然証諸文義,似亦未明。
本次經考諸十二水方位,結合《內經》慣用取象比類比符具體事
物的方法及"人與天地相參"的觀點,特別是經文(詳見《靈樞·
經水》)中唯一的一次提出"若夫八尺之士……其死可解剖而視
之"的思路,認爲十二水與經脉的應合,決不是隨意選擇,當有
一定的論據。這就是以解剖所見臟腑方位與中國古代版圖內之
十二水相應合,以象臟腑所屬十二經脉之義。亦猶《禮記·月
令》等五臟應五時,亦取五藏解剖部位應於五方之義。當然,其
中有些水名的定位,尚未得到確証。但是,這一基本思路,似與
經義可合。

原文矛盾,難圓其説,需加以説明者。如三陰三陽氣血多少
問題,在《素問》、《靈樞》、《甲乙》、《太素》中交互出現七次之
多,互相矛盾,文不一致,劉衡如先生曾發表過專文,予以説明。
本次通過進一步分析,認爲《太素·知形志所宜》文,於義爲是。
並發現《素問·血氣形志》新校正引《甲乙經·十二經水》文,太
陰與太陽二名互易,糾正後,則與《太素》正合。如此則與十二
經水言鍼刺深度及留鍼呼數亦合。故特作説明。

內容繁複,需予分析歸納者。如卷五第一上有關四時刺法,
含今《素問》之《診要經終論》、《水熱穴論》、《四時刺逆從論》及
《靈樞》之《本輸》、《四時氣》、《寒熱病》、《順氣一日分爲四時》
等多篇中有關內容。取材較多,義亦有別,特加説明。在應時方
面,有四時與五時的不同;在配穴方面的差異,一則反映古代醫

家由於見解不同而形成不同的學術觀點,一則由於立論角度不同,刺法亦異,反映量時刺法的靈活多樣。又如卷四第一論五臟風疝等病,詳經文論疝,名目繁多,諸如五臟疝、五臟風疝、狐風疝、衝疝、癩(亦作瘄)疝、疝、疝瘕、卒疝、疝氣、厥疝等,注家釋疝,多有與陰囊或睪丸腫大之疝并論者,疑不盡然。特據《内經》文義,結合古字書對疝之訓釋,参之《史記·倉公傳》中所治湧疝、氣疝、牡疝三案具體証候分析,説明諸疝病除癩疝、狐疝風外,餘疝不當盡與陰囊或睪丸等疝并論。

其他加按之義,不煩例舉。

九、本次中醫古籍整理緣起與工作概況

本次對《甲乙經》等中醫古籍的研究整理,是在國務院古籍整理領導小組的統一布署和衛生部中醫司(後改歸國家中醫藥管理局)的直接領導與安排下,在山東省教育廳(後改山東省教委)、山東省衛生廳中醫處(後改山東省中醫管理局)及學院黨政領導的具體領導與大力支持下進行的。

一九八一年夏,陳雲同志特別指出,整理古籍是繼承發揚中華民族優秀文化的千秋大業,是上對古人下對兒孫後代的大事。同年九月,中共中央發出了《關於整理我國古籍的指示》,隨後,國務院發出了《關於恢復古籍整理出版規劃小組的通知》。一九八二年七月,國務院古籍整理出版規劃小組組長李一氓同志請衛生部與人民衛生出版社有關領導同志座談,聽取了關於中醫古籍整理出版情況的滙報,對中醫古籍整理出版工作,提出了建議,並強調指出其重要性和迫切性。一九八三年第一季度,衛生部中醫司爲擬定九年規劃中重點書目的編寫要求和審定編者,特征求了部分中醫專家的意見,並召開了小型座談會。在初步確定了編者人選,並征求了編者本人及所在單位同意後,三月二十二日,衛生部(八三)衛中司字第十三號文件"關於落實《傷寒論》等六本經典著作整理任務的通知"規定:《甲乙經》承擔編

撰單位爲山東中醫學院,並指定了主編人。後在六種的基礎上,增加至十二種,於一九八三年四月在瀋陽召開了全國中醫古籍整理出版工作座談會,討論和落實整理出版任務;草擬了整理出版工作中若干具體問題的有關規定;要求承擔單位盡快提出整理計劃、樣稿和整理人員名單。六月,衛生部正式下達了《關於十二種中醫古籍整理出版工作中若千具體問題的規定》及"十二種中醫古籍整理編寫與主編單位和主編人名單"。我們根據會議文件指示精神,確定了編寫人員,落實了編寫任務。於一九八三年七月,向衛生部報送了《鍼灸甲乙經》整理編寫計劃及樣稿。

　　一九八四年四月,衛生部中醫司中醫古籍整理出版辦公室在北京召開了十一種(減去《内經知要》)重點中醫古籍樣稿審定會。與會專家對送審樣稿和中醫古籍整理出版工作,進行了討論,提出了許多建設性意見。並建議將此項任務正式按科研工作進行管理和論証。根據會議精神,衛生部於一九八四年七月下發了"關於十一種重點中醫古籍整理任務進行課題論証的通知",並附《中醫古籍校注通則》。根據這次會議和通知精神,我們進一步調整了編寫人員,認真學習和領會文件精神,重新修改了"編寫計劃",撰寫了樣稿,做了論証會的一切準備工作。經報請上級機關同意,於一九八五年十月在濟南召開了《鍼灸甲乙經》整理研究課題論証會,應邀參加會議的有衛生部中醫司中醫古籍整理出版辦公室及人民衛生出版社中醫編輯室的有關領導;有山東省科委、教育廳、衛生廳的有關領導及評審委員會專家。

　　評審委員會名單:

　　主任委員:史常永研究員

　　副主任委員:凌耀星副教授

　　委員:馬繼興研究員、邱茂良教授、郭靄春教授、劉廣洲副研究員、周鳳梧教授、陸永昌副教授、臧郁文副主任醫師、邵冠勇

主任

會間，由主編人張燦玾向評審委員會作了開題報告，並對專家提出的有關問題進行了說明。經評委論証後認爲："課題設計合理，思路嚴謹，資料豐富，版本齊全，以明刊《醫統正脉》本作爲底本是合適的，樣稿基本符合設計書要求。校勘訓釋全面，按語能闡發經旨，具有一定的先進性、科學性、可靠性和可行性。……"評委會一致同意通過《甲乙經》整理研究設計書和主編人的說明，同時，也提出了許多寶貴意見。會後，根據專家提出的合理化建議，重新修改了設計書和樣稿，報送衛生部中醫司中醫古籍整理出版辦公室。此後，便正式進行書稿的編寫工作，此間，我們曾征集了若干圖書，查閱了大量有關文獻，爲編寫工作提供了資料。

一九八五年，山東省教育廳將《鍼灸甲乙經》的整理研究列入科研計劃，並撥給一定數量的研究經費，進行了具體的領導及大力支持。

一九八六年八月，衛生部又下達了"關於下發修訂的十一種中醫重點古籍研究整理編寫體例的通知"。一九八八年，國家中醫管理局公布了十一種中醫古籍整理書稿審定小組名單。並在瀋陽召開了十一種重點中醫古籍整理研究工作會議。聽取了主編人工作滙報及與會專家關於審稿意見。會後，國家中醫管理局下發了"關於轉發十一部重點中醫古籍整理研究工作會議材料的通知"。轉達了十一種重點中醫古籍整理研究階段性總結及審稿、定稿方法、步驟、程序的專家意見。對上述文件及會議精神，我們均予認真領會，遵照執行。並由主編人分別對初稿進行全面認真地修訂或改寫。於一九九二年全部完稿。經與人民衛生出版社有關負責同志滙報商定，請示國家中醫藥管理局科技司及山東省中醫藥管理局同意，召開審定稿會議。

審定稿會議於一九九三年十月十二日至十五日在濟南山東中醫學院召開，參加審定的人員有受國家中醫藥管理局委託、指

定及特許聘請的專家爲遼寧省中醫研究院史常永研究員、天津
中醫學院郭靄春教授、四川省中醫研究院李克光教授（郭、李二
位專家均因玉體欠安，未能出席，有書面意見），人民衛生出版
社白永波編審、山東中醫學院邵冠勇教授、人民衛生出版社呼素
華副主任。出席會議的各級領導有山東省中醫藥管理局蔡劍前
局長、山東省教育委員會朱強同志、山東中醫學院隗繼武副院長
及張文高處長等。

　　審定委員會名單：

　　主任委員：白永波編審

　　委員：史常永研究員、郭靄春教授、李克光教授、邵冠勇
教授。

　　審定會在聽取了課題負責人張燦玾教授對本次整理研究工
作基本情況的匯報後，經專家討論，一致認爲："《鍼灸甲乙經校
注》課題組在八年的研究工作中，符合課題開題論証時的設計
方案和《中醫古籍校注通則》的要求，達到了預期的研究目標。"
評審專家認爲："本課題是中醫文獻學家研究古典醫籍的典型
著作，具備科學性、先進性、實用性，達到二十世紀八九十年代最
佳版本的水平。"同時對書稿中的某些學術性問題提出了寶貴
意見和建議，對全稿技術處理的具體問題提出了改進意見。

　　會後，課題組遵照專家提出的合理化意見和建議，對書稿進
行了全面修訂，並由主編人進行了全書的通審和清定。另請王
振國、田思勝、歐陽兵三位同志幫助核對與清稿，在此謹致謝意。

　　本次整理工作，除有上級機關的具體領導和大力支持外，在
經費方面，又得到了山東省教育廳（後改省教委）的大力資助；
在編寫方面，得到了古籍整理出版辦公室及人民衛生出版社中
醫編輯室的具體指導；在業務方面，得到了史常永研究員、馬繼
興研究員、郭靄春教授、武長春副研究員的大力幫助，並提供了
重要文獻資料；在工作上，得到了我院科研處、圖書館及中醫文
獻研究所的有關同志的大力協助，在此一并表示感謝。

　　古籍校釋，實屬難事，前人早有所論，誠如是也。且《甲乙》一書，乃撰集三部而成。書雖成于晉初，而文則及於先秦兩漢。由於我們水平有限，資料匱乏，承此重任，艱難可知。故闕漏繆誤之處，臆斷妄改之文，恐屬難免。汪機先生《重集素問鈔序》云："雖然予之所集，未必一一盡契經旨而無所悮。或者因吾之悮，推而至於無悮，未可知也。諺云：抛磚引玉，亦或有補於萬一云。"石山先生，一代名家，尚且自度如此，吾等何人，敢充此任。故切望諸位專家，本着爲學術負責的精神，不吝賜教，匡正紕繆，是所企及也。

張燦玾謹識

一九九三年十二月

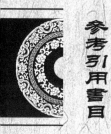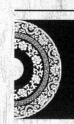

《讀素問鈔》　元・滑壽編輯、明・汪機續註　明・新木祁門樸墅刊本

《黃帝內經素問註證發微》(簡稱《素問發微》)　明・馬蒔撰　清・古歙鮑氏慎餘堂刊本

《靈樞註證發微》(簡稱《靈樞發微》)　明・馬蒔撰　清・古歙鮑氏慎餘堂刊本

《內經素問吳註》(簡稱《素問吳註》)　明・吳崑撰　一九八四年山東科學技術出版社鉛印張燦玾等點校本

《類經》　明・張介賓編著　一九五七年人民衛生出版社影印金閶童涌泉刊本

《類經圖翼》　明・張介賓著　一九五八年人民衛生出版社影印金閶童涌泉刊本

《內經知要》　明・李念莪輯　一九五六年人民衛生出版社影印掃葉山房刊本

《黃帝內經素問集註》(簡稱《素問集註》)　清・張志聰集註　清康熙壬子刊本

《黃帝內經靈樞集註》(簡稱《靈樞集註》)　清・張志聰集註　清康熙壬子刊本

《素問直解》　清・高士宗著　清光緒丁亥浙江書局重刊本

《素問經註節解》　清・姚止庵撰　一九六三年人民衛生

出版社鉛印本

《素問靈樞類纂約註》(簡稱《素靈類纂》)　清‧汪昂纂輯
一九六三年上海衛生出版社鉛印本

《醫經原旨》　清‧薛雪撰　清‧簡香齋藏版木刻本

《內經素問校義》(簡稱《素問校義》)　清‧胡澍著　《珍
本醫書集成》本

《內經博議》　清‧羅美著　《珍本醫書集成》本

《札迻‧〈素問〉王冰注》　清‧孫詒讓撰　一九八九年齊
魯書社鉛印本

《香草續校書‧〈內經素問〉》　清‧于鬯撰　一九六三年
中華書局鉛印本

《先秦韻讀‧〈素問〉〈靈樞〉》　清‧江有誥撰　清‧渭南
嚴氏斠刻《音韻學叢書》本

《內經辯言》　清‧俞樾撰　《三三醫書》本

《內經難字音義》　清‧陸九芝撰　一九四零年上海中醫
書局鉛印《世補齋醫書》本

《內經病機纂要》　清‧周孝垓撰　清刊本

《內經評文》　清‧周學海撰　清‧福慧雙修館刊《周氏醫
學叢書》本

《素問提要》　清‧王鴻驥撰　清宣統二年閑存齋刊《利溥
集》本

《內經述》　清‧方本恭撰　一九八八年中醫古籍出版社
影印清嘉慶本

《癸巳類稿‧持素脉篇》　清‧俞正燮撰　清‧求日益
齋本

《研經言》　清‧莫枚士撰　一九八四年江蘇科學技術出
版社鉛印本

《素問識》　日本‧丹波元簡編　一九五五年人民衛生出
版社鉛印本

《靈樞識》　日本·丹波元簡編　一九八四年人民衛生出版社鉛印本

《素問紹識》　日本·丹波元堅編　一九五五年人民衛生出版社鉛印本

《素問考注》　日本·森立之撰　日本影印稿本

《黃帝内經素問講義》(簡稱《素問講義》)　日本·喜多村直寬撰　日本抄本復印本

《黃帝内經概論》　龍伯堅著　一九八零年上海科學技術出版社鉛印本

《鍼灸甲乙經校釋》(簡稱《甲乙經校釋》)　山東中醫學院校釋　一九七九年人民衛生出版社鉛印本

《黃帝内經素問校釋》(簡稱《素問校釋》)　山東中醫學院、河北中醫學院校釋　一九八二年人民衛生出版社鉛印本

《靈樞經校釋》　河北中醫學院校釋　一九八二年人民衛生出版社鉛印本

《黃帝内經素問校注語譯》　郭靄春編著　一九八一年天津科學技術出版社鉛印本

《醫史文獻理論叢刊·〈内經〉新參》　史常永著　一九七九年遼寧省中醫研究院鉛印本

《讀古醫書隨筆》　李今庸著　一九八四年人民衛生出版社鉛印本

《内經詞典》　張登本、武長春主編　一九九零年人民衛生出版社鉛印本

《黃帝内經詞典》　郭靄春主編　一九九一年天津科學技術出版社鉛印本

《内經語言研究》　錢超塵著　一九九零年人民衛生出版社鉛印本

《黃帝蝦蟇經》(簡稱《蝦蟇經》)　不著撰人　一九八四年中醫古籍出版社影印日本安政六年　敬業樂羣樓新雕本

《新編西方子明堂灸經》(簡稱《西方子灸經》) 原題西方子撰 一九九零年人民衛生出版社鉛印方吉慶等點校本

《鍼灸大全》 明·徐鳳撰 一九八七年人民衛生出版社鉛印本

《鍼灸聚英》 明·高武纂集 一九六一年上海科學技術出版社鉛印本

《鍼灸大成》 明·楊繼洲著 一九六三年人民衛生出版社鉛印本

《鍼灸問對》 明·汪機撰 一九五九年上海科學技術出版社鉛印本

《經穴彙解》 日本·原昌克編輯 一九八二年中醫古籍出版社影印日本刊本

《循經考穴編》 不著撰人 一九五九年上海科學技術出版社鉛印本

《經穴解》 清·岳含珍撰 一九九零年人民衛生出版社鉛印張燦玾等點校本

《醫經理解·穴名解》(簡稱《穴名解》) 清·程知述 一九二五年上海元昌印書館石印本

《鍼灸經穴圖考》 黃竹齋著 一九五七年人民衛生出版社鉛印本

《中國鍼灸薈萃》第二分冊 郭靄春主編 一九八五年湖南科學技術出版社鉛印本

《鍼灸穴名解》 高石國著 一九八二年黑龍江科學技術出版社鉛印本

《鍼灸穴名釋義》 周楣聲撰述 一九八三年安徽中醫學院教務處鉛印本

《經穴釋義匯解》 張晟星等編著 一九八四年上海翻譯出版公司鉛印本

《鍼灸穴名國際標準化手冊》 王德深編 一九八八年人

民衛生出版社鉛印本

《標準鍼灸穴位圖冊》 中國中醫研究院鍼灸研究所 一九九零年青島出版社鉛印本

《鍼刺手法一百種》 陸壽康等編著 一九八八年中國醫藥科技出版社鉛印本

《難經本義》 元·滑壽撰 一九五七年商務印書館鉛印本

《勿聽子俗解八十一難經》 明·熊宗立撰 一九八三年中醫古籍出版社影印日本翻刻明熊氏中和堂刊本

《難經正義》 清·葉霖著 一九九零年人民衛生出版社鉛印本

《廬經裒腋》 日本·加藤宗博著 一九八四年中醫古籍出版社影印日本亨保六年刊本

《黄庭内景經》 不著撰人 一九八四年臺灣自由出版社鉛印《道藏精華》本

《黄庭外景經》 不著撰人 一九八四年臺灣自由出版社鉛印《道藏精華》本

《神農本草經》(簡稱《本經》) 孫星衍、孫馮翼輯 《叢書集成》鉛印本

《武威漢代醫簡》 甘肅省博物館、武威縣文化館合編 一九七五年文物出版社鉛印本

《中藏經》 漢·華佗撰 中國臺灣商務印書館影印宛委別藏本

《肘後備急方》(簡稱《肘後方》) 晉·葛洪撰 一九五六年人民衛生出版社影印明萬曆二年刊本

《劉涓子鬼遺方》(簡稱《鬼遺方》) 南齊·龔慶宣撰 一九三五年至一九三七年商務印書館印行《叢書集成》鉛印本

《新修本草》 唐·蘇敬等撰 一九八五年上海古籍出版社影印日本森氏舊藏影寫卷子本

《敦煌古醫籍考釋》 馬繼興主編 一九八八年江西科學技術出版社鉛印本

《太平聖惠方》（簡稱《聖惠方》） 宋·王懷隱等編 一九五八年人民衛生出版社鉛印本

《重修政和經史證類備用本草》（簡稱《證類本草》） 宋·唐慎微等撰 一九五七年人民衛生出版社影印蒙古定宗己酉平陽張存惠晦明軒刊本

《聖濟總錄》 宋徽宗敕撰 一九六二年人民衛生出版社鉛印本

《聖濟經》 宋徽宗御製 一九三五年至一九三七年商務印書館印行《叢書集成》鉛印本

《幼幼新書》 宋·劉昉撰 一九八七年人民衛生出版社鉛印本

《三因極一病證方論》（簡稱《三因方》） 宋·陳言撰 一九五七年人民衛生出版社鉛印本

《醫說》 宋·張杲撰 《珍本醫書集成》影印一九三三年陶鳳樓影印宋刻以明版抄配本

《婦人大全良方》 宋·陳自明撰 一九九一年上海古籍出版社影印《四庫全書》本

《醫心方》 日本·丹波康賴撰 一九五五年人民衛生出版社影印日本淺倉屋刊本

《註解傷寒論》 金·成無己註解 一九五六年人民衛生出版社影印明萬歷己亥趙開美刊本

《傷寒明理論》 金·成無己撰 一九五五年商務印書館鉛印本

《素問玄機原病式》（簡稱《原病式》） 金·劉完素撰 一九五六年人民衛生出版社影印《古今醫統正脉全書》本

《蘭室秘藏》 金·李杲撰 一九五七年人民衛生出版社影印本

《脾胃論》 金·李杲撰 一九五七年人民衛生出版社影印《古今醫統正脉全書》本

《東垣試效方》 金·李杲撰 《珍本醫書集成》影印明倪維德校訂本

《世醫得效方》 元·危亦林撰 一九九零年人民衛生出版社鉛印王育學點校本

《衛生寶鑑》 元·羅天益著 一九六三年人民衛生出版社鉛印本

《醫方類聚》 朝鮮·金禮蒙等纂輯 一九八一年人民衛生出版社鉛印浙江省中醫研究所等點校本

《東醫寶鑑》 朝鮮·許浚等編 一九五五年人民衛生出版社影印朝鮮原刊本

《古今醫統大全》(簡稱《古今醫統》) 明·徐春甫編集 一九九一年人民衛生出版社鉛印崔仲平等點校本

《醫學綱目》 明·樓英編撰 一九八七年人民衛生出版社鉛印高登瀛等點校本

《增補內經拾遺方論》 宋·駱龍吉撰述 明·劉浴德、朱練訂補 一九五七年上海衛生出版社鉛印本

《景岳全書》 明·張介賓撰 一九五八年上海衛生出版社影印岳峙樓刊本

《壽世內鏡圖說》 原題廬國秦越人詮釋 清康熙庚寅石城陳氏刊本

《古今圖書集成醫部全錄》 清·陳夢雷、蔣廷錫等編輯 一九五九年人民衛生出版社鉛印本

《醫宗金鑑》 清·吳謙等撰 一九七三年人民衛生出版社鉛印本

《釋骨》 清·沈彤撰 據清葉志詵《觀身集》抄本

《孫氏醫學叢書》 孫鼎宜撰 一九三六年中華書局聚珍仿宋版印本

《永樂大典醫藥集》 蕭源等輯 一九八六年人民衛生出版社鉛印本

《經史百家醫錄》 湖北中醫藥研究院編 一九八六年廣東科技出版社鉛印本

《歷代筆記醫事別錄》 陶御鳳等編 一九八八年天津科學技術出版社鉛印本

《中國氣功大詞典》 呂光榮主編 一九八八年人民衛生出版社鉛印本

《中國歷代書目叢刊》第一輯 許逸民等編 一九八七年現代出版社據原書影印本

《中國醫籍考》 日本·丹波元胤編 一九五六年人民衛生出版社鉛印本

《四部總錄醫藥編》 丁福保等編 一九五五年商務印書館鉛印本

《宋以前醫籍考》 日本·岡西爲人編 一九五八年人民衛生出版社鉛印本

《四庫提要辨證》 余嘉錫著 一九八零年中華書局鉛印本

《經典醫籍版本考》 馬繼興著 一九八七年中醫古籍出版社鉛印本

《中華古文獻大辭典》醫藥卷 莊樹藩主編 一九九零年吉林文史出版社鉛印本

《實用中醫文獻學》 史常永著 一九八九年光明日報出版社鉛印本

《中醫文獻學》 馬繼興著 一九九零年上海科學技術出版社鉛印本

《十三經注疏》 一九八零年中華書局影印世界書局縮印清阮元本

《大戴禮記解詁》 清·王聘珍撰 一九八三年中華書局

鉛印本

　　《諸子集成》　一九五四年中華書局鉛印本

　　《易緯八種》　清·鍾謙鈞輯《古經解彙函》影印武英殿聚珍版本

　　《文選》　梁·蕭統撰　一九八七年中華書局影印《四部叢刊》本

　　《水經注校》　王國維校　一九八四年上海人民出版社鉛印本

　　《北堂書鈔》　唐·虞世南撰　一九八八年天津古籍出版社影印清刊本

　　《藝文類聚》　唐·歐陽詢撰　一九八二年上海古籍出版社鉛印本

　　《初學記》　唐·徐堅等著　一九八零年中華書局鉛印本

　　《太平御覽》　宋·李昉等撰　一九八五年中華書局影印商務印書館影宋本

　　《通志》　宋·鄭樵撰　一九八七年中華書局影印《萬有文庫·十通》本

　　《玉海》　宋·王應麟纂　一九八七年江蘇古籍出版社、上海書店影印清光緒九年浙江書局刊本

　　《雲笈七籤》　宋·張君房輯　一九八八年齊魯書社影印涵芬樓翻明《正統道藏》本

　　《文獻通考》　元·馬端臨撰　一九八六年中華書局影印《萬有文庫·十通》本

　　《說文解字注》　漢·許慎撰　清·段玉裁注　一九八一年上海古籍出版社影印經韻樓刊本

　　《說文通訓定聲》　清·朱駿聲撰　一九八三年武漢市古籍書店影印臨嘯閣本

　　《爾雅義疏》　清·郝懿行義疏　一九八二年北京中國書店影印清咸豐六年刊本

《釋名疏證補》　漢·劉熙撰　清·王先謙譔集　一九八四年上海古籍書店影印清光緒二十二年刊本

《急就篇》　漢·史游撰　一九八九年岳麓書社影印《叢書集成》本

《方言箋疏》　漢·揚雄撰　清·錢繹撰集　一九八九年上海古籍出版社影印清光緒十六年仁和王文韶紅蝠山房校刊本

《小爾雅》　漢·孔鮒撰　一九三五年至一九三七年商務印書館印行《叢書集成》鉛印本

《廣雅疏證》　魏·張揖撰　清·王念孫疏證　一九八三年中華書局影印清嘉慶王氏家刻本

《經典釋文》　唐·陸德明撰　一九八三年中華書局影印宋刊本

《一切經音義》　唐·慧琳撰　一九八六年上海古籍出版社影印日本獅谷白蓮社據高麗本翻刻本

《一切經音義》　唐·玄應撰　一九三五年至一九三七年商務印書館印行《叢書集成》本

《宋本玉篇》　梁·顧野王撰　一九八三年北京市中國書店影印張氏澤存堂本

《宋本廣韻》　宋·陳彭年等撰　一九八二年北京市中國書店影印揚州使院重刻本

《埤雅》　宋·陸佃撰　一九三五年至一九三七年商務印書館印行《叢書集成》影印《五雅全書》本

《龍龕手鏡》　遼·釋行均編　一九八五年中華書局影印高麗本配《四部叢刊續編》本

《通雅》　明·方以智著　一九八八年上海古籍出版社鉛印本

《駢雅》　明·朱謀㙔撰　一九三五年至一九三七年商務印書館印行《叢書集成》影印借月山房彙鈔本

《經籍籑詁》　清·阮元編　一九八二年成都古籍書店影

印本

《比雅》 清·洪亮吉著 一九三五年至一九三七年商務印書館印行《叢書集成》鉛印本

《讀書雜志》 清·王念孫撰 一九八五年江蘇古籍出版社影印王氏家刻本

《經義述聞》 清·王引之撰 一九八五年江蘇古籍出版社影印清道光七年重刻本

《經傳釋詞》 清·王引之撰 一九八四年岳麓書社鉛印本

《辭通》 朱起鳳撰 一九八二年上海古籍出版社鉛印本

《聯緜字典》 符定一撰 一九八三年中華書局鉛印本

《詞詮》 楊樹達著 一九五四年中華書局鉛印本

《碑別字新編》 秦公輯 一九八五年文物出版社影印本

《古字通假會典》 高亨纂著 一九八九年齊魯書社鉛印本

《實用古漢語虛詞詳釋》 段德森編著 一九八六年山西人民出版社鉛印本

《上古音手冊》 唐作藩編著 一九八二年江蘇人民出版社鉛印本

《史諱舉例》 陳垣著 一九八二年北京師範大學影印《勵耘書屋叢刊》本

《避諱錄》 黃本驥編輯 《三物長齋叢書》本

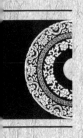

皇甫謐傳（引自《晉書》卷五十一）

　　皇甫謐字士安，幼名静，安定朝那人，漢太尉嵩之曾孫也。出後叔父，徙居新安。年二十，不好學，游蕩無度，或以爲痴。嘗得瓜果，輒進所後叔母任氏。任氏曰："《孝經》云：三牲之養，猶爲不孝。汝今年餘二十，目不存教，心不入道，無以慰我。"因歎曰："昔孟母三徙以成仁，曾父烹豕以存教，豈我居不卜鄰，教有所闕，何爾魯鈍之甚也！修身篤學，自汝得之，於我何有！"因對之流涕。謐乃感激，就鄉人席坦受書，勤力不怠。居貧，躬身稼穡，帶經而農，遂博綜典籍百家之言。沈静寡欲，始有高尚之志，以著述爲務，自號玄晏先生。著《禮樂》、《聖真》之論。後得風痹疾，猶手不輟卷。

　　或勸謐修名廣交，謐以爲"非聖人孰能兼存出處，居田里之中亦可以樂堯舜之道，何必崇接世利，事官鞅掌，然後爲名乎"。作《玄守論》以答之曰：或謂謐曰："富貴人之所欲，貧賤人之所惡，何故委形待於窮而不變乎？且道之所貴者，理世也；人之所美者，及時也。先生年邁齒變，饑寒不贍，轉死溝壑，其誰知乎？"謐曰："人之所至惜者，命也；道之所必全者，形也；性形所不可犯者，疾病也。若擾全道以損性命，安得去貧賤存所欲哉？吾聞食人之禄者懷人之憂，形強猶不堪，況吾之弱疾乎！且貧者士之常，賤者道之實，處常得實，没齒不憂，孰與富貴擾神耗精者乎！又生爲人所不知，死爲人所不惜，至矣！喑聾之徒，天下之有道者也。夫一人死而天下號者，以爲損也；一人生而四海笑者，以爲益也。然則號笑非益死損生也。是以至道不損，至德不益。何哉？體足也。如迴天下之念以追損生之禍，運四海之心以廣非益之病，豈道德之至乎！夫唯無損，則至堅矣；夫唯無益，則至厚矣。堅故終不損，厚故終不薄。苟能體堅厚之實，居不薄之真，立乎損益之外，游乎形骸之表，則我道全矣。”遂不仕。耽翫典籍，忘寢與食，時人謂之“書淫”。或有箴其過篤，將損耗精神。謐曰：“朝聞道，夕死可矣，況命之修短分定懸天乎！”

叔父有子既冠，謐年四十喪所生後母，遂還本宗。

城陽太守梁柳，謐從姑子也，當之官，人勸謐餞之。謐曰：“柳爲布衣時過吾，吾送迎不出門，食不過鹽菜，貧者不以酒肉爲禮。今作郡而送之，是貴城陽太守而賤梁柳，豈中古人之道，是非吾心所安也。”

時魏郡召上計掾，舉孝廉；景元初，相國辟，皆不行。其後鄉親勸令應命，謐爲《釋勸論》以通志焉。其辭曰：相國晉王辟余等三十七人，及泰始登禪，同命之士莫不畢至，皆拜騎都尉，或賜爵關內侯，進奉朝請，禮如侍臣。唯余疾困，不及國寵。宗人父兄及我僚類，咸以爲天下大慶，萬姓賴之，雖未成禮，不宜安寢，縱其疾篤，猶當致身。余唯古今明王之制，事無巨細，斷之以情，實力不堪，豈慢也哉！乃伏枕而歎曰：“夫進者，身之榮也；退者，命之實也。設余不疾，執高箕山，尚當容之，況余實篤！故堯舜之世，士或收迹林澤，或過門不敢入。咎繇之徒兩遂其願者，遇時也。故朝貴致功之臣，野美全志之士。彼獨何人哉！今聖帝龍興，配名前哲，仁道不遠，斯亦然乎！客或以常言見逼，或以逆世爲慮。余謂上有寬明之主，下必有聽意之人，天網恢恢，至否一也，何尤於出處哉！”遂究賓主之論，以解難者，名曰《釋勸》。

客曰："蓋聞天以懸象致明,地以含通吐靈。故黃鍾次序,律呂分形。是以春華發蕚,夏繁其實,秋風逐暑,冬冰乃結。人道以之,應機乃發。三材連利,明若符契。故士或同升於唐朝,或先覺於有莘,或通夢以感主,或釋釣於渭濱,或叩角以干齊,或解褐以相秦,或冒謗以安鄭,或乘駉以救屯,或班荆以求友,或借術於黃神。故能電飛景拔,超次邁倫,騰高聲以奮遠,抗宇宙之清音。由此觀之,進德貴乎及時,何故屈此而不伸?今子以英茂之才,游精於六藝之府、散意於衆妙之門者有年矣。既遭皇禪之朝,又投祿利之際,委聖明之主,偶知己之會,時清道真,可以沖邁,此真吾生濯髮雲漢、鴻漸之秋也。韜光逐藪,含章未曜,龍潛九泉,磎焉執高,棄通道之遠由,守介人之局操,無乃乖於道之趣乎?

且吾聞招搖昏迴則天位正,五教班敍則人理定。如今王命切至,委慮有司,上招迕主之累,下致駭衆之疑。達者貴同,何必獨異?羣賢可從,何必守意?方今同命並臻,饑不待餐,振藻皇塗,咸秩天官。子獨栖遲衡門,放形世表,遯遁丘園,不睋華好,惠不加人,行不合道,身嬰大疢,性命難保。若其羲和促轡,大火西穨,臨川恨晚,將復何階!夫貴陰賤璧,聖所約也;顛倒衣裳,明所箴也。子其鑒先哲之洪範,副聖朝之虛心,沖靈翼於雲路,浴天池以濯鱗,排閶闔,步玉岑,登紫闥,侍北辰,翻然景曜,雜遝英塵。輔唐虞之主,化堯舜之人,宣形錯之政,配殷周之臣,銘功景鍾,參敍彝倫,存則鼎食,亡爲貴臣,不亦茂哉!而忽金白之輝曜,忘青紫之班瞬,辭容服之光粲,抱弊褐之終年,無乃勤乎!"

主人笑而應之曰:"吁!若賓可謂習外觀之暉暉,未覩幽人之髣髴也;見俗人之不容,未喻聖皇之兼愛也;循方圓於規矩,未知大形之無外也。故曰,天玄而清,地靜而寧,含羅萬類,旁薄羣生,寄身聖世,託道之靈。若夫春以陽散,冬以陰凝,泰液含光,元氣混蒸,衆品仰化,誕制殊徵。故進者享天祿,處者安丘陵。是以寒暑相推,四宿代中,陰陽不治,運化無窮,自然分定,兩克厥中。二物俱靈，是謂大同；彼此無怨，是謂至通。

若乃衰周之末，貴詐賤誠，牽於權力，以利要榮。故蘇子出而六主合，張儀入而橫勢成，廉頗存而趙重，樂毅去而燕輕，公叔沒而魏敗，孫臏刖而齊寧，蠡種親而越霸，屈子疏而楚傾。是以君無常籍，臣無定名，損義放誠，一虛一盈。故馮以彈劍感主，女有反賜之說，項奮拔山之力，蒯陳鼎足之勢，東郭劫於田榮，顏闔恥於見逼。斯皆棄禮喪真，苟榮朝夕之急者也，豈道化之本與！

若乃聖帝之創化也，參德乎二皇，齊風乎虞夏，欲溫溫而和暢，不欲察察而明切也；欲混混若玄流，不欲蕩蕩而名發也；欲索索而條解，不欲契契而繩結也；欲芒芒而無垠際，不欲區區而分別也；欲闇然而日章，不欲示白若冰雪也；欲醇醇而任德，不欲瑣瑣而執法也。是以見機者以動成，好遁者無所迫。故曰，一明一昧，得道之概；一弛一張，合禮之方；一浮一沈，兼得其真。故上有勞謙之愛，下有不名之臣；朝有聘賢之禮，野有遁竄之人。是以支伯以幽疾距唐，李老寄迹於西鄰，顏氏安陋以成名，原思娛道於至貧，榮期以三樂感尼父，黔婁定諡於布衾，干木偃息以存魏，荊萊志邁於江岑，君平因著以道著，四晧潛德於洛濱，鄭真躬耕以致譽，幼安發令乎今人。皆持難奪之節，執不迴之意，遭拔俗之主，全彼人之志。故有獨定之計者，不借謀於衆人；守不動之安者，不假慮於羣賓。故能棄外親之華，通內道之真，去顯顯之明路，入昧昧之埃塵，宛轉萬情之形表，排託虛寂以寄身，居無事之宅，交釋利之人。輕若鴻毛，重若泥沈，損之不得，測之愈深。真吾徒之師表，余迫疾而不能及者也。子議吾失宿而駭衆，吾亦怪子較論而不折中也。

夫才不周用，衆所斥也；寢疾彌年，朝所棄也。是以胥克之廢，丘明列焉；伯牛有疾，孔子斯歎。若黃帝創制於九經，岐伯剖腹以蠲腸，扁鵲造虢而尸起，文摯徇命於齊王，醫和顯術於秦晉，倉公發秘於漢皇，華佗存精於獨識，仲景垂妙於定方。徒恨生不逢乎若人，故乞命訴乎明王。求絕編於天錄，亮我躬之辛苦，冀微誠之降霜,故俟罪而窮處。

其後武帝頻下詔敦逼不已,謐上疏自稱草莽臣曰:"臣以尪弊,迷於道趣,因疾抽簪,散髮林皋,人綱不閑,鳥獸爲羣。陛下披榛採蘭,并收蒿艾。是以皋陶振褐,不仁者遠。臣惟頑蒙,備食晉粟,猶識唐人擊壤之樂,宜赴京城,稱壽闕外。而小人無良,致災速禍,久嬰篤疾,軀半不仁,右脚偏小,十有九載。又服寒食藥,違錯節度,辛苦荼毒,于今七年。隆冬裸袒食冰,當暑煩悶,加以咳逆,或若溫瘧,或類傷寒,浮氣流腫,四肢酸重。於今困劣,救命呼噏,父兄見出,妻息長訣。仰迫天威,扶輿就道,所苦加焉,不任進路,委身待罪,伏枕欷息。臣聞《韶》《衛》不並奏,《雅》《鄭》不兼御,故卻子入周,禍延王叔;虞丘稱賢,樊姬掩口。君子小人,禮不同器,況臣糠糲,糅之彫胡?庸夫錦衣,不稱其服也。竊聞同命之士,咸以畢到,唯臣疾疢,抱釁牀蓐,雖貪明時,懼斃命路隅。設臣不疾,已遭堯舜之世,執志箕山,猶當容之。臣聞上有明聖之主,下有輸實之臣;上有寬之政,下有委情之人。唯陛下留神垂恕,更旌璵俊,索隱於傅巖,收釣於渭濱,無令泥滓久濁清流。"謐辭切言至,遂見聽許。

歲餘,又舉賢良方正,並不起。自表就帝借書,帝送一車書與之。謐雖羸疾,而披閱不息。初服寒食散,而性與之忤,每委頓不倫,嘗悲恚,叩刃欲自殺,叔母諫之而止。

濟陰太守蜀人文立,表以命士有贄爲煩,請絶其禮幣,詔從之。謐聞而歎曰:"亡國之大夫不可與圖存,而以革歷代之制,其可乎!夫束帛戔戔,《易》之明義,玄纁之贄,自古之舊也。故孔子稱夙夜强學以待問,席上之珍以待聘。士於是乎三揖乃進,明致之難也;一讓而退,明去之易也。若殷湯之於伊尹,文王之於太公,或身即莘野,或就載以歸,唯恐禮之不重,豈吝其煩費哉!且一禮不備,貞女恥之,況命士乎!孔子曰:賜也,爾愛其羊,我愛其禮。棄之如何?政之失賢,於此乎在矣。"

咸寧初,又詔曰:"男子皇甫謐沈静履素,守學好古,與流俗

異趣,其以謐爲太子中庶子。"謐固辭篤疾。帝初雖不奪其志,
尋復發詔徵爲議郎,又召補著作郎。司隸校尉劉毅請爲功曹,並
不應。著論爲葬送之制,名曰《篤終》,曰:

玄晏先生以爲存亡天地之定制,人理之必至也。故禮六十
而制壽,至于九十,各有等差,防終以素,豈流俗之多忌者哉! 吾
年雖未制壽,然嬰疚彌紀,仍遭喪難,神氣損劣,困頓數矣。常懼
夭隕不期,慮終無素,是以略陳至懷。

夫人之所貪者,生也;所惡者,死也。雖貪,不得越期;雖惡,
不可逃遁。人之死也,精歇形散,魂無不之,故氣屬于天;寄命終
盡,窮體反真,故尸藏于地。是以神不存體,則與氣升降;尸不久
寄,與地合形。形神不隔,天地之性也;尸與土並,反真之理也。
今生不能保七尺之軀,死何隔一棺之土? 然則衣衾所以穢尸,棺
槨所以隔真,故桓司馬石槨不如速朽;季孫璵璠比之暴骸;文公
厚葬,《春秋》以爲華元不臣;楊王孫親土,《漢書》以爲賢于秦始
皇。如令魂必有知,則人鬼異制,黃泉之親,死多於生,必將備其
器物,用待亡者。今若以存況終,非即靈之意也。如其無知,則
空奪生用,損之無益,而啟姦心,是招露形之禍,增亡者之毒也。

夫葬者,藏也;藏也者,欲人之不得見也。而大爲棺槨,備贈
存物,無異於埋金路隅而書表於上也。雖甚愚人,必將笑之。豐
財厚葬以啓姦心,或剖破棺槨,或牽曳形骸;或剝臂捋金環,或捫
腸求珠玉。焚如之形,不痛於是? 自古及今,未有不死之人,又
無不發之墓也。故張釋之曰:"使其中有欲,雖固南山猶有隙;
使其中無欲,雖無石槨,又何戚焉!"斯言達矣,吾之師也。夫贈
終加厚,非厚死也,生者自爲也。遂生意於無益,棄死者之所屬,
知者所不行也。《易》稱"古之葬者,衣之以薪,葬之中野,不封
不樹"。是以死得歸真,亡不損生。

故吾欲朝死夕葬,夕死朝葬,不設棺槨,不加纏斂,不修沐
浴,不造新服,殯唅之物,一皆絕之。吾本欲露形入阬,以身親
土,或恐人情染俗來久,頓革理難,今故觕爲之制。奢不石槨,儉

不露形。氣絕之後，便即時服，幅巾故衣，以𥳋籧裹尸，麻約二頭，置尸牀上。擇不毛之地，穿阬深十尺，長一丈五尺，廣六尺，阬訖，舉牀就阬，去牀下尸。平生之物，皆無自隨，唯齎《孝經》一卷，示不忘孝道。𥳋籧之外，便以親土。土與地平，還其故草，使生其上，無種樹木、削除，使生迹無處，自求不知。不見可欲，則姦不生心，終始無忧惕，千載不慮患。形骸與後土同體，魂爽與元氣合靈，真篤愛之至也。若亡有前後，不得移柎。柎葬自周公來，非古制也。舜葬蒼梧，二妃不從，以爲一定，何必周禮。無問師工，無信卜筮，無拘俗言，無張神坐，無十五日朝夕上食。禮不墓祭，但月朔於家設席以祭，百日而止。臨必昏明，不得以夜。制服常居，不得墓次。夫古不崇墓，智也。今之封樹，愚也。若不從此。是戮尸地下，死而重傷。魂而有靈，則冤悲没世，長爲恨鬼。王孫之子，可以爲誠。死誓難違，幸無改焉！而竟不仕。太康三年卒，時年六十八。子童靈、方回等遵其遺命。

謐所著詩賦誄頌論難甚多，又撰《帝王世紀》、《年曆》、《高士》、《逸士》、《列女》等傳、《玄晏春秋》，並重於世。門人摯虞、張軌、牛綜、席純，皆爲晉名臣。